中国科学技术协会　主编

中国公共卫生与预防医学学科史

中国学科史研究报告系列

中华预防医学会 / 编著

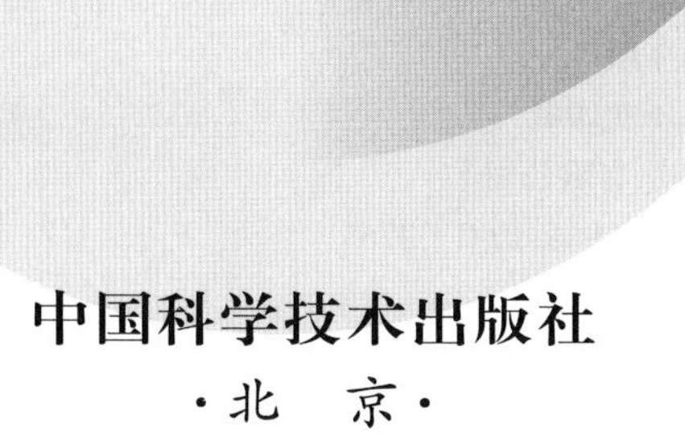

中国科学技术出版社
·北　京·

图书在版编目（CIP）数据

中国公共卫生与预防医学学科史 / 中国科学技术协会主编；中华预防医学会编著 . —北京：中国科学技术出版社，2021.11

（中国学科史研究报告系列）

ISBN 978-7-5046-8906-1

Ⅰ. ①中… Ⅱ. ①中… ②中… Ⅲ. ①公共卫生－医学史－中国 ②预防医学－医学史－中国 Ⅳ. ①R1-092

中国版本图书馆 CIP 数据核字（2020）第 216597 号

责任编辑	余　君
装帧设计	中文天地
责任校对	邓雪梅
责任印制	李晓霖

出　　版	中国科学技术出版社
发　　行	中国科学技术出版社有限公司发行部
地　　址	北京市海淀区中关村南大街 16 号
邮　　编	100081
发行电话	010-62173865
传　　真	010-62179148
网　　址	http://www.cspbooks.com.cn

开　　本	787mm × 1092mm　1/16
字　　数	870 千字
印　　张	35.75
版　　次	2021 年 11 月第 1 版
印　　次	2021 年 11 月第 1 次印刷
印　　刷	北京顶佳世纪印刷有限公司
书　　号	ISBN 978-7-5046-8906-1 / G · 2765
定　　价	180.00 元

《中国学科史研究报告系列》

本书编委会

丛书序

学科史研究是科学技术史研究的一个重要领域，研究学科史会让我们对科学技术发展的认识更加深入。著名的科学史家乔治·萨顿曾经说过，科学技术史研究兼有科学与人文相互交叉、相互渗透的性质，可以在科学与人文之间起到重要的桥梁作用。尽管学科史研究有别于科学研究，但它对科学研究的裨益却是显而易见的。

通过学科史研究，不仅可以全面了解自然科学学科发展的历史进程，增强对学科的性质、历史定位、社会文化价值以及作用模式的认识，了解其发展规律或趋势，而且对于科技工作者开拓科研视野、增强创新能力、把握学科发展趋势、建设创新文化都有着十分重要的意义。同时，也将为从整体上拓展我国学科史研究的格局，进一步建立健全我国的现代科学技术制度提供全方位的历史参考依据。

中国科协于2008年首批启动了学科史研究试点，开展了中国地质学学科史研究、中国通信学学科史研究、中国中西医结合学科史研究、中国化学学科史研究、中国力学学科史研究、中国地球物理学学科史研究、中国古生物学学科史研究、中国光学工程学学科史研究、中国海洋学学科史研究、中国图书馆学学科史研究、中国药学学科史研究和中国中医药学科史研究12个研究课题，分别由中国地质学会、中国通信学会、中国中西医结合学会与中华医学会、中国科学技术史学会、中国力学学会、中国地球物理学会、中国古生物学会、中国光学学会、中国海洋学会、中国图书馆学会、中国药学会和中华中医药学会承担。六年来，圆满完成了《中国地质学学科史》《中国通信学科史》《中国中西医结合学科史》《中国化学学科史》《中国力学学科史》《中国地球物理学学科史》《中国古生物学学科史》《中国光学工程学学科史》《中国海洋学学科史》《中国图书馆学学科史》《中国药学学科史》和《中国中医药学学科史》12卷学科史的编撰工作。

上述学科史以考察本学科的确立和知识的发展进步为重点，同时研究本学科的发生、发展、变化及社会文化作用，与其他学科之间的关系，现代学科制度在社会、文化背景中发生、发展的过程。研究报告集中了有关史学家以及相关学科的一线专家学者的智慧，有较高的权威性和史料性，有助于科技工作者、有关决策部门领导和社会公众了解、把握这些学科的发展历史、演变过程、进展趋势以及成败得失。

研究科学史，学术团体具有很大的优势，这也是增强学会实力的重要方面。为此，我由衷地希望中国科协及其所属全国学会坚持不懈地开展学科史研究，持之以恒地出版学科史，充分发挥中国科协和全国学会在增强自主创新能力中的独特作用。

前　言

健康长寿是人类追求的永恒主题。科学的发展让人类从神学思想的禁锢中解放出来，逐步建立了科学精神、科学思想、科学方法和科学知识，用智慧开启了人类认识生命的大门，不断完善、丰富着预防疾病、延长寿命、提升健康的理论与方法。由此，公共卫生与预防医学学科应运而生，作为人类与疾病抗争的智慧之光，指引着人类追求健康美好的未来。

公共卫生与预防医学是研究疾病预防和促进公众健康的学科，是医学领域的一级学科。目前关于公共卫生的经典定义是美国学者温斯洛（Charles-Edward A. Winslow）在1920年提出的，即公共卫生是通过有组织的社区努力来预防疾病、延长寿命、促进健康和提高效益的科学和艺术。这些努力包括：改善环境卫生，控制传染病，教育人们注意个人卫生，组织医护人员提供疾病早期诊断和预防性治疗的服务，以及建立社会机制来保证每个人都达到足以维护健康的生活标准，使每个公民都能实现其与生俱有的健康和长寿权利。2003年战胜非典后，时任国务院副总理兼卫生部部长的吴仪在全国卫生大会上对公共卫生做了准确简明的定义，她说："公共卫生就是组织社会共同努力，改善环境卫生条件，预防控制传染病和其他疾病流行，培养良好卫生习惯和文明生活方式，提供医疗服务，达到预防疾病，促进人民身体健康的目的。"随着人类社会的进步，疾病谱、生态环境、生活方式等不断变化，公共卫生与预防医学关注的焦点已从传染病转向传染病与慢性病防治、健康危险因素控制和环境因素整治等并重。

公共卫生与预防医学学科产生于人类与疾病斗争过程中的不断经验总结、知识凝练，发展于社会、经济进步对公共卫生与预防医学的巨大支持。中国古代对疾病的最早记录文字见于甲骨文中。在殷墟出土的甲骨文里，与疾病有关的记录有三百多片，记载了二十多种疾病，包括疾首（头痛）、疾目（眼病）、疾耳（耳病）、疾自（鼻病）、疾齿（牙病）、疾腹（腹部疾病）、疾止（脚部疾病）、疾子（小儿病）、疾育（产科病）等，这也许可以视为我国流行病与卫生统计学的早期记录。《黄帝内经·素问》提道："圣人不治已病治未病。……夫病已成而后药之，乱已成而后治之，譬犹临渴而掘井，斗而铸兵，不亦晚乎！"《韩非子·喻老》提道："故良医之治病也，攻之于腠理。此皆争之于小者也。夫事之祸福亦有腠理之地。故曰：圣人蚤从事焉。"唐代孙思邈提出："上医治未病之病，中医治欲病之病，下医治已病之病。"这些均是中国古代公共卫生与预防医学的思想精髓。

随着近代"放眼看世界""师夷长技以制夷"的时代大潮，中国近代公共卫生与预防医学在自身不断创新和发展的过程中，注意不断汲取西方医学经验和实践。1840 年前后，西方列强武力打开中国闭关锁国的大门，清政府除割地赔款外，还向西方列强开放了传教、办学、办医，教会医院迅速发展，西医迅速进入中国。鸦片战争的失败使国人认识到"落后就要挨打"，一些有识之士负笈离乡，走出国门，主动向西方学习，这中间不乏学医人士。在这种背景下，中国近代公共卫生与预防医学事业有了重要的发展，卫生制度开始建立，卫生防疫机构开始构建，医学教育方兴未艾，医学研究蓬勃开展。1921 年，美国洛克菲勒基金会资助建立的北京协和医学院聘请兰安生（John B. Grant）为公共卫生教授，主持北京协和医学院的公共卫生教育工作，标志着近代中国高校公共卫生教育的开始。兰安生因而也成为中国医学史上的首位公共卫生学教授。以伍连德为代表的医学留学生也对中国近代公共卫生与预防医学的发展、保障人民群众健康做出了突出贡献。伍连德是第一位获得英国剑桥大学医学博士学位的华人，他受清政府的委派，成功地控制了于 1910 年 10 月至 1911 年 4 月间在我国东北地区暴发的二十世纪最严重的鼠疫大流行。这是中国历史上以医学专家实践与政府行为相结合，有效控制大型瘟疫的经典案例。这次大规模、有组织的防疫，成为近代中国公共卫生事业的里程碑，对推动我国公共卫生和预防医学的发展具有重要的历史意义。

中华人民共和国成立以后，特别是改革开放以来，中国公共卫生与预防医学学科与事业进入了快速发展期。公共卫生与预防医学学科体系不断完善，形成了流行病学、卫生统计学等二十余个二级学科构成的独立学科体系，指导公共卫生实践取得了举世瞩目的成绩：1961 年我国报告了最后一例天花，1994 年我国报告了最后一例本土脊灰野病毒病例，2003 年我国成功阻击非典，至 2014 年我国五岁以下儿童乙肝病毒表面抗原携带率降至 0.32%，最近抗击新冠肺炎疫情所取得的成绩等。除了传染病防控，我国在慢性病防治、环境整治、健康促进、爱国卫生运动等各个领域都取得了长足进步。

如今，我国居民的期望寿命从二十世纪四十年代不到四十岁上升到七十六岁。这些辉煌成绩的取得归功于国家长期以来对公共卫生与预防医学的高度重视。2016 年 8 月 19 日，习近平总书记在全国卫生与健康大会上强调，要把人民健康放在优先发展战略地位，努力全方位、全周期保障人民健康。2016 年 10 月 25 日，中共中央、国务院于印发了《“健康中国 2030”规划纲要》，为推进健康中国建设的宏伟蓝图和行动纲领规划了路线图。公共卫生与预防医学学科一跃成为人口健康、社会服务、社会建设等方面重要的研究热点和政策议题。

《中国公共卫生与预防医学学科史》是中国科协学科史系列丛书的组成部分。中华预防医学会在中国科协、评审组专家的认可之下承担了研究编写工作，意义深远、责任重大、使命光荣。在编写过程中得到了公共卫生与预防医学相关学科奠基人、创始人、重要代表人物以及疾病预防控制系统历任领导的大力支持与帮助。中华预防医学会先后邀请了国内公共卫生与预防医学的知名专家、学者一百余位参加研究、论证、组稿、编写等工作，其中参与工作的八十岁以上专家近二十人，编写工作历时三载，至今终于成稿。

本书一共二十八章。前面两章分别阐述中国古代、近代公共卫生与预防医学学科的发展历程，其余各章分别介绍中国公共卫生与预防医学所属二级学科或三级学科的发展过程，每一章的内容主要分为学科概述、发展历程、科学成就、发展前景四个部分。最后一篇附录，概述了近代各国公共卫生与预防医学的发展。在学科的发展过程中，涌现出许许多多杰出的专家学者，为学科的发展做出了突出的贡献，本书未能一一立传，仅能将部分专家学者通过学科发展中的重要事件加以介绍。此为本书一大憾事。

本书凝聚了许许多多人的心血，经历了许许多多有意义的事情。首先，许多德高望重的前辈为此书的编写付出了辛勤的汗水。本书于 2016 年 10 月 29 日启动，在北京广西大厦召开了第一次讨论会，2017 年 2 月 25 日、26 日在广州中山大学召开了第一次编委会，2017 年 8 月 15 日在北京龙爪树宾馆召开审稿会，2018 年 5 月 5 日、6 日，在广州中山大学召开终稿会，同年 8 月在北京召开了定稿会。戴志澄、陈育德两位先生已经年逾八旬，他们不仅全程参加所有会议，还认真阅读书稿，提出修改意见和建议。八十多岁高龄的叶广俊教授不仅写出书面的意见，还要多次打电话叮嘱要做哪些修改和完善。正是有以他们为代表的前辈的关心、支持、督促，才保证了本书的质量，能够为后人参考。本书各章的作者都是各个领域的著名专家学者，他们为本书的成稿付出了艰辛的努力，以对得起历史的责任感高质量地完成了书稿。每章除了作者的大量付出外，还有众多顾问、同行专家的指导，同事、研究生的协助，我们在各章最后都尽量列出大家的名字，表示感谢。这本书的成稿还凝聚着许许多多人的奉献，特别是组织编写本书的中华预防医学会的各位领导、工作人员，组织编写本书的主要合作单位中山大学公共卫生学院的各位老师和研究生。为避免出现挂一漏万的遗憾，我们就不一一列出大家的名字，所有人的付出我们都铭记在心，谢谢大家。

撰写学科史是一件难度较大的事情，虽然我们竭尽所能力保质量，但是受限于能力、特定的时间、资料的有限等各种原因，书中难免存在不足和错漏，恳请广大读者和同行不吝赐教。

目　录

第一章　中国古代公共卫生与预防医学思想

中国古代公共卫生与预防医学在学科上并没有完整的建制，这主要是受制于国家经济、政治的客观条件，未能形成近代化的科学体系。不过，中国古代各朝代政府和思想界、医学界对于疾病的预防非常关注，特别是对社会影响巨大的传染性疾病，在职官建制、施政举措、治疗方法以及医学理论上积累了历史经验，这也是我国医学文化传承的重要组成部分。

公共卫生与预防医学学科中关于疾病预防与控制所包含的要件，如环境的清洁卫生、预防瘟疫与疾病救治、养生保健等，都可以在历史上找到制度与思想的契合处。事实上，预防医学与公共卫生学在中国的建立，不仅仅是外来学科在中国的移植，它既解决了中国社会的现实问题，同时也在中国固有的思想文化资源中吸取养分，因而在我国落地生根，枝繁叶茂，硕果盈庭。因此，在系统阐述预防医学与公共卫生学的近现代发展之前，有必要对我国古代的相关思想文化与制度建置进行历史追溯。

第一节　中国古代主要疾病及其对社会的影响

疾病是与人类相伴生的，流传至今的我国最早的文字甲骨文中，就有疾、疥、疠、蛊等关于疾病的文字。从我国史书关于上古时代的疾病记载与传说中，可以看出古代中国人对于疾病的重视。《周礼·春官》中有“遂令始难欧疫”,《周礼·夏官》中有“以索室殴疫”，就是举行祭祀仪式驱除瘟疫。《补史记三皇本纪》:“(神农氏)以赭鞭鞭草木，始尝百草，始有医药。”

避免伤病，维护健康，延长寿命，是人类的本能，保健活动是人类与生俱来的，是与人类历史共起始的。中国社会自原始社会和农业社会起，人民在择地定居、筑室饮水、农耕畜牧的过程中，认识到自然环境的变化和人类饮食、起居、穿着等方面的生活习惯，都会影响到人的健康，从而自觉地去摸索寻求保健的途径与方法，在疾病预防和卫生保健方面积累了十分丰富的知识和经验。

一、人与疾病

疾病对人类社会有深刻的影响，小到影响个体的生死、家族的繁衍，大到改变国家乃至人类文明的进程。例如，有研究者在对唐代中央政府与吐蕃地方政权历次战争所做的疾病史研究中指出，高原疾病以及古人对高原反应的错误认识，可能在一定程度上影响到我国历史发展的进程。

（一）古代中国的疾病谱

中国古代社会的疾病是随着国家经济的发展、疆域的扩大、王朝的盛衰和中外的交通而不断发生变化的，区域性的疾病可能会随着国家的统一和人口流动而扩大其范围，境外的疾病也会因贸易往来和军事斗争而传入中国。

在殷墟出土的甲骨文中，据不完全统计，与疾病有关的有三百多片，记载了二十多种疾病，包括疾首（头痛）、疾目（眼病）、疾耳（耳病）、疾自（鼻病）、疾齿（牙病）、疾腹（腹部疾病）、疾止（脚部疾病）、疾子（小儿病）、疾育（产科病）等。《山海经》中记载了三十八种疾病，包括瘕疾、瘿、痔、痈、疽、疥、痹、风、疟、狂等二十三种有固定名称的疾病。《周礼》中有关于一年四季发生的不同流行病的记载："春时有痟首疾，夏时有痒疥疾，秋时有疟寒疾，冬时有嗽上气疾。"

由于生产力发展水平的不同，不同朝代的疾病谱会有一定的不同。例如，疟疾、伤寒病（斑疹伤寒）等传染病，在汉代都是全国性的高发疾病，造成很大的社会危害。东汉末年，伤寒病流行（可能是斑疹伤寒或者是流感大流行），张仲景在《伤寒杂病论·序》中悲叹："余宗族素多，向余二百，建安纪年以来，犹未十稔，其死亡者三分有二，伤寒十居其七。"

再如，唐朝是中国封建社会经济、政治、文化发展的高峰时期，有研究者认为，相对于其他朝代而言，唐代历史上全国性的传染病疫情并不算严重；还有学者提出，自然死亡的脑血管疾病、传染病、疮疡以及人为死亡的服长生药等，是唐代人主要的死亡原因。于赓哲认为，见之于史书的唐代主要疾病包括：疟病（疟疾）、天行病（数种急性传染病的总称）、卒病（中风）、肿病（水肿）、生产（难产）、赤白痢、患腹（消化系统疾病）、血痈（急性化脓性疾病）、风黄病（病毒性肝炎）、水痢（急性腹泻）、赤眼（高血压、动脉硬化等疾病引起的玻璃体积血）。据此，可将唐代疾病谱归纳为：传染病，心脑血管疾病，消化系统疾病，泌尿系统疾病，难产及其他围产期疾病，皮肤化脓性疾病，新陈代谢疾病。

在1840年中国社会进入近代之前，有研究者统计，中国疾病谱主要包括以下疾病：

（1）传染病。烈性和急性传染病：霍乱、鼠疫、天花、白喉、猩红热、斑疹伤寒、痢疾、流感大流行和麻疹。慢性传染病：结核病、麻风病和性病。

（2）寄生虫病。包括疟疾、血吸虫病、黑热病、钩虫病、血丝虫病。

（3）营养缺乏性疾病。包括维生素缺乏病、营养不良性水肿等。

这些疾病的影响范围和严重程度，会因社会经济、政治和文化状况而发生改变，但是总体而言，只是疾病的总数随着域外疾病的不断传入而增多，疾病流行的地域也随着人口流动而扩大，并没有发生根本的结构性变化，其中传染病，特别是急性、烈性传染病仍然是中国古代社会危害人民生命健康的主要疾病。

（二）古代中国城乡卫生状况

中国古代公共卫生状况大致可以分为城市与乡村两大部分。由于古代中国社会属于自给自足的小农经济，乡村的公共卫生情况主要依靠民俗乡约来维护。春秋时期，我国已经有"鸡初鸣，咸盥洗"（《礼记·内则》）的习惯，也就是说早晨天亮起床，都要梳洗清洁个人卫生。如《礼记》中所云，先秦时代的礼俗就有："五日则福汤清浴"，重视洗浴清洁身体；每逢节日燃烧有杀灭和抑制空气中各种传染病菌的植物、香料等。秦汉时期的民众也很讲究个人卫生，甚至上升为国家法律，如《汉律》规定："吏五日得以下沐，善休息以洗沐也。"《续汉书·礼仪志》记载有“是月上巳，官民皆洁于东流水上，日洗濯祓除宿垢灰为大洁”，也就是说官民都要定期沐浴，洗去身上的污垢以保持清洁卫生。

中国自古就有很多风俗，在元旦、清明、端午、重阳、除夕等重要节日，民间都要清扫院落，整理家居，把污秽的物品处理掉。此外，中国古代民间很早就有饮用沸水的习惯，汉代就流行以沸水沏茶，宋代时“纵细民在道路，亦必须饮煎水”。《童蒙须知》中有“凡如厕，必去上衣，下必浣水”，就是说儿童上厕所时，为了防止污染衣物，要先除去上身长衣，便后要清洗。元代《饮膳正要》记有：“凡早皆忌空腹”“一日之忌暮勿饱食”。清代《帝京岁时纪胜》中记载北京民俗：“五月五日，细切蒲根，拌以雄黄曝以浸酒，饮余则涂抹儿童面颊、耳鼻、并挥洒床间帐，以避毒虫，是日，多采诸药品蓄之。”这些民俗与饮食习惯无疑有助于预防疾病。

从目前看到的个别史料来看，中国古代农村对于传染病也是有过隔离措施的。在湖北云梦发现的睡虎地秦简中的《封诊式》这条竹简中记载了秦代乡村对疫病患者采取隔离措施的一个案例：里典某甲向地方长官报告，自己管区内的居民某丙可能患上了麻风病，之后进行调查，某丙对自己的病情并不清楚，于是又派了医生去检查，医生对丙的身体各个部位进行了观察，最后确定丙患有麻风病。该史料还记载了像丙这样的麻风病患者会被送到疠迁所进行隔离和医治。西汉平帝年间，青州发生严重疾疫，平帝下令：“民疾疫者，舍空邸第，为置医药。”可见，在古代的乡村还是存在由国家管理的隔离检疫制度与医疗机构的。

总体而言，中国古代人口尚不稠密，居住地也较分散，虽然随着社会生产力的发展，农村的卫生条件也有所变化，但是总体仍处于农业社会，有时可能受到社会经济政治的盛衰冲击会发生一些改变，但是没有发生根本性的变化，所以对疾病预防的影响并不大。

相对于乡村，我国城市人口集中，是疾病传播和传染病暴发的主要地点，因此古代城市的公共卫生状况，很早就受到了国人的重视。目前可以看到的历史记载中，中国古代人很早就认识到环境卫生对于城市的影响。《左传》成公六年中，记述了春秋时期晋国君臣关于迁都问题的讨论，大臣韩献子认为选择建造国都的地点，不能选在“土薄水浅”之地，即地势低洼，缺乏饮水和排污自然条件的地方；而要选的地址应该是“土厚水深，居之不疾。有汾、浍水流其恶，且民从教，十世之利也”，也就是说地势要高，有河流可以用于排污，而且民风朴实，愿意接受管理。

《管子·乘马篇》也提出：“凡立国都，非于大山之下，必于广川之上；高毋近旱，而水用足；下毋近水，而沟防省；因天材，就地利，故城郭不必中规矩，道路不必中准绳。”可见，中国古代已经出现有识之士关注城市的卫生环境。

中国古人也很重视居室的保暖防潮、保持清洁对于预防疾病的重要作用。《周礼》记载宫廷中有专职人员负责清洁：“隶仆掌五寝之扫除粪洒之事。”《左传》襄公十七年记有：“吾侪小人皆有阖庐以辟燥湿寒暑。”

根据考古发掘，早在殷商时期，中国古代城市住房遗址旁边就已经有排水沟的痕迹。淮阴平粮台古城遗址和二里头遗址都发现了地下陶制排水管道和水井，西周下水道有了更大发展，陕西发现的周原遗址有陶制的水管，容易搬动，排水流畅，排水管相互套接，通过房屋地基，排除院内污水、积水，并与排水阴沟、明槽相连通，将水排到院外池塘。排水设施设计比较合理，有利于改善居住环境卫生。《管子·禁藏》记载了先秦时代就有饮水井的清洁制度："当春三月，萩室熯造，钻燧易火，杼井易水，所以去兹毒也"；"冬尽而春始，……教民熯灶泄井，所以寿民也。"

战国时期的韩国在军事重镇阳城（今河南登封市）为解决官府和居民用水，由城北向城内铺设了陶制输水管道一千多米，其间还设有三通分水管、给水管、四通节流管、排气管、贮水井、贮水池、澄滤净化池等设施。这套城市供水系统已经与现代自来水供水设施近似。

《周礼》还记载了宫廷里设有厕所："宫人为其井匽，除其不蠲，专其恶臭"，匽，就是厕所。在秦汉时期的大中小型城市遗址之内，都普遍发现了下水道的遗迹。汉代的城市遗址发现了专门供人方便的公共厕所，称为"都厕"。《说文解字》："厕，……言至秽之处，宜常修治使洁清也。"《后汉书・礼仪志》记载了城市的饮水管理："夏至日浚井改水，冬至日钻燧改火，可去温病。"

战国至秦代时期的城市，还有预防外来疾病传入的药物消毒防疫措施，据云梦睡虎地秦简里记载，当外来宾客进入秦国城市时，官方会有专门人员用火熏燎其车上的衡轭，这种方法可以驱除马车上的寄生虫，对一些细菌和病毒也有杀灭作用。

唐代长安城内密布排水系统，每条大街两侧或者一侧都有排水沟，一般坊市也有自己的排水沟，根据考古发现，沟的宽度都在2.5米以上。当然，也有研究者指出，这些沟都是明沟，为蚊子的幼虫生长提供了丰富的生长环境，成为它们滋生的温床，反而可能成为疟疾流行的原因。

中国古代人已经发现了昆虫会传播疾病，并采取了清洁驱虫措施。《淮南子》："汤沐具而虮虱吊。"《酉阳杂俎》："有病虱者，虽香草沐浴不得之，惟水银可去之。"《外台秘要》中有："凡蝇……集食上而食之，致病也。"年代比较晚近的清人汪期莲在所著《瘟疫汇编》（1828）指出："忆昔年入夏瘟疫大行，有红头青蝇，千百为群，凡入人家，必有患瘟疫而亡者。"他还提出了"逐蝇去疫法"，使"青蝇远避，人不染疫"。

自隋唐起，中国古代城市中还设有为染疫病人提供的医疗隔离机构。隋代有僧人设立的"病人坊""疠人坊""悲田养病坊"。唐代武则天时期开始，由政府出面主办这些机构，有专门官员负责。宋代在城市中设有各种医疗慈善机构，如安济坊，由僧人主持，为民间贫病无依者提供医疗；养济院，供外地旅客患病者疗养；福田园，在京城郊区设置，收养老年孤寡患病者；慈幼局，主要收养被遗弃的婴幼儿，并为贫民患病者提供医疗；漏泽园，救济贫病死亡无人安葬者。宋代的城市还设有医药和剂惠民局、太平惠民局等官办药房，日夜售药，并检查药品质量，遇到自然灾害、流行病爆发以及贫病者，施舍医药。宋王朝对于监狱的卫生也很重视，969年，宋太祖下令，在夏季酷暑时，狱吏要对监房每五日检查一次，洒扫荡洗，务必保持清洁。

此外，杭州这样的都市已有专门处理生活垃圾的行业。南宋末年吴自牧在《梦华录》中，记载了当时杭州普通百姓家中没有厕所，大都使用马桶，城中出现了一批被称为"倒脚头"的粪便清运人，他们有各自的经营地区，每天上门清除区内居民的粪便，定期向各家收取费用。还有一批经营"倒泔脚"的人，他们每天把居民们倒掉的腐败变质食品集中清运到特定地点进行处理。这些职业的存在，对于保持城市卫生，预防流行病显然起到了很好的作用。

综上所述，在中国历史上已经出现了城乡公共卫生与预防医学的思想与制度的萌芽，在我国封建社会走向没落之前，当封建朝廷能维护其正常统治时，中国民众尚能拥有基本的公共卫生条件。同时也应看到，当历代王朝统治走向由盛转衰时，与人民健康有关的各项措施和公共设施往往会废弛，其结果是城乡民众的公共卫生条件不可避免地会大大降低，导致疾病肆虐，而这反过来又往往加深社会矛盾，加快了王朝统治的最终崩溃。

二、瘟疫与中国古代社会

在中国古代社会危害人民身体健康最大的疾病莫过于疫病，即传染病，而其中急性和烈性传染病对于社会生活更是影响巨大。中国古代由于生产力发展水平所决定的医疗卫生条件，不可避免地会经常有传染病暴发，《周礼》中就有“四时皆有疠疫”之说，《吕氏春秋》中也有“民大疾疫”“民多疾疫”的记载。汉代许慎在《说文解字》中对瘟疫的解释是：“疫，民皆疾也。”

（一）古代中国发生过的传染病大流行

中国古代社会关于传染病暴发的历史记载，往往因为事实不详或者含义模糊，而难以进行现代意义的精确统计。余新忠认为：“史料中对某些疫病的记载十分复杂，而且有特定的历史情境，所以却不可仅仅根据某一点和几点与现代某种疾病相合就贸然做出判定，或者不顾资料的具体情境而完全以现代的认识强行解读。”梁其姿也指出：“精确追溯特定的流行病在中国的历史演变，实为棘手的事情。首先，中国传统医学术语据以建立的体系与近现代的西方术语几乎是无法对译的。其次，不仅疾病的概念在变化，疾病本身也在变化之中。”

邓云特著《中国救荒史》对我国古代瘟疫做了不完全统计，认为有明确文献记载的，周代有一次，秦汉时期是十三次，三国两晋十七次，南北朝十七次，隋唐五代十七次，两宋金元五十二次，明代六十四次，清代七十四次。这一统计无疑是远远偏少的。

根据史书记载，东汉后期桓帝年间发生五次瘟疫大流行，他自己也不得不承认，“比岁不登，民多饥穷，又有水旱疾疫之困”。灵帝年间发生六次，桓、灵、献三帝统治的七十年间，比较大的传染病流行就有十五次之多，其中多次都是全国性的疫病大流行，灾情严重，死亡人数多到当时的政府已经无法确切统计，达到了“疠气流行，家家有僵尸之痛，室室有号泣之哀。或阖门而殪，或举族而丧”（曹植《说疫气》）的地步。

历代史书中关于瘟疫的记载无疑是不完备的，但是依然看出其总体趋势是爆发的次量不断增多，流行的范围不断扩大，对社会影响不断加剧。由此可见，疾病谱是随着中国古代社会的发展而不断扩充的，并对中国古代社会发生深重影响，特别是瘟疫。

（二）瘟疫对中国古代社会的影响

瘟疫是危害中国社会稳定的重要因素，特别是在王朝刚刚建立尚未稳定之时，或者是王朝即将灭亡朝政崩坏之际，由于社会经济相对低迷，政治秩序比较混乱，人民的物质生活条件和精神状态都陷入低谷，这时疾病往往会广泛流行，造成社会生产力的很大破坏。

恶性、急性传染病的爆发会对社会经济造成的破坏往往极为惨重。例如，西晋初年，统治中心地区连续发生瘟疫大流行，275 年，京都洛阳大疫，持续了两年，死亡近十万人，晋武帝为此下诏悲叹，“每念顷遇疫气死亡，为之怆然”；晋惠帝年间，随着八王之乱的爆发，瘟疫也出现了流行高峰，各族百姓死亡无数，“魏晋以来积蓄，扫地无余”。《晋书·食货志》指出：“及惠帝后，政教陵夷。至于永嘉，丧乱弥甚。雍州以东，人多饥乏，更相鬻卖，奔迸流移，不可胜数。幽、并、司、冀、秦、庸六州大蝗，草木及牛马毛皆尽。又大疾疫，兼以饥馑，百姓又为寇贼所杀，流尸满河，白骨蔽野。刘曜之逼，朝廷欲迁都仓垣，人多相食，饥疫总至，百官流亡者十八九。”

瘟疫流行对社会经济的破坏，直接危害到了历代王朝的政治稳定，甚至成为压断统治秩序的最后一根稻草。例如，西汉后期的成帝就哀叹：“朕承鸿业十有余年，数遇水旱疾疫之灾。”元帝也说：“春秋未满四十，发齿堕落，太子幼弱，佞人用事，阴阳不调，百姓疾疫饥馑，死者且半。”王莽执政时期，更是因朝政紊乱而瘟疫频繁发生，“百姓困乏，疾疫夭命，盗贼群辈，且以万数”。他又多次发动对外战争，士兵常常因为染上疫病而死亡惨重。

疾病还可能成为历代王朝对内对外战争失败的重要原因，从而使国家政权岌岌可危。例如，新朝王莽掌权期间发动的对内多次战争都因疾病的流行而遭遇惨败。王莽在公元16年对西南少数民族的战争中，派遣了将军冯茂率领数万军队在山区作战，将士长年露宿荒野，疾疫很快爆发，死掉的军官和士兵达到十之六七，战争失败后，西南地区陷入动荡混乱之中，大大削弱了其统治实力。

隋炀帝统治年间的612年，山东、河南发生洪灾，灾后发生瘟疫，疫情非常严重。他却三次发动对朝鲜的战争，“征敛供帐军旅所资为务”，闹得民不聊生，导致山东地区很多人死于瘟疫，加速了隋朝的崩溃。

唐代初年，虽然也有瘟疫发生，但由于政治清明，灾情得到了控制。贞观年间，各地多次发生疾疫，唐太宗都“遣医施药”，派出医生携带药品到疫区治疗灾民。630年，唐太宗得知突厥各部落发生疫病，“殒丧者多，暴骸中野，前后相属”，立即派遣使者到边境毗连地区掩埋发现的突厥人尸骸，这些措施对控制疫情起到了积极作用。但是，安史之乱后，唐王朝统治大大削弱，瘟疫再度蔓延，《新唐书·刘晏传》记载：“开元、天宝间，天下户千万。至德后，残于兵火，饥疫相仍，十耗其九。”762年，江南地区瘟疫爆发，惨状骇人，“死者十七八，城郭邑居为之空虚，而存者无食，亡者无棺殡悲哀之送。大抵虽其父母妻子亦啖其肉，而弃其骸于田野，由是道路积骨相支撑枕藉者弥二千里，春秋以来不书。”852年，唐宣宗在诏书中承认：“近者江淮数道，因之以水旱，加之以疾疠，流亡转徙，十室九空。”

有研究者统计北宋年间共发生二十三次疫病流行，南宋统治时间较短，但也有二十九次疫病流行。《梦溪笔谈》中记载，神宗熙宁年间，浙江发生瘟疫，“两浙灾伤，人死大半”，死亡人数达到五十万人，“商贾不行，市萧然”。当然，宋代对内对外战争频繁也是造成瘟疫的重大因素。

北宋末年，金军围困宋都汴京，内外交通隔绝，城内人口密集，瘟疫爆发，“城中疫病死者几半”。金朝海陵王年间，境内疾病流行，“岁大疫，广平尤甚，贫者往往阖门卧病。”1232年，蒙古军队包围了金都汴京，围城期间疾病流行，死亡人数达九十万人。南宋末年，元军攻克临安，疫病大作，“城中疫气蒸蒸，人之病死者不可以数计”。元代疾病流行次数也甚多，末代皇帝元顺帝在位三十五年，史书记载的瘟疫就有十二次。1360年，京城暴发疫病，仅宦官朴不花负责掩埋的死者累计达二十余万。

明代疫病流行的次数比前代更多，据不完全统计，明代二百七十七年历史中有疫病流行记载的年份为一百一十八年，发生疫病一百八十多次，而且是越到后期越为频繁，危害越为严重。

总体而言，虽然历代史书中对于瘟疫的记载很不完备，往往与其他自然灾害混杂在一起，且多很简略，我们依然可以看到流行病对中国古代社会政治、经济和文化生活所发生的深远影响，疾病毫无疑问是考察中国历史发展和社会变迁不可忽视的重要因素。

第二节　预防医学与公共卫生思想的萌芽

中国古代人民在与疾病对抗的过程中，逐渐产生了如何预防疾病的思考和办法，经由历代名医和其他关心民生的历史人物积累起来，形成了我国预防医学的思想萌芽。中国古代预防医学思想的核心内容，是与我国古代哲学与文化思想紧密相连的，以“天人合一”为视角，重视人与环境的统一；强调整体观念，主张个体与整体的统一；注重疾病的预防，强调“不治已病治未病”等思想观念。在此思想观念指导下，中国古代开明的统治者和医学家开展了一些预防医学与公共卫生活动，并提出了自己的观点，这些构成了中国古代预防医学与公共卫生思想的萌芽。

自汉以来，“天人合一”、人与自然相统一的观念，就在中国思想文化中占有核心地位。疾病、瘟疫被视为天灾，而被纳入国家管理范围之内。魏晋时期医学家皇甫谧在所著《帝王世纪》中写道：“伏羲画八卦，所以六气六府、五脏五行、阴阳四时、水火升降，得以有象，百病之理，得以有类；乃尝百药而制九针，以拯夭枉焉。”加之以中国古代社会固有的金字塔型权力结构。因此，上层统治者的态度对于公共卫生与预防医学的发展具有重要影响，而且中国古代的君王在此方面也不乏开明者。早在春秋时代，各诸侯国就有统治者把对抗预防瘟疫，救助安抚民众，作为治国的大政。在《周礼》中已经可以看到国家设立防疫行政组织的迹象，政府安排专业医生来掌握全国性的预防治疗疾病的工作，“疾医掌养万民之疾病”。《左传》哀公元年也记载了吴国国君阖闾即位后励精图治，“在国，天有灾疠，亲巡其孤寡，而共其乏困……勤恤其民，而与之劳逸”。

一、古代医家与学者对疫病的认识和预防措施

中国古代医学对于传染病认识并不完备，有研究者指出：“古代的历史文献经常未明确指出疾疫之名，对于疾疫症状、特征与病程的描述也往往不足，至于疾疫的发生率、盛行率以及死亡率，致死率、死亡分率，常常仅略述梗概，或甚至阙如，罕见精确的说明。”

但是，中国传统医学对于疫病是非常重视的，在各个历史时期都出现了著名代表人物行医救人并著书立说，记载自己的药方和理论，传之后世，从而在数千年对抗疾疫的医疗实践过程中，积累了相当丰厚的经验和见解。

春秋时期的秦国的医和提出了“六气致病说”，提出：“天有六气，降生五味，发为五色，征为五声，淫生六疾。六气者：阴、阳、风、雨、晦、明也……阴淫寒疾，阳淫热疾，风淫末疾，雨淫腹疾，晦淫惑疾，明淫心疾。”他论证外因与疾病的关系，进而又将外因与内因结合起来，主张“寒暑不节，虚实过度，肌饱色欲，精虑烦散”，均可致病。《黄帝内经·素问》也强调“正气存内，邪不可干”，这些都为古代医学的预防思想提供了理论基础，中国古代社会对于环境卫生、个人养生、饮食卫生都由此而加以关注。

我国古代文化中强调“天人合一”“顺其自然”的思想，大大影响了预防医学理论的发

展。《素问》提出了“和于阴阳，调于四时”的观点，认为“春夏养阳，秋冬养阴，以从其根”，也就是说不同季节养生保健的重点不同。预防疾病必须要顺应自然规律，“逆其根则伐其木，坏其真矣。故阴阳四时者，万物之终始也，死生之本也，逆之则灾害生，从之则苛疾不起，是谓得道”。人类要顺应自然，修身养性，才能保持健康。《灵枢·口问》提出：“夫百病之始生也，皆生于风雨寒暑，阴阳喜怒，饮食居处，大惊卒恐。则血气分离，阴阳破败，经络厥绝。”

司马迁总结过先秦名医扁鹊的行医之道，提出：“使圣人预知微，能使良医得早从事，则疾可已，身可活也。人之所病，病疾多；而医之所病，病道少。故病有六不治：骄恣不论于理，一不治也；轻身重财，二不治也；衣食不能适，三不治也；阴阳并藏气不定，四不治也；形羸不能服药，五不治也；信巫不信医，六不治也。有此一者，则重难治。”（《史记·扁鹊仓公列传》）这一论述中，就已经包含了强调预防疾病和早期治疗疾病的思想。

秦汉以后，官方记载的疫病次数大大增加，这与社会经济发展，国家统一，人口密度增大，人口流动增加，特别是与域外文明沟通的日益密切都有着直接关系。同时，在这个历史阶段多次爆发大规模的对内对外战争，瘟疫伴随战争流行。因此，思想界与医学界也相应地产生了对流行病的认识和尝试解决的办法。

西汉淮南王刘安编写的《淮南子·说山训》提出：“良医者，常治无病之病，故无病。圣人者，常治无患之疾，故无患也。”东汉张仲景在《金匮要略》中也强调“上工治未病”。他在所著《伤寒杂病论》中，将当时流行的流行性感冒、肺炎等疾病，统称为伤寒，认为这些流行病与自然界的气候更替有直接关系：“春气温和，夏气暑热，秋气清凉，冬气凛冽，此则四时正气之序也。冬时严寒，万类深藏，君子固密则不伤于寒，触冒之者，乃名伤寒耳。”《后汉书·律历志》也认为：“（冬至）当至不至，则早多温病；未当至而至，则多病暴逆心痛，应在夏至。（小寒）当至不至，……丈夫多喉痹；未至而至，多病身热，（大寒）当至不至，多病上气嗌肿……（清明）当至不至，多病嚏、振寒、洞泄；未当至而至，多病头痛、嗌肿、喉痹……（立秋）当至不至，多病客上气咽肿……（秋分）当至不至，多病温，悲心痛；未当至而至，多病胸膈痛……（大雪）当至不至，温气泄，多病少气、五疸、水肿；未当至而至，多病痛疸病。”

东汉末年，华佗对肺结核病（传尸）的病症与病因有所认识，提出：“传尸者，非为一门相染而成也，其候欬咳不止，或胸膈胀闷，或肢体疼重，或肌肤消瘦，或饮食不入，或吐利不止，或吐脓血”，认为患病原因是“人之血气衰弱，脏腑羸虚，……钟此病死之气，染而为疾”。

晋代葛洪认为“毒疠之气”是瘟疫传播的原因，这种“毒疠之气”能侵犯皮肤，能造成感染性休克，“毒入腹则杀人”“毒疠之气忽逢触之，其衰竭”而“卒死”。他还认识到各种传染病的致病原因有所不同，提出了“寒毒”“温毒”“恶毒”“狂犬所咬毒”“风毒”“溪毒”“射工水弩毒”“沙虱毒”等致病因素。

葛洪最早较完整地记录了天花发疹的顺序、形态、预后、疹后的表现。他还提出当伤寒之类疾病流行时要预先服药，以防止感染瘟疫。他的书中提到了对麻风病人进行隔离的记录。

隋炀帝时期，巢元方于610年奉旨主持编成了《诸病源候论》，该书论述了各种疾病的病因、病理与症状，其中对于传染病的病因有较为深入的认识。他认为，传染病的流行是由于天地之间有一种应时而生的“乖戾之气”，而人体虚弱时，就会感染疫病。“夫时气者，此皆因岁时不和，温凉不节，人感乖戾之气而生病，则病者相染易，乃至灭门，延及外人。”

唐代孙思邈继承了重视预防的思想，强调“上医治未病之病，中医治欲病之病，下医治已病之病”。他告诫人们在选择居所时，要注意“背山临水，气候高爽、土地良沃、泉水清美”，以免感染“溪毒”“水毒”“射工”等疾病；日常生活要讲究卫生，不随地吐痰，“勿食生肉，伤胃，一切肉惟须煮烂”。

同时代的王焘对于传染病提出了很多独到的见解，在所著《外台秘要》里非常重视伤寒、温病、疟疾等传染疾病，指出骨蒸（肺结核病）具有传染性，患者会有潮热、盗汗、面红升火以及日益消瘦的症状，如果出现腹水就是病情极为严重的表现。

巢元方在《诸病源候论》中的“疫疠病候”条中，对瘟疫做了定义：“其病与时气、温、热等病相类，皆由一岁之内，节气不和，寒暑乖候，或有暴雨疾风，雾露不散，则民多疾疫。病无长少，率皆相似。如有鬼厉之气，故云疫疠病。”该书用时行、戾气、伤寒来论述三种不同类型的传染病，除了指出这些疾病可在人际间相互传染的共性外，还强调要预服药来预防。可见，中国古代医家对于传染病的分类和特征已经有所认识。

在中国古代社会，对于瘟疫的传染原因，往往归于鬼神作祟，或者是邪气侵犯，但是已经有医家尝试从朴素唯物主义自然观角度，做出客观的解释，并寻求预防的办法。孙思邈在《备急千金要方》中提出：“天无一岁不寒暑，人无一日不忧喜，故有天行瘟疫病者，即天地变化之一气也，斯盖造化必然之理，不得无之。……天地有斯瘴疠，还以天地所生之物以防备之，命曰知方，则病无所侵矣。”他还指出，胃肠道传染病，“皆因食饮，非关鬼神”。他的这些观点，显然是有助于我国古代医学在疾病预防方面取得成就。

宋代在传染病鉴别诊断方面有所进展，北宋钱乙对水痘、天花、斑疹进行了鉴别。南宋郭雍在其著作《伤寒补亡论》中，已经可以鉴别伤寒、天花、水痘、麻疹、斑疹伤寒和风疹。

金元四大家的刘完素在所著《素问病机气宜保命集》中提出：“病机者，寒、暑、燥、湿、风、金、木、水、火、土，万物悉自此而生矣。故谨察病机之本，得治之要者，乃能愈疾。”王好古认为，季节性流行病与患者的身体状态有关，“春伤于风，夏生飧泄；夏伤于暑，秋必痎疟；秋伤于温，冬生咳嗽。”

明代的吴又可在所著《瘟疫论》中，对传染病的病原有了更进一步的认识，认为人们得疫病的原因是“天地之疠气”“伤寒与中暑感天地之常气，疫者感天地之疠气。在岁运有多少，在方隅有轻重，在四时有盛衰。此气之来，无问多少强弱，触之即病”。他还发现口鼻是最为重要的传染途径，“邪自口鼻入”。可惜，由于当时科技条件的限制，他虽然已经认识到了传染病的途径，却没有科学仪器去发现造成传染性疾病的病原体，因而只能停留在猜想而无法证实。

明清两代医家在预防医学方面取得的一个重要成就是出现了可以预防天花的人痘接种法。大约在明代隆庆年间（1567—1572），根据比较可靠的史料，南直隶宁国府太平县民间有医生开始使用人痘接种法来抵御天花的侵袭，后来开始有专门以种痘为业的痘医。清代康熙帝即位后曾经大力提倡种痘术，1682年，他的《庭训格言》称：“尝记初种痘时，年老人尚以为怪，朕坚意为之，遂全此千万人之生者，岂偶然耶。”此后在清代张璐于1695年刊印的《张氏医通》和1742年太医吴谦等编撰的《医宗金鉴》中做了较详细的记载，介绍了痘衣法和鼻苗法，鼻苗法有分为浆苗法、旱苗法和水苗法。人痘接种法有一定的预防作用，吴谦曾经预言：“若夫种痘一法，则去逆就顺，化险为平，欲以人定胜天者也。”种痘术不仅在我国各地流传应用，还传到了日本、朝鲜、土耳其、俄罗斯乃至英国。法国思想家伏尔泰赞誉中国人痘接种术：“我听说一百多年来，中国人一直就有这种习惯，这是被认为全世界最聪明最礼貌的一个民族的伟大先例和榜样。”

二、中国古代历史文化典籍中关于疾病预防的思想

在中国古代历史文化典籍中，关于疾病预防的思想，历代都屡见不鲜，这可以归因于我国文化传统中占据主流的以“仁”为本的人道主义思想。历代王朝统治者出于各种考虑，在一定程度上遵循此治国理政原则，这些都为中国公共卫生与预防医学的建立提供了宝贵的社会思想文化基础。这些重要的思想观点主要体现在下述史料中。

“预防”一词，最早见之于《周易·下经》的既济卦，该卦象征炊薪，它的解词中提出：“饮食以之而成，性命以之以济”“水在火上，既济。君子以思患而预防之”。《周易·兑卦》九四爻辞中有“介疾有喜”，其意思就是“闲邪防疾，宜其有喜”，即对传染病进行隔离会有可喜的效果。

《内经素问·四气调神大论》提出了古人的预防思想基本原则：“圣人不治已病治未病，不治已乱治未乱”，“夫病已成而后药之，乱已成而后治之，譬犹渴而穿井，斗而铸锥，不亦晚乎。”“上工救其萌芽”“疾虽久，犹可毕也。言不可治者，未得其本也。”

《礼记》中强调要吃熟食，以防消化道疾病，“炮生为熟，令人无腹疾”。

《周礼》《仪礼》和《诗经》中记载了除虫灭鼠的方法，如抹墙、堵洞、药熏、洒灰及按时打扫房屋等。

《论语·乡党》中有：“鱼馁而肉败不食，色恶不食，臭恶不良，失饪不食，不时不食……祭肉不出三日，出三日不食之矣。”也就是说要讲究饮食卫生，不新鲜的、变质的食物不要吃。

《韩非子·五蠹》中有：“人民不胜禽兽、虫蛇……构木为巢，以避群害。”

《墨子·非攻》认为：“食饮之不时，饥饱之不节，百姓蹈疾病而死者，不可胜数。”作者指出，饮食不清洁会导致胃肠道疾病：“上古之世……民食果蓏蚌蛤腥臊恶臭，而伤害腹胃，民多疾病。”

《吕氏春秋》提出了饮水与疾病的关系：“轻水者，多秃与瘿人；重水者，多尰与躄人；甘水者，多好与美人；辛水者，多疽与痤人；苦水者，多尪与伛人。”《周易》中也有“井泥不食，旧井无禽”，就是说长期不用之井，井水会污染，不能供人饮用，即使是禽兽也不食用。

东汉刘熙的《释名》一书中，注意到空气能起到传播病原体的作用：“注病，一人死，一人复得，气相灌注也。”

《淮南子·说山训》：“良医者，常治无病之病，故无病；圣人者，常治无患之患，故无患也。”

《史记·扁鹊仓公列传》：“使圣人预知微，能使良医得早从事也，则病可已，身可后也。”

《淮南子·说山训》：“良医者，常治无病之病，故无病。圣人者，常治无患之患，故无患也。”

《论衡》：“鼠涉饭中，捐而不食。”

晋代的傅玄提出“病从口入”的观点(《太平御览》)，当时也发明了用于蒸煮消毒的器具。朝廷也有预防传染病的条例,《晋书·王彪之传》中记载，356年传染病流行，朝廷为了防止疾病扩散颁布命令:“朝臣家有时疾染疫三人以上者，身虽无疾，百日不得入宫。”

《金匮要略》:“果子落地经宿虫、蚁食之者，人大忌食之。”

孙思邈对于食品卫生也非常强调:“若得肉，必鲜。似有气息，则不宜食,(若食用会)烂藏损气，切须慎之戒之。”“勿食生菜、生米、陈臭物勿饮浊酒。”“一切禽兽自死无伤处者不可食。”

元代名医朱震亨指出:“与其救疗于有疾之后，不若摄养于无疾之先。”

清代吴宣崇所著《鼠疫治法》中指出保持环境卫生对于防疫的重要性:“当无事时，庭堂房屋，洒扫光明，厨房沟渠，整理洁净，房间窗户，通风透气，凡黑湿处切勿居住。”“闻近邻有鼠死，即要时时照察，埋鼠掩鼻转面，勿触其气。”

王孟英在《随息居霍乱论》也强调要保持清洁的居住环境,“住房不论大小，必要开爽通气，扫除洁净”，提倡焚烧艾蒿或大黄来清洁空气，在水缸中放入降香、石菖蒲根等药物来消毒。

从上述历代史料可见，中国古代医学界已经出现了预防医学和公共卫生思想萌芽。当然，从以上列举的史料也可以看出，中国古代思想家或医学家往往只是提供了一些观点，而缺乏系统的论述，这主要应归因于公共卫生与预防医学的发展需要其他医学学科和相关自然科学提供必要的支持，特别是微生物学、病理学、生理学等，再加上中国封建王朝统治的周期性特点，从而导致了中国历史上没有出现体系化的公共卫生与预防医学学说。

第三节　古代医事制度与防疫举措

中国古代公共卫生与预防医学受制于国家经济、政治的客观条件，在学科上并没有完整的建制，未能形成近代化的科学体系。不过，中国古代国家和医学界对于疾病的预防都非常关注，特别是对社会影响巨大的传染性疾病，因此在职官建制、施政举措、治疗方法以及医学理论上都积累了相当的历史经验，这也是我国医学文化传承的重要组成部分。

一、先秦时期

根据现有的历史资料，早在商代的职官中就有管理医事的“疾小臣”，他们是朝廷管理疾病的官员，但是地位并不高。周代,“医师掌医之政令，聚毒药以供医事。凡邦之有疾病者、有疕疡者，造焉，则使医分而治之。岁终则稽其医事，以制其食。”医师有食医、疾医、疡医、兽医等分工，其下有士、府、史、徒等官员，府掌管药物、器具和会计业务，史掌管文书和医案，徒供役使并看护病人。由此可见，中国早期国家对医学给予了一定的重视，已经有了治疗与预防疾病的意识。

《周礼》里记载了在周代已经设置预防四季不同瘟疫流行的职官:“司爟掌行火之政令，四时变国火，以救时疾。”地官司徒之下设有司救，有中士二人、史二人、徒二人，其职责中有“凡岁时有天患民病，则以节巡国中及郊野，而以王命施惠”。也就是说当发生天灾时，这些执掌公共卫生事务的职官要进行巡回抚恤救护。不过，周王朝衰微后，各诸侯国职官中关于医官的记载少而不详，如秦国有“太医令丞”主管医药，有侍医为国君看病，其他诸侯也有侍医。

二、秦汉、三国、魏晋、南北朝时期

秦汉时期，朝廷设有太医令、太医丞，“掌诸医”，主管医药；药丞主药，方丞主药方，下有太医服务于皇室与朝廷大臣，东汉时太医人数达二百九十三人。各诸侯身边有侍医。此外，还设有医待诏、医工长、太医监、尚药监、中宫药长、尝药太官、典领方药、本草待诏等官职，都是服务于朝廷。

三国时代延续了汉代的医事制度，没有什么发展。晋代设立了太医令史，御医为宫廷服务，也曾经派遣“高手医”为大臣疗疾。南朝宋设立了太医司马，齐有保学医、司马药师、典药吏，还曾经设立了“六疾馆”为贫民看病。

北朝魏设有太医正、太医博士、太医助教、医正、司医、侍御医、尚药局、尚药丞、尚药典御、司药丞、司药、药藏局、尝药监、尝药典御等众多职官，还曾经有“仙人博士”，其职责是“典煮炼百药”。这里值得注意的是，北魏朝廷还设立医馆“使京畿内外疾病之徒，咸令居处，严敕医署，分师疗治，考其能否，而行赏罚”。这一措施与前代相比大有进步，带有国立医院性质。此外，470年，献文帝下令：“广集良医，远采名药，欲以救护兆民，可宣告天下，民有病者，所在官司遣医就家诊视，所须药物，任医量给之。”这对于救治与控制疾病，显然大有帮助。

三、隋唐时期

隋朝延续了北朝的职官设置，掌管医药的官员多于前代，而且太医署设立了医学校，培养医务人员，虽然主要服务于皇室与朝廷官员，毕竟有助于医学知识的传播。唐代鼎盛时期，君主关心民生疾苦，朝廷设立太医署，地方上各州县设有医学博士，都招收学生，培养的医生较多。739年，唐玄宗命令十万户以上州要设置医学生二十人，十万户以下为十二人，他们在研习医学的同时，要在州境内巡回医疗。这些医生为民间百姓提供治疗，并作为考核的依据，“疗人疾病，以其全多少而书之，以为考课”。723年，玄宗下诏各州县：“神农尝草，以疗人疾；岐伯品药，以辅人命。朕铨览古方，永念黎庶。”要求地方官员都要抄写《神农本草经》和《百方一集验方》，发给村坊，供发生疫情时照方用药。同年，玄宗组织编纂了《广济方》，下令各州县官员“就《广济方》中逐要者，于大板上条录，当村坊要路榜示。仍为采访使勾当，无令脱落。”唐德宗于796年得知民间有疫病流行，“闾里之间，颇闻疾患”，就组织人员挑选有治疗成效的方书，编纂成集，分类订考，编成五卷本的《贞元集要广利方》，这些措施对于疾病的防治无疑是大有裨益的。

四、宋、辽、金、元时期

宋代的瘟疫流行较频繁，据粗略统计，北宋发生疫病流行二十二次，南宋二十九次，考虑到南宋王朝的辖区大大小于北宋，则流行病发病更为频繁。宋王朝继承了前代政权控制疫情的措施，宋太祖每逢酷暑，就命令医官合制防暑药物，发放给军队和普通百姓。宋太宗下令印刷出版了大批医书，又组织编纂了药方集成《天平圣惠方》。992 年，太宗为防止瘟疫传播，命令太医署派出医技出色的医官十人，在京城交通要道进行义诊，并由朝廷出钱发放药物。1003 年，宋真宗派太监分发药物给染病的百姓，1010 年，派使者给发生瘟疫的西北地区民众和少数民族部落发放药物。1036 年，宋仁宗“哀病者乏方药，为颁《庆历善救方》”，并专门为南方发生疫情的地区设置医药以预防疟疾，此后又一再严令地方官当辖区发生疫情时要上报中央自己的抗疫措施。

宋代依然延续了前代的病坊设置，998 年，宋真宗在各地设立病囚院，用来安置患有传染病的百姓。宋徽宗年间设立了安济坊收治病人。朝廷的职官制度里设置了翰林医官院、太医局、惠民局、方剂局、熟药所、药局等医疗机构，当瘟疫发生时，它们可以起到一定作用。如北宋时这些机构为西南疟疾流行地区制作提供防病药物。京城曾经发生疫病，太医局、熟药所“即其家诊视，给散汤药”，和剂局“取拨合用汤药，……医人巡门俵散”。太医局要为军队配置避暑药、防疟疾药和防冻药物，惠民局、和剂局也参与其事。1046 年，宋仁宗得知在南方平乱的部队发生疫情，即命令医官院配制药物，由太医局派出医官赶赴军中救治官兵。1076 年，宋神宗命令太医局制作防疟疾药物三十种，送到在安南征战的部队。宋代军队管理中对于卫生，特别是饮水安全非常重视，《武经总要》中详细规定了取用水源的注意事项，如“死水不流”“夏潦涨沾，自溪塘而出，其色黑，及滞沫如沸，或赤而味咸，或浊而味涩”，都不可以饮用。

宋代地方州县设有医学校，“京府及上中州职医助教各一名，京府节镇十人，余三十七人，万户县三人，每万户增一人，至五人止，余县二人”。这些医学院的师生也从事疫病防治工作。医学生要负责保管国家发放到本地的医药方书，如有人传抄，他们还要协助校对。

元代的职官中也设立了医官，除太医院外，《元史・百官志》载有医学提举司，执掌“考核诸路医生课义，试验太医教官，校勘名医撰述文字，辨验药材，训诲太医子弟”，在其之下设有医学提举。自元世祖忽必烈后，各地设立惠民药局等医疗机构，“掌收官钱经营出息、市药修剂，以惠贫民”，“择良医主之，庶使贫乏病疾之人不致失所”。元代的医户制度将各地的医生纳入官方管理，规定一旦民间发生疫情，医户要参加救灾诊疗，并可收取费用。他们每月还要到本地官府集会，“各说所行科业、治过病人，讲究受病根因、时月运气、用过药饵是否合宜”。

五、明清时期

明代医事制度继承了历代的职官之长，中央有太医院，并向边境驻军派出医生担任军医，负责诊疗，军士有病都发给医药；地方州县有医官、惠民药局。朝廷对于医官定期考核，决定他们的职务升降任免。明朝延续了元代医户制度世代行医，选用医官一般都来自医户子弟，从中产生了很多医学世家。地方发生疾病后，朝廷与各级地方政府也能派出人员，进行救灾防疫。1417 年，修筑北京城的工人发生疫病，太医院派出三百五十名医生为他们治疗。清代的职官制度沿袭了明代，除了清圣祖和高宗都曾经推行人痘种痘术外，在 1840 年以前，各项措施与前代基本相同，在医事制度上没有多少进展。

总体而言，中国历代王朝建立的职官制度，基本上都设置了负责医疗的官员。此制度的其主要目的是为皇室和上层统治者服务，同时也服务于国家政治稳定的需要，当发生瘟疫时，会参与救灾活动。自汉代以后，儒家仁政思想逐渐成为统治者管理国家的指导思想，对于疾病的预防与救治自然会采取相应的措施，历朝相仍，积累发展，形成了维护古代国家社会稳定的医事制度。进入近代以后，这一制度无法应对近代世界发展的巨大冲击，赶不上社会发展的需要，因而瓦解消失。但是，它对于中国历史曾经起到过的一定积极作用，还是值得肯定的。

致谢 感谢张大庆教授的指导。

撰稿人：王 勇 刘 欢

参考文献

[1]《新中国预防医学历史经验》编委会. 新中国预防医学历史经验[M]. 北京：人民卫生出版社，1991.
[2] 张大庆. 中国近代疾病社会史[M]. 济南：山东教育出版社，2006.
[3] 于赓哲. 唐代疾病、医疗史初探[M]. 北京：中国社会科学出版社，2011.
[4] 张剑光. 三千年疫情[M]. 南昌：江西高校出版社，1998.
[5] 李经纬. 中医史[M]. 海口：海南出版社，2007.
[6] 陈海峰. 中国卫生保健通史[M]. 上海：上海科学技术出版社，1993.
[7] 李建民. 生命与医疗[M]. 北京：中国大百科全书出版社，2005.
[8]（英）肯尼斯·吉普尔. 剑桥世界人类疾病史[M]. 张大庆，译. 上海：上海科技教育出版社，2007.
[9] 李经纬，林昭庚. 中国医学通史·古代卷[M]. 北京：人民卫生出版社，1999.
[10] 李燕捷. 唐人年寿研究[M]. 台北：台湾文津出版社，1994.
[11] 陈邦贤. 二十六史医学史料汇编[M]. 北京：中医研究院中国医史文献研究所，1982.
[12] 严世芸. 中医学术发展史[M]. 上海：上海中医药大学出版社，2004.

第二章　中国近代公共卫生与预防医学

近代中国医学经历了由以中医学为主导的传统医学向以西方医学为主导的近现代医学的转变。除了外科以外，西医在中国的确立在一定程度上应归功于公共卫生事业的引入和创立。公共卫生事业成为西医在中国立足的基础之一并非偶然。早在 17 世纪末，传教士借助金鸡纳皮治愈了康熙皇帝的疟疾，从而成为西医进入中国的先导。19 世纪初，牛痘接种术的传入，使西医开始在中国的医疗卫生中显示出重要作用。随着教会医学的发展和医学留学生的归国，加上国内有识之士和政府的支持，西方的公共卫生理论和制度也被引入中国，促进了中国近代公共卫生制度和防疫体系建设的发展。

第一节　近代中国公共卫生与预防医学思想的传入

近代西方公共卫生理念的传入与教会医学有着密切的联系。19 世纪西方科学技术的进步和生物医学的发展，赋予了西医强烈的优越感。医学传教因此被认为是传教的有效方式。随着中国留学生人数的增多，留学生在中国公共卫生中的作用逐渐凸显。无论是医学传教士、留学生，还是医学著作与期刊，都在传播公共卫生与预防医学思想中起到了重要作用。

一、近代教会医学与公共卫生

乾隆、嘉庆、道光年间实行一口通商，广州是西方国家进入中国大陆的唯一通道，因此成为西医入华的肇始地和中心。1807 年，英国传教士马礼逊（Robert Morrison）抵达广州，成为西方派往中国大陆的第一位基督新教传教士。1820 年，马礼逊与东印度公司的医生李文斯顿（John Livingstone）一起在澳门开设了一家眼科诊所，成为基督教新教在华行医的一个新起点。1827 年，英国东印度公司驻华医生郭雷枢（Thomas Colledge）在澳门设立眼科诊所。郭雷枢建议英美教会派遣传教士医生作为来华传教的先遣队。1834 年，美国新教派往中国的首位传教士医生伯驾（Peter Parker）来到广州，并于次年开办了眼科医局（博济医院的前身，今中山大学孙逸仙纪念医院）。1838 年，伯驾、郭雷枢、裨治文等传教士成立了中国医学传教会（Medical Missionary Society in China），这是世界上第一个医学传教组织，其主要目的是鼓励更多的传教士医生来华，借行医传教，并筹集经费。

1840 年第一次鸦片战争后，清政府被迫与西方列强签订了一系列不平等条约，门户大开，开放了传教、办学、办医院等权利，教会医院迅速发展。据《基督教会世界统计》记载，至 1937 年，仅仅是英美两国在华创办的教会医院就有三百所，病床约两万一千张，小型诊所六百处。教堂与教会医院成为西方文化在华的主要标志。

除日常疗病外，在华传教士医生也参与防疫事务。1872 年天津霍乱流行期间，有传教士“修合药料，施济活人，其方殊验，来乞药者日众”。1910 年东三省鼠疫，清外务部邀请全国医生参加防疫，“华北的医学传教士凡是能抽出时间的，大多数都自愿参加”。

二、近代留学运动与公共卫生

医学留学运动是近代中国医学发展中的重要部分。第一位出国学医的是黄宽（1829—1878），毕业于英国爱丁堡大学。1857 年，黄宽以伦敦传道会传教医生的身份回国，在香港伦敦传道会医院任职。次年到广州，主持合信所创的惠爱医院，同时在博济医院行医，被誉为“好望角以东最负盛名的良外科”。中国第一个女子医学留学生是金韵梅（1864—1934），1885 年毕业于纽约女子医学校。1907 年任北洋女医院院长，并在天津创建护士学校。

洋务运动后期，总理衙门曾组织派遣多批留学生赴欧美留学。甲午战争后，留日运动进入高潮。1933 年，国民政府教育部针对留学生良莠不齐的现象，颁布新的留学章程，提高出国留学的审查标准，使留学教育制度化和规范化，医学留学教育有了一定程度的发展。

医学留学生在中国近代的卫生防疫、卫生制度的确立与发展、疫苗研制等方面都做出了突出的贡献。这里仅以伍连德对卫生防疫的贡献为例。

1910 年至 1911 年，我国东北地区鼠疫大流行，六万余人染病身亡。这次大规模、有组织的防疫，成为中国公共卫生事业的新起点。当时的东北局势复杂，俄国、日本各据一方，防疫之事，事关主权。情况紧急，清政府委派伍连德（1879—1960）前往哈尔滨主持防疫工作。伍连德是第一位获得英国剑桥大学医学博士学位的华人，曾师从诺贝尔生理学或医学奖获得者霍普金斯和梅契尼科夫，在英国圣玛丽医院、利物浦热带病学院、德国哈勒大学卫生学院、法国巴斯德研究所学习及研究过。受袁世凯之邀，伍连德于 1907 年回国，任天津北洋陆军医学堂副监督。1910 年 12 月 24 日，伍连德与助手林家瑞抵达哈尔滨，携带了一架显微镜及一些实验器具。

通过尸体解剖，伍连德认为这场瘟疫是肺鼠疫，防疫重点是严格隔离病人。他建议增加人员、经费及场地，征聘更多医生前来协助，中、俄、日三方合作做好铁路防疫。学校、剧院、庙宇、旅店等被改建为隔离站和临时防疫医院。疫区进行严格的交通管制、隔离、消毒，人员佩戴口罩。时值岁末，大批人员准备乘列车入关回家过年。在官方的统一协调下，铁路沿线节节设防，公路沿线驻兵查禁，进行铁路防疫。因为正值隆冬，尸体难以掩埋，伍连德上奏朝廷，请求火化。1911 年 1 月 31 日（正月初二），在伍连德和医务人员的指导下，对两千多具尸体进行集体火葬。通过这一系列措施，死亡率明显下降，鼠疫得到有效控制。至 1911 年 4 月底，东北鼠疫得到全面控制。

1911 年 4 月，清政府外务部、东三省防疫事务所在奉天府（今沈阳）召开国际鼠疫会议，这是我国历史上的第一次国际医学会议。伍连德任大会主席，北里柴三郎、斯特朗等国际著名科学家应邀参加。会议回顾总结了此次东三省鼠疫，分析了肺鼠疫的特点，详细讨论了鼠疫的防治措施等问题，并出版了《奉天国际鼠疫会议报告（1911）》。大会形成四十五项决议，其中包括建议中国设立卫生防疫机构，如隔离医院、卫生中心机关、中央公共卫生处等。会议促成了中国第一个防疫机构——北满鼠疫防疫处的建立，还建立了哈尔滨防疫医院

(1912)、同江隔离病院(1912)和牛庄防疫医院(1919)。此次会议对推动我国公共卫生和预防医学的发展具有重要的历史意义。1930年，在伍连德的积极倡议下，中国政府从列强手中收回了海港检疫权并成立了全国海港检疫管理处，伍连德任首任处长。

三、卫生防疫、公共卫生著作与期刊

医学知识与思想的传播离不开书籍。在近代中国编译出版的医书中，不乏公共卫生与预防医学的内容。

至辛亥革命前，约有一百种外国人所译著的西医书籍在中国流传。博济医院的嘉约翰编译的《花柳指迷》(1875)、《热证》(1881)都与传染病相关。1883年，嘉约翰编译出版了《卫生要旨》，是介绍近代西方卫生学知识的重要著作。洋务运动之时，在1862年成立了总理各国事务衙门，并设立了同文馆，聘请传教士为教习，培养翻译人才。受聘传教士多通晓医学，其中尤以英国人傅兰雅(John Fryer)所译医书为多，他与中国助手翻译赵元益合译的《保全生命论》与保健卫生有关。

我国近代知识分子自身也撰写了不少有关“卫生”的著述，如郑观应的《中外卫生要旨》(1890)介绍了一些西方的卫生知识，丰富了传统的“卫生”含义。傅云龙在1887年赴日考察了内务省卫生局、卫生试验所后，在日记中记载了《卫生说》，介绍了日本的“卫生学”与卫生行政。马兼善等编的《公众卫生宝鉴》(1931)指出公众卫生不仅可以增进个人健康和社会福利，与国家强弱和民族盛衰也有很大的关系。这一时期，同时存在“公众卫生”与“公共卫生”两种提法。胡鸿基的《公共卫生概论》(1929)将公共卫生分为治疗医学与预防医学两大类。赖斗岩在《公共卫生概要》(1937)中则将卫生分为医学、预防医学、治疗医学、个人卫生和公共卫生五类。

除书籍外，报纸杂志也是传播公共卫生知识的主要媒介。傅兰雅在《格致汇编》上发表了《化学卫生论》《居宅卫生论》《孩童卫生编》《幼童卫生编》和《初学卫生编》等文章。1903年，普澄在《江苏》上发表了《卫生学概论》一文，将卫生分为个人卫生和公众卫生两类，后者又分为团体卫生和国家卫生。梅贻琳在《新声》(1930年第16期)上发表《公共卫生之历史》，介绍了西方公共卫生的发展历史，将之分为古代、黑暗时代、昌明时代三个阶段。嘉约翰主办的《西医新报》、中华博医会主办的《博医会报》(1932年与《中华医学杂志英文版》合并，更名为《中华医学杂志外文版》)、《中国海关医报》和《中国丛报》上，也经常刊登包括公共卫生知识在内的医学文章。

还有一些针对特殊病种的专门刊物，如中华麻疯协会的官方刊物《麻疯季刊》(1927年创刊)，主要刊登国内外医治麻风的情形和最新成果以及铲除麻风运动的调查报告及活动信息。中国防痨协会的《防痨月刊》(1934年创刊)刊载结核病的病理和防治方法。

这些著作和期刊在中国医学史上具有不可低估的影响，在促进医学知识传播的同时，也普及了公共卫生理念。

第二节 近代中国卫生防疫体系的构建

晚清政府迫于形势，引入“新政”，初步形成了卫生行政管理机构。国民政府时期，逐渐建立起了较为完备的中央与地方卫生行政体制。

一、卫生行政系统的初创

1902年8月，清政府收回天津，都统衙门被裁撤。李鸿章设北洋卫生局，后设北洋防疫局，这是我国地方卫生行政组织的开端。袁世凯就任直隶总督后，保留了卫生局，并组成了天津卫生总局，下设三个分局、四处传染病患者收容所。卫生总局负责城厢内外的医疗卫生，船舶、火车的检疫和妇婴医院管理，兼管大沽、唐山、秦皇岛检疫。各分局负责街道、桥梁及沟渠等处的日常清扫。

1905年，清政府于巡警部警保司内设卫生科。卫生科“掌考核医学堂之设置，卫生之考验、给凭，并洁道、检疫、计划及审定一切卫生、保健章程”。设有员外郎一人，总理科务；主事一人，办理科务；一、二、三等书记官若干。巡警部管理省巡警，但各省并未建立统一的卫生行政机构。

1906年，预备立宪厘定官制，改巡警部为民政部，仍设五司，但机构设置做了调整，将卫生科升为卫生司。卫生司下设三科：保健科，职掌检查饮食物品，清洁江河道路、贫民卫生及工场、剧院公共卫生；检疫科，职掌预防传染病、种痘、检霉、停船检疫；方术科，考医、验稳婆、验药业、管理病院。

1907年，各省增设巡警道，以统一全国警政。巡警道下设有卫生课，是我国省直机构中第一次统一出现医药卫生机构，“掌卫生警察之事，凡清道、防疫、检查食物、屠宰、考验医务、医科及官立医院各事项皆属之”。

虽然从中央到各行省，到各州县，到各城镇乡，都有了掌管卫生事宜的机构，制定了一些制度，但由于清朝的覆亡，基本未能实施。

二、中央卫生行政组织的构建

北洋政府时期，尚未建立起完善的卫生行政系统，医学教育、医师管理归教育部，公共卫生归内务部警察总署，公共防疫和海关检疫归外交部，工业卫生管理属于工商部，陆军军医和海军军医分属军政部和海军部。国外教会开办的医学教育和医疗机构有各自独立的系统，不受北洋政府的管辖。

1913年，卫生司改为内务部警政司卫生科。1916年仍恢复为卫生司，执掌项目如下：传染病及地方病的预防及预防接种以及其他卫生事项；海港及铁道的检疫；医师及药师的监督管理（西医）；药品及药业的化验及管理（西药）；卫生协会、地方卫生机关及医院有关事项的管理。另外，卫生司还设有两个直辖的卫生机关：卫生试验所，担任药品的化验及标准化工作；卫生展览馆，陈列卫生模型、图表等。

北伐战争结束后，国民政府为了加强卫生行政管理，于1927年在内政部下置卫生司，掌管卫生行政事宜。1928 年改设立卫生部，内设总务、医政、保健、防疫、统计五司；另设中央卫生委员会为设计审议机构。其后又陆续增设中央医院、中央卫生试验所、西北防疫处、蒙绥防疫处、麻醉药品经理处、公共卫生人员训练所及各海关检疫所等机构，中央卫生行政体制渐形完备。同年 12 月，《全国卫生行政系统大纲》规定省设卫生处，市县设卫生局，各大海港及国境冲要地设海陆检疫所。

1932 年，撤销卫生部，改设卫生署，隶属于内政部，内设总务、医政、保健三科。1935 年，卫生署改隶行政院，级别提升。传染病检验和预防属保健科，另增设"海港检疫处"。内政部与教育部还合设医学、助产、护士教育委员会，教育部设有卫生教育设计委员会，规划并推进医学教育工作。

七七事变后，卫生署由南京迁往汉口，卫生署改隶内政部。1938 年，卫生署随内政部西迁重庆，1941 年卫生署改隶行政院，组织扩大，设医政、保健、防疫、总务等四处。卫生署制订《非常时期救护工作纲要》，促使各地卫生、医疗机关和公共团体组织救护队。至 1938 年 6 月，卫生署医疗防疫队设立了十一个大队，下辖二十五个中队、十一个防疫医院、五个卫生材料站、一个细菌检验队和一个卫生工程队。军政部也配备了防疫队，每个战区设一个防疫大队。

1940 年，为了"集中防疫力量，增进防疫效能，联合举行战时军民防疫工作"，成立了战时防疫联合办事处。该处受卫生署、军医署两署署长指导监督，下设总务组、设计组、疫情组三组。编印《疫情旬报》，并组织各地力量防疫，形成了一个战时防疫情报网。规定报告的传染病包括十一种，分别是霍乱、伤寒、赤痢、斑疹伤寒、回归热、疟疾、天花、白喉、猩红热、流行性脑脊髓炎和鼠疫。1944 年起，遵照《修正国际卫生公约》，开始向联合国善后救济总署报告重要疫情。

1941 年，卫生署在重庆设立战时医疗药品经理委员会。卫生署曾先后在交通要道设置医疗防疫队和公路卫生站，吸收从沿海各省、市后迁的医护人员，进行医疗、卫生、防疫工作。医疗防疫队为流动性质，巡回于交通沿线，后又协助军医署成立防疟队及流动输血队。公路卫生站设在公路线上，其任务除医疗外，也包括"传染病之预防及调查事项""环境卫生之改良及设计事项"。抗战即将结束时，这些卫生站交由当地县政府接收，改设为县卫生、医疗机关。1945 年抗战胜利以后，卫生署从重庆迁回南京。1947 年，卫生署改为卫生部，组织扩大，内设医政、保健、防疫、地方卫生、药政、总务等司。

其他中央行政部门的医事卫生组织还有：军政部下设的军医司（后改为军医署），另设军医监理委员会，促进军医各机构的改善；铁道部设有卫生处。

三、地方卫生行政机构的建立

虽然近代中国政局动荡，各地医务工作者仍开始了公共卫生事业的创建。1912 年，广东省卫生处成立，李树芬（毕业于爱丁堡大学医学院）被任命为处长。卫生处开展了大量的公共卫生工作：规定开业医生在发现八种传染病（鼠疫、霍乱、天花、麻风、伤寒、白喉、产褥热和狂犬病）后必须立即报告；成立隔离医院，建立清洁消毒队；收集和检验死鼠，开展预防鼠疫宣传工作，免费施行预防接种；预防天花；隔离麻风病人；开展死亡登记。1920 年，广州设立自治市，将原来的卫生行政处归于市府管理，加强了公共卫生管理，下设教育课、洁净课、防疫课、统计课。全市分为六个卫生区，每区设立主任一人，课（区）员二至四人。

除广东之外，杭州、上海、苏州等地也采取了防止传染病传播，加强公共卫生的措施。1920 年，铁路医官王吉民和女青年会的麦卡（Mack）在杭州发起了健康婴儿运动，包括三个主要部分：①卫生教育；②婴儿服装、食品、用具展览；③为婴儿体检，并对母亲提出指导和建议。1924 年，上海成立了工业委员会，提出了改进工厂卫生状况，减少劳动时间及废除童工的建议。1922 年，苏州成立了公共卫生联合会，开展卫生宣传，举办免费诊所。长沙也成立类似机构，并在 1915 年和 1923 年举行过二次大的卫生运动。

北伐以后，各大城市相继设市，其中一些城市设立了卫生局，主持卫生事宜。1926年8月，上海市卫生科成立，取代了警察局和市府当局的卫生科。美国约翰·霍普金斯公共卫生学院毕业的胡鸿基主管工作。该科的主要任务是公共卫生事务及街道清洁、生命统计、医务管理、肉食检查、传染病管理等。

1928 年 12 月，国民政府公布《全国卫生行政系统大纲》，规定在全国设立卫生机构。中央设卫生部，直隶于国民政府行政院；各省设卫生处，隶属于民政厅，各市、县设卫生局，隶属于市县政府，兼受卫生部之直接指挥监督。有了地方卫生机构的规定，内政部解除了警察掌理卫生事务的职责。不过，在未设卫生局的城市仍由警察机关负责卫生事务；有的城市虽有卫生局，但实际上仍与警察部门共同管理。根据《市组织法》，公安局有防疫、卫生、设置及取缔医院和屠宰场等职责。1929 年，卫生部还制定了卫生警察领章及帽徽式样。在抗战前，已有南京、上海、北平、天津、广州、杭州、南昌七市设立了卫生局，多数省市警察机关设有卫生科、股，但其名称、编制及职责不尽相同。

至 1947 年，设立市卫生局的城市增至十四个。有十个城市设卫生处、十一市设卫生事务所、八市设卫生科。据不完全统计，各市所辖卫生机构共二百四十八个。

在县级，卫生署在 1934 年通过的《县卫生行政法案》规定县设卫生院，区设卫生所，较大农村设卫生分所，每村设置卫生员，使县卫生行政成为一个整体系统。1940 年，行政院批准公布《县各级卫生组织大纲》，详细规定了各级卫生组织的职责，要求县卫生院或分院除医疗外应承担防疫任务，如推行种痘、预防注射及其他关于传染病预防事项；乡镇以下除协助种痘和预防注射外，主要做好传染病的报告工作。这是一份确立农村三级医疗保健网的大纲，不过限于当时条件难以完全实施，大多数省份只能做到建立县卫生院。据 1946 年的调查，各省已设卫生院达一千零一十三县。县设卫生院达一千四百四十所，区卫生分院三百五十三所，乡镇卫生所七百八十三所。至 1947 年，县级医疗机构共有病床一万一千二百二十六张。

南京政府成立后，也注意到西北及边疆地区的卫生工作。卫生署为配合中央开发边疆、建设西北政策的实施，于 1934 年在兰州设立西北防疫处。1935 年在绥远设蒙绥防疫处，从事传染病及寄生虫病的研究、调查及防治，兼办兽疫防治工作。1939 年在兰州设立西北卫生专员办事处，并设西北医院和西北卫生人员训练所。1944 年又将该办事处扩大为西北卫生实验院，从事卫生研究。其他边疆地区，在西康境内设有西昌、会理、雅安、富林四所卫生院，蒙古卫生院则于 1943 年改组为伊克昭盟及乌兰察布盟两卫生所，并在宁夏的阿拉善旗增设卫生所一所，分别办理绥蒙及宁蒙一带的卫生医疗业务。

第三节　近代中国预防医学的教育和研究

近代中国的西医教育存在着多元办学模式，从教会医院的零星授徒，到后来遍及全国的各类医学院校的出现；从最初以教会办学为主，到官办、民办医学院校的建立，基本实现了西医教育的本土化，形成了较为系统的医学教育体系。预防医学是其中的一个专门领域，成为医学教育中不可或缺的部分。民国时期，按《增订教育行政大纲》规定，在大学中当设立研究院，其宗旨在于“招收大学本科毕业生研究高深学术，并供给教员研究便利”。很多院校先后设立了医学方面的研究机构。另外，还有一些专门的医学研究机构，国立或公立的有中央防疫处、中央卫生实验处等；私立的有上海巴斯德研究院、雷士德研究所等。除了上述机构外，很多科学社团也加入到了传播预防卫生知识的行列。

一、近代教育体系中的公共卫生与预防医学

19 世纪中叶，公共卫生和预防医学教育在欧洲开始进入高等教育。近代中国的公共卫生教育则出现在二十世纪二十年代。1921 年，洛克菲勒基金会聘请兰安生（John B. Grant）为公共卫生教授，主持协和医学院的公共卫生教育工作。兰安生是中国医学史上的首位公共卫生学教授。

根据公共卫生教学要有实习基地的需求，协和医学院于 1925 年在北京创立了我国第一个公共卫生事务所——北京第一卫生事务所（简称一所），社区人群数量为四万至六万人，以此作为公共卫生课的实习基地。1929 年，河北省定县卫生院成立，为农民提供卫生保健服务，并作为协和医学院在农村的公共卫生教学基地。这两个地方是我国医护学生公共卫生实践教育的开端，也是我国最早开展城市和农村基层公共卫生事业的典范。后来，这一做法被欧美及其他一些国家医学院校所效仿，也为新中国成立之后建立农村和基层卫生保健体系提供了有益的参考。之后，各医学院校相继成立公共卫生系，或公共卫生科、公共卫生学馆等，负责医学生的公共卫生教学工作。

北平大学医学院在建校之初，根据国民政府教育部 1912 年颁布的《医学专门学校规程令》的要求，于 1931 年 9 月成立了卫生学教研室，并把兰安生在协和医学院的讲稿翻译成中文作为教材，这是我国第一部中文的公共卫生教材。1914 年，颜福庆在湘雅医学专门学校担任校长，随后建立公共卫生系。1928 年，他又在国立上海医学院创立公共卫生科，同年创建上海吴淞卫生公所，作为公共卫生教学实验区。

1931 年，国立中央大学教育学院设卫生教育科，由卫生署与中央大学共同举办，目的是培养健康教育师资和卫生行政人员，学制四年。1934 年，教育部组建中小学卫生教育设计委员会，编订中小学卫生教育方案。教育部还通令全国中小学实施卫生教育并公布高中卫生课程标准，全面促进学校健康教育，同时还全面推进民众健康教育。

二、近代公共卫生研究机构

清末曾出现过一些小规模的西医研究机构。1884 年，上海设立卫生实验室，从事霍乱病

研究；1892 年，香港设立天花疫苗的研究所；1905 年，香港设立细菌学研究所；1908 年，唐山设立传染病隔离医院和实验室；1909 年，成都设立法兰西细菌学研究所。民国时期建立了一些规模较大的防疫机构，下面仅以其中几个主要的为例。

（一）中央防疫处

为预防和控制我国传染病流行，北洋政府于 1919 年在北平天坛设立中央防疫处，为近代中国第一个国家级防疫机构，历任处长多由内务部卫生司司长兼任。中央防疫处分为三科，第一科下设疫务和经理两股，负责防疫计划和行政管理；第二科下设研究和检诊两股，负责对各种传染病进行细菌学免疫学研究和临床标本的检验诊断；第三科下设血清、疫苗、痘苗三股，负责生物制品的制造、保管和实验动物管理。1919 年秋，自制牛痘苗制造成功，社会上以人传浆的旧法逐渐被淘汰。

1930 年，国民政府颁布《中央防疫处组织条例》，其中规定“中央防疫处直隶于卫生部，掌理关于传染病之研究讲习及生物学制品之制造、检查、鉴定事项”。据此，中央防疫处不再负有指挥防疫的职能，而仅从事生物制品研制。防疫事项由卫生部的防疫司负责。1935 年，中央防疫处迁至南京。1937 年，迁至武汉，又至长沙。在长沙时，1938 年汤飞凡任处长，以湖南省卫生实验处的房屋为基地，生产各种菌苗、牛痘苗和生理盐水等。因日军轰炸，1939 年迁往昆明，继续制造各种生物制品，以供西南各省地方医疗卫生机构防治传染病的使用。1941 年冬，开始青霉素试制工作。1944 年 9 月 5 日，制成第一批青霉素粗制品。1945 年 1 月，中央防疫处更名为中央防疫实验处，汤飞凡继续担任处长。抗战胜利后，中央防疫实验处接管了日本侵占的原天坛防疫处旧址，迁回北平。

（二）中央卫生实验处

1929 年 9 月，南京政府卫生部正式向国联卫生组织提出请求，希望能派团来中国进行港口卫生和海港检疫考察。11 月，国联卫生组织考察团来华。考察团在 1930 年初向国联卫生组织提交一份报告并得到批准，主要内容包括：①国联卫生组织与中国卫生部合作解决中国的卫生问题；②国联卫生组织协作改组中国港口检疫组织；③在杭州建立一所示范性的国立医院；④推动中国医学教育的系统化；⑤协助建立中央卫生设施实验处；⑥与设在新加坡的远东疫况情报局密切合作。1930 年，开始选派技术人员赴欧美考察研究。

1931 年 5 月，在国联的协助下，中央卫生设施实验处成立，负责创设各项卫生事业的实验与研究，为全国最高卫生技术机构。该处并不完全是研究性机构，与卫生行政有密切关系。国联卫生组织主任拉西曼担任了该处的组织和任务规划，南斯拉夫柴格拉勃公共卫生研究院院长鲍谦熙帮助规划，并仿照该院体制建置，下设卫生教育科、卫生工程科、细菌和流行病控制科、化学和药理科四科。1931 年秋，国联疟疾委员会秘书休卡来华参加疟疾调查，并协助创建了寄生虫科。1932 年秋，该处增设医药救济及社会医学科、流行病和生命统计科。1933 年又增设妇幼保健科和工业卫生科。1933 年，中央卫生设施实验处改组为卫生实验处，隶属于全国经济委员会。1938 年，中央卫生实验处列入卫生署，成为其附属机构。

该处从创建至全面抗战前六年时间里开展了大量的工作，例如，进行了疟疾、血吸虫病、黑热病、鼠疫等重要传染病和寄生虫病的调查与防治；建立了若干市、县的防疫机构；着手部分地区卫生工程的筹建；制订了生命统计制度；开展了妇婴卫生、学校卫生和卫生教育工作及培养各类专业人员。该处的工作推动了我国公共卫生事业的发展。

（三）私立医学研究机构

1. 雷士德医学研究所

在上海，英侨建筑师及慈善家雷士德（Henry Lester，1840—1926）生前立下遗嘱，将名下的全部产业委托租界工部局管理，用于发展上海的教育、卫生和慈善事业。1932年，在雷士德基金会的资助下，雷士德医学研究所在上海爱文义路（今北京西路）1320号建成。首任院长为安尔（Herbert Gastineau Earle），职工近百人。主要开展传染病、营养学等方面的研究，如霍乱弧菌、伤寒杆菌Ⅵ抗原、维生素与疾病的关系、气候与人体感应等。研究所设生理部：包括营养、生化、药理及毒理、工业卫生学系；病理部：细菌及病毒、疫苗及血清、组织病理、医学昆虫等；临床部（设在仁济医院内）：内科、外科、X光室、化验室等。还设有图书馆、动物试验室。该所收集有名贵的动、植物标本，包括骨化石、中国药草标本及彩色植物生理图本。

先后在此从事科研工作的国内外著名学者有生理学家伊博恩（Bernard Read）、蔡翘、沈霁春，营养学家侯祥川，病毒学家汤飞凡，寄生虫病学家李元白、吴光等。该所为中国培养了许多医疗技术人员，为公共卫生和预防事业做出了贡献。

1941年底，研究所被日军占领，人员及仪器设备散失。1954年，根据该所保产委员会的请求，市人民政府予以接管，并移交给轻工业部工业试验所。1957年，成立化学工业部上海医药工业研究所，1961年改名上海医药工业研究院。

2. 上海巴斯德研究所

1887年，法国化学家、微生物学家巴斯德（Louis Pasteur）在巴黎创建了公益机构——巴斯德研究所。法国巴斯德研究所分别在上海公共租界、上海法租界内建立了两个分支机构，均被称为上海巴斯德研究所。

1899年，公共租界内上海巴斯德研究所成立，该所又称狂犬病治疗所，主要从事狂犬病防治及细菌学、血清学的研究工作。十九世纪七十年代，公共租界工部局重视野狗咬伤人问题，在捕杀的同时，积极开展狂犬病的预防工作。公共租界上海巴斯德研究所建立后，对上海地区的狂犬病进行了比较深入的研究，并且向民众大力宣传狂犬病知识，对狂犬病免疫、治疗工作以及公共卫生事业起到了启蒙和促进作用。

1938年，法租界内上海巴斯德研究所成立，主要进行传染病的研究、防治，生物制品的生产及化验、检测等。十九世纪末，法租界公董局卫生处（1935年改为卫生救济处）自设小型化验室。1934年，该化验室和广慈医院化验室合并组成公董局化验所。1936年，该化验所正式启用。1938年，公董局化验所与巴黎巴斯德研究所等机构联合建立上海巴斯德研究所，作为巴黎巴斯德研究所的一个分支机构。化验所的行政权与一切设备移交巴斯德研究所，巴黎巴斯德研究所对上海巴斯德研究所进行行政和技术领导。法租界公益慈善会提供地皮、建造所需建筑物及补充装备，并每年提供十八万元法币资助金，用于维持上海巴斯德研究所的运作。1951年，该所并入在上海新成立的中国人民解放军军事医学科学院，1958年随之迁往北京。

该所建立之初共有职工三十余人，设有微生物部、疫苗部、化学部，后改设细菌化验室、制苗部及疯犬病诊疗室、卡介苗防痨室、化学化验室等。该所是当时中国细菌学研究的权威机构，为中国造就了一批现代医学人才，对中国微生物学、现代免疫学、公共卫生事业的发展都做出了贡献。

（四）医学院校中的研究机构

除独立的研究机构外，一些医学院校也设有公共卫生和预防医学相关的研究机构。如北平协和医学院设立了细菌学系、寄生物学系。证明了黑热病病原体为利什曼原虫，以白蛉为传播媒介；对中国广泛流行的多种寄生虫病进行了深入的研究，研究其病原体形态、生活史、中间宿主、感染途径、病理变化。国立中央大学医学院设有细菌学、寄生虫学、公共卫生等科室及研究所。曾开展的主要研究工作有：中国北部之沙眼，脑炎病毒及牛痘病毒滤过性的研究，狂犬病毒的补体结合研究，痘苗病毒的离心分离实验，沙眼病原体研究，肺吸虫病，梅毒研究等。国立同济大学医学院内设细菌学科，1940 年迁入四川南溪县后，设立细菌研究所。

三、近代学术团体与公共卫生

近代以来，中国的知识分子逐渐形成了强国必先强种的观念，而“卫生乃是强种之本”，因此很多科学社团都将传播卫生知识视为己任。如中国科学社、中华学艺社等学术团体，借助报刊、书籍传播医疗卫生知识。除了综合性的学术团体之外，医疗卫生社团更是中坚力量。中华医学会、中华卫生学会、医学善会、中国药学会、中西医学研究会等都通过发行报刊、编撰书籍、组织演讲、卫生展览等方式推进中国公共卫生建设。此外，还有针对特殊病种的医学协会，如中国防痨协会、中华麻疯协会等。除了传播知识外，这些社团还进行卫生实践，进行卫生调查，进行传染病防治工作。抗战期间，有的还组织医疗队奔赴前线，参与伤员救治及卫生防疫工作。以下仅选取中华医学会、中华卫生教育会、中国卫生会、中华麻疯协会和中国防痨协会为例介绍。

（一）中华医学会

“普及医学卫生”，是中华医学会的宗旨之一。1915 年 2 月，中华医学会在上海成立。1916 年 2 月，中华医学会召开首届年会，决定成立编辑部、会员部、医学名词部和公众卫生部 4 个分部，其中公众卫生部由颜福庆、伍连德、刁信德三人负责。与会者就“预防医学”“中国现代卫生学的建立”等问题发表演讲，伍连德演讲了“如何导致健康的生活”。大会决议，“呈请各省巡抚按使设法阻止结核病及花柳病之蔓延，拟定促进公众卫生之方法”，送内务部颁发施行；“编辑卫生教本及教授法以备列入小学课程”，送教育部审定。

1920 年，公众卫生部改为卫生教育委员会。1924 年，第五届大会上通过议案，提倡各校学生进行体格检查，注意预防学生视力不正及沙眼，扶助中华卫生教育会关于学校卫生之计划。1926 年，中华医学会与中华民国医药学会合组分拨英国退回的“庚子赔款”余额，每年获得专款办理公共卫生及医学教育事业经费。1934 年，中华医学会设专门委员会七个，其中的公共卫生委员会统筹公共卫生事宜。次年，又设立花柳病委员会。

（二）中华卫生教育会

1916 年 3 月，中华医学会公众卫生部、中国博医会卫生教育委员会与中华基督教青年会演说部卫生科，联合组成中华卫生教育联合会，其任务是以各种方法教育人民讲究个人卫生、公众卫生及防止传染病等。该会是最早的卫生教育组织，下设总务组、编辑组、婴儿卫生组、学校卫生组、社会卫生组、牙齿卫生组。

1922 年，会名改为中华卫生教育会，以促进中国之卫生事业为宗旨，拟定了《卫生教育会大纲及细则》。1924年，创办《卫生季刊》，并编辑出版《卫生丛书》《中华卫生教育小丛书》和《家庭丛书》等。1928年，与上海特别市卫生局合作出版了《卫生月刊》。该会举办了各种活动，“陈列卫生物件，分送印刷品，且以影灯片演出各种病体微菌，派人从旁讲解，颇著成效。现又广延名人编撰通俗论说，送登各报，俾阅者增进卫生知识。”这些活动反响颇大，促进了我国公共卫生知识的启蒙和普及。1930年，国民政府设立卫生部，该会董事会认为提倡政府重视公共卫生建设、唤醒民众公共卫生意识的目的已达到，决议结束该会。

（三）中国卫生会

1922年11月，中华卫生教育会董事会上，干事胡宣明提议创立了中国卫生会，“盖以卫生事业，颇关重大，非由本国人士提倡，未足以收大效”。创立后，发出宣言书，称“组织斯会，意在联络全国人士，共同肩此重大责任。其尤要者，是为聘请专门学士，讨论具体办法，以及预备卫生用品，训练卫生人材，实行卫生计划，推广卫生学识。”

中国卫生会以“提倡卫生事业，增进全国国民之健康”为宗旨，凡赞成学会之宗旨者，皆可加入为会员。名誉会员，不限国籍。该会的发展规划主要包括五个方面：①设立卫生博物院，制备陈列卫生图画标本模型等物；②建立卫生试验区，振奋国人“自动之精神”，树立模范区，传播经验；③成立卫生调查部，调查本国情形，参照各国办法，因地制宜制定良策；④组建防疫队，聘请卫生专门人才，组织防疫队，协助地方领袖参与疫病防治；⑤组织学校卫生团。

（四）中华麻疯协会

前身为中华麻疯救济会，成立于1926年，首任会长李元信。该会以铲除国内麻风与麻风病人及其子女身体和心灵上的救济为目的。成立后，该会即拟订了八项工作计划：①给麻风病人以医药上的帮助；②指示病人最好的治疗地方；③文字宣传，使群众明白麻风的危险和铲除的必要；④提倡最新、最有效的麻风治疗方法；⑤分发药品；⑥补助经费不充裕的麻风院；⑦取得政府同情与合作，制定法律，禁止麻风病人和常人杂居；⑧宣传福音以提高麻风人的精神生活。

协会的官方刊物《麻疯季刊》是当时国内唯一介绍研究麻风的专门刊物。该刊对宗教、文化、学术以及民众教育团体，采取赠阅或者交换的方式，扩大了传播范围。为了吸引更多医药界人士的参与，协会与中华医学会合作，选择与中华医学会年会相同的地点举办全国麻风大会，年会闭幕日也是麻风大会的召开日。

为普及麻风知识，协会订购了泥制的麻风模型，陈列于附设诊所，供人参观。同时，充分利用报刊、广播、公共演讲、学生论文比赛、全国麻风大会等媒介、活动进行宣传。1928年，协会在五省卫生行政会议上提出广建麻风医院案。1930年，又提出铲除麻风的“五年计划”，并将工作重点转移到建设工作上来。

（五）中国预防痨病协会

中国预防痨病协会简称中国防痨协会，由上海市卫生局发起、市长吴铁城出面组织，成立于1933年10月。会员分为个人会员和团体会员两种，个人会员又分为普通会员、维持会员、永久会员、学生会员四种。

协会自1934年11月起发行《防痨月刊》，刊登痨病（结核病）防治方法。充分利用广播宣传，1934年至1936年间，先后由李廷安、颜福庆等人在广播电台讲痨病的预防疗养知识六十余次。此外，还举办或参加了劝止吐痰运动、卫生运动大会、防痨展览、征文及儿童健康营等。

中国防痨协会虽然是全国性组织，但其活动主要集中在上海一带。该会在上海先后设立了三个诊疗所，有一处购有美国进口的X线机一台。诊所采取痰检、X线透视等手段进行早期诊断，并派公共卫生护士到病人家中访视，告知家属防止传染的措施。还在中学、小学中开展流行病调查，进行结核菌素试验，调查青少年感染率。协会的活动对上海及周边地区的防痨工作产生了影响。

第四节 近代中国城乡社会的卫生体系建设

清末新政以来，城市公共卫生已有发展。民国政府成立后，在改进卫生行政工作的鼓励下，政府部门也更加注意城市的公共卫生事业。在垃圾清除、粪便管理、污水排放、饮用水卫生、食品卫生等方面，都有若干规章出台。各大城市还通过举办卫生运动，进行卫生展览、宣传教育等，发动群众参与卫生清洁、了解卫生知识。

中国农村人口众多，条件相对落后，农民缺乏基本的卫生观念和常识，因此在农村开展公共卫生工作既重要又艰难。二十世纪二三十年代，中国的有识之士在不少农村开展了试验，探索适宜的卫生发展模式，其中主要有农村卫生模范区和乡村建设运动中的卫生试验等。

一、城市卫生防疫事业的发展

至1929年，已有九个城市成立了主管防疫事务的卫生行政机构。尽管受条件所限，并不能完全开展工作，但已能为城市居民提供初步的卫生防疫服务。下面以北京和上海为例介绍。

（一）北平第一卫生事务所

1925年，“京师警察厅试办公共卫生事务所”在京成立，以促进城市公共卫生工作，同时也为协和医学院学生提供公共卫生教学和实习基地。该所由协和医学院公共卫生科主任兰安生规划督导，所长由时任内务部中央防疫处处长方石珊兼任。内设四科，分别是卫生科、保健科、防疫科和统计科，科长由中央防疫处技师金宝善和北京协和医学院教师胡鸿基、黄子方、杨崇瑞等兼任。其工作范围包括生命统计、传染病管理、妇婴卫生、学校卫生及卫生教育、工厂卫生、医疗保健、环境卫生稽查等。协和医学院规定所有医学生必须在该所进行一段时间的实习。事务所设立公共卫生医师及护士训练班，招收医务卫生人员受训和任职。国民政府成立以后，中央及地方卫生机关中的职员，很多由该所人员担任。

1928年南京中央卫生署成立后，该所更名为北平市卫生局第一卫生事务所（简称一所）。1935年，一所成立“结核病门诊处”，并在全市范围内进行了结核病流行病学调查，这是国内第一次将结核病与一般卫生工作协同进行。

北平第一卫生事务所对全国的公共卫生工作起到了示范作用，北平市后来将这一实践模式推广，逐步增设第二（1933）、第三（1933）、第四（1936）卫生区事务所，基本覆盖了北平主要城区。

（二）上海的公共卫生管理

中国城市的公共卫生管理欠佳，列强为了保护自身的生命安全，开始把本国的一些公共卫生制度带到中国，其中上海租界的相关制度影响较大。上海公共租界防疫工作由工部局卫生处管理，法租界由公董局卫生处负责。

1863 年，上海公共租界工部局设立秽物清除股（后改称清洁部），专管马路环境卫生和处理垃圾废物。工部局还颁布了一系列卫生管理规章，如《上海洋泾浜北首西国租界田地章程后附规例》四十二条，涉及沟渠、建造房屋、街道清洁、挑除垃圾污秽、查视地方污秽等。《工部局管理清洁卫生所给发无捐执照章程》五款六十六条，涉及牛奶棚、洗衣店、卖肉铺摊、猪肉铺等管理，规定了其应执行事项，违反者处理办法及卫生检疫费用、罚款数额等。工部局还规定，凡垃圾只允许在天亮到早上九点以前倒在路旁，由工部局派清洁工运扫，超过时限，一律送罚；九点之后，禁止挑粪担，严禁随路便溺，并在租界内增设厕所、小便池。

1871 年，上海工部局建立了公共卫生机构，并逐渐设置隔离医院、性病医院、预防接种站等，负责界内医疗、预防和各项卫生工作。1898 年，上海公共租界又设立了卫生处，负责公共卫生事务，包括登记传染病及死亡人数，检验牛乳、冰淇淋等食品，制造天花疫苗、预防鼠疫注射等。在这些制度和措施下，上海租界的卫生状况有了极大的改善。

1926 年，淞沪商埠卫生局成立，上海华界也正式有了独立的卫生行政机构。改卫生局分三科，第一科负责清道事项；第二科负责生死统计、医生管理、肉类检查等；第三科负责牛痘接种。

1930 年，法租界制定了《传染病防治条例》，规定一旦发现传染病病人要对受感染区域实施消毒。1938 年，法租界又制定了预防传染病的章程，规定了疫情通报制度、隔离制度、消毒方式等。特别强调了运送传染病人必须使用专用车辆，并在之后进行消毒。抗战期间，难民涌入，租界卫生处开展了霍乱预防注射、牛痘接种等工作，并对难民收容所进行清洁。

由于租界分隔，防疫工作难以统一。1930 年霍乱流行时，时任卫生部常务副部长刘瑞恒在上海召集防治会议，租界与华界卫生防疫工作开始互相沟通协调。抗战胜利后，由上海市卫生局统一管理全市卫生事业。1946 年 6 月，上海市卫生局拟定的《上海市各界联合防疫分工合作实施办法》，从疫情查报、免疫注射、交通检疫、隔离医治、病家消毒、粪便检验、卫生管理、安全饮水、防蝇灭蝇、卫生宣传、储备器材、经费等方面，制定了详细的防疫实施办法。甚至规定在各大游戏场所、火车站、轮船码头，一律须凭借疫苗注射证购票，无证者就近免疫注射，态度要和平诚恳。该办法扩大防疫委员会组织推市长为主任委员，以便能充分联合各界防疫。

二、乡村卫生运动

（一）农村卫生模范区

国民政府卫生机构曾选择一些地方成立“卫生模范区”，开展卫生试验。1929 年，上海市卫生局设立了吴淞和高桥两个模范区。前者与中央大学医学院合作设立，既负责吴淞区的卫生事务，又作为公共卫生实习基地。下设四个科：行政及人口调查科、医务及卫生试验科、保健科、卫生科。高桥卫生模范区于 1932 年与上海医学院公共卫生科合作，改称“高桥区卫生事务所”，在该区开展了卫生教育、环境卫生、妇婴卫生、学校卫生及医疗防疫工作。并设立了巡回种痘班，进行寄生虫和肺结核情况调查等工作。

南京周边的农村试点工作由卫生署直接负责，从晓庄开始，后迁至汤山，再推广到整个江宁县。教育家陶行知在晓庄创办了师范学校，设置了卫生所，后改为晓庄乡村医院。医院为乡民免费看病，同时培养师范生掌握卫生知识，作为功课“卫生教学做”。以晓庄师范及乡村医院为中心，晓庄的卫生面貌有了明显改善。1929 年，晓庄及附近乡村被确定为乡村卫生模范区，并利用比利时退还的庚子赔款改善了条件。1931 年，卫生设施迁至汤山，设立了汤山卫生实验区事务所，直隶于卫生部（后为卫生署）。事务所的主要任务是研究乡村卫生实验方法，训练乡村卫生人员。护士（男）与卫生警察一起负责环境卫生。另外，医生与护士还开展免费接种、注射疫苗、隔离染疫病人、消毒场所等。在此基础上，卫生试验工作扩展至江宁全县。参照定县模式，江宁也设立了三级卫生机构：县设卫生院、中心乡镇设卫生所、一般乡镇设卫生分所。卫生所和卫生分所除门诊治疗、出诊及巡回医疗外，还负责所管区域的环境、卫生、妇婴卫生、学校卫生、卫生宣传和防疫工作。

（二）“乡村建设运动”中的卫生实验

同样在二十世纪二三十年代，许多团体在中国农村发起了“平民教育”或“乡村教育”，并得到了地方政府的支持，兴建了一批乡村建设实验区，进行“乡村建设运动”，效果显著的有梁漱溟在山东开展的邹平试验县，以及中华平民教育促进会在河北的定县试验县。与“卫生模范区”的单一模式不同，这些试验县的卫生工作是作为乡村建设运动整体的一部分，与社会、经济、教育等建设共同推进的，根植于当地，成效持久。

1923 年，晏阳初在北京成立中华平民教育促进会（简称平教会）。平教会认为中国农村的最大问题是农民的“愚、穷、弱、私”，需要用文艺、生计、卫生、公民四大教育来解决，并选择河北定县为实验县。

在北京协和医学院公共卫生科的帮助下，平教会在定县创造了由村到区到县的卫生保健网，建立了一套比较完整的乡村卫生制度，为解决农民缺医少药的状况进行了有益的探索。协和公共卫生科主任兰安生介绍毕业生姚寻源前往主持。姚寻源主要以医院诊疗为中心，对公共卫生关注不多。其赴美进修后，兰安生又推荐另一名毕业生陈志潜前往。1932 年 1 月，陈志潜到达定县，接任姚寻源的工作，并兼任中华平民教育促进会卫生教育部主任。陈志潜希望在定县发展像北京第一卫生事务所那样的培训基地，培训当地卫生员，建立卫生保健系统。经过调查，陈志潜提出了发展农村卫生事业必须由下而上的策略，并决定在村设保健员（卫生员），主要开展预防疾病的宣传、简单的医疗保健及生命统计工作。村以上设区保健所，由正式医学院毕业生主持，负责门诊治疗、布置区内预防工作和监督村保健员工作。区以上设立县保健院，设置医院、检验室、药房等，除医疗卫生服务外，还开展针对大众与学校的卫生教育，并提供当地护士和助产士的培训。

定县建立的农村卫生网影响很大，得到了国内外公共卫生学者的高度评价，也受到了卫生署的肯定。《卫生署乡村卫生工作报告》提倡建立以县为单位的乡村医疗卫生体系，即以县立医院为中心，进行防疫、医疗、助产、卫生教育及戒烟等工作。在乡村划区设立分诊所，设一护士或由医师巡回工作，在村设急救员，担任简易的卫生工作。1934 年底，卫生署在全国卫生会议上，提出学习定县的农村卫生工作经验。

除了定县以外，山东邹平县实验区的卫生工作也较成功。1931 年，梁漱溟在邹平建立了乡村建设研究院，实践其“乡村建设理论”。1934 年，与齐鲁大学医学院合办的乡村建设研究院医院成立。医院同时为齐鲁大学医学院的公共卫生实验区和教学基地，治疗和预防并进。医院分总务、保健、防疫和医务四个组，进行免费诊疗、妇婴卫生、学校卫生、传染病预防和卫生教育等工作。之后，梁漱溟开始实施其乡村三级医疗卫生组织的构想：县设卫生院，乡设卫生所，村设卫生室。在防疫方面，防疫组分为传染病管理和防疫注射两个股。加强检查、早期发现传染病、春季接种牛痘、夏季注射霍乱疫苗等，阻止了大规模传染病的流行。

全面抗战爆发后，乡村卫生实验先后被打断，但其经验为我国后来的农村卫生工作所借鉴。

第五节　近代中国检疫事业的发展

早在 1684 年清政府开放海禁，次年在沿海分设海关管理对外贸易征税事宜。1842 年中英《南京条约》签订后，我国被迫开放五口通商，英国以参与关税征收为借口，开始控制海关活动。随后一系列不平等条约的签订，陆续开放了更多的通商口岸。至 1858 年《天津条约》签订后，中国海关已完全为列强所操纵，成为维护他们在华利益的工具，被称为洋关。南京国民政府成立后，收回了海港检疫权。之后又陆续收回了其他港口的检疫权，结束了中国海港检疫由外人掌控的局面。

一、检疫管理制度的形成

随着通商口岸的不断开放，中外贸易也日益频繁。由于海陆交通的发达，鼠疫、霍乱等烈性传染病形成世界性流行。为了防止传染病借着交通线路蔓延传播，一些欧洲国家及其殖民地开始完善检疫措施。1873 年，东南亚地区霍乱流行危及我国，上海与厦门先后制定检疫章程，开始实施海港检疫，由海关兼办，委派医官对疫区来船实施检查与卫生处理。上海在当年 7 月制定的《上海港临时海港检疫章程》，是现存中国卫生检疫史上最早的一部检疫法规。

其他港口的检疫制度也陆续建立。汕头在 1883 年菲律宾霍乱流行时开始检疫；1894 年宁波设立海港检疫所；天津在 1895 年开始实行检疫，1913 年建立海港检疫所。由于这一时期大部分通商口岸检疫多由海关兼办，委派医官上船查验与卫生处理，故称为海关检疫时期。虽然当时中国的检疫措施与国际通行的类似，但是海港检疫权却几乎均由外籍医官把持，并受各国领事馆干预，中国政府并无自主权。

在陆地交通检疫方面，北洋政府于 1916 年颁布了《传染病预防条例》。1917 年末，绥远、山西等地鼠疫肆虐。大批商人要带着收购到的皮毛借京绥铁路返乡过年，疫情扩散的危险极大。为了防疫需要，1918 年 1 月，内务部与交通部联合颁布了《火车检疫规则》《检疫委员会设置规则》和《清洁方法消毒方法》。这一系列措施，对防治疫情扩散起到了一定的作用。

二、海港检疫权的收回

在中国港口创办检疫伊始，就有人指出“中国海港检疫乃主权问题，弊病不少，实有改组之必要”。由于各港的检疫权掌握在外国医生及外国领事税务司之手，缺乏统一管理。这种体制不仅严重妨碍对疫情的控制，也影响我国的主权。

在二十世纪二十年代，一些城市开始了收回海港检疫主权的活动。1923 年，青岛港的检疫权移交地方政府。南京国民政府成立后，决定借国际联盟之力全面收回海港检疫权。1929 年 9 月 14 日，中国外交部致电国联，请求派出委员会考察我国海港卫生与检疫情况。国联卫生部长带队考察，中国卫生部派伍连德、金宝善和蔡鸿等人陪同。考察团就海港检疫事项向国民政府卫生部提出的建议包括：收回检疫权后，应设立现代化的中央管理组织；1930 年首先收归上海检疫事务所，培训人员为各港口所用；卫生部应制定港湾卫生制度，制度不应徒具形式，要能真正发挥防疫作用；制度中设计各国的内容，应通过国联卫生部、交通部等加强国际合作等。

伍连德起草了收回检疫主权的书面报告，经多方讨论，达成了由中国政府独立设立海港检疫机关的协议：在上海成立全国海港检疫管理处；自 1930 年 7 月 1 日始先收回上海海港检疫机构，由海关交还中国政府自己办理；由总管理处编订全国检疫规章，呈中央政府批准后公布施行；由总管理处负责分期收回上海港以外的各口岸检疫机构。

1930 年 7 月 1 日，收回上海海港检疫所并成立全国海港检疫管理处，逐步收回全国海港检疫工作与成立检疫机构，统一全国卫生检疫事宜。管理处在 1930 年设立了吴淞检疫分站，又接管了吴淞防疫医院，建立了海港检疫医院。1931 年 1 月开始先后收回厦门、汕头、营口与汉口的检疫权，1932 年又陆续收回安东、营口、天津、秦皇岛、大沽等地的检疫权并成立相应的检疫所，从而结束了中国海港检疫由外人掌控的局面。

三、海港检疫管理处的成立

1930 年 7 月 1 日，全国海港检疫管理处在上海成立，直属于国民政府卫生部，处长为伍连德。设址于黄浦滩的海关公署内，下分总务、防疫、消毒和医药四部。

在此之前，在相关立法、组织方面已做了充足准备。1930 年 6 月 28 日，卫生部公布了《海港检疫章程》，共九章七十二条，内容翔实，首先规定了“检疫”的定义，“系指施行检查隔离及其防检疫病之必要方法手段，以及船只、人员、兽类、货物等项之消毒而言。其目的在防止人与动物等各种疾病之传入及散布。”规定鼠疫、霍乱、天花、斑疹伤寒与黄热病为检疫传染病。同时，还颁布了《海港检疫消毒蒸熏及征费规则》《海港检疫标识旗帜及制服规则》，通令全国各口岸分别施行，这些法规基本构建起了我国统一的海港检疫制度。

1931 年 10 月 16 日，海港检疫处公布了《海港检疫管理处章程》，提出要以预防人与动物各种疾病之传入或输出为主要宗旨，以世界上公认的最新防疫方法，防止外来传染病，并设法制止国内传染病的发生或输出。《章程》经修改后，于 1932 年 5 月 31 日由立法院正式公布，规定海港检疫管理处直属于内政部卫生署，主要管理事项为：关于各海港检疫所之调查及设置事项；关于各海港检疫所之视察及改善事项；关于各海港检疫所执行职务之监督及考核事项；关于应施检疫之传染病及疫区之调查、指导及通告事项；关于各海港流行病之调查、统计及报告事项；关于国际检疫事项。

1930 年至 1932 年上海霍乱大流行，当时海港检疫管理处成立伊始，卫生部在上海召开预防霍乱会议，成立“防御霍乱事务所”，由伍连德主事，开展疫情报告、宣传教育、预防注射、旅客检疫、病人调查与收容、检查带菌与水源等防治与科研工作。管理处还对各港口进行了鼠蚤研究，自 1931 年开始，在上海、厦门、广州、汉口、塘沽分别开展调查，积累了有关鼠蚤与鼠疫相关性的宝贵材料。各检疫所每年均有工作报告上报，连同考察报告、学术论文，由管理处汇集编写中英文《海港检疫管理处报告书》。

四、抗战前后的检疫工作

1932 年一・二八事变，日军侵入上海闸北，大批难民涌入公共租界。海港检疫管理处下属各机构积极开展对难民的防疫及伤兵的救治工作。抗战期间，沿海港口相继沦陷，各检疫所多由日伪接管，仍归海关兼办，由日方派人负责。国民党政府西迁重庆后，曾设汉宜渝检疫所与滇边检疫所。

1945 年抗战胜利后，国民政府卫生署再度接管各地检疫所，先是在 10 月收回了上海海港检疫所，同时通令各地卫生局从海关收回东北和沿海各检疫所，并增设青岛、海口、福州、台湾和长江检疫所。为防止陆路交通传播天花、霍乱、鼠疫等疫病，各地检疫所也在相应的铁路、公路、内河等交通线上设置检疫站。为了进一步规范全国的检疫工作，卫生署先后制定了《出国旅客健康检查规则》（1946 年 1 月 14 日）、《交通检疫实施办法》（1946 年 3 月 20 日）、《海港检疫所消毒熏蒸规则》（1946 年 8 月 13 日）等一系列法规，对检疫所的组织建制、检疫机关的权利义务等做了明确规定。

1943 年，我国开辟了重庆至印度的航线，成立了汉渝检疫所，开始了航空卫生检疫。检疫标准参照 1933 年海牙会议签订的《国际航空卫生公约》，规定凡从国外或疫港来的飞机必须接受检疫及消毒，并检查健康证明。上海于 1946 年开始航空检疫，主要查验飞机卫生状况和旅客的预防接种证书。对进口飞机一律实施一般性检疫并喷洒 DDT，但对出口飞机或国内航线，如非往返于疫区则免检。广州在 1947 年成立了白云机场检疫站，规定“为防止传染病传入与散布起见，凡进出口之飞机一律应受检疫”。其他主要港口均开展空运业务，也相继开始实施航空检疫。

解放战争时期，人民政府在烟台、安东（今丹东）、营口、山海关和葫芦岛等地建立了检疫所。战争期间，对外交通陷于停顿状态，短暂的和平时期，各项检疫工作也只是维持局面，直至战争结束。

结　语

近代对于中国的公共卫生建设来说，是一个重要的时期。在这个时期，引进了西方先进的公共卫生理论和制度，建立了公共卫生机构，颁布了相关的卫生法规，开展了一系列的防疫工作，实现了从疾病的个体治疗到公共卫生和防疫体系建设的转变。

致谢　感谢张大庆教授的指导和陈小卡老师的协助。

撰稿人：陈　琦

参考文献

[1] 邓铁涛. 中国防疫史[M]. 南宁：广西科学技术出版社，2006.

[2] 邓铁涛，程之范. 中国医学通史·近代卷[M]. 北京：人民卫生出版社，2000.

[3] 张大庆. 中国近代疾病社会史（1912—1937）[M]. 济南：山东教育出版社，2006.

[4] 李立明，姜庆五. 中国公共卫生理论与实践[M]. 北京：人民卫生出版社，2015.

[5] 阿尔图罗·卡斯蒂廖尼. 医学史[M]. 程之范，甄橙主，译. 南京：译林出版社，2014.

[6] 张大庆. 医学史[M]. 第2版. 北京：北京大学医学出版社，2013.

[7] 李传斌. 条约特权制度下的医疗事业[M]. 长沙：湖南人民出版社，2010.

[8] 顾钢，王馨荣. 苏州医学院简史[M]. 苏州：苏州大学出版社，2010.

[9] 张慰丰. 中西医文化的撞击[M]. 南京：南京出版社，2013.

[10] 陈潮. 近代留学生[M]. 北京：中华书局，2010.

[11] 中华医学会. 中华医学会纪事（1915—2010）[未正式出版]. 2010.

[12]（美）吉利克. 伯驾与中国的开放[M]. 董少新，译. 桂林：广西师范大学出版社，2008.

[13]（美）嘉惠霖，琼斯. 博济医院百年（一八三五——九三五）[M]. 沈正邦，译. 广州：广东人民出版社，2009.

[14] 杨红星. 留美医学生与近代中国公共卫生事业[D]. 苏州：苏州大学，2006.

[15]《上海卫生志》编纂委员会编. 上海卫生志[M]. 上海：上海社会科学院出版社，1998.

[16] 谭树林. 传教士与中西文化交流[M]. 北京：生活·读书·新知三联书店，2013.

[17] 蒋廷黻. 近代中国外交史资料辑要（上卷）[M]. 北京：东方出版社，2014.

[18] 范铁权. 近代科学社团与中国的公共卫生事业[M]. 北京：人民出版社，2013.

[19]（美）徐中约. 中国近代史：1600—2000，中国的奋斗[M]. 计秋枫，朱庆葆，译. 北京：世界图书出版公司北京公司，2013.

[20] 李倩倩. 民国时期中华卫生教育会研究（1916—1930）[D]. 保定：河北大学，2014.

[21] 苏全有，邹宝刚. 近年来中国近代防疫史研究综述[J]. 辽宁医学院学报（社会科学版），2012（1）：60-67.

[22] 张大庆.《英吉利国新出种痘奇书》考[J]. 中国科技史料，2002（3）：32-36.

[23] 近代上海地方防疫档案史料选辑（上）[J]. 档案与史学，2003（4）：14-20.

[24] 近代上海地方防疫档案史料选辑（下）[J]. 档案与史学，2003（5）：29-33.

[25] 郝广福，斯勤夫. 新出现传染病流行与传染病控制国际法规（连载三）[J]. 口岸卫生控制，2005，10（3）：35-37.

第三章　中国现代公共卫生与预防医学

公共卫生与预防医学是预防和控制疾病、维护和促进健康、提高生活质量、延长健康寿命的事业与科学；是以人群为研究对象，通过有组织的社会活动达到其目的的艺术；因人类疾苦而诞生，以所有人健康为使命，在社会危难时壮大。新中国七十多年的历程是一部波澜壮阔的华丽画卷，而与人群健康休戚相关的公共卫生与预防医学则是这部画卷中不容忽略的华彩篇章。从建国初期的爱国卫生运动，到为百姓的全方位健康与幸福保驾护航，公共卫生与预防医学始终风雨兼程，与社会同步发展，并取得了辉煌成绩。

第一节　中国现代公共卫生与预防医学发展的国际背景

第二次世界大战结束后，人类进入现代国际公共卫生时代。众多政府组织与非政府组织的建立促进了公共卫生的国际合作，国际公共卫生取得了诸多飞跃性进展，同样也面临着诸多挑战。

一、预防医学在现代医学中的作用

西方文化中的疾病预防思想可追溯到农业革命时期，从那时起，他们就不断积累关于疾病、健康的知识。古希腊“四体液学说”挣脱巫术神学，提出疾病“流行”概念；古罗马供排水系统解决个人环境卫生，形成公共卫生雏形；中世纪世界瘟疫大流行预防，催生了公共卫生的萌芽。德国约翰·彼得·弗兰克认为，医生能治病，但很难预防和控制人群中传染病的暴发，而只有国家具备控制传染病的能力，强调政府在公共卫生中的重要作用。在与疾病作斗争的过程中，凭借智慧创造定期沐浴、修建水渠、预防接种等诸多卫生实践活动。

1920 年，耶鲁大学温斯洛（Charles-Edward A. Winslow）教授总结西方过去公共卫生的发展及内涵，提出公共卫生的经典定义：“公共卫生是防治疾病、延长寿命、改善身体健康和机能的科学和实践。公共卫生通过有组织的社会努力改善环境卫生、控制地区性的疾病、教育人们关于个人卫生的知识、组织医护力量对疾病作出早期诊断和预防治疗，并建立一套社会体制，保障社会中的每一个成员都能够享有能够维持身体健康的生活水准。”该定义于 1952 年被世界卫生组织采纳，被认为是最为全面和富有远见的定义，使人类全面地认识公共卫生内涵，是对公共卫生发展的总结与概括，对国家公共卫生策略的制定具有指导作用。

人们控制传染病的巨大威胁使得第一次卫生革命取得成功。疾病谱悄然改变，人们对公共卫生的理解也发生变化。二十世纪八十年代中后期，世界进入“新公共卫生时代”，内容比传统的公共卫生更加广泛，包含许多社会科学内容，研究方法也不再仅限于流行病学，而是扩展到多个学科。新公共卫生时代工作者的活动范围不再局限于卫生领域，而在整个社会。1986 年 11 月 21 日，世界卫生组织在加拿大渥太华召开第一届世界健康促进大会，会后发表了著名的《渥太华宪章》，首次将卫生定义为促进发展的一种资源，而不仅是发展所要得出的成果。在西方,《渥太华宪章》作为“新公共卫生”正式建立的标志，具体定义为：在政府的领导下，在社会的水平上，保护人民远离疾病和促进人民健康的所有活动。健康的基本条件是和平、住房、教育、食品、收入、稳定的生态环境、可持续的资源、社会的公正与平等。可见，新公共卫生核心内容是强调政府在卫生事业中的核心地位，重视社会科学对健康的促进作用，促进政府主动参与公共卫生建设。

我国现代公共卫生的概念随时代发展有不同的内涵。1939 年，胡鸿基在商务印书馆出版的《公共卫生概论》一书中阐述，公共卫生可促进人类健康发育，提高抵抗疾病的免疫力，降低人群死亡率，延长人均期望寿命，预防控制疾病病因，改善人类生活环境。

1951 年，朱云达在西南医学书社出版的《公共卫生学教程》一书中，首次提出国内公共卫生概念：“公共卫生是群众共同保持和增进健康的一种工作。这个工作的内容是科学的，方向是大众的。一切工作的进行，政府是站在启发群众、依靠群众的立场，领导大家来做，发挥群众自己的力量，来办自己的事，以求达到预防疾病，延长寿命，提高人们健康水平的目的。”明确了公共卫生保护国民健康的目的，强调公共卫生需要以政府为主导，以群众为基础来开展工作。这一年，华汝刚在商务印书馆出版的《公共卫生概要》中提及，公共卫生是通过社会全体努力的科学和技术，可以达到预防疾病，延长寿命和促进健康与服务效率的一种科学设施。

2003 年 7 月 28 日，在全国卫生工作会议上对我国公共卫生概念做出具体阐述：公共卫生就是组织社会共同努力，改善环境卫生条件，预防控制传染病和其他疾病流行，培养良好卫生习惯和文明生活方式，提供医疗卫生服务，达到预防疾病，促进健康的目的。该定义明确提出公共卫生是整个社会全体成员预防疾病、促进身体健康的事业，界定政府在公共卫生方面的五大责任，强调公共卫生建设是一项社会系统工程，建设内容和重点必须从我国的基本国情和面临的公共卫生问题出发。

2010 年，全国公共卫生学术会议再次提出公共卫生的定义：公共卫生是以保障和促进公众健康为宗旨的公共事业，通过国家与社会共同努力，防控疾病与伤残，改善与健康相关的自然和社会环境，提供基本医疗卫生服务，培养公众健康素养，实现全社会的健康促进，创建人人享有健康的社会。

公共卫生定义演变实质是紧跟不同时期疾病模式的变化而形成。人类面对鼠疫等烈性传染病的肆虐，掀起第一次卫生革命浪潮。仅半个世纪，人类就在地球上消灭或基本控制天花、麻风、鼠疫和霍乱等烈性传染病，在与瘟疫的斗争中取得胜利。第一次卫生革命使传染病死亡人数大大减少，延长了人类平均寿命。然而，随着现代社会工业化和城市化速度不断加快，人类生存环境发生本质改变，在死亡谱中由生活方式或社会环境等因素所致的心脏病、脑血管病和恶性肿瘤攀升，导致了人类第二次卫生革命的到来，人类面临的主要疾病已由传染病向慢性非传染性疾病过渡。随着疾病谱的改变，人们对健康重新审视，在过去“健康就是没有疾病”，而现在世卫组织定义健康“是身体上、精神上和社会适应上的完好状态，而不仅是没有疾病或虚弱”。

人类对疾病的预防，在原有“三级预防”基础上，逐步由个体到群体，从个人、家庭到社区、区域、国家、全球战略规划和宏观调控等整体预防保健的方向发展。防病治病从依靠医学科技和卫生部门转向依靠多学科和全社会。维护和促进健康是政府和全社会的共同责任，需要履行“人人为健康，健康为人人”“人人健康，人人参与”的大卫生观念；需要生命有机体与环境协调制衡发展。只有遵循生态—经济—文化—健康等整合原则，人类才能享有持续、永久的健康，社会才能持续发展。这种采取生态学模型的综合干预措施来提高人群健康和生活质量的卫生革命，有学者称为第三次卫生革命或“新公共卫生”。

二、现代公共卫生时代

现代国际公共卫生时代开始于第二次世界大战结束 。1948 年，世界卫生组织（WHO）成立，每年 4 月 7 日定位世界卫生日，更新每年的世界主题，呼吁重视主要卫生问题。联合国儿童基金会成立，最初目的是援助各国儿童健康的紧急需求，从 1950 年扩展到满足全球所有发展中国家儿童和母亲的长期需求。1953 年，联合国儿童基金会成为联合国系统的永久成员，实现全球各国母婴和儿童的生存、发展、受保护和参与的权利。由于许多政府财政和管理能力有限，非政府组织在提供卫生服务方面越来越受到重视，国际救助儿童会、牛津饥荒救济委员会、无国界组织、宗教团体等在国际公共卫生发展中发挥了积极作用，特别是在非洲地区。二十世纪七十年代，几个联合国组织共同发起成立两个大的国际研究项目，即热带疾病研究计划和人类生殖研究特别计划，开始研究诊断、治疗、预防六种热带疾病方法及新的避孕方法。许多国家和组织开展公共卫生的研究。二十世纪八十年代开始加速对进行卫生和教育计划的国家提供贷款援助。二十世纪末到二十一世纪前十余年，除卫生机构变化外，在政治和经济意识形态改变带动公共卫生政府职能和公共卫生服务资源分配改变的情况下，公共卫生运营模式产生很大影响，具体表现在公共卫生机构将成本 - 效益作为干预措施的重要标准；卫生领域公 - 私合作增多；公共卫生信息和技术迅速发展和卫生机构改革在不断增强。

国际公共卫生成果在二十世纪五六十年代主要是特定疾病的控制。细菌学、免疫学和现代药物学的最新进展应用到有组织的公共卫生领域，人类首次主动控制人类一直只能被动无奈受害的传染病，如天花、霍乱、鼠疫、肺结核、麻疹和风疹等。现代公共卫生一个重要成果是通过公共卫生的国际合作，1981 年成功地消灭严重威胁人类健康的天花传染病，同时促进扩大免疫规划的建立，主要为儿童提供有效疫苗。1961 年，全球出现霍乱第七次世界大流行，由亚洲波及欧非等地区，直至二十一世纪霍乱仍处于高发状态。疟疾是全球最普遍、最严重的热带病之一，严重危害着人民的健康和生命安全，与艾滋病、结核病并列为全球三大公共卫生问题。1955 年，世界卫生组织发起全球疟疾根除计划。1977 年，三十七个国家不再有疟疾流行。随后几十年，疟疾流行区域变化不大。2007 年，马尔代夫、突尼斯和阿拉伯联合酋长国实现疟疾消除。中国 2010 年启动消除疟疾行动计划，本地感染疟疾病例数大幅下降，到 2016 年全国仅有云南、西藏还有零星病例报告，预计我国在 2020 年之前可以完成消除。二十世纪七十年代以后，在传染病领域，目光转向新发复发传染病控制。禽流感一直成为未攻克难题，近些年 H5N1、H5N2、H5N3 以及 H7N9 人感染禽流感病毒亚型对人类威胁不断。全球流感监测网络也作为全球流感大流行的预警机制，在全球流感防控中发挥了重大作用。二十世纪八十年代，始料未及的艾滋病世界大流行，成为继黑死病之后最具破坏力的流行性疾病。世卫组织掀起艾滋病全球计划，开展固定剂量复合剂的抗逆转录病毒药物，至今依然扩大传播。世纪之交，非典暴发，到 2014 年埃博拉病毒疫情。人们真正意识到现代公共卫生面临诸多动态挑战，传染病仍是健康不可掉以轻心的威胁，全球合作、多部门协调才能真正控制疾病的流行。

如果说，十九世纪末和二十世纪初中期是公共卫生科学预防和控制传染病的黄金时期，1970 年代开始到二十一世纪初则是现代公共卫生科学预防和控制非传染病的重要时期。始于二十世纪四十年代的以弗兰明汉心脏研究为代表的对心血管疾病的研究和二十世纪五十年代的以杜尔和希尔的吸烟和肺癌关系研究为标志的癌症研究，为现代公共卫生对非传染病采用预防和干预危险因素的新途径提供大量可靠的科学根据。慢性病已然不是工业化国家的问题，现在中低收入国家仍有成千上万人遭受慢性病折磨。吸烟、不良生活工作方式和营养失衡等高危因素不断增多，加速了慢性病发展进程。进入二十一世纪的十余年，我们见证了移民流离失所和生物恐怖主义等灾难，精神疾病和伤害威胁紧步逼近，威胁着人类的生存质量和社会的发展。

二十一世纪的国际公共卫生与预防医学同样面临着诸多挑战。慢性非传染性疾病在全球范围的负担迅速增加，在发达国家和发展中国家已成为主要的疾病负担。肥胖、糖尿病日益增加，存在已有防治成果可能被抵消的担忧。传染病复发新发，病毒变异、广泛耐药菌株等重新构成健康威胁。2000 年至 2015 年，全球五岁以下儿童死亡率平均每年下降 3.9%，下降幅度是二十世纪九十年代的两倍多，全球妇幼健康水平显著提升，但目前五岁以下儿童死亡率仍然没有达到千年发展目标制定的到 2015 年将儿童死亡率降低三分之二的目标。全球女性人口目前约有 36 亿，为其提供优质的健康照护服务与品质是一个全球性关注的重要议题。目前仍有 6.63 亿人靠未经改善的水源生活，其中 1.59 亿人依靠地表水，至少有 18 亿人的饮用水源受粪便污染。受污染的饮用水估计每年造成超过 50 万例腹泻死亡。气候变化、水资源稀缺日益加剧、人口增长、人口统计方面的变化和城市化已经给水供应系统造成巨大压力。随着生物技术的发展，人为造成生物恐怖引发突发公共卫生事件将构成社会潜在威胁，过去不可能大量生产的病毒和毒素如今可以大量生产，特别是近年来新出现的人畜共患病，如艾滋病、埃博拉出血热，疯牛病、新型的大肠杆菌和禽流感病毒，都具备作为生物战剂条件，应提高警惕。食品安全是公共卫生领域的一道世界性难题。近年来，世界各地接连发生重大食品安全问题，如 2010 年底，德国将受二噁英污染的工业脂肪酸用于动物饲料油脂生产，导致北威州养鸡场饲料遭二噁英污染，禽蛋中发现二噁英超标现象；2012 年底，日本连续发生集体诺如病毒感染事件。每年全世界有 6 亿人因食用污染食品而患病，有 42 万人死亡，每年有 12.5 万名儿童死于食源性疾病。现代化手段中任何一个环节出现漏洞，都将会演变成一场灾难。2014 第二次国际营养会议重申食品安全的重要性，指出加强食品安全是实现可持续发展目标的一个关键。2015 年世卫组织报告，因空气污染导致的疾病和死亡不断增加，空气污染除导致呼吸性疾病外还可加剧患心血管病的风险。最新调查显示，全球范围的空气污染（包括室内和户外）导致的死亡人数比十年前增长四倍左右。每年全世界因空气污染而死亡的人数在 800 万人左右，其中 370 万人的死亡是户外环境污染导致。低、中等收入国家 88% 未成年人的死亡原因是空气污染导致。气候变化预计在 2030 年至 2050 年，每年多造成约 25 万人死亡，其中预计有3.8万老年人死于气温过高。当前亟须对城市空气质量进行系统和集成管理，不断提升治理和管理能力。需要多部门共同协作，积极推动城市科学发展，制订清洁能源、可持续交通的政策、规划和投资。公共卫生不公平是不同群体在健康状况或卫生资源分配方面的差异，与生活和工作环境相关，在公共卫生领域，世界严重失衡。干预措施并不能及时落实在最需要干预的地方。全球化带来巨大的财富，却无法保证财富的公平分配。如何制定一个合理的卫生政策来保证公平的卫生服务是世界性的难题。

第五十一届世界卫生大会通过世卫组织提出的“二十一世纪人人享有卫生保健（Health 21）”全球卫生战略。2009年，世卫组织报告再次强调卫生公平的重要性，指出社会公正是生死攸关的问题。为帮助中低收入国家加强初级卫生保健，2015年9月，比尔和梅琳达·盖茨基金会、世界银行集团和世卫组织共同发起“初级卫生保健绩效倡议（PHCPI）”的新合作伙伴关系。2015年，联合国秘书长潘基文发表千年发展目标最终报告称，千年发展目标产生了有史以来最为成功的脱贫运动，将成为新的可持续发展议程的起点。近几年，洛克菲勒基金会吸引更多的基金会和基金，为国际公共卫生工作的拓展注入新的力量。

第二节　中国现代公共卫生与预防医学发展历程

中国公共卫生与预防医学从中华人民共和国成立初期到改革开放，形成了以预防接种、爱国卫生运动和初级卫生保健网为特色，以预防医学系与卫生防疫站为依托，以流行病学与五大卫生（食品卫生、劳动职业卫生、环境卫生、学校卫生和放射卫生）体系为主体，形成以生物医学模式为特征的卫生防疫体系。2003年非典流行后，党和政府以及社会各界更加高度关注公共卫生与预防医学事业，疾病预防控制体系建设得到大大加强，防病与控病能力显著提高；公共卫生与预防医学教育事业得到迅速发展；卫生监测与应急全覆盖。新的时期，健康中国建设又成为我国公共卫生事业发展的一个新起点！

一、奠定基础与发展初期（1949—1966）

新中国成立之初，国贫民弱，百废待兴，卫生力量极度薄弱。城乡卫生条件差，缺医少药，病媒虫兽危害严重，疫疠横行，如鼠疫发病人数达七千七百八十七人，累计人数达百万余人；结核病死亡率高达万分之二十五；血吸虫病波及十二个省、自治区和直辖市，累计患者一千一百三十万，一亿多人感染；性病患者达一千多万；天花患者数以万计；麻风、疟疾和黑热病等流行不断；地方性甲状腺肿、克山病等地方病严重威胁人民健康，人均期望寿命仅有三十五岁。

1949年至1952年，我国进入国民经济恢复阶段，在恢复国民经济的同时，把防治各种传染病的流行，杜绝地方病、社会病、职业病的蔓延，借以解除人民生命和健康的威胁，作为当前卫生工作的首要任务，相继发展劳动卫生、环境卫生、学校卫生、卫生宣传和预防接种等卫生防疫事业。1949年10月，全国卫生行政会议提出“预防第一”“预防在先”等思想，奠定了“预防”的思想基础。1950年9月，第一届全国卫生会议确定新中国卫生工作总方针：“面向工农兵、预防为主、团结中西医”。“预防为主”方针的确立，为卫生工作指明了方向。

为贯彻预防为主的卫生方针，全国建立健全卫生防疫机构，组建卫生防疫大队、民族卫生工作队、医疗队等，逐步建立起一支疾病防治的专业队伍，制定了传染病疫情报告制度。卫生部等颁布《关于预防霍乱的指示》《关于防止流行性脑脊髓膜炎的指示》《关于发动秋季种痘运动的指示》《管理麻风应注意事项的通报》等一系列文件巩固传染病防治工作。预防接种和卫生宣传作为贯彻预防为主卫生方针的重要措施，中华人民共和国成立之初便开始摸索实施。全国免费种痘、防治天花运动，推行卡介苗、霍乱疫苗、鼠疫疫苗、斑疹伤寒疫苗、伤寒疫苗和百日咳疫苗的预防接种。1950 年底，种痘六千四百多万人，十五个省和六个市九千多万人次接种卡介苗疫苗，解放前却不到一万人次。卫生部组建卫生宣传处，负责卫生宣传教育工作，如在鼠疫防治中，东北各省组织宣传队、表演卫生歌剧制发宣传画、宣传单、宣传手册等。卫生宣传在为人民百姓宣传卫生工作方针政策、普及科学知识、改造旧社会遗留的健康陋习、提高卫生知识水平中发挥重要作用。东北人民政府卫生部直属鼠疫防治大队与鼠疫防治院合并，南京原中央卫生实验院改建为中央卫生院华东分院以及黑热病、疟疾、丝虫病、钩虫病等专业机构等纷纷成立，过程中培养一批优秀专业人才。鉴于有限的经验和中国特有的卫生国情，为摸清血吸虫病等疾病流行规律，提高控制效果，积极开展疾病防治实验和流行病学调查研究。1951 年，第一届全国卫生防疫专业会议确定卫生防疫工作中心任务以鼠疫、天花、霍乱危害人民健康最大的疾病为重点。中央人民政府卫生部公共卫生局改为保健防疫局，开设卫生宣传处，负责全国卫生宣传工作的组织指导、研究与介绍各地卫生宣传工作经验、设计并编印各种卫生宣传资料、收集卫生宣传相关资料等。1952 年，美帝国主义悍然使用细菌武器，2 月 29 日至 3 月 21 日，发动一百七十五批九百五十五架次飞机袭击东北辽东、辽西、吉林、松江和黑龙江等七十多个县区，撒布苍蝇、蚊子、蜘蛛、蚂蚁、臭虫、跳蚤、扁虱、蟋蟀、蜻蜓、蜈蚣、蝗虫等三十多种携带鼠疫、霍乱、脑膜炎、副伤寒等疾病病原微生物昆虫，对我国东北和朝鲜等发动细菌战，企图制造广泛的疫病流行，削弱我国国力和战斗力。党中央向全国发出“动员起来，讲究卫生，减少疾病，提高健康水平，粉碎敌人的细菌战争”的号召，中央人民政府成立中央防疫委员会，在《关于反细菌战的指示》的指导下，领导群众在城乡开展以消灭病媒虫兽为主要内容的卫生防疫运动，最终粉碎敌人的细菌战。第二届全国卫生会议总结细菌战取得胜利经验，是由于卫生工作与人民群众改善卫生、预防疾病的热情紧密结合，才减少和控制了疾病的发生。经决议，会议新增加一条“卫生工作与群众运动相结合”的卫生方针，使群众路线卫生工作更加稳固。中央防疫委员会正式更名为中央爱国卫生运动委员会，其以消灭病媒虫兽为开端，以除四害、讲卫生、消灭主要疾病为中心内容，大力开展卫生宣传教育，使全国城乡卫生面貌焕然一新，起到移风易俗、改造国家、预防疾病以及提高人民卫生文化和健康水平的作用，全面带动卫生工作，尤其环境卫生工作有了新发展。环境卫生学则以生物性环境因素对人体健康影响以及消除生物性污染的措施为研究重点发展起来。全国环境卫生及卫生工程会议强调环境卫生工作要发动群众和依靠群众的群众路线，为环境卫生工作指明方向。

新中国成立后，党和人民政府对劳动人民健康给予高度关怀，使得劳动卫生防护工作迅速建立和发展，为贯彻“面向工农兵”的卫生方针，中国医科大学和上海医学院以公共卫生科为起点，开设劳动卫生教研室，紧密联系兄弟单位、合作科研，深入煤矿调查工人营养状况和工业铅中毒等卫生条件，形成早期“服务 - 教学 - 科研”的劳动卫生雏形，填补了中华人民共和国成立以前劳动卫生与职业病工作和学术研究的空白。《工厂安全卫生规章》《关于防止厂、矿企业中矽尘危害的决定》以及《职业病范围和职业病患者处理办法的规定》等一系列综合的或专项的劳动卫生职业病法规对保护工人健康、防治职业病起到巨大的作用。中华人民共和国成立伊始，儿童死亡率达 130‰，婴儿死亡率高达 200‰，产妇死亡率是 15‰，超过任何国家。儿童肺炎、腹泻、佝偻病、沙眼、缺铁性贫血等儿童多发病严重威胁儿童健康成长。临时宪法提出“注意保护母亲、婴儿和儿童的健康”，县级成立妇幼保健院，推广巩固新法接生和住院分娩，不断提高妇女和儿童的保健水平。1950 年，毛泽东针对学生营养不足、学业负担重、健康状况不佳等实际情况，强调全国学校保证学生“健康第一、学习第二”，是对学校体育卫生工作的重要指示，具有深远的历史意义。公共卫生局保健处开设学校卫生科，负责学校卫生管理工作。教育部成立体育委员会，强健儿童体质。旧社会疫病流行、不卫生境况得到根本改变，增强了人民体质，保护了劳动力，加速了社会主义建设的保证条件。

1953 年至 1957 年，我国第一个五年规划时期，集中力量进行工业化建设，加快推进社会主义改造成为全民夙愿，卫生学系和卫生防疫机构“双轨”并进，在国内全面建立。鉴于苏联卫生保健事业的优越性，在卫生力量薄弱、疾病防治经验严重不足的国情下，我国卫生防疫事业的建设“一边倒”地学习苏联。参照苏联医学教育模式，进行了全国范围的院校调整，北京医学院、上海医学院等独立医学院相继成立卫生系，开设环境卫生、营养卫生、劳动卫生、学校卫生（后改为儿少卫生）、妇幼卫生、保健组织（内容包括卫生统计学和社会医学）以及流行病学等课程，早期使用翻译的苏、美等国外教材，随后开始自行编写教材。标志着公共卫生在我国成为一门独立的学科，独立开展公共卫生高级专门人才的培养和科学研究。保健防疫局更名为卫生防疫司，全国各省、自治区、直辖市、地区和县全面建立卫生防疫站，设立环境卫生、食品卫生、劳动卫生、学校卫生（1953 年 6 月并入环境卫生科）或放射卫生等科、室或专职人员，组成卫生防疫、监督监测、宣传培训和科研指导的卫生防疫防病体系，从实际情况出发，坚持“预防为主”卫生方针，制定卫生防疫事业规划，进行宣传教育，开展爱国卫生运动，对劳动、环境、饮水、食品等经常性卫生监督、检查，做好传染病防治工作，提高人民的健康水平。卫生宣传教育工作逐渐以县级以上卫生防疫站的卫生宣传教育科、室和卫生教育所的两种形式开展，依托爱国卫生运动，以生活环境改造、个人卫生为重点，深入普及除四害、工农业生产劳动卫生、学校卫生、妇女保健和传染病预防等卫生知识。在以农业为基础，以工业为主导的社会主义建设总路线的指导下，工业生产蓬勃发展，导致生产和使用有毒物质的企业越来越多，从事有毒作业的职工不断增加。为了解决工业快速发展带来的劳动卫生问题，工矿企业建立许多基层组织及专业防治所、医院以及疗养院，爱国卫生运动发动群众在全国掀起工矿安全卫生大检查，特殊作业的工人膳食营养研究兴起，强化食品种类不断增多。1954 年，政务院批准《第一届全国工业卫生会议决议》，加强工业卫生领导，建立工业卫生组织，提出积极防治多发病、职业病的任务。在吸取苏联先进经验，“以医院为中心指导地方和工矿的卫生预防工作”的方针下，工厂和矿山建立车间医师制，居民区建立地段医师制。卫生部增设工业卫生局、卫生监督局和地方病防治局，颁布《职业病范围和职业病患者处理办法的规定》。工业化快速进程中，城镇扩建、化肥农药增加，煤烟等有毒气体释放，固体废弃物增多，污染的大气、水和土壤等不良生活居住条件引起居民化学中毒、传染性和非传染性疾病不断发生，使环境卫生学在支援工农业产生前提下，内容不断充实和扩大。《1956 年到 1967 年全国农业发展纲要》将环境卫生研究问题列为国家科学技术发展的重要任务之一，针对气候环境对健康的影响提出“从 1956 年起，在十二年内，在自然条件许可和人力可能经营的范围内，绿化荒地荒山”，将改善微小气候、净化空气、防止噪声变成一项群众运动，环境卫生学的研究工作有了初步开端。食品卫生学参照苏联标准，根据食品流行病学调查结果，食品卫生组织和食品化验机构制定食品卫生鉴定指标和方法，提出“改善企业、事业和机关的食堂”。儿童少年卫生学成为卫生学分支学科，毛泽东主席再次提出“身体好、学习好、工作好”指示，强调宪法中规定的“母亲和儿童受国家的保护”，全国各级学校卫生保健系统初具雏形。1955 年，第二届全国卫生会议要求进一步加强传染病防治工作，首要任务是血吸虫病和职业病防治。根据毛泽东主席提议，成立中共中央防治血吸虫领导小组，流行区卫生、水利和农业等共同参与防治，将血吸虫病列入党的议事日程。为保障人民健康，控制传染病发生和流行，国务院批准颁布卫生防疫工作的第一个法定性文件《传染病管理办法》，对传染病的防治管理起到重要作用。1956 年，在中国医科大学和原中央卫生实验院基础上，成立中国医学科学院，是我国唯一的国家级医学科学学术中心和综合性医学科学研究机构，围绕重点公共卫生问题进行科学研究、统计分析、流行因素调查以及防治措施效益评价，发挥预防医学科学技术的中心指导作用。

1958 年至 1962 年，我国第二个五年规划时期，“大跃进”、大炼钢铁和人民公社运动陆续发生，农村合作医疗制度和放射卫生防护应运而生。中央政治局北戴河会议决议农村建立人民公社，为以人民公社为中心的农村基层卫生网的形成奠定基础，适合中国农村情况的广覆盖、低成本合作医疗随之出现。在苏联政府帮助下，我国建成第一座原子反应堆和回旋加速器，展开放射性探测测量仪器的生产和试验，创办同位素应用培训班。原子能事业在社会主义建设总路线和大搞群众卫生运动的方针下，飞跃式发展。为保证放射性工作人员和居民健康与安全，政府高度重视并建立防护工作制度，国务院批准“放射性工作卫生防护暂行规定”。我国放射卫生学正在这种形势下从无到有，从小到大茁壮成长起来，开设放射卫生专业，设立放射（原子）医学教研室，卫生防疫司成立放射防护处，专门负责全国放射卫生防护工作。随着政治、经济和文化发展，特殊国情和社会历史背景赋予我国公共卫生事业自身特点，卫生防疫事业建设开始选择性学习苏联，但接连发生高指标、浮夸风的“左”倾错误指导，全民大炼钢铁带来国民经济失调，连续三年自然灾害雪上加霜，不仅挫伤了群众积极性，也给人民健康和工农业生产带来严重损失，部分传染病疫情回升，大量卫生防疫专业人员被迫调走或改行 。1959 年起，二十七个省、自治区、直辖市五十多万人展开膳食营养调查，在自然灾害各地对发现营养不良症，及时采取补充营养措施。1960 年，党中央提出“调整、巩固、充实、提高”方针，全国卫生防疫站长会议对防疫站进行调整，各地卫生防疫站工作得到加强，组织上得到恢复与发展。党和政府积极改善劳动条件，广泛采用新技术，开展以“四化”为中心的技术革新和技术革命运动，实现自动化生产线，降低劳动强度、高温中暑等不良影响，颁布《矽尘作业工人医疗预防措施实施办法》，保护劳动人民健康。国务院科学规划委员会指示将污水灌溉列为国家重点研究项目，北京、上海、天津、哈尔滨和武汉等城市大协作，发动群众，全面研究大规模污水灌溉引起蚊蝇滋生、寄生虫污染和水源污染以及污水、污泥综合利用以及一些重点企业如大冶钢铁厂、抚顺铝厂、灯原化工厂等所排放的特定污染物如氟化物、氯气等对周围大气污染、对周围居民呼吸系疾病影响的公共卫生问题。全国城乡普遍创建托儿所和幼儿园，学校卫生学正式更名为儿少卫生学，儿少卫生教研室、儿童保健所、学校爱国卫生运动委员会等成立。

1963 年，卫生部颁布《预防接种工作实施办法》，提出建立预防接种卡片，加强计划接种，标志我国预防接种逐步走入计划接种时代。1964 年颁布《卫生防疫站工作试行条例》，规定劳动卫生、环境卫生、食品卫生、学校卫生和放射防护等工作内容，明确卫生防疫站与卫生行政机关、爱国卫生运动委员会等关系。在除四害、卫生监督等经验基础上，卫生部制定疾病防治和卫生管理办法，卫生防疫站的质量明显提高，到 1965 年底，全国卫生防疫站共 2499 个，职工 49079 人，公共卫生医师（技师）6428 人，是 1952 年防疫机构的十六倍，医师（技师）增加 11 倍。仿苏联的保健组织学严重脱离实际，根据卫生部指示，停授保健组织学，只保留卫生统计学方法。

十七年来，在卫生工作四项基本原则指导下，以控制传染病为卫生工作重点，以预防医学系与卫生防疫站为依托，走群众路线，开展爱国卫生运动，卫生工作全面跃进，取得巨大成就。首先，传染病得到有效控制，霍乱自 1952 年出现一例病人之后十四年未再发生，人间鼠疫、天花、黑热病和性病基本控制或消灭，血吸虫病、钩虫病、丝虫病和疟疾等寄生虫病已被控制，传染病从之前的“头号杀手”到不再占据死因结构前列。其次，大规模的清扫运动，四害明显减少，清除污垢，城乡卫生面貌大为改观，个人卫生、环境卫生明显改善，人民卫生知识水平提升。再次，卫生防疫队伍和组织机构不断壮大，流行病研究所、寄生虫病研究所、环境卫生、劳动卫生、放射卫生、儿少卫生、食品卫生研究所以及工业卫生实验等研究机构遍布各地，职业病、多发病、儿童健康、妇女保健、膳食营养等得到改善。最后，公共卫生与预防医学学科理论研究结合防病实践得到充实与发展，各学科初具雏形，在特色的“中国模式”公共卫生事业背景下培养一批公共卫生专业人才，与卫生防疫站、专业防治研究机构等协作，在消灭疾病、创造工农业生产良好环境乃至促进健康过程中发挥关键作用，保障了我国经济建设的顺利进行。

二、缓慢发展期（1966—1976）

1966 年夏，“文化大革命”爆发，刚刚稳步发展起来的公共卫生事业遭受挫折。北京医学院、上海第一医学院、哈尔滨医科大学、山西医学院、武汉医学院和四川医学院原六所院校的卫生系被迫停办；各级爱国卫生运动委员会机构被拆散，各地卫生先进单位被破坏；许多卫生防疫站被撤销或合并，卫生防疫技术人员下放，给卫生防疫体系及其工作造成巨大的冲击。新中国成立十七年来卫生防疫工作取得的成就被否定，公共卫生体系一度陷入瘫痪。

城乡地区卫生状况日益恶化，鼠、蝇、蚊等四害大量滋生，某些传染病疫情明显回升。《上海县志》中记载，“文化大革命”初期，全国学生大串联频繁，引起全县流脑大流行，发病 1784 人，发病率为 350.3/10 万；血防工作停滞不前，疫情普遍回升，疫区人民急性感染人数增多，病人无人治，钉螺无人灭；1969 年，全国疟疾发病人数迅即超过一千万人，比 1968 年增加 1.3 倍。广大人民群众的健康受到严重威胁。面对这种情况，周恩来总理多次指示要继续开展爱国卫生运动；亲自指挥防疫队伍控制流行性脑脊髓膜炎的发生与流行，组织北京医疗队支援西北和西南地区；指示有关部门尽快召开会议，在全国范围继续开展血防工作。1969

年底和 1970 年 5 月，先后召开血防领导小组会议，部署血防工作，逐渐收回下放人员，加强血防医疗队伍建设，提高专业人员业务技术水准以提高防治质量。为了防止疾病回升，保护广大群众的健康，深入贯彻“预防为主”的方针，爱国卫生运动在原来粪便管理基础上，逐渐形成“两管五改”（管理粪便、管理饮水，改良厕所、畜圈、厨房、水井和卫生环境）。一些爱国卫生运动工作者和卫生防疫专业人员深入实际、深入农村，依靠广大群众，依靠基层干部，管水管粪，抓饮水卫生、抓厕所、畜圈的改造。有些地方还抓炉灶的改造，使环境卫生得到改善，增加了肥料，节约了能源。在辽宁、河北、宁夏、安徽和新疆等地创造了多种形式改水，如涵管井、插管井、陶瓷管井和水泥预制管井。北京还建起自动化无塔自来水。天津、河北、山东和黑龙江等地在粪管方面积累许多经验，如混合发酵堆肥，人畜粪尿、烂格荛、草皮、青草和篙杆五合一高温造肥，黑曲霉发酵粪肥，造颗粒肥等。有些地方还修建了粪尿分贮双缸厕所、前池后瓮厕所、小口深坑厕所等。湖北、浙江、广西、广东等地水改的主要形式是竹管井、灶边井、压把井和塘边沙滤井。上海还修建小型简易净化水塔。上海、广东、江苏和浙江等地多采取三格化粪池、密封厕所、沼气池等形式进行粪便管理。安徽省界首县原是疟疾等传染病发病率较高的地区之一，1971 年开始推行“两管五改”，由点到面，逐步铺开；由一改到几改，逐步进行；由低级到高级，逐步完善；由农村到城镇，城乡并进。全县共打小口井三万多眼，改猪圈五万多个，改建厕所六万多个，有效管理了垃圾、粪便和饮用水，控制了蚊蝇的滋生条件，减少了疾病传播因素，从而使疟疾发病率大幅下降，出现了一批无疟生产队和无疟村。同时，其他蚊蝇传播疾病，如流行性脑脊髓膜炎、乙型脑炎等疾病也大大减少。卫生部于 1974 年的 3 月和 5 月，分别在安徽界首县、广东电白县举办北方、南方两管五改学习班，总结交流与推广各地的经验。

二十世纪七十年代后，严峻的形势迫使队伍重建，我国公共卫生的教学、科研、行政管理和实践机构出现缓慢恢复态势。1970 年，中共中央批转《北京大学、清华大学关于招生（试点）的请示报告》，高等学校开始招生，恢复授课。部分医学院校筹办了卫生专业。许多省、市陆续开展计划免疫，逐步地建立、健全了各项规章制度，添置运输与贮存的设备，培训人员，坚持推行几年，已收到明显效果。“文革”前期受到严重影响的五大卫生工作也相继开展。

劳动卫生。“文革”初期，工矿企业中生产秩序被打乱，防尘防毒设施被废弃，作业场所矽尘浓度和有毒物质浓度大大超标，职业毒害严重。卫生部于 1967 年发出《关于矽肺诊断问题的紧急通知》。二十世纪七十年代开始，对工业生产中的致癌化学物质进行职业流行病学调查，如氯乙烯生产工人中的肝癌、石棉工人的肺癌等。1973 年，召开全国环境保护会议，制订了防止企业中矽尘和有毒物质危害的规划。1974 年 4 月，卫生部发出铅、苯、汞、苯的氨基硝基化合物（不包括三硝基甲苯）和有机磷农药等五种职业中毒的诊断标准及处理原则。1974 年至 1976 年，全国共普查了二百九十万接触矽尘作业工人，摸清了冶金、煤炭、建材、机械、铁道和化工等产业系统矽肺患病情况。

食品卫生。“文革”前期，食品卫生组织濒于瓦解，食品卫生问题十分严重，各类食物中毒时有发生，工业“三废”及农药对食品的污染日益突出。1974 年，开始全国各地进行食品卫生组织的整顿，经过几年的努力，食品卫生工作组织开始恢复和发展。大多数省级、地区级卫生防疫站内已经单独设立食品卫生科（股）。二十世纪七十年代中期，我国进一步加强食品卫生的法制建设：一方面制定颁布了食品卫生管理条例，另一方面在大力开展食品污染调查的基础上全面制定了食品卫生标准。由于食品污染问题受到国家的高度重视，在1975年全国食品卫生领导小组召开了“全国食品卫生标准会议”，经过两年，1977年国务院批准，由卫生部等十个部委联合颁发了十四项五十四个食品卫生标准及十二个管理办法。食品卫生管理的范围从以管理微生物污染为主发展到食品添加剂、工业“三废”、农药等化学污染物的管理。

环境卫生。1971年，卫生部发出《关于开展工业“三废”对水源、大气污染的调查的通知》，同年国务院环境保护领导小组成立。组织有关省市对长江、黄河、珠江、松花江等水系和渤海、黄海、东海、南海等水区污染情况，以及对三十个大中城市大气的污染情况，展开了一系列的调查研究，将单个工业企业污染的调查研究扩大到整个城市大气污染及江、河、湖、海水质污染状况的调查。国家计委、建委、卫生部于1973年发布工业“三废”排放试行标准。

学校卫生。二十世纪七十年代中期开始，我国逐步在中、小学校实施定期健康检查制度，基本上对小学、初中、高中新生入学以及初、高中毕业生进行体检，建立完善了学生健康档案，为开展学生健康管理、健康监测、防治各种学校健康问题提供了良好的政策依据。

放射卫生。对每次核试验都组织专业队伍进场试验、观察，并进行全国性的监测防护。1970年，制定了“放射卫生防护和战备防原研究计划”，各单位根据计划在监测方法、去除污染、放射病治疗和抗放射药物等方面做了很多工作。1974年，由国家计委、国家建委、国防科委和卫生部批准发布的《放射防护规定》(GBJ 8—74)，是集法律、标准于一体，对进一步推动放射卫生监督的发展，具有积极作用。

1973年，卫生部的业务机构得以恢复。1975年卫生部下设防治局防疫处，主管防疫工作。1976年，唐山发生大地震，在卫生部领导下，卫生防疫力量及时对灾区群众、救援人员进行普遍预防接种，搞好饮食卫生、救灾食品检验，开展杀蚊灭蝇工作，使得震后灾区的卫生防疫工作取得很大成功。

农村卫生工作取得重大进展。“文革”期间，虽然国家各项卫生事业都遭到极大破坏，但在毛泽东主席的“把医疗卫生工作的重点放到农村去的‘六二六’”卫生指示下，农村卫生工作仍在向前发展。卫生经费65%以上用于农村，以“三级医疗预防保健网、合作医疗制度和赤脚医生(承担治病和防病的双重责任)”为三大特征的预防保健体系不断发展壮大，赤脚医生与基层卫生防疫人员共同贯彻预防为主方针，积极开展血吸虫病、疟疾和地方性甲状腺肿等传染病和地方病的防治工作，加强农村“两管五改”，改善着我国农村卫生状况。赤脚医生是经过培训，具备简单医疗卫生常识和技能，仍保持农村户口的不脱产基层卫生工作者。他们边为社员防病治病，边参加农业生产劳动，属半农半医的职业身份，主要来源高中毕业且略懂医术、上山下乡的知识青年和医学世家。1965年至1967年，形成“亦耕亦读”培养“半农半医”的乡村不脱产卫生员高潮，大约培养十六万多名赤脚医生。很多防治任务落实到基层时，几乎全部靠赤脚医生完成。在贫穷落后的年代里，赤脚医生救济百姓，改善农村医疗条件、开展卫生防疫工作和保障农民健康，是农村合作医疗制度的主要实施者。1968年11月，毛泽东主席称赞合作医疗好，是医疗战线上的一场大革命，能解决农村群众看不起病，买不起药的困难，值得全国推广。嗣后，《人民日报》连续组织二十四期合作医疗制度的讨论和宣传，交流巩固和发展合作医疗的经验。到1975年，全国共有县医院2324所，病床262598张，卫生技术人员179654人；公社乡镇卫生院54026个，床位620281张，卫生技术人员749912

人，分别比 1965 年增长了 46.15%、368.18% 和 249.73%。1976 年，卫生部再次强调，要积极地、有步骤地、因地制宜地尽快发展合作医疗，年底 90% 生产大队办起合作医疗，很大程度上解决了农民缺医少药的问题。世卫组织和世界银行给予高度评价，被誉为“以最小投入获得了最大健康收益”的“中国模式”。既满足农村卫生防疫工作发展需要，又有效控制了寄生虫病及传染病发生与流行。以县级机构、乡镇卫生院和村卫生室组成的农村三级预防保健网和农村合作医疗制度的形成以及赤脚医生的出现为疾病预防控制在农村地区的充分开展提供了有效的渠道，促进了疾病预防控制工作在农村的开展。

三、恢复与发展期（1977—2002）

二十世纪七十年代，蓬勃兴起的新科技革命推动世界经济以更快速度向前发展，此时的中国仍是一个农业大国，经济实力、科技实力与国际先进水平的差距明显拉大，面临着巨大的国际竞争压力。西方国家公共卫生已经顺利完成第二次卫生革命的任务，而我国卫生事业第一次卫生革命还未结束，第二次卫生革命提前到来，控制传染病和慢性非传染疾病双重任务并存，公共卫生倍感压力，处于十字交叉路口。二十世纪七十年代末，“文化大革命”结束，国内政治局面混乱，经济近乎停滞状态，卫生防疫事业受到极大的干扰和破坏，卫生防疫站、防保机构撤销或合并，卫生员下放，卫生工作力量大范围削弱，公共卫生与预防医学的学科建设遇到前所未有的挫折。传染病疫情回升，已基本控制的烈性传染病霍乱在 1973 年报告了 2121 例，人间鼠疫发病率呈明显上升趋势；非传染性疾病危害显现，高血压每年增长约三百万人，精神疾病以高患病率、高社会危害风险存在。

1978 年，卫生防疫站站长和预防医学专家座谈会在北京召开，会议要求加强卫生防疫站建设。一致认为卫生防疫站作为卫生防疫专业机构的主体应迅速恢复，开展卫生防疫工作和预防医学科学研究，继续培养卫生专业人才。卫生部在 1955 年《传染病管理办法》基础上颁布了《中华人民共和国急性传染病管理条例》，作为改革开放后的第一部传染病管理条例，将传染病分为两类二十五种，加快了我国控制与消灭急性传染病的进程。面对严峻的疾病流行态势和日益严重的卫生环境脏乱差，中共中央、国务决定重新成立中央爱国卫生运动委员会，动员群众参与卫生工作，提出“加强领导，动员群众，措施得力，持之以恒”的十六字工作方针，整顿环境卫生，保护人民健康，减少疾病的发生与流行。为进一步明确卫生防疫站的性质和任务，加强卫生防疫站的建设，充分发挥在防病灭病工作中的作用，在 1954 年《卫生防疫站暂行办法和各级卫生防疫站组织编制规定》的基础上，颁布了《全国卫生防疫站工作条例》，要求卫生防疫采用预防医学理论与技术进行卫生防疫工作科研、培训和监督检测，是卫生防疫业务技术的指导中心。1979 年，全国卫生防疫工作会议要求：推行计划免疫，对疫苗预防效果可靠的白喉、百日咳、麻疹、脊髓灰质炎等疾病，严格执行免疫程序，及时进行预防接种，并增加冷藏设备和运输工具，保证接种质量。中央根据血吸虫流行态势和严重性，及时调整中共中央血吸虫防治领导小组，提出血吸虫病防治工作的经常性、长期性和科学性的观点。1980 年，血吸虫疫区布置各个县、乡、镇、村建立病情、螺情一本账的调查疫情，采用发动群众与科学技术相结合，防治工作与农业生产、兴修水利相结合的原则，经反复斗争，治愈了全国三分之二的血吸虫病人，消灭了三分之二的有螺面积，全国二百多个县、市基本消灭血吸虫病，并在全国血防会议上制定了《消灭血吸虫的标准》。为解决“文化大革命”期间只顾生产，一味追求经济发展，粗线条式发展，引起职业健康、食品卫生、儿少保健、环境卫生、放射防护和放射防护等卫生问题，中共中央在《关于认真做好劳动保护工作的通知》《关于加强工业卫生工作的请示报告》等文件中，要求加强劳动卫生工作管理，建立企业相关制度，恢复工业卫生管理机构。全国食品卫生领导小组首次召开“全国食品卫生工作会议”，会议提出总目标：“一定要在本世纪内使我国的食品卫生质量接近、赶上或超过国际先进水平，为实现四个现代化贡献力量。”国务院并批发《全国防止食品污染规划要点》，强调防止食品污染是关系到人民健康乃至对外贸易的大事。教育部、卫生部和国家体委联合颁布《关于加强学校体育教育、卫生工作的通知》要求，恢复或重新制定学校卫生规章制度和学校卫生工作。环境卫生积极参与1975年联合国环境规划署和世卫组织主办的全球环境监测系统，鼓励建设环境卫生监测站，恢复环境卫生学研究。北京、上海、沈阳、西安和广州五个城市参与了联合国环境规划与世卫组织主办的全球大气监测。二十世纪八十年代，集体大中型企业和国有企业的职业中毒和尘肺病得到有效控制，卫生部对一百多个大中城市进行了大气监测，黄河、长江、黑龙江、松花江、渤海和黄海等沿岸的卫生防疫机构与高等院校协作对水体污染进行了调查、治理。

随着国民经济发展、人民生活水平提高，国际贸易不断增多，各类公共场所、室内装修业和各种各样的化妆品生产，带来新的污染和职业损害，食品卫生问题也日益凸显。医用辐射、工业辐射应用更加广泛，核与辐射健康危害增大。社会主义市场经济不断冲击传统的计划经济，公益的农村基层卫生组织衰落逐步走向市场化、商业化，基层卫生工作变成个体行医，合作医疗和赤脚医生的解体，广覆盖、低成本、便捷的农村卫生保健一去不复返。农民缺医少药的难题重现，卫生服务公平性降低，一些已被控制或消灭的传染病、地方病等疫情回升，静息二十六年的动物鼠疫在滇西陇川和瑞丽两县暴发，霍乱在1980年的发病数高达40611例，为历年之冠，大骨节病检出率较高，地方性砷中毒首发，农民因病致贫、因病返贫现象严重。放射卫生防护工作重点逐步由核武器试验放射卫生防护工作转移到医用辐射、工业辐射应用等放射卫生防护新领域。卫生部第一届全国卫生标准化技术委员会决定增设放射病诊断标准分技术委员会和放射卫生防护标准分技术委员会，并在1980年由中华医学会成立放射医学与防护学会，1981年创办《中华放射医学与防护杂志》和辐射防护学分会。1981年中国生理科学会营养会成立，分别开设公共营养、儿童营养、临床营养和营养教育等专题，重视食品营养的科学研究和学科发展，培养营养学工作从业人员数量。卫生部等多部门通过了《中华人民共和国食品卫生法（试行）》，加强了食品卫生管理，使得卫生防疫体系从几十年经验、行政管理进入法制管理的轨道，为后来公共卫生法律法规的探索与建立积累了经验。1982年，卫生部决定对组织机构进行调整，防疫局和卫生监督局合并为卫生防疫司，下设急性传染病处、寄生虫慢病处、国境检疫处、劳动卫生处、放射环境处、食品卫生处以及学校卫生处等。卫生防疫站在数量、内部科学管理以及工作质量等各方面远超过“文革”前的水平，在环境、疾病和卫生等各方面积极发挥作用。1983年，卫生部将原属中国医学科学院的卫生研究所、流行病学微生物研究所、寄生虫研究所、环境卫生监测站、病毒学研究所、食品卫生检验所和卫生部工业卫生实验所七家单位划出筹建中国预防医学中心（1986年更名为中国预防医学科学院），其目的是从事预防医学技术理论和实践研究，培训专业人员，提供技术指导和监督监测。至此，国家预防医学中心到各级卫生防疫站的卫生防疫组织体系形成，建立了从中央到地方紧密联系的信息沟通、业务技术服务网络，提高了全国的卫生工作水平。同年，中国预防医学科学院劳动卫生与职业病研究所确认为世界卫生组织职业卫生合作中心（北京），在开展科研调查、培训技术人员、组织参加国际国内科技合作、提供咨询监测以及情报交流方面做出了工作成绩。1984 年，各省、直辖市、自治区卫生厅（局）、卫生防疫站、环境卫生监测站、中国预防医学中心卫生研究所以及有关医学院参加第一届全国环境卫生工作会议，会上作了全国环境卫生报告，充分肯定了十一届三中全会以来，我国环境卫生工作取得的成绩；修订了《环境卫生监测站工作条例》《1984—1985 全国环境卫生工作计划重点》《“七五”期间全国环境卫生工作条例》，提出环境卫生要面向生产、面向群众、面向基层的指导思想，要求各省、市加强环境机构建设、环境卫生监测站等。1985 年，世界卫生组织与上海第一医学院公共卫生学院建立世界卫生组织职业卫生（上海）合作中心。1984 年开始，全国进行两次结核病流行学抽样调查，实查 1121899 人；制定《中国麻风防治管理条例》《治疗效果判定标准和联合化疗试行方案》等七项技术性文件。1986 年初，全国卫生防疫站 3410 个，比 1965 年增加 911 个；卫生防疫人员增至 194 829 人，比 1965 年增加 117650 人；专业防治所增加 1566 个，比 1965 年增加 744 个。

二十世纪八十年代中后期，全国进行“治理整顿，深化改革”。随着政治、经济体制变革，我国医疗治疗技术和诊断器械数量快速增加，站长负责制，多渠道多形式办医、卫生承包责任制、有偿服务等政策如雨后春笋涌出，卫生工作效率和积极性大大提高，而公共卫生与预防医学与整个社会的经济发展并不协调，各项费用支出在国家财政支出乃至科教文卫事业费用所占的比例不断下降，整个社会的“重治轻防”思想阻滞着我国公共卫生与预防医学事业的健康发展。卫生防疫站为了弥补国家财政支出不足，采用了“有偿服务”机制，基层卫生组织受资金、设备等限制难以运转，简陋的仪器设备、匮乏的人力资源，行政执法效能低下，疫病防控力度削弱，使疫病再次出现反弹。动物间鼠疫流行数量上升，霍乱报告病例数、地区分布和发病规模等均较以前明显增长，一百一十个流行县地区钉螺情况相当严重，耐多药结核菌出现和流行以及艾滋病散在发生。鉴于社会卫生和除害防病任务的长期性、艰巨性、复杂性和社会性，爱国卫生运动深入持久开展，再次提出“政府组织，地方负责、部门协调、群众动手、科学治理、社会监督”的二十四字爱国卫生运动方针，推进了全国改水、改厕和卫生城市、卫生城镇的创建工作，提高了全民族的卫生素质，促进了两个文明建设。卫生防疫机构、卫生工作者坚持不懈地努力，将控制重大传染病的流行摆在首位，在艰难的处境下有效地控制了 1985 年海南的登革热、山东的出血热，1988 年新疆的非甲非乙肝炎、上海的甲肝流行，以及霍乱、伤寒、脊髓灰质炎等传染病的局部流行。经国务院批准成立全国儿童计划免疫协调小组，冷链项目逐渐覆盖全国，初步建立全国计划免疫网络系统。1988 年，脊髓灰质炎发病率达最低水平，仅为 0.062/10 万。1989 年，全国人大常委会在《中华人民共和国急性传染病管理条例》基础上颁布了《中华人民共和国传染病防治法》，将传染病分为甲、乙、丙三类三十五种，对传染病防治采取始终贯彻预防为主的方针，依靠科学，分类管理。

随着社会市场经济逐渐起主导作用，整个社会向国际化、城镇化工业化发展，乡镇企业异军突起，高楼大厦涌现，文化娱乐、体育锻炼、出差旅游、美容美发等公共场所与日俱增，新材料、新工艺、新食品、医疗器械 X 线、放射性厂矿等兴盛。随之而来的城市高层建筑二次供水、瓶装、灌装饮用水卫生，住宅卫生，多发职业病，职业相关疾病、全球性污染和食品安全问题蜂拥而至。职业卫生，在1986年全国尘肺流行病学调查中发现我国尘肺患者近四十万人，明确了防治尘肺的重要性。为此，1987年，国务院发布《中华人民共和国尘肺病防治条例》，这是我国劳动卫生与职业病防治的第一部条例，让尘肺防治工作进入了科学、法制化管理轨道。全国职业病防治机构以中国预防医学科学院劳动卫生与职业病研究所为中心，建立七大行政区的劳动卫生与职业病防治中心，全国超过二百个，与近两千个卫生防疫站劳动卫生科，形成全国职业病防治网络，在各地开展生产环境中职业有害因素监测，职工健康检查与职业性健康监护，开展劳动能力鉴定以及职业病诊断、治疗等工作。环境卫生学随着环境保护从环境卫生分离出去，卫生部对环境卫生工作重新定位，开始从“上管天、下管地、中间管空气”的大环境转向小环境卫生的管理，重点关注生活环境，相继出台一系列法规，如《城市集中供水管理办法》《化妆品卫生监督办法》《公共场所卫生管理条例》等，逐步形成环境卫生法制管理的基本框架。学校卫生，在卫生部和教育部等领导下，1985年对六至二十二岁学生进行了体质健康调研工作，测试二十多项指标，发现1979年至1985年，七至十八岁学生发育速度超过了日本同时期的增长速度，但学生素质部分指标下降，三分之一的学生存在营养不良，农村学生和少数民族学生发育水平偏低。学校卫生体育司更名为体育卫生司，增设卫生与健康教育处，全国各省、自治区、直辖市教育部门先后建立体育卫生处，地（市）县与学校管理体育卫生工作的机构进一步加强。食品卫生，在辽宁兴城召开第一届全国食品卫生学术会议，会议总结了食品卫生的食品毒理、理化、微生物学和食品卫生监督的食品卫生学研究增多。放射卫生，由于放射性同位素和射线技术在我国生产、科技部门应用地较快发展，1987年颁布了《关于加强放射性同位素和射线装置放射防护管理工作的通知》。但1989年的半年内，全国报告放射事故八起，受照射人数四十三人。同年国务院发布《放射性同位素与射线装置放射防护条例》，继续加强对放射性同位素与射线装置放射防护的监督管理，保障从业人员和公众的健康与安全以及放射性同位素和射线技术的应用与发展。

二十世纪九十年代，卫生方针发生两次变化。1991年提出“贯彻预防为主，依靠科技进步，动员全社会参与，中西医并重，为人民健康服务”。同时，应把医疗卫生工作重点放在农村。1996年根据实际情况修改为“以农村为重点、预防为主，中西医并重，依靠科技与教育，动员全社会参与，为人民健康服务，为社会主义现代化建设服务”，这是建立在卫生“低水平、广覆盖”认识基础上的“两为”工作方针，在相当长时期内，指导并推动着卫生工作的持续发展。其核心是解决卫生事业发展与经济建设、社会进步需求不相适应，地区间卫生发展不平衡，农村卫生保健工作薄弱，公共卫生投入不足，资源配置不合理，卫生服务质量同人民群众需求存在差距，卫生工作未得到全社会充分重视等问题。在贯彻卫生方针的过程中，合作医疗制度的建立得到重新的探索，先后出台《关于改革和加强农村医疗卫生工作的请示》《中共中央、国务院关于卫生改革与发展的决定》《关于发展和完善农村合作医疗若干意见的通知》等文件，并在经济发展程度不同七个省十四个县（市）开展“中国农村合作医疗制度改革”项目试验与跟踪研究工作。由于相关政策不协调、筹资困难、合作医疗管理缺乏、监督机制不健全等原因，重建合作医疗受挫。1998年，大约85%的农民仍无医疗保障，最贫困地区的农民合作医疗参保率仅0.02%。随着我国公共卫生从传统单纯的应对传染病扩展到非传染性慢性病领域，卫生防疫司于1994年更名为疾病控制司，增设慢性非传染性疾病控制处，将慢性病防治纳入政府工作，为采用公共卫生策略解决慢性疾病奠定了组织基础。1998年，为应对艾滋病在我国流行急剧上升，卫生部成立艾滋病预防控制中心。2002年，国家整合中国预防医学科学院、卫生部工业卫生实验所、中国健康教育研究所、中国农村改水技术中心，组建成立中国疾病预防控制中心，李立明任第一任主任。中国疾病预防控制中心在卫生部领导下，发挥技术管理及技术服务职能，围绕国家疾病预防控制重点任务，加强对疾病预防控制策略与措施的研究，做好各类疾病预防控制工作规划的组织实施；开展食品安全、职业安全、健康相关产品安全、放射卫生、环境卫生、妇女儿童保健等各项公共卫生业务管理工作，大力开展应用性科学研究，加强对全国疾病预防控制和公共卫生服务的技术指导、培训和质量控制，在防病、应急、公共卫生信息能力的建设等方面发挥国家队的作用。在卫生防疫机构不断摸索改革和贯彻新的卫生方针下，2002年，儿童常规免疫接种率继续保持在高水平，成功阻断本土脊髓灰质炎野病毒的传播。这是继消灭天花以后，中国公共卫生史上的又一壮举。新发现麻风病例数仅1646名。2002年，全国共有血吸虫病病人810389人，较新中国成立初期减少了93.02%。1990年至2000年活动性肺结核患病率年递减率为5.4%，涂阳肺结核患病率年递减率为3.2%。即便在1991年、1998年和2001年特大洪水灾害后，仍能做到大灾之后无大疫。

在新的卫生方针和良好的公共卫生发展背景下，公共卫生与预防医学的学科也得到较快发展，理论、内容和研究方法不断得到充实、深化和完善。环境卫生学分别在1990年、1995年和2001年召开三届全国环境卫生学学术会议，由二十世纪五十年代采用宏观的环境流行病学单纯对环境因素监测，围绕生物性因素研究，逐渐发展到当前宏观人群调查与微观实验室相结合调查环境与健康相关的化学性、物理性等拓展的因素研究，其中环境因素对健康的影响列为环境卫生重点工作；研究领域已经从大气、水、土壤污染向城乡规划、住宅设计、公共场所、化妆品、公害病等生活的方方面面发展，不仅采用患病率、检出率等疾病指标，还采用了基础医学相关的免疫、血液、生理和生化等指标来检测健康效应，初步建立免疫系统、神经行为毒理等方法体系；研究水平从整体水平、器官水平和系统水平逐步深入细胞水平、蛋白质水平和基因水平。1999年，中国加入人类基因组计划之后，环境基因组学应运而生，给环境卫生学添加了新活力。在人类基因组计划与环境基因组计划实施的基础上，又诞生毒理基因组学与基因流行病学，为环境卫生学的两大重要分支学科环境毒理学和环境流行病学带来前所未有的影响和变革。职业卫生学，随着乡镇企业、涉外企业和第三产业的快速发展，矿山企业职业性外伤发病情况呈上升趋势。2000年，卫生部上报“三资”企业的急性中毒比例比1999年增长43.8%。职业中毒普查、妇女劳动卫生、职业性癌症工业毒理学研究等不断产生，基础毒理学、劳动生理学等分支学科诞生。食品营养方面，1990年、1992年进行了两次全国营养调查，在此基础上国务院颁发《中国营养改善计划》，旨在改善全民营养状况，预防与营养相关疾病。学校卫生方面，在全国学生体质调研中发现，1979年以来，农村学生的身高增长幅度大于城市学生，女生大于男生。学生体质整体呈上升趋势。2000年，各省自查和国家辅查发现，城市、农村沙眼患病率下降5.5%、9.0%，贫血患病率下降9.1%、11.4%。放射卫生学方面，在1989年至2000年，卫生部陆续发布近三十部管理规章或规范性文件、约六十多项技术标准，推动了放射卫生管理和研究开展。由于这段时期政府投入不足，仪器设备陈旧落后，放射卫生监测与监督愈发不能满足核与辐射技术应用日益增长的需要。所以，1988年至1998年，全国发生放射事故约332起，其中258起属于放射源丢失或被盗，受照射人数

966 人，死亡 5 人。放射安全隐患不容小觑。而 1991 年，我国建立的第一座秦山核电站成功发电，到 2001 年一直稳定运行，某种程度又见证了我国对核电站等核放射的安全保障。

随着医学模式从生物医学模式转向“生物 – 心理 – 社会医学”模式，健康不仅仅是没有疾病和衰弱，而是身体上、心理上和社会适应上的完好状态。1978 年，《阿拉木图宣言》指出：健康教育是所有卫生问题、预防方法及控制措施中最为重要的，是能否实现初级卫生保健的关键。这是全世界健康教育的里程碑。1981 年，我国健康教育开始兴起。健康教育无论是从形成、内容和措施方面与新中国成立以来实施的卫生宣传教育有了很大变化。1984 年，成立健康教育协会，通过了《中国卫生宣传教育协会章程》。1986 年，中国健康教育研究所成立。同时，加拿大渥太华召开第一届世界健康促进大会，提出的《渥太华宣言》对健康促进的发展具有里程碑意义，不仅奠定了现代健康促进的理念，还明确了健康促进是实现《阿拉木宣言》初级卫生保健的重要策略，确立了健康促进的公共卫生地位。1988 年，我国健康教育开始重视健康教育的全过程，在健康教育研究机构开展一系列的课题研究，出版了第一部高等医学院校健康教育专业教材《健康教育学》，北京医科大学、上海医科大学等纷纷开办健康教育专科，培养了一批专业人才。二十世纪八十年末，健康教育专业人员近两万人，省级教育所二十六个，地市级教育所一百五十个。1997 年，中国教育协会分支机构从 1984 年的四个拓展到十个。全国第二次健康教育工作会议总结健康教育十多年来，通过多种形式，提高了全民卫生意识，引导人们构建健康的生活方式，并将其纳入国民经济和社会发展的计划中，成为物质文明和社会文明建设的重要组成部分。社会医学、卫生统计学和卫生事业管理学三门学科相伴而生、同时发展。它们起源于 1923 年莫斯科大学医学院建立的国立社会卫生学研究所，后更名为社会卫生与保健组织学。我国于二十世纪五十年代从苏联引入，以《保健组织学》为主干课程。1964 年，停授保健组织学，只保留卫生统计学。改革开放后，部分医学院校将原保健组织教研室改为社会医学与卫生统计教研室（或卫生统计与社会医学教研室）。1980 年，卫生部组建卫生部卫生干部进修班（后为卫生部干部培训中心），从事卫生系统党务和行政管理干部教育、培训工作。基于此，卫生事业管理学兴起，初期与社会医学同属一个教研室，卫生统计学初步独立出来。随着师资队伍的壮大，教学科研任务的扩展，卫生事业管理学、卫生统计学和社会医学完全分离分化，成为预防医学三个独立的二级学科。“全国医学史、社会医学与卫生管理学术会议”的召开，《国外医学 · 社会医学分册》《中国社会医学》社会医学专业杂志的创刊以及最早社会医学专著《社会医学与卫生事业管理学》的诞生，促进了社会医学和卫生事业管理学两门学科的发展。全国医学院校预防医学、卫生管理、医疗和护理专业本科学生和硕士研究生相继开设社会医学和卫生管理课程。二十世纪九十年代后期，社会医学与卫生管理学与社会保障、土地资源管理、教育经济与管理和行政管理等四个学科同属公共管理下的二级学科。不完全统计，全国近 90 所院校设立社会医学、卫生管理学本科专业，每年培养本科人才六千余人。

这一时期，市场经济体制代替了新中国成立以来的计划经济，人民生活水平发生质的飞跃。我国的公共卫生与预防医学从“文革”冲击中全方位逐步恢复，在不断探索中发展，开始了公共卫生法制建设。但过度追求经济增长和发展效率导致公共卫生遭遇政府投入相对不足的境况，卫生防疫工作的开展并不充分，艾滋病、结核病和性病等依然对人民健康构成威胁。随着学科的分支越来越细和国家投入的偏移，预防医学的发展逐渐与临床医学渐行渐远，如职业病的临床救治和全过程的预防本是相互依存却逐渐分离。

四、公共卫生的蓬勃发展期（2003 年至今）

进入二十一世纪，我国公共卫生正在经历疾病的转型，处于两次卫生革命的交叉点，承担双重负担。曾卓有成效预防和控制住的传染病如血吸虫病、鼠疫、霍乱、结核病和性病等卷土重来；非典、艾滋病、禽流感、中东呼吸综合征和埃博拉病毒等新发传染病不断涌现。疾病谱发生明显变化，伤害、慢性病和精神疾病急剧上升。非典疫情之后，我国把公共卫生与预防医学工作提升到前所未有的认知高度，受到党和政府的高度重视。公共卫生与预防医学在国民经济中发挥的作用及其巨大的社会价值越来越得到社会的普遍认可，这无疑给我国公共卫生的发展带来了宝贵的机遇。

非典暴发，敲响了我国公共卫生的警钟，成为国内公共卫生改革的节点。由于长期公共卫生投入不足，信息渠道不畅，工作模式陈旧，我国应对突发公共卫生事件体系不堪一击。2003 年 4 月 5 日，公布第一例非典患者后，短短几个月，国内报告非典病例 7748 例、死亡 829 例，分别占全球总病例数 91.3% 和 89.5%。为有效预防、及时控制和消除突发公共卫生事件危害，保障公众身体健康与生命安全，维护正常的社会秩序，国务院于 2003 年 5 月及时制定《突发公共卫生事件应急条例》。这是我国第一部卫生应急法规，标志着突发公共卫生事件的应急管理工作纳入法制化轨道。2003 年 6 月，在抗击“非典”胜利之际，温家宝主持召开专家座谈会，研究加强公共卫生建设促进经济与社会协调发展问题。2003 年 7 月，全国卫生工作会议召开，会上吴仪副总理阐明了新时期公共卫生，提出当前公共卫生是整个社会、全体成员预防疾病和促进身体健康的事业，需要政府、社会、团体和民众广泛参与和共同努力。其内涵与温家宝总理思路定义基本一致，从根本上解决了我国公共卫生体系建设与国际接轨的问题。无论是从法制完善还是公共卫生体系建设都加大了投入，体现了党和国家的重视。公共卫生应急管理就在这样的背景下应运而生。应急管理体系建设工作随之起步，其核心内容简要概括为“一案三制”（应急预案，应急管理体制、机制和法制）。①应急预案。2004 年 3 月，卫生部增设卫生应急办公室，负责全国突发公共卫生事件的应急准备和应急处理协调组织工作。2005 年 1 月，国务院通过《国家突发公共卫生事件总体应急预案》，目的是提高政府保障公共安全和处置突发公共事件的能力，最大限度地预防和减少突发公共事件及其造成的损害，保障公众的生命财产安全，维护国家安全和社会稳定。随后应对自然灾害、事故灾难、公共卫生事件和社会安全事件的四大类二十五件专项应急预案，八十件部门预案陆续发布。2006 年，卫生部正式成立国家突发公共卫生事件专家咨询委员会。到 2007 年 11 月，全国已制订各级各类应急预案一百三十多万件。全国基本形成“纵向到底、横向到边”的应急预案体系。②应急管理体制。自 2003 年以来，依托于政府办公厅（室）的应急办发挥枢纽作用，初步确立若干个议事协调机构与联席会议制度的综合协调的应急管理新体制。2006 年 6 月，《国务院关于全面加强应急管理工作的意见》提出，要“健全分类管理、分级负责、条块结合、属地为主”的应急管理体制，落实党委领导下的行政领导责任制，加强应急管理机构和应急救援队伍建设。2007 年 11 月 1 日开始施行的《中华人民共和国突发事件应对法》明确规定，国家建立“统一领导、综合协调、分类管理、分级负责、属地管理”为主的应急管理体制。各部门、各地方也纷纷响应文件精神，设立专门的应急管理机构，如抗震救灾、防汛抗旱、反恐怖和军队系统应急管理等。常规化、制度化和法制化的新型综合协调型应急管理体制，有利于克服过度依赖政治动员所导致的初期反应慢、成本高等问题。③应急管理机制。2006年7月，《国务院关于全面加强应急管理工作的意见》指出，要构建“统一指挥、反应灵敏、协调有序、运转高效”的应急管理机制。自非典结束以来，党中央、国务院和中央军委发布多项涉及监测预警、信息报告、决策指挥、信息发布、恢复重建等多方面应急管理机制建设的文件，如《关于改进和加强国内突发事件新闻发布工作的实施意见》《军队参加抢险救灾条例》《关于开展重大基础设施安全隐患排查工作的通知》。④应急管理法制。在近几年应急管理工作深入总结群众实践经验基础上，制订各级各类应急预案，最终上升为一系列的法律、法规和规章，使突发事件应对工作基本上做到有章可循、有法可依。如2007年通过《突发事件应对法》，是新中国第一部应对各类突发事件的综合性法律，标志着我国规范应对各类突发事件共同行为的基本法律制度确立，为有效实施应急管理提供了更加完备的法律依据和法制保障。国务院等多部门相继制定或修订了《突发公共卫生事件应急条例》《重大动物疫情应急条例》《传染病防治法》等法律法规。基本建立以宪法为依据、以《突发事件应对法》为核心、以相关单项法律法规为配套的应急管理法律体系。整体而言，目前我国卫生应急管理基本形成以政府为核心，社会组织、企事业单位、基层自治组织、公民个人甚至国际社会共同参与的有机体。职能从过去各部门、机构分散管理过渡到集中体系化管理，逐渐以法治为平台，常态应急准备与非常态应急处置相结合，提升了应急管理水平和应急处置效率。在培养专业人才，组建卫生应急专业队伍，强化突发公共卫生事件现场处置能力的过程中，逐渐兴起卫生应急学科、紧急医学救援学科、突发急性传染病防控、中毒、核和辐射等专业。十多年来，我国公共卫生应急取得长足的发展，成功地应对了2003年非典、2005年四川人感染猪链球菌病、2009年甲型H1N1流感大流行、2013年人感染H7N9禽流感疫情、2015年中东呼吸综合征输入疫情，以及人感染H5N1和H5N6高致病性禽流感、鼠疫等多起重大突发急性传染病疫情，尤其经受住2014年西非埃博拉出血热疫情的严峻考验，组织、实施新中国成立以来规模最大、持续时间最长的医疗卫生援外行动，夺取了援非抗疫工作“打胜仗、零感染”和国内疫情防范应对“严防控、零输入”的双重胜利。

随着人口学特征、技术与工业、国际旅行与商业、病原微生物自我适应以及生产生活方式的改变，疾病谱发生根本性改变：新发复发传染病齐头并进，仅《新发传染病与再发传染病》（2010版）记载的新发传染病有二十三种和再发传染病有十七种。慢性病跃居死因顺位之首，全球疾病负担研究显示，1990年至2015年，我国居民慢性病死亡率由856.91/10万下降至635.55/10万（下降25.7%），但心血管疾病、恶性肿瘤及慢阻肺死亡在死因构成中所占比例大幅上升，分别由27.99%、17.58%、15.73%上升至40.63%、24.86%、10.16%。慢性病死亡率总体下降，但死因构成比不断增加。伤害于二十世纪五十年代位居死因顺位第九位，二十世纪七十年代第七位，二十一世纪第五位，成为持续性公共卫生问题。精神卫生形势严峻，患病率高，部分常见精神障碍流行率呈上升趋势。2002年世卫组织公布，精神疾病在中国疾病总负担中排名首位，约占全部疾病负担的17.5%，预计2020年将上升到25%。2007年，我国抑郁症发病率约为2.4%，抑郁症患者已经超过两千六百万。2009年，成人精神疾病总患病率为17.5%。精神分裂症为最突出的精神卫生问题。回顾新中国成立之初的十余年，我国疾病控制工作内容仅以“控制传染病”为主。如今，慢性病、传染病和伤害等防控工作齐头并进，疾病控制工作复杂、任务繁重，公共卫生与预防医学从工作内容、体系到队伍、学科建设也随之变化。

慢性病病因复杂、病程长、健康损失大、社会负担重，国家采取综合防治措施防治。2002年，卫生部心血管病防治研究中心成立，加强心血管病防治的科学研究。中国疾病预防控制中心成立慢病防治中心，全国建立七百二十四个社区慢病综合防治示范区，实践发现，以社区为基础的慢性病预防与控制活动是慢性病防治最经济、有效的措施，如中山市古镇农村社区人群脑卒中的发病率和死亡率分别由1997年的136.9/10万和93.6/10万，下降到2002年的115.8/10万和9.9/10万。2006年，颁布《城市社区卫生服务机构设置和编制标准指导意见》，明确社区承担慢性病筛查和重点慢性病病例管理等职责。2009年，《中共中央国务院关于深化医药卫生体制改革的意见》和《国务院关于印发医药卫生体制改革近期重点实施方案（2009—2011年）的通知》提出，在“重心下沉、关口前移、搞好健康促进”的目标下开展公共卫生工作，加强公共卫生服务，开展高血压、糖尿病患者管理。2012年，《卫生事业发展“十二五”规划》《中国慢性病防治工作规划（2012—2015年）》提出，建立覆盖城乡的慢性病防控体系，构建政府主导、多部门合作的跨部门协调机制，将健康融入各项公共政策的发展战略。国家卫生计生委疾病控制局、全国爱国卫生运动委员会办公室和中国疾病预防控制中心联合发起全民健康生活方式行动，2015年底，全国启动全民健康生活方式行动的县（区）数量达到2507个，占全国县（区）总数的80.9%。2017年，针对慢性病当前86%的死亡率，国务院制定了《中国防治慢性病中长期规划（2017—2020年）》。慢性病在饮食、行为因素控制的同时，发病机制研究发生日新月异的变化，预防医学的传染病流行病学、分子流行病学、遗传流行病学、社会流行病学等新的流行病学分支学科在其中贡献很大的力量。

伤害作为重要公共卫生问题，近些年来受到高度重视。二十世纪八十年代，安徽医科大学和同济医科大学首次开启交通事故流行病学研究先河。1999年，广东汕头召开第一届全国伤害预防与控制学术会议，提出伤害是一个不容忽视的公共卫生问题。卫生部殷大奎副部长在会上作“伤害是一个重要的公共卫生问题”的主题报告。2002年，中国疾病预防控制中心慢病中心成立伤害预防科，负责研究、调查和控制伤害发生、发展。2004年至2005年，中国疾病控制中心以及各地疾病控制中心和暨南大学、汕头大学等院校举办伤害学习培训班二十三期，培养人才四千多人。《社区突发伤害事件应急预案》进一步将突发伤害事件与日常伤害预防结合起来，高度重视社会的伤害监测。2005年，中华预防医学会伤害预防与控制分会适时成立，成为跨部门、跨专业和跨学科的学术团体，使我国伤害控制工作进入新的阶段。2006年，全国三十一个省、自治区、直辖市及五个计划单列市启动医院监测系统。2007年，第四届全国伤害预防与控制学术会议以“预防伤害、促进安全、社会和谐”为主题召开，会上提出了预防的新概念：零级预防，是指通过制定政策、采取措施，防止可能引发重大突发公共卫生事件因子的出现。2010年，中华预防医学会伤害预防与控制分会一届五次常委会给了伤害的操作性定义：经医疗单位诊断为某一类损伤或因损伤请假（休工、休学、休息）一日以上。2013年，为适应伤害预防控制工作的发展和需要，充分发挥各学科专家在伤害预防控制领域的作用、优化整合资源、加强指导，中国疾病控制中心慢性病中心成立伤害预防控制专家委员会，第一届成员共计二十八人。伤害纳入疾病控制内容是我国卫生工作在二十一世纪初期的重大突破。伤害预防控制学科作为预防医学的一门新分支学科，不是凭空产生，而是现阶段伤害控制工作发展的需要，是伤害控制从数量到质量的飞跃，融合了多学科的理论与思想。

精神疾病诊疗负担比例大，精神疾病患者成为社会的弱势群体。无论城市还是农村，一人患病全家致贫现象普遍。2004 年，《关于进一步加强精神卫生工作的指导意见》，将精神卫生工作纳入政府日常行政工作；“重性精神疾病管理治疗项目”列入中央转移支付地方公共卫生项目，为精神卫生工作奠定基础。2006 年，卫生部精神卫生处成立，负责心理健康教育和保健，重视精神卫生及疾病防治。2009 年，开始逐步实施新型医疗卫生改革，重性精神疾病被纳入基本公共卫生服务项目和大病医疗保险，缓解了精神患者带来的家庭经济负担。《重性精神疾病管理治疗工作规范》（2012 年修订）颁布，标志着我国精神卫生从单纯临床精神病学服务进入到公共精神卫生。2012 年，《卫生事业发展“十二五”规划》将精神疾病纳入重大疾病防治内容。2013 年，颁布实施《中华人民共和国精神卫生法》，为加强精神疾病防治工作提供法律依据和保障。近年来，精神卫生机构、法律和防治措施日益健全，精神卫生人才需求增加，鉴于精神卫生工作发展需求，传统流行病学与精神病学、心理学、行为科学和社会学等学科交叉融合而形成流行病学新的分支，即精神卫生流行病学，在于研究精神疾病以及精神健康有关状态在人群中发生、发展的原因和规律；探讨保障、促进人群心理健康的策略和措施，制定预防控制精神疾病、促进精神健康的策略和措施，评价其效果。

此外，国家完善了公共卫生监测系统和信息网络系统，颁发多部疫情处置预案如《全国血吸虫病重大疫情应急处理预案》《全国霍乱监测方案（试行）》《国家鼠疫控制应急预案》《全国血吸虫病监测方案（2014 年版）》等文件，加强了管理急性感染报告系统；开展常规监测和监测点监测，及时发现新病例、识别暴发、确定传染源，以便迅速、高效、科学、有序地采取措施，最大限度降低危害程度；国家组织和实施计划免疫项目与计划，预防和控制严重危害人民健康的鼠疫、霍乱、艾滋病、血吸虫病、病毒性肝炎、结核、性病、地方性氟中毒、疟疾等重大传染病；开展艾滋病“四免一关怀”到“五扩大，六加强”、社区美沙酮维持治疗等重大疾病预防与控制项目；定期全国性高血压、糖尿病、营养状况调查、西部重大地方病和传染病现患调查等公共卫生专题调查，为确定国家疾病防治重点，制定社会和经济发展计划提供公共卫生战略依据；全面确立新型农村合作医疗，实现城乡居民基本医保整合，加强农村公共卫生工作，保障农民医疗水平。

在五大卫生方面，我国职业卫生学从劳动卫生起步、过渡到工业卫生，进入新世纪由于环境等因素的变化形成了今天的职业卫生与职业医学。改革开放加速了工业化的进程，预防劳动者的职业性危害和职业相关疾病，保护我国劳动力资源已经到了刻不容缓的地步。2002 年，实施的《中华人民共和国职业病防治法》，使我国职业卫生工作走向法制化的轨道，从而带来了职业病防治的新机遇。《中共中央国务院关于深化医药卫生体制改革的意见》明确提出，要加强对严重威胁人民健康的职业病等疾病的监测与预防控制。各地区、各有关部门加大工作力度，开展职业病危害源头治理和重点职业病专项整治，规范用人单位职业健康管理和劳动用工管理，严肃查处危害劳动者身体健康和生命安全的违法行为，全社会职业病防治意识逐步增强，大中型企业职业卫生条件有了较大改善，职业病高发势头得到一定遏制。目前，我国劳动力的需求量逐渐增加，农村劳动力不断涌入企业，成为潜在职业健康损害的群体。主要的职业病仍然是肺及呼吸系统、化学中毒等疾病。2008 年，世界劳工组织强调，职业卫生工作者应高度重视职业相关疾病，如行为和身心健康、慢性非特异性呼吸系统疾病和消化性溃疡等，带来的健康危害不容忽视。《2008—2017 全球劳动者健康行动计划》提出：劳动者应有良好的工作环境。职业病治疗、预防、研究的学科体系和遍布全国的防治网络，涵盖了预防医学“三级预防”的不同领域。随着医学模式向多元化发展，除职业性有害因素之外，个人生活方式和社会心理因素等逐渐影响职业生命的质量。当前职业病防治形势依然严峻，既面临传统的尘肺、化学中毒和辐射危害等传统职业病，也面临新技术和新工艺对健康带来新的问题。职业病危害范围广，存在于煤炭、冶金、化工、建材、汽车制造、医药等多种行业；职业病病人数量大，其迟发性和隐匿性特点，每年实际发生的职业病要大于报告数量；尘肺病、职业中毒等职业病发病率居高不下，致残率高，对劳动者健康损害严重；群发性职业病事件时有发生，近几年发生的北京某包装制品业二十人苯中毒一人死亡一人病危、河北省白沟镇箱包加工企业发生苯中毒致六人死亡、浙江温岭市制鞋企业苯中毒四人死亡、河北省高碑店市农民工苯中毒、广东东莞发生八人苯中毒事故、福建省仙游县和安徽省凤阳县农民工矽肺病等，成为影响社会稳定的公共卫生问题。分析其原因：①职业病危害的认识不足，对劳动者健康重视不够，防治主体责任不落实，没有采取有效的综合治理措施，违法作业行为存在；②政府监管薄弱，经济发展的同时，忽视了对劳动者的保护；③防治工作基础比较薄弱。许多工业企业特别是中小企业生产工艺落后，设施、设备简陋，职业病防治管理水平低，投入不足。职业病防治相关法律法规和技术标准不够完善，信息网络不健全，职业病预防、控制技术亟须提高，宣传教育培训力度不够，应急救援能力有待加强。

环境卫生学方面，自然因素和人为因素都可导致生态环境的恶化，从而给人类生命和财产安全带来巨大灾难。环境问题可导致各种规模突发公共卫生事件的暴发，在短期内即可对人类健康、生命安全及生态环境造成严重威胁，也可能对各种生物体和生态环境产生难以估量的远期影响，如二氧化碳排放增加，使得全球气候变暖，出现大批难民生存与安置问题。世卫组织认为，94% 的腹泻、60% 的急性呼吸系统疾病和 25% 的癌症归因于环境因素。环境与健康是人类生活与生存发展的重要问题，良好的环境既是健康生活的基本需求，也是保障健康的重要前提。我国环境卫生，在新中国初期围绕生物因素的控制与检测、改水、改厕等。二十世纪七十年代开始，环境卫生研究化学污染与检测与健康影响，采取防治工业污染、化学污染的措施。二十世纪九十年代之后，环境卫生管理和监督成为环境卫生学研究的重要领域，制定卫生标准，给环境卫生学注入新的内涵。现阶段，我国环境卫生学研究主要在大气污染，尤其是细颗粒物污染、土壤重金属污染、饮用水污染以及电磁辐射的健康效应等领域取得了突出进展。工业化、城镇化的深入推进，资源环境不合理及过度开发、急迫式发展，粗放经济的增长方式，不仅污染负荷增加，也对人群构成威胁，仅 2010 年我国大气污染就造成了一百二十万人的早死和超过两千五百万的伤残调整生命年损失，大气颗粒物污染造成的疾病负担在所有健康风险因素中仅次于“不良饮食结构”“高血压”和“吸烟”之后，位居第四。大气污染所造成的疾病负担、不同大气污染物组分特别是细颗粒物与不同健康结局之间的关联也成为国内环境卫生领域的研究热点。2012 年，新修订的《环境空气质量标准》中纳入 PM2.5 指标。2015 年，全面覆盖所有地级以上城市，这一检测体系的建立也为环境卫生学研究的开展提供了大量数据。全球气候变暖可能使长期冻存的微生物释放，引发大量虫媒传染病的发生，近年来登革热发病率明显上升。水污染是一个重要的公共卫生问题。2015 年，《水污染防治行动计划》要求全面控制污染物排放，加强水环境管理，制定水质量控制指标。土壤中重金属污染对植物生长造成不良影响，还可通过食物链对人群健康产生危害，2015 年，《土壤污染防治行动计划》，重点防治重金属污染。信息时代的来临，城市各种通信设施急剧增加，人群暴露于电磁辐射的机会增加，电磁辐射对健康危害亟待研究。环境卫生学研究自然环境、生活环境与人类健康的关系，充分利用环境有益因素和控制环境有害因素，增进人体健康，提高人群健康水平。环境卫生学的内涵从 1953 年提出的环境卫生学就是研究如何利用现代可学知识和技术，来创造、管理和改善一切有关于人类健康的物质环境，使其合乎卫生要求的科学，是公共卫生设施中重要环节，演变到现在的环境卫生学是研究自然环境和生活环境与人类健康的关系，揭示环境因素对人群健康影响的发生、发展规律，为充分利用环境有利因素和控制环境有害因素提出卫生要求和预防对策，增进人类健康，维护和提高人群健康水平的科学。中国正处于环境与疾病谱不断变更的时期，环境与机体的交互作用对健康带来影响，我们关注自然环境和社会环境因素诱发的机体生理、生化指标、生理功能和形态学变化，将有助于发现环境相关性疾病的早期危害，制定更科学的预防干预措施，保障人类健康和生活质量。这说明了公共卫生与预防医学中的环境卫生学对促进人类健康的重要性。

营养与食品卫生学，从 1982 年的《中华人民共和国食品卫生法（试行）》到 1995 年《中华人民共和国食品卫生法》颁布，再到 2009 年第十一届全国人民代表大会常务委员会第七次会议通过的《中华人民共和国食品安全法》，说明人们对食品卫生和食品安全问题认识的不断深化，从食品卫生提升到食品安全的高度。食品安全不仅直接关系人类的健康生存，还严重影响社会和经济的发展，成为重要的公共卫生问题。2003 年安徽阜阳“大头娃娃”事件、2006 年北京的苏丹红鸭蛋、2008 年河北“三聚氰胺奶粉”等给社会造成巨大损失和形成恶劣的影响。食品安全问题层出不穷，无论是政府还是广大群众都将食品安全问题的重视程度提升到了前所未有的高度。2009 年，卫生部成立第一届国家食品安全风险评估专家委员会。2010 年，卫生部等部委局联合制定《食品安全风险监测管理规定（试行）》和《食品安全风险评估管理规定（试行）》。2011 年，国家食品安全风险评估中心成立，相继颁布《食品中丙烯酰胺的危险性评估》《苏丹红的危险性评估报告》。我国很多食品安全问题很大程度上是人为因素导致的，也反映了我国的食品安全管理仍存在不足，人民的食品安全意识还比较薄弱等，应逐步加大食品安全意识的宣传力度，改善食品消费群体的安全意识，减少食品安全事故的发生。2010 年，卫生部开始进行常规性营养监测，利用功能基因组学技术、蛋白质组学技术以及代谢组学技术等形成营养基因组学来分析膳食与基因的交互作用。国家制定了《中国食物与营养发展纲要（2014—2020 年）》，明确了食物生产和营养发展目标。随着《中国居民膳食指南》的颁布与普及，中国的营养知识水平明显提高，生活质量明显改善，人们逐渐追求讲究健康的生活方式。近几年，我国公共营养更广泛研究营养与行为、精神发育的关系；营养与社会经济发展的关系，如公共营养改进计划与社会费用、公共营养对社会生产力的影响、营养指导方针在社会发展的地位与作用等。我国是世界上拥有健康不良人数最多的国家，食物保障低于正常水平，社会保障制度还不够完善，经济生活的不确定因素较多。因而，面临营养结构不合理和营养改善的双重负担，弱势群体营养不良问题突出等。

学校卫生学，研究对象是正在生长发育和接受教育的学生，他们身心发展尚未成熟，是易受外界环境的影响的社会弱势群体。他们的健康体魄是为祖国和人民服务的基本前提，是民族旺盛生命力的体现。推进他们的健康成长和良好综合素质的培养正是学校卫生主要任务乃至公共卫生的重要责任。公共卫生研究对象是人群，学生这一特殊群体是公共卫生与预防医学尤为关注的。学校是培养儿童青少年健康成长、行为习惯养成的重要场所，关系着他们的综合素质和健康素养的形成。所以，改革开放后，预防医学尤其是学校卫生在儿童少年卫生学科发展健全、学校卫生工作体系完善、学生健康监测及疾病防控机制建立等，为减少儿童青少年常见病如沙眼、龋齿、肥胖、传染病和不良卫生行为做出很大贡献。1985 年至今，教育部等多部门开展全国学生体质与健康调研，检测项目包括身体形态、生理机能、身体素质和健康状况等四个方面的二十四项指标。学生生长发育水平不断提高，儿童青少年体格继续长高长壮、传染病和营养性疾病等控制在低水平，智力水平提高，全面发展的学生比例在增加；青少年疾病谱发生变化，肥胖、超重检出率、代谢异常率持续上升，近视呈现高患病率和低龄化趋势，伤害成为儿童少年的第一死因，儿童青少年的心理健康问题、静坐少动的生活方式、不良饮食习惯和结构、缺少睡眠等增势迅猛。2014 年，城乡男女生肥胖率分别为 28.2 %、20.3 %，16.4 %、12.8 %；七至十二岁学生视力不良检出率为 45.7%，十三至十五岁为 74.4%，十六至十八岁为 83.3%，十九至二十二岁为 86.4%。学校作为人群聚集、接触密切的公共场所，一旦发生传染病，容易造成疫情传播，严重影响学生的身心健康和生活学习，学生作为一个特殊群体，易感性高和免疫力低下，极易成为突发公共卫生事件的对象，如食品安全、禽流感和儿童铅污染等。2012 年，全国报告学校突发公共卫生事件 855 起，占事件总数 70.1%；报告病例 33563 例，占病例总数的 80.2%；报告死亡 18 例，占死亡总数的 6.1%。近些年，儿童少年的健康问题依然严峻，广大学校卫生工作者活跃在儿童青少年卫生保健的工作岗位，为改善学生健康状况，预防与检测学生常见病、传染病做努力，开展疾病预防、科学营养、卫生安全、禁毒控烟的健康教育，建立健全学生体质监测和体检、青少年的营养干预机制和学校卫生行政管理和专业研究网络，不断完善有益于儿童身心发育与健康的政策和策略，推动我国学校卫生学科的科学化发展与进程。

放射卫生是预防医学的一个重要分支。随着我国经济的发展和科技的进步，核与辐射技术在工业、农业、核能、医疗、国防及科学研究等领域的应用日益广泛，产生了巨大的社会和经济效益。然而，核辐射是一把双刃剑，忽视对它的卫生防护，就会损害人体健康，危及人民的生命安全，影响社会安定和相关产业的可持续发展。中国政府一贯高度重视放射卫生工作，将预防放射性危害，保障从业人员和公众的健康权益列为卫生工作的重点之一，不断加强对放射工作单位和放射诊疗机构的卫生监督管理，组织大专院校、科研院所和医疗卫生机构开展放射卫生科学技术研究。进入二十一世纪以来，放射卫生工作在放射性职业病的防治、医用辐射防护及核与辐射事故应急等领域取得了新的进展。放射卫生体系包括放射卫生监督和放射卫生技术支持两大部分。2002 年卫生体制改革之后，卫生监督机构内设放射卫生监督科室，负责放射卫生的监督；疾病预防控制中心、职业病防治院所和部分承担放射工作教育培训、科学研究、监测评价任务的医学院校等提供放射卫生技术支持。中国疾病控制中心将工业卫生实验所更名为辐射防护与核安全医学所（卫生部核事故医学应急中心），成为全国放射医学与辐射防护业务技术指导中心，履行和承担着对国家进行技术支撑，对地方进行技术指导与培训的职责和任务。2003 年，非典暴发促使中央到地方政府加大投入放射防护卫生，逐步完善放射卫生法规、标准体系，对放射卫生监督管理工作起到重要的推动作用。2003

年至 2008 年，卫生部相继发布放射卫生防护标准三十五项，其中国家职业卫生标准三十三项、卫生行业标准两项、强制性标准二十三项、推荐性标准十二项，进一步完善放射卫生防护标准体系，为依法进行放射卫生监督管理、做好核与放射突发事件的医学应急工作提供了及时有力的技术依据。随着放射线技术在多领域广泛应用，核电事业进入快速发展时期，卫生部核事故医学应急中心统一协调，各省级成立核事故和辐射事故卫生应急领导小组，与辐射损伤救治基地、综合医院和专科医院、急救中心、放射卫生机构以及高等院校、科研机构、核工业系统等协调配合，建立健全了我国核和辐射突发事件卫生应急网络，做到有效准备，科学应对核和辐射突发事件。2011 年 3 月 11 日，日本福岛第一核电站爆炸，大量放射性物质外泄。大气层中的放射性物质随着大气环流飘向世界各地，在全球引起核恐慌。鉴于公众对放射性危害的敏感性，卫生部放射卫生防护标准专业委员会近年来加强了对公众照射标准的制、修订工作，现在共有十项，内容涉及食品、水、环境和含放射性消费品等。福岛核事故进一步推动了制、修订进程，2011 年,《食品和饮用水中人工放射性核素通用行动水平》《食品和饮用水中人工放射性核素调查水平》等十项涉及公众照射的新标准通过审查。医学放射工作人员是最大的一支职业性放射工作人员群体；越来越多的受检者与患者所受到的各种医疗照射是最大的人工放射源；医用放射工作场所还涉及周围公众防护与环境安全；医用放射防护成为放射防护领域影响最大的一方面；放射防护卫生的监督管理职责任务的核心从对放射工作单位的放射源管理转向医疗卫生机构的准入和职业人员的健康管理。卫生部放射卫生防护标准专业委员会针对医疗照射已制定并发布二十多项技术标准。2011 年,《医用 X 射线诊断放射防护要求》《正电子发射断层成像设备（PET）质量控制检测规范》等七项涉及医疗照射的新标准通过审查发布实施。2011 年 7 月，苏州大学在原放射医学与公共卫生学院的基础上成立了放射医学与防护学院（前身是 1964 年创建的隶属于原核工业部的苏州医学院放射医学系），使其成为我国高等院校中唯一一所专门从事放射医学与防护人才培养的学院。目前，我国已形成了一支由医学、卫生、物理、化学、生物、电子等多学科背景专业人员组成的放射卫生监督管理和技术服务队伍，在保护公众、职业人员、患者的健康和促进经济发展中发挥了重要作用。

2016 年 8 月 19 至 20 日，全国卫生与健康大会召开，使我国卫生事业进入一个新阶段。习近平同志指出，没有全民健康，就没有全面小康，要把人民健康放在优先发展的战略地位，以普及健康生活、优化健康服务、完善健康保障、建设健康环境、发展健康事业为重点。将全民健康作为建设健康中国的根本目的，立足全人群和全生命的两个着力点，分别解决健康服务的公平可及和系统连续问题。2016 年 10 月 25 日，中共中央、国务院发布《“健康中国 2030”规划纲要》，作为今后十五年推进健康中国建设的行动纲领，其内涵包括：把健康放在优先发展的战略地位；树立大健康、全方位健康观念；健康服务全生命周期，建立覆盖人生命全周期的大健康战略体系；把“创新、协调、绿色、开放、公平”作为发展理念；将“健康融入、共建共享和全民健康”作为战略主题。这是新中国成立以来最全面地表述健康中国的内涵，同时对公共卫生在推进健康中国建设的作用和地位给予高度评价。健康环境建设是第一次作为政府任务提出来，强调深入开展爱国卫生运动，加强影响健康的环境问题的治理，开展大气，水，土壤等污染防治，实施工业污染源全面达标排放计划。《规划纲要》不仅提倡社会主义公益性，提出处于社会主义市场化阶段的卫生服务的很多内容可以走产业化，强调发展健康产业，发展健康服务新业态，积极发展健身休闲运动产业，促进医疗产业发展。同时,《规划》提出深化体制机制的改革、加强健康人力资源建设、推动健康科技创新和建设健康信息化服务体系，是支持与保障健康中国实现的条件。应加强组织领导、营造良好的社会氛围、做好实施监督，强化组织实施。2016年，全球健康促进大会（上海会议）上，国际社会对中国政府健康理念给予了高度评价，认为三十年前《阿拉木图宣言》健康促进大会时是从技术层面上讨论健康促进，而上海健康促进大会已经完成从技术层面到职能层面的转变，转向政府行为推进健康，是对我国卫生事业发展的高度肯定。此外，国家《“十三五”卫生与健康规划》指出，更加注重预防为主健康促进；注重工作重心下移和资源下沉；注重提高服务质量和水平，实现发展方式由治病中心向以健康中心转变，显著提高人民健康水平。并提出五大发展目标：制度体系更加成熟定型。健康融入所有政策取得积极进展。制度服务体系持续完善。满足基本医疗卫生服务和多样化，多层次健康需求疾病防控控制成效显著，成为卫生改革核心。预防为主，关口前移，普及健康生活方式，有效控制健康危险因素消除一批重大疾病，为分级诊疗制度建立提供基础。健康服务模式实现转变，家庭医生签约基本全覆盖，分级诊疗制度基本建立。适度生育水平得到保持。全面两孩政策平稳实施，计划生育服务管理制度较为完整。加强健康教育。为了贯彻指导方针，切实推进健康中国的建设，系列健康中国建设配套文件不断推进。2016年，提出健康城市治理共识宣言，将健康作为所有政策的优先考虑，改善社会、经济和环境等所有健康决定因素，促进社区积极参与，推动卫生和社会服务公平化，开展城市生活、疾病负担和健康决定因素的监测与评估。阐明了健康一生并不单纯是行为因素，健康社会决定因素对健康促进至关重要，是科学、规范推动健康城市建设、村镇建设的基础。2017年，国务院制定《中国防治慢性病中长期规划（2017—2020年）》，以提高人民健康水平为核心，以深化医药卫生体制改革为动力，以控制慢性疾病危险因素、建设健康支持性环境为重点，以健康促进和健康管理为手段，提升全民健康素质，降低高危人群发病风险，提高患者生存质量，减少可预防的慢性病发病、死亡和残疾，实现由以治病为中心向以健康为中心的转变，促进全生命周期健康，提高居民健康期望寿命，为推进健康中国建设奠定坚实基础。遏制慢性病的快速上升趋势和带来的疾病负担和经济损失。

六十余年来，始终贯彻“预防为主”的卫生方针，坚持开展爱国卫生运动，我国公共卫生与预防医学取得辉煌的成就。如今，面对健康中国建设的宏伟目标和诸多的公共卫生挑战，公共卫生与预防医学任重而道远，仍需以政府为主导，全社会共同参与，为实现“两个一百年”的奋斗目标，继续为人民的健康保驾护航。

第三节　中国现代公共卫生与预防医学发展成就

通过一代代公共卫生工作者的努力，中国公共卫生事业取得了卓越的成就，形成了富有中国特色的公共卫生教育体系和学术研究体系，创办了一系列公共卫生与预防医学学术期刊，为公共卫生与预防医学理论与实践知识的传播提供了优质的平台。目前，公共卫生人才高等教育在规模和数量上得到长足发展；中华预防医学会团结全国预防医学工作者，促进公共卫生和预防医学科学、技术的繁荣、发展、普及和提高；在中国预防医学科学院基础上组建的中国疾病预防控制中心，领导各级疾病预防控制中心，在我国公共卫生战线上发挥着中坚力量。

一、公共卫生教育体系

新中国成立后，在苏联医学教育和保健体制的熏陶下，部分高等医学院校开始创建卫生系，使用翻译的苏联教科书开展公共卫生教育。二十世纪八十年代，高等医学教育专业目录将医学分为临床医学、基础医学和预防医学，公共卫生与预防医学成为一门独立的医学学科。改革开放后，公共卫生教育进入大发展时期。公共卫生教育已建立起结构较为完善、层次多元的公共卫生专业人才培养体系，形成具有中国特色的公共卫生教育体制。

（一）公共卫生教育机构

新中国成立初期，面对疾病肆虐、医疗卫生资源匮乏等状况，中央政府要求卫生部门在全国建立卫生保健体系，亟须大量公共卫生人员。1949 年，中国医科大学设立我国第一个卫生学系，后更名公共卫生学院，设环境卫生、妇婴卫生、营养卫生、防疫、工矿卫生、城市卫生、卫生行政、集体卫生和农村卫生九个系。二十世纪五十年代初，医学教育模式全面仿照苏联医学教育模式，独立医学院设置医疗系和卫生系。中国医科大学、山西医学院、北京医学院、上海医学院、山东医学院、四川医学院、江苏医学院、浙江医学院和武汉医学院等九所院校相继建立卫生系。据统计，1953 年全国九所医学院校，华东区占四所，全国公共卫生教师仅三百一十一人。鉴于卫生系师资缺乏、教学设备差、地域分布不合理，1955 年，卫生部根据区域划分将原来的九所医学院校调整为六所，即北京医学院（华北地区，面向全国招生）、上海第一医学院（华东地区）、哈尔滨医科大学（东北地区）、山西医学院（华北地区）、武汉医学院（中南地区）和四川医学院（西南兼西北地区）。在调整过程中，北京和上海卫生系保留不变；中国医科大学卫生专业学生和多数教师调整至哈尔滨医科大学；山东医学院卫生系和浙江医学院卫生系的二百四十七名学生及多数教师调整至武汉医学院，与公共卫生学馆师生合并；山西、江苏、浙江及山东医学院卫生系的部分学生、教师与山西医学院合并，组建新的山西医学院卫生系；浙江医学院卫生系本科二年级及卫生系专修科一年级学生一百六十一名与四川医学院合并，十六名教师调至上海第一医学院、山西医学院、中国医科大学等其他医学院校。除这六所高等院校设有卫生系外，部分中等卫生学院也开设卫生专业课程。由于各校体制不同，公共卫生学系、公共卫生学科或公共卫生馆称呼不一。

“大跃进”时期，在中央政府《关于教育工作方针的指示》的指导下，各校制定跃进计划，追求高速度、高指标，纷纷建立卫生系。1955 年，撤销卫生系的江苏医学院、浙江医学院等院校恢复卫生系建制。据统计，1958 年至 1962 年，除原六所高等院校的老卫生系外，山东、江苏和沈阳等十七个省、市医学院校先后建立或筹建卫生系。1961 年，教育部颁布《教育部直属高等学校暂行工作条例（草案）》（简称“高教六十条”）对教育进行整顿，新建的十七所卫生系由于教师和物资短缺、办学条件差，先后下马或缓建，最终只保留原来的六所卫生系。

1966 年 8 月 8 日，中共八届十中全会通过《关于无产阶级文化大革命的决定》（即“十六条”）提出：“改革旧的教育制度，改革旧的教学方针和方法，是这场无产阶级文化大革命的一个极其重要的任务。”“文化大革命”首先冲击教育系统，医学教育在所难免。卫生工作领导受到人为篡改，教育事业和卫生工作取得的成就均被否定。1966 年至 1970 年，原六所院校的卫生系被迫停办，甚至遭到破坏。1970年，中共中央批转《北京大学、清华大学关于招生（试点）的请示报告》，高等学校开始招生，恢复授课。期间，虽然对是否要办卫生专业一直存有争议，安徽医学院和广西医学院等院校仍筹办了卫生专业。

改革开放以后，利用世行贷款，进行公共卫生教育改革，卫生系的数量逐步增加。1977年至1984年，除原六所老医学院校设立卫生系外，安徽医学院、山东医学院、广西医学院、新疆医学院和河南医学院等二十一所大专院校陆续建立卫生系。卫生系组织结构趋于完善，教研室设置类型不断增加，除流行病学教研室、环境卫生学教研室、营养与食品卫生学教研室、儿少卫生学教研室、劳动卫生学教研室、卫生统计学教研室、卫生系教研室和卫生化学教研室外，部分学校还设置卫生毒理、卫生检验和放射防护等教研室。全国中等卫生学校达四百九十所，部分卫生学校设有公共卫生、卫生检验和妇幼卫生等专业，其中设有一至三个预防医学相关专业的卫生学校有二百二十一所。各医学院校预防医学相关专业总计年招生数达2653人，卫生专业本科招生有1612人，与1954年招生数的813人相比，几乎翻了一番。

1985年后，北京医科大学、北京协和医学院、哈尔滨医科大学、华西医科大学（即四川医学院）、中山医学院、同济医科大学（即武汉医学院）和上海第一医学院（即现在的复旦大学医学院）将卫生系发展成公共卫生学院。至1989年12月，全国共有七所公共卫生学院和二十九个卫生系。1993年，我国医学院校的公共卫生学院（或预防医学系）已从二十世纪五十年代的六所发展为三十六所，六十九所中等专业学校设立公共卫生或卫生检验专业。部分医学院校开办成人高等专科卫生管理专业和公共卫生专业，提供更多培养公共卫生人才的途径。二十世纪九十年代，高等医学院校进行教育改革，如院校间的合并、学科专业合并与调整、教学内容和方法改革等。近十年改革后，许多独立的高等医学院校与综合性大学合并，如上海医科大学与复旦大学合并、北京医科大学与北京大学合并、华西医科大学与四川大学合并等。

2003年，传染性非典型肺炎暴发，冲击了国内公共卫生体系，敲响公共卫生建设与完善的警钟，引起党和国家的高度重视。医药卫生事业，尤其是公共卫生体系的建设投入大大加强。在政府支持下，部分医学院校加强公共卫生教育建设，开设公共卫生相关专业，如济宁医学院增设医学检验（卫生检验方向）专业、新乡医学院和上海交通大学开始招收预防医学本科专业等。2008年，除军队医学院校外，全国高等院校（不含台湾地区高等院校）设立的公共卫生学院（预防医学系）近七十个。2002年至2008年，二十四所医科院校提供公共卫生硕士（MPH，应用型研究生）教育项目，年招生数约一千四百人。

2011年，我国公共卫生学院和预防医学院系已由1989年的三十六所发展到八十三所（包括香港大学公共卫生学院和香港中文大学医学院公共卫生及基层医疗学院），各院校公共卫生学院规模不断扩大，公共卫生与预防医学的人才培养层次日渐多元化。至2016年，全国有九十三所院校开设五年制的预防医学专业本科教育，五十三所开展公共卫生与预防医学硕士教育，十三所开展博士教育。

（二）公共卫生人才

旧中国，公共卫生教育处于初步发展阶段，最初公共卫生行政机构隶属于警察厅（警察署），卫生属于警察业务之一，而非专业的公共卫生人员。部分公共卫生学家在教学实践中，为早期公共卫生建设培养了一批公共卫生人才。

1915 年，伍连德和颜福庆等人共同发起建立中华医学会，通过举办学术活动，编印医学杂志和书籍普及公共卫生预防保健知识，提高了医药卫生人员的业务水平。1927 年，颜福庆教授参与创办第四中山大学医学院（1932 年更名为上海医学院），建校之初组建了公共卫生科，亲自主持教学，还组织创建吴淞卫生所，供公共卫生专业学生实习。1929 年，陈志潜教授在著名教育家陶行知创办的南京晓庄师范学院卫生系任教，编写我国第一部《农民知识讲义》教材，为我国公共卫生教育和农村社区保健建设做出巨大贡献。九一八事变后，陈志潜教授参与博士下乡提供卫生服务事业，主管实验区的卫生和教育，对卫生人员及农民进行宣传教育、普及卫生知识。

1949 年初，卫生人员和卫生技术人员仅有 54.10 万人和 50.50 万人。新中国成立后，医学教育模式开始仿照苏联教学模式，通过学校、培训班等多种形式开展公共卫生教育，培养公共卫生人员和公共卫生干部。1957 年，全国公共卫生西医师人数由 1952 年的 532 人增至 2132 人，翻了四倍，仍只占全国分科西医师总人数的 2.9%，公共卫生人才依然匮乏。

1958 年至 1961 年，许多地方卫生防疫站、专科防治所与医疗保健机构、卫生行政机构合并，多数防疫机构工作停顿，卫生防疫专业人员流失。1962 年，党中央提出“调整、巩固、充实、提高”八字方针。卫生部于 1964 年颁发《卫生防疫站工作试行条例》，规定卫生防疫站组织机构设置人员编制，增加培养人数，加强卫生人员培养。1965 年底，全国卫生防疫站有卫生技术人员、中西医师（士）、护师（士）共 77179 人，其中卫生技术人员达 63879 人，平均每个防疫站有十八九个卫生技术人员。

“文革”初期，卫生防疫体系遭到严重破坏，卫生防疫人员或改行或被下放，卫生防疫工作停顿。1972 年，国务院发布《健全卫生防疫工作的通知》，开始恢复部分卫生防疫站。1975 年，全国卫生防疫机构有卫生防疫人员 93025 人，其中卫生技术人员数有 71746 人，平均每所、站卫生技术人员数有近二十人。公共卫生人才逐渐恢复培养，卫生防疫人员数、卫生技术人员数及每所、站卫生技术人员数较 1965 年均有所增加。

1978 年 6 月，卫生部召开预防医学专家和卫生防疫站站长座谈会，对加强卫生防疫、预防医学科学研究和干部培训等进行探讨。1979 年，卫生部颁布《全国卫生防疫站工作条例》，把卫生防疫人员分为高、中和初三个等级，对各级工作人员提出要求，如高级卫生防疫人员要加强基础理论学习，掌握专业业务知识及技术操作，学习一到两门外文及现代预防医学理论和先进技术，能够解决工作中的疑难问题等。1980 年 7 月，《各级卫生防疫站组织编制规定》颁布，对各级卫生防疫站的卫生技术人员数量和高、中、初三级的卫生人员比例进行规定，要求以全省（自治区）为单位，卫生防疫站的人员数按全民所有制医药卫生人员总数的 7% 定编，不准向卫生防疫站安排非公共卫生专业人员任职。

据统计，1985 年，全国卫生防疫、防治机构有卫生技术人员 151710 人，中、西医师（士）较 1965 年增加近 1.5 倍，平均每所（站）的卫生技术人员数由 1965 年的十八九个人增至近三十人。据对全国县级卫生防疫站卫生防疫人员的基本情况调查发现，35% 的工作人员没有接受过医学或公共卫生专业教育。1988 年底，全国有 206058 名卫生技术人员从事卫生防治、防病和监督等工作，占卫生技术人员总数的 8.18%，平均每位技术人员将为 5943 人提供卫生服务。全国三十个省、自治区、直辖市各级卫生防疫站人员的学历情况调查结果显示，大专及以上学历的卫生防疫人员占 17.2%（公共卫生专业者仅占 6.99%）；无学历者占 36.2%；

大多数公共卫生人员为中专学历；有学历的卫生防疫人员中毕业于卫生专业者仅占40%；省、市级防疫机构拥有高学历卫生人员数远多于县级防疫机构，学历分布不均衡。调查全国各级卫生防疫站的7773名站级领导的结果显示，大专及以上学历人数占41.90%，其中研究生学历者仅占0.08%；仅有33.28%的领导具有公共卫生教育背景，而多数领导却未接受管理学科训练。1996年，全国防疫队伍中研究生学历人数占0.2%，本科生学历人数占11.4%，大专学历人数占21.0%，中专学历人数占55.0%，其余12.4%的人员为无学历者。

1997年，中共中央、国务院颁布《关于卫生改革与发展的决定》，指出重点建设德才兼备的专业卫生防治队伍和职业化的管理队伍。2000年，卫生人员已超过559万人；卫生防治机构人员达283868人，其中卫生技术人员有219532人，平均每所、站人员数为48.1人，较1995年有所增加。

非典后，全国卫生工作会议强调公共卫生的重要性，要求加强培养高素质的公共卫生管理和技术人才。2009年，《中共中央、国务院关于深化医药卫生体制改革的意见》强调，公共卫生人才在我国卫生防疫工作中的重大作用。在政府支持下，公共卫生人员的数量、质量均有所提高。2012年，公共卫生机构人员总数由2005年的53.3万人增至66.7万人，较2005年增长24.0%，同期每万人口专业公共卫生机构人员从四人增至五人。公共卫生执业（执助）医师中，高等学历人才比例提高，本科学历人员由2005年14.2%增至2012年23.7%，研究生学历人员比例由2005年0.9%增至2012年3.0%，仍以大、中专学历为主，年龄以二十五至五十四岁为主，五十五至五十九岁人员数有所增加。

《2013年我国卫生和计划生育事业发展统计公报》显示，2013年底，专业的公共卫生人员有82.6万人，占卫生人员总数的8.4%。疾病预防控制中心、妇幼保健机构及专科疾病防治院人员数较2012年均有增长；每万人口公共卫生人员数由2012年五人增至六七人。2015年，疾病预防控制中心人员年龄结构较为合理，技术人员以三十五至四十四岁者最多，管理人员以四十五至五十五岁居多；卫生技术人员、其他技术人员及管理人员学历均以大专和本科为主，较2008年有很大进步，研究生比例仍较低；卫生技术人员的技术职称以初、中级职称为主。全国公共卫生执业医师和执业助理医师有23.0万人，执业医师18.8万人，执业助理医师4.2万人；每万人口专业公共卫生机构人员有六七人，一直呈上升趋势；公共卫生人员主要分布在疾病预防控制中心，其次是医疗机构。部分省、市的专业卫生人员仍存在数量、质量不足的问题。

（三）公共卫生教材

新中国成立伊始，公共卫生教材多采用英、美、法、德、日等国外教材和国内专家自编的书籍或讲义，如A. B. Pemcaep编写的《营养卫生学》翻译本，选定为营养卫生学课程教材；1950年，朱云达编写的《公共卫生学教程》，阐述公共卫生定义、公共卫生工作重要性以及新中国公共卫生政策，各论部分详述了新中国成立初期的卫生情况调查研究、卫生教育、妇幼卫生、环境卫生、传染病管理、工业卫生和医药管理七部分；1950年，郭祖超和毕汝刚编写的《公共卫生概要》，增加大量与生命统计相关的内容，选定为中等卫生院校课本、参考书或从事公共卫生工作的人员手册；1952年，王福溢编写的《公共卫生学》（上下册）讲述生命统计、环境卫生、传染病管理、防疫行政、卫生教育、妇幼卫生、学校卫生、工业卫生和农村卫生等内容，供教学使用，由华东医务生活出版社印刷发行。

1954 年至 1955 年间，国内组织翻译出版苏联卫生系教材三种，如苏联马尔捷夫等编写的《苏联公共卫生学》。东北、华北地区医药院校使用后，发现不适合中国国情。1956 年，根据《关于修改高等医学院校教学计划的几项原则规定》和《关于修改教学计划的几点原则意见》文件，开始编写《流行病学》《环境卫生学》《营养及食品卫生学》《劳动卫生与职业病学》《儿少卫生学》和《保健组织学》的高、中等医药院校共用卫生教材。由于学制不同，三年制专科生使用该套教材很难完成。鉴于此，1959 年开始组织编写中等医药院校教材。1959 年 9 月 10 日至 19 日，卫生部在哈尔滨召开全国卫生教育经验交流座谈会，制定医学院校卫生专业的教材编写计划。二十世纪六十年代，保健组织学被砍掉，替换成卫生统计学，并编写卫生统计学教材，这是国内第一次系统地编写预防医学系列教材。

1966 年以前编写的大部分教材被束之高阁，或被遗失。“文革”后期，重新组织人员编写的新教材，但学科内容被拆散，专业课和基础课合并成大杂烩教材，实际内容匮乏。1972 年 10 月 17 日至 18 日，国务院科教组召开教材工作座谈会，讨论教材改革和建设等，旨在解决教材荒芜和质量低下等问题，将协作编写教材列入 1973 年工作计划。1973 年，卫生部决定解放旧教材，删去教材前言部分，改作参考书，库存教材公开发行。1973 年 5 月 23 日至 26 日，在汉口举行卫生专业毛泽东思想教育革命经验交流学习班，讨论办好卫生专业以及加强医学院校（系）预防医学课程等内容，制定教学方案和协作编写教材计划。马列主义、毛泽东思想统帅教材，坚持政治与业务、理论与实践相统一，力求少而精、通俗易懂，易于自学。这一年，各院校共组织五次教材编写会议，探讨各医学专业的教学方案和教材编写计划。由于“四人帮”的极力反对，这五次会议被定性为反对教育革命，卫生专业在内的相关教材编写工作只能搁浅。

1977 年，各高等院校开始恢复招收预防医学专业学生。党中央和国务院十分重视教材建设，邓小平同志指出：“1978 年秋季开课时，大、中、小学都要使用新教材。”1977 年底，卫生部召开高等医药院校教材编写会议，拟定卫生专业教学计划草案、教学大纲及教材编审出版的三年计划。

1978 年，启动了我国本科预防医学专业第一轮规划教材，卫生部组织上海第一医学院（1985 年更名为上海医科大学，现为复旦大学医学院）、武汉医学院、哈尔滨医科大学、山西医学院和四川医学院共同编写全国高等医学院校卫生专业使用的七种教材，包括《流行病学》《卫生统计学》《分析化学》《儿童少年卫生学》《劳动卫生与职业病学》《环境卫生学》《营养与食品卫生学》，奠定了我国本科预防医学专业教育的规范化模式。这些教材于 1981 年全部出版，供“文革”后第一届卫生专业学生使用。由于当时的客观原因，第一版教材以单位名称集体署名，从第二版教材开始个人署名。

随着预防医学专业的发展和人才培养需求的变化，进行了多轮教材的修订与出版工作，并于 1990 年成立了全国高等学校预防医学专业第一届教材评审委员会，至今已是四届。为了满足各院校教学的实际要求，规划教材的品种也随之进一步丰富。第二轮规划教材增加《卫生毒理学基础》《卫生微生物学》，第四轮增加《社会医学》，第五轮增加《卫生事业管理学》《健康教育学》《卫生法规与监督学》《卫生经济学》《卫生信息管理学》《社会医疗保险学》；上轮未修订的《卫生微生物学》也在本轮修订；《卫生统计学》《社会医学》《卫生事业管理学》《健康教育学》《卫生经济学》《卫生信息管理学》为与卫生管理专业共用教材；《劳动卫生与职业病学》更名为《职业卫生与职业医学》。第五套教材十六个品种中,《流行病学》与《卫生化学》获教育部 2002 年全国普通高等学校优秀教材一等奖,《社会医学》获教育部 2002 年全国普通高等学校优秀教材二等奖,《健康教育学》为普通高等教育“十五”国家级规划教材,《卫生统计学》和《流行病学》教材首次配套光盘，使教材由平面纸质载体走向立体化和信息化。第六轮、第七轮延续了十六种理论教材的框架。第八轮教材增加《公共卫生与预防医学导论》，同时出版了《公共卫生发展简史》，有助于学生了解学科历史，熟悉学科设置，明确研究方向，为专业课程的学习奠定基础。由此，经过三十余年的不断完善和补充，基本形成了一套完整、科学的教材体系。

2013 年以来，教育部建立“国家级精品资源共享课”，公共卫生与预防医学相关课程如华中科技大学《环境卫生学》、安徽医科大学《流行病学》课程等入选。大规模网络开放课程——慕课（Massive Open Online Course，MOOC）是新近涌现出来的一种在线课程开发模式,《流行病学基础》《软件包在流行病学研究中的应用》和《身边的营养学》等成为医学方面首批课程。以慕课为代表的新型在线教育模式，不仅完善了公共卫生教育形式，更为学习者提供了优质的教学资源。

（四）公共卫生教育

新中国成立初期，我国的卫生教育以中等教育为主；二十世纪五十年代中期，卫生教育“以发展高等教育为主”；二十世纪八十年代末，开创应用型硕士研究生培养，加强应用性研究；二十一世纪以来，高层次公共卫生与预防医学人才的培养规模逐步扩大；非学历预防医学教育也得到重视。

1. 中等预防医学教育

1950 年，第一届全国卫生会议指出“在医学教育中我们所提出的高、中、初三级制……认为目前最应迫切着手进行的是中级教育，这是目前医务教育的中心环节。”卫生教育以中级教育为重点，主要培养卫生医士。各卫生学校先后开设公共卫生、妇幼卫生和卫生统计等专业，培养中级卫生技术人员，实行考试入学制度，学制一般为四年，主要招收初级中学毕业生或同等学力者，未统一规定入学年龄。教学内容主要是理论教学、生产劳动、实验和实习课等，主要课程有政治课、普通课、专业基础课和专业课。

1954 年，我国预防医学教育借鉴苏联办学经验进行教学改革，卫生部颁发卫生医士、检验士试行教学计划，规定中等医药学校招生对象主要是初中毕业水平的学生；学制定为三年，部分地区可根据本地实际情况进行调整，但最少不低于两年。随后，卫生部进一步修订了教学计划，增加专业课时，减少部分不太相关的课程，并扩增“值班实习”的教学方式。同年 11 月,《中等专业学校章程》发布，规定学生学习成绩和操行等级以五级分制进行评定；学习成绩主要包括平时成绩、考查和考试成绩；实验和实习采用五级记分制评定；操行采用甲、乙、丙等级评定。1957 年后，五级分制更改为百分制。

“大跃进”期间，各地兴办大量中级卫生学校，但多数学校师资、设备和经费等匮乏，专业设置和培养目标缺乏经验，新置专业不合理，学制一至四年参差不齐，不符合中级卫生学校要求，教学质量达不到培养标准。1961 年，根据教育系统“压缩规模，精减人员，合理布局，提高质量”的精神，全国中等医药学校进行调整，取消或合并部分条件较差的学校，减少招生数。1963 年，教育部发布《关于改进中等专业学校招生工作和毕业生分配工作的意见》,

规定中等医学校除招收初中毕业生外，采取人民公社保送与考试相结合的办法来招收有过生产劳动锻炼的初中毕业生和同等学力青年，为人民公社培养了一大批公共卫生人才。同年，卫生部召开中等医学教育工作座谈会，决定把卫生医士学制延长至四年，制定相应的卫生医士教学计划，编写、修订教学大纲、教材，明确卫生医士等专业的培养目标，使中等医学教育逐步规范化。

“文化大革命”期间，大多数中等卫生学校被取消，部分学校连续四至六年没有招生。直到 1973 年，部分学校开始恢复招生，“群众推荐”制代替考试招生制，但招生数较少，如江苏省 1973 年至 1975 年，全省年均仅招一千三百至一千五百人。粉碎“四人帮”后，首先恢复各地中等卫生学校。1978 年，国务院批转教育部《关于 1978 年中等专业学校招生工作的意见》，指出中等专业学校招收年龄在十八岁左右的应届初中毕业生和具有初中毕业生文化程度的工人和农民，上山下乡、回乡知青，卫生医士专业学制改为三年；可招收年龄在二十二周岁以内并具有高中毕业文化程度的工人和农民、上山下乡及回乡知识青年，学业年限可适当缩短；也可招收有实践经验的赤脚医生，年龄不超过二十五周岁，考试、政治审查及体检合格后，方可入学。1979 年，中等专业学校面向高中毕业生招生，学制一般为两年，从学业和操行两方面考核学生成绩，结合平时考试、考查成绩，采用百分制或按优秀、良好、及格、不及格进行评定。

1983 年，卫生部颁发经修订的中等卫校十三个专业的教学计划，卫生专业招收初中毕业生或高中毕业生，学制为四年。1985 年后，允许各省、市学校结合实际情况自主制定教学计划，如上海市教育局印发《关于调整、理顺本市中专学制的几点意见》提出从 1985 年秋季开始，招收高中毕业生的医学专业学制由三年修改为两年。1986 年，国家教委印发《关于制定和修订全日制普通中等专业学校（四年制）教学计划的意见（试行）》，规定医科专业实习时间为三十至五十周，并改革考试办法，如实验为主的课程，实验单独考核成绩，四学年中至少有四门实验考察成绩列入学生成绩册。

1992 年至 1994 年，卫生部对卫生医士（预防医学）、妇幼卫生（妇幼卫生）和卫生检验士（卫生检验）教学计划、教学大纲进行修订。妇幼卫生、预防医学等预防类专业主要招收初中毕业生，学制仍为四年；招收的高中毕业生，学制定为两年或两年半；教学学习、毕业实习的周学时数分别纳入教学计划和实践教学的总学时数，利于全面认识和分析各教学环节之间的关系；周学时数控制在二十八学时（含选修课）之内，给学生更多自主学习时间。预防类专业强化了社区医学的教育和实习，重点专业课技能笔试考核改为技能考试。

2000 年 9 月，教育部颁布《中等职业学校专业目录》，将社区医学、预防医学及妇幼卫生专业予以取消。少数地区可按《中等职业学校专业设置管理的原则意见》，制订中等专业医学人才的需求计划。

以发展卫生医士、妇幼医士及助产士为主的中等卫生学校，是培养防治兼备卫生人才的重要基地。中等预防医学教育是建国初期结合实际情况发展起来的具有中国特色的教育模式，为公共卫生事业的建设培养一大批公共卫生人才。

2. 高等预防医学教育

（1）本科教育

新中国成立初期，高等医学教育的任务是在教育、卫生工作方针指导下，培养德、智、体全面发展的高级医药卫生人才。1950 年，第一届全国高等教育会议确定高等教育的改革方向。高级中学或同等层次学校毕业生或同等学力且满十七周岁的学生通过入学考试和体检合格后，方可进入高等医学学校学习；高等医学教育采取“分科重点制”，把课程分为主科、辅科，确定公共卫生学科为四学年（包括实习）；每学期实际授课时间满十七周，学生每周实际学习时间以四十四小时为标准，最多不得超过五十小时。《关于实施高等学校课程改革的决定》提出，学生在校期间进行平时考试、学期考试及毕业考试，课程修业期满，成绩及格者可颁发毕业证书。

1951年至1953年，卫生部在北京、山东和上海等地的医学院校开办卫生专业高级师资班，培训一批高水平的卫生专业教师，为卫生课程的教学准备了师资力量。1952年，对四十四所医学院校进行院系调整，把医学院从综合性大学独立出来，把医学教育专业设置为医疗、卫生等五种。1953年起，全面借鉴苏联教育经验，部分高等医学院校增设公共卫生医士专业。1954年，第一届全国高等医学院校教育会议召开，把第一届全国卫生会议制定的“以发展中级医学教育为主”的方针改变为“以发展高等教育为主”，确定从1955年起卫生专业的学制由四年改为五年。这时期的高等医学教育以苏联医学教育模式为蓝本，改革教学制度、教育内容和教学组织等。新制定的教学计划将马列主义基础列为考试科目，增加专业课的比重；把实习时数扩大到教学内容总时数的50%以上，增加学生的复习时间，实行新的考试、考查方法；参照苏联凯洛夫《教育学》的教学方法，以教为主，重视教师课堂的讲授效果。

1958年至1960年，“教育大革命”。医学院校盲目扩增，纷纷成立卫生系，师资、设备等不足，使培育的学生质量不高，专业的公共卫生人才所学理论与实践相分离。鉴于此，相关部门及时制定《卫生系和卫生防疫站协作办法（草案）》，形成中国公共卫生防疫现场与理论教学相结合的雏形。1961年，卫生部召开全国高等医学教育会议，总结自1958年以来高等医学教育改革的经验教训，纠正发展过快、忽视教学质量等错误倾向，提出稳定并不能随意改动教学任务、教学计划、教学大纲和教材等，强化基础理论和学术活动等要求。1962年9月4日，卫生部决定将卫生专业学制调整为六年。1955年至1966年，卫生专业教育总体处于稳定发展状态。期间召开几次全国性卫生专业教育座谈会，确定了专业设置、教学大纲和教学计划，招生人数增加，学制有所延长，预防医学教育体系初步形成。

“文革”期间，刚有起色的预防医学教育又进入低谷。1973年以后，部分省、市因卫生保健人员缺乏，在少数医学院校增设卫生专业招收学生。废除文化考试，采取“群众推荐”招生制，主要培养具有初中文化水平的工农兵学员。课程以阶级斗争为主，学习期间大量时间用于政治劳动，业务教学安排较少，对原教学计划和教材进行了压缩和删改，导致教学质量达不到基本要求，但这一时期也培养了一批卫生专业人才。1977年，高考恢复招生，各省高等院校积极恢复卫生专业建设，一批高等医学院校重建了卫生系。国务院批转教育部《关于一九七七年高等学校招生工作的意见》，对卫生专业招生对象做出规定。1980年，全国高等医学教育工作会议召开，提出学校根据实际情况和特点可以适当改动教学计划、教学大纲、课程设置、教学方法和教材选用等。

1984年，受卫生部委托，中华医学会医学教育专业委员会以“努力摸索出适合国情的公共卫生教育的路子”为主题，召开公共卫生专业教育学术研讨会。北京医学院卫生系（1985年更名为北京医科大学公共卫生学院）及兄弟院校代表根据公共卫生专业教学要求和目前状况制定培养方案，确定培养目标、培养方式、课程和学制设置等内容。卫生专业教学目的是让学生经过系统训练，最终具有预防医学思想、扎实理论基础和足够知识面等。课程设置力求打破传统三段式教学体系，增设能将基础、临床与专业课程三方面结合起来的课程；专业课教学时间由一年增加至一年半至两年，周学时数定为二十二至二十四周；教学尽可能为学生提供实验室操作及现场参观工作的机会，培养学生独立思考和独立工作能力；成绩考核采用学分制，分为必修和选修课，两类课程学分比为二比一或三比一；基础、临床与卫生专业教学时间比例为二比一比二；学制设为五年，合格后授予公共卫生学士学位。

1986 年 11 月，国家教委高教二司在成都召开“全国高等医学教育学制改革专题讨论会”，决定预防医师的应用型人才培养采用五年制。1988 年，《全国普通高等学校医药本科专业目录》颁布，确定预防医学类下设四个专业，即预防医学专业、卫生检验专业、营养与食品卫生专业和环境医学专业，另试办专业有妇幼卫生、卫生经济和卫生统计等。1997 年，《中共中央、国务院关于卫生改革与发展的决定》提出“深化高等医学教育改革，提高教育质量和办学效益，完善研究生培养和学位制度以及继续教育制度”。

1998 年，青海医学院在 1982 年开设的鼠疫防治学专业的基础上，增设预防医学（地方病防治专业方向），这是目前我国开设的唯一的地方病防治本科专业，是国家教育部批准建设的特色专业，拥有全国唯一的鼠疫菌种专业实验室。主要培养具备预防医学、地方病防治专业知识，可从事鼠疫等烈性传染病和各类地方病控制与防治工作的专业人才。

为适应二十一世纪社会经济、医学模式和疾病谱等的变化，部分医学院校结合实际情况对预防医学专业课程进行了改革。1995 年至 2001 年，哈尔滨医科大学公共卫生学院将培养目标由培养单纯卫生防疫技术人才转向培养预防、保健和监督执法专业技术与行政管理并举的复合型人才，删除预防医学专业教学大纲中过时或陈旧内容，增加当代预防医学发展的新理论、新技术、新知识和新方法。

2001 年，卫生部和教育部共同组织制定《中国医学教育改革和发展纲要（2001—2015）》，提出 2005 年的目标是扩大高等医学教育，积极开展毕业后教育，培养公共卫生人才实践能力，同时建立完善公共卫生专业学位制度，形成医学学位和科学学位并存的医学学位体系；2015 年的目标是普通医学院校本专科和研究生招生规模进一步扩大，中等医学教育规模大幅度压缩；调整各层次医学教育招生规模所占比例，本专科教育（含高等职业技术教育）提高到 60%，研究生教育提高到 12%，中等教育减少到 28%；建立起层次和专业布局合理、规模适当、开放的医学教育体系，实现医学教育现代化等。

2003 年，非典的流行进一步促使预防医学教育改革。各高等院校与疾病预防控制中心紧密联系，大力改革公共卫生人才培养方案，加强公共卫生实践能力培养，从公共卫生教育理念、培养方案、课程设置、教学内容、教学方法及学习考核等多方面推进卫生教育的改革，满足公共卫生人才培养的新要求。

2012 年，教育部再次调整本科专业目录，将卫生检验专业调整至医学技术类，并更名为卫生检验与检疫专业，学制为四年，毕业后授予理学学士学位。各校根据自身实际实行四至五年的弹性学习年限。由于教育部对卫生检验专业进行多次调整，多年来，该专业在专业类别、学制、学位等方面在各高校之间存在一定差异。到 2013 年底，教育部统一规定预防医学专业学制为五年，达到学业要求后，授予医学学士学位。遵照学生个性化培养原则，部分院校实行五至七年的弹性学习制度。学生主要学习基础医学、临床医学、预防医学等学科理论知识，接受医学研究设计与统计分析、卫生检测技术、疾病预防控制技术等基本方法训练，具备传染病与职业病控制、环境卫生与食品卫生监测与监督、卫生管理等工作的基本能力。另外，有六十余所高校举办卫生检验专业或预防医学专业的卫生检验方向。

截至2016年底，全国有九十三所高校开设五年制的预防医学专业本科教育，五年四段式本科教育是我国公共卫生教育的主体，即：第一段主要进行大学公共基础课程教育，第二段为基础医学课程教育，第三段进行临床医学教育，第四段进行公共卫生专业教育，毕业后授予医学学士学位。大部分高校以基础医学、临床医学、预防医学为主干学科。核心课程通常包括：流行病学、卫生统计学、健康教育学、职业卫生学、环境卫生学、营养与食品卫生学、卫生事业管理、卫生毒理学、儿童少年卫生学和妇女保健学。

（2）研究生教育

二十世纪五十年代，上海医学院开始招收公共卫生专业研究生，“文革”期间停止招生。1978年，预防医学专业研究生教育恢复招生，开始培养预防医学专业的硕、博士研究生，同济医学院（即华中科技大学同济医学院公共卫生学院）培养了我国首批公共卫生与预防医学专业硕士及博士。1989年，中国预防医学科学院、协和医科大学和北京医科大学共同创立协和公共卫生学院（联合公共卫生学院），该学院以在职人员为招生对象（不招本科生），进行应用型硕士研究生培养。学生经两年半的研究生课程学习，并完成毕业论文，方可取得硕士学位；学习期间保留原单位职务、工资，毕业后返回派出单位工作。其培养目标是培育对中国公共卫生实际工作有深刻理解，有制定政策与规划并参与卫生事业管理，具备发现、解决实际工作难题能力的复合型公共卫生人才。

公共卫生由早期控制、消灭传染病向现代卫生保健、大卫生观念转变，仅培养具有科研和教学能力的学术型公共卫生人才难以满足社会需求。二十世纪九十年代，同济医科大学加强公共卫生研究生公共课程的教学，除卫生统计学、高等数学等课程外，还开设社会医学、信息学等课程；为提高研究生工作能力，提出研究生参加教学实践和现场实践基本要求，同时加强应用性研究，使理论与实践紧密结合。1996年，原卫生部推广协和公共卫生学院创办经验，批准北京医科大学、上海第一医学院及华西医科大学公共卫生学院建立类似的在职硕士研究生项目，当年即开始招生。这类研究生培养理念强调理论联系实际，重视现场教学，学生能熟知、感性认识卫生实际工作情况，增加发现、分析及宏观思考问题的能力。

二十世纪九十年代末，传统高等教育存在部门办学、分科太细、知识更新和继续教育成效不大等不足，教育管理部门对高等教育专业目录进行调整和数量压缩，公共卫生教育相关专业仅保留了预防医学专业。学校合并、专业压缩、毕业生供需矛盾，使公共卫生教育面临前所未有的困难。同时，也为预防医学专业学生的培养创造了机会。部分名校公共卫生学院把重点放在高学位（硕士以上）的公共卫生和预防医学人才培养上，加快了高层次公共卫生与预防医学人才的培养。

进入二十一世纪，公共卫生教育迎来发展的契机，预防医学教育在培养目标、课程体系、教学方式等方面需逐步实现现代化与国际化。现代医学和卫生保健对预防医学教育提出新要求，培养目标需加强高层次预防医学人才培养；专业课程设置增加人文和跨学科课程，如心理学、卫生法学等；教师不再局限于拥有医学背景，可以来自医学相关的其他学科，加强预防医学与其他学科的相互渗透。2000年，原卫生部组织论证并通过《公共卫生专业学位培养方案》。2001年，国务院学位办制定《公共卫生硕士专业学位试行办法》，确定设立公共卫生硕士专业学位（Master of Public Health，MPH），完善和改进我国医学学位制度，促培养高素质、高层次的公共卫生应用型专门人才。2002年，国务院学位委员会批准北京大学等二十二所院校以在职攻读形式招收公共卫生硕士。2003年，国务院学位委员颁布《公共卫生硕士专业学位指导性培养方案》，安徽医科大学、郑州大学等二十四所院校先后获批为在职公共卫生硕士培养单位。

2005年12月，在全国公共卫生硕士专业学位专题研讨会上，全国医学专业学位研究生教育指导委员会对考试科目和专业方向等做出修订：卫生事业管理、流行病与卫生统计考试科目分别改为社会医学原理、流行病学基础；专业学科设置卫生事业管理、疾病预防与控制、卫生学与卫生执法监督、妇儿保健与人口健康、社区卫生与健康教育和临床评价六个专业。

为解决高层次应用型人才的迫切需求，推动研究生教育从培养学术型人才为主向以培养应用型人才为主的模式转变。2009年，教育部首次批准以招收应届本科生为主的全日制专业学位研究生，增列北京协和医学院等二十所院校为公共卫生硕士专业学位授权单位。2010年，正式招收第一批全日制公共卫生硕士，公共卫生硕士研究生教育进入新时期。教育部下发《关于实施专业学位研究生教育综合改革试点工作的指导意见》，开始启动专业学位硕士研究生教育综合改革试点工作，北京大学公共卫生学院、复旦大学公共卫生学院成为改革试点单位。三年改革周期内，上面两所院校积极转变教育理念，创新培养模式，改革管理体制，注重专业学位实践性特点，在双导师制、基地建设、保障制度建设和培养规范上做了积极探索。公共卫生硕士是医学唯一的专业学位综合改革试点学科。到2014年，全国共有六十所公共卫生硕士培养院校。

2014年6月，国务院学位办发布《关于2014年招收在职人员攻读硕士专业学位工作的通知》，提出“除高级管理人员工商管理硕士（EMBA）外，其他类别的在职人员攻读硕士专业学位招生工作，将以非全日制研究生教育形式纳入国家招生计划和全国硕士研究生统一入学考试。”表明在职攻读公共卫生硕士研究生将转变为非全日制公共卫生硕士研究生，与全日制公共卫生硕士研究生实现招生、培养、学位授予并轨。

（3）现场培训流行病学

2001年10月，为适应疾病控制机构改革的转型和应对公共卫生突发事件的迫切需要，急需培养现场流行病学高级人才，在国家层面组织一支队伍，实施重要公共卫生事件调查，并与国际接轨，参加国际交流与合作。在世卫组织和联合国儿童基金会共同倡导和资助下，卫生部组建了中国现场流行病学培训项目（Chinese Field Epidemiology Training Program，CFETP）。2004年，中美两国政府将现场流行病学培训纳入两国“新发传染病（EID）”合作项目。2010年以来，CFETP在继续做好卫生应急高级人才培养的同时，培训已拓展到慢性病防治、环境卫生等领域，加强公共卫生不同专业领域的现场调查、监测数据分析利用、科学研究、项目评估和科学决策能力，现又专设寄生虫病培训，增加寄生虫病控制和消除的现场调查方法等培训内容。

2015年9月，中美两国在公共卫生与全球卫生安全领域合作达成重要共识，合作成果清单中明确提出“拓展现场流行病学培训项目”。在国家卫生计生委领导和支持下，加强西部地区现场流行病学人才培养和队伍建设，提高西部地区传染病监测防控和突发公共卫生事件现场调查处置能力，为“健康中国”建设和国家“一带一路”倡议的顺利实施发挥卫生保障作用。2016 年 2 月，中国疾病控制中心启动开展“西部地区现场流行病学培训项目”（简称西部地区 FETP），并作为 2016 年中美合作重点工作内容。提高和强化公共卫生机构专业人员以应用流行病学为核心的职业胜任力，全面提升开展公共卫生现场能力。

现场流行病学培训起源于美国 1951 年建立的两年制流行病学情报服务项目，起初以突发卫生事件应急能力培训为主，现已拓展为众多公共卫生领域实用型高级现场流行病学人才培训的旗舰项目。流行病学情报服务项目“干中学”培训模式的科学性和有效性，经世卫组织倡导与推广，该模式已成为全球培养高级现场流行病学人才的通用方法，各国相继成立现场流行病学培训项目，使全球应对公共卫生事件和公共卫生问题的能力大幅提高，逐渐形成全球流行病学培训和公共卫生干预网络。

3. 其他非学历教育

新中国成立之初，为了解决专业人员不足或各类技术人员紧缺的状况，采取“做什么学什么，缺什么补什么”的方针开办进修、培训等形式的继续教育，隶属于在职教育。1950 年 2 月，上海首先开办上海市卫生人员训练所，主要任务是在在职医药卫生人员中培养公共卫生专业人员，满足卫生防疫和妇幼保健事业的需求，培训分为中、高两个层次，设公共卫生、检验、防疫、卫生保健和环境卫生等十多个专业，学制为八个月至一年。短短八个月时间里，上海共开办十三个专业二十四个短期训练班，培养中、高级医药卫生干部一千一百五十一名。除上海外，其他各省、市为防治疾病，各学院校举办各种性质的培训班，如卡介苗培训班，防治血吸虫培训班等，对城乡人们的疾病防治起到一定作用。

1958 年，卫生部起草《建立全国医药师中心进修基地办法（草案）》，卫生防疫人才进修对象主要是省、自治区、直辖市级卫生防疫机构、较大的省和直辖市卫生防疫站和医学院卫生医师、技师。

“文化大革命”初期，继续教育一度停顿。1970 年至 1972 年，陆续开展小规模的继续教育。据统计，1971 年至 1983 年，卫生部主办的各类进修班共培训卫生防疫人员 3734 人，妇幼卫生、计划生育指导人员 1203 人。1980 年 11 月，卫生部召开职工教育工作会议，提出“全员培训、突出重点、统筹规划、分级负责、积极开展、量力而行、形式多样、讲究实效”方针，推动了培训班的全面开展。1980 年至 1984 年，卫生部先后在湖北、江苏、北京和四川等省、市卫生防疫站，建立八个全国性卫生防疫人员培训机构，并设置工作机构。联合国儿童基金会与我国合作，建立卫生防疫站培训中心，仅 1984 年就办了流行病学、统计学和卫生防疫站管理等与预防医学专业相关的培训班十一期，学员达四百人。

1987 年，国务院批转《国家教委关于改革和发展成人教育的规定》。1988 年 3 月，中华预防医学会与北京大学、《健康报》共同向卫生部申请成立“中华预防医学函授学院”，开展公共卫生、营养与食品卫生结业证书班。1988 年 5 月，又开办预防医学、营养与食品卫生专业证书班，长期工作在预防第一线而又没有正规学历的卫生技术人员，通过函授教育达到本专业大专层次的知识水平。之后，全国大多数省市相继成立函授分院、辅导班，与有关院校联合举办成人函授教育班。

1991 年，卫生部公布《继续医学教育暂行规定》。继续医学教育在全国范围内以不同形式开展，如哈尔滨医科大学发挥各学科优势、接受各级卫生防疫机构和科研单位人员来院进修学习，为在职的大专以上学历人员开展短期班，进行卫生法学习班、地方病研究所所长管理班等专项业务学习。继续医学教育主要采取脱产学习、函授学习等办学形式，培养及提高卫生人员及卫生干部的业务水平。1996 年，卫生部继续医学教育委员会成立，主要负责对国家级继续医学教育项目及主办单位等进行审定。

继续医学教育一直受到国家重视。发展至今，继续医学教育包括国家级继续医学教育、省级继续医学教育以及为适应基层卫生专业技术人员培训、卫生突发事件应急培训等的推广项目等形式。1996 年，卫生部颁布《继续医学教育学分授予试行办法》，采取学分制对继续教育进行管理。2006 年，卫生部颁布《继续医学教育学分授予与管理办法》，进一步明确继续教育的对象，并对学分类型也作出明确规定。随着继续教育的发展，继续教育学习形式逐渐多样化。

4. 临床医学专业的公共卫生教育

二十世纪以来，中国医生接下西方公共卫生思想的火种，成为我国公共卫生事业的拓荒者，开展传染病报告、鼠疫预防及宣传、预防接种及死亡登记等公共卫生工作。陈志潜、颜福庆、金宝善、伍连德等临床医学、微生物学等专业出身的教授，纷纷投身于公共卫生教育及科学研究中，成为我国最早一批公共卫生事业的骨干力量。“北平第一卫生事务所”“河北定县农村卫生实验区”“吴淞卫生公所”等公共卫生实践教学，成为我国医学生和护士学生公共卫生实践教育的开端，也是我国公共卫生实践教育的开端。新中国成立初期，参照苏联的医学教育模式，对我国医学教育进行全方位的改革，从医疗系中分离出卫生系，由卫生专业学生接受系统全面的公共卫生教育，成为专业公共卫生人才，开展公共卫生工作。在“预防为主”的卫生工作方针指导下，卫生系兼授临床医学生公共卫生课程，部分未设卫生系的医学院校单独设置公共卫生课程教研室，为医学专业学生授课。早期主要使用苏联教材译本进行教学，主要包括妇幼保健、统计学、卫生教育等内容。嗣后，部分医学院校开始自行编写教材，如 1953 年北京大学医学院自行编写《学习卫生学、保健组织学、流行病学讲义》。卫生系和医疗系的分离，医学任务的细化分工，使得临床专业进行预防医学课程学习所使用的教材大多为卫生专业教材的压缩，教学内容没有针对临床医学专业的培养目标。

二十世纪八十年代，教育部发出“加强对非预防医学专业预防医学教学”的通知。二十世纪九十年代，在“面向二十一世纪高等医学教育改革”中专门设立非预防医学专业预防医学教育教学改革项目。2009 年发布的《中共中央、国务院关于深化医药卫生体制改革的意见》，进一步明确提出要注重预防、治疗、康复三者的结合。各医学院校纷纷响应号召，致力于对临床医学专业预防医学教学的改革，不断地从改革中吸取经验和教训，不断完善预防医学课堂教学和社会实践方式。非预防医学专业预防医学教学，大体上可分为两类模式。一类是以环境卫生、劳动卫生、营养卫生等“三大卫生”和统计方法为主要内容，使用《卫生学》授课，从二十世纪七十年代末至今已经出版至第八版；另一类是以“三大卫生”、统计方法和流行病学为主要内容，使用《预防医学》授课，已经出版至第六版。此外，自 1982 年修订的《五年制医学专业教学计划》把流行病学列为医学专业的独立课程，《流行病学》已经出版至第八版。预防医学教学除理论课和实验课外，还加强临床医学生对传染病防控和突发公共卫生事件处置的训练，使医学生树立预防为主的观念。

我国的公共卫生与预防医学教育是现代医学教育的一个组成部分，并在教学实践中逐步形成了中国公共卫生与预防医学教育的特点。现代公共卫生与预防医学强调“干中学”这一主动学习、终身学习的教育理念。因此，公共卫生教育也需审时度势、吐故纳新，适应健康中国建设的需要，重新明确人才培养目标和定位；探索新的课程内容与课程结构；改革传统教学模式、优化教学方法；加强师资队伍建设、完善师资知识结构；建立规范教学基地、加强实践技能培训；逐步建立完善的教学层次和体系；建立公共卫生卓越医师培养计划。

二、公共卫生学术研究体系

二十世纪五十年代初，为保障人民健康，我国确立预防为主的卫生工作方针。二十世纪六十年代中期，我国基本控制鼠疫、霍乱、性病、丝虫病、麻风病、黑热病、血吸虫病、疟疾和结核病等严重危害人民健康的传染病和寄生虫病，降低了新生儿破伤风和产褥热的发病率和死亡率。“文化大革命”十年，公共卫生合作医疗制度、赤脚医生和两管五改的实施，缓解了农村缺医少药局面，改善了农村人口的健康水平，极大地推动我国农村卫生事业的发展。二十世纪七十年代后期，我国公共卫生体系开始全面恢复和改革发展。国际上，现代医学已经从单纯的生物医学模式转向生物—心理—社会医学模式。这个观念转变要求卫生工作从生理学扩大到心理学、社会学，从单纯的治疗扩大到多因素综合性预防。二十世纪八十年代中后期，我国有近五万个卫生防疫保健机构，四十七万名左右卫生防疫保健工作人员。全国逐渐建立防、治、研和教密切结合的疾病预防保健体系，公共卫生与预防医学作为一门独立的学科，有自己独立的教学、科研、专业队伍和机构、学术理论和成熟的研究方法以及专著和专科学术杂志。

（一）学术研究机构

公共卫生与预防医学相关学术研究机构，是指由政府指导、社会各界支持、自我组织、自我发展的专门从事公共卫生与预防医学学术研究与交流活动的独立的专业性研究院所，是学术研究成建制的单位。二十世纪上半叶，是中国学术史上一个百家争鸣的时代，欧美式的学术机构在我国各地纷纷成立，公共卫生与预防医学领域出现了一个重要的研究机关——中央卫生实验院。1941 年 4 月，行政院卫生署将重庆新桥的卫生实验处与贵阳图云关的公共卫生训练所合并，在重庆建立中央卫生实验院，1946 年迁到南京。

新中国成立后，根据加强医学科学研究工作的决定，将原设南京的中央卫生实验院的大部分研究单位于 1950 年迁来北京，与中央卫生实验院北平分院合并，改建为中央卫生研究院，设立营养学系、微生物学系、药物学系、寄生虫学系和卫生工程学系五个系，资料和病理两个研究室，以及中医药研究所。1956 年，中央卫生研究院与北京协和医学院合并，组建中国医学科学院，成为我国国家级综合性医学科学研究机构和学术中心，承担基础医学、临床医学和预防医学的研究任务。下属的劳动卫生室、环境卫生和环境工程研究室、营养与食品卫生研究室组成中国医学科学院卫生研究所，在防控重大疾病、保障人民健康、推动社会经济发展等方面发挥了重要作用。

“文化大革命”结束后，中国医学科学院卫生研究所解体，下属的三个研究室分别升格为劳动卫生与职业病研究所、环境卫生与卫生工程研究所和营养与食品卫生研究所。尔后，又成立卫生部食品卫生监督检验所和环境卫生监测所。根据科学技术要面向经济建设的方针和加强预防医学、卫生防疫工作的迫切需要，1983 年 12 月 23 日，经国务院批准，将中国医学科学院的卫生研究所、流行病学与微生物学研究所、病毒学研究所、寄生虫病研究所、环境卫生监测站、食品卫生检验所及卫生部工业卫生实验所等七个单位整建制地划出组建中国预防医学中心，成为国家在预防医学方面的科学技术专业机构，直属卫生部领导。其基本任务：一是进行预防医学的技术理论和实践研究；二是对省、直辖市、自治区卫生防疫机构的卫生监督及预防疾病的实际工作提供技术指导和培训专业人员；三是指导卫生防疫和疫病监督监测工作；四是组织有关卫生法规、标准的制定及开展技术政策的研究工作；五是开展预防医学情报资料的收集和交流。

为了更好地加强预防医学科学技术指导中心的力量，1986 年，中国预防医学中心改为中国预防医学科学院。根据工作发展需要，将原卫生研究所扩大，组建成劳动卫生与职业病研究所、环境卫生与卫生工程研究所、营养与食品卫生研究所、食品卫生监督检验所、环境卫生监测所；同时成立了研究生部和卫生学校。在“经济建设要依靠科学技术，科学技术要面向经济建设”的指引下，贯彻“以科研为基础，全面完成五项任务。面向基层、面向实际、面向世界、面向未来、建成我国预防医学的科学研究中心，技术指导中心和干部培训中心”的建院方针，为预防医学事业和人民的预防保健事业做出了显著成绩。

2002 年 1 月 23 日，国家整合中国预防医学科学院、卫生部工业卫生实验所、中国健康教育研究所、中国农村改水技术中心，组建成立中国疾病预防控制中心。中国疾病预防控制中心秉承“以科研为依托、以人才为根本、以疾控为中心”的宗旨，在卫生部领导下，发挥技术管理及技术服务职能，围绕国家疾病预防控制重点任务，加强对疾病预防控制策略与措施的研究，做好各类疾病预防控制工作规划的组织实施；开展食品安全、职业安全、健康相关产品安全、放射卫生、环境卫生、妇女儿童保健等各项公共卫生业务管理工作，大力开展应用性科学研究，加强对全国疾病预防控制和公共卫生服务的技术指导、培训和质量控制，在防病、应急、公共卫生信息能力的建设等方面发挥国家队的作用。目前，中国疾病预防控制中心从大卫生观念出发，依据精干、高效、分工明确、不为所有、但为所用原则和形势发展需要，设立了十二个直属独立法人专业所（中心），六个直属非独立法人业务管理机构和七个挂靠单位。

其他学术研究机构。中华人民共和国成立之初，面对传染病肆虐的境况，各地区相继建立起鼠疫防治研究所、麻风防治所（站）、结核病防治所、寄生虫病防治研究所、血吸虫病防治所（站）、疟疾防治所（站）等专业性机构，开展传染病、寄生虫病的防治，保障人民健康。1950 年，我国第一座病毒学研究所建立，乙脑被列为第一个重点研究的病毒病。1949 年至 1952 年，三年国民经济恢复时期，工业快速发展带来众多的劳动卫生问题，工矿企业建立起专业防治所。1954 年，卫生部在北京建立中央皮肤性病研究所，作为指导全国梅毒防治的研究中心。随着我国社会疾病谱和公共卫生需求变化，传统的公共卫生单纯地应对传染病的概念扩展到非传染性慢性病领域。为响应中央要加强对慢支炎及肺心病防治的号召，1979 年，我国最早的呼吸疾病研究所——广州呼吸疾病研究所成立。1986 年，国家级健康教育专业机构中国健康教育研究所成立，成为全国健康教育科研与业务指导中心。到 2015 年底，我国共建专科疾病防治院（所、站、中心）1234 个。其中，传染病防治院 12 个，结核病防治院（所、站、中心）368 个，职业病防治院（所、站、中心）74 个，地方病防治所（站、中心）31 个，血吸虫病防治所（站、中心）167 个，皮肤病与性病防治所（中心）231 个，精神病防治所（站、中心）29 个，口腔病防治所（站、中心）97 个，药物戒毒所（中心）13 个，其他专科疾病防治机构 212 个。

中国现代公共卫生与预防医学相关学术研究机构的建立，为学术研究提供了广阔的空间，从而使公共卫生与预防医学学术研究日趋体制化、建制化、专门化和职业化。一个公共卫生与预防医学学术繁荣的新时代由此诞生。

（二）群众学术团体

公共卫生与预防医学相关群众学术团体是在遵守中华人民共和国宪法、法律、法规及国家政策，遵守社会道德风尚等前提下，为了一定目的自愿结合而成的群众集体，如专业协会、学会、基金会和志愿组织等。新中国成立之前，中华医学会（1915）、中国防痨协会（1933）、中华麻风救济会（1926）和中国营养学会（1945）等群众学术团体已经诞生，发扬学术民主，服务于疾病防治和人民健康。新中国成立初期，在“预防为主”的四项基本卫生方针指导下，消灭疾病、解决缺医少药的窘境、提高人民卫生健康水平和国民经济水平成为广大群众共同的夙愿。除了国家组织成立各类科研机构和疾病防治单位以及爱国卫生运动组织等，群众学术团体在坚持民主办会的原则下不断发展，如 1950 年中国防痨协会乔迁至北京成为结核病防治唯一的国家一级科技社团，中国营养学会并入中国生理学会。团结和组织广大会员、科技工作者，动员多方力量，加强学术交流，配合有关部门做好疾病防治工作，提高了公共卫生科技工作者的专业技术水平和专业队伍的成长，促进了学科的进步。

改革开放后，随着卫生事业的恢复与发展，群众学术团体无论是规模还是质量有了更大的发展。中华预防医学会的成立与成长无疑是最好的见证。中华预防医学会于 1987 年 11 月成立，总部设在北京。1991 年 8 月，经民政部核准登记为全国性卫生社会团体，与中华医学会、中华全国中医学会（1992 年改名为中国中医药学会）并立，成为我国医学界的三大国家级学会。学会以“团结和组织全国广大预防医学工作者，促进公共卫生和预防医学科学、技术的繁荣、发展、普及和提高，促进预防医学科技人才的成长，为提高中华民族的健康水平做出贡献”为宗旨，以“组织开展各种形式的预防医学领域学术交流，以促进各学科发展；编辑出版预防医学领域各种专业学术期刊和普及型报刊；组织预防医学领域的技术人员的在职培训和继续医学教育；开展医学科学技术普及宣传，提高全民族自我保健意识和卫生知识水平；组织国际学术交流和科技合作；促进预防医学领域科技成果开发和推广；协助卫生行政部门做好预防保健领域的调查、研究和咨询工作，完成各种项目和任务；作为政府联系预防医学科技人员的纽带，维护预防医学工作者的权益等”为主要任务。自成立起，积极组建专科分会，加强组织建设，大力发展会员。到 2016 年底，学会下设六十四个专业分会，已经成为国内外公共卫生与预防医学领域具有重要影响力和地位的社会力量。学术期刊由最初从卫生部有关司局和中华医学会接办和创办十三种学术期刊发展到系列期刊七十种，其中学术期刊六十八种，十五种期刊被收入中文核心期刊目录，四十六种进入中国科技论文统计源期刊，两种进入国际六大著名检索机构的科技期刊，六种先后入选“中国科协精品科技期刊工程”，七种荣获“国家卫生计生委首届优秀期刊奖”，三种获“百种中国杰出学术期刊”称号等。据不完全统计，三十年来，学会系列期刊共刊出论文六十余万篇，累积发行两千多万册。学会主办的卫生科普性大报《保健时报》，1994 年 12 月试刊，1995 年 1 月正式出版，每周一期，共出版了一千一百五十期。学术期刊的发展为预防医学学科知识传播和专业的发展发挥巨大作用。学会是预防医学科技工作者的家，最重要的职能之一是搭建学术交流平台，提高学术水平，促进学科发展。1988年，学会统一了学术会议名称，建立学会会议年前申报、常务理事会批准制度。1988年，共召开十三个专科综合性学术交流会和十个专题性学术会议，征集论文四千余篇。1989年，学会正式颁发“中华预防医学会论文证书”，目的是提高学术交流水平。1992年至1994年，学会与日中医学交流协会，分别在妇幼保健和儿少卫生、消毒和初级卫生保健专题进行了双边交流，引入了先进的理念与管理经验。1996年，在卫生部批准下，中华预防医学会加入世界公共卫生联盟，作为其执行委员，与其他成员密切合作，共同推动国际公共卫生的发展。2002年8月，学会在山东济南召开“中华预防医学会首届学术年会”，世界公共卫生联盟秘书长、美国公共卫生学会会长和世界艾滋病基金会主席等七位国际公共卫生专家出席，实现了学会信息量大、层次高、水平高的目标，作为我国公共卫生与预防医学领域最具规模的学术会议，已成为专业人员进行学术交流、加强沟通联络的重要平台。2006年，学会组建并成立了“中国科协联合咨商生命科学与人类健康委员会”，代表中国非政府组织在国际舞台上发挥咨商作用。2015年，中华预防医学会加入国际免疫规划管理者联盟，成为其执行委员。经国家卫生计生委和中国科协批准，2016年9月，中华预防医学会与国际免疫规划管理者联盟共同主办的“首届国际免疫规划管理者联盟亚太区域会议”在北京召开。中国预防医学会接受政府部门的委托，积极举办的学术交流会逐年增加，涵盖了各二级学科，有力地推动了学科的进步。此外，中华预防医学会每年执行大量的继续医学教育项目，不断提高科技人员的专业素质。1988年3月，与北京医科大学、《健康报》社共同成立“中华预防医学函授学院”，举办了“公共卫生”和“营养与食品卫生”结业证书班，及“预防医学”和“营养与食品卫生”专业证书班，使长期战斗在一线又无正规学历的技术人员，通过函授教育达到大专学历知识水平。函授学院在二十五个省成立分院，九个直属辅导站，共培训一万多名县及县以下的卫生防疫人员。2001年至2002年开展的“口腔保健西部行”，途经贵州、云南等中西部十省、五十三个县市，深入学校、农村、厂矿、部队，行程数万公里，以电视、报刊、健康教育课堂、建立口腔健康教育基地等多种形式开展口腔卫生知识普及，直接受益群众达七十余万人，媒体宣传覆盖人口两亿多人。2006年9月，学会在北京海淀展览馆牵头承办了由中国科协、卫生部和北京市政府共同主办的“预防疾病，科学生活”的健康博览会，举办科普报告会十二场，发放科普资料二十万份，制作科普展板九百块，科普挂图二百张，播放录像近百场，四万多群众参观博览会，被中国科协授予“全国科普日活动先进单位”。2009年以来，学会承担科技部国家“十一五”科技支撑计划重点项目“公众健康普及技术筛选与评价研究”的子课题“常见多发传染病防治技术要点筛选和普及研究”，促进了科普知识的推广和应用。2011年，日本福岛核事故发生后，学会科普部组织专家撰写有关核辐射科普文章，向公众普及正确的核科学知识，引导公众准确、科学、理性地看待日本核事故对我国的影响，学会被评为“2011年度科普工作优秀学会”。为了更好地支持公共卫生与预防医学的科研工作，中华预防医学会已经形成较为完整的奖励体系。2006年12月8日，中华预防医学会正式设立中华预防医学会科学技术奖，分为基础研究、技术发明、应用研究和国际科学技术合作四大类，用于奖励在预防医学基础研究、应用基础研究、应用研究和开发研究中取得优秀成果的个人和集体，设立一、二、三等奖项。每两年评审一次，授奖一次。中华预防医学会科学技术奖是首个准予登记的由社会力量设立的公共卫生与预防医学领域的科学技术大奖。自2006年设立以来，中华预防医学会科学技术奖于2007年、2009年、2011年、2013年和2015年进行了五次评奖，先后有227项科研项目分别获得一等奖、二等奖和三等奖，其中，推荐四项获得国家奖。2008年，中华预防医学会设立公共卫生与预防医学发展贡献奖，主要奖励在公共卫生与预防医学领域从事技术服务、人才培养、科学研究、监督管理等方面做出突出贡献的个人，着重表彰其对公共卫生事业发展的贡献，充分调动广大预防医学科技工作者的积极性和创造性，进一步促进我国公共卫生与预防医学事业的可持续发展。每两年在全国评选一次。经过2008年、2010年、2013年三次评选，共有317人获奖。2010年，中华预防医学会设立中华预防医学会科研资金支持项目，在2010年、2012年、2013年共筹集、投入经费七百八十五万元，资助公共卫生应用研究、疫苗可预防疾病研究项目七十余项。通过对科技人员的奖励，起到激励科技工作者发扬敬业、求实、奉献、创新、勇攀科技高峰的良好作用。

中华预防医学会是全国公共卫生预防医学领域的科技工作者自愿组成并依法在民政部登记注册的非营利性、公益性、学术性法人社团，是全国性学术团体，是发展我国预防医学科学技术和预防医学事业的重要社会力量，也是公共卫生群众学术团体的缩影。在中华预防医学会成立前后，出现了中国辐射防护学会（1980）、中国职业安全健康协会（1983）、中国抗癌协会（1984）、中国麻风防治协会（1985）、中国营养学会（1985）、中国性病艾滋病防治协会（1993）、中国地方病协会（1994）、中国肝炎防治基金会（1998）等学术团体。尤其是随着我国经济发展，人民生活水平的提高，人均期望寿命的延长，疾病谱和死亡谱发生很大变化后，中国卫生与健康促进会（2006）、中国医学救援协会（2008）、中国控制吸烟协会（2004年更名）、中华健康协会（2011）、华商会慢性病管理协会（2017）、中华糖尿病协会（2012）等与慢性病、行为危险因素以及突发公共卫生事件相关群众组织逐渐增多，从不同层面、不同角度维护和促进着人民健康。

（三）学术期刊

1840年，第一次鸦片战争爆发，中国社会发生了巨大变化。为了救亡图存，中国开始学习西方近代先进的科学技术；为了促进先进科学知识传播和交流，各领域的科技期刊陆续创刊。1934年，一群有识之士在上海创办了我国公共卫生与预防医学第一种学术期刊《防痨月刊》（《中国防痨杂志》的前身），为我国结核病的防治提供了学术交流平台。1953年，《中华预防医学杂志》，1956年，《营养学报》相继创刊，这三本杂志成为预防医学类最早的一批学术期刊。

二十世纪六七十年代，由于历史原因，公共卫生与预防医学术期刊缓慢发展，仅创办了少量学术期刊。如1972年创办的《卫生研究》，1974年创办的《中国职业医学》，1975年创办的《现代预防医学》等。

二十世纪八十年代初期，《中国学校卫生》（1980）、《中华流行病学杂志》（1981）、《中国公共卫生》（1985）、《职业与健康》（1985）等杂志创刊。

1987年，中华预防医学会成立以来，陆续主办了《中国食品卫生杂志》（1989）、《公共卫生与预防医学》（1990）、《中华医院感染杂志》（1991）、《中国卫生检疫杂志》（1991）、《中国儿童保健杂志》（1993）、《中华疾病控制杂志》（前身为《疾病控制杂志》）（1997）等系列杂志，为我国公共卫生与预防医学学术交流提供了良好平台。此外，疾病预防控制机构、科研院所以及部分高校公共卫生学院等相继创办了大量公共卫生与预防医学相关期刊。

第四节　中国现代公共卫生与预防医学挑战与展望

二十一世纪，人类迎来了“信息网络化、全球一体化、科技高新化、环境多样化”的知识经济时代。经济的快速发展、医疗体制改革的步步深入，为公共卫生事业的发展带来了新的机遇与挑战。未来更加需要政府、公众和全社会与各级各类公共卫生工作者一起不懈奋斗，才能将这项公共事业继承好、发展好，真正实现全国人民的健康中国梦。

一、人口与人群

根据联合国发布的《世界人口展望》2017年修订版报告，世界人口数量自2005年以来增加十亿，已达七十六亿人。1800年后，世界人口刚达到十亿；1930年之前，超过二十亿；1960年，人口数量到三十亿的里程碑，每增加十亿人口需要的时间越来越短。其中，公共卫生和预防保健的进步对全球人口的增长产生了巨大影响。公共卫生与预防医学在最近一百年取得极大发展，群众文化水平的提高使卫生知识得以普及，预防保健知识的进步使婴儿死亡率显著下降，对病原微生物的认识、疫苗的开发和应用、公共卫生设施的普及和公共卫生制度的建立，使肺炎、结核病、婴儿腹泻和肠炎等不再成为婴幼儿和青少年死亡的主要原因，致使全球人口平均预期寿命得以不断延长。由于出生率降低和期望寿命增加，预期全球2050年的人口中六十岁以上人口数量将会超过十五岁以下儿童，占总人口数的22%，2100年将超过27%。

我国人口增长与变化。1912年至1961年，受经济发展不稳定等因素影响，我国人口呈无序跌宕增长。1949年底，中国人口已达5.4亿；1961年至2009年为我国人口急剧波动增长期；2010年，我国人口已达13.4亿。根据《世界人口展望》2017年报告，我国人口已达14亿，十四岁以下人口数占总人口数18%，低于世界平均水平26%，六十岁以上人口数占16%，超过世界平均水平的13%，人口老龄化趋势加快。

人口发展和变迁对公共卫生的挑战。我国人口数仍居全球第一位，解决好我国人口发展面临的一系列公共卫生问题对全球公共卫生举足轻重。①老龄化。近年来我国慢性病发病已成为主要死因，其导致的死亡人数已占到全国总死亡的86.6%，导致的疾病负担占总疾病负担的近70%。有研究报告发现，2006年至2013年，中国人群肺癌、肝癌、冠心病和脑血管疾病死亡率总体呈上升趋势，其增加幅度分别有76.9%、178.5%、51.2%和105.3%，归因于人口老龄化。我国60岁以上人口目前已达2.24亿，老龄化水平已达到16%，同时近年来我国低水平的生育率、逐步提高的物质生活条件和医疗水平使得老龄人口不断积累，未来我国人口结构老龄化还将面临一个加速期，应对人口老龄化及其相关的慢性非传染性疾病将成为我国今后重要的公共卫生问题之一。②城市化。至2015年，我国城镇化率达到56.1%，城镇常住人口达到7.7亿。当前中国城市化进程的主要特征是工业化带动城市化。我国工业主要以劳动密集型产业发展为主，需要大量农村劳动力进城务工。城市化进程能带来教育水平的提高，使人们，尤其是进城人员防病治病意识不断增强，从事的职业更健康、饮食更健康、生活方式更健康，使部分传染病发病下降。然而，城市人员密集，空气、水源、噪声、化学性污染等环境、生态问题，又严重威胁着城镇居民的身体健康，导致呼吸道疾病、肺部疾病和心血管疾病等一些慢性非传染性疾病患病大幅度上升。③精神疾病。近年来，精神卫生问题伴随着人口老龄化和城市化等问题日益凸显。随着中国经济社会快速发展，工业化、城市化、市场化和人口老龄化呈加速趋势，大量农民工进城引发的家庭分居问题，亲子教育缺失形成的儿童情绪和行为问题，社会生活节奏的加快在白领阶层和新产业阶层引发的焦虑、抑郁问题，社会突发事件导致的应激和恐慌情绪等，使我国精神疾病的患病率呈现逐步增高的趋势。目前，我国精神卫生资源总体不足，分布不平衡，且对精神疾病的歧视、现有技术水平的限制以及公共卫生优先领域的竞争关系等因素都潜在阻碍精神卫生工作的深入开展，有必要在我国今后的公共卫生策略中强化精神卫生工作的开展。④意外伤害。伤害的预防与控制在全球公共卫生议程中多年来被人们所忽视。据世卫组织发布《2014 年全球伤害和暴力》报告报道，全球每年有超过五百万人死于各种伤害事件，而道路交通事故导致的死亡占伤害死亡的 24%，居各类伤害的第一位，居 2012 年主要死因的第九位。报告预测，至 2030 年，道路交通事故引起的死亡将上升至第七位，而在十五至二十九岁人群中，道路交通事故所致死亡甚至为第一位的死因，同时贫困人群更易于受到伤害的侵袭。我国的伤害死亡是大部分发达国家的二倍。伤害无疑是今后我国公共卫生和预防医学研究的重要内容之一。

二、环境与气候

环境与健康问题已经成为影响国民健康、社会稳定的重大问题，受到全社会前所未有的关注。为解决环境污染引发的健康问题，已经初步建立环境与健康保护制度，如《国家环境与健康行动计划（2007—2015）》《国家环境保护“十二五”环境与健康工作规划》和《环境保护法》等，为推进环境与健康工作提供法律依据。《“健康中国 2030”规划纲要》将环境因素作为健康的保障条件，为控制环境与健康的风险指明方向。我国既要处理已出现的环境与健康问题，又要做好环境与健康风险的防范。公共卫生关注环境对健康的影响，是从健康出发，预防环境污染对健康的影响，开展人群公共卫生干预，进行监测、评估环境健康风险，健康教育与健康促进等。

气候变化对人群健康的影响日益凸显。因气候变化而导致的气候变暖、极端天气、海平面上升、空气与水质、媒介生态学等一系列问题正直接或间接地威胁着人类健康。气候变化的加剧主要体现在温度、降雨量、风速和日照时间等气象因素的变化上，而气象因素的极端变化可能会影响病原体和宿主的生存、病原体繁殖和扩散等，进而促使某些传染性疾病的发生发展。已有大量文献探讨气候变化对不同类型传染性疾病（虫媒、经水传播、空气传播等）的潜在影响，其中对虫媒传染病影响的研究主要集中在血吸虫、疟疾及登革热等病种上。若以中国平均气温在 2030 年和 2050 年分别上升 1.7℃和 2.2℃为基础进行预测，未来血吸虫病流行区北移至黄淮流域，2050 年则扩大至山西、陕西南部及新疆南部大部；疟疾作为全球流行最严重的虫媒传染病，气温、降雨量与疟疾病例的增加呈正相关；登革热是最常见的蚊虫传播的病毒性疾病，全球的登革热病例在过去的五十年增加了三十倍，全球气温每升高 1℃，登革热的潜在传染危险将增加 3.1%~4.7%。此外，气候变化会使各种水源性疾病（如霍乱、腹泻、钩端螺旋体病等）、食源性疾病（如广州管圆线虫）等发病增加。气候变化对慢性病发病与死亡风险的影响亦同样受到越来越多的关注。已有报道显示热浪频率和强度的增加，极易引发中暑，更重要的是易引发心脑血管疾病、呼吸系统疾病等。研究显示，气温每升高1℃，心血管疾病所致死亡的风险增加0.23%，且城市地区炎热季节的高温暴露与空气污染在引起心血管疾病方面存在联合效应。此外，极端气候条件如飓风、洪水、干旱、海啸等会引发对精神健康的影响，如焦虑、创伤后应激、抑郁等。

气候变化通过影响各种环境因子间接引发人类疾病，如气温升高、干旱、气压异常、太阳辐射、地面蒸发以及风速变化等；对水环境的影响体现在年平均降水量、降水强度及分布的变化；对土壤环境的影响体现在气候变暖使得有机质的生物分解过程中微生物更加活跃、土壤酶活力提高，加快土壤环境释放大量污染物等，这些无不严重威胁人类健康。由此可见，气候变化带来的超额公共卫生健康风险已成为亟待解决的问题，是人类面临规模最大、范围最广、影响最深远的挑战之一。为此，如何加强医学、气象学、人口学和生物学等多领域的合作与交叉学科建设，加强宏观医学和微观医学的结合，以积极应对环境与气候变化对健康影响的广泛性，显得尤为重要。

三、疾病谱

疾病谱随着人口结构、生活方式、生存环境及医疗技术的变化而不断变化。在人类早期，抗生素未被发明以前，传染性疾病是导致人类死亡的主要疾病，历史上几次黑死病暴发甚至改变人类文明的进程。二十世纪五十年代，急性传染病仍高居死因的第二位，白喉、结核病、脑炎、肺炎等传染性及感染性疾病，仍是早亡的主要原因。近年来，威胁人们生命的却是心脑血管疾病、肿瘤、糖尿病、退行性疾病等慢性疾病，慢性疾病导致的死亡人数占到总死亡人数八成。一项由中国疾病预防与控制中心、中国协和医科大学、美国华盛顿大学健康指标和评估研究所等联合对中国的疾病负担进行的全面评估表明，城市化、收入增加和老龄化导致非传染性疾病突增，给中国医疗体系带来了巨大挑战。卒中、缺血性心脏病和慢性阻塞性肺疾病已成为（2010）导致中国人口死亡的重要原因。高血压、心脑血管疾病和糖尿病等慢性病发病率正以每年8.7%的速率上升。目前，全国此类患者总数超三亿人，疾病负担已高达总疾病负担的70%。疾病谱的变迁与医疗技术进步、人口年龄结构变化、生活习惯等密切相关。

我国必须要制定相应的公共卫生政策应对疾病谱的变化。①建立和完善国家公共卫生监测系统和信息网络系统。系统准确地监测重大疾病、伤害和残疾的发生、发展趋势以及相关危险因素在人群中的分布与变化。通过搜集国内外相关信息，建立、健全中国的公共卫生信息系统，形成双向利用，即一方面利用公共卫生监测系统收集公众健康、疾病、疫情、健康影响因素等信息，及时掌握其现状及变化情况，为国家疾病控制、人群健康保护与促进策略的确定及措施的选择不断提供科学依据；另一方面利用公共卫生信息系统与大众传媒系统，开展健康教育，使公众能及时获得疾病预防、健康保护与促进的最新知识，提高居民自我保健的能力。②组织实施全国性公共卫生专题调查，如全国营养状况调查、全国高血压、糖尿病等慢性病流行病学调查、西部开发区重大地方病和传染病现患调查等，为国家制定社会和经济发展计划提供公共卫生战略依据，确定国家近期疾病防治重点，有效地预防和控制全国性重大疾病。③加强慢性非传染性疾病社区人群防治的研究与实践，通过综合防治探讨适合中国国情的慢病防治策略与措施。发展综合的、以社区为基础的干预计划，包括社区诊断、评估和监测慢病、主要危险因素及当地居民的健康需求；建议并帮助社区开展预防及自我保健活动；提供健康教育及生活方式咨询；开展筛检，发现高危人群，并且提供针对性的预防保健措施；实施诸如控烟、降低高脂肪和盐的摄入、减少酒精的摄入、体育锻炼及减重的计划；早期诊断并治疗高血压、糖尿病；建立健全非传染病防治的社区组织管理体系；明确各级防病机构和医疗机构的非传染病防治工作任务，建立协调机制，完善工作制度。通过综合防治示范点的实践，形成符合我国国情的慢性非传染性疾病防治工作模式。④进一步加强农村和西部地区公共卫生工作。提高全民族的健康素质，农村卫生工作是重中之重。应大力加强农村卫生服务网络建设，发展和完善农村卫生综合服务体系，建立健全多种形式的农村初级医疗保障制度。深入开展农民健康教育活动，提高农民健康意识和自我保健能力。改善人居环境，开展心理咨询服务，促进人们的生理、心理健康。加强农村地区青春期、孕产期、更年期、老年期健康服务，提高人们的生活水平和质量。在农村地区积极预防和控制艾滋病和其他性传播疾病。

四、科技发展

随着卫生信息化、互联网、大数据及人工智能等技术在医疗卫生领域的广泛应用，通过医疗信息大数据来实现全民健康覆盖为目标的卫生体系进入了一个空前的高速发展阶段。在信息服务方面，可实现数据的有效收集、分析、反馈和利用，同时基于互联网、大数据平台，新一代人工智能技术也得到了突飞猛进的发展，将从根本上改变医疗健康模式；利用高通量智能感知、大数据机器学习、自然语言认知计算和群体智能理论，研究智能疾病预警、预测及防控和智能可视化关键技术，已将人工智能技术和研究的创新成果引入智能预警预测与干预领域。此外，通过高通量智能感知、大数据机器学习、自然语言认知计算和群体智能理论，研究智能群体健康管理技术和智能可视化技术，突破数据驱动和知识引导相结合的智能算法体系，融合群体健康多维度数据、跨媒体智能知识引擎，研究智能群体健康管理新技术、新模式。自 2014 年起，约二十家医疗机构等利用美国 IBM 开发的“沃森医疗人工智能系统”，启动了智能疾病预警预测及健康管理的研究。

随着医学快速发展，在如何通过科技发展不断深入探索新的公共卫生和预防医学研究仍存在较多的问题。其一，医学高新技术的盲目使用，造成不恰当的和虚假的客观性等表现。有些完全可凭常规技术手段就能做出诊断，但是采用复杂的检查治疗，不仅造成公共卫生资源的浪费，同时也给患者带来身心损害和过度的经济负担。因此，通过合适的医疗机构、合适的人群使用适当的卫生技术给人们带来优质且廉价的公共卫生管理和治疗是目前重要的紧迫任务。其二，医疗健康大数据的采集、存储、维护及分析利用方面，不仅涉及个人隐私问题，而且由于国家人口规模十分庞大、信息量巨大，从而牵涉公众利益甚至国家安全，如果建立全国统一的医疗卫生信息化标准体系，也需要大批既懂医疗信息技术又有医药卫生行业知识的复合型人才。所以，医疗健康大数据框架需要国家层面进行顶层设计，加强协同创新、交叉合作、开放平台，邀请社会力量参与，并合理有效地整合力量共建国家健康大数据研究中心。其三，突发急性传染病始终是全球安全的重大威胁和人类面临的严峻挑战。预警预测研究是预防控制突发急性传染病的重要技术和手段，但传统的预警预测模型研究是基于自然的生态系统，自然的生态系统时刻改变，目前我国人口国内外流动范围大，频率高，模型模拟的环境跟不上系统的变化，而且预警预测效果受人的视角，数据的获取等多种因素限制，难以对传染病发病和传播进行准确的预警预测。因此，运用主数据管理解决技术对物理空间和网络空间大数据进行多维整合，综合应用计算机技术、网络技术和通信技术，高效、快速、通畅的信息网络系统，对疾病预防控制信息进行收集、整理、分析，以提高信息质量为突发急性传染病制定优化的防控策略奠定理论基础等。

五、全球化

全球化能带来巨大的卫生收益，但全球化对卫生也有着极其复杂的影响。传染病传播会更快、更广，控制难度伴随着全球化发展及人类社会互动关系等越来越大。人口、商品和劳务在全球范围内的流动越来越普遍，使原来仅限于一地的疾病能够迅速传播与蔓延。首先，在全球化背景下，人群全球范围内流动，传染病传播到其他国家的风险加大。当今世界，交通日益发达，使得携带病原体的病人和携带者很容易从一个国家到达另一个国家，从而加速疫情传播与扩散。同时，频繁的人口流动使得传统的防控手段难以奏效，也使得原本局限于某个国家或地区流行的传染病会迅速地传播到其他地区。2002 年 12 月，非典在中国广东地区被首次报道。全球蔓延开始于 2003 年 2 月的香港，短短几个月就波及全球三十二个国家和地区。2012 年 6 月 13 日，沙特阿拉伯的 Jeddah 医院收治了一名患中东呼吸综合征冠状病毒病人。到 2015 年 6 月初，全世界一千一百四十九人感染中东呼吸综合征冠状病毒，其中大约有 97% 来自中东地区的十个国家。其次，全球化使世界各国越来越相互依赖，生产过程的全球化和贸易的扩大、产品频繁流动，致使人们消费的食品有很多来自不同的国家和地区。在种植、养殖、加工、运输和销售的任何一个环节出现问题，都可能导致传染病传播。再者，在全球化进程中，跨国犯罪也促使了传染病的传播。传染病的流行不仅与自然原因有关，与社会环境同样相关。全球化为传染病的流行提供物质条件的同时，也为传染病的流行提供了一定的社会条件，如艾滋病是目前对人类和国际社会构成严重威胁的传染病，其传播与毒品、卖淫等跨国犯罪均有联系。

全球化导致医疗卫生资源不公平配置。全球化背景下，各国可望在全球经济密切交往中实现资源优势互补，发挥各自优势。发展中国家可以充分地利用外资，同时引入先进的技术、管理经验和企业创新精神，促进经济增长。另一方面，全球化加大金融市场的投机性和风险度，容易给短期投机资本冲击较虚弱的发展中国家国内市场造成可乘之机，发展中国家经济转型充满动荡和起伏。全球经济一体化、国际资本竞争、国际贸易等使发达国家在经济发展中占据了有利地位，贫富差距进一步拉大，加速了发展中国家和发达国家之间经济发展的不平衡，从而又加剧了贫困和社会不平等，以及经济社会的动荡。这种经济、社会发展的不平等，也日益体现为医疗卫生资源配置的不平等和不公平。由于地区与地区、国家与国家、穷人与富人之间的发展鸿沟越来越大，不同人群在医疗卫生服务利用上的差距也变得越来越大。因全球化过程而扩大的健康不公平大大加剧了弱势人群的健康风险和脆弱性。由于贫穷、文盲、妇女地位低下、缺乏防治传染病的基本知识以及无法得到医疗服务等原因，贫穷国家的传染病发病率要远高于发达国家。

全球化加速生态环境恶化。经济全球化加速工业化的进程，科技高速发展为世界各国创造大量的财富，但对环境造成前所未有的破坏。通过全球化的投资和生产、国际贸易，以及发展中国家向发达国家出口劳动密集型产品和资源消耗型产品等方式，使得发达国家将高污染产业向发展中国家转移，废弃物流向发展中国家，对发展中国家造成许多环境问题。无论是温室气体的排放、森林的消失，还是生物物种的减少，水源短缺和污染、大气污染、臭氧层破坏，均可引起传染病流行、食品安全、抗生素耐药等公共卫生问题。

全球化是对公共卫生的重大挑战，对发展中国家尤其如此。随着我国“一带一路”倡议逐步付诸实施，中外人员往来会更加频繁和密集，我们将面临更多更复杂的公共卫生挑战。

致谢 衷心感谢浙江大学医学院附属第一医院杨仕贵，绍兴市疾病预防控制中心方益荣，皖南医学院袁慧，安徽省疾病预防控制中心陈国平、查振球、戴色莺和孟凡亚，他们曾在本章编写过程中给予专业帮助和大力支持。

撰稿人：叶冬青　吴　俊　钱柳玉　徐淑珍　李立明

参考文献

[1] 李立明，姜庆五．中国公共卫生理论与实践［M］．北京：人民卫生出版社，2015.
[2] 李立明．公共卫生与预防医学导论［M］．北京：人民卫生出版社，2017.
[3] 叶冬青．公共卫生发展简史［M］．北京：人民卫生出版社，2016.
[4] 曾光．中国公共卫生［M］．北京：中国协和医科大学出版社，2013.
[5] 伊力．公共卫生与预防医学［M］．王陇德，译．北京：人民卫生出版社，2012.
[6] 张廷杰．Framingham 心脏研究历史与现状［J］．高血压杂志，2003，11（5）：404-405
[7] 倪念念．论英国 1848 年《公共卫生法案》［D］．南京：南京大学，2012：1-75.
[8] 王声湧．我国跨世纪的疾病控制［J］．疾病控制杂志，1997，1（4）：327-332.
[9] 王国强．中国疾病预防控制 60 年［M］．北京：中国人口出版社，2015.
[10] 新中国预防医学历史经验编委会．新中国预防医学历史经验第一卷［M］．北京：人民卫生出版社，1991.
[11] 新中国预防医学历史经验编委会．新中国预防医学历史经验第三卷［M］．北京：人民卫生出版社，1988.
[12] 吴系科．近年副霍乱流行的一些问题［J］．安医学报，1964，7（3）：174-178
[13] 邓铁涛．中国防疫史［M］．南宁：广西科学技术出版社，2006.
[14] 中共中央血吸虫病防治领导小组办公室编．血吸虫病防治三十年［M］．上海：上海科学技术出版社，1986.
[15] 耿贯一．流行病学进展第一卷［M］．北京：人民卫生出版社，1995.
[16] 健康报编辑部．十年来卫生事业的辉煌成就［M］．北京：人民卫生出版社，1959.
[17] 黄永昌．中国卫生国情［M］．上海：上海医科大学出版，1994.
[18] 毛泽东．毛泽东文集（第八卷）［M］．北京：人民出版社，1993.
[19] 钱信忠．中国卫生事业发展与决策［M］．北京：中国医药科技出版社，1992.
[20] 中国卫生年鉴编辑委员会．中国卫生年鉴 1986 年［Z］．北京：人民卫生出版社，1986.
[21] 吴尊友．大力开展我国艾滋病行为干预研究［J］．疾病控制杂志，2000，4（1）：4-8.
[22] 中国卫生统计年鉴编委会．中国卫生统计年鉴 2003 年［Z］．北京：中国协和医科大学出版社，2003.
[23] 中华人民共和国卫生部．中国卫生统计年鉴 2010 年［Z］．北京：中国协和医科大学出版社，2010.
[24] 国家卫生和计划生育委员会．中国卫生和计划生育统计年鉴 2016［Z］．北京：中国协和医科大学出版社，2016.
[25] 陈邦贤．中国医学史［M］．北京：团结出版社，2011.
[26] 曾光．中国公共卫生与健康新思维［M］．北京：人民出版社，2006.
[27] 于雅琴，李立明．中国公共卫生教育机构概览［M］．吉林：吉林电子音像出版社，2011.
[28] 王宇，杨功焕．中国公共卫生（实践卷）［M］．北京：中国协和医科大学出版社，2013.

［29］朱庆生，殷大奎，彭玉，郭子恒．中国健康教育五十年［M］．北京：北京大学医学出版社，2003.
［30］卫生部卫生防疫司．中国卫生防疫工作回顾与展望［R］.
［31］陈海峰，朱潮．中国卫生保健［M］．北京：人民卫生出版社，1985.
［32］劳动卫生专业会议学术委员会．劳动卫生［M］．北京：人民铁道出版社，1964.
［33］杨铭鼎．环境卫生［M］．北京：人民卫生出版社，1961.
［34］上海卫生防疫站《食品卫生》编写小组．食品卫生［M］．北京：人民卫生出版社，1976.
［35］姜德智．放射卫生学［M］．苏州：苏州大学出版社，2004.
［36］李韬，刘茹．学校卫生学［M］．西安：西安交通大学出版社，2002.
［37］李立明．新中国公共卫生 60 年的思考［J］．中国公共卫生管理，2014，30（3）：311-315.
［38］钱柳玉，吴俊，叶冬青．临床流行病学之父：皮埃尔・路易斯［J］．中华疾病控制杂志，2018，22（1）：94-96.
［39］吴俊，钱柳玉，叶冬青．现代流行病学创始人：威廉・法尔［J］．中华疾病控制杂志，2018，22（2）：199-201.
［40］李宝珠，张倩玉，叶冬青．流行病和统计学的先驱：威廉・奥古斯特・盖伊［J］．中华疾病控制杂志，2018，22（3）：317-320.
［41］郭刘闰南，吴俊，叶冬青．维也纳临床流行病学对比思想的传播者：约瑟夫・斯柯达［J/OL］．中华疾病控制杂志，2018，22（5）：541-543.
［42］张明月，钱柳玉，吴俊，叶冬青．具有古典医学思想的现代流行病学家：威廉・巴德［J］．中华疾病控制杂志，2018，22（4）：431-433.

第四章　卫生统计学

卫生统计学是公共卫生与预防医学的一门重要学科，它运用概率论和数理统计的理论和方法，通过实验设计、数据收集、整理、分析与结果表达等步骤，透过统计描述和统计推论，发现统计学规律，探索人群健康状况、疾病发生发展的规律、相关的影响因素，为医疗卫生事业的发展和科学决策提供统计学依据。

第一节　学科概述

一、卫生统计学的基本概念

统计学（statistics）是研究数据的收集、整理、分析、解释和表达的一门科学，是帮助人们通过分析数据，达到去伪存真、去粗取精、正确认识世界的一种重要手段。卫生统计学（health statistics）是运用概率论和数理统计原理与方法研究群体健康状况以及卫生服务领域中数据的收集、整理和分析的一门应用科学。从十九世纪二十年代始，数理统计学者相继创立了抽样理论、参数估计、假设检验、相关回归等概率论与数理统计理论与方法。近代，计算机技术、系统科学、数学模型等新技术的发展大大加速了统计学的进步。随着医学科学的发展，卫生统计学方法被广大医学工作者广泛使用，并越来越受到重视，成为基础医学、临床医学、预防医学工作者不可或缺的重要工具。

英文 health statistics 有三种不同的含义。一是指卫生统计的实践活动，也就是卫生统计工作；二是指卫生统计工作的成果，即卫生统计数据和统计分析报告；三是指卫生统计学这门科学。卫生统计学和卫生统计工作是理论和实践的关系。

卫生统计学既是统计学的一个分支，也是公共卫生与预防医学中一个重要组成部分，它的研究和工作内容概括起来有三大部分，即统计方法、居民健康状况研究与卫生服务统计。

卫生统计学与生物统计学（biostatistics）、医学统计学（medical statistics）三者间虽有区别，但无截然界限。生物统计学应用于生物学研究，从生物范畴也包括人的角度来说，它比医学统计学的范围更广。卫生统计学和医学统计学应用于医学研究，前者侧重于群体健康状况研究，后者侧重于医学科研的设计、数据的收集、整理与分析的方法学研究。卫生统计学与医学统计学常常不做特别的区分，在本章中也不做区分。

二、卫生统计学的研究内容

中华医学会第一届全国卫生统计学学术会议于 1980 年 7 月 21 日在哈尔滨召开，会议讨论认为，卫生统计学的研究对象应包括三部分内容：①医学统计方法：研究数理统计方法在医学科研工作中的应用，即用数理统计方法解决医学科学研究中的设计、收集、整理、分析问题；②居民健康统计：研究评价居民健康水平的各项指标，包括出生、死亡、疾病、身体发育等，应用数理统计方法与流行病学方法等有关学科的成就，研究评价健康的指标和分析影响人群健康的因素。这些统计资料是卫生工作规划和评价的基本依据；③卫生事业统计：收集、整理、分析有关机构工作的数量与质量资料，为科学管理提供依据。

随着新的技术和手段在医学领域中的应用，医学科学研究的数据呈现空前的多样化、复杂性，给统计学提出许多新的挑战，也使卫生统计学发展进入一个新的阶段。回顾卫生统计学的发展史，不难发现许多统计学方法的出现和应用是在与其他学科的科研相结合后不断发展起来的。可以想象，随着生物医学大数据时代的到来，卫生统计学的发展将揭开新的篇章。

三、统计学的开端

统计学作为一门学科，从其发展过程来看，大致经历三个时期，即古典统计学时期、近代统计学时期和现代统计学时期。古典统计学是指十七世纪中叶至十八世纪中叶的统计学，这是统计学的创立时期，代表学派是德国的国势学派和英国的政治算术学派。近代统计学是指十八世纪末到十九世纪末的统计学，这是统计学的发展时期，主要学派是数理统计学派和社会统计学派。现代统计学是指二十世纪迄今的统计学，这是统计学快速发展时期。这一时期随着数学的发展，数学方法被广泛地应用到数理统计中，数理统计因此发展较快。随着数理统计在国际统计学术领域中的地位大大提高，数理统计学派逐渐成为现代统计学的主流派。但社会统计学依然存在，特别是在二十世纪五十年代以苏联为主的社会主义国家中逐步建立和发展社会经济统计学，为社会主义国家高度集中的计划经济体制做出了贡献。

中国的统计学学科发展始于 1902 年，当时的《钦定京师大学堂章程》规定，在商科大学讲授统计学课程。1903 年，中国学者翻译日本社会统计学者横山雅男所著的《统计讲义录》，这成为我国最早的统计学教材。日本的统计主要受德国社会统计学派的影响，所以当时在中国的统计教育中偏向社会统计。民国期间，由于我国赴欧美的学者增加，反映英美数理统计学派的统计学著作被翻译介绍进来，成为当时大学教学中的主要教材。在此基础上，早期的国内学者也自己编写大量统计教材，为统计学科的发展做出贡献。新中国建立后到改革开放之初，因为受到当时政治环境的影响，统计学界全盘学习苏联社会经济统计，批判英美数理统计，割裂统计理论与应用。虽然统计工作在国民经济中发挥重要作用，但是在一定程度上统计学的发展特别是理论研究受到阻碍。改革开放后，随着思想解放运动的开展，在统计学界展开数理统计与社会经济统计谁是正统统计学的大辩论。目前，我国统计工作者普遍接受“大统计学”的观点。随着对统计学科性质认识的加深，统计学术交流、统计教育事业、统计理论与方法研究等在我国都得到长足发展。2011 年 2 月，国务院学位委员会通过新修订的《学位授予和人才培养学科目录（2011 年）》，统计学上升为一级学科，设在理学学科门类下。

作为具有悠久历史文化的中国，中国统计史是世界统计史的重要组成部分。如同世界统计史一样，“每一个国家的统计史都带有这一国家社会斗争的痕迹”。从先秦时期中国统计学萌芽开始，到 1902 年京师大学堂开设统计学课程宣告统计学学科的成立，到新中国成立初期统计进入新的发展阶段，到改革开放后统计学蓬勃发展，中国统计史也经历一个不断发展的过程。

第二节 学科发展历程

一、发展初期（二十世纪二三十年代至 1976 年）

（一）中国卫生统计学学科的建立

中国从二十世纪二三十年代开始，袁贻瑾、许世瑾、薛仲三等老一辈统计学家就开展生命统计研究工作。1948 年，正中书局出版中央大学医学院郭祖超教授所编《医学与生物统计方法》一书。该书是第一本主要基于中国自己的医学资料来系统介绍统计学方法的专著，被我国医学统计学界认为是开山之作，标志着医学统计学学科在我国开始系统地建立。

中华人民共和国成立初期的一段时间，除军队部分医学院校单独开设《军队卫生统计学》课程外，我国高等医学院校中没有单独开设卫生统计、医学统计课程。当时学习苏联的卫生保健统计方法制度，开始进行我国卫生资源和卫生服务统计工作。为了落实“预防为主”的卫生工作方针，培养卫生统计、预防保健人才，六所医学院校（北京医学院、上海医学院、四川医学院、同济医学院、哈尔滨医学院、山西医学院）在 1955 年前后成立卫生系。1954 年，高等医学院校卫生系中几乎都成立保健组织教研组，开设保健组织学课程，使用《保健组织学》作为教材，其中讲授一些统计学的方法。在此课程中只有少量的统计学内容，包括均数、标准差、相对数、生命统计指标及均数和率的差异的统计学检验等。同时还引入苏联的《卫生统计学》，此书由高玉堂、沈安翻译。

（二）中国卫生统计学初步发展

1964 年，保健组织学课程停止讲授，卫生统计学开始作为一门独立的课程讲授，学时数在一百学时左右，教学内容侧重居民健康统计，包括生产实习等内容。当时各高等医学院校开始成立卫生统计教研组，卫生统计学学科有了一定的发展。但当时没有统一的教材，基本都是各院校自编讲义。“文革”期间，四川医学院牵头组织国内六所设有卫生系的院校编写卫生统计学教材，其内容非常少，无论是教师讲授还是学生学习，都有一定的困难。

我国卫生统计学方面的研究生培养工作大概始于二十世纪六十年代初期。上海第一医学院许世瑾教授的第一个卫生统计学研究生于 1966 年毕业。第四军医大学郭祖超教授于 1964 年招收医用数理统计方法专业的第一个研究生，研究方向是变异数分析与实验设计。“文化大革命”期间，卫生统计工作几乎全面停止。

二、发展期（1977 年至今）

（一）高等院校卫生统计课程与专业建设

1. 卫生统计学课程的建设

1977 年恢复高考制度后，各高等医学院校逐渐恢复卫生统计、医学统计教学工作，并纷纷重建教研组。卫生部在 1977 年 12 月制定的《高等医药院校教育计划的规定》中指出，卫生统计学是卫生系本科生的必修课；医用统计方法（当时作为卫生学的一个组成部分）是临床医学、儿科和口腔专业本科生的必修课；并提出要组织编写针对预防医学专业本科的统编教材。

至今，由多所高等院校专家共同参加编写的，适用于五年制、长学制和研究生使用的教材和专著相继问世，呈现百花齐放的态势。其中由人民卫生出版社、高等教育出版社出版的国家级规划教材成为学生使用的主流教材，如适用于公共卫生与预防医学学生使用的规划教材《卫生统计学》（第一至第八版）、适用于五年制或七年制医学生的规划教材《医学统计学》等。另外还有其他专著也相继出版。教材内容侧重于统计学方法，狭义的卫生统计的内容不多（如国际疾病分类等，在过去的卫生统计讲义中是介绍的）。高质量的统计学教材与专著的出版，为培养卫生统计学人才、提高医学科研工作者统计分析能力起到重要的作用。

二十世纪四十年代，第一台电子计算机诞生，给统计学方法的广泛应用创造了条件。电子计算机技术和统计软件的发展，使得复杂的数据处理工作变得非常容易，那些计算繁杂的统计方法的推广与应用变得更加方便与迅速。最近兴起的数据挖掘技术，更是计算机专家与统计学家共同关注的领域。在此背景下，我国的卫生统计学相关教材也与时俱进，加入理论与统计软件的应用，如《医学统计学与电脑实验》，也出版一些专门针对某些统计软件介绍与应用的教材。许多高校纷纷开展卫生统计上机实习课，让学生们在学习理论课程后在计算机上通过统计软件完成对实例数据的统计分析。

此外，随着一代代人的不懈努力，卫生统计学课程建设取得丰硕成果。中南大学、中山大学、第二军医大学的医学统计学先后被评为国家级精品课程，首都医科大学、南京医科大学、宁夏医学院、山西医科大学、泰山医学院、重庆医科大学、广西医科大学、宁波大学、齐齐哈尔医学院、南昌大学等院校的卫生统计学（医学统计学）先后被评为省级精品课程。中山大学的“医学统计学”于2010年被评为国家双语示范课程、2013年被评为来华留学生英语授课品牌课程、2016年加入中国大学慕课（MOOC）网，成为国内第一门上线的卫生统计学慕课课程。这些成就的取得，体现了卫生统计学科建设跨越式的发展和进步。

2. 本科专业的建设

就高等院校是否设置卫生统计学本科专业的问题，在中国卫生统计学会的支持下，由华西医科大学负责组织，开展多方论证，并于1987年初提出关于在高等医学院校设置卫生统计学专业的调查报告，报告认为应该设置该本科专业。

此后，一些高等医学院校在本科专业建设方面进行尝试和实践。同济医科大学曾于1991年和1992年招收过两届预防医学专业（卫生统计学方向）本科生。第四军医大学在我国高等医药院校中第一个开设卫生统计学专业，1996年开始招收三年制专科生，2000年招收四年制本科生。南京医科大学为探索生物统计学人才培养模式，曾在2003年招收预防医学专业（生物统计方向）五年制本科生，授予医学学士学位，于2012年开始招收统计学（生物统计方向）四年制本科生，授予理学学士学位。南方医科大学于2006年设立统计学（生物统计学方向）四年制本科专业，并从当年开始招生，每年招生规模在四十人左右。同年，滨州医学院也开始招收统计学（卫生统计学方向）本科生。2011年、2012年，潍坊医学院和广州医学院也开始招收统计学四年制本科生。后续招收的四年制本科生都授予理学学士学位。

3. 学科建设成果

目前全国所有医学院校都开设卫生统计、医学统计及相关课程，近千名卫生统计学教师从事卫生统计学的教学和科学研究工作。2002年，北京大学和山东大学的流行病与卫生统计学科成为国家重点学科。据2007年统计，除北京大学、山东大学外，复旦大学的流行病与卫生统计学学科也被评为国家重点学科。此外，华中科技大学、南京医科大学、中山大学、山西医科大学、福建医科大学、郑州大学、哈尔滨医科大学、重庆医科大学、吉林大学、天津医科大学、安徽医科大学、广西医科大学、首都医科大学、华北煤炭医学院、宁波大学、内蒙古科技大学等近二十所院校的流行病与卫生统计学被评为省级重点学科。

（二）卫生统计学人才梯队的形成

1. 师资队伍

新中国成立初期，我国卫生统计专业人才极度匮乏。为解决这一实际问题，许世瑾、薛仲三、李光荫、郭祖超等第一代医学统计学家通过举办医学统计方法、生命统计、卫生统计等各种类型的培训班、师资班、讲习班等，为国家培养大批卫生统计、医学统计方面的人才。

目前高校中卫生统计师资队伍不断壮大，并且在年龄结构、职称结构、学历结构方面日趋合理，初步形成规模适当、整体实力不断增强的人才队伍。从全国范围来看，卫生统计师资队伍表现出一些特征，如师资队伍的总量增加并呈年轻化趋势、高学历人才比重进一步加大、高职称人数比例增加等。师资队伍的建设有力地保证教学工作的开展，为人才培养工作奠定了基础。

2. 研究生培养

从新中国成立初期培养卫生统计研究生开始，迄今全国五十八所院校设立卫生统计学硕士学位授予点，名录如表 4–1 所示。

表 4–1　我国高等院校卫生统计学硕士点名录

地区	高等院校	地区	高等院校
北京	北京大学、军事医学科学院、清华大学、首都医科大学、中国疾病预防控制中心、中国人民大学	辽宁	中国医科大学、大连医科大学、锦州医科大学
上海	第二军医大学、复旦大学、上海交通大学、同济大学	吉林	吉林大学
天津	天津医科大学	黑龙江	哈尔滨医科大学、佳木斯大学
江苏	东南大学、南京医科大学、南通大学、苏州大学、徐州医学院	山东	济南大学、山东大学、泰山医学院、潍坊医学院
安徽	安徽医科大学	山西	山西医科大学
浙江	宁波大学、浙江大学	河南	郑州大学
福建	福建医科大学	四川	四川大学
江西	南昌大学	重庆	第三军医大学、重庆医科大学
广东	中山大学、南方医科大学、广东药学院、广州医科大学、暨南大学、汕头大学	陕西	第四军医大学、西安交通大学
广西	广西医科大学	宁夏	宁夏医科大学
云南	大理学院、昆明医学院	甘肃	兰州大学
贵州	贵阳医学院	内蒙古	内蒙古医学院
湖南	湖南师范大学、中南大学	新疆	石河子大学、新疆医科大学
湖北	华中科技大学、武汉大学、武汉科技大学		

1981 年，全国首个卫生统计学博士学位授予点在第四军医大学成立。我国自行培养的第一位卫生统计学博士研究生于 1988 年毕业。目前全国已有二十九所院校设立卫生统计学博士学位授予点，每年有近三百名卫生统计学专业的硕士和博士毕业生。设有卫生统计学博士点的高校名录如表 4–2 所示。

表 4–2　我国高等院校卫生统计学博士点名录

地区	高等院校	地区	高等院校
北京	北京大学、军事医学科学院、清华大学、首都医科大学、中国疾病预防控制中心	黑龙江	哈尔滨医科大学
上海	第二军医大学、复旦大学、上海交通大学	山东	山东大学
天津	天津医科大学	山西	山西医科大学
江苏	东南大学、南京医科大学、苏州大学	河南	郑州大学
广东	中山大学、南方医科大学	吉林	吉林大学
广西	广西医科大学	四川	四川大学
湖南	中南大学	重庆	第三军医大学
湖北	华中科技大学、武汉大学	陕西	第四军医大学、西安交通大学
浙江	浙江大学	辽宁	中国医科大学

（三）卫生统计学教材建设

新中国成立之初，医学统计学方面的教材很少，其中有重要影响之一的是郭祖超教授于 1948 年主编的《医学与生物统计方法》，此书被当时的教育部门确定为大学用书，对培养我国早期的卫生统计人才发挥了重要作用。此书于 1963 年经修订改名为《医用数理统计方法》，由人民卫生出版社出版。1965 年，经修订后出版第二版，1988 年，经大幅增订后出版第三版。郭祖超教授的这四本著作对推动我国医学统计学的发展起到了重要作用。

此外，在我国卫生统计学发展的早期，许世谨、李光荫、薛仲三、田凤调、李天霖等专家学者分别编写相关的教材和专著，为学科的人才培养和科学研究做出了贡献。

1978 年，人民卫生出版社出版发行由四川医学院杨树勤教授主编的全国高等医药院校试用教材《卫生统计学》第一版（供卫生专业用）。该版教材全书 36.6 万字，共十七章，是“文化大革命”后卫生部组织编写的第一本全国统编的卫生统计学教材，为高等医学院校卫生统计、医学统计的教学工作正常开展奠定了基础。此后在该版教材的基础上，教材与时俱进，不断完善，陆续出版，至今已经出版到第八版。《卫生统计学》各版教材的基本情况见表 4–3。表 4–4 列出人民卫生出版社所出本科生教材《医学统计学》的情况。

除了人民卫生出版社的统编教材《卫生统计学》，国内卫生统计学专家学者在教材的建设工作上一直不断探索，出版许多优秀的教材，其侧重点和针对的读者也各不相同，可谓百花齐放，为卫生统计学的教学和人才的培养起了重要作用。表 4–5、表 4–6 列出部分研究生使用的教材。

表 4-3 人民卫生出版社统编教材《卫生统计学》教材各版基本情况

版次	主编	副主编	章节数	字数（万）	出版时间
第一版	杨树勤（四川医学院）	—	17	36.6	1978 年 12 月
第二版	杨树勤（华西医科大学）	—	22	44	1986 年 11 月
第三版	杨树勤（华西医科大学）	—	16	38	1992 年
第四版	倪宗瓒（华西医科大学）	—	18	45	2000 年
第五版	方积乾（中山大学）	孙振球（中南大学）	22	75.6	2003 年 8 月
第六版	方积乾（中山大学）	孙振球（中南大学）	23	75.5	2008 年 5 月
第七版	方积乾（中山大学）	徐勇勇（第四军医大学） 陈峰（南京医科大学）	20	78	2012 年 8 月
第八版	李晓松（四川大学）	陈峰（南京医科大学） 郝元涛（中山大学） 刘美娜（哈尔滨医科大学）	20	65.9	2017 年 8 月

表 4-4 人民卫生出版社统编教材《医学统计学》本科教材各版基本情况

版次	主编	副主编	章节数	字数（万）	出版时间
第一版	倪宗瓒（华西医科大学）	—	11	—	1990 年 6 月
第二版	倪宗瓒（华西医科大学）	—	—	35	1999 年 5 月
第三版	马斌荣（首都医科大学）	—	14	38	2001 年 8 月
第四版	马斌荣（首都医科大学）	—	15	42	2004 年 7 月
第五版	马斌荣（首都医科大学）	李康（哈尔滨医科大学）	14	47	2008 年 6 月
第六版	李康（哈尔滨医科大学） 贺佳（第二军医大学）	杨土保（中南大学） 马骏（天津医科大学）	15	44	2013 年 5 月

表 4-5 人民卫生出版社统编教材《医学统计学》研究生教材各版基本情况

版次	主编	副主编	章节数	字数（万）	出版时间
第一版	孙振球（中南大学）	徐勇勇（第四军医大学）	28	87	2002 年 8 月
第二版	孙振球（中南大学）	徐勇勇（第四军医大学）	33	98	2006 年 6 月
第三版	孙振球（中南大学）	徐勇勇（第四军医大学）	35	125	2010 年 8 月
第四版	孙振球（中南大学）	徐勇勇（第四军医大学）	43	172	2014 年 9 月

表 4-6 部分研究生用医学统计学教材

书名	主编	出版社	出版时间
医学统计学与电脑实验	方积乾	上海科学技术出版社	1997 年 1 月
医用多元统计分析方法	陈峰	中国统计出版社	2000 年 12 月

续表

书名	主编	出版社	出版时间
医学统计学与电脑实验（第二版）	方积乾	上海科学技术出版社	2001 年 7 月
医学统计学	余松林	人民卫生出版社	2002 年 3 月
医学统计学	颜虹	人民卫生出版社	2005 年 8 月
医学统计学与电脑实验（第三版）	方积乾	上海科学技术出版社	2006 年 8 月
医用多元统计分析方法（第二版）	陈峰	中国统计出版社	2007 年 2 月
医学统计学（第二版）	颜虹	人民卫生出版社	2010 年 8 月
医学统计学与电脑实验（第四版）	方积乾	上海科学技术出版社	2012 年 6 月
科研设计与统计分析	胡良平	军事医学科学出版社	2012 年 8 月

除了上述中文教材，方积乾教授主编的《医学统计学与电脑实验》（第三版）经由新加坡 World Scientific Publishing 公司出版了英文版。

（四）卫生统计学学术共同体的建设

1. 中国卫生统计学会

1984 年 9 月，中国卫生统计学会在广西壮族自治区南宁市正式宣布成立。中国卫生统计学会是在卫生部主管部门的领导和大力支持下，为了团结卫生统计两支队伍（卫生统计教学、科研队伍与广大卫生统计工作者），建立起的一个统一的学术群众团体，是一级学会。学会的第一届会长是原卫生部规划财务司的何鸿明司长，副会长兼秘书长是田凤调研究员，秘书处设在当时的中国预防医学科学院，该学会在很长一段时间里挂靠在中国预防医学科学院。中国卫生统计学会的成立，极大地推动省市地方卫生统计学会的建立与发展。从 1985 年至 1997 年，先后有浙江、江苏、安徽、福建、山西、吉林、广东、广西等二十多个省、区的地方卫生统计学会（或学组、专业委员会）成立，参加的会员达到数千人。学会通过举办专题讨论、教育培训、邀请国外专家来华讲学、举办学术会议等形式逐步健全与完善国内学术交流平台，加强我国卫生统计学术交流，促进卫生统计信息与相关卫生研究领域的密切结合。同时，在学会秘书长田凤调研究员的主持下，为适应广大卫生统计工作者的实际需要，组织有关同仁编写《实用卫生统计学》，在 1994 年由人民卫生出版社出版。学会还编写一批适应当时教学实践需要的卫生统计丛书，均由人民卫生出版社出版。

2. 中国卫生信息学会

为适应我国卫生信息化发展需要，将卫生信息化的队伍纳入学会，在卫生部业务主管部门的倡导下，2004 年 6 月，中国卫生统计学会正式更名为中国卫生信息学会，并于 2004 年 11 月在广州召开中国卫生信息学会成立大会，中国卫生信息学会的成立标志着中国卫生统计学学科发展又进入一个新的阶段。

从中国卫生统计学会到中国卫生信息学会，发展至今已有三十多年，学会理事会的成员由第一届的五十五人增加到第七届的四百一十七人。专业委员会（学术组）从第一届只有学术组发展到第七届包括统计理论与方法专业委员会、健康统计专业委员会、医院统计专业委员会、卫生统计学教育专业委员会、卫生管理统计专业委员会等二十五个专业委员会。组织机构更加健全，有力地保障学会工作的顺利开展，极大地促进卫生统计专业的发展。历届会长与秘书长见表 4–7。2017 年 7 月，中国卫生信息学会正式更名为中国卫生信息与健康医疗大数据学会。

表 4–7　中国卫生信息学会历届会长与秘书长名单

历届学会（年份）	会长	秘书长
中国卫生统计学会（第一届，1984）	何鸿明	田凤调
中国卫生统计学会（第二届，1988）	何鸿明	田凤调、接令仪、饶克勤
中国卫生统计学会（第三届，1992）	曹荣桂	田凤调
中国卫生统计学会（第四届，1998）	朱庆生	饶克勤
中国卫生统计学会（第五届，2002）	王陇德	饶克勤
中国卫生信息学会（第六届，2007）	王陇德	饶克勤
中国卫生信息学会（第六届，2010 年调整后）	王陇德	孟群
中国卫生信息学会（第六届，2013 年调整后）	王陇德	李岳峰
中国卫生信息学会（第七届，2016）	金小桃	孟群
中国卫生信息与健康医疗大数据学会（2017）	金小桃	张学高

3. 中华预防医学会卫生统计学专业委员会

中华预防医学会卫生统计专业委员会于 1989 年成立，是中华预防医学会理事会领导下的，由全国卫生统计专业以及医学相关领域专家组成的二级学术团体。该专业委员会是由李天霖等教学科研单位的专家发起，经中华预防医学会批准于 1989 年 5 月下旬在北京医科大学召开代表大会，选举产生第一届专委会，由李天霖教授任第一任主任委员。中华预防医学会卫生统计专业委员会历届主任委员为李天霖、詹绍康、颜虹、陈平雁。

4. 国际生物统计学会中国分会

2013 年 8 月 20 日，国际生物统计学会（International Biometric Society，IBS）中国分会（IBS–CHINA）在山东济南举行成立大会，国际生物统计学会执行主席 Dee Ann Walker 教授任命华盛顿大学周晓华教授为 IBS–CHINA 理事长。国际生物统计学会（International Biometric Society，IBS）中国分会（IBS–CHINA）设立的目的是推广国际生物统计学会在中国的影响，推广生物统计科学在中国的发展，并推动统计和数学方法在生物医学及应用领域的发展。中国分会每年组织中国生物统计年会，由执行委员会指定并委托组委会和学术委员会承办，并对社会公众及学界开放。国际生物统计学会中国分会的首任会长是周晓华教授。

5. 卫生统计学相关学术会议

学术会议是开展学术交流的平台，是联系各地区卫生统计学者的纽带。自 1984 年中国卫生统计学会成立大会上开展的第一次全国性学术交流会议后，学会每五年举办一次全国性的学术研讨会。第一届于 1984 年 9 月 6 日至 10 日在广西南宁举办，参加人数约一百二十二人，共收到一百四十九篇会议论文。2004 年，中国卫生统计学会正式更名为中国卫生信息学会，每年举办一次全国性的卫生信息技术交流大会。学会一贯坚持举办高水平、交流面广泛的全国性学术会议，在此期间召开的学术会议，具有召开次数频繁、参与人数众多、交流信息广泛等特点，各专业委员会在专业范围内也积极开展学术交流活动，对提高卫生统计研究水平、推广卫生统计方法、促进卫生统计信息与相关卫生研究领域的结合发挥了重大作用。

中国卫生信息学会统计理论与方法专业委员会、卫生统计学教育专业委员会秉承严谨与优良的传统，坚持每年举办学术年会（见表 4-8），众多卫生统计、医学统计学者正是通过这些学术会议的形式探讨学术问题、交流学术观点、加强联系，促进学术交流，推动中国卫生统计学科的发展。

表 4-8　统计理论与方法、卫生统计学教育专业委员会举办的学术会议

会议名称	举办时间	地点	参加人数	收到论文（篇）
1999 学术年会	1999 年 11 月 19—22 日	北京	60	20 余
医学统计学教学研讨会	2000 年 4 月 17—19 日	长沙	40	—
2001 年全国卫生统计学术研讨会	2001 年 8 月 5—8 日	太原	60	30 余
新药临床试验设计与生物统计规范与统计分析方法研讨会	2002 年 8 月 15—18 日	大同	48	30 余
2003 年卫生统计学术年会	2004 年 1 月	海口	—	—
2004 年全国卫生统计学术研讨会	2004 年 8 月 17—20 日	成都	102	64
2005 年卫生统计学术年会	2005 年 8 月 22—23 日	天津	206	164
2006 年卫生统计学术年会	2006 年 8 月	武汉	150	65
首届青年生物统计学者论坛	2007 年 4 月 30 日	南通	60 余	—
2007 年全国卫生统计学术大会	2007 年 8 月 1—3 日	西安	120 余	56
2009 年中国卫生统计学术年会	2009 年 11 月 28—29 日	南京	140 余	—
2010 年卫生统计学术年会	2010 年 8 月 10—12 日	无锡	150 余	60 余
2011 年卫生统计学术年会	2011 年 7 月 27—29 日	西安	200 余	91
2012 年卫生统计学术年会	2012 年 7 月 22—25 日	长沙	250	100
2013 年中国卫生统计学术年会	2013 年 8 月 18—20 日	济南	约 400	—
2014 年卫生统计（生物统计）学术年会	2014 年 7 月 20—26 日	广州	400 余	178
2015 年卫生统计学术研讨会	2015 年 7 月 29—31 日	太原	—	243
2016 年中国生物统计学术年会	2016 年 7 月 26—29 日	天津	538	224
2017 中国卫生统计学术年会	2017 年 8 月 23—25 日	武汉	700	250

（五）卫生统计学学术期刊的发展

1.《中国卫生统计》杂志

1984 年 9 月，随着中国卫生统计学会的成立，在中国医科大学丁道芳教授的推动下，作为会刊的《中国卫生统计》杂志创刊。该刊是中华人民共和国卫生和计划生育委员会主管，中国卫生信息学会和中国医科大学主办的全国性卫生统计专业学术性双月刊，是国内卫生统计专业的唯一学术性期刊和中国医学类中文核心期刊及国家科技部中国科技论文统计源期刊，所发表的文献代表着国内卫生统计学的成就和水平。杂志在开展学术讨论、交流工作经验、介绍卫生统计理论与方法、提高卫生统计科教水平、服务社会等方面发挥重要作用，取得显著的成绩。在此期间,《中国卫生统计杂志》不定期开展一系列统计学讲座和专题讨论，在普及卫生统计知识、提高卫生统计人员理论水平、推动卫生统计学科发展等方面都发挥重要作用。特别是杂志的早期，集中组织多项专题讨论，介绍各种统计理论与方法，并且结合实际问题开展讨论，在普及卫生统计知识的同时也活跃了学术气氛。《中国卫生统计》杂志历届主编为丁道芳、陈育德、孟群。

2.《中国医院统计》杂志

《中国医院统计》杂志是由国家卫生和计划生育委员会主管，国家卫生计生委卫生统计信息中心、滨州医学院主办的国家级科技期刊，1994 年 3 月经国家科委、国家新闻出版署批准创刊，国内外公开发行。创刊时为季刊，主编由原卫生部统计信息中心主任陈育德担任，2004 年，主编由原卫生部统计信息中心主任饶克勤担任，2012 年，主编由原国家卫生计生委统计信息中心主任孟群担任。

第三节　学科重要成就

一、卫生统计学理论与方法研究

新中国成立初期，我国卫生统计学理论与方法研究开展甚少，主要为利用国外统计理论与方法进行一些应用研究。二十世纪七十年代后期，引进和交流一些国内外先进的学术思想与应用成果，特别是随着我国多所高等院校卫生统计学专业的建立健全，卫生统计学科研水平得到显著提升，我国卫生统计理论与方法的研究逐渐展开并在卫生统计学方法学研究上取得一些创新，如 1981 年王广仪提出的运用于等级分组数据分析的交叉积差法；1988 年田凤调提出的一种全新的实用数量分析方法 – 秩和比法等。

目前卫生统计学理论与方法研究成果已广泛应用于公共卫生领域，其中常用的方法包括：定量资料的统计描述、定性资料的统计描述、参数估计、t 检验、方差分析、χ^2 检验、非参数检验、相关与回归分析等经典统计方法，以及一些经典的多变量统计分析方法，如多重线性回归、logistic 回归、Cox 回归、主成分分析、因子分析、聚类分析等方法。

在医学试验设计及卫生调查研究设计的各个步骤也都需要统计学理论和方法的支撑，我国的卫生统计学理论工作者在抽样方法、样本含量估算、调查表的制定与考评、调查研究数据统计分析方法等领域开展深入研究，取得较好成绩。

随着生物医学研究的快速发展，计算机科学的加速进步，卫生统计学的理论与方法面临新的挑战，特别是在大数据时代，各种组学方兴未艾，精准医学的兴起，都对数据分析方法提出新的问题。卫生统计学理论与方法的研究也得到发展的机遇，我国的卫生统计学专家学者提出许多新的理论、技术和方法。

二、卫生统计学理论与方法的应用研究成果

（一）在居民健康状况、生命统计中的应用

卫生统计学的理论与方法在居民健康和生命统计中的应用取得丰硕的成果。中华人民共和国成立前，卫生统计专业机构甚少，反映人民健康的资料残缺不全。1927 年，许世瑾根据在北京开展的居民死亡原因调查而编制生命统计报告，并在中华医学杂志上发表《对中国死因分类的初步研究》，在文中他提出中国第一个居民死因分类表，开创中国生命统计研究的先河。1930 年，他调查一万多名中小学生的身体发育状况，编制上海市学龄儿童的身长、体重发育表，发表《上海市学龄儿童身长体重的初步研究》，这是中国第一个男女学龄儿童的生长发育表。1935 年开始，他与全国二百零四家医院联合组成我国最早传染病报告系统，调查统计我国十九种传染病和寄生虫病的情况，分析我国传染病的地理分布特征，为当时的传染病防治提供重要的信息。1931 年，袁贻瑾在《人类生物学》杂志上发表《1365—1849 年间一个华南家族的生命表》，提出中国第一个寿命表，这是中国最早的从族谱取材开展的生命统计研究。中华人民共和国成立后，前十七年中，随着我国建设事业的发展，从中央到地方建立统计专业机构，形成一支卫生统计教师队伍，开展有关居民健康状况的研究工作，取得一定成果。中华人民共和国成立初期，在我国有许多地方性疾病影响着当地人群的健康，如大骨节病、克山病、地方性甲状腺肿、地方性氟中毒等。为了了解地方病的分布情况，为防治工作提供依据，卫生部组织各方专家开展大量的地方病研究工作，其中卫生统计人员广泛参与其中。1980 年前后，各级卫生部门组织大量的专项调查，如全国肿瘤死亡回顾调查。1979 年、1985 年、1990 年、2000 年、2010 年先后进行的五次全国结核病流行病学调查、1979 年至 1980 年全国高血压抽样调查、全国五种职业中毒普查、全国尘肺流行病学调查、全死因调查等。基于这些调查，还出版《中华人民共和国地方病和环境图集》《中国癌症地图》《中国恶性肿瘤死亡调查研究》《中华人民共和国恶性肿瘤地图集》《中国人口主要死因及平均预期寿命研究》《中国人口主要死因地图集》《中国癌症研究进展》等专著，填补我国人民健康资料的空白，并为以后的研究提供对比研究资料。当前，在我国卫生统计学家的全面参与下，我国城乡逐渐建立出生、死亡、传染病、恶性肿瘤等慢性非传染性疾病监测基地，制订收集资料制度，累积我国不同人群患病资料和青少年身体调查等居民健康资料。

早期的流行病学调查研究的目的多为采用疾病统计常用指标，包括某病发病率、时点患病率、期间患病率、残疾患病率等进行疾病分布的统计学描述。随着医学模式的转变，潜在减寿年数（YPLL）、伤残调整寿命年（DALY）、疾病综合负担指标（CBOD）等疾病负担指标应运而生，我国应用这些指标进行疾病负担的研究开始于二十世纪八十年代后期，1998 年《中国卫生统计》杂志刊登疾病负担测量指标——DALY 的介绍后，我国对于疾病负担的研究越来越多，研究最多的是恶性肿瘤、心血管疾病、糖尿病、伤害、精神疾病等的疾病负担及影响因素。2015 年，《柳叶刀》（*Lancet*）在线发表的我国三十三个省级行政单位全因死亡率、死亡原因和寿命损失年（YLL），研究结果显示，与 1990 年相比，2013 年中国各省出生预期

寿命均有显著提高。各省出生预期寿命、各年龄段死亡概率、死因构成具有明显异质性。对疾病负担的研究可为我国因地制宜制定卫生政策、应对各地卫生系统面临的不同挑战提供有力依据。

除了关注疾病负担，生存质量在现代流行病学研究中越来越受到重视，生存质量全面评价疾病及其质量方法对病人造成的身体、心理和社会生活等方面的影响。我国对生存质量的研究开始于二十世纪八十年代末，陆续有学者翻译及综述国外的生存质量研究，并有学者直接使用国外生存质量量表进行慢性阻塞性肺病、高血压病人的生存质量评价。中山医科大学作为世界卫生组织生存质量研究小组的成员，方积乾教授率先开始我国生存质量指标体系及评价方法的研究，于 1996 年开展研制世界卫生组织生存质量（WHOQOL）系列测定量表中国版，在国内得到广泛应用，成为卫生行业标准。

疾病的危险因素一直是医学领域的研究热点，卫生统计学的发展让疾病危险因素的研究从基于经验的定性或半定量研究变为基于数据的定量研究。较早的研究中，多采用单因素的 t 检验、方差分析对疾病单个危险因素进行分析。随着多变量统计方法的引入，多重回归、logistic 回归、Cox 回归等被普遍用于多种疾病危险因素的探讨。随着对疾病认识的一步步加深，人们也意识到疾病的危险因素可能非常复杂，包括患者的性别、年龄等人口学因素、遗传学因素、行为因素、环境因素、社会经济因素等等各个方面，传统的多变量统计方法已无法有效解决如此超高维度的问题。目前对于高维数据的变量筛选方法成为研究热点，主要方法有改进的传统统计学方法和机器学习方法，应用这些方法，人们深入研究乳腺癌等恶性肿瘤的危险因素，尤其是基因和环境的影响。

疾病的自然史是流行病学的另外一个重要研究领域。二十世纪九十年代末，随机模型引入国内的疾病自然史研究为疾病自然史的深入了解与认识提供方法学支持。传染病动力学模型的引入则为各类传染病传播机制的认识与描述提供有力工具。在公共卫生防控领域，疾病预测也是非常重要的一部分，是将被动预防化为主动预防的重要环节，当前常用于疾病预测的模型有传染病模型，数学模型以及对回归模型、时间序列模型、灰色理论模型、Markov 模型、神经网络模型和组合预测模型等统计模型。我国卫生统计学者曾用多种模型对非典进行预测，为非典的有效防控提供支持。当前，无论是传染性疾病还是非传染性疾病，研究者都在试图建立准确的预测模型以期掌握疾病控制的主动权。

（二）在临床医学研究中的应用

我国临床试验从 1983 年正式开始，卫生统计学是开展临床试验不可缺少的工具。1997 年，金丕焕主编《临床试验—设计与统计分析》，2000 年，苏炳华主编《新药临床试验统计分析新进展》，在推动我国新药临床试验的统计学应用上发挥引领作用。金丕焕、苏炳华还参与大量临床试验的咨询、审评工作、临床试验有关规范、法规的起草和修订工作，参与起草和修订《化学药物和生物制品临床试验的生物统计学指导原则》《化学药物临床试验报告的结构与内容技术指导原则》等。“中国临床试验生物统计学组（CCTS）”的临床试验中生物统计学家的专家共识工作进一步推动我国临床试验生物统计学的理论研究，为临床试验中生物统计学的正确应用具有重要的指导意义。当前医药临床试验中的统计分析方法论著颇多，涉及的实验设计与统计分析方法的讲解越来越细致、高深，帮助临床科研人员实现越来越多更复杂的试验目的。

随着成像设备的进步，针对高维数据的医学图像分析研究逐步成为主流，卫生统计学又找到一片用武之地。应用数学理论模型，如马尔科夫随机场、偏微分方程、模糊数学理论等对图形内容或功能过程进行建模；应用决策树、统计聚类、参数动态轮廓模型进行感兴趣区图像分割；应用互信息量进行医学图像配准；应用时间序列进行时序图像的功能分析。

（三）在卫生管理中的应用

我国各地区经济发展不平衡，地区间的卫生状况差异很大，因此在宏观控制下的分级分类指导是十分必要的。在这种指导思想下，卫生统计学家在选择和编制综合评价卫生状况的指标体系、卫生状况综合评价指标的筛选及分类方法等方面进行研究。李天霖 1990 年发表的《选择和编制综合评价卫生状况指标体系的探讨——中国区域卫生状况分类研究之一》构建由社会大环境、卫生资源投入、居民健康三部分构成的中国区域卫生状况分类和综合评价指标，这是我国第一个卫生状况综合评价指标体系。2006 年，徐勇勇等研究建立一套卫生指标体系的概念框架，此概念框架由健康状况、卫生系统和环境与行为因素 3 个维度构成。应用这些研究成果对卫生状况进行综合评价对制定卫生事业发展规划具有重要的指导意义。综合评价常用的分析方法主要有多重回归、判别分析、因子分析、时间序列分析、模糊聚类、模糊判别、模糊综合评价、综合评分法、综合指数法、层次分析法、Topsis 法、秩和比法。

2003 年，卫生部在卫生状况指标体系下首次编辑出版《中国卫生统计年鉴》，全书收录全国及 31 个省、自治区、直辖市的卫生事业发展情况和居民目前健康水平的统计数据，以及历史重要年份的全国统计数据。全书内容分为十五个部分，即①卫生机构；②卫生人员；③卫生设施；④卫生经费；⑤卫生项目；⑥农村和社区卫生；⑦妇幼保健；⑧人民健康水平及营养状况；⑨疾病控制与公共卫生；⑩居民病伤死亡原因；⑪ 卫生监督；⑫ 医学教育与科研；⑬ 人口指标；另附：⑭ 社会、经济主要指标；⑮ 我国卫生状况与世界主要国家比较。此后，各省也开始编制卫生统计年鉴，每年出版发行，成为卫生事业发展的重要史料，是促进卫生事业科学发展的重要决策参考。

由国家卫生计生委统计信息中心牵头组织的每五年一次的国家卫生服务抽样调查，至今已经完成五次。该调查的目的是深入了解居民健康状况、卫生服务需要与需求、卫生服务利用、卫生系统反应性以及城乡不同阶层对卫生改革的看法，将准确而丰富的信息提供给各级管理部门和社会，客观反映卫生改革发展成绩及问题，为科学制定卫生事业发展规划、评价医改实施效果提供依据。此外，还开展卫生规划资源配置等研究。

（四）医学统计软件研制成果

我国卫生统计学的专家学者于二十世纪八十年代至今，根据实际情况开发一些实用的统计软件，为统计学方法的推广应用起到重要的作用，为统计工作者提供实用的工具。

1988 年，第四军医大学统计教研室研制的线性模型拟合统计软件程序（SPLM），采用线性模型的方法，实现各种统计方法的计算。统计方法比较齐全，功能比较强大。1999 年，推出 3.0 版后无新的产品推出。

1992 年，解放军总医院医学统计教研室开发了统计设计和分析系统（SDAS）。特点是窗口操作，操作方便，图表简明，与国内医学统计学教材一致。但只有 DOS 版，1995 年后再无更新版本。

1999 年，第四军医大学医学统计教研室夏结来教授开发了非典型数据分析系统（Nosa）。

特点是采用广义线性模型建模，从数据录入与管理、统计分析、绘图，到结果管理嵌入当代数据处理技术。但只能在DOS系统下使用。

2001年，推出的由北京元义堂科技公司研制，解放军总医院、首都医科大学、中国中医研究院等参加协作完成的中华高智统计软件（CHISS），是一套具有数据信息管理、图形制作和数据分析的强大功能，并具有一定智能化的中文统计分析软件。主要特点是操作简单直观，输出结果简洁。最新版为CHISS2004版。

2002年，四川大学华西公共卫生学院以《中国医学百科全书·卫生统计学》为蓝本，开发的具有中国知识产权的医学统计软件包PEMS。可实现各种统计方法的计算，统计方法比较齐全，功能比较强大。比较适合从事医学工作的非统计专业人员使用。最新版为PEMS3.0版。

此外，在二十世纪九十年代，Epinfo软件为卫生统计学的教学和科研起到推动作用。当时由卫生部统计信息中心与美国CDC的该软件作者商谈，经作者同意无偿提供中方使用后，委托上海医科大学公共卫生学院金丕焕教授组织翻译成中文版，在国内推广应用。

三、卫生统计学科研项目承担情况

国家自然科学基金委员会从1987年资助第一项卫生统计学的研究课题以来，截至2016年，共计资助卫生统计学研究课题二百六十二项课题，其中大部分课题为卫生统计学方法学研究课题，也有相当部分为统计学理论与方法在某个具体领域中的应用研究。第一个获得资助的卫生统计学面上项目立项于1987年，当年只有一个卫生统计学课题获得资助。此后，获得资助的面上项目数逐渐增多，在2003年开始大幅度增加，2014年之后，每年获得资助的面上项目都达到十项及以上。第一个卫生统计学的青年基金项目在1993年获得资助，当年也只有一个卫生统计学的青年基金项目课题得到资助，此后青年基金项目的资助数逐渐增加，到2010年以后，超过面上项目的资助数。在二十年间，卫生统计学领域有三项重点项目获得资助。此外，还有三项专项基金、一项海外合作项目、一项国际合作项目、一项联合项目和十四项地区项目得到资助。获得资助的卫生统计学课题的研究方向主要有：临床试验设计与分析、高维数据分析、机器学习方法、量表及其分析等。近年来，预测预警、Bayes方法、高位数据分析、综合评价、临床试验设计与分析等几个方向的资助力度增加较快。获得国自然资助的机构主要是高校。

第四节　挑战与展望

近年来，在卫生医疗领域，随着生物医学研究技术、互联网技术、信息化的高速发展，人们尝试从不同的角度探索疾病发生发展的规律和影响因素，积累环境监测、人口学、遗传学、公共卫生、社会学、行为学、临床诊疗等不同层面的疾病相关数据。该类数据所包含的巨大信息量和所反映的健康相关问题决定该类数据具有很大的价值。可以说，我们已经步入卫生医疗领域的大数据时代。大数据是指无法在一定时间范围内用常规软件工具进行捕捉、管理和处理的数据集合，是需要新处理模式才能具有更强的决策力、洞察力和流程优化能力来适应海量、高增长率和多样化的信息资产。大数据时代的到来不仅给卫生统计学带来各种各样的挑战，同时也给本学科带来许多的发展机会。

在精准医学为我们带来新机遇的大背景下，我们也应认识到精准医学是一个经多学科、多领域、多技术融合的医疗体系，顺畅而高效地建立、整合、运行和监督如此结构复杂、功能繁多的体系任重而道远。且在整个体系中，数据需要经过多个专业领域人员的共同努力才能转化为临床应用，而在这一个流传过程中，如何确保数据使用的规范性、保密性、安全性和共享性，使体系得以正常运转值得我们慎重考虑。卫生统计学在这个体系中将承担重要的角色，如何将数据格式规范化、如何对多源数据进行整合、如何在多个应用领域有效地利用现有数据、如何挖掘出医学大数据潜藏的信息等等，都需要卫生统计从业者灵活转变既有思路，探究出新的手段方法来辅助精准医学的开展。

从方法学的角度看，近年来贝叶斯方法大热。贝叶斯方法最早起源于英国数学家托马斯·贝叶斯在1763年所证明的一个关于贝叶斯定理的一个特例，从1763年到现在已有二百五十多年的历史，这期间随着计算机技术的不断发展以及贝叶斯方法的完善，贝叶斯统计方法有了长足的进步。如今贝叶斯统计的影响日益扩大，在各个实际领域中得到应用，尤其是在自然科学、生物医学以及经济领域中，贝叶斯方法取得成功。虽然目前经典统计学方法仍占据着统计学的主导地位，但是贝叶斯方法的适应性和可扩展性，使得其在国内外正得到越来越为广泛的应用，在各方面显示出其强大的魅力。在空间流行病学领域，贝叶斯统计已经成为非常重要的方法，大量的空间流行病学文章中出现贝叶斯模型或其改进的模型。在空间流行病学研究手段上，再结合地理信息系统（GIS）分析技术之后，地理统计方法（geostatistical methods）和贝叶斯统计模型（bayesian models）取得长足的发展，特别是贝叶斯空间统计模型。借着大数据的东风，大数据贝叶斯学习日益成为人们关注的焦点，如何加强贝叶斯学习的灵活性以及如何加快贝叶斯学习的推理过程，如何把握大数据的优势较精确地确定先验分布，使其更加适应大数据时代的挑战成为人们考虑的重点。相信在未来一段时期内，贝叶斯理论在与其他学科知识相结合下将会有更广阔的应用前景。

作为新医改基本路线之一，各地卫生信息化建设正在如火如荼地进行中，信息化被认为是医改方案具有可操作性的重要前提。那么，如何在卫生信息系统中引入决策支持功能，使其在医生诊疗方面起到弥补医生经验不足、加强诊疗辅助的作用；如何在机构管理方面实现以绩效考核、监督管理功能为依托强化对卫生服务机构的管理，以提升卫生服务的管理效率和服务水平显得尤为重要。卫生统计学的理论和方法将在此领域中发挥重要作用。

在当前大数据的时代下，仅凭借传统的卫生统计学学科，很难应对面临的困难和挑战，卫生统计学学科要发展，更需要与其他学科的交叉融合，特别是与计算机科学、信息科学、生物医学、遗传学的交叉融合。“数据科学（data Science）”一词已被人们接纳并使用，“数据科学家（data scientist）”正成为最热门的职业之一。如何将卫生统计学学科建设好，适应时代发展的需要？如何培养优秀的数据科学家？这些都是卫生统计学工作者需要深思并尽快做出回答的问题。

致谢 感谢陈育德教授、方积乾教授的指导。感谢王辛未、黄云、廖羽、田晓璐等的协助。

撰稿人：郝元涛 李晓松 陈 峰 夏结来 徐勇勇

参考文献

[1] 沃红梅. 中国医学统计学发展简史（1949—2012）. 南京医科大学，硕士论文.
[2] 徐勇勇，尚磊. 纪念郭祖超教授诞辰100周年座谈会在西安举行［J］. 中国卫生统计，2012，29（1）：141.
[3] 袁卫. 机遇与挑战——写在统计学成为一级学科之际［J］. 统计研究，2011，28（11）：3-10.
[4] 田凤调. 建立我国卫生统计学的几点看法［J］. 统计研究，1992，9（6）：78.
[5] 颜虹. 卫生统计学的研究现状与发展［Z］. 预防医学学科发展蓝皮书，2004，56-58.
[6] 陆守曾. 对医学统计学应用现状的四点看法［J］. 中国卫生统计，2010，27（2）：114-115.
[7] 王幼军，Andrea Bréard. 统计学在近代中国的演变——从社会统计到数理统计［J］. 上海交通大学学报（哲学社会科学版），2010，18（3）：61-67.
[8] 徐勇勇，刘丹红，王霞，等. 我国卫生统计现状与挑战［J］. 中国卫生信息管理杂志，2013，10（1）：14-19.
[9] 田凤调，接令仪，胡琳，等. 建国以来我国卫生统计事业发展过程的回顾［J］. 中国卫生统计，1994，11（5）：9-12.
[10] 沃红梅，陆守曾，易洪刚，等. 对卫生统计学发展有重要影响的学会——记中国卫生信息学会（原中国卫生统计学会）［J］. 中国卫生统计，2013，30（3）：314-316+322.
[11] 苏志，李天霖. 选择和编制综合评价卫生状况指标体系的探讨——中国区域卫生状况分类研究之一［J］. 中国卫生统计，1990，7（6）：1-5.

卫生统计学学科发展大事记

时间	事件
1948年	郭祖超教授所编《医学与生物统计方法》一书由正中书局出版。
1954年	高等医学院校卫生系中几乎都成立保健组织教研组，开设保健组织学课程，使用《保健组织学》作为教材，其中讲授一些统计学的方法。
1964年	根据卫生部的要求高等医药院校停讲《保健组织学》，仅保留其中的卫生统计学作为单独的课程讲授，学时数在一百学时左右，教学内容主要侧重于居民健康统计，包括生产实习等内容。
1966年	上海第一医学院许世瑾教授的第一个卫生统计学研究生毕业。
1978年1月	卫生部颁发高等医学院校医学、中医、儿科、口腔、卫生、药学、中药七个专业教学计划试行方案，其中明确卫生统计学是卫生系本科生的必修课，医用统计方法（作为卫生学的一个组成部分）是医学、儿科、口腔等专业本科生的必修课。
1978年	人民卫生出版社出版发行由四川医学院杨树勤教授主编的全国高等医药院校试用教材（供卫生专业用）《卫生统计学》（第一版）。
1981年	全国首个卫生统计学博士学位授予点在第四军医大学成立。
1984年9月	中国卫生统计学会成立大会暨第一次学术会议在广西南宁召开。中国卫生统计学会是在卫生部主管部门的领导和大力支持下，为了团结卫生统计两支队伍（卫生统计教学、科研队伍与广大卫生统计工作者），建立起的一个统一的学术群众团体，是一级学会。第一届学术会议参加人数一百二十二人，共收到一百四十九篇会议论文。

续表

时间	事件
1984 年 9 月	在中国医科大学丁道芳教授的推动下，作为卫生统计学会会刊的《中国卫生统计》杂志创刊。
1987 年	第一个获得国家自然科学基金委员会资助的卫生统计学面上项目立项。
1989 年	中华预防医学会卫生统计专业委员会成立，是中华预防医学会理事会领导下的，由全国卫生统计专业以及医学相关领域专家组成的二级学术团体。
1991 年、1992 年	同济医科大学招收过两届预防医学专业（卫生统计学方向）本科生。
1994 年 3 月	经国家科委、国家新闻出版署批准《中国医院统计》杂志创刊，国内外公开发行。
2000 年	第四军医大学在我国高等医药院校中第一个开设卫生统计学专业，招收第一届本科生。
2003 年	南京医科大学为探索生物统计学人才培养模式，招收预防医学专业（生物统计方向）五年制本科生。
2004 年 6 月	中国卫生统计学会正式更名为中国卫生信息学会，并于 2004 年 11 月在广州召开中国卫生信息学会成立大会。
2006 年	南方医科大学设立统计学（生物统计学方向）四年制本科专业。
2010 年	中山大学的“医学统计学”被评为国家双语示范课程，2013 年被评为来华留学生英语授课品牌课程。
2012 年	南京医科大学开始招收统计学（生物统计方向）四年制本科生。
2016 年	中山大学的“医学统计学”加入中国大学慕课网，成为国内第一门上线的卫生统计学慕课课程。
2017 年	中国卫生信息学会正式更名为中国卫生信息与健康医疗大数据学会。

第五章 流行病学

流行病学（epidemiology）是在人类预防疾病和促进健康的实践中逐渐发展起来的一门学科。在过去的一个世纪，流行病学在预防疾病和促进健康方面发挥了巨大作用。流行病学不仅是公共卫生与预防医学的骨干学科，随着其研究方法的不断完善和应用领域的不断扩展，流行病学已经逐渐成为现代医学的基础学科。中国流行病学的发展，随着国际流行病学的发展和不同历史时期我国人民面临的疾病和健康的实际问题不断完善和发展，取得了举世瞩目的成就。本章将从中国流行病学学科概述、学科发展历程、学科重要成就、学科发展展望四个方面简要介绍中国流行病学学科发展史。

第一节 学科概述

一、流行病学发展简史

1. 国际流行病学发展简史

流行病学是人类与疾病斗争过程中逐渐发展起来的学科，其思想萌芽早在两千多年前，但学科正式形成则是以 1850 年“英国伦敦流行病学学会”的成立为标志。流行病学从学科形成至今大致经历三个时期。第一个时期是十九世纪初期的公共卫生时代，开展公共卫生项目是这一时期疾病预防的主要措施。1854 年，英国医师约翰·斯诺（J. Snow），创造性地采用标点地图描述霍乱在特定人群中的分布，揭示霍乱的传播途径，成为流行病学发展的一个里程碑。第二个时期从十九世纪后期至二十世纪早期，此时期流行病学随着微生物学的发展和 Koch 氏法则的建立，逐步向基于病原学单病因理论的传染病流行病学过渡，“三环节、两因素”为内容的“流行过程”理论逐步形成和完善，并开展一系列经典的流行病学研究。第三个时期为二十世纪中期开始的现代流行病学时期，此时期又可大体分为三个阶段。第一阶段为二十世纪四十年代至六十年代，是现代流行病学的起步阶段，期间建立了针对非传染性疾病的流行病学研究方法，提出相对危险度和比值比的概念和计算方法、Mantel-Haenszel 分层分析法以及多因素网状病因理论；第二阶段为二十世纪六十年代中期至八十年代早期，此时期流行病学引入了匹配、偏倚、混杂和交互作用的概念，同时大规模人群数据的分析技术也伴随计算机的诞生和应用而逐渐形成和发展起来；第三阶段从二十世纪九十年代至今，此时期流行病学成绩斐然，主要表现在：①流行病学研究方法进一步完善，多元统计方法得以形成并推广使用，倾向性评分和孟德尔随机化等重要方法被提出；②研究内容向微观与宏观两个方向发展，暴露因素的范围也由传统的生物、膳食、职业和环境等，扩展到遗传、行为、心理、社会和生态等领域；③一大批流行病学分支学科，如分子流行病学、遗传流行病学、系统流行病学、生态流行病学等相继诞生；④以大数据为导向的大型人群队列研究得到空前发展；⑤循证医学的诞生及与流行病学的融合，扩展了流行病学的研究方法，极大提高了流行病学研究在临床和公共卫生领域干预措施的实施与推广中的地位和作用。

2. 中国流行病学发展简史

在中国，早在两千多年前已有流行病学思想的萌芽。西汉时期的《史记》已用“疫”“大疫”等来表示疾病的流行。1949 年之前，我国的流行病学学科尚不成体系，但是我国杰出流行病学专家伍连德博士（1879—1960）却进行了举世瞩目的流行病学实践工作。伍连德博士成功控制了 1910 年和 1920 年东北鼠疫的流行（两次流行分别死亡六万人和一万人），确认了呼吸道飞沫的传播方式和鼠疫的主要宿主旱獭，堪称我国流行病学的先驱和奠基人。

中华人民共和国成立之初，急性传染病仍是威胁人民生命健康的最主要疾病，国家对传染病防治实行“预防为主”的工作方针，在成立传染病防控机构和推广疫苗使用的同时，学习苏联经验，在医学院设立卫生系，在全国范围内建立了卫生防疫站和相关疾病的研究机构，大力培养各级流行病学专业人才。1949 年，原哈尔滨医科大学和 1951 年原北京医学院等高等学校相继成立流行病学教研室，开设流行病学课程，作为卫生系本科生的必修课程之一，标志着我国流行病学学科体系的初步建立。学科成立之初，流行病学教材非常有限，以苏联流行病学教科书的译著为主，例如 1954 年孙锡璞教授主译的人民卫生出版社出版的《流行病学总论》和 1958 年出版的苏德隆教授主译的《流行病学讲义》。1960 年和 1964 年苏德隆教授主编的高等医药院校试用教材《流行病学》在人民卫生出版社的出版标志着我国的流行病学教学体系初步形成。这一时期流行病学的工作范畴主要以控制传染病为主，研究方法主要是针对传染病的流行病学调查和对疾病分布的描述。在随后的 1966 年至 1976 年“文化大革命”期间，高等院校停课，多数专业停止招生，流行病学学科发展受到严重影响。1978 年 1 月，卫生部在颁发的高等医学院校医学、中医、儿科、口腔、卫生、药学、中药七个专业教学计划试行方案中，明确将流行病学作为卫生系等本科生的必修课。同年，全国科学大会将流行病学列为医学科学发展的带头学科之一，原北京协和医学院等高校的流行病学教研室也被正式批准为硕士学位授予点，我国流行病学学科进入了飞速发展时期。1980 年流行病学学会的成立、1981 年供卫生专业用规划教材《流行病学》在人民卫生出版社的出版和 1981 年流行病学专业期刊《中华流行病学杂志》的创办，标志着我国流行病学学科体系的发展和完善。这一时期随着慢性非传染性疾病研究方法长足的发展和疾病谱的转变，我国流行病学定义中的研究对象由传染性疾病扩展到所有的疾病，流行病学书籍陆续引入慢性非传染性疾病的研究方法和流行病学分析方法，流行病学从疾病分布时代进入了病因研究时代，具备了方法论的性质。1985 年以后，随着原北京医科大学和上海医科大学等高校陆续将公共卫生（预防医学）系更名为公共卫生学院和 1986 年第一批流行病学博士授予点的批准，我国流行病学学科逐渐走向了成熟。1997 年以后，根据国家二级学科目录，流行病学和卫生统计学合并，成为公共卫生与预防医学的二级学科“流行病与卫生统计学”。2002 年以后，北京大学、复旦大学和山东大学的流行病与卫生统计学学科陆续成为国家重点学科。这一时期，人们对健康的要求由生理健康拓展到心理和社会的健康，我国流行病学的研究范畴由疾病扩展到疾病和健康，由动态疾病的“流行”发展到静态健康和疾病的“分布”，流行病学的研究方法进一步完善，新的分支学科相继诞生。二十世纪后期临床流行病学的异军突起和1992年循证医学的诞生，标志着现代流行病学的成熟，流行病学已应用到疾病预防和健康促进、病因研究、诊疗手段的疗效评估、循证医学和卫生决策等各个方面。截至目前，我国已有累计超过九百个流行病研究项目获得国家自然科学基金资助，各院校已有二十九个流行病与卫生统计学博士学位授予点和五十六个硕士学位授予点；流行病学科研和实践工作人员数量持续增加，人员专业素质稳步提升；流行病学研究者的科研水平不断提高，在国际和国内期刊发文数量逐年增长，大型队列的建立和高水平学术论文的发表，表明我国流行病学研究跻身国际一流水平之列。

二、流行病学的定义与工作范畴

流行病学是在人类预防疾病和促进健康的实践中发展起来的一门学科。中华人民共和国成立后，流行病学的定义与工作范畴随着不同历史时期人们面临的疾病和健康问题不断完善和发展。主要分为以下三个阶段。

1. 以传染病研究为主的阶段

二十世纪上半叶，中国是一个传染病、地方病和寄生虫病严重流行的国家，鼠疫、霍乱、天花、血吸虫病、疟疾等不断暴发和流行，严重威胁人们的健康和生命。1949年中华人民共和国成立之后，预防和控制传染病的流行成为当时卫生工作的首要任务。这一时期流行病学有代表性的定义包括：英国C. O. Stallybrass教授在其主编的《流行病学原理和传染过程》（1931）中提出的“流行病学是关于传染病的主要原因，传播蔓延以及预防的学科”；在苏联出版的《流行病学总论教程》（1936）中提出的“流行病学是一门研究疾病流行的科学，它研究流行的发生原因、发展规律、熄灭条件并拟订与流行病作斗争的措施”；苏德隆教授在主编的人民卫生出版社出版的高等医药院校试用教材《流行病学》（1960）中提出的“流行病是从除害灭病运动中研究传染病在人群中的传播规律以及将其彻底消灭的措施的科学”。这一时期我国的流行病学书籍，总论部分主要介绍传染病的传染过程、流行过程和影响因素、防疫措施，以及消毒、医学杀虫和灭鼠，研究方法主要介绍针对传染病的流行病学调查和分析；各论部分以介绍不同传染病流行病学为主。这一时期流行病学的工作范畴以寻找传染病病因，预防控制传染病为主，研究设计为流行病学调查（个案调查和暴发调查），分析方法是以对疾病分布的描述和比较为主。

2. 以所有疾病研究为主的阶段

自二十世纪中叶开始，随着社会经济的发展，传染病发病率与死亡率的大幅下降，心血管疾病和恶性肿瘤等慢性非传染性疾病成为二十世纪中后叶的主要卫生问题。流行病学的定义也随着疾病谱的改变发生相应的变化。这一时期流行病学有代表性的定义包括：苏德隆教授在主编的人民卫生出版社出版的高等医药院校试用教材《流行病学》（1964）中提出的“流行病学是医学中的一门学科，它研究疾病的分布、生态学及防治对策”；美国B. MacMahon教授在其主编的《流行病学原理和方法》（1960）中提出的“流行病学是研究人群中疾病频率的分布及其决定因素的科学”；钱宇平教授在主编的人民卫生出版社出版的供卫生专业使用的教材《流行病学》第一版（1981）中提出的“流行病学是研究疾病在人群中发生、发展和分布的规律，以及制定预防控制和消灭这些疾病的对策和措施的科学”。这一时期，慢性非传染性疾病的研究方法和流行病学分析方法得到长足的发展，包括病例对照研究设计和队列研究设计的出现和完善，危险度的估计方法，混杂、偏倚和交互作用的提出等。这一时期我国的流行病学书籍，陆续引入了上述概念，流行病学的总论部分有了方法学的性质，主要介绍研究设计以及偏倚和控制；各论部分以传染病和慢性非传染性疾病的流行病学为主。这一时期流行病学的工作范畴从传染病拓展到慢性非传染性疾病，研究设计由描述性研究拓展到分析性研究，分析方法由简单的对疾病分布描述和比较拓展到对危险度的估计、分层分析以及多因素分析。

3. 以疾病和健康研究为主的阶段

二十世纪八十年代后，经济和社会飞速发展，医学模式由生物医学模式转向生物—心理—社会医学模式，人们对健康的要求由生理健康拓展到心理健康和社会的良好适应。新的形势下，流行病学的定义也有了新的内涵。这一时期流行病学有代表性的定义包括：加拿大学者 J. M. Last 教授在其所著的《流行病学词典》(1983) 提出的“流行病学是研究人群中与健康有关的状态及事件的分布及其决定因素，以及应用这些研究结果以控制健康的科学”；钱宇平教授在主编的人民卫生出版社出版的供卫生专业使用的教材《流行病学》第二版 (1986) 中提出的“流行病学是研究人群中疾病或健康状态的分布及其决定因素和预防疾病及保健对策的科学”；连志浩教授和李立明教授在上述《流行病学》教材第三版 (1992) 和第四版 (1999) 中提出的沿用至今的定义“流行病学是研究人群中疾病与健康状况的分布及其影响因素，并研究防治疾病及促进健康的策略和措施的科学”。这一时期流行病学的工作范畴从疾病拓展到所有健康状态，研究领域从病因的研究拓展到筛检和诊断、干预措施评估、疾病自然史和预后研究，新的研究需求促使随机对照临床试验和临床流行病学的兴盛，大量的以随机对照临床试验为代表的临床研究证据的出现催生了新的研究设计和数据分析方法“系统综述和 Meta 分析”的问世和循证医学的诞生，标志着现代流行病学走向成熟。

三、流行病学的历史地位和作用

流行病学是在人类预防疾病和促进健康的实践中发展起来的一门学科，由于不同时期人们面临的主要疾病和健康问题不同，流行病学的地位和作用也具有鲜明的时代特点。本节将从疾病预防和健康促进、病因研究、临床诊疗手段的评估和卫生决策四个方面阐述流行病学的历史地位和作用。

1. 疾病预防和健康促进的应用学科

流行病学形成于传染病肆虐的时代，根本任务是控制传染病的发生和流行，学科形成之初就具有应用学科的性质，主要通过研究传染病的传染过程、流行过程和影响因素，采取相应的隔离传染源、切断传播途径和保护易感人群的措施，达到控制传染病流行的目的。流行病的理论和应用学科的性质为我国传染病的防控做出了卓越贡献。鼠疫、霍乱、血吸虫病和黑热病的成功控制都是将流行病学理论应用于防控实践的典范。随着心血管疾病和恶性肿瘤等慢性非传染性疾病成为威胁人们生命和健康的主要卫生问题，流行病学的研究对象由传染病扩展到慢性非传染性疾病。这一时期流行病的病因研究方法和分析方法得到了长足的发展，病因预防、三早预防和临床预防的三级预防的指导思想已成体系，此时的预防分为战略性和全局性的策略和具体防治手段的措施。流行病学为我国慢性病监测、危险因素探索、防治实践和效果评价及防治策略和措施的制定做出了巨大贡献。随着医学模式由生物医学模式转向生物－心理－社会医学模式，人们对健康的要求由生理健康拓展到心理和社会的健康；流行病学的研究对象也由疾病扩展到所有的健康状态，流行病学的任务不再只是预防疾病，还包括积极维护和促进健康。

2. 病因研究的方法学科

预防和控制疾病是流行病学的根本任务，为了达到此目的，了解疾病发生、发展规律和流行的原因，从而采取有针对性的策略和措施必不可少，现代流行病学提供研究病因的研究设计、数据分析方法和病因推断准则，具备了病因研究方法学的性质。在传染病时代，我国的流行病学主要以介绍传染病防控理论和流行学调查为主，分析方法主要是对疾病分布的描述和比较。由于多数传染病病因单一，通过简单的流行病学调查和对疾病分布的描述和比较，基本可以确定传染源和传播途径等传染病预防控制的核心环节。在传染病和慢性病并重的时代，简单的流行病学调查和疾病分布理论已不能满足复杂慢性病病因的探索。这一时期，流行病学研究设计（病例对照研究设计和队列研究设计）和分析方法（危险度估计、控制偏倚和混杂方法和多因素回归模型）得到长足的发展，流行病学从疾病分布时代转向病因研究时代，确定慢性病等复杂疾病的病因成为可能，流行病学具备了疾病病因研究方法论的性质。慢性病尽管是多种原因的复杂疾病，难以确定所有的病因，利用流行病学病因研究理论确定关键病因就会对慢性病的防控起到重大作用。例如吸烟是肺癌的危险因素之一，控制吸烟就能有效地降低肺癌的发生风险。

3. 临床诊疗手段的循证学科

流行病学从群体的观念出发研究疾病病因，预防医学从群体的观念出发针对病因采取预防措施控制疾病，流行病学是预防医学的基础，群体观念是现代预防医学与公共卫生的核心思想。群体的疾病控制方法固然不能应用于临床个体病人的诊治。但是，群体的研究方法不适用于个体病人的临床研究却是一个长期而广泛的误解。直到 1948 年“链霉素治疗肺结核的随机对照临床试验”在英国医学杂志发表后，流行病学的群体思想和研究方法才开始全面进入临床实践问题的研究。该研究利用随机化分组的方法彻底解决了几百年来困扰临床研究中比较组间不可比的问题，完美地控制了已知和未知的混杂因素，标志着流行病学在评估治疗效果方法论上的突破。由于群体思想和群体研究方法向临床的渗透，二十世纪后半叶以随机对照试验为核心研究方法，研究临床实践问题的临床流行病学异军突起。临床流行病学的成熟标志着现代流行病学的形成。临床流行病学是在人群中进行的定量研究与医学实践直接相关的问题，属于应用性研究，其研究结果可以直接用于指导医学实践。诊疗手段在应用于临床实践之前，必须要经过临床流行病学研究的评估，在证明有效后，递交相关监管部门审批后才能应用于临床实践。在循证医学时代，高质量的关于诊断、治疗和预后的临床流行病学证据，成为医生评估诊疗手段效果和制定诊疗决策的依据，流行病学具备了评估临床诊疗手段效果的循证学科的性质。

4. 卫生决策能力的基础学科

当今的卫生决策已经进入循证卫生决策的时代，循证卫生决策是基于最好的科学证据，同时结合决策背景和现有的资源制定最佳卫生决策的科学。科学研究的证据、对证据质量的评估和结果的解读是循证卫生决策的核心。流行病学作为病因研究和疗效评估的方法论，一方面可以为科学研究证据的产生提供方法支持，另一方面也为证据质量的评估和结果的解读提供科学依据。在证据的产生方面，流行病学各种类型的研究设计都可以用于证据的产生，如描述性研究和疾病监测可以用于产生确定国家或地区优先解决的重大疾病问题，明确重点地区和重点人群的证据；分析性研究可以用于产生确定疾病或健康影响因素的证据，有助于明确实施干预的切入点；随机对照临床试验可以用于产生干预措施或卫生政策效果的证据，以决定其是否可以应用于实践。在证据的质量评估和结果的解读方面，流行病学介绍的各种类型的研究设计、适用范围、优缺点、频率及关联强度的测量指标和控制偏倚或混杂的核心点等为证据的质量评估和解读提供科学依据。

第二节　学科发展历程

一、教学建设

流行病学专业教学是学科发展不可分割的一部分。高水平的专业教学对于培养流行病学乃至公共卫生高质量的专业人才，推动学科整体可持续发展具有重要意义。学科的自身发展，以及教育理念、方法的革新，反过来也促进了专业教学的变革与发展。我国流行病学教学始于二十世纪五六十年代，经过半个世纪的发展历程，在几代流行病学工作者的共同努力下，在教学机构、教学内容、教材、教学模式与理念等方面取得了长足的进步。本节将概述 1949 年以来流行病学教学建设方面的成果，并展望本学科未来教学发展前景。

1. 教学机构

教学机构是优良的流行病学教学的“硬件基础”。1949 年以来，流行病学教学工作主要在各大医学院的公共卫生学院开展。因为流行病学是公共卫生的骨干学科和重要组成部分，又因国家对流行病学与卫生统计学学科设置的调整，各大医学院流行病学教学发展历程往往与院校公共卫生学院及卫生统计学系发展史紧密相连。

1949年哈尔滨医科大学和1951年北京大学医学院等高等学校流行病学教研室的相继成立，标志着我国流行病学学科体系的初步建立。目前，我国高水平的综合高等院校和医科院校都设置流行病学专业，有代表性的院校包括：北京大学、复旦大学、中山大学、华中科技大学、四川大学、中南大学、浙江大学、西安交通大学、山东大学、南京医科大学、首都医科大学、天津医科大学、南方医科大学、哈尔滨医科大学、安徽医科大学、山西医科大学、中国人民解放军海军军医大学、中国人民解放军陆军军医大学、中国人民解放军空军军医大学等。一些院校的流行病学系由 1949 年以前设立的公共卫生系发展而来，如北京协和医学院；一些是在 1949 年后新设立的公共卫生相关学系发展而来，如北京大学医学院、复旦大学上海医学院、哈尔滨医科大学等。经过国家院系调整、学科设置调整和学校的发展，目前各院校流行病学专业教学机构已经逐渐扩大为开展流行病学教育、流行病学研究和社会服务的综合机构。除了培养和招收流行病学专业学生外，各院校流行病学专业往往还负责所在医学院临床、护理等医学生的教学工作。流行病学专业教学机构与同院校和其他院校各专业、学科的联系与合作，对于拓宽学科视野、开拓未来潜在合作方向、发展原创性研究具有重要意义。

各院校流行病学系发展历史不同，机构建设往往始于老一辈流行病学家的开创性工作。

延承优良的机构建设传统，目前已基本形成了多地区、高水平、各有侧重、相互补充的流行病学教学和科研体系。新时代下，重视教学的国际视野与创新，相信会为国家和社会培养更多流行病学专业人才。

2. 教学内容

流行病学教学内容，特别是流行病学本科生教学内容，可大致划分为流行病学基本理论方法总论和流行病学各论两大部分。流行病学教学内容与当时社会对预防疾病和促进健康的需求高度相关。在我国流行病学教学逐渐起步的二十世纪五六十年代，传染病和寄生虫病仍然是威胁人民生命健康的重要原因，当时国际上对于现代流行病学研究方法的探索也刚刚起步，尚待进一步完善和推广，因此，当时流行病学教学主要围绕传染病和寄生虫病介绍流行病学基本原理、调查分析方法、各种疾病的流行病学特点和防疫措施等内容。

二十世纪七十年代以来，随着流行病学方法学的长足发展和主要疾病负担从传染病和寄生虫病到慢性非传染性疾病的转变，我国流行病学教学内容也随之转变为以流行病学基本理论和研究方法的总论讲授为主，辅以同时代的重大传染病和慢性非传染性疾病的各论讲解。七十年代至今，总论部分的内容相对稳定，分支小总论中的内容更新较快，各论部分鲜明体现当时的时代特征和人群疾病负担情况，传染病的内容曾一度减少，近十年又有加强的倾向。值得一提的是，尽管在我国慢性非传染性疾病大规模流行主要是在改革开放以后，但在1964年苏德隆教授主编的人民卫生出版社出版的高等医药院校试用教材《流行病学》，就已经增加了关于心血管疾病和恶性肿瘤各论的内容，充分体现了老一辈流行病学教育工作者对未来流行病学教学内容把握的准确性和预见性。

在本科教育的基础上，流行病学硕士、博士研究生的教学内容主要关注更深层次流行病学理论、方法和应用，与研究生科研项目和实践紧密结合。各个教学机构因历史传承和独特的发展历程，有各自擅长的研究领域和方向，这些差异也同样体现在流行病学研究生教学中。不同院校各有所长，发挥特色，紧跟时代，不断丰富流行病学教学内容。

3. 教材

一般教材是指教科书，是教学的核心材料。而更广义的教材，包括一切可以传授知识、技能和思想的相关教学材料，除教科书以外，还包括参考教材、专著、期刊文献、教学幻灯片、影音数据、计算机教学辅助软件等。二十世纪五六十年代，受国内发展环境和研究基础的限制，流行病学教材非常有限。当时使用的教材包括苏联流行病学教科书的译著，如1954年孙锡璞主译的人民卫生出版社出版的《流行病学总论》和1958年出版的苏德隆教授主译的《流行病学讲义》；同时期使用的教材也包括一些国内学者自行编写的教科书，如1960苏德隆教授主编的人民卫生出版社出版的高等医药院校试用教材《流行病学》。自二十世纪七十年代末至今，统编和规划流行病学教材，成为流行病学教学，特别是本科生教学的重要教科书。国内流行病学领域顶尖专家定期对统编和规划教材进行修订，在传承前版教材优点的同时，又补充同时代新的学科内容，使教材保持着高质量和良好的时效性，在流行病学教学中起到主导作用。供卫生专业（现为预防医学专业）使用的全国高等医药院校规划教材自1981年第一版面世以来，至今已经出版更新八个版次，平均每五年一版。表5-1列举该教材的发展脉络。

表 5-1　全国高等医药院校供预防医学专业使用规划教材《流行病学》发展历史

版次	主编	出版时间
1	钱宇平	1981 年
2	钱宇平	1986 年
3	连志浩	1992 年
4	李立明	2001 年
5	李立明	2004 年
6	李立明	2007 年
7	詹思延	2013 年
8	詹思延	2017 年

除了统编和规划教材外，流行病学教材建设的另一个特点就是在国内较早开始的立体化教材的建设，包括《流行病学研究实例》（1—4 卷）、《流行病学研究进展》（1—13 卷）、《流行病学实习指导》和《流行病学》大参考书，与之配套的还有数字化辅助教材。近十年来地方教材和学校自编教材也有较大发展，如姜庆五教授主编的《流行病学》（2003），沈洪兵教授主编的双语教材《流行病学》（2009），施侣元教授主编的《（现代）流行病学词典》（1985—2010），曾光教授主编的《现代流行病学方法与应用》（1994），赵仲堂教授主编的《流行病学研究方法与应用》（第 1—2 版，2000—2005），谭红专教授主编的《现代流行病学》（第 1—2 版，2001—2008）等。随着一些交叉学科的出现和发展，除了流行病学教材外，也涌现出一批分支或交叉学科的流行病学专著，如《临床流行病学》《分子流行病学》《遗传流行病学》《皮肤病流行病学》《伤害流行病学》《老年流行病学》《军队流行病学》《口腔流行病学》等。这些教材各有侧重，丰富了流行病学教材的内容，同样成为重要的教学参考材料。

专业性学术期刊因出版周期短、时效性强，往往可以反映当时的新理论、新方法和新发现等重要信息。学术期刊作为教学补充材料，一是可以帮助学生通过研究实例更深入地了解所学的理论与方法，二是可以培养学生科研思维和能力。目前国内各大高校在开展流行病学教学的过程中，已经开始注重结合专业性学术期刊等相关资源讲授流行病学理论和方法。《中华流行病学杂志》和《中华疾病控制杂志》作为我国有代表性的公共卫生领域的专业期刊，目前已经成为流行病学教学中的重要期刊资料。

4. 教学模式与理念

传统的流行病学教学模式是以教师为主的“注入式”模式，以讲授法为主，辅以练习法。教学手段以口头讲授、幻灯片数据、文字书籍和印刷数据为主。这种模式在传授知识的系统性、扎实性和快速性方面有独到之处，但受到教科书更新周期的限制，一些教学内容不能反映本领域内最新的理论方法和研究进展，其弊端在“培养适应新时代需要的创新型人才”的目标下越来越突出。

目前在各大高校实际开展流行病学教学工作中，已经在尝试探索一些新的教学模式与理念，如基于问题学习（Problem-based Learning，PBL）、案例教学、实践法、讨论法、演示法、实习作业法和自学辅导法。在教学过程中，增加了对媒体网络的使用。这些方法可以追踪到流行病学领域最新的研究成果和进展，一定程度上弥补了上述传统教学的不足。但是总体上说，目前流行病学教学仍以传统的讲授式教学模式为主，缺乏学生主动学习创新、参与实践的环节。流行病学现场实践是流行病学教学的重要环节，缺乏实践教学会使流行病学教学逐渐脱离实际，使得方法的介绍变得纸上谈兵。一些高校通过积极与社区、医院、疾控中心等多方协作沟通，已经建立了成熟的流行病学乃至公共卫生实践基地。利用这些条件，可以在教学中开展小规模的示例性现场调查，这对于提高流行病学教学质量有重要意义。

教学是动态而非静态的，流行病学教学应适应所处的时代需求，并具有长远的发展目标。面对新形势下社会对流行病学专业人才的要求，相信流行病学教学在未来仍有进一步发展和进步的空间。如何能培养出符合社会需求的流行病学专业人才，还需要各院校在教学实践中结合实际，不断摸索，改进、提升教学效果。

二、科研建设

科研工作是流行病学科发展中的重要组成部分，其意义在于认识人群中疾病和健康状态的分布特征，了解疾病和健康发生、发展和转归的影响因素，发现潜在的干预点，进而采取有效的预防和控制措施。自流行病学研究方法引进我国以来，我国流行病学工作者开展了一系列具有代表性的科研项目，其中既包括老一辈流行病学家开展的针对传染病和寄生虫病的极具开创性的研究工作，也包括中青年流行病学家针对新出现的健康问题、研究理论与方法开展的各具特色的流行病学研究项目。多项流行病学研究项目取得了包括国家自然科学基金委员、科技部、卫计委等国家级经费资助，研究成果丰硕。

1. 科研立项

国家自然科学基金是由国家自然科学基金委员会设立的研究资助基金，是我国纵横科研体系中有代表性的资助渠道。我们总结了 1998 年至 2015 年期间国家自然科学基金委资助的传染病和非传染病流行病学研究项目的情况。在 2000 年以前，流行病学相关领域国家自然科学基金的立项以传染病流行病的研究领域为主。在 2000 年以后，非传染性疾病流行病学研究立项迅速增加，成为国家自然科学基金立项的主要类别之一。年立项数持续快速增长，2013 年年立项数首次突破一百项，累计立项数达九百三十三项（仅统计了传染病和非传染病流行病学的立项数量，未包括流行病学方法方面的研究立项）。国家自然科学基金资助的流行病学研究项目代表了我国流行病学领域高水平的科研项目，其数量变化趋势体现了我国主要疾病负担的变化，展现了多年以来我国流行病学学科科研建设的成果，同时也体现了国家、社会对流行病学学科发展和科研成果日益增加的需求。

2. 科研产出

我国早期流行病学科研产出主要以疾病预防控制实践为主，包括伍连德博士对东北鼠疫的研究、何观清教授对黑热病传播途径的研究、苏德隆教授对上海皮炎的研究、连志浩教授对察布查尔病的研究等。在研究中发现疾病病因、传播途径、主要危险因素后，直接利用研究结果对疾病进行防控，取得了立竿见影的效果。

除了疾病预防控制实践方面的产出，流行病学学科科研产出还体现在学术期刊论文和研究报告等方面。早在 1911 年，伍连德博士就在万国鼠疫研究会议上系统地介绍了他在东北地区开展的鼠疫研究和防治经验成果，受到多国专家的认可。1980 年，苏德隆教授赴英国剑桥大学宣读上海桑毛虫皮炎研究论文，受到高度评价，被认为是流行病学研究的一个经典范例。西北地区黑热病流行病学的研究论文、启东县饮用水与肝癌发病的研究论文、血吸虫病生态学研究论文等，均为我国早期流行病学科研产出的代表性成果。

继承老一辈流行病学家的优良传统，我国流行病学工作者逐渐开始围绕一个研究领域，系统地、有规模地进行相关流行病学研究，深入分析和总结相关研究结果，在国际著名期刊发表一批高水平、有影响力的论文。特别值得一提的是，李立明教授联合英国牛津大学开展的中国慢性病前瞻性研究项目（CKB 项目）作为大型人群队列研究的代表，科研产出丰硕，至今已陆续在《新英格兰医学杂志》等国际著名期刊发表多篇研究结果，成为我国流行病学科研产出的突出标志。相信未来随着学科发展建设，我国会有更多突出的流行病学科研成果问世。

三、人才建设

人才队伍是流行病学学科开展日常科研和实践工作、保证学科未来发展、传承学科优良传统的重要保障。新中国成立初期至改革开放以前的一段时期内，我国流行病学专业人才较为匮乏，苏德隆、耿贯一、魏承毓、何观清、蒋豫图、钱宇平、施侣元、吴系科、刘瑞璋、朱聃、连志浩等老一辈流行病学家，除了从事流行病学科研、实践工作以外，在极度困难的条件下，仍特别重视流行病学人才培养。二十世纪六十年代初在北京医学院举办的流行病学高师班为全国的流行病学教学队伍输送了一批专业人才，这些学员后来成为各个高校的流行病学教学骨干。在老一辈流行病学家的努力下，流行病学人才队伍建设切合所处时代的实际情况，通过讲习班、培训班、大学教育、带队实践等多种方式，经过四十多年的不懈努力，已经逐渐形成了较为完善的人才队伍，年龄结构、职称结构、学历结构等方面日趋合理，整体实力稳步增强。

1. 流行病学研究队伍人才建设

1977 年后国家恢复高考制度，同时期研究生教育正式开始恢复。研究生教育代表着学科高层次人才的培养，对本领域人才建设具有重要意义。1978 年，中国协和医科大学，四川医学院，山东医学院的流行病学教研室率先被批准为流行病学硕士授予点。1997 年以后，根据国家二级学科目录，流行病与卫生统计学合并，成为公共卫生与预防医学的二级学科“流行病与卫生统计学”。目前，我国约有流行病与卫生统计学专业硕士学位授予点五十六个，博士学位授予点二十九个。表 5-2 总结了我国部分高等院校流行病与卫生统计学专业硕士和博士学位授予点批准时间。通过系统的人才培训体系建立，各个院校已经形成了具有自身特色的流行病学人才队伍，一大批青年学术带头人和学术骨干脱颖而出。

除了依靠国内各院校培养流行病学专业研究生，目前各院校流行病学系还积极利用国家和本地的独特资源，如“千人计划”等人才计划，吸引了一些在海外获得高学历并做出过突出贡献的人才回国从事流行病学科研、教学和实践。海外留学归国人员已经成为我国流行病学人才队伍的重要组成部分，在可预见的未来内，随着我国经济社会进一步发展，相信会有更多海外优秀人才加入到我国流行病学人才队伍中。

表 5-2 全国部分高等院校流行病与卫生统计学硕士和博士学位授予点批准时间（年）

时间	学校
硕士学位授予点	
1978	中国协和医科大学（现中国医学科学院北京协和医学院），四川医学院（现四川大学），山东医学院（现山东大学）
1979	大连医学院（现大连医科大学），哈尔滨医科大学
1981	北京医学院（现北京大学），上海第一医学院（现复旦大学），中山医学院（现中山大学）
1982	第一军医大学（现南方医科大学），湖南医科大学（现中南大学）
1984	西安医学院（现西安交通大学），南京铁道医学院（现东南大学），同济医科大学（现华中科技大学）
1985	河南医科大学（现郑州大学）
1986	安徽医科大学，苏州医学院（现苏州大学），山西医学院（现山西医科大学）
1990	广西医学院（现广西医科大学），南京医学院（现南京医科大学）
1993	白求恩医科大学（现吉林大学），第二军医大学（现中国人民解放军海军军医大学）
1994	重庆医科大学
1996	潍坊医学院
1997	浙江医科大学（现浙江大学）
1998	首都医科大学
2003	大理学院（现大理大学），昆明医科大学
2004	兰州大学
2005	广州医学院（现广州医科大学），汕头大学，徐州医学院（现徐州医科大学），锦州医学院（现锦州医科大学）
2006	广东药学院（现广东药科大学），佳木斯大学，湖南师范大学
2007	贵阳医学院（现贵州医科大学），内蒙古医学院（现内蒙古医科大学）
2013	沈阳医学院
博士学位授予点	
1983	哈尔滨医科大学
1984	中国协和医科大学（现中国医学科学院 北京协和医学院）
1985	中山医学院（现中山大学）
1986	北京医科大学（现北京大学），上海医科大学（现复旦大学），同济医科大学（现华中科技大学）
1993	第四军医大学（现中国人民解放军空军军医大学）
1995	华西医科大学（现四川大学）
1998	山东医科大学（现山东大学）
2000	山西医科大学
2001	浙江大学
2003	南京医科大学，第一军医大学（现南方医科大学），中南大学，西安交通大学，安徽医科大学
2004	郑州大学，吉林大学
2005	广西医科大学，第二军医大学（现中国人民解放军海军军医大学），首都医科大学
2006	天津医科大学，苏州大学，广州医学院（现广州医科大学）

2. 流行病学实践队伍人才建设

在疾病预防控制工作中，流行病学作为重要的方法学学科，往往结合到各类疾病防控诊治工作中，如传染病控制、突发公共卫生事件处理、小区慢性病干预、学校卫生、干预效果评价等。从疾病预防控制工作从业人员数量上来看，每百万人口疾控人员已从 1952 年的 36 人上升至 2012 年的 166 人，相关机构总从业人数达二十二万余人。人员平均年龄在四十岁左右，形成了年富力强，同时富有实践经验的工作队伍。2002 年随着中国疾病预防控制中心（Chinese Center For Disease Control And Prevention）的成立，我国借鉴美国疾病预防控制中心（Centers for Disease Control and Prevention，CDC）的经验，在国家和省市层面开展了现场流行病学培训项目（Field Epidemiology Training Program，FETP），为我国一线疾控队伍培训了大批专业人才。近年来，全国疾控系统拥有本科及以上学历的工作人员比例持续上升。虽然无法准确统计这些人员中专门从事流行病学实践的数量，但他们大多接受过流行病学专业知识培训，他们是将流行病学理论应用到疾病防控实践中的一线工作者，可以代表我国流行病学实践方面人才队伍的情况。未来我国流行病学人才建设将侧重理论与实践相结合，注重高端人才培训和引进，保持既往优良传统，开拓我国流行病学工作的新局面。

四、学会建设与发展

1. 流行病学学会成立的时代背景

在中华人民共和国成立后的第一届全国卫生会议（1950 年 8 月）提出的包括“预防为主”在内的卫生工作四大方针的指引下，我国的卫生防病事业取得了举世瞩目的成就。作为预防医学基础学科的流行病学在对这一成就做出贡献的同时，其自身也得到相应的发展，成立一个全国性学术团体，不仅符合学科发展的需要，也具备了应有的条件。1978 年 6 月，魏承毓、耿贯一、吴系科、钱宇平等十二位教授以自愿签名的方式撰写了一份题为《关于加强流行病学工作的几点建议》的正式报告，报告着重提出了以筹建中华医学会流行病学学会和创办《中华流行病学杂志》两件大事为核心内容的五条具体建议，并于 6 月 9 日呈送卫生部和中华医学会。1979 年，苏德隆教授、耿贯一教授和吴系科教授又在北京专程拜会了中华医学会秘书长傅一诚和卫生部科教司司长陈海峰，进一步反映了当时国内外流行病学的发展动向及在我国成立流行病学学会的必要性和可行性。1978 年的书面报告和 1979 年的专程拜访对其后流行病学学会的成立与顺利发展起到了预期的推动效应。

2. 流行病学学会的成立和沿革

我国流行病学学会于 1980 年 7 月在哈尔滨市举行的中华医学会第一次全国流行病学学术会议暨流行病学学会成立大会上正式成立，其名称为“中华医学会流行病学学会”，是中华医学会下属的一个二级学会；学会的前身是由严镜清教授等负责的中华医学会公共卫生学会的一个学组。1987 年我国成立了中华预防医学会后，原隶属预防医学范畴的专业学科均归属中华预防医学会管理。流行病学学会于 1991 年 11 月在成都市举行的由中华医学会和中华预防医学会共同主持的第三次全国流行病学学术会议及换届大会中被批准归属中华预防医学会，其正式名称为“中华预防医学会流行病学学会”，是中华预防医学会下属的一个二级学会。依据 1992 年 10 月 6 日通过的《中华预防医学分会（专业委员会）组建办法》的要求，所有原二级学会一律改称“分会”或“专业委员会”，流行病学学会于政策出台之后，正式更名为目前使用的名称“中华预防医学会流行病学分会”。为了规范分会的各项工作，2011 年，在李立明主任委员的带领下，第六届委员会依据《中华预防医学会章程》和《中华预防医学会分支机构管理办法》，经常委会论证，拟定了分会管理办法。为了更好地交流开展学术活动情况和及时传达中华预防医学会的各项指示，自 1997 年起学会定期编辑印发流行病学分会《通讯》，目前已出版 22 期。

3. 成立流行病学学会委员会

按照上级学会的章程，学会成立至今共选举产生七届委员会，委员会设主任委员一名，名誉主任委员一名，副主任委员三至八名，常委十三至二十三名。为了保证学会各项工作的顺利开展，实行常委会例会制度。第一届委员会共有四十三名委员，主任委员为苏德隆教授，任期为 1980 年 7 月至 1986 年 7 月；第二届委员会共有四十七名委员，主任委员为钱宇平教授，任期为 1986 年 7 月至 1991 年 11 月；第三届委员会共有五十名委员，主任委员为魏承毓教授，任期为 1991 年 11 月至 1997 年 10 月；第四届委员会共有五十三名委员，主任委员为郑锡文研究员，任期为 1997 年 10 月至 2002 年 10 月；第五届委员会共有五十三名委员，主任委员为李立明教授，任期为 2002 年 10 月至 2009 年 07 月；第六届委员会共有五十五名委员，主任委员为李立明教授，任期为 2009 年 07 月至 2014 年 10 月；第七届委员会共有七十八名委员，主任委员为李立明教授，任期为 2014 年 10 月至今（见图 5–1）。自第五届委员会以来，学会更加重视年度常委会例会制度，至今共召开十八次常委会。

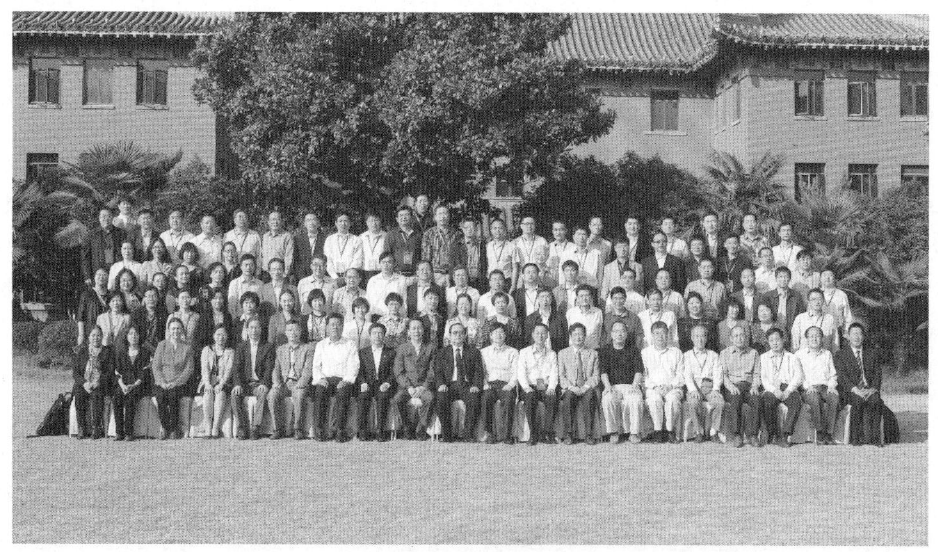

图 5–1　中华预防医学会流行病学分会第七届委员会换届会议

4. 创办专业学术期刊

为了给流行病学工作者提供交流学科发展新动向和研究成果的平台，学会通过协商于 1981 年将原隶属于中国医学科学院流行病学与微生物学研究所（流研所）的内部学术期刊《流行病学杂志》改版为“中华系类”的全国性公开期刊《中华流行病学杂志》，归属中华医学会主办，并由季刊改为双月刊，2000 年改为大开本，2003 年由双月刊改为月刊，至今已产生七届编委会。经过三十余年的发展,《中华流行病学杂志》已经成为我国流行病学领域的权威专业期刊。

5. 组织全国性流行病学学术会议

开展学术交流是学会的基本任务之一，学会自 1980 年成立以来，按常规每五年举办一次全国流行病学学术会，同时进行流行病学学会委员会和《中华流行病学杂志》编委会换届会议。截至目前，共举行七次会议，除第六届会议外，其余六届全国流行病学学术会、流行病学学会委员会和《中华流行病学杂志》编委会换届会议均在同一次会议中进行。《中华流行病学杂志》创建于第一次全国流行病学学术会议暨流行病学学会成立大会之后，杂志编委会换届会议和杂志的发展情况报告自第二届会议纳入议程。

6. 组织以省（直辖市、自治区）为单位、学组形式和行政区域形式的流行病学学术会议

除全国性会议外，分会学术活动的组织形式主要分为三种：以省（直辖市、自治区）为单位、学组形式和行政区域形式的学术活动。这三种学术活动方式机动灵活，一两年即可举行一次，极大地弥补了按常规五年才能举行一次全国性学术会议的不足。在 1980 年学会成立之后，至 1985 年的五年时间内已有十四个省、自治区、直辖市成立了独立的流行病学分会。自第二届委员会即 1986 年起，学会开始成立传染病、慢性非传染性疾病等专题学组，目前学会共有十一个学组，即传染病学组、慢性病学组、计划免疫学组、艾滋病性病学组、分子流行病学学组、教学与方法学组、疾病监测学组、疾病控制学组、药物流行病学学组、循证保健学组和环境与职业学组。自第三届委员会即 1991 年起，学会开始大力推行以学组和地区活动为主的学术活动方式，除学组组织的专科学术活动外，又组成了以华北、东北、西北、华东、中南和西南六大区为单位的地区性学术活动。2002 年至今，共组织以省（直辖市、自治区）为单位、学组形式和行政区域形式的学术会议三十余次，累计参会人数达到六千余人次，交流学术论文三千余篇。

7. 组织全国中青年流行病学工作者学术会议

学会历来注重发挥中青年流行病学工作者的作用，倡导传承与发展，在学会下属的十个学组中，中青年学组是唯一一个以主要参与者特征命名的学组，其余九个学组均是以专科或者活动内容命名。学会于 2011 年 6 月 8 日至 10 日在河南省郑州市举行了第一届全国中青年流行病学工作者学术会议。许多与会代表提议成立中青年学组，以促进中青年流行病学工作者的学术交流和合作。提议经 2001 年 10 月在湖北省武汉市举行的中华预防医学会流行病学分会常委会讨论决定，同意成立中青年学组，其名称为中华预防医学会流行病学分会中青年学组。学组成立至今，按照委员选举办法，共选举产生六届委员会。按常规每两年举行一次全国性中青年流行病学工作者学术会议，截至目前共组织全国性会议八次。学组在 2013 年 11 月 8 日第七届全国中青年流行病学工作者学术会议暨青年委员会成立大会上，正式更名为中华预防医学会流行病学分会第六届委员会青年委员会（见图 5–2）。

8. 组织国际性流行病学学术会议

学会自 1980 年成立之初，就注重与国际及港澳地区的交流合作，以达到互通信息和彼此提高的目的。早在 1983 年就派代表参加了在新加坡召开的国际流行病学协会（International Epidemiological Association，IEA）的地区性会议，并于 1984 年邀请 IEA 的霍华德（W. Howard）教授等访华并作学术报告。第二届委员会期间，学会于 1989 年 4 月 24 日至 26 日在

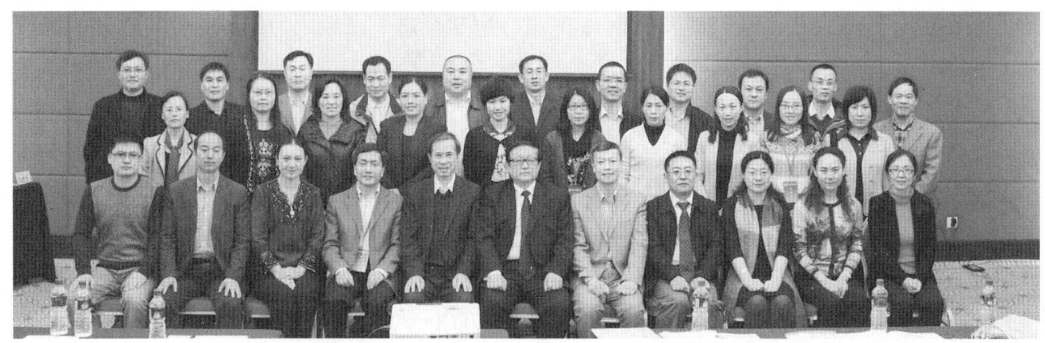

图 5-2　中华预防医学会流行病学分会第六届委员会青年委员会成立大会

北京举办了建国以来在我国召开的、由我国流行病学学会承办和主持的、以亚太地区为主的首次国际流行病学地区性学术会议（International Scientific Conference of Epidemiology）。自第三届委员会后，学会加强了与国际同行间的联系和交流，学会与 IEA 联合分别于 1995 年 11 月 8 日至 10 日和 1997 年 9 月 16 日至 18 日在上海和天津分别举办了“95 上海国际流行病学学术会议”和“天津国际流行病学学术会议”。除上述两次术会议外，1997 年 7 月 15 日至 17 日学会与广州医学院、美国室内空气研究中心及纽约医学院在广州市联合举办了危险因素评价与流行病学实践国际讲习会（The International Workshop on Risk Assessment and Good Epidemiological Practices）。自 1997 年第四届委员会后，学会与国际及港澳地区交流合作更加紧密，在多次学术会议中邀请国外及港澳地区的知名专家和学有所成的海外华人参会并作专题学术报告。

9. 组织继续医学教育项目和科普活动

学会历来重视组织科普活动和继续教育。学会在成立时就组建了包括学术和科普在内的四个工作组。学会发展至第四届委员会，医学继续教育项目和科普互动更加正规和频繁。学会先后在西安、南京、深圳和桂林举办了流行病学教学研讨会和新版流行病学规划教材师资培训班，以提高全国公共卫生专业和相关专业的流行病学教学质量和水平。同时，学会定期举办国家级继续医学教育项目《流行病学新进展》，2002 年至今已经举办十余期。

10. 决策咨询与科技服务

为政府建言献策，举贤荐能，提供制定重大公共卫生问题的防治策略和措施的科学依据也是学会的基本任务之一。学会积极参与了原卫生部卫生防疫司及中央爱国卫生运动委员会办公室关于我国 1991 年特大水灾中如何做到“大灾之后无大疫”及“中国救灾防病对策学术研讨会”的筹备（1991）、向原卫生部教育司提交“关于加强卫生学校和护士学校流行病学教学的报告”（1992）、向原卫生部推荐“全国首届百名中青年医学科技之星”（1993）、向中华预防医学会推荐“资深会员”（1994）、向中国科学技术协会推荐“第五届中国青年科技奖”（1995）、向吴阶平医学基金会推荐“吴阶平医学奖”（1996）以及向中国科学院和中国工程院推荐提名“中国科学院院士与中国工程院院士候选人”（1997）等。2000 年以来，非典型性肺炎、禽流感的流行和突发灾难性事件的频发，把流行病学学科推向我国公共卫生的前沿，成为政府和公众关注的焦点；分会专家在抗洪救灾、突发公共卫生事件、反生物恐怖及非典、禽流感防治、艾滋病防治、慢性病防治、伤害预防等方面为政府建言献策，为政府部门制定重大疾病和公共卫生问题的防治策略和措施提供大量的科学依据，在第六届（2009）和第七届

（2014）全国流行病病学学术会议上，对有突出贡献的流行病学专家，进行了流行病学优秀奖、杰出贡献奖和终身荣誉奖的颁奖仪式（见图 5-3）。

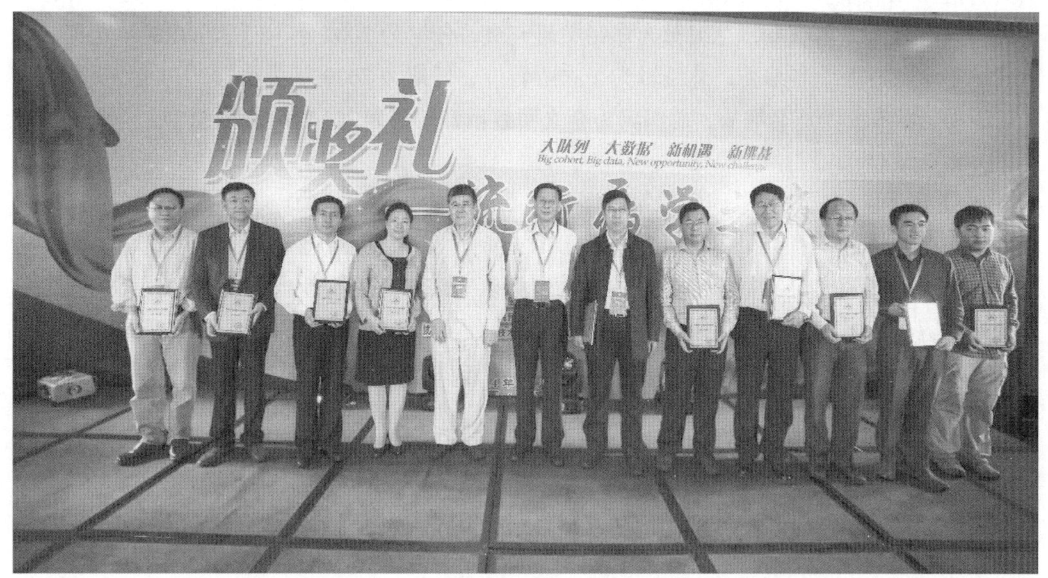

图 5-3 2014 年中华预防医学会流行病学分会颁奖礼

五、杂志建设与发展

1.《中华流行病学杂志》的成立和沿革

如流行病学学会的建设与发展章节所述，1978 年 6 月，耿贯一等十二位教授在呈送卫生部和中华医学会《关于加强流行病学工作的几点建议》中着重提出了筹建中华医学会流行病学学会和创办《中华流行病学杂志》两条重要建议。学会于 1980 年 7 月正式成立，成立数月后的 1980 年底，蒋豫图和魏承毓两位教授与流研所分管内部期刊的高守一所长达成一致，自 1981 年 8 月将中国预防医学科学院流行病学与微生物学研究所（流研所）的内部刊物《流行病学杂志》（季刊）更名《中华流行病学杂志》，归属中华医学会主办，并由季刊改为双月刊公开发行。流研所的内部刊物《流行病学杂志》（1959—1980）的前身为 1953 年创刊的《鼠疫丛刊》（1953—1959），1959 年更名为《流行病学杂志》。刊物的发行，由 1959 年至 1980 年的季刊，发展到 1981 年至 2002 年的双月刊，2003 年起改为月刊发行至今。《中华流行病学杂志》由中国科学技术协会主管，由中华医学会主办，中国疾病预防控制中心传染病预防控制所承办，编辑委员会设在北京大学医学部公共卫生学院，并由中华预防医学会流行病学分会（学会）学术共管。

2. 编辑委员会

《中华流行病学杂志》自 1981 年创刊以来共选举产生 7 届编辑委员会（编委会）。编委会设顾问一至四名，名誉总编辑一名，总编辑一名，副总编辑二至九名。第一届编委会共有三十八名编委，总编辑为何观清教授，任期为 1981 年 8 月至 1986 年 8 月；第二届编委会共有四十六名编委，总编辑为何观清教授，任期为1986年8月至1991年11月；第三届编委会共有五十五名编委，总编辑为魏承毓教授，任期为1991年11月至1997年10月；第四届编委会共有五十四名编委，总编辑为魏承毓教授，任期为1997年10月至2002年10月；第五届编委会共有六十一名编委，总编辑为郑锡文研究员，任期为2002年10月至2009年7月；第六届编委会共有七十名编委，总编辑为李立明教授，任期为2009年7月至2014年10月；第七届编委会共有九十八名编委，总编辑为李立明教授，任期为2014年10月至今。

3. 办刊方针

1981年，以何观清任总编辑的第一届编辑委员会研究并初步确定了四条办刊方针：①贯彻“预防为主”和“百家争鸣，百花齐放”的方针政策；②坚持理论与实践相结合，普及与提高相结合；③及时交流本学科发展的新动向和疾病防治研究的新成果与经验教训；④为不断提高业界的学术水平和培训干部队伍做出应有的贡献。2002年第五届编委会提出十六字的办刊方针：“准确定位，严把质量，彰显特色，谋求发展”，沿用至今。

4. 审稿制度

1981年，以何观清任总编辑的第一届编辑委员会，确定了沿用至今的“三审一定”的审稿制度，即稿件先由编辑部初审，初审后将有送审价值的稿件送两位同行专家评审，若两位专家回馈的审稿意见不一致，则再送一位专家评审后，提交审稿会（编辑委员会和编辑部）终审。

5. 主要栏目

为了吸纳优秀稿源，杂志的主要栏目不断拓展，从建刊之初的著述和短篇报道栏，拓展到现在的述评、专家论坛、重点号、现场流行病学、监测、实验室研究、临床流行病学、基础理论与方法、学习发现交流、系统综述/Meta分析、综述 、系列讲座、问题与探讨（争鸣）、专栏（疫情）、人物述林、大型人群队列项目、流行病学经典案例、教育教学实践等多个栏目。

6. 刊稿数量和范畴

自2003年改为月刊以来，杂志的年度刊稿数量为三百至三百五十篇。刊稿范畴主要包括流行病学及其各分支学科的科研成果；疾病预防控制热点、重点和难点问题；现场流行病学调查和监测；临床流行病学研究成果；分子流行病学、相关实验室研究成果；流行病学方法、应用研究进展；循证和转化医学、大数据分析应用等。

7. 杂志数字化和国际化进程

杂志于2014年9月20日建成并开通了中英文网站（http：//chinaepi.ic dc.cn），实现了期刊的数字化，推进了国际化进程。网站展示了杂志当月刊的目录，并提供全文免费下载。网站实现了1998年以来的过刊浏览，免费提供1998年至今全部发表文章六千余篇，每月更新，电子版在当月纸刊出版后两周左右上线。另外，网站还可以统计论文的点击和下载次数。

8. 杂志取得的成就

杂志已经被美国国立医学图书馆医学索引、美国国立医学图书馆医学文献数据库、美国化学文摘、荷兰斯高帕斯数据库、中国科技核心期刊（中国科技论文统计源期刊）、中文核心期刊要目总览（北大核心目录）、中国科学院中国科学引文数据库核心库、中国医学科学院中国生物医学文献数据库、中国生物医学期刊引文数据库收录期刊等国内外十余个重要生物医学数据库、检索系统和文摘期刊收录，是中国科技论文统计源期刊和中国科技核心期刊。最新发布的《中国科技期刊引证报告》显示，杂志总被引频次、影响因子、综合评价总分均列同类期刊首位。近年来，杂志荣获百种中国杰出学术期刊（2010—2016）、中国国际影响力优秀学术期刊（2012—2013）、中国最具国际影响力学术期刊（2014—2016）、中国精品科技期刊（2014—2017）等。

9. 杂志发展面临的问题与挑战

随着互联网、新媒体和大数据技术的迅猛发展，杂志的载体形式、传播方式、出版模式和所发挥的功能作用正在发生前所未有的变化，同时也面临着巨大的挑战。如何不断提高杂志学术质量和国际影响力；如何吸引高质量作者稿件和读者；如何使杂志内容更有针对性地面向基层作者和读者；如何更多地介绍流行病学的新概念、新方法和新技术；如何推动流行病学科研成果向公共卫生实践转化；如何在我国医疗卫生改革中更好地发挥循证医疗卫生决策的积极作用，都是杂志面临的挑战和未来的努力方向。

第三节 学科发展成就

一、传染病、寄生虫病和其他原因未明疾病的预防与控制

中华人民共和国成立之初，威胁人民生命与健康最主要的疾病是各类急慢性传染病，国家对传染病防治实行“预防为主”的工作方针，在成立传染病防控机构和推广疫苗使用的同时，相应地在医学院校设立卫生系，在全国范围内建立卫生防疫站和相关流行病学研究机构，大力培养各级流行病学专业人才。经过六十余年的艰苦努力，我国的传染病防控成效显著，消灭了天花、脊髓灰质炎本土野病毒；基本消灭了丝虫病、麻风病；有效控制了霍乱、鼠疫、回归热、黑热病和斑疹伤寒等严重危害人民健康的传染病；在全国大部分地区控制了性病、血吸虫病和疟疾。

1949 年之前，国际上流行病学处于学科形成期，我国的流行病学学科尚不成体系，但是我国杰出流行病学专家伍连德博士（1879—1960）在 1910 年和 1920 年东北鼠疫暴发时，就深入疫区调查研究，追踪流行过程，同时采取隔离疫区、火化患者尸体、建立医院收容病人等多种防治措施，成功控制疫情的蔓延。通过防疫实践，结合病理解剖和微生物学实验的发现，伍连德博士提出肺鼠疫学说，确认呼吸道飞沫的传播方式和鼠疫的主要宿主旱獭（土拨鼠）。鉴于在肺鼠疫防治实践与研究上的杰出成就及发现旱獭在其传播中的作用，伍连德博士于 1935 年被提名为诺贝尔生理或医学奖候选人。另外，伍连德博士经多次在国际会议呼吁，我国最终收回了海港检疫的主权。伍连德博士在鼠疫等传染病以及海港检疫的实践，创造性地丰富和发展人类流行病的科学理论，为公共卫生学、传染病控制学、检验检疫学、医学社会学等诸多相关学科提供理论基础，堪称我国流行病学的先驱和奠基人。

中华人民共和国成立之初，国际上流行病学处于学科发展时期，我国的流行病学主要以介绍传染病防控理论和流行学调查为主，分析方法主要是对疾病分布的描述和比较，这些理论和方法随着流行学的发展不断完善，加上新的研究设计和分析方法的出现，为我国传染病的防控做出了卓越贡献。如 1948 年，我国杰出的流行病学专家何观清教授（1911—1995），

利用流行病学现场调查中的“三间”分布原理，分析1944年至1946年期间黑热病病例的地区和季节分布与白蛉分布的关系，结合婴儿必须经历一个白蛉季节才能发生黑热病的特点，明确指出自然界中黑热病只有白蛉叮咬一种传播途径，从而对争论不休的黑热病的传播问题做出令人信服的结论。1958年，我国另一位杰出的流行病学专家连志浩教授（1927—2005），深入新疆察布查尔县进行调查，灵活运用流行病学疾病分布的原理，通过描述“察布查尔病”的时间、地区、人群的“三间分布”，成功地寻找到锡伯族人群，特别是儿童、妇女喜爱的特殊食物——晒干的发酵馒头“米送乎乎”中存在的肉毒杆菌是“察布查尔病”的元凶，即肉毒毒素中毒。1972年夏，我国杰出的流行病学专家苏德隆教授（1906—1985），赴现场调查在上海发生的数十万人发病的急性皮炎。通过流行病学现场调查，采用统计分析的方法详细比较不同人群、不同地区皮炎发病水平，同时分析生活环境及自然条件对发病的影响，结合Koch病因推断的准则，证实寄生在桑树和杨树等多种树上的桑毛虫的毒毛是此次皮炎流行的病源。

二、慢性非传染性疾病和伤害的防控

随着传染病发病率和死亡率的大幅下降，慢性非传染性疾病成为二十世纪后叶的主要卫生问题。我国慢性非传染性疾病的防治实践可追溯至1958年（北京市普查宫颈癌），但在1994年以前，防治实践还以临床医学专家和医学科学家的专业兴趣为主。直到1994年，原卫生部疾病控制司设立慢性非传染性疾病控制处（现更名为国家卫生计生委疾病预防控制局慢性病预防控制与营养管理处），标志着慢性病防治被纳入政府工作。二十世纪九十年代以后，慢性非传染性疾病因严重危害人们健康和生命安全的伤害而逐渐得到政府相关部门的重视，并被明确列为国家疾病预防控制工作的重要内容之一。目前，我国的慢性病和伤害等的防治体系日趋完善，防治策略和措施日趋合理，防治目标更加明确。二十世纪后叶，随着流行病学研究设计和分析方法的长足发展，流行病学从疾病分布时代转向病因研究时代，确定慢性病等复杂疾病的危险因素成为可能，为我国慢性病和伤害等的监测、危险因素探索以及防治实践和效果评价做出了巨大贡献。

在慢性病和伤害的调查和监测方面，早在1972年，我国流行病学先驱者和奠基人之一的苏德隆教授（1906—1985）就利用现况调查和疾病分布描述和比较的方法，调查长江水系分布与肝癌的关系，分析肝癌发病率、死亡率与饮水类型的关系。研究发现，饮用沟渠、河地面水的居民肝癌发病率、死亡率远远高于饮用井水和深井水的居民，从而提出饮水与肝癌发病有关的病因假设。1980年，他发表在《中华预防医学杂志》上的“饮水与肝癌”的论文举世瞩目，英国《柳叶刀》杂志为之发表述评。自二十世纪五十年代开始，我国先后开展的三次全国性的营养调查（1959年、1982年和1992年），三次全国性的高血压调查（1959年、1979—1980年和1991年），两次糖尿病调查（1984年和1995年），一次营养与健康状况调查（2002年），三次全国以癌症为重点的死因回顾调查（1973年、1990年和2006年）等都是现况调查的理论在慢性病等防控实践中的应用。2004年，中国疾病预防控制中心建立的全国慢性病及其危险因素监测系统和2008年开始建立的伤害综合监测系统，则是疾病监测理论在实践中的应用。

在慢性病的危险因素研究方面，慢性病是具有多种病因的复杂性疾病，队列研究是研究慢性病病因的重要方法。建立样本量充足的人群队列，研究慢性病的病因，为防控决策提供依据，是许多流行病学学者的梦想。自 1959 年开始的由中国医学科学院组织的河南省安阳市林县食管癌防治队列，是我国科研工作者利用队列研究进行病因探讨和防治实践的先驱。北京大学的李立明教授，基于更加成熟的队列研究理论，遵循更加严格的标准化操作规程，2004 年与英国牛津大学联合开展国际合作项目 – 中国慢性病前瞻性研究项目（China Kadoorie Biobank，简称 CKB 项目）。CKB 项目是我国首个大规模人群基础健康数据库和生物标本库，将深入研究危害中国人群健康的各类重大慢性病的致病因素、发病机理及流行规律和趋势。CKB 项目在中国十个省（区）开展，共涉及五十一万余人，将持续二三十年，是目前世界上最大的涉及长期保存生物样本的前瞻性人群队列研究之一。项目自启动以来，硕果累累，2015 年至 2016 年在《美国医学会杂志》（*Journal of the American Medical Association*，*JAMA*）、《英国医学杂志》（*British Medical Journal*，*BMJ*）、《柳叶刀》（*Lancet*）和《新英格兰医学杂志》（*New England Journal of Medicine*，*NEJM*）等杂志连续发文揭示高血压、糖尿病、辣食、新鲜水果和吸烟对中国人群健康的影响，研究结果吸引众多国内外科研人员的广泛关注，产生了重大影响。在大数据时代，基于 CKB 项目的超大规模人群队列是将生物医学科研成果应用于疾病预测、预防和精准医疗的必要途径，是转化医学的重要组成部分和未来医学科技创新的重要基础平台。CKB 项目是复杂慢性病危险因素的研究典范，必将载入中国和世界流行病学研究史册。

在慢性病和伤害等的防控实践方面，我国早年的实践可以追溯至中国医学科学院阜外医院于 1969 年开始组织实施的北京首都钢铁公司社区人群心脑血管病防治，天津市卫生局 1984 年开始组织实施的天津市恶性肿瘤、冠心病、脑卒中、高血压四种主要慢性病（简称“四病”）的防治和中日友好医院、美国国立卫生研究院及大庆油田总医院 1986 年开始组织实施的大庆糖尿病预防研究。二十世纪九十年代以来，我国有代表性的慢性病防控实践包括：始于 1996 年的世界银行贷款中国疾病预防项目健康促进子项目（卫生Ⅶ项目健康促进子项目），始于 1997 年的社区慢性非传染性疾病综合防治示范点项目，2003 年至 2008 年开展的《中国糖尿病管理模式探索项目》，始于 2005 年的《全国高血压社区规范化管理项目》，始于 2003 年的在北京、江西、江苏建立的儿童伤害防控试点和 2013 年的在全国九省市和十三个全国试点县开展的伤害干预工作。

第四节　学科发展展望

在人类与疾病漫长的斗争过程中，流行病学学科本身得到了长足的发展。在目前全球以及中国的时代背景下，流行病学学科主要有几个大的发展趋势，简述如下。

1. 微观与宏观流行病学相结合

随着对健康相关研究的视野初步扩展，将微观与宏观流行病学并重并进行有机结合势在必行。在微观方面，基因组学、转录组学、蛋白质组学，和代谢组学的进步使得流行病学病因研究的研究范围进一步拓展。近些年来随着分子生物学技术以及遗传学的进步，以实验室研究为主导的分子流行病学、遗传流行病学等流行病学分支学科相继诞生。这些学科的发展使得流行病学暴露的测量愈发精细，研究内容涉及细胞、生物信息大分子、抗原、抗体、代谢产物等几乎所有实验室生化、分子生物学测量。在宏观方面，流行病学家开始使用多水平分析等工具从群体水平上研究疾病或健康状况的宏观决定因素。应用多水平研究，流行病学家得以从不同水平上了解个体疾病如何发生以及相互作用。新兴的系统流行病学是微观与宏观流行病学结合的代表，系统流行病学以系统策略和新技术为支撑，运用工程学、计算和物理学等方法整合从多种不同途径获得的生物和医学信息，能够更好地了解疾病发生发展机制，是未来流行病学的重要发展方向。

2. 传染病与慢性病流行病学研究并重与结合

在中国目前社会卫生条件下，结核、病毒性肝炎等再发传染病将持续危害民众健康，禽流感等新发传染病构成了新的威胁。社会经济的发展也让民众面临着越来越严重的慢性非传染疾病的威胁。传染病与慢性病已经成为目前我国最主要的疾病负担构成。可以预见，传染病与慢性病在长时期内都将是流行病学研究的主要研究任务和方向。

传统意义上针对传染病与慢性病的流行病学方法存在较大不同，结合两类研究方法具有重要意义。一些慢性病的病因常常包括传染性病原体，如 HPV 导致喉癌及宫颈癌，幽门螺杆菌增加胃癌的发病风险等，针对传统传染病的流行学研究方法完全可以应用于慢性病的病因风险因素研究。此外，研究也证实这两类疾病可相互影响，如流感在患有心血管疾病的老年人中造成的死亡率更高。探讨两者病因的交互，结合相关研究方法可为进一步的控制及预防疾病提供依据。

3. 进一步完善流行病学研究方法

针对观察性研究存在真实性低的问题，流行学家需要不断改进研究方法。二十世纪五十年代以来，陆续提出的如边缘结构模型、结构嵌套模型、倾向性评分等，一定程度上为控制混杂、确定因果关系提供了数学解决方法。此外，M. B. Katan 首次描述了孟德尔随机化的思想，即不同基因型决定不同的中间表型，若该表型代表个体的某暴露特征，用基因型和疾病的关联效应能够模拟暴露因素对疾病的作用，由于等位基因在配子形成时遵循随机分配原则，基因型与疾病关联的效应估计值不会被传统流行病学研究中的混杂因素和反向因果关联所歪曲。目前该理论已经成功应用于血清高密度脂蛋白与心肌梗死的关系、血尿酸与血压及缺血性心脏病的关系、饮酒与食管癌的关系等研究。再者，流行病学数据的自身特点也促使数据分析方法的进一步完善，如多变量模型的应用、非独立数据的分析方法、时间序列数据的分析和效能的估计、Bayes 方法的应用等。进一步完善自身研究方法以改善并扩展流行学的实际应用是流行病学发展的必然趋势。

4. 学科的交互与结合

在其他医学相关学科的影响下，现代流行病学迎来了重要发展契机。一方面，流行病学针对具体的疾病或者健康问题，向着更加专业化的方向发展，形成了肿瘤流行病学、心血管病流行病学、伤害流行病学等多个分支学科。预期将会有更多相关分支学科逐渐形成。另一方面针对暴露因素的不同，新的流行病学分支不断形成，如营养流行病学等。新技术新理论也为流行病学提供了新的方向，例如遗传学与分子生物学的进步使得流行病学能够从基因及分子标志物层面对疾病进行分析，催生了遗传流行病学以及分子流行病学。随着对疾病健康决定因素研究的不断深入，流行病学开始强调分子、个体、环境、社会等不同水平因素的结合，系统流行病学、生态流行病学等相关学科应运而生。可以预见学科的交叉与结合将是流行病学的重要发展趋势。

5. 大数据为导向的大型人群队列研究

队列研究是传统流行病学的经典研究设计，以人群为基础构建大型队列研究有着独特的优势：①可以用来研究多种暴露因素和多种健康结局；②研究结果外推性好、重复性佳；③统计把握度高，对研究相对较小效应量的暴露－结局关系有独特优势；④可根据不同结局进行嵌套式研究；⑤可研究复杂疾病的多水平影响因素等。二十世纪九十年代以来，世界各国基于各种研究目的建立的人群队列大量涌现。自 2005 年起以来，仅国际流行病学杂志刊载的人群队列简介就有二百余项，达到五十万左右规模的人群队列有四项。我国的前瞻性人群队列研究起步较晚，研究较分散，缺乏长期、稳定支持。但近十余年来，我国陆续建立起若干较大规模前瞻性人群队列，例如，2004 年启动的大型的中国慢性病前瞻性研究项目（CKB 项目），调查对象超过五十万人。随着随访时间的延续，将成为我国制定慢性病防治策略提供高质量病因学证据，开启本土科学证据生产应用的新篇章。

6. 循证医学与流行病学的融合

循证医学是医学领域最为重大的成就之一。实施循证医学，决策者必须综合考虑现有最好的证据、现有的资源以及患者和社会的价值取向。科学研究的证据、对证据质量的评估和结果的解读是循证医学的核心。流行病学作为人群中病因研究和疗效评估的方法论，一方面为证据的产生提供方法支持，另外一方面也为证据的质量评估和解读提供了科学依据。流行病学工作者的教学工作为循证实践提供了理论依据，从事的研究工作也为循证医疗卫生决策提供了应用性研究证据。同时，循证的思想被越来越多的流行病学工作者所接受和传播。在提出需解决的实际问题后，许多学者开始有意识进行文献检索，评估证据质量。在缺乏高质量的研究证据时，或是获得的证据之间结论不一致时，许多学者逐渐认识到对已有的研究结果进行系统评价和 Meta 分析的重要性。高质量的系统综述和 Meta 分析为临床和公共卫生领域有效疾病防治策略和措施的制定和实施提供了重要的科学依据。

致谢　衷心感谢中国疾病预防控制中心传染病预防控制所王岚研究员，北京大学胡永华教授和任涛副研究员，安徽医科大学叶冬青教授，香港中文大学唐金陵教授，中国人民解放军总医院何耀教授，浙江大学陈坤教授，中山大学郝元涛教授，复旦大学何纳教授，西安交通大学庄贵华教授在学科史的撰写和学科重大事件核实过程中提供的悉心指导和无私帮助！感谢郑锡文研究员、魏承毓教授、王岚研究员的指导！感谢袁金秋博士、张越伦博士和梁会营博士的协助！

撰稿人：李立明　毛　琛

参考文献

[1] 李立明，王艳红，吕筠．流行病学发展的回顾与展望［J］．中华疾病控制杂志，2008，12（4）：305-308.

[2] 詹思延．流行病学进展［M］．北京：人民卫生出版社，2010.

[3] 中国科学技术协会．2014—2015 公共卫生与预防医学学科发展报告［M］．北京：中国科学技术出版社，2016.

[4] 王国强．中国疾病预防控制 60 周年［M］．北京：中国人口出版社，2015.

[5] 叶冬青．公共卫生发展简史［M］．北京：人民卫生出版社，2016.

[6] 秦颖，詹思延，李立明．流行病学队列研究的历史回顾［J］．中华流行病学杂志，2004，25（5）：449-451.

[7] 胡永华．流行病学史话［M］．北京：北京大学医学出版社，2017.

[8] 孙锡璞．流行病学总论［M］．北京：人民卫生出版社，1954.

[9] 苏德隆．流行病学讲义［M］．上海：上海第一医学院，1958.

[10] 苏德隆．流行病学［M］．北京：人民卫生出版社，1960.

[11] 张永红，滕国兴．高校流行病学学科定位及其教学模式［J］．中华疾病控制杂志，2004，8（4）：309-311.

[12] 吕筠，李立明．我国流行病学专业教学的发展与展望［J］．中华流行病学杂志．2011，32（6）：547-549.

[13] 王声湧．流行病学教学与高素质的疾病控制人才培养［J］．中华疾病控制杂志，2004，8（4）：289-290.

[14] 王滨有．加强流行病学学科建设、培养高层次专业人才［J］．中华疾病控制杂志，2004，8（4）：303-304.

[15] 李立明，余灿清，吕筠．现代流行病学的发展与展望［J］．中华疾病控制杂志，2010，14（1）：1-5.

[16] 魏承毓．我国流行病学学会成立和发展的历程Ⅰ．1978—1997 年工作回顾［J］．中华流行病学杂志，2011，32（4）：325-330.

[17] 王束玫，李绍忱，冯月秋．从社会对流行病学人才的需求谈对预防医学专业本科生流行病学教学的思考［J］．中华疾病控制杂志，2004，8（4）：306-308.

[18] 沈洪兵．抓住机遇、明确目标、加强流行病学学科建设［J］．中华疾病控制杂志，2004，8（4）：317-317.

[19] 梁戈玉，裴秀丛，张作文．2004—2006 年预防医学国家自然科学基金面上项目情况分析［C］．全国肿瘤流行病学和肿瘤病因学学术会议，2007.

[20] 裴秀丛，梁戈玉，张作文．2006 年度预防医学国家自然科学基金项目受理与资助情况［J］．中华劳动卫生职业病杂志，2006，24（11）：699-701.

[21] 沈霞，李昂，詹思延．利用 SCI 数据库分析流行病学研究现状［J］．中华医学科研管理杂志，2010，23（2）：125-128.

[22] 祝慧萍，裴俊瑞，赵苒，等．2015 年度预防医学国家自然科学基金项目申请与资助简介［J］．中华地方病学杂志，2015，34（11）：781-784.

[23] 郑锡文，李立明．我国流行病学学会成立和发展的历程Ⅱ，1997—2010 年工作回顾［J］．中华流行病学杂志，2011，32（4）：330-333.

[24] 中华预防医学会流行病学分会，中华医学会中华流行病学杂志编辑委员会．中华预防医学会流行病学分会、中华医学会中华流行病学杂志编辑委员会换届会议暨流行病学学术会议纪要［J］．中华流行病学杂志，2009，30（9）：988.

[25] 王岚．中华预防医学会流行病学分会青年委员会成立大会纪要［J］．中华流行病学杂志，2014，35（1）：105-106.

[26] 郑锡文．中华医学会流行病学分会第四届委员会阶段工作总结报告［J］．中华流行病学杂志，2000，21（6）：472.

[27] 张林东，赵剑云，郑锡文．《中华流行病学杂志》1999—2005 年学术质量评估及影响力分析［J］．中华流行病学杂志，2006，7（27）：634-637.

[28] 郑锡文．准确定位，严把质量，彰显特色—中华流行病学杂志现况及展望［J］．中华流行病学杂志，2003，

24（1）：1.
[29] 吕筠，李立明. 流行病学学科的发展与困惑［J］. 中华流行病学杂志，2007，28（3）：209-212.
[30] 宋菁，胡永华. 流行病学展望：医学大数据与精准医疗［J］. 中华流行病学杂志，2016，37（8）：1164-1168.
[31] 李立明. 试论21世纪中国公共卫生走向［J］. 中华预防医学杂志，2001，35（4）：219-220.

流行病学学科发展大事记

时间	事件
1949年	哈尔滨医学院成立流行病学教研室。
1951年	北京医学院成立流行病学教研室。
1960年	苏德隆教授主编的高等医药院校试用教材《流行病学》在人民卫生出版社。
1978年	中国协和医科大学，四川医学院，山东医学院的流行病学教研室率先被批准为流行病学硕士学位授予点。
1980年	流行病学学会在哈尔滨市举行的第一次全国流行病学学术会议暨流行病学学会成立大会上正式成立，其名称为“中华医学会流行病学学会”，是中华医学会下属的一个二级学会。
1981年	中国预防医学科学院流行病学与微生物学研究所的内部刊物《流行病学杂志》更名为《中华流行病学杂志》。
1981年	钱宇平教授主编的高等医药院校供卫生专业使用的教材《流行病学》第一版在人民卫生出版社出版。
1991年	流行病学学会在成都市举行的第三次全国流行病学学术会议及换届大会中被批准归属中华预防医学会，其正式名称为“中华预防医学会流行病学学会”，是中华预防医学会下属的一个二级学会。
1986年	北京医科大学、上海医科大学和同济医科大学的流行病学教研室被批准为流行病学博士学位授予点。
1997年	流行病学与卫生统计学合并，成为公共卫生与预防医学的二级学科“流行病与卫生统计学”。
2002年	北京大学和山东大学的流行病与卫生统计学学科成为国家重点学科。
2004年	中国慢性病前瞻性研究项目在中国十个省（区）启动，共涉及五十一万余人，将持续二三十年，是目前世界上最大的涉及长期保存生物样本的前瞻性人群队列研究之一。

第六章　卫生毒理学

第一节　毒理学学科概述

毒理学（toxicology）的传统定义是研究毒物（poison）的学科。现代毒理学主要是研究化学、物理和生物等外源因素及由外源和内源化学物形成的氧自由基、活性中间体等内源因素对生物体（living organisms）和生态系统（ecosystem）的损害作用（adverse or harmful effects）与机制，以及中毒的预防并为诊断和救治提供依据的科学。现代毒理学已呈现高度分化与系统综合、微观研究与宏观研究、动物实验与替代试验以及群体研究与个体研究相结合的整体趋势，交叉学科的整合与新兴学科的发展不断催生毒理学新的学科生长点和学科前沿：按研究对象，可分为药物、食品、环境、生态和工业/职业毒理学等；按研究方法，可分为分析、计算/预测、代谢、替代和转化毒理学等；按毒物性质，可分为农药、金属、有机溶剂、放射、生物毒素和纳米毒理学等；按毒作用机制，可分为细胞、生化、分子、遗传、表观遗传和系统毒理学等；按器官系统，可分为肝脏、肾脏、心/血管、神经、皮肤、呼吸、血液、免疫和生殖/内分泌等靶器官毒理学。虽然现代毒理学分支学科众多，但其研究则以描述毒理学（descriptive toxicology）为基础，以机制毒理学（mechanistic toxicology）为重点，以管理毒理学（regulatory toxicology）为目标，三者都有鲜明特征，但又紧密关联，构成毒理学研究的核心——危险度评定/风险评估。由于具有基础科学与应用学科的双重属性，现代毒理学已被应用于安全性评价（safety evaluation）、危险度评定（risk assessment）、危险性/风险管理与交流（risk management and communication）。这对于预防、控制和消除威胁人类生存环境质量和生命质量的危险因素，改善卫生状况，促进人群健康，维护国家安全至关重要。

第二节　毒理学学科发展历程

一、学科萌芽期

从五千多年前至十五世纪的漫长时期，是对毒物及中毒现象观察记录的时代。中国古代医药学文献如《神农本草经》、《黄帝内经》、唐代孙思邈《千金要方》（652）、南宋宋慈《洗冤集录》（1247）、明代李时珍《本草纲目》（1590）等，以及古埃及、古印度、古希腊、罗马和阿拉伯等国家的有关文献中，都有关于植物、动物和矿物毒物及其解毒剂的记载。人类的祖先常用动物毒液和植物提取物进行狩猎、作战和暗杀。在中世纪，有关毒物研究的新贡献很少。西方文艺复兴前，M. Maimonide（1135—1204）在他的著作《毒物及其解毒剂》中详细记载了有关昆虫、毒蛇和狂犬咬伤的抗毒疗法，以及植物和矿物中毒的催吐和导泻疗法。一个世纪后，Petrus（1250—1316）撰写了《关于中毒》一书，自1472年始共出版了十四次。该书将毒物分为植物、矿物和动物源性三大类，并列出了所有已知毒物的中毒症状和治疗方法。中世纪末期和意大利文艺复兴时期，制毒和施毒盛行，毒物常被用于谋杀和政治暗杀。

二、学科形成期

十六世纪至二十世纪初，这四百余年标志着本学科已迈进全新的实验毒理学时代。文艺复兴时期瑞士医生 Paracelsus（1493—1541）一生阐述了许多革命性观点，成为毒理学、药理学和治疗学中的重要组成部分。他发表的《采矿病与矿工的其他疾病》论文，提出了矿工病的病因、治疗和预防策略，推动了职业毒理学的发展。他为实验毒理学研究、毒理学中靶器官毒性及剂量 - 反应关系等基本概念的确立做出了重大贡献。Paracelsus 的著名格言是：所有的物质都是毒物，不存在任何非毒物质，剂量决定了一种物质是毒物还是药物。1775年，英国著名职业医学与毒理学家、矫形外科医师 P. Pott（1714—1788）首先发现，烟囱清扫工接触煤烟与阴囊癌有关，这是多环芳烃致癌作用的首例流行病学研究报道。其后，在德国（1875、1895）和苏格兰（1876）相继报道了煤焦油和页岩油作业工人的职业性皮肤癌以及苯胺染料作业工人的膀胱癌。F. Magendie（1783—1855）、M. T. B Orfila（1787—1853）、C. Bernard（1813—1878）等真正开创了实验毒理学时代的创新性研究工作：F. Magendie 是十九世纪第一位伟大的实验生理学家，他研究了依米丁、士的宁和箭毒的作用机制；他的著名学生之一 C. Bernard 不仅研究了箭毒对神经肌肉传导作用的本质，还对 CO 中毒机制进行了研究，提出 CO 与血红蛋白的不可逆性结合而导致机体组织缺氧是 CO 中毒的原因；M. T. B Orfila 是应用化学方法研究毒物的先驱，被称为现代毒理学之父，是第一位系统利用尸检材料和化学分析方法作为中毒法律依据的毒理学家，为法医学和法医毒理学作出了伟大贡献。1915年，日本学者 K. Yamagiwa 和 K. Ichikawa 开始了化学致癌的实验研究，他们用煤焦油涂抹兔耳诱发了上皮癌，首次证实了化学物的致癌作用，为一百四十年前 P. Pott 的致癌假说提供了实验证据。

三、学科发展期

（一）二次工业革命促进了毒理学学科的快速发展

一般认为，二十世纪初叶是现代毒理学开始发展的标志，但本学科的快速发展是在第二次世界大战时期，此时期药物、农药、军火、合成纤维以及化学物生产急剧大量增加。二十世纪二十年代，美国科学家开始了早期神经毒理学研究，发现磷酸三甲苯酯（TOCP）、甲醇和铅都是神经毒物；P. Mueller 发现的 DDT、六氯苯和六六六等有机氯杀虫剂得到广泛应用。1932年，著名毒物分析化学家和教育家黄鸣驹主编出版了《毒物分析化学》。1937年，引起急性肾衰和死亡的灾难性“磺胺事件”成为“二战”期间毒理学的第一个重要事件，导致1938年通过了第二个主要法案 Copeland Bill，并据此成立了美国食品与药品管理局（FDA）。二十世纪四十年代，机制毒理学研究促进了多种解毒剂的研制：二巯丙醇（BAL）用于治疗砷化物中毒；硝酸盐和硫代硫酸盐用于治疗氰化物中毒；解磷定（2-PAM）用于治疗有机磷农药中毒。对有机磷胆碱酯酶抑制剂的发现被认为是“二战”期间毒理学的第二个重要事件，成为后来几十年中开展神经生理学和毒理学研究的主要驱动力。二十世纪五十年代，美国著名管理毒理学家 A. Lehman 及其同事共同出版了《食品、药品和化妆品中化学物的安全性评价》（1955），这是首次通过 FDA 为毒理学研究提供的指南。A. Lehman 等还首次提出安全系数（SF）的概念，世卫组织根据毒理学研究资料并采用适当的 SF 提出了每日容许摄入量（ADI）的概念。FDA 为使毒理学研究与安全性评价程序标准化，先后发布了红皮书Ⅰ、Ⅱ等系列指南，制定了良好实验室规范（good laboratory practice，GLP）。1958 年，美国国会通过并由总统签署的著名的 Delaney 条款，为理解致癌过程中生物学现象的复杂性和发展危险度评定模型提供了良好的开端。二十世纪六十年代，震惊世界的“反应停事件”（*Lancet*，1961）和 R. Carson 的《寂静的春天》出版（1962），极大地推动了毒理学科学的发展。其后，通过了许多新的法规，创办了许多新的杂志，成立了欧洲毒理学会（1964），发展了毒理学教育，吸纳了包括环境科学、水生和鸟类生物学、细胞生物学、分析化学和遗传学等在内的多个学科的知识。六十年代后五年，由于发展了化学物的超痕量（ppb 级）分析和快速检测点突变的技术，以及在研究二噁英（TCDD）的毒作用机制后发现芳烃受体（AhR）是一种高亲和力的细胞结合蛋白，毒理学迅速发展并逐步形成了细胞毒理学、分子毒理学、受体毒理学等新的分支学科，同时危险度评定成为毒理学研究的主要成果。二十世纪七十至九十年代，涉及毒理学的相关立法、杂志和新的学会呈指数扩增。欧洲、南美洲、亚洲、非洲和澳洲的毒理学会共同组建了国际毒理学联合会（1980）。1975 年问世的 *Casarett & Doull's Toxicology* 至今已出了七版，1982 年出版由 A.W.Hayes 主编的 *Principles and Methods of Toxicology* 亦已再版五次，1997 年 G. Sipes 主编出版了十三卷 *Comprehensive Toxicology*。

（二）社会迫切需求促进了中国毒理学学科的高速发展

二十世纪五十年代，是中国现代毒理学发展的起步阶段。顾学箕、冯致英、陈炎磐、夏元洵、周延冲、周金黄、蔡宏道等作为毒理学学科带头人，开创了我国现代毒理学领域。新中国成立初期，在全国范围内开展了禁毒运动：收缴毒品，禁种罂粟，封闭烟馆，严惩制贩毒品，约三年时间杜绝危害中国百余年的鸦片毒害，创造了举世公认的奇迹。同时，国家选派了王文彦、王子石、王淑杰、吴德昌、魏康、乔赐彬、肖默然等赴苏联学习毒理学，国家也聘请了苏联专家在北京举办毒理学讲习班，1954 年至 1957 年，还开办了多期毒理学培训班。此后，吕伯钦、陈君石、江泉观、张铣、纪云晶、刘毓谷、王簃兰、薛寿征、陈秉衡、顾祖维、黄幸纾、周炯亮、张桥、李寿祺、万伯健、薛彬、王翔扑、宋书元、徐厚恩、尹松年、叶常青、俞天骥等，成为我国高等院校和科研院所毒理学学科带头人，并率先开展了工业毒理学 / 职业毒理学科研工作。

六七十年代，环境卫生学和食品卫生学工作者逐步开展了环境、食品毒理学研究工作，部分医学院校开设了毒理学课程。1967 年，我国启动的“五二三项目”，毒理学是其中的一个重要研究内容，青蒿素的研制成功包含了毒理学研究团队的创造性贡献，由此也孕育了中国的药物毒理学学科。1979 年，卫生部委托北京医学院举办全国毒理学培训班。

八十年代，毒理学学科与国家改革开放同步发展。1980 年，北京医学院在全国首次招收毒理学硕士生。1983 年，南京医科大学受卫生部和国家教委委托，举办了全国毒理学高级师资培训班。为我国毒理学教学、科研和检测分析培养了一批高素质人才；中国环境诱变剂学会成立，创刊《癌变·畸变·突变》。1985年，在唐山召开了全国首届卫生毒理学学术会议，同年中华医学会卫生学专业委员会成立卫生毒理学组。1986年，与中国药理学会联合创刊《中国药理学与毒理学杂志》。1987年，创刊《卫生毒理学杂志》，现更名为《毒理学杂志》。1988年，中华预防医学会卫生毒理学专业委员会成立。

九十年代以来，中国现代毒理学进入快速发展期。1993年，中国毒理学会（CST）成立是我国毒理学发展史上的一个重要里程碑。自CST成立以来，已先后在北京（1993）、西安（1997）、南京（2001）、沈阳（2005）、贵阳（2009）、广州（2013）、武汉（2015）和济南（2017）举办了八届全国毒理学大会；已发展有工业、食品、药物依赖性、中药与天然药物、环境与生态、生物毒素、药物毒理与安全性评价、临床、生殖、免疫、遗传、生化与分子、神经、兽医、饲料、分析、放射、纳米、毒性病理学、毒理学替代法与转化、毒理研究质量保证、中毒与救治、灾害与应急、毒理学史和管理毒理与风险评估二十五个毒理学专业委员会，已成为国际毒理学联合会（IUTOX）和亚洲毒理学会（ASIATOX）团体会员；历任CST理事长是吴德昌院士（第一、二届）、叶常青研究员（第三届）、庄志雄教授（第四、五届）和周平坤研究员（第六届）。1997年，农业部公布《农药管理条例》，2001年，对该条例进行了修订，2017年，国务院第一百六十四次常务会议修订并实施。2003年，农业部发布《农药毒理学安全性评价良好实验室规范》，2011年起，农业部先后公布了217家农药登记试验资质单位。2000年，卫生部发布《化学品毒性鉴定管理规范》，2015年，国家卫生计生委发布了新修订的《化学品毒性鉴定管理规范》，中国CDC根据该规范要求，经资料审核、盲样考核及现场评估，认证通过了二十三家合格机构。2003年，国家食品药品监督管理局（CFDA）发布《药物非临床研究质量管理规范》，在全国开始创建具有良好实验室规范（GLP）实验室。

跨入二十一世纪，中国毒理学已拥有较为完整的学科体系，已拥有国家重点学科、国家重点实验室和省部级重点实验室、博士学位授权点和博士后科研流动站，许多理、工、农、医、师等高等院校和科研院所已开设毒理学教育课程。现代毒理学研究方法与技术的全面革新，如原代单层及三维细胞培养、人体干细胞模型、非哺乳动物模型生物、高通量测试、成像技术、"组学"方法、系统生物学和多种计算模型的应用等，则表明一个崭新的计算/预测毒理学时代已经到来。

第三节 中国毒理学学科重要成就

一、学科建设与人才培养

（一）学科建设

毒理学是集成的、多元的、创新的和服务性的科学，很少有学科能像毒理学一样既是基础科学又是应用学科。毒理学在外源化学物、物理和生物因子、药品、食品、化妆品、健康相关产品等的安全性评价及危险性管理方面具有不可替代的作用。世界各国政府和企业领导已逐步认识到毒理学科学的重要性，学术界的科学家与工业界和政界的管理学家进行有效的交流和协作，共同采取行动，以保护公众的身心健康，维护生态平衡，促进经济发展，推动社会文明进步。

改革开放四十年来，我国公共卫生体系的构建和完善有力地促进了公共卫生教育机构和相关科研院所的快速发展。目前我国设有公共卫生学院（系）的高等院校高达九十余所，毒理学是这些院系本科生培养必修的基础课程；许多综合性大学环境科学也开设毒理学课程；毒理学不仅已成为公共卫生与预防医学一级学科博士学位授权点和博士后科研流动站的重要组成部分，而且已发展成为国家重点学科（中山大学、北京大学），国家重点学科培育学科（第三军医大学），国家精品课程和国家精品视频公开课程（南京医科大学）；作为重点学科重要支撑的各级重点实验室也应运而生。例如，中国科学院生态环境研究中心创建了环境化学与生态毒理学国家重点实验室，南京医科大学创建了生殖医学国家重点实验室和现代毒理学教育部重点实验室，华中科技大学创建了环境与健康（含毒理学）教育部重点实验室，第三军医大学创建了电磁辐射损害与医学防护（含毒理学）教育部重点实验室，东南大学创建了环境医学工程（含毒理学）教育部重点实验室，华南农业大学创建了昆虫生态毒理农业部重点开放实验室，复旦大学、山东大学、吉林大学、四川大学、苏州大学、浙江大学、浙江中医药大学、首都医科大学、北京大学、福建医科大学、河北大学等先后创建了省市级毒理学重点实验。我国可招收毒理学相关专业的硕士生、博士生的高等院校和科研院所不仅涉及医科、药科、中医药和军医大学，而且还涉及工业、农业、林业、交通、海洋（事）、水产、理工、科技和师范大学、国家和省疾病预防控制中心（CDC）及相关科研院所等（表 6–1）。近十年来，中国学者在国际毒理学学科领域发表的论文数量约占 15%，中国有三十三所高校（不含港澳台）药理学与毒理学学科进入全球 ESI（Essential Science Indicators）前 1%。

（二）人才培养

近四十年来，我国毒理学专业学历教育和非学历教育稳步有序发展并取得长足进步。自 1980 年北京医学院在全国首次招收毒理学硕士生以来，迄今全国可招收毒理学硕、博士研究生的高等院校和科研院所至少有三十九所，每年可为国家输送二百余名高层次毒理学专业人才。自 2009 年以来，CST 在北京等地已连续举办八期“现代毒理学基础与进展”继续教育高级研修班，培训结业逾七百人，获毒理学执业资格证书者（toxicologist）二百六十九人。自 2002 年以来，已分别在太原、广州、上海、北京、南京等地举办“全国环境毒理学课程师资培训班”“国际药物遗传毒理学高级培训班”“符合 GLP 要求的毒理学评价与实验室建设培训班”等多种类型的培训班，共培训千余人次。

教材是教育、教学的主要载体，是提高人才培养质量的重要保障。近四十年来，我国老一代毒理学家、教育学家和新一代中青年科技工作者同心协力，先后主编出版了六版毒理学全国规划教材、系列专著和大量参考书。1987 年和 1996 年，刘毓谷教授主编出版了《卫生毒理学基础》第一、二版。2000 年，张桥教授主编该教材第三版。2003 年、2007 年、2012 年，王心如教授主编了该教材的第四、五、六版，同时出版了配套教材《毒理学实验方法与技术》一、二、三版。此外，还有百余部优秀毒理学教材和系列专著相继出版（表 6–2）。

表 6-1　我国毒理学博士硕士研究生招收单位 *

毒理学博士研究生招收单位			
北京大学	东南大学	复旦大学	广西医科大学
哈尔滨医科大学	海军军医大学	华中科技大学	吉林大学
军事医学科学院	空军军医大学	陆军军医大学	南方医科大学
南京医科大学	山东大学	山西医科大学	首都医科大学
苏州大学	天津医科大学	浙江大学	中国疾病预防控制中心
毒理学硕士研究生招收单位			
安徽医科大学	北京大学	大连医科大学	东南大学
福建医科大学	复旦大学	广东药科大学	广西医科大学
广州医科大学	贵州医科大学	哈尔滨医科大学	海军军医大学
杭州师范大学	河北医科大学	华中科技大学	吉林大学
济南大学	暨南大学	锦州医科大学	军事科学院
空军军医大学	昆明医科大学	兰州大学	陆军军医大学
南方医科大学	南京医科大学	青岛大学	厦门大学
山东大学	山西医科大学	沈阳医学院	首都医科大学
四川大学	苏州大学	天津医科大学	潍坊医学院
武汉大学	西安交通大学	新疆医科大学	延边大学
扬州大学	浙江大学	郑州大学	中国疾病预防控制中心
中国医科大学	中南大学	重庆医科大学	遵义医学院

* 按单位首字母排序；另有许多高校的公共卫生与预防医学博士后科研流动站和一级学科博士学位授权点也招收毒理学领域的博士后和博士生。

表 6-2　我国出版的全国高等医药院校毒理学教材和代表性毒理学专著

书名	编者	出版社	版次	出版时间（年）
卫生毒理学基础	刘毓谷	人民卫生出版社	1，2	1987/1996
卫生毒理学原理和方法	李寿祺	四川科学技术出版社	1	1987/1996/2003
基础毒理学	江泉观	化学工业出版社	1	1991
卫生毒理学基础	徐厚恩等	北京医科大学·中国协和医科大学联合出版社	1	1991
卫生毒理学基础	张桥	人民卫生出版社	3	2000
毒理学基础	王心如等	人民卫生出版社	4，5，6	2003/2007/2012
毒理学实验方法与技术	王心如等	人民卫生出版社	1，2，3	2003/2007/2012
药物毒理学	楼宜嘉	人民卫生出版社	1，2，3	2003/2007/2012
毒理学教程	周宗灿	北京大学医学出版社	3	2006

续表

书名	编者	出版社	版次	出版时间（年）
基础毒理学	周志俊	复旦大学出版社	1，2	2008/2014
法医毒理学	刘良	人民卫生出版社	3，4	2009/2010
毒理学原理和方法	金泰廙	复旦大学出版社	1	2012
工业毒理学（上、下册）	工业毒理学编写组	上海人民出版社	1	1976
食品毒理学	上海第一医学院等	人民卫生出版社	1	1978
中国医学百科全书－毒理学	顾学箕	上海科学技术出版社	1	1982
动物毒理学	朱蓓蕾	上海科学技术出版社	1	1989
杀虫剂环境毒理学	张宗炳等	中国农业出版社	1	1989
杀菌剂毒理学	林孔勋	中国农业出版社	1	1995
免疫毒理学实验技术	薛斌	北京医科大学·中国协和医科大学联合出版社	1	1995
分子毒理学基础	夏世钧等	湖北科学技术出版社	1	1997
现代毒理学及其应用	付立杰	上海科学技术出版社	1	2001
遗传毒理学	印木泉	科学出版社	1	2002
临床毒理学	唐小江	化学工业出版社	1	2005
生态毒理学概论	史志诚等	高等教育出版社	1	2005
靶器官毒理学	庄志雄	化学工业出版社	1	2006
环境毒理学	孔志明	南京大学出版社	4	2008
金属毒理学	常元勋	北京大学医学出版社	1	2008
毒理学百科	周平坤	科学出版社	1	2008
毒理学替代法	彭双清等	军事医学科学出版社	1	2009
Military Toxicology	董兆君等	军事医学科学出版社	1	2010
纳米毒理学	赵宇亮等	科学出版社	1，2	2010/2015
毒物简史	史志诚	科学出版社	1	2012
21 世纪毒性测试：愿景与策略	屈卫东等译	复旦大学出版社	1	2014
药物生殖与发育毒理学	孙祖越等	上海科学技术出版社	1	2015
现代环境毒理学	孟紫强	中国环境出版社	1	2015

续表

书名	编者	出版社	版次	出版时间（年）
21 世纪毒性测试策略：理论与实践	彭双清等译	军事医学出版社	1	2016
内分泌毒理学	李芝兰等	北京大学医学出版社	1	2016
神经毒理学	陈景元	人民卫生出版社	1	2016
世界毒物全史	史志诚	西北大学出版社	1	2016

二、科学研究与社会服务

（一）工业毒理学与职业毒理学

我国的工业毒理学研究，是在劳动卫生学与毒理学结合基础上发展起来的，是较为早期开辟的毒理学研究领域。1956 年，吴执中教授组建了我国第一个劳动卫生与职业病研究所（简称劳卫所），并于 1957 年建立了工业毒理学实验室。五十年代，我国科学家对工业毒物进行了现场调查、实验分析和部分治疗研究，获得了常见毒物如粉尘、铅、苯、汞、砷、镉、铬、锰等职业危害的首批原始资料，并逐步制定了尘肺预防方针和诊断标准。此后，还开展了有机磷农药的实验和治疗研究，确定了中毒的检测指标、诊断标准和治疗药物，在对敌敌畏、敌百虫、乐果、有机锡等农药毒性研究的基础上制定了其卫生标准。七十年代，上海第一医学院等单位编写出版了《工业毒理学》，并与中国预防医学科学院联合聘请世卫组织专家在上海举办毒理学培训班，极大地推进了我国工业毒理学科技队伍建设。八十年代，全国各省及大城市普遍成立了工业毒理学实验室，劳卫所多次举办全国性工业毒理学讲座及研讨会，一批毒理学家先后赴美、英、日等国留学或开展学术交流与科研合作，大大促进了我国工业毒理学的发展。近年来，伴随现代分子生物学实验技术的快速发展以及人类基因组计划和环境基因组计划的完成，显著提升了我国工业毒理学研究水平，取得了系列标志性成果。

铅中毒居我国职业中毒的首位。以复旦大学王簃兰教授、中国科学技术大学阮迪云教授等为代表的毒理学家，系统研究了铅中毒的症状体征、生物学检测方法、人群遗传易感性和治疗方法。建立并改进了铅中毒早期生物学检测指标和关键技术；揭示了铅对视觉系统、海马突触可塑性和学习记忆功能的损伤作用；证实了 DMT1 和紧密连接蛋白是铅进入脑组织的关键转运分子，小胶质细胞活化是铅神经损伤的关键环节，CDK 系统参入了铅作用机理，JNK 基因在铅作用通路中起重要的作用；补充铁、米诺环素、硒等能通过不同途径缓解铅神经毒性。研究发现，铅还可引起小细胞性贫血和铅性脑病。上述研究成果先后获卫生部甲级科技成果奖、国家科委科技成果奖、教育部自然科学二等奖、陕西省科学技术一等奖等。有机溶剂苯在工业、农药、合成橡胶、洗涤剂、染料及炸药生产中广泛应用，苯的职业中毒事故仅次于铅中毒位列第二位。以中国 CDC 尹松年研究员等为代表的我国科学家与美国国立癌症研究所合作，开展苯中毒分子流行病学研究，揭示了苯的职业环境暴露、代谢物与血液学改变的复杂关系，取得的研究成果被美国安全生产管理局修订苯的职业暴露限值时采用。苯的神经毒性机制、生物标志物和高危人群的遗传易感机制研究也取得重大进展。上述研究成果先后三次获卫生部科技进步一等奖。通过人群流行病学研究和动物模型实验验证，我国科学家对镉所致的人肾脏、骨骼和男性生殖系统损害进行了危险度评定。以复旦大学金泰廙教授等为代表的毒理学家首次在国际上揭示了镉的人体多器官毒效应，提出镉接触人群的早期生物标志；揭示了镉接触与骨质疏松发生率、前列腺特异抗原阳性率及肾器官功能损害有关，并应用基准剂量进行人群镉接触定量危险度评定。上述研究成果分别获中华医学科技二等奖、教育部科技进步二等奖、上海市医学科技进步二等奖。通过对苯、氯乙烯、丁二烯等化学致癌物的职业流行病学调查、接触评估和遗传损伤检测等，确定了苯、氯乙烯、丁二烯致遗传损伤的剂量–反应/效应关系，并从毒物代谢酶、DNA修复和细胞周期调控基因等的基因多态，揭示了苯、氯乙烯、丁二烯的遗传损伤易感性机制。

中国CDC何凤生研究员通过三十余年对多种毒物及职业有害因素所致神经系统疾病的研究，取得系列创新性科研成果，推动了我国中毒性神经系统疾病的防治，获西比昂·卡古里国际奖和国家科技进步二等奖。1994年当选为中国工程院院士。近年来，国家“973”项目首席科学家陈景元教授，深入开展了环境铅暴露致儿童脑发育损伤机制研究。国家自然科学基金重点项目主持人陈雯教授、张爱华教授、刘起展教授等，分别开展了职业性低浓度苯暴露的血液毒性机制和毒作用模式研究、砷中毒发病表观遗传机制及其干预研究、砷暴露所致健康危害机制及风险评估研究。

（二）军事毒理学与放射毒理学

针对化学武器的毒理学和医学防护是军事毒理学的核心内容之一。我国科学家在传统六类经典化学战剂损伤医学防护上系统研究了毒理学问题，解决了系列抗毒药物在研发和生产过程中的关键技术问题，形成了对神经性毒剂、全身中毒性毒剂等传统化学战剂的有效防护能力。开展了对芥子气和可穿透面具的军民双用途化学战剂—全氟异丁烯防治研究，确定了芥子气染毒病人的综合治疗方案，对全氟异丁烯所致肺水肿机制进行了深入研究，筛选并发现了一批对全氟异丁烯所致肺水肿与炎症渗出有良好治疗作用药物。在研发了安全、有效神经性毒剂中毒急救药物前提下，重点开展了低剂量神经性毒剂所致眼中毒治疗药物，以及神经性毒剂所致惊厥治疗药物研究。建立了一整套化学战剂皮肤及眼损伤体内、体外评价关键技术装备。近年，在现场侦检和实验室检测技术发展、特效抗毒药物的研究、临床救治、应急机制建设和风险管理等方面取得显著进展，中毒救治水平不断提高。

放射性落下灰是核武器杀伤效应的重要因素之一，是军事放射毒理学的主攻方向之一，我国的研究解决了核爆炸放射性落下灰所含的主要放射性核素分析及在体内吸收、分布、代谢、排泄、剂量、效应及其防治等系列科学难题和实际问题。通过系统的毒理学研究，明确了产生内照射损伤的主要危害核素，阐明了不同放射性核素的内照射损伤效应规律和诊断方法，为其医学处理提供了科学依据。在内剂量估计方面，完善了主要放射性核素内污染全身整体测量的技术方法，实现了人员体内污染放射性的自动化测量。在微剂量学方法上也做了相应的探讨性研究，为评估靶细胞的损伤提供了剂量学依据。

贫铀（DU）是低水平放射性重金属，用DU金属制备的DU合金，强度高，硬度大，机械加工性能好，用于制造军事装备和武器部件。美军在海湾战争期间大量使用贫铀武器装备，是导致“海湾战争综合征”和“巴尔干综合征”的主要危害因素，由此，引发了有关DU健康影响的一系列的新研究。第三军医大学和军事医学科学院在这方面做了大量创新性研究工作。通过大鼠吸入 DU 气溶胶的实验模型等，揭示了 DU 主要滞留在肺内，但可缓慢进入体液，并通过体液向机体其他部位转运，确定了半廓清期时间。证实从肺廓清的铀可到达机体各组织器官。利用 DU 植入大鼠体内的实验模型，观察到植入贫铀后，大鼠精子畸形率和微核率均有增加，睾丸超微结构均有不同程度的改变，植入组大鼠受孕率明显低于对照组。在贫铀致伤机制和防治措施方面的研究也取得重要研究成果。

军事毒理学研究成果和技术以及专业队伍，是国家核应急医学救援、国家化学应急响应处置核心力量的重要组成部分，在各类重大国事活动和演习任务中，发挥了重要作用。如 2015 年在天津滨海发生特别重大化学爆炸事故后，军事毒理学和防化医学专家受派到达现场，对现场救援进行指导，并对救援队伍进行医学防护培训，协助救援指挥部制定事故处置原则、流程和防护规范。针对现场大量存放氰化物的危害，提供对抗氰化物中毒的特效预防和急救药物，为事故的有效、安全处置提供了重要保障。

军事医学科学院孙曼霁研究员，我国化学战剂毒理学学科带头人，在胆碱能神经系统药理学、抗胆碱酯酶药物、神经性毒剂中毒与防护研究方面，取得系列创新性研究成果。先后获国家科技进步奖特等奖、国家自然科学奖二等奖。1991 年当选为中国科学院院士（生物学部委员）。

军事医学科学院吴德昌研究员，于 1958 年筹建了我国第一个放射毒理学实验室，在国内首次阐明放射性落下灰的沾染规律、损伤人体特点及防护措施，获国家科技进步特等奖。七十年代末，率先开展吸入放射性钚危害的评价与医学防护研究，在肺微剂量学、致癌靶细胞、淋巴结的肿瘤发生等研究方面有重要创新，获国家科技进步奖二等奖。八十年代中主持的核事故应急医学处理研究，是国内该领域最系统完整的科研成果，获国家科技进步奖二等奖，为推动我国核事业发展做出了杰出贡献。1994 年当选为中国工程院院士。近年来，国家“973”计划和“863”计划首席科学家周平坤研究员，正在进一步开展放射性污染监测预警及健康风险评估技术研究。

（三）环境毒理学与生态毒理学

1. 环境介质中污染物和细颗粒物

二氧化硫（SO_2）是一种常见的大气环境污染物。我国学者的实验研究显示，SO_2 可诱发多种哺乳类细胞染色体畸变以及微核、SCE 等细胞遗传效应，引起多种器官组织细胞脂质过氧化、DNA 损伤及超微结构改变，并具有神经毒性，对大鼠海马神经元电活动和学习记忆能力均有不良影响。光化学烟雾是大气中的烃类、NO_x 等污染物在强烈日光紫外线作用下，经一系列光化学反应生成的二次污染物蓄积于大气中形成的一种浅蓝色烟雾。我国的人群研究显示，近地面臭氧污染已对上海市居民产生了较大的健康损害和经济损失。

大气悬浮颗粒物尤其是细颗粒物（PM2.5）与呼吸、心脑血管系统疾病等发生有关。我国毒理学者对我国不同地区 PM2.5 的成因、污染特征及健康效应均进行了较深入的研究，健康效应的研究主要集中在对呼吸系统、心血管系统、免疫系统、神经系统毒性，近年来还扩展到对其生殖发育毒性的研究。动物实验研究表明，大气 PM2.5 可引起脑、心、肺、睾丸等多种器官组织的损伤作用，导致基因组 DNA 损伤与细胞毒性，氧化应激和炎症反应是损伤机制之一。通过对人群 PM2.5 个体暴露的健康影响调查研究发现，揭示除肺部影响外，PM2.5 可引起心脏自主神经功能的改变，是心血管疾病的危险因素。对我国北方沙尘暴细颗粒物（PM2.5）毒理学效应研究还发现除产生急性效应和短期滞后效应外，PM2.5 暴露还导致长期累积的不良健康效应。沙尘暴PM2.5对大鼠肺泡巨噬细胞质膜 $Ca^{2+}Mg^{2+}$-ATP 酶、$Na^{+}K^{+}$-ATP 酶活性有抑制作用，能改变细胞膜表层和膜脂疏水区流动性，并使细胞脂质过氧化作用增强、抗氧化能力减弱。

2. 环境内分泌干扰物

环境内分泌干扰物（EDCs）是环境中天然存在或污染的，可模拟生物体内激素的生理、生化作用，干扰内分泌系统功能，对亲体或其后代产生不良健康效应的外源化学物。通过多年的努力，我国学者已率先建立并优化了 EDCs 筛选体系、EDCs 内暴露水平分析方法和代谢组学研究平台，为揭示我国常见的九大类一百余种 EDCs 的生殖毒性和作用机制提供了关键技术手段，为 EDCs 致生殖危害的风险评估和防治策略提供了重要流行病学证据。研究发现：拟除虫菊酯、多环芳烃、双酚 A（BPA）、烷基酚（4-t-OP、4-n-OP、4-n-NP）等暴露可明显影响男性的精液质量和哺乳动物生殖发育；农药西维因、氰戊菊酯不仅影响精子生成，还可增加精子 DNA 损伤和染色体畸变；BPA 暴露可影响睾丸 n-6 不饱和脂肪酸代谢和抗氧化能力下降，导致甲基化嘌呤上升和核酸降解增强，提示了 BPA 的 DNA 损伤作用；携带 XRCC1Arg399Gln、XRCC1Arg194Trp 的男性联合 PAH 暴露会增加精子 DNA 损伤，从而增加不育的发病风险。上述研究成果获国家科技进步二等奖。

我国科学家研究了多种天然和人工合成肾上腺皮质激素的水环境污染问题，揭示了雌激素、雄激素、孕激素、皮质醇激素和糖皮质激素五大类类固醇激素及壬基酚、BPA 等在我国水环境中的污染特征，及其在城市污水和饮用水处理工艺中转化行为；建立了基于稳定同位素的渤海湾食物网结构，揭示了壬基酚、有机锡等典型 EDCs 的食物链传递行为，构建了生物放大性预测模型；研究了有机锡等 EDCs 毒代动力学，揭示了野生鱼类的母子传递现象；建立了环境浓度下的鱼类繁殖 / 发育毒性的生态效应研究方法。通过上述“食物链传递”“母子传递”和“生态毒理效应”三个关键环节的关联研究，形成了 EDCs 低浓度长期暴露下生态毒理效应的研究体系，推动了环境学科的发展。该研究成果获国家自然科学二等奖。

3. 持久性有机污染物

大多数持久性有机污染物（POPs）具有很高的毒性，对人类健康和生态系统产生有害效应，主要累及肝、肾、神经系统、内分泌系统、生殖系统等，产生的毒性作用包括急性和慢性毒性，以及致癌、致畸和致突变效应。近年来，我国毒理学家们在经典毒理学研究基础上，从蛋白和基因水平进一步开展了 POPs 毒性机制的系列研究。例如，发现慢性低剂量 TCDD 染毒使血清蛋白谱发生改变，该改变与 TCDD 的免疫毒性、肝毒性、氧化应激等效应有关。TCDD 和多氯联苯（PCBs）的典型代表物 Aroclor 1254 联合染毒可协同产生基因组 DNA 损伤效应。极低剂量 TCDD 通过激活 DNA 依赖蛋白激酶 DNA-PKcs/AKT/c-Myc 通路，对正常人肝细胞增殖产生兴奋刺激。TCDD 通过 AhR 受体依赖激活 PI3K/AKT 通路，刺激胚胎上皮细胞增殖。低剂量 TCDD 暴露所致的生殖毒性和其在小鼠子宫内的蓄积与其小鼠子宫内膜细胞中细胞色素 P4501A1 的诱导能力有关。我国学者的研究对 POPs 的长期慢性低剂量暴露的毒性作用模式作出了重要的贡献。

4. 农用化学品

二十世纪七十年代，有机氮、有机酚、有机磷等为代表的杀虫剂、杀菌剂及除草剂被大面积使用，对环境造成极大危害，农药中毒事件时有发生。我国毒理学工作者依据《化学品毒性鉴定规范》对大量的农药进行了毒性鉴定，尤其是一些新投产的农药。为了制定相关卫生标准，研究确定了包括精异丙甲草胺原药、甲基磺草酮原药和避蚊胺原药等经口亚慢性毒性最大无作用剂量、高效氯氰菊酯原药吸入亚急性毒性最大无作用浓度。大量的农药毒理学研究与安全性评价为我国农药的卫生标准制定和危险性管理做出了贡献。我国毒理学研究人员对有机磷农药的研究也取得了系列成果，除发现经典的毒蕈碱样及烟碱样中毒等表现外，有机磷农药慢性暴露还可通过损伤5-HT能神经元、星形胶质细胞，干扰胆碱能、儿茶酚胺能、吲哚胺P类神经递质的代谢，干扰cAMP、MAPKs、CREB、p53等重要信号分子，对中枢神经系统的发育产生明显的毒性。研究成果为有机磷农药中毒患者治疗措施提供了科学依据。

由于化学农药在土壤、空气和粮食中的残留也对环境和人体健康产生了不良影响，新品种农药也在不断出现，毒理学问题一直备受关注，主要集中在对一些常用新品种农药的急性毒性、对神经、生殖系统等毒性作用的分子机制探讨方面。研究对象包括溴氰菊酯、氯氰菊酯、拟除虫菊酯类、6-羟基多巴胺、草甘膦、百草枯、异菌脲、代森锰锌、三唑醇、霜霉威、百菌清和速克灵等，系统掌握了毒性作用、靶组织、毒作用机制，为危险度评定、安全性评价和危险性管理提供了大量的基础资料。

中国科学院生态环境研究中心和环境化学与生态毒理学国家重点实验室主任江桂斌研究员，在新POPs的污染水平、传输与演变趋势、累积机理和毒性效应方面开展了长期研究，为我国履行斯德哥尔摩公约国家目标做出了重大贡献，获国家自然科学奖二等奖。2009年当选为中国科学院院士。近年来，国家重点研发计划项目首席科学家孙志伟教授、沈洪兵教授、郑明辉研究员等，分别开展了大气污染对呼吸和心血管系统健康影响的早期识别技术研究、中国人群辅助生殖人口及子代队列建立与应用基础研究、新型POPs的区域特征、环境风险与控制原理研究。国家自然科学基金重点项目重大国际合作项目主持人曹佳教授、舒为群教授、屈卫东教授、张淑贞研究员、夏彦恺教授等，分别开展了三峡库区水污染与人群健康、大气细颗粒物对男性生殖损害和不良妊娠结局的遗传与表遗传学效应及机制研究、基于Nrf2通路的饮用水消毒副产物毒效应研究、土壤中典型有机污染物的分子转化与生物效应机制研究、生命早期农药暴露谱对儿童神经行为发育的影响及其分子机制研究、环境暴露早期铁缺乏与儿童神经发育研究。

（四）食品毒理学与食品安全

食品毒理学主要是研究食品中有毒有害物质的性质、来源、进入人体的途径和代谢规律，阐明其损害作用及其机制，评价这些物质的安全性并确定其安全限量，提出预防及管理措施，保障食品安全。二十世纪六十年代初，我国即开始进行农药残留量标准及水果保鲜研究。七十年代，开展了食品添加剂、农药、金属毒物、霉菌毒素、食品包装材料、某些化学污染物如苯并（α）芘、亚硝胺等的研究。八十年代，国家科委要求开展辐照保藏食品的安全性和卫生标准的研究，在全国范围内组成大规模协作组，根据大量的动物实验和人体试食试验结果，分别制订了辐照食品管理办法、人体试食试验管理办法、十五项单种食物的辐照卫生标准以及谷类、水果类、蔬菜类、干果类、禽肉类和调味品六大类食物的辐照卫生标准。1983年，卫生部颁布了《食品安全性毒理学程序》试行草案，并于1994年以国家标准形式颁布了《食品安全性毒理学评价程序和方法》和《食品毒理学试验操作规范》（GB 15193.19—94）。该标准以食品添加剂、新资源食品和食品中污染物为主要适用对象，它的颁布为我国食品毒理学安全性评价工作进入规范化、标准化轨道以及与国际接轨提供了保证。2003年，卫生部颁布了《保健食品安全性毒理学评价程序和方法》技术规范。依据我国《食品卫生法》《食品添加剂卫生管理办法》《新资源食品卫生管理办法》和《保健食品管理办法》，对食品添加剂、新资源食品和保健食品均须进行毒理学安全性评价，并对之实行上市前审批制度。上述食品毒理学评价程序以及检验方法标准和技术规范的相继出台，不仅满足了对食品添加剂、食品包装材料、保健食品、新资源食品和食品污染物等物质进行毒理学安全性评价的需要，为最终确定这些物质的食用安全性及其安全使用限量和人群摄入量提供了科学依据，更对提高我国食品卫生水平、保障消费者健康以及促进国际贸易发挥了很大的积极作用。

随着食品工业的发展，新的物质如食品添加剂、保健食品、新资源食品、转基因食品、食用容器和包装材料等不断涌现，这些都可能带来新的食品安全问题。对这些食品进行科学的安全性评价，为国民提供健康安全营养的食品一直是各国政府的努力目标。在我国政府的大力支持和各卫生研究机构的共同努力下，过去十年中进一步修订完善了新资源食品、食品添加剂、保健食品、转基因食品的相关管理法规，出台了对这些食品开展毒理学安全性评价的标准和技术规范，发展了食品及转基因食品安全性评价的新方法和新技术，使我国整体安全性评价水平有了显著提高，并逐渐与国际接轨，为食品安全和食品食用安全性提供了有力保障。

近年来,《食品安全性毒理学评价程序和方法》得到进一步完善，并逐步与国际组织和发达国家接轨。目前，我国制定的食品毒理学试验方法标准已达二十余项，针对酶制剂、包装材料、新资源食品的毒理学评价特点制定了相关程序要求，其中《新食品原料安全性审查管理办法》《新食品原料安全性审查规程》《食品相关产品新品种行政许可管理规定》等已颁布实施。由于以往食品毒理学评价方法主要是针对急性毒性、慢性毒性、遗传毒性、致畸性和致癌性等进行评价，目前我国正致力于建立与国际接轨的特殊毒性（包括神经毒性、免疫毒性与过敏性）、内分泌干扰作用等新的评价技术和方法。

为充分发挥风险评估在食品安全监管中的作用，2009年6月1日实施的《中华人民共和国食品安全法》中明确规定，国家建立食品安全风险评估制度。国家食品安全风险评估中心受卫生部委托起草了《食品安全风险评估管理规定》《食品安全风险评估工作指南》《食品安全风险评估报告撰写指南》《食品安全风险评估数据收集指南》等技术性文件。目前，风险评估的基本理论和先进方法已被陆续运用于我国的食品安全实际工作中，其结果已成为政府制定食品安全监管措施的科学依据。例如，三聚氰胺事件、科学补碘问题等一系列事件的处理都充分应用了风险评估这一科学手段。风险评估在我国已日益受到重视，必将进一步推动我国食品毒理学的快速发展。

中国疾病预防控制中心营养与食品安全所陈君石研究员，二十世纪六七十年代，由于在硒与克山病研究方面的杰出贡献获施瓦茨国际奖。八十年代，与康奈尔大学和牛津大学合作开展“中国膳食、生活方式和疾病死亡率关系研究”，其成果获卫生部科技进步一等奖。九十年代，在中国开创中国总膳食研究，被世卫组织誉为发展中国家开展总膳食研究的典范。陈君石研究员为我国食品安全风险评估和食品安全标准制订作出了重大贡献。2005年当选为中国工程院院士。沈建忠教授等“动物性食品中药物残留及化学污染物检测关键技术与试剂盒产业化”研究成果，获国家自然科学奖二等奖。“973”项目首席科学家袁宗辉教授开展了畜禽产品中有害物质形成原理与控制途径研究。

（五）药物毒理学与新药安全性评价

药物毒理学研究对保障人类健康、促进经济社会发展具有重要意义。现代药物毒理学研究重点是全面和系统地描述药物的潜在毒性反应，是新药研发和药品注册上市的主要内容之一。其中，非临床安全性评价是在良好实验室规范（GLP）条件下进行的药物毒性试验；在临床试验阶段，药物毒理学是在药品临床试验管理规范（GCP）条件下观察受试者的不良反应及其量效关系。药物毒性相关的基础研究和新技术、新方法、新模型研究，是药物毒理学研究创新的要素。我国药物毒理学研究与新药安全性评价的国家体系建设已经逐步完善，并已开始走向国际化。

GLP 实验室建设和科学运行、监管是药物毒理学科学实践的重心。自 2003 年 CFDA 开展 GLP 试点检查以来，目前通过认证的 GLP 实验室已逾七十家，代表性 GLP 实验室见表 6-5，相应的软硬件设施水平也有质的提升。国内也有多家药物 GLP 从业机构通过了美国 FDA 的 GLP 检查或 OECD 的 GLP 检查。系统性和规范化的药物安全性评价技术体系进一步完善。CFDA 于 2014 年对中药与天然药物和化学药物的相关指导原则进行了合并归总，进一步完善了公认的药物安全性评价技术体系，为我国创新药物的研发、发展生物医药产业奠定了基础。供试品管理、分析测试技术能力建设更加规范化。药物安全性评价的信息化管理水平有较大幅度的提高。

实验动物福利规范化建设受到重视。我国的新药监管机构也极为重视实验动物工作规范化、法制化建设，并逐步实施“3R”原则。非临床安全性评价中的实验动物用量、人道终点和动物友好型实验技术也逐步被广泛引进和应用。药物安全性评价机构均陆续建立本机构的“动物管理与使用委员会（IACUC）”，施行动物实验的伦理审查制度，开展实验课题的批准后督查（PAM）工作。目前，获得国际实验动物评估和认可管理委员会（AAALAC International）认证的动物实验设施已超过四十家，其中的绝大多数机构均从事新药非临床安全性评价研究。

军事医学科学院秦伯益研究员，早期从事国防工业毒物的毒理及防治研究，长期从事神经精神系统新药评价工作。成功研制神经性毒剂 85 号复方预防片、镇痛药盐酸二氢埃托啡及戒毒辅助药国产盐酸纳曲酮。先后获国家科技进步奖二等奖和国家发明奖二等奖。1994 年当选为中国工程院院士。

（六）新材料与纳米毒理学

现代科技的迅猛发展推动了新的工业化革命，许多新材料尤其是纳米材料已被广泛用于工业、农业、食品、日用品、医药等领域，纳米科技已经发展为一支重要新兴产业。纳米材料的生物安全性受到极大关注，首要问题就是毒性效应的评定。我国学者针对纳米颗粒的生物学效应研究需求，发展了检测生物体系纳米材料转化过程的系列创新方法，建立了生物体内纳米颗粒的系统分析方法，为环境、生物体系中纳米材料的高灵敏度检测提供了分析表征手段。通过系统的研究工作，揭示了典型纳米材料的理化特征、毒性作用与分子机制。

关于纳米材料的生物学效应或毒性作用与机制，我国学者有原创性研究工作。第一，纳米材料的细胞摄取及胞内转运，这是生物安全评价的重要环节，也一直是研究的热点和重点。纳米材料容易通过内吞和渗入的方式进入细胞，一旦纳米材料进入生物体系，其表面会迅速吸附蛋白等生物分子而形成蛋白冠，蛋白冠形成是一个复杂的、非平衡的动力学过程。研究还发现，碳纳米管易吸附血液蛋白，并因此减小了细胞毒性；体系中的生物分子也会改变纳米材料的分散状态，进而改变细胞摄入的方式和路径。第二，揭示纳米材料在生物体内代谢与转运过程及机制。系统性研究揭示了金属及金属氧化物纳米材料、碳纳米材料（碳纳米管CNTs等）和量子点（QDs）等在大鼠、小鼠、秀丽线虫等模式生物体内的吸收、分布、代谢和排泄过程，材料暴露途径、纳米物理化学特征、组织器官的微结构、纳米材料与生物微环境的作用及纳米材料－蛋白冠的形成及性质等多因素决定了纳米材料的ADME行为。第三，分子纳米毒理学机制，主要集中在细胞炎症反应，细胞迁移，细胞凋亡的坏死通路机制。如纳米颗粒物与细胞膜受体Toll-Like receptor的相互作用引发细胞因子的分泌、纳米颗粒物与细胞膜脂质分子的相互作用引发的细胞凋亡与坏死、纳米颗粒物与细胞溶酶体磷脂、磷酸蛋白的相互作用引发的溶酶体功能损伤，组织蛋白酶B释放，NLRP3炎性体激活、自噬流抑制、金属纳米颗粒物释放金属离子与线粒体细胞色素C相互作用引发的细胞凋亡等。

我国纳米毒理学研究取得了具有国际影响力的研究成果，除发表系列高水平学术论文外，标志性贡献是：2011年8月作为碳纳米管纯度鉴定的国际标准由ISO与IEC两个国际组织正式颁布，该标准是我国主持编写完成的第一个ISO和IEC国际纳米技术标准。上述研究成果获国家自然科学奖二等奖。近年来，国家重点研发计划项目首席科学家赵宇亮研究员、陈春英研究员、胡金波研究员、刘思金研究员、景传勇研究员等，分别开展了重要纳米材料的生物效应机制与安全性评价研究、医用及工业纳米材料的毒理学机制与安全性评价研究、耐极端条件的有机含氟纳米材料的评价及应用研究、典型人工纳米材料的水环境过程生物效应及其调控研究、功能纳米材料在地下水体优控污染物去除中的应用基础研究。

第四节　毒理学学科发展方向

毒理学已成为现代医、药学的重要基础学科，其发展与生命科学同步。一方面，毒理学不断吸收和应用生物学、化学、物理、数学和管理科学等最新的知识、技术和成果；另一方面，毒理学以毒物为工具研究和阐明生命现象，促进了医学、药学和生命科学的发展。毒理学学科发展已历经毒物及中毒现象的观察记录时代、实验毒理学时代、分析/机制毒理学时代而跨入计算/预测毒理学时代。作为加强环境保护，维护生态平衡，保障人民生命安全和健康的重要支柱学科，现代毒理学日益受到世界各国政府、企业、学术界的重视和公众的关注，已成为促进经济可持续发展、推动社会文明进步的重要科技支撑力量，已彰显大发展、大繁荣的前景。

一、系统毒理学

系统毒理学（systems toxicology）是融合毒理基因组学、传统毒理学、生物信息学和计算生物学而形成的一个新的毒理学分支，是在系统生物学基础上发展起来的一门新兴、前沿学科。系统毒理学是继人类基因组计划（HGP）之后崛起、并不断发展和完善的科学。

1998年，美国国家环境卫生科学研究院（NIEHS）正式启动环境基因组计划，旨在推进具有重要功能意义的环境应答基因的多态性研究，明确引起环境暴露致病危险性差异的遗传因素，并以开展和推动环境－基因交互作用对疾病发生影响的人群流行病学研究为最终目的。2000 年，该院成立了国家毒理基因组学研究中心（NCT）。毒理基因组学是从基因组全局研究外源化学物对基因和基因产物的影响及其交互作用的科学，是将基因组学、转录组学、蛋白质组学、代谢组学等与传统毒理学结合研究外源化学物的毒作用机制，发现新的生物标志物，深入进行安全性评价和危险度评定。2003 年，NCT 在开发第一个毒理基因组学信息资源库时提出了系统毒理学的概念。为了适应系统毒理学的信息需要，该信息资源库将来自转录组学、蛋白质组学、代谢组学的分子表达数据集和传统毒理学参数，与人类疾病有关的毒物代谢途径和基因调节网络信息结合在一起，定名为生物系统化学物效应知识库（CEBS）。CEBS 作为一个毒理学参考信息系统，对于未知化学物的基因或蛋白表达图谱，可通过与数据库相关信息比较而获得初步的毒性判断。为此，NCT 提出了毒性标签（toxic signature）的概念，包括化学物标签（chemical signature）和效应标签（effects signature），用于对化学物及其毒作用进行分类，并预测新化学物的毒性。构成毒理基因组学的基因、蛋白质和代谢表达谱资料反映了从人体暴露到疾病的不同阶段。通过比较暴露组和对照组的变化，可得到引起各表达谱改变的最低有效剂量。在 EPA 和 IARC 遗传效应数据库中，已有大约七百种化学物的不同组织器官、不同效应终点的最低有效剂量或最大无作用剂量。按照同样的方式，可建立毒性基因或相关 ESTs 的数据库，在不同毒理学终点与基因表达的上调或下调之间建立函数关系，并得到最小有效剂量。通过直方图的形式，可获得关于毒作用机制，以及原发或继发毒性的信息，从而为定量危险度评定提供分子水平的剂量资料。随后又建立了比较毒理基因组数据库（CTD），通过化学物的结构、应激因素的类型、基因、蛋白、代谢物分子标签或是表型变化进行查询，从而推测另一新受试物质的结果。

毒理学的研究对象错综复杂：涉及的环境因素（化学、物理和生物因素等）种类繁多，数量巨大；各种暴露条件（时间、剂量、方式等）的差异性和机体毒性反应的多样性。因此，建立在毒理基因组学基础上的系统毒理学，必将成为今后数十年毒理学的重点发展方向。

二、表观遗传毒理学

继人类基因组计划圆满完成后，2003 年，英国剑桥大学和德国 Epigenomics 公司合作正式启动了人类表观基因组计划（HEP），目的是绘制 DNA 上所有的甲基化位点，建立控制基因活性的主要化学变化图谱，帮助科学家建立人类遗传、疾病与环境之间的关键联系。随后，美国、日本等国家的科学家也分别开展了相关的研究工作，将组蛋白修饰也纳入研究范畴，并特别关注不同组织及正常与疾病状态之间表观基因组的差异。2005 年，在由美国癌症研究学会发起的一次 HEP 研讨会上，一个由四十名癌症科学家所组成的国际研究小组认为，目前大规模推行 HEP 的时机已经成熟。

人类基因组中含有两类信息：一类是传统意义上的遗传学（genetics）信息，它提供了生命所必需的所有蛋白质的模板；另一类是表观遗传学（epigenetics）信息，它提供了何时、何地和如何应用遗传学信息的指令，以确保基因适当地开关。遗传学是指基于基因序列改变所致基因表达水平变化，如基因突变、基因杂合性丢失和微卫星不稳定等；而表观遗传学是指没有 DNA 序列变化的、可通过有丝分裂和减数分裂在细胞和世代间传递的基因表达改变。表观遗传学研究主要涉及 DNA 甲基化、组蛋白修饰、染色质重塑和非编码 RNA 等。进入后基因组时代，表观遗传学成为阐明基因组功能的关键研究领域之一。基因组中表遗传过程的精确性对于调控基因转录活性和染色体稳定性，以及人类正常发育是必要的。许多环境化学物及物理性因素能通过基因组的可遗传变异产生潜在的毒性作用，导致可遗传的表型改变，过去通常认为这是突变的后果。然而，突变并不是基因组可遗传变异的唯一机制，其中还有一定的表遗传基础。环境因素可通过表观遗传机制改变基因的表达，表突变（epimutation），即错误的表观遗传程序的建立可导致多种人类疾病，如肿瘤、衰老、印记综合征、免疫疾病、中枢神经系统及精神发育紊乱。表观遗传改变对相关环境毒物的暴露高度敏感，特别是个体发育的关键早期阶段；表观遗传改变比 DNA 序列的突变有较高的发生频率，并具有种属和组织特异性。因此，在某种意义上，表观遗传机制可能比遗传机制更加有助于探讨和阐明环境、基因与疾病之间的联系。同时，由于表观遗传改变的可逆性，改善环境、适当的营养补充和针对性的干预措施可通过影响表观遗传调控网络而逆转不利的基因表达模式和表型，这为环境相关疾病的预防、早期诊断和治疗提供了新的思路与策略。通常将这一领域称为表观遗传毒理学（epigenetic toxicology）或毒理表观遗传学（toxicoepigenetics）。

由于表观基因组学是一个新的研究领域，许多根本问题仍待解答。一个最重要的核心问题是哪些人类基因在受到环境因素的作用而出现表遗传失调时可能提高人类疾病的易感性？何种环境因素在何种剂量时对表观基因组产生不良影响？如何界定正常的、适应性的、有利的和有害的表观遗传效应？如何减少或逆转化学和物理因素对表观基因组的损害作用？能否筛查出一些表观遗传标志用于检测早期阶段的效应？能否研发出可迅速准确的在全基因组进行表观基因组评价的检测技术？表观遗传学能否作为一个重要机制整合到系统生物学？相信通过全球科学家的共同努力，这些问题的解决指日可待。

三、代谢毒理学

代谢毒理学（metabolic toxicology）是研究代谢在环境因素致生物体损害中的作用及其机制的学科。代谢包含内源性化学物（营养素、体内生化物质）和外源性化学物（环境污染物、药物等）的体内代谢转化。环境毒物通过Ⅰ相反应（氧化、还原、水解）和Ⅱ相反应（结合）可改变溶解度，并产生代谢活化和减毒；各类环境有害因素还可通过影响营养素、体内生化物质的代谢（分解、合成和能量转化），扰乱体内内源性代谢物的正常状态而发挥毒性作用。

1999 年，J. K. Nicholson 等首次提出代谢组学（metabolomics/metabonomics）的概念：研究生物体系受病理生理刺激或基因修饰后代谢物质质和量动态变化的科学。2005 年，C. P. Wild 等首次提出暴露组学（exposomics）概念：研究个人终其一生（从受孕到死亡）所暴露的全部内外环境因素及其与健康关系的科学。代谢毒理学研究技术包含基于色谱、X 射线衍射、核磁共振光谱、放射性同位素标记、电子显微镜和分子动力学模拟的代谢物鉴定与检测、靶器官代谢研究、代谢酶诱导与阻遏、代谢酶抑制与激活、代谢酶多态性检测、肠道菌群研究、毒代动力学研究等多个方面。由于色谱、质谱、核磁共振等多分析平台的技术革新，研究者可对生物样本（体液、组织和细胞）中内 / 外源化学物及其代谢产物含量进行高通量检测并进行无偏（unbiased）的筛选，研究代谢在其中的作用与机制。

随着代谢毒理学的发展，其研究成果已被逐渐系统化、规范化和统一化。研究者建立了毒物暴露组数据库（toxic exposome database）和人类代谢组数据库（human metabolome database）；相关研究技术也向着更快速、便捷、经济、高通量的方向发展。由于宏基因组学的蓬勃发展，作为人类第二套基因组并行使重要代谢功能，具有可塑性的肠道菌群将成为代谢毒理学今后研究的热点领域。可以预见，代谢毒理学将在环境毒物的暴露生物标志物（biomarker of exposure）及环境有害因素的效应生物标志物（biomarker of effect）的筛选和确认方面发挥越来越重要的作用。

四、替代毒理学

毒理学研究中以“3R”原则为导向设计的实（试）验被定义为替代毒理学或毒理学替代法（alternative toxicological methods）。主要包括：“替代”（replacement）试验，例如采用培养的细菌、细胞、哺乳动物和人的组织或特定的动物器官等进行的体外试验，选用昆虫、线虫、果蝇、斑马鱼、非洲爪蟾等模式生物进行的体内试验，以及利用理化技术和计算模型预测毒性的方法；“减少”（reduction）实验动物使用数量并能实现预期研究目标的方法；“优化”（refinement）实验程序，提高实验动物福利，减轻或减少动物疼痛和不安的方法。1959 年，英国动物学家 W. M. S. Russell 和微生物学家 R. L. Burch 在其著作 *The Principles of Human Experimental Techniques* 中首次提出 3R 理论，并在世界范围内得到广大科研人员的认同。

近三十年来，3R 受到各国政府和科学界的高度重视，研究工作及研究成果得到广泛开展和应用。1986 年，欧洲通过了动物保护法，使 3R 理论更具体化。此后，世界上许多国家相继建立相应机构进行动物实验体外替代方法的研制和评价，包括美国替代方法验证协调委员会（ICCVAM），欧洲替代方法验证中心（ECVAM）、德国动物实验替代方法制订和论证中心（ZEBET）、荷兰国家替代方法研究中心（NCA）和日本国家替代方法验证中心（JaCVAM）等。在我国，1997 年原国家科委等四部委联合发布了《关于九五期间实验动物发展趋势的若干意见》，3R 的基本原则第一次被写进实验动物工作管理和科技发展的文件。2001 年，科学技术部发布了《科研条件建设性发展纲要》，明确提出“推动建立与国际接轨的动物福利保障制度”，并将其纳入“全国推行实验动物法制化管理”的重要内容之一。最近几年召开的国际毒理学大会，alternative methods 一直是会议的中心议题之一。

迄今，国际上已建立多种方法以检测化学物急性毒性、亚慢性和慢性毒性、遗传毒性、发育毒性等毒作用效应。与此同时，ECVAM 联合 ICCVAM、JaCVAM 等研究机构对已建立的替代方法进行了严格的验证，包括评价方法的可靠性、有效性和适用性，并将通过正式验证的方法纳入统一标准，即经济合作与发展组织（OECD）实验指南，对替代方法的应用进行规范化。例如，对于急性毒性试验，OECD 发布了固定剂量法、急性毒性分级法、上下法等；酿酒酵母基因突变试验（OECD TG480，Annex VB15）和酿酒酵母有丝分裂重组试验（OECD TG481，Annex VB16）等作为遗传毒性试验替代法；叙利亚仓鼠胚胎细胞（SHE）、C3H10T1/2 和 BALB/c3T3 细胞体外转化试验被推荐用于非遗传毒性致癌物研究；胚胎干细胞体外试验（EST）等被用作化学物的发育毒性（致畸）试验；报告基因试验被用于测试化学物的雌、雄、甲状腺激素活性等。随着 3R 原则的倡导与实施以及生物医学研究模式的转变，传统的整体动物实验面临严峻挑战，替代动物实验的体内、外模型研究已成为现代毒理学的重要发展方向。

五、预测毒理学

预测毒理学（Predictive toxicology）是通过采集化学物及其生物学信息和毒理学资料，运用预测模型和程序，进行化学物毒性作用预测的毒理学分支学科。化学物信息包括化学物的结构、理化特性、代谢和生物转运及其生物学特征；生物学信息包括化学物作用的种属、性别、临床标志、基因和蛋白质表达情况等；毒理学资料包括化学物的分类、作用机制、量化的毒性参数等。因此，预测毒理学是化学、生物学、统计学、毒理学及计算机科学与技术之间的一门交叉学科，目的是揭示化合物结构与生物活性之间的关系，预测待检测化学物的毒性作用与机制，为相关研发评价机构和政府管理机构对无完整毒性资料的化学物作出预测评估提供依据。

预测毒理学的大部分研究归功于计算机的发展。进入二十一世纪以来，计算机科学和信息技术的广泛应用，进一步为理解毒性通路和毒作用机制提供了重要的工具。运用计算机技术与数学模型去理解复杂的生物过程，这一领域称为计算生物学。计算毒理学（computational toxicology）或称计算机模拟毒理学（in silico toxicology）是计算生物学的重要分支学科，是研究化学结构与其毒性关系的学科，其方法可用来预测化学物的毒性。美国 EPA 对计算毒理学的定义是：应用数学及计算机模型来预测、阐明化学物的毒性作用与机制。计算毒理学近几年受到美国及欧盟相关立法及研究机构的高度重视，被越来越多地应用于环境化学物安全性评价和新药毒性预测。目前人们已对很多化学物进行了毒理学测试，并对化学物结构与毒性的关系进行了大量研究，积累了大量数据并建立了相关数据库，以这些数据为基础，通过计算机科学和人工智能技术进行数据挖掘，寻找出一定的规律，建立化学物毒性计算机预测模型，进而根据模型对正在研究的或新的化学物可能的毒性、毒性靶器官等进行预测。例如在药物研发的早期药物筛选阶段，计算毒理学可被用来评价或预测先导化合物及候选药物的毒性，尽早把有毒化合物从先导化合物中剔除，帮助缩短研发周期，降低开发成本，提高新药开发成功率。人们已认识到化合物设计早期阶段的毒性鉴定的重要性，并认识到计算机毒性预测是缩短药物及农药开发的时间和降低经费开支的有效途径之一。

2007 年，美国国家研究委员会（NRC）提出了“二十一世纪毒性测试：愿景与策略”的报告，呼吁将毒理学研究方法的重点从整体动物实验转向用细胞、细胞系或细胞成分（人源性）评价生物过程变化的体外试验、低等生物体内试验以及毒性评定的计算机建模。应对这一挑战，EPA、NIEHS、NIH、FDA 等合作，共同提出并实施化学物毒性预测（ToxCast）研究项目，用于研究、建立、发展化学物测试方法，表征毒作用通路，揭示毒作用机制，构建毒性预测模型等。目前，通过机器人系统，已筛选数万种化学物。作为一个多学科参与、多中心合作、创新而极具前景的研究领域，预测毒理学已成为二十一世纪毒性测试新的发展方向。

六、转化毒理学

转化毒理学（translational toxicology）是近年引入毒理学的一个新的理念。20 世纪 90 年代后，基因组和生物信息学的兴起，促进了转化研究（translational research）理念的提出和转化医学（translational medicine）的发展。1996 年，J. Geraghty 在 *Lancet* 杂志第一次提出了“转化医学”这一新名词。2003 年，美国 NIH 的 E. Zerhouni 在 *Science* 杂志上首先全面阐述了转化医学的概念。2010 年，W. Mattes 和 E. Walker 首先在 *Nature*：*Biotechnology* 提出了转化毒理学的概念，他将“研究开发与动物模型和人体有关的安全性生物标志物及工具”称为“转化毒理学”，表明生物标志物是转化毒理学的核心。2010 年，美国路易斯安那州立大学健康科学中心的 K. Mcmartin 提出，转化毒理学可定义为“将潜在的治疗中毒的解毒药从基础的机制研究向市场转化”。美国毒理学会则将转化毒理学描述为“使毒理学相关的基础研究跨越到改善毒理学科学实效的策略”，即“从发现到应用”的过程。2014 年美国出版的毒理学百科全书则主要从药物开发角度对转化毒理学做出如下的描述：转化毒理学可以理解为“转化当前的毒理学实际知识以确保医疗安全……转化毒理学通过各种方法如描述性的毒性研究、毒作用机制研究、毒效动力学和毒代动力学研究，来了解人类药物的可能毒性作用”。

最近，我国学者将转化毒理学定义为“研究如何将毒理学的基础研究成果发展转化为能应用于环境与人群监测、环境相关疾病的早期诊断治疗和预防、安全性评价、危险度评定和危险性 / 风险管理的理论、方法、技术、产品、卫生标准、法规条例和防控措施的一门新兴的毒理学分支学科”。强调理论与实践、基础与应用、宏观与微观的整合，开展多层次、多靶点、多水平、多学科研究，重点解决环境、生态、职业、食品、药品、新物质和新材料安全等全球性公共卫生问题，不仅是转化毒理学研究的根本任务，也是现代毒理学发展的主要方向与目标。

转化毒理学研究是一系列连续的过程：观察和提出问题—形成科学假设—检验求证—用系统毒理学方法建立预测模型—形成并解释结论—毒理学信息的交流、沟通、分析和应用。转化毒理学涵盖并跨越描述毒理学、机制毒理学和管理毒理学三大分支，将三者有机地结合起来，使毒理学的基础研究、方法学研究和应用研究融为一体，已成为毒理学的主要发展方向之一。

致谢　感谢陈君石教授、陈秉衡教授、张铣教授、史志诚教授的指导。

撰稿人：王心如　庄志雄　周平坤

参考文献

[1] 中国毒理学会. 毒理学学科发展报告（2010-2011）[M]. 北京：中国科学技术出版社，2011.

[2] 彭双清，Paul L.Carmichael. 21 世纪毒性测试策略：理论与实践 [M]. 北京：军事医学出版社，2016.

[3] 王心如，孙志伟，陈雯. 毒理学基础 [M]. 第 6 版. 北京：人民卫生出版社，2012.

[4] Kensler TW，Roebuck BD，Wogan GN，Groopman JD. Aflatoxin：a 50-year odyssey of mechanistic and translational toxicology [J]. Toxicol Sci，2011，Suppl 1：S28-48.

[5] McQueen CA. Comprehensive Toxicology [M]. Vol. 11. 2nd ed.，Oxford，UK：Elsevier Ltd.，2010.

[6] Hayes AW. Principles and Methods of Toxicology [M]. 5th ed. Boca Raton：CRC Press，2008.

[7] Klaassen CD. Casarett & Doull's Toxicology-The Basic Science of Poisons [M]. 7th ed. New York：The McGraw-Hill Companies，Inc.，2008.

[8] Waters MD，Fostel JM. Toxicogenomics and systems toxicology：aims and prospects [J]. Nat Rev Genet，2004，5（12）：936-48.

[9] Hartung T. Toxicology for the twenty-first century [J]. Nature，2009，460（7252）：208-12.

[10] Ren N1, Atyah M, Chen WY, Zhou CH. The various aspects of genetic and epigenetic toxicology: testing methods and clinical applications [J]. J Transl Med, 2017, 15 (1): 110.

[11] Robertson DG, Watkins PB, Reily MD. Metabolomics in toxicology: preclinical and clinical applications [J]. Toxicol Sci, 2011, Suppl 1: S146-70.

[12] Hartung T. From alternative methods to a new toxicology [J]. Eur J Pharm Biopharm, 2011, 77 (3): 338-49.

[13] Benigni R, Bossa C. Mechanisms of chemical carcinogenicity and mutagenicity: a review with implications for predictive toxicology [J]. Chem Rev, 2011, 111 (4): 2507-36.

第七章　劳动卫生学

劳动卫生学是以职业人群为主要对象，重点研究识别、评价、预测、控制不良劳动条件对职业人群健康的影响，以保护和促进劳动者的健康为目的的学科。新中国成立后，中国共产党和人民政府高度重视劳动者的健康和安全，劳动卫生工作者在人才培养、组织机构建设、预防策略、管理制度、学术交流等做出了富有成效的工作。改革开放以来，在人才队伍、科学研究平台、科学研究、人才培养、管理制度、社会服务等方面取得了有中国特色世界水平的成绩，为国家社会经济的发展、劳动者对美好生活的不断追求、健康中国的实现做出了重要贡献。

第一节　学科概述

一、劳动卫生学的基本概念和研究内容

劳动卫生学曾是一门独立的预防医学分支学科，以职业人群为主要对象，重点研究劳动条件对职业人群健康的影响，以及保护和促进健康的措施。主要包括劳动者在生产工艺过程、劳动过程、生产环境接触的各种物理、化学、生物因素以及作业组织安排、管理等不良因素的识别、评价、预测、控制。其主要工作属于一级预防，以保护和促进劳动者的健康为目的。劳动卫生这一名词是从俄文翻译而来，西方国家早期称工业卫生，近年来称职业卫生，也有称职业医学，但目前职业医学多指对个体服务为主体的职业病诊治。实际上，我国的劳动卫生学与职业病学是相辅相成、共同发展起来的学科，在很长一段时间，两者共同出现，称为劳动卫生与职业病学，现多称为职业卫生与职业医学。在 2001 年国务院学位委员会和教育部新制订的二级学科中，劳动卫生与环境卫生学合并，称为劳动卫生与环境卫生学。

二、劳动卫生学的作用

（一）在学科发展中的作用

劳动卫生是预防医学专业的五大卫生之一。预防医学是现代医学的重要组成部分，是以群体为主要服务对象，研究环境因素（自然、生产、社会环境等）与人群健康的关系，找出疾病的发生原因与规律，制订预防对策，促进健康，达到控制疾病发生和流行的系统科学和艺术。劳动者长期工作在相似的环境中，生产环境中的职业有害因素相对明确，易于识别评价职业有害因素的各种健康结局，如早期健康损害、职业病、职业相关疾病，因而为许多学科的形成和发展奠定了研究基础，如：英国医生发现伦敦扫烟囱工人易患阴囊癌，开启了人

类探索肿瘤病因的序幕；职业煤焦油引起了肿瘤的高发，激发了肿瘤致癌机制的研究、促进了各种化学物的致癌评价、劳动卫生的早期致癌检查等。职业有害因素引起心肺系统和神经系统疾病也充分体现了本学科与其他学科所面临的重大关键科学问题是相似的、互相促进的，如：生产性矽尘等导致肺癌、心血管疾病的增加，砷致肺癌的人群发现，激发多学科加强致病机制的研究，促进相关学科的发展。

（二）在国家需求中的作用

不同职业，为人类创造了丰富的物质财富和精神财富，保障了人类生存，创造了美好生活，但美好生活的重要基石是健康。因社会经济和科学技术发展的局限性，许多职业活动中仍有职业安全隐患和职业性有害因素的存在，可引起工伤、职业病、职业相关疾病，甚至死亡的发生。这与我国和谐社会的构建、国民对美好生活的向往、健康中国是不相适应的。由不良劳动条件引起的各种职业性病损和死亡，会加剧有技能劳动力缺乏；随着人口老龄化的到来，劳动力的缺乏将更加突出，阻碍国民经济快速发展。识别、评价、预测和控制职业有害因素，保护劳动者健康是劳动卫生学的研究宗旨。因此，劳动卫生学在促进国民经济快速、可持续性发展中发挥着重要作用，伴随着社会经济的发展和人们对美好生活的向往，本学科在健康中国中的作用将越来越大，其在国家需求中的战略地位将更加重要。

第二节　发展历程

一、发展初期（1949 年之前的一段时间至 1976 年）

（一）机构的建立与发展

1949 年前，中国工人的劳动条件恶劣，无安全和卫生可言。新中国成立后，中国共产党和人民政府高度重视劳动者的健康和安全。第一届（1949）政治协商会议共同纲领中规定："实行工矿检查制度，以改进工矿的安全和卫生设备"。之后两年，在全国各地开展了群众性的安全卫生大检查，发动和依靠广大职工，建立了安全卫生责任制，增添和改进了许多关键性的安全卫生设施，改善了劳动条件，使我国工矿安全卫生面貌明显改变。东北地区首先制定《东北区工矿卫生条例》，还翻译了苏联《卫生防疫站》一书，供全国各地参考和使用。各省、自治区、直辖市先后建立卫生防疫站，均设卫生科工业组。1954 年，卫生部在北京召开了第一次全国工业卫生会议，提出"积极领导，稳步前进，面向生产，依靠工人，预防为主"的工业卫生工作方针。随着党和政府的重视，各地卫生部门逐步建立了工业卫生管理机构和研究单位，单独设立"劳动卫生科室"，如：1950 年，卫生部在天津首先成立了"工业卫生实验院"；1951 年，在上海、鞍山分别成立了华东劳动卫生研究所、鞍钢劳动卫生研究所；1954 年，国家成立了"中央卫生研究院劳动卫生研究所"，即现中国疾病控制中心职业卫生与中毒控制所。

（二）人才培养与教材建设

面对国家对本专业人才的需求，医学院校中的卫生系（院）也建立了劳动卫生学教研室（组），培养劳动卫生专业人才。中国医科大学在 1949 年初，最早建立了我国医学院校中的卫生系，并设有"工矿卫生组"。当时的教师有安倍三史、王文彦和刚葆琪等，使用安倍三史主编的《工矿卫生学》。1950 年第一期卫生专业的学生中，有梁淑容、刘树春等，毕业后从事劳动卫生工作。五十年代初，上海、北京、浙江、山东、武汉、四川等院校也相继成立或举办公共卫生专修科和工业卫生训练班。在 1953 年，六家医学院（北京医学院、上海第一医学院、山西医学院、四川医学院、哈尔滨医科大学、武汉医学院）开始招收和培养了第一届卫生专业本科生。在 1954 年至 1957 年，北京医学院卫生系举办了两期全国性的劳动卫生高级师资训练班，主要教师为苏联专家康查诺夫、奥西波夫和刘世杰、张书珍、保毓书等，参加培训的学员先后有张国高、李安伯、刘维群、王簃兰、陆培廉、周德林、王翔朴、邢国长等四十余人。这些早期的学员中，大多数人成了劳动卫生教学、科研及卫生行政机构中的业务骨干和负责人。在五十年代早期，主要学习苏联，劳动卫生学所应用的主要理论知识、实践技术、卫生保健机构的设立都是参照苏联的经验和模式。学院中所用的教材、教学大纲也不例外。在 1955 年，人民卫生出版社出版了苏联高等医学院校教学用书《劳动卫生学》，译者为东北人民政府卫生部翻译科，参加翻译的人员有刚葆琪、周德林、梁淑容、尹德刚、高玉堂、陈炎磐和纺织工业部的翻译科人员。当时高等院校公共卫生专业教学中全面学习苏联，理论课和实习课均采用上述苏联翻译教材。在 1957 年至 1959 年，北京、上海、武汉、四川、山西和哈尔滨的六所高等医学院校，都有了首届卫生专业本科毕业生，一批新生力量充实了全国各医学院校、科研和卫生防疫、保健机构、国营大型工矿企业，从事劳动卫生职业病工作。至五十年代末，中国初步建成劳动卫生学科。1961 年夏，上海第一医学院卫生系毕业了我国第一届"劳动卫生职业病专业班"的本科生三十人。1961 年，人民卫生出版社又出版了刘世杰主编的《劳动卫生学》，这是由全国各主要医学院校教师聚集在四川医学院共同参加编写的第一版教材。

（三）学术会议工作

1959年8月，在辽宁省旅大市（现大连）召开了全国"第一次劳动卫生职业病学术会议"，这次大会共收到论文四百余篇，人民卫生出版社于 1960 年内部发行。这是劳动卫生专业十年建设的总结大会，时任卫生部副部长钱信忠作了"把劳动卫生与职业病研究工作推向新的高潮，为生产大跃进服务"的报告，报告回顾了中华人民共和国成立十年来劳动卫生专业成绩，提出了职业中毒预防和理论研究的刚需，指明了今后劳动卫生研究工作的方向，并特别强调了女工和未成年工的特殊劳动保护研究。

虽然在 1977 年之前国家级全国劳动卫生学术会议仅有一次，1964 年由辽宁省医学会在沈阳组织召开的"劳动卫生与职业病学术会议"，尽管是辽宁省医学会组织的，但是代表来自全国各地，内容是大连会议的延续、深入和发展，实质上是又一次全国性学术会议 。

（四）主要论著

在庆祝国庆十周年之际，《人民保健》杂志发表了刘世杰、吴执中、王文彦撰写的"新中国十年来有关劳动卫生和职业病防治方面的主要成就"论文。卫生部主编的"庆祝建国十周年医学科学成就论文集"中，顾学箕发表了"防治职业中毒方面的成就"、冯致英发表了"厂矿企业多发病的防治和调查研究"。他们都全面、重点地概述了中华人民共和国成立十年来在防治矽肺、防暑降温、职业中毒和职业多发病等方面所取得的成绩和经验。吴振球编著的《职业中毒》1959 年由人民卫生出版社出版发行，该书介绍化学毒物的种类达一千六百余种，受到广大劳动卫生和职业病工作者的欢迎。1965 年，上海科技出版社出版了顾学箕主编的《劳动卫生与职业病学》专著，这是以引用我国资料为主、并吸收苏联、英、美等国外先进资料为一体的大型参考书。

（五）政策与管理

1956年10月，卫生部正式公布了“职业中毒和职业病报告试行办法”。1957年2月，卫生部公布了“职业病范围和职业病患者处理办法的规定”，当时规定的职业病有十四种。1956年，我国首次颁布了“工业企业设计暂行卫生标准”，1963年正式颁布“工业企业设计卫生标准（GB1-62）”。

1966年“文化大革命”开始后，许多劳动卫生专业机构和卫生防疫、保健体系，招致拆、并、散；不少专家教授和专业人员惨遭批斗，停止工作。一些医学院校取消了卫生专业，停止了人才培养。到“文化大革命”后期，迫于实际工作的需要，部分恢复了劳动卫生的实际工作、人员培训和科学研究。一些省、市（地）卫生防疫站的劳动卫生科与职业病防治机构合并，建立了劳动卫生职业病防治院（所）。与此同时，某些工业部（委）、大型工矿企业也相继建立了劳动卫生职业病防治（研究）所。

二、发展期（1977年至今）

1976年“四人帮”垮台，劳动卫生和职业病防治工作，如雨后春笋般地复苏发展。劳动卫生学科是面对国家重大需求逐渐发展起来，形成了现在的学科体系，这些主要包括师资队伍与研究平台、科学研究、人才培养和学术影响，先后形成了以国家重点学科为标志的学科建设体系。1989年，上海医科大学劳动卫生学教研室，被国家教育委员会确认为“劳动卫生与职业病学专业”的国家重点学科点，顾学箕等为学科带头人。2001年，与环境卫生学合并，在国务院学位委员会和教育部新制订的二级学科名称为“劳动卫生与环境卫生学”，华中科技大学被评为国家重点学科。2007年，华中科技大学、南京医科大学、中国医科大学的劳动卫生与环境卫生学被评为国家重点学科。

（一）政策与管理

1978年，国家劳动总局和卫生部联合召开了防尘防毒工作会议，制定了防治规划，要求各部门各地区在以后的三年内，集中力量基本解决矽尘、铅、苯、汞等危害，国务院批转了卫生部提出的“关于加强工业卫生工作的报告”。1979年，又批转了国家劳动总局、卫生部“关于加强厂矿企业防尘防毒工作的报告”。1979年至1981年，卫生部、国家劳动总局、中华全国总工会及国家医药管理总局联合组织全国二十八个省、市、自治区（西藏未报，台湾地区待查）和九个工业交通部门，按照统一的普查方案，对全民所有制和县级以上集体所有制的51754家工矿企业接触五种毒物（铅、苯、汞、有机磷农药和三硝基甲苯）的工人进行了健康检查和厂矿车间空气中的毒物浓度测定，受检率95.75%（接触毒物的职工1031775人，受检查987934人）。初步诊断为慢性中毒者12865人。据99027个车间工作点的测定，空气中五种毒物浓度符合卫生标准的为50.46%，这是我国最大规模的劳动卫生和职业病普查工作，并促进基层单位纷纷建立常规的工作档案。1981年9月，在北京召开了职业肿瘤调查座谈会，拟定了调查研究计划。1982年1月，举办了“职业肿瘤学习班”，培训调查人员，制定了接触氯甲醚、焦炉逸散物、铬酸盐、石棉、联苯胺、苯、砷及氯乙烯八种致癌物质的调查方案，对十五万余工人进行了流行病学十年回顾调查。1983年7月，卫生部召开了技术指导小组会议，将具有明确致癌作用的八种物质所致的肿瘤列为法定职业病。

（二）国家职业卫生标准的制订与修订

1956 年，我国首次颁布了“工业企业设计暂行卫生标准”，于 1963 年正式颁布“工业企业设计卫生标准（GB 1—62）”。此后经过使用、补充、修改讨论，经卫生部、国家基本建设委员会、国家计划委员会、国家经济委员会、国家劳动总局批准，于 1979 年颁布实行了“工业企业设计卫生标准（TJ 36—79）”。为进一步加强卫生标准的研究、制订与管理工作，卫生部根据《关于建立和加强卫生标准管理工作的通知》（卫工字［81］第 4 号），成立了全国卫生标准技术委员会。根据标准特点，在全国卫生标准技术委员会下设立了包括劳动卫生标准和职业病诊断标准等共七个分委会。在 1981 年，分设劳动卫生标准分委员会，主要任务是拟订、组织安排标准的研制，召开审评会，修改报批稿，以及负责有关标准的解释等。第一届分委会主任委员为顾学箕，于 1986 年由张国高任主任委员。2002 年，卫生部成立第五届全国卫生标准委员会，劳动卫生和职业病诊断标准分委员会分别改称为全国职业卫生标准委员会和全国职业病诊断标准专业委员会，李涛任全国职业卫生标准委员会的主任委员；2006 年，又根据《卫生部关于卫生标准委员会更名的通知》（卫政法发［2006］452 号）的要求，卫生部全国卫生标准委员会更名为“卫生部卫生标准委员会”，全国职业卫生标准委员会更名为“卫生部职业卫生标准专业委员会”；2008 年，根据《卫生部关于成立第六届卫生部卫生标准委员会的通知》（卫政法发［2008］13 号），成立第六届卫生部卫生标准委员会，李涛主任职业卫生标准委员会主任委员；2013 年，国家卫生计生委成立第七届国家卫生标准委员会，将原下设的职业卫生标准专业委员会和职业病诊断标准专业委员会合并为国家卫生标准委员会职业卫生标准专业委员会（《国家卫生计生委关于成立第七届国家卫生标准委员会的通知》国卫法制发［2013］45 号），李涛任国家职业卫生标准委员会主任委员。完成 制订或修订职业卫生标准 242 项，组织各类标准宣贯培训班十余期，培训千余人，建立、完善了我国职业病危害控制技术标准体系。

第三节　学科成就

一、学科建设

我国的劳动卫生与职业病防治工作取得了举世瞩目的成就，它已走上学科开拓与服务实践相结合，微观技术与宏观人群研究、管理相结合，继承发扬本国优秀传统与学习外国先进经验相结合，坚持走具有中国特色的学科发展道路。

（一）高校学科建设

从 1977 年开始，许多医学院招收卫生专业的本科生，逐渐形成了预防医学本科生、本学科科学学位（硕士和博士研究生）、公共卫生硕士（MPH）、博士后和各种培训相结合的人才培养体系，其各个单位学位点和博士后批准时间见表 7-1。

表 7-1 全国各大高校劳动卫生硕士、博士点学科信息

学校名称	二级学科硕士点	二级学科博士点	MPH批准年份	公共卫生与预防医学一级学科硕士点	公共卫生与预防医学一级学科博士点	博士后流动站
北京大学	1952年	1981年	2002年	1981年	1998年	1985年
中国疾病预防控制中心	1978年	1978年	2002年	2000年	2000年	1995年
复旦大学	1978年	1981年	2002年	1998年	1998年	1991年
中山大学	1979年	无	2002年	2003年	2003年	2007年
四川大学	1981年	1984年	2002年	1996年	1996年	1995年
华中科技大学	1981年	1986年	2002年	1998年	1998年	1995年
中国医科大学	1981年	1998年	2002年	2010年	2010年	2009年
哈尔滨医科大学	1981年	2000年	2002年	2000年	2005年	2005年
山西医科大学	1981年	2003年	2002年	2000年	2010年	2007年
第四军医大学	1982年	2003年	2002年	2002年	2003年	1998年
浙江大学	1984年	1993年	2002年	2011年	2011年	2009年
广西医科大学	1984年	2012年	2009年	2005年	2011年	2008年
大连医科大学	1984年	无	无	2009年	无	无
中南大学	1985年	2004年	2002年	2001年	2010年	2012年
武汉大学	1986年	2005年	2010年	2009年	无	2014年
新疆医科大学	1991年	1993年	2002年	2006年	无	2003年
苏州大学	1992年	2006年	2002年	2006年	2011年	2010年
安徽医科大学	1993年	无	2005年	2006年	无	2007年
香港中文大学	1995年	1995年	1997年	无	无	1995年
南京医科大学	1995年	2001年	2002年	2005年	2005年	2003年
昆明医科大学	1996年	无	2009年	2011年	无	无
郑州大学	1998年	2005年	2005年	2005年	2011年	2007年
天津医科大学	1998年	2011年	2008年	2006年	2010年	2012年
山东大学	1998年	2015年	2002年	无	2006年	无
华北理工大学	1998年	无	2006年	2006年	2013年	无
宁夏医科大学	2000年	无	2010年	2011年	2013年	无
武汉科技大学	2000年	无	无	2010年	无	无
福建医科大学	2003年	无	2010年	2005年	2014年	无
青岛大学	2011年	无	2010年	2011年	无	无
第三军医大学	无	1997年	2002年	1998年	2000年	1998年
首都医科大学	无	无	2009年	2006年	2010年	2012年
河北医科大学	无	无	2009年	2011年	无	无

续表

学校名称	二级学科硕士点	二级学科博士点	MPH批准年份	公共卫生与预防医学一级学科硕士点	公共卫生与预防医学一级学科博士点	博士后流动站
南昌大学	无	无	2009 年	2011 年	无	无
包头医学院	无	无	2010 年	2011 年	无	无
新乡医学院	无	无	2014 年	2016 年	无	无
厦门大学	无	无	2015 年	2012 年	无	无

卫生部从 1983 年开始，在原北京医学院、上海第一医学院、四川医学院、哈尔滨医科大学、武汉医学院、山西医学院卫生系的基础上，建立六个劳动卫生职业病防治技术干部培训基地，逐步装备了一批先进的教学仪器设备。至 1985 年，这些培训基地共举办了劳动卫生职业病防治专业培训班四十九个，计培训人员一千三百五十七名，完成了原计划的 102.1%。

（二）教材编制

《职业卫生与职业医学》是预防医学专业的专业课程，其教材的编写历史可追溯到 1961 年，当时，在卫生部组织领导下，北京医学院刘世杰教授主编了第一本《劳动卫生学》使用教材；1981 年 9 月，人民卫生出版社出版了山西医学院主编的《劳动卫生与职业病学》第一版正式教材。全书分理论讲授与监测检查方法两部分，共计七十一万余字，这是十年动乱后由八校联合编写的一本新教材。其教材名称、主编、副主编见表 7–2。

表 7–2　全国高等（医药）院校《职业卫生与职业医学》教材编写历史

教材版次	出版时间	出版社	名称	主审	主编	副主编
1	1981 年 9 月	人民卫生出版社	劳动卫生与职业病学	无	山西医学院	无
2	1985 年 5 月	人民卫生出版社	劳动卫生学	无	顾学箕、王簃兰	无
3	1992 年 4 月	人民卫生出版社	劳动卫生学	无	王簃兰	无
4	2001 年 4 月	人民卫生出版社	劳动卫生与职业病学	无	梁友信	孙贵范
5	2003 年 8 月	人民卫生出版社	职业卫生与职业医学	梁友信	金泰廙	孙贵范
6	2008 年 4 月	人民卫生出版社	职业卫生与职业医学	梁友信	金泰廙	孙贵范
7	2012 年 8 月	人民卫生出版社	职业卫生与职业医学	无	孙贵范	邬堂春、牛侨
8	2017 年 8 月	人民卫生出版社	职业卫生与职业医学	孙贵范	邬堂春	牛侨、周志俊、朱启星、陈杰

（三）重点实验室建设

经劳动卫生人的共同努力，近年在全国多个地方和高校创建了服务于科研和教学的培训基地、重点实验室和示范中心，主要包括：华中科技大学劳动卫生与环境卫生共建环境卫生学省部共建的国家重点实验室培育基地、教育部环境与健康重点实验室；复旦大学教育部公共卫生安全重点实验室（含职业卫生实验室）；第三军医大学“电磁辐射损害与医学防护”教育部重点实验室；南京医科大学“环境与人类健康”国际联合研究中心（国家级科技合作基地）、生殖医学国家重点实验室；浙江大学浙江省生物电磁学重点研究实验室；中国医科大学辽宁省生物学作用与辽宁省砷生物学作用与砷中毒重点实验室；第四军医大学特殊作业环境危害评估与防治教育部重点实验室；山西医科大学环境因素致健康损害与防控山西省重点实验室等。华中科技大学、南京医科大学、哈尔滨医科大学、南方医科大学、天津医科大学、贵阳医科大学、郑州大学、福建医科大学8家单位具有国家实验教学示范中心，牵头单位为华中科技大学。

上述学科建设突显了许多杰出人才的贡献，包括中国工程院院士何凤生，国家杰出青年基金获得者邬堂春、郑玉新，国家优秀青年基金获得者，周舟、何美安、郭欢，教育部长江学者特聘教授陈景元、邬堂春、骆文静等。

二、人才培养

人才培养质量的评价体系主要包括教学成果奖、学生赴境外学习交流、境外学生来华学习交流、中外合作办学、授予学位人数、导师指导质量、优秀在校生、优秀毕业生、用人单位评价、学位中心进行网络问卷调查等。由于这些信息收集困难，仅列出相关的教学成果奖（表7-3）和全国优秀博士论文奖、提名奖（表7-4）。

表7-3 劳动卫生领域获得省部级二等奖以上教学成果汇总

教学成果名称	奖励类别	获奖等级	获奖年度	完成人	学校
在临床医学专业中开展预防医学三段教学的改革	广东省第四届省级优秀教学成果奖	二等奖	2001年	刘移民等	中山大学
预防医学综合实验教学改革	江苏省教学成果奖	二等奖	2004年	周建伟等	南京医科大学
《劳动卫生与职业病学》教材改革（教材）	山西省普通高等学校教学成果奖	一等奖	2008年	牛侨等	山西医科大学
预防医学课程体系构建与实践	湖北省教学成果奖	二等奖	2009年	程光文等	武汉科技大学
加强预防医学教育，培养防治结合的新型医生	高等教育内蒙古自治区级教学成果奖	二等奖	2009年	李成义等	包头医学院
劳动卫生学面向社会需求，开展教学、科研、服务整合教学模式的研究与实践	湖北省高等学校教学成果奖	一等奖	2011年	陈国元等	华中科技大学
创新型与应用型公共卫生人才培养模式的探索与实践	北京市高等教育教学成果奖	二等奖	2012年	郝卫东等	北京大学
以能力培养为导向的预防医学人才培养模式的创新与实践	国家级教学成果奖	二等奖	2014年	邬堂春等	华中科技大学
公共卫生与预防医学“三位一体”人才培养模式创新与实践	国家级教学成果奖	二等奖	2014年	沈洪兵等	南京医科大学

续表

教学成果名称	奖励类别	获奖等级	获奖年度	完成人	学校
以岗位胜任力为导向的医学专业学位教育改革与实践	中国学位与研究生教育学会研究生教育成果奖	二等奖	2014 年	段丽萍等	北京大学
以培养公共卫生现场能力为导向的预防医学实践教学体系的创新与研究	广西高等教育自治区级教学成果奖	一等奖	2017 年	杨莉等	广西医科大学

表 7-4 劳动卫生领域获得全国百篇优秀博士学位论文奖及提名奖情况

学校名称	学生姓名	指导老师	题目	奖项	年份
华中科技大学	肖成峰	邬堂春	《热休克蛋白 70 的表达特征及其生物医学重要性研究》	全国百篇优秀博士论文提名奖	2005
华中科技大学	杨杪	邬堂春	《热休克蛋白在不同疾病中的生物医学重要性》	全国百篇优秀博士论文提名奖	2007
华中科技大学	张晓敏	邬堂春	《热休克蛋白 60 抗原、抗体和 70 抗体在冠心病发病中的作用——自身免疫反应的特征》	全国百篇优秀博士论文提名奖	2010
山西医科大学	张勤丽	牛侨	《铝致神经母细胞瘤细胞死亡方式及其干预研究》	全国百篇优秀博士论文提名奖	2010
华中科技大学	徐苑苑	孙贵范	《饮水型砷暴露人群砷甲基化模式及其与机体氧化应激状态关系的研究》	全国百篇优秀博士学位论文奖	2011
华中科技大学	郭欢	邬堂春	《热休克蛋白 27、70 基因遗传变异与 DNA 损伤、肺癌易感性和预后的关联性研究》	全国百篇优秀博士学位论文奖	2012

三、科学研究

科学研究主要体现在科研经费、学术论文质量、专利转化 / 新药研制、专著和科研获奖等。

（一）科研项目

劳动卫生科研项目包括国家级科研项目、省部级、横向和国际合作项目。

1. 国家自然科学基金项目

自 1982 年，国家自然科学基金委资助了劳动卫生学的许多项目，涉及本学科的各个研究方向。近几年来，本学科和相关领域获得的重点项目见表 7-5。

2. 国家科学技术部支持的国家重点基础研究计划项目（“973” 项目）

何凤生院士组织全国十多个大学和科研院所的科研团队（劳动卫生研究人员为主），经过数年的努力，以魏庆义、金力为首席科学家申请并执行了我国环境与健康领域的第一个 “973” 项目 “环境化学污染物致机体损伤及其防御机制的基础研究（2002CB512900）”，提高了我国的预防医学基础研究水平、培养人才与研究队伍。由于生产、生活环境污染的相似性和不同特征，2010年，以邬堂春为首席科学家，组织多学科团队，申请了“973”项目“空气颗粒物致健康危害的基础研究（2011CB503800）”。2016年，科技部将这些项目改为国家重点研发计划，邬堂春牵头申请了“华中区域常见慢性非传染性疾病前瞻性队列研究”，其主要任务是建立、发展六万人职业人群的前瞻性队列。此外国家支持的多个精准医学项目的前瞻性队列建立，许多均涉及职业人群队列。

表 7–5 劳动卫生学科和相关领域获得的国家自然科学基金重点项目

项目名称	负责人	单位	项目开始时间	项目结束时间	经费（万）
血浆HSP70和HSP70抗体在心血管疾病发生中的作用及其预防学意义	钱令嘉	中国人民解放军军事医学科学院	2005/1/1	2008/12/31	130
紧密连接蛋白及其磷酸化修饰在铅诱导的神经毒性中的作用及其调控机制	陈景元	中国人民解放军第四军医大学	2009/1/1	2012/12/31	175
DNA修复蛋白JWA在肿瘤发生、发展及其预后中的作用研究	周建伟	南京医科大学	2010/1/1	2013/12/31	170
职业暴露柴油机尾气致健康损害生物标志物及其机制研究	郑玉新	中国疾病预防控制中心职业卫生与中毒控制所	2012/1/1	2016/12/31	260
低剂量铅锰联合暴露致学习记忆损伤的机制研究	陈景元	中国人民解放军第四军医大学	2013/1/1	2017/12/31	280
机体与生活方式的交互作用在冠心病发生中的作用及机制	邬堂春	华中科技大学	2013/1/1	2017/12/31	270
职业低浓度苯暴露的血液毒性机制和毒作用模式研究	陈雯	中山大学	2015/1/1	2019/12/31	320
神经细胞程序性坏死和突触可塑性改变在职业铝暴露引起认知功能障碍中的作用机制研究	牛侨	山西医科大学	2015/1/1	2019/12/31	320
大气细颗粒物致肺功能下降及慢性阻塞性肺病的分子流行病学研究	陈卫红	华中科技大学	2016/1/1	2019/12/31	280
空气细颗粒物致机体表观遗传的变化特征及与心血管损害发生的联系	邬堂春	华中科技大学	2017/1/1	2020/12/31	295
交通尾气颗粒物致健康损害效应的关键组分及人群生物标志物研究	郑玉新	青岛大学	2017/1/1	2020/12/31	300

3. 国际合作项目

近年我国大专院所与国外相关研究机构开展了许多深入的合作，其中：我国学者与美国国家癌症研究所合作，历经三十余年，开展数万人的苯作业工人的随访研究，该研究成果为全球制定和修改苯作业工人的职业暴露限值提供了重要数据；我国学者与美国开展的接触粉尘作业人群的队列结果为认识生产性粉尘的致病规律与预防对策提供及其重要的科学依据，2014年获得国家科学技术进步奖二等奖。

（二）学术论文与专著

本学科出版了近 70 本专著，1988 年由刘世杰主编的中国医学百科全书《劳动卫生与职业病学》分卷出版，此外本学科还在国内外期刊发表了大量科研论文。本学科国内论文发表刊物主要包括《中华劳动卫生与职业病杂志》《中华预防医学杂志》《工业卫生与职业病》《中国工业医学杂志》《职业医学》《劳动医学》（现名:《环境与职业医学》）《职业卫生与病伤》。本学科国际论文发表的国际刊物主要包括以职业卫生、公用卫生相关的国际刊物有十多本及与本学科相关环境卫生、流行病学、毒理学、医学的国际杂志，如 *Environ Health Perspect*、*Int J Epidemiol*、*Arch Toxicol* 和 *JAMA* 等国际顶级杂志。

（三）科研获奖

科研奖励，是研究工作的高度总结和国内同行、社会的认可。1978 年 3 月 18 日至 31 日在北京，中共中央召开了全国科学大会。大会表彰和奖励了 826 个先进集体、1192 名先进科技工作者和 7657 项优秀科技成果的完成单位和个人。据不完全统计，劳动卫生工作者在本次会上获得十项奖励，体现了国家的重视和劳动卫生科研工作者的成绩，获得的奖励目录见表 7-6。

表 7-6　1978 年全国科学大会上劳动卫生科研工作者获奖表彰项目

序号	项目名称	主要完成人员
1	有机磷农药毒性和中毒防治研究	顾学箕等
2	高温作业卫生调查及防暑降温措施的研究	张国高等
3	煤矽肺防治研究协作	张学德等
4	男用口服避孕药甲酸棉酚的研究协作	乔赐彬等
5	坊子煤矿十年煤矽肺防治研究总结	朱洪波等
6	高频、微波对人体健康影响及其防护的研究	姜槐等
7	克矽平治疗矽肺研究	程玉海等
8	气相色谱仪用浓缩进样器	杭世平等
9	青藏高原对施工人员心脏的影响及高原劳动卫生与劳动保护问题的研究	李天麟等
10	有机磷农药中毒防治	王淑洁等

1978 年 12 月，国务院发布修订《中华人民共和国发明奖励条例》，设立国家发明奖。1979 年 1 月发布了《中华人民共和国自然科学奖励条例》，设立国家自然科学奖。1984 年 9 月，国务院颁布了《中华人民共和国科学技术进步奖励条例》，设立了国家科技进步奖，自 1999 年起，设立国家最高科学技术奖，取消了所有三等奖。劳动卫生相关的国家级科研奖获奖名单见表 7-7。

表 7-7 劳动卫生研究领域获国家科技奖项目（1979 年至今）

序号	项目名称	奖励及等级	完成人	获奖年份
1	烯丙基氯（氯丙烯）卫生标准及慢性中毒诊断标准研究	国家科技进步奖二等奖	何凤生等	1987 年
2	工业铅中毒研究 35 年	国家科技进步奖三等奖	王簃兰等	1987 年
3	治疗矽肺新药汉防己甲素	国家发明奖三等奖	李玉瑞等	1987 年
4	坊子煤矿煤矽肺 20 年动态观察研究	国家科技进步奖三等奖	张学德等	1987 年
5	新型防霉防腐药剂 RQA 及 AF-1 保鲜纸研制	国家科技进步奖二等奖	莫长耕等	1989 年
6	车间空气中有毒物质监测规范的研究	国家科技进步奖三等奖	杭世平等	1993 年
7	云锡矿工肺癌病因学研究	国家科技进步奖二等奖	刘玉堂等	1998 年
8	职业性急性化学物中毒诊断的应用研究	国家科技进步奖二等奖	任引津等	2003 年
9	热休克蛋白与 DNA 损伤修复基因在环境应激和环境相关疾病中的作用与意义	国家自然科学奖二等奖	邬堂春等	2013 年
10	生产性粉尘的致病规律与预防对策	国家科技进步奖二等奖	陈卫红等	2014 年

四、学术交流

1. 学术会议

“文化大革命”结束后，在百废待兴的国家需求下，广大劳动卫生教学、科研、实践工作者迫切需要本专业的学术团体，组织、团结全国劳动卫生专业人员，互相交流工作经验和学术成就，更好地迎接科学的春天。1979 年 10 月 10 日至 17 日，在长沙召开了第二次全国劳动卫生与职业病学术会议，本次大会收到论文一千三百余篇。大会的专题报告有：吴执中的“我国矽肺防治与研究的回顾与展望”；顾学箕的“化学物的毒性与危害 - 化学物安全性评价在劳动卫生工作中的意义”；殳家豪的“车间环境监测是劳动卫生现场调查中的重要基础工作”。在此期间还成立了中华医学会劳动卫生与职业病学会，第一届选举吴执中为主任委员。

1983 年 11 月在杭州召开了第三次全国会议，推选刘世杰为主任委员，1987 年中华预防医学会成立后劳动卫生与职业病学会改归中华预防医学会，并更名为劳动卫生与职业病分会，成为中华预防医学会最早的分会，学会发展历史详见表 7-8。

表 7-8 劳动卫生与职业病学会发展历史

届次	学会名称	时间	主任委员	副主任委员
第一届	中华医学会劳动卫生与职业病学会	1979 年 10 月—1983 年 11 月	吴执中	刘世杰、顾学箕、金淬
第二届	中华医学会劳动卫生与职业病学会	1983 年 11 月—1988 年 11 月	刘世杰	金淬、刚葆琪
第三届	中华预防医学会劳动卫生与职业病分会	1988 年 11 月—1993 年 11 月	刚葆琪	王簃兰、何凤生、曲青山

续表

届次	学会名称	时间	主任委员	副主任委员
第四届	中华预防医学会 劳动卫生与职业病分会	1993 年 11 月— 1999 年 6 月	刚葆琪	邹昌淇、刘镜愉、蒋学之
第五届	中华预防医学会 劳动卫生与职业病分会	1999 年 6 月— 2004 年 11 月	李德鸿	王生、金泰廙、庄志雄
第六届	中华预防医学会 劳动卫生与职业病分会	2004 年 11 月— 2009 年 11 月	李德鸿	金泰廙、王生、李涛、张幸、 刘洪涛
第七届	中华预防医学会 劳动卫生与职业病分会	2009 年 12 月— 2014 年 8 月	李涛	牛侨、刘洪涛、刘毅、张幸、 傅华
第八届	中华预防医学会 劳动卫生与职业病分会	2014 年 8 月至今	李涛	牛侨、刘洪涛、邵华、张幸、 傅华、邬堂春

2. 建立国际合作中心

党的十一届三中全会后，实行改革开放政策，大批中青年学者开始陆续派往美、英、日、德、法等国学习研修。1983 年，世界卫生组织确认中国医学科学院劳动卫生职业病研究所为“世界卫生组织职业卫生合作中心（中国北京）”，任命何凤生为主任。1984 年，上海第一医学院劳动卫生教研室为“世界卫生组织职业卫生合作中心（中国上海）”，任命顾学箕为主任。自 1975 年起，我国已有多名专家先后参加了世界卫生组织职业卫生咨询组工作，如冯致英、顾学箕、王簃兰、何凤生、朱光、傅鑫等。

在 1994 年 10 月，在北京成功举办了世界卫生组织职业卫生合作中心会议。何凤生院士作为主要发起人和倡导者之一，与四国科学家共同提出并签署了“人人享有职业卫生保健”（occupational health for all）的北京宣言。该宣言鼓励各国政府部门制定特殊的职业卫生政策和计划，包括制定适宜的法规，建立相应的组织机构，这是全球职业卫生事业发展的里程碑。她在日内瓦任世界卫生组织职业卫生顾问期间，积极组织并倡导了多个职业卫生的国际合作项目。她的工作不但为保护我国劳动者健康做出了突出贡献，也推动了国际间的交流与合作。何院士曾八十余次应邀到五十余个国家和地区出席国际会议或讲学，1988 年，她被授予英国皇家内科学院职业医学系名誉院士。后来，本学科多人次在国际学会中担任主席、副主席等，推动了国际交流与合作，扩大了中国的国际影响力。

五、创办专业杂志

为了适应劳动卫生专业的工作需要，劳动卫生专业杂志有了长足发展，除 1973 年创刊的《工业卫生与职业病》、1974 年的《职业医学》、1983 年的《中华劳动卫生与职业病杂志》外，还有《劳动医学》（现名《环境与职业医学》）、《劳动卫生与职业病文献索引》、《职业卫生与病伤》和 1989 年的《中国工业医学杂志》。本专业的杂志数目在预防医学领域中为最多。《中华劳动卫生职业病杂志》是中国科协主管、中华医学会主办的劳动卫生职业病学科的综合性学术期刊，由天津市疾病预防控制中心承办出版，是医学院校、科研单位、医疗及预防、劳动卫生监督管理、安全技术、劳动保护、环境保护等专业人员重要的参考性学术期刊。该杂志于 1983 年 8 月创刊，其前身为天津市劳动卫生研究所主办的《劳动卫生与环境医学》（1978 年 5 月至 1983 年 5 月），1982 年 10 月 26 日，经国家科委批准［国家科委（82）国科发条字 278 号］，由中华医学会委托天津市劳动卫生研究所创办《中华劳动卫生职业病杂志》。主办单位为中华医学会，主管单位为中国科学技术协会，天津市劳动卫生研究所为承办单位，编辑部设在天津市劳动卫生研究所内。第一届编委会有编委四十五人，总编辑为刘世杰教授。创刊时为双月刊，逢双月 20 日出版，十六开，每期六十四页。1983 年 8 月，出版了第一期《中华劳动卫生职业病杂志》（1983 年第一卷第一期）。1985 年 4 月，岳启新接任编辑部主任。1988 年 11 月，在天津召开编委会换届会，第二届和第三届刚葆琪教授任总编。第四届至今，王生教授任总编。该杂志自创刊以来，截至 2016 年底共出版二百六十五期，发表论文七千余篇。

第四节 挑战与展望

经过四十年的高速发展，我国的经济总量已达世界第二位，且将高速发展，但是我国经济发展水平不平衡等，传统的职业危害与新出现的职业卫生问题并存，职业性有害因素的种类、接触剂量和职业健康损害的严重程度均随着社会经济和科学技术的发展而发生改变。在生产环境中，良好的劳动条件促进健康，反之，不良的劳动条件才导致健康损害，甚至疾病和死亡。因此，本学科的主要发展方向是如何满足劳动者对美好生活追求和贡献健康中国的实现，在探索和解决问题中，促进和推动劳动卫生事业发展。

一、劳动卫生面临的主要问题

（一）职业有害因素分布广、种类多

我国仍是最大的发展中国家，家底薄，发展很不平衡，许多落后甚至非常落后的产业低水平的生产工艺和产品仍大量存在；同时，近年以来我国以前所未有的速度发展，出现了一大批居国际领先水平的产业、生产工艺和产品。所以，当前我国职业有害因素的特点是种类多，分布广泛，从传统工业，到新兴产业以及第三产业，都存在一定的职业危害，不仅有发展中国家落后生产方式普遍存在的职业有害因素，如粉尘、化学毒物和噪声，还有发达国家存在的高科技、高技术生产带来的新的职业有害因素，如纳米材料、微电子工业、生物基因工程技术、极低频磁场和射频辐射等产生的职业伤害。

（二）职业伤害与劳动卫生突发事件频发

劳动卫生突发事件是指在特定条件下由于职业有害因素在短时间内高强度（浓度）地作用于劳动者，而导致的群体性严重健康损害甚至死亡事件。如煤矿瓦斯中毒、瓦斯爆炸、煤尘爆炸、金属尘爆炸、设备泄露和爆炸导致的群体急性化学性中毒、大型生产事故等。近年来，我国职业伤害和职业卫生突发事件呈上升趋势，不但造成严重的人员伤亡和经济损失，而且造成恶劣影响。因此，预防和控制职业伤害和劳动卫生突发事件是职业卫生工作者的重要任务。

（三）生产环境污染物的排放

由于生产环境中排出的废弃物（废气、废水、废料）是生活环境污染物的重要来源，并由职业有害因素变为环境有害因素，将危害更大的人群。为防止这种现象发生，需加强职业卫生学与环境保护的有机结合，真正将环境视为整体，为生态文明做出更大的贡献。

（四）进城务工人员等特殊人群职业卫生问题

随着我国经济的快速发展，第二产业和第三产业的比例逐步增加，需要大量劳动力，特别是农村的大量劳动力进入工业和服务业，被称之为进城务工人员或轮换工。这些人员主要从事建筑、煤炭、采矿、道路施工、水利施工等劳动条件较差的行业。由于往往缺乏正规培训、职业卫生、安全知识和自我防护能力，容易出现许多职业卫生问题，甚至群体性职业卫生事件，尤其是近年来多次出现的农民工尘肺群发事件和群体中毒恶性事件，不但造成恶劣的影响，而且严重危害了社会安定和和谐社会的构建。

（五）其他问题

如中青年时期接触的环境因素，对老年人的晚年健康和生命质量作用问题；职业有害因素所导致潜隐性和迟发性疾病问题：心血管疾病、恶性肿瘤、老年性退行性疾病等；女性职工易受职业有害因素的危害和影响后代健康和人口素质问题；发达国家或地区将在本国或地区禁止的原料、生产过程或产品转移生产带来的“职业危害转嫁”问题、职业紧张和精神卫生问题等。

二、劳动卫生学展望

（一）加强早期健康损害及职业相关疾病的研究与防控

广义的环境因素主要包括生活环境、职业环境和社会环境中的物理、化学、生物因素、经济因素、文化因素和生活方式等。毫无疑问，劳动环境和劳动条件是环境因素的重要组成部分，而不同的职业人群有独特的环境因素。劳动条件不仅引起早期健康损害（体温、体重、腰围、血压、心率、血脂、血糖、肝肾功能、炎性免疫因子、遗传损伤、表观遗传等），而且也与包括职业病、工伤、心脑血管疾病、恶性肿瘤、糖尿病、慢性阻塞性肺部疾病、精神心理性疾病等环境相关性疾病的发生和发展相关。

随着社会经济环境的发展与改变，我国疾病谱和死因构成已发生显著的变化，本学科应该思考对健康中国、国民经济可持续的贡献，这是符合时代和国家需求的，因为随着社会的进步，经济的发展，人民生活水平的提高，人们不再满足于治病疗伤，而是对美好生活的向往与追求（健康、延年益寿、生活质量和生命质量）。2008 年，世界劳工组织指出，职业卫生工作者，不仅要重视职业性有害因素所引起的职业病，而且也应该高度重视职业相关疾病；坚持预防为主、防治结合的方针，贯彻落实三级预防，发现劳动条件对健康的有利和有害因素，注重一级预防，采用更加先进的技术，早期发现职业健康损害，不仅要防治职业特有的健康损害，而且也要重视防治与慢性病相关的损害，如体重、腰围、血压、血脂、血糖、肝肾功能等，以保护和促进劳动者的健康，做到健康中国，劳动者健康先行。

（二）新理念、新理论和新技术在劳动卫生中的应用

劳动卫生是预防医学的重要组成部分，是控制职业危害发生和流行的系统科学和艺术。首先，要把全球卫生、转化医学、精准健康的理念应用到劳动卫生的研究工作中。其次，职业损害与疾病是劳动条件（环境因素）与机体交互作用的结果，在从暴露到健康结局的研究和评估中，充分应用暴露组学、代谢组学、微生物组学、基因组学、表观遗传组学、转录组

学和蛋白组学等的新技术和新方法，在细胞培养、动物实验和人群调查中，发现职业有害因素的作用特征与机制，强调本学科对医学、预防医学的贡献。要高度重视不同职业人群队列的建立和发展，因为前瞻性队列研究是发现和证实病因、探索发病机制和验证防治策略的可行性、有效性的必要途径，也是证实环境与机体交互作用在职业损害发生、发展中作用的重要前提条件，而且职业队列相对易于建立、随访和在评价职业暴露的独特优势，更易于阐明环境暴露与健康损害发生的关系。因此，采用流行病学、临床医学、药学、基础医学、环境科学、信息科学等多学科交叉的技术与方法，整合代谢组学、暴露组学、基因组学、表观遗传组学、转录组学、蛋白质组学等新技术、新方法产生的数据，将大数据和精准健康相结合，从环境、机体及其交互作用的角度着手研究，发现职业有害因素对健康损害的规律和证据，并对职业损害的发生机制做出更完整的解释和阐明，制订出更加科学、有效的防治策略和干预措施，实现职业危害的可预防，达到健康中国的目标。

致谢 感谢金锡鹏教授的指导。

撰稿人：邬堂春 周志俊 郑玉新 贾 光 牛 侨
兰亚佳 吴永会 陈卫红 李 涛 郭 欢

参考文献

［1］陈海峰. 中国卫生保健通史［M］. 上海：上海科学技术出版社，1993.
［2］刘世杰. 劳动卫生学［M］. 北京：人民卫生出版社，1961.
［3］钱信忠. 把劳动卫生与职业病工作推向新的高潮为生产大跃进服务［J］. 人民保健，1960，1：1.
［4］刘世杰、吴执中、王文彦. 新中国十年来有关劳动卫生与职业病防治方面的主要成就［J］. 人民保健，1959，10：896.
［5］顾学箕. 防治职业中毒方面的成就. 中华人民共和国卫生部主编“庆祝建国十周年医学科学成就”论文集，上卷，预防医学［M］. 北京：人民卫生出版社，1959.
［6］吴振球. 职业中毒［M］. 北京：人民卫生出版社，1959.
［7］顾学箕. 劳动卫生与职业病学［M］. 上海：上海科学技术出版社，1965.
［8］傅鑫. 五种职业中毒的大规模普查［M］// 中国卫生年鉴（1983）. 北京：人民卫生出版社，1984.
［9］朱宝铎. 职业肿瘤调查［M］// 中国卫生年鉴（1984）. 北京：人民卫生出版社，1985.
［10］李述唐. 恢复职业中毒和职业病报告制度［M］// 中国卫生年鉴（1983）. 北京：人民卫生出版社，1984.
［11］刘世杰. 中国医学百科全书“劳动卫生与职业病学”［M］. 上海：上海科学技术出版社，1988.
［12］中华医学会专科学会一览表［M］// 中国卫生年鉴（1986）. 北京：人民卫生出版社，1987.
［13］刘世杰. 提高素质，奋发向上，为开创我国劳动卫生与职业病研究工作的新局面作出更大的贡献［J］. 中华劳动卫生与职业病杂志，1984（1）：2.
［14］刘世杰. 在中华预防医学会第四次全国劳动卫生与职业病学术会议开幕式上的讲话［J］. 中华劳动卫生与职业病杂志，1989（1）：3.
［15］陈锐. 1984—1985 年全国劳动卫生职业病防治干部培训［M］// 中国卫生年鉴（1986）. 北京：人民卫生出版社，1987.
［16］山西医学院. 劳动卫生与职业病学［M］. 北京：人民卫生出版社，1981.
［17］顾学箕，王簃兰. 劳动卫生学［M］. 北京：人民卫生出版社，1985.

[18] 郑玉新. 暴露评估与暴露组研究——探索环境与健康的重要基础［J］. 中华预防医学杂志，2013（47）：99-100.
[19] 邬堂春. 加强早期健康损害研究，预防环境相关疾病［J］. 中华预防医学杂志. 2013（47）：579-580.
[20] 邬堂春. 立足预防慢性非传染性疾病，重新审视环境与遗传交互作用研究策略［J］. 中华预防医学杂志. 2014（48）：241-3.
[21] 王慧，陈培战，张作文，等. 我国人群队列研究的现状、机遇与挑战［J］. 中华预防医学杂志. 2014（48）：1016-1020.
[22] 邬堂春. 职业卫生与职业医学［M］. 北京：人民卫生出版社，2017.

劳动卫生学学科发展大事记

时间	事件
1949 年	第一届政治协商会议共同纲领中规定："实行工矿检查制度，以改进工矿的安全和卫生设备"。
1954 年	卫生部在北京召开了第一次全国工业卫生会议，提出"积极领导，稳步前进，面向生产，依靠工人，预防为主"的工业卫生工作方针。
1959 年	在辽宁省旅大市（现大连）召开了全国"第一次劳动卫生职业病学术会议"，这是劳动卫生专业十年建设的总结大会，时任卫生部副部长钱信忠作了"把劳动卫生与职业病研究工作推向新的高潮，为生产大跃进服务"的报告。
1978 年	在北京，中共中央召开了全国科学大会。据不完全统计，劳动卫生工作者在本次会上获得十项奖励，体现了国家的重视和劳动卫生科研工作者的成绩。
1981 年	在全国卫生标准技术委员会下设立了包括劳动卫生标准和职业病诊断标准等共七个分委员会，下设劳动卫生标准分委员会，主要任务是拟订、组织安排标准的研制，召开审评会，修改报批稿，以及负责有关标准的解释等。当时的中央劳动卫生与职业病研究所为挂靠单位（现中国疾病控制中心职业卫生与中毒控制所）。
1994 年	在北京成功举办了世界卫生组织职业卫生合作中心会议。何凤生院士作为主要发起人和倡导者之一，与四国科学家共同提出并签署了"人人享有职业卫生保健"（occupational health for all）的北京宣言。
1994 年	中国疾病预防控制中心职业卫生与中毒控制所何凤生研究员当选中国工程院院士。
2002 年	我国正式开始实施《职业病防治法》，并于 2011 年 12 月 31 日、2016 年 7 月 2 日进行了两次修正。
2002 年	何凤生院士组织全国十多个大学和科研院所的科研团队（劳动卫生研究人员为主），经过数年的努力，魏庆义、金力为首席科学家，申请并执行了我国环境与健康领域的第一个"973"项目"环境化学污染物致机体损伤及其防御机制的基础研究（2002CB512900）"。
2013 年	国家卫生计生委成立第七届国家卫生标准委员会，李涛任国家职业卫生标准委员会主任委员，完成制订或修订职业卫生标准二百四十二项。

第八章　职业病学

职业病是指劳动者在职业活动中接触职业危害因素导致的疾病。存在或产生于工作环境中、或与特定职业相伴随、对职业人群心理、生理健康产生不良影响的因素，称为职业危害因素。职业病几乎涵盖各主要系统疾病，诊疗方法与临床医学基本类同，最重要区别在于其病因清楚。因此，职业病的诊断必须结合职业史和现场劳动卫生学资料，治疗措施更具针对性。

职业病学是运用职业流行病学、临床医学、毒理学、分子生物学、统计学等理论和方法研究职业病的病因、发病机制、临床表现、诊断、治疗、护理、康复、劳动能力鉴定和职业健康监护等的科学。几乎涉及临床各学科，也包含医学影像、病理、检验、核医学等临床辅助专科，还涉及化学、物理、免疫、代谢、遗传、毒理、劳动卫生、放射卫生等学科。职业病学已发展成为临床医学与预防医学、基础医学、转化医学有机结合、充分体现“三级预防”理论原理和“防治结合”优势特点的独立学科。劳动卫生学研究的主要是一级预防，职业病学研究的则是二级预防和三级预防，两者在二级预防的早期发现环节存在交叉。

研究新中国职业病学科发展史，不仅仅是回顾和总结新中国职业病学科的发展历程、经验和成就，也是对现代医学理论和科学方法应用的回顾和总结，对贯彻落实“预防为主、防治结合”方针，促进临床医学与预防医学、基础医学、转化医学的紧密结合以及新技术在医学的应用必将产生重要影响。

第一节　学科概述

一、职业病学科发展概况

（一）国外概况

职业病是职业活动导致的，没有职业就没有职业病。人类最早的职业活动是采石、开矿和冶炼，因此职业病最早主要发生于接触粉尘和金属毒物的采石工、矿工和冶炼工。从埃及木乃伊中发现矽肺，推测古埃及已有采石工罹患矽肺病。希腊医学家希波克拉底（约前460—前377）指出铅可引起“腹绞痛”；德国医生兼冶炼家Agricola（1494—1555）在《论金属》中提及金属冶炼的职业危害；“欧洲职业医学之父”意大利医学家Ramazzini（1633—1714）在《手工业者疾病》中详细描述了五十余种职业病，并提出“看病应问病人职业”。

十八世纪中叶，以蒸汽机为标志的“第一次工业革命”带来生产方式转变，也带来严重职业危害，矿难和尘肺、中毒等职业病频发。十九世纪初，以电力应用为标志的“第二次工业革命”来临，工业发展提速，化学合成技术在农药生产、制药工业的应用导致农药中毒、气体中毒和阴囊癌的发生。二十世纪初，石油工业发展则带来有机溶剂中毒新威胁。二十世纪中期，以原子能、电子计算机和高分子化合物为标志的“第三次工业革命”，更带来了新职业危害和新职业病层出不穷的局面。

职业病的严重威胁，使欧美国家不得不重视职业病防治工作和职业病学科建设。英国最早把职业病纳入法制管理轨道，一些毒物的毒性、中毒机制、解毒剂和解毒疗法等研究成果，使职业病防治取得显著进展。新理念、新技术和新方法的应用促进职业病学科不断发展，研究内容已从致病物质逐步向致病因素延伸、从疾病诊疗逐步向职业危害源头控制延伸。尘肺、中毒等传统职业病在发达国家得到有效控制，防治重点已转向物理因素和工效学因素所致疾病。

（二）国内概况

1. 古代

我国有关职业病的记载可追溯到汉代，王充（27—约 97）在《论衡》中记载冶炼可产生灼伤和火烟侵害眼鼻。隋代巢元方在《诸病源候论》（610）中记载古井和深坑多有毒气，描述了窒息性气体中毒。北宋孔平仲（960—1127）在《谈苑》中描述的“后苑银作镀金，为水银所熏，头手俱颤”，反映了冶炼作业汞中毒；“贾谷山采石人，石末伤肺，肺焦多死”等描述，则反映当时石工的矽肺病。明代李时珍（1518—1593）在《本草纲目》中，明确提到铅矿工人可发生铅中毒。明朝科学家宋应星在《天工开物》（1637）中述及矿井下简易通风方法，指出烧砒（三氧化二砷）工人应站在上风向，并保持十余丈距离，以免砒中毒。

2. 近代

受国际劳工组织（ILO）和西方劳动立法形势和思想影响，南京国民政府于 1927 年开始劳动立法探索。成立劳动法起草委员会，遵循 ILO 协商机制，吸取德国、奥地利、新西兰等十余个国家立法经验，历时十一个月完成《劳动法典案》，共七篇二十一章，数万字。虽然该法案未成为法典，但后来颁布的《工会法》《工厂法》（1929 年）、《团体协约法》多取材于此，可说开创了近代劳动立法先河。1931 年，南京国民政府颁布《工厂检查法》，在上海吴桥进行工厂卫生试点，在江苏、湖南、上海、青岛、郑州等省市开展矿山、铁路、工厂检查和调查，并出版了劳动卫生年鉴。自 1927 年至 1936 年，南京国民政府共颁布近二十部劳动法系法律，在劳动合同、劳动时间、福利待遇、工作条件、卫生设施等方面做了规定，在工人权利保障和疾病防治方面发挥一定促进作用，但劳动人民长期受帝国主义、封建主义和官僚资本主义压迫，享有的健康保障十分有限。在一些地方，工人生存权利尚且得不到保障，何谈职业病防治。从当时调查结果看，煤矿工死亡十分普遍，除少数有疾病原因，大多因大火、崩陷、水淹、毒气等引起的安全事故，还有工人因劳资纠纷被故意杀害。《湖南煤矿水工惨状》从一个侧面反映工人恶劣的生存环境。抗日战争爆发后，全国处于战火中，对于工厂卫生问题，执政者已无暇顾及。

在革命根据地，从土地革命时期就建立了卫生制度，主要是传染病、农村多发病防治和群众性卫生运动。长征途中也因地制宜采取了防治雪盲和冻伤措施。1931 年 11 月，中华苏维埃政府颁布《中华苏维埃劳动法》，规定了劳动合同、劳动时间、劳动条件、疾病待遇等。

3. 现代

中华人民共和国成立后，党和国家的一系列方针政策、法律法规、会议决议和文件等都体现对职业病防治工作的高度重视（详见本章第二节）。我国职业病学科建设取得举世瞩目成就，建立健全了职业病防治的法制和标准体系、多部门协作的行政监督管理体系、现场－实验室－临床相结合的业务技术工作体系、初具规模的职业病防治科研平台和人才教育培训网络，职业危害得到一定程度有效控制，保障了亿万劳动者健康，保证了我国社会主义现代化建设顺利发展。

二、职业病学科对经济社会发展的影响

职业病学科水平是国家经济发展和社会文明程度的反映，是社会公正、安全、文明、健康发展的基本标志之一，也是保持社会安定团结和经济持续、快速、健康发展的重要条件。

（一）职业病与经济发展

伴随工业化进程，在新技术、新工艺、新材料应用同时，不断产生新的、未知的职业危害；在中小企业无序发展和外资企业大量涌入的同时，职业危害从城市向农村、从经济发达地区向经济欠发达地区、从国外向国内转移；在农村剩余劳动力大量涌入城市同时，其流动性、不稳定性，接触职业危害的多样性、复杂性，造成职业危害后果的不可预见性。当前，正是我国快速工业化时期，传统职业危害尚未得到完全控制，新的职业危害又不断产生。近年数据表明，我国每年报告新发尘肺病人超过两万例、各类职业中毒超过两千例，其他职业病发病数亦呈增加趋势。职业人群是全人口中最具创造力人群，是生产力要素中最活跃因素，劳动者健康素质高低，直接关系到一个国家生产力发展水平和质量，也将影响经济社会可持续发展。

（二）职业病与经济损失

许多调查表明，职业病造成巨大经济损失。据 1984 年全国四十四个耐火厂的统计，尘肺经济损失为 3.41 万元 / 人年，历年粉尘危害经济损失总额折为 11.04 亿元，其中直接经济损失占 23%。对鞍钢某烧结厂调查，1989 年至 1998 年因尘肺病造成经济损失达 2882 万元，直接经济损失 1018 万元，平均每个尘肺患者的经济损失为 2.72 万元。世卫组织研究表明，1997 年职业病和职业外伤造成的全球经济损失就达世界各国国民生产总值的 4%。

（三）职业病与社会稳定

职业病往往危及群体，造成患者身心痛苦并影响家庭生活，处理不当，极易演变为社会事件。2003 年广东惠州的尿镉超标事件、2008 年至 2009 年深圳的“尘肺门”事件、2009 年至 2010 年苏州的“毒苹果门”（“苹果”电子产品配件生产企业的慢性正己烷中毒）事件等，都不同程度影响了社会稳定。

三、我国职业病范围和名单的演变历程

1956 年 10 月 5 日，卫生部、劳动部印发《关于实行“职业中毒和职业病报告试行办法”的联合通知》，规定自 1957 年 1 月 1 日起在全国试行职业中毒和职业病报告办法，要求最初进行诊断的厂矿医疗机构或其指定医疗机构（以下简称医疗机构），遇有下列病例发生时，应在发生后二十四小时以内，按附录格式向市卫生防疫站发出“急性职业中毒和急性职业病发病通知书”，以便采取紧急措施，消灭发病原因：①一切急性职业中毒；②热射病、热痉挛；③电光性眼炎；④潜涵病；⑤职业性炭疽。这五种职业病可视为我国颁布的首份实施管理的职业病名单。

1957 年 2 月 28 日，卫生部颁发《职业病范围和职业病患者处理办法的规定》，首次对职业病定义、范围和名单作了明确规定。第三条规定："职业病系指工人、职员在生产环境中由于工业毒物、不良气象条件、生物因素、不合理的劳动组织，以及一般卫生条件的恶劣等职业性毒害而引起的疾病"。根据当时经济、生产和技术条件，仅将危害工人、职员健康和影响生产比较严重且职业性比较明显的十四种疾病列入职业病名单，即职业中毒、尘肺、热射病和热痉挛、日射病、职业性皮肤病、电光性眼炎、职业性难听、职业性白内障、潜涵病、高山病和航空病、振动性疾病、放射性疾病、职业性炭疽、职业性森林脑炎。但第十条要求"各单位在试行过程中，认为有的职业病确实影响工人健康比较严重，而未列入本职业病名单内者，可报请地方卫生部门会同工会组织审查提出意见后，报送卫生部研究处理"，为扩大名单留出余地。

1963 年 1 月 8 日，卫生部复函山东省卫生厅，同意"职工由于经常接触布氏杆菌病人、染菌的牲畜和皮毛而感染布氏杆菌病，虽未列入职业病范围内，也可按职业病处理"。

1974 年 10 月 18 日，卫生部复函上海市卫生局，同意将接触炭黑引起的尘肺列入职业病范围。

1987 年 11 月 5 日，卫生部、劳动人事部、财政部、中华全国总工会发布新修订的《职业病范围和职业病患者处理办法的规定》。职业病定义修订为"职业病系指劳动者在生产劳动及其他职业活动中，接触职业性有害因素引起的疾病"，职业病名单扩大至九大类九十九种。

2001 年 10 月 27 日，《中华人民共和国职业病防治法》（以下简称《职业病防治法》）颁布，规定职业病是指企业、事业单位和个体经济组织的劳动者，在职业活动中，因接触粉尘、放射线和其他有毒有害物质等职业病危害而引起的疾病。2002 年 4 月 28 日，卫生部、劳动和社会保障部发布《职业病目录》，职业病名单增至十大类一百一十五种。

2011 年 12 月 31 日，第十一届全国人民代表大会常务委员会第二十四次会议通过新修订的《职业病防治法》。职业病定义修改为："职业病，是指企业、事业单位和个体经济组织等用人单位的劳动者在职业活动中，因接触粉尘、放射性物质和其他有毒、有害因素而引起的疾病"。2013 年 12 月 23 日，国家卫生和计划生育委员会、人力资源社会保障部、国家安全监督生产管理总局和全国总工会联合公布新修订的《职业病分类和目录》。职业病名单调整为 132 种（含 4 项开放性条款），其中新增十七种、删除一种、整合两项开放性条款，还调整十六种职业病名称。职业病仍分为十大类，但三个类别名称被调整：①将"尘肺"与"其他职业病"中的呼吸系统疾病合并为"职业性尘肺病及其他呼吸系统疾病"；②将"职业中毒"调整为"职业性化学中毒"；③将"生物因素所致职业病"调整为"职业性传染病"。

第二节　发展历程

新中国职业病学科发展历程，可分为奠基期、成长期和发展期。

一、奠基期（1949—1954）

新中国刚刚成立，百废待兴。党和政府十分重视劳动者健康，为职业病学科奠定了一定的法制建设、组织队伍、科技工作和人才教育基础。

（一）法制建设基础

1949年，中国人民政治协商会议通过的《共同纲领》明确提出："公私企业目前一般应实行八小时至十小时的工作制""保护青工、女工的特殊利益，实行工矿检查制度，以改进工矿的安全和卫生设备"。1952年，针对搬运工人发生集体中毒事件，周恩来总理签发"中央人民政府政务院关于防止沥青中毒事故的指示"，批准《关于防止沥青中毒的办法》。1954年通过的《中华人民共和国宪法》规定劳动者有受到国家保护的权利，如逐步"改善劳动条件""逐步扩充劳动者休息和休养的物质条件""劳动者在年老、疾病或者丧失劳动能力的时候，有获得物质帮助的权利"等。1954年，第一届全国工业卫生会议提出"面向生产、依靠工人、贯彻预防为主方针"的工业卫生方针和"积极防治多发病、职业病，培养工业卫生干部"的主要任务。宪法和相关方针政策的制定，为职业病学科奠定了法制基础。

（二）组织队伍基础

东北人民政府成立开始，就着手在大型厂矿企业建立医院、门诊部、保健所和急救站等医疗保健机构，配备和培训医疗卫生人员。1950年，天津成立我国首家工业卫生实验院，1951年5月，鞍山钢铁公司成立我国首家工业部门劳动卫生研究所。至1952年，华北地区已建立厂矿医院二十八所、门诊室和保健室七百九十五所、疗养所三十所，共有床位四千四百余张，为后来职业病科、职业病防治机构的建立奠定了组织队伍基础。1953年，政务院批准设立全国各级卫生防疫站，其中设置劳动卫生科（组）。1954年，吴执中受命组建中国第一个国家级劳动卫生与职业病研究所——中国医学科学院劳动卫生研究所（1966年后曾改称"卫生研究所""中国预防医学科学院劳动卫生与职业病研究所"等，现为"中国疾病预防控制中心职业卫生与中毒控制所"），历任副所长、名誉所长。

（三）科技工作基础

1949年起，上海第一医学院在嘉定县建立农村卫生教学基地，开展控制腹泻、防治血吸虫病、控制环境污染、改善工厂劳动卫生和农村环境卫生、流行病学调查等工作及培养农村卫生人才。1950年起，许多地区和部门组织开展安全卫生大检查，以解决厂矿环境污染、工伤事故、多发病等严重威胁工人健康的问题。如1950年，上海第一医学院杨铭鼎和王簃兰带领实习生，与华东劳动部的同志参加华东安全卫生检查组赴淮南煤矿，调查矿区卫生条件，建议采用湿式作业、水心风钻、加强通风等。1950年10月，应上海市卫生局和劳动局邀请，苏德隆、王簃兰到开林油漆厂作铅中毒调查，查出该厂工人发生腹绞痛者9.0%、铅线37.5%、尿粪卟啉（半定量）阳性83.3%，铅中毒患病率达58.3%，这是中华人民共和国成立后最早开始的铅中毒调查。1951年，东北地区安全卫生大检查发现二十一万件问题。1952年，华东地区检查两千七百多个厂矿，发现25万件问题。上述工作为摸清我国厂矿职业卫生和职业病状况，开展职业病防治研究奠定了科技工作基础。

（四）人才教育基础

1950年，中国医科大学、北京医学院、上海医学院、四川医学院等纷纷设置卫生学系。以北京医学院为例，建系时设有包括工业卫生等六个教学组，1952年参照苏联预防医学教学组织经验改为流行病学、环境与工业卫生学等六个教研室。1954年8月，卫生部召开第十届全国高等医学教育会议，确定1955年起预防医学专业学制五年。卫生学系的创建和学制确定，奠定了职业病学科人才教育基础。1954年，刘世杰牵头举办我国首届劳动卫生高级师资班。

二、成长期（1955—2001）

这一时期可分为三个阶段。第一阶段是快速成长阶段（1955—1965），建立了法规标准、业务技术、科技工作体系和人才教育网络，职业病学科初步形成；第二阶段是停滞阶段（1966—1972），“文化大革命”时期，体制、法制、机制遭到破坏，机构、队伍解散，全社会处于混乱状态，职业病学科也不例外；第三阶段是恢复和新成长阶段（1973—2001），职业病防治机构逐步复办，职业病防治工作逐步恢复，法规和标准体系逐步发展，人才教育体系逐步形成，专著和学术期刊逐步问世。

（一）职业病防治法制和标准体系基本形成

1. 法制建设

1956年，国务院颁布“三大规程”，即《工厂安全卫生规程》《建筑安装工程安全技术规程》和《工人、职员伤亡事故报告规程》。1958年，卫生部、劳动部、全国总工会公布防止矽尘危害“四个办法”，即《矿山防止矽尘危害措施暂行办法》《工厂防止矽尘危害技术措施暂行办法》《矽尘作业工人医疗预防措施暂行办法》和《产生矽尘的厂矿企业防痨工作暂行办法》。同一时期，卫生部、劳动部等部门还发布了一系列部门规章，从而构成初步的职业卫生法规体系。

1978年改革开放后，国家进一步加快法制化进程。1987年，国务院颁布《尘肺病防治条例》。随后，国家颁布《放射性同位素与射线装置放射防护条例》《矿山安全法》《劳动法》等法律法规，各省市也相继制定地方劳动安全卫生条例。

1992年起，针对我国职业危害严峻形势，全国人大常委会和有关专门委员会多次组织人大常委会委员、人大代表听取卫生部关于职业卫生工作和职业病防治情况汇报，赴各地考察职业危害状况。1998年，全国人大常委会和国务院决定将《职业病防治法》列入国家立法计划。由苏志牵头，张云林、黄汉林、缪剑影、吴世达、杨健、贺青华、周安寿、李朝林等负责主要起草工作，于2001年5月完成《职业病防治法（草案）》。

2. 标准建设

二十世纪五十年代，我国职业卫生标准以引用苏联标准为主。1957年，卫生部组织编写《矽肺病诊断标准（草案）》，经试用和修改，1963年7月15日，我国首个职业病诊断标准《矽肺、石棉肺X线诊断及其分期标准》（以下简称“63年尘肺标准”）作为卫生部、劳动部、全国总工会联合发出的《矽尘作业工人医疗预防措施实施办法》附录发布，奠定我国尘肺病诊断标准基本框架。1962年，国家计划委员会、卫生部颁布《工业企业设计卫生标准》。

1965年，卫生部颁布首批职业中毒诊断标准，即铅中毒、汞中毒、苯中毒三种职业中毒的《诊断、治疗和处理方法（草案）》和《有机磷农药中毒诊断标准和治疗方案》。1967年，粮食部和卫生部联合颁布磷化氢（磷化锌、磷化铝）急性中毒和溴甲烷中毒诊断治疗草案。1974年5月27日，卫生部颁布《五种职业中毒的诊断标准及处理原则》，对1965年颁布的四种职业中毒的诊断和处理办法进行修订，并增加苯的氨基、硝基化合物（不包括三硝基甲苯）中毒。同时卫生部强调，为避免误诊及在诊断上造成不必要混乱，慢性职业中毒诊断应以当地职业病防治机构或地方卫生部门指定的其他医疗卫生机构出具的诊断证明为准，外地诊断只能作为参考。为做好三硝基甲苯中毒普查工作，1979 年 2 月 8 日卫生部颁布《慢性三硝基甲苯中毒诊断参考标准及处理原则》。

1981 年，卫生部组建全国卫生标准技术委员会，在中国预防医学科学院设立标准处，承担卫生标准业务日常管理，使我国卫生标准研制和管理工作进入一个持续发展新阶段。该委员会下设有“职业病诊断标准委员会”，负责组织对职业病诊断标准的研制、修订计划和评审程序提出建议，审议和评定已研制的职业病诊断标准，协助将通过评审的标准上报卫生部或国家技术监督局批准颁布。1987 年法定职业病扩大至九大类一百零二种后，委员会积极组织专家分批研制配套标准。至 1998 年 8 月，我国颁布实施的职业病（职业性放射性疾病除外）诊断标准达七十九个，一些未列入 1987 年版职业病名单的职业中毒也及时制定了诊断标准，如急性一甲胺中毒、二甲基甲酰胺中毒、钡中毒等。在制订新标准同时，委员会也及时组织修订颁布满五年标准。如 1986 年颁布的《尘肺 X 线诊断标准及处理原则》，就是对“63 年尘肺标准”的修订，除规定将不规则形小阴影作为尘肺 X 线的一种表现形态外，还对小阴影密集度及范围做了明确说明，并附低千伏标准片。

（二）职业病防治业务技术机构网络形成

1954 年第一次全国工业卫生会议后，铁道、冶金、化工、煤炭等工业部门和地方开始逐步建立劳动卫生职业病防治机构。至 1959 年，全国已建立十余个研究所；至 1965 年，约三分之二的省市建立职业病防治机构。

“文革”期间职业病防治机构被合并或撤销，1977 年后才全面恢复和发展。1980 年后，建立了以中国预防医学科学院劳动卫生与职业病研究所为全国中心、七大行政区域劳动卫生与职业病防治中心和各省（市）及各工业国家部门劳动卫生职业病防治研究所为骨干、近 2000 个地县级卫生防疫站劳动卫生科为基础的职业病防治业务技术网络。至 1985 年，全国各地卫生部门和工业主管部门共设有职业病院 36 家、床位 4038 张；职业病防治所 99 家、床位 1846 张；县级以上医院的职业病科还设有病床 8946 张。至此，全面覆盖全国各行政区域和各工业部门的职业病防治业务技术网络已形成。其后，职业病防治业务技术网络不断巩固、发展，工业发展较快的省份逐步建立起地级职业病防治所，如辽宁、广东、河南、河北、山东、山西、湖南等。

1998 年，卫生部推行“两项”改革（监督体制改革和预防保健体制改革），部分省级、地级职业病防治机构又被撤销、或合并至疾病预防控制中心，部分职业病防治技术骨干被安排到卫生监督机构充实执法监督工作。至 2001 年，全国保留的独立职业病防治机构仅四十七家，其中省级十一家、地市级三十六家。

（三）职业病防治科学研究和学术交流开展

1. 开展科学研究

1956 年，在十八个省、市、自治区通力协作下，对高温作业环境进行大规模现场生理变化测定调查，取得近万人资料，为制定我国高温作业环境卫生标准提供了主要依据。1959 年，在辽宁旅大市召开第一届全国劳动卫生与职业病学术会议，总结建国十年来劳动卫生与职业病防治研究工作由无到有和由小到大的发展过程，正式公布首次制订的车间空气中有害物质最高容许浓度卫生标准和几种主要职业病诊断标准。1964 年，东北三省召开地区性劳动卫生与职业病学术会议，邀请各省市代表参加，交流内容涉及现场调查、毒理学、有毒物质监测、生物标志物监测、中毒研究、高频电磁场健康影响研究和测量仪器展示等。

1974 年至 1976 年，全国共普查二百九十万名矽尘作业工人，摸清冶金、煤炭、建材、铁道和化工等产业系统矽肺患病情况。1981 年，前后普查近百万接触工业毒物工人，掌握了铅、苯、汞、有机磷农药和三硝基甲苯等职业中毒发病和分布情况。1983 年，对接触八种致癌物质的十余万职工进行流行病学调查，查清致癌物危害情况。1989 年，对十五个省（市）三十个县（市、乡）的乡镇工业职业卫生需求进行调查，表明我国乡镇工业职业卫生服务需求量大面广，现有职业卫生资源有限，职业卫生服务很不充分。1986 年至 1990 年，开展全国尘肺病流行病学回顾调查，建立系统的尘肺病档案。1996 年，在 7 省市对一千四百二十一家三资企业进行职业卫生状况调查，发现职业危害也十分严重。这些大规模调查研究，成为我国制定职业病防治法规、政策、标准重要依据，也是职业病学科发展标志性事件。

2. 出版学术期刊和专著

1973 年,《冶金劳动卫生》(现名《工业卫生与职业病》) 在辽宁创刊。1974 年,《广东职业病防治》(现名《中国职业医学》) 在广东创刊。随后,《中华劳动卫生职业病杂志》《劳动医学》(现名《环境与职业医学》)、《职业与健康》《中国工业医学杂志》相继问世。以上均属中国科技核心期刊,《中国职业医学》《环境与职业医学》还被《中文核心期刊要目总览》(第七版) 收录，见表 8–1。

1982 年《职业病》出版,《职业病临床实践：物理因素部分》《中华职业医学》等专著亦相继出版。见表 8–2。

表 8–1 我国职业病学科主要核心期刊基本情况

期刊名称	创刊时间	主办单位	主编 / 总编辑
工业卫生与职业病（曾用名：冶金劳动卫生）	1973 年	鞍山钢铁集团公司	李德鸿；李涛[a]
中国职业医学（曾用名：广东职业病防治、职业医学）	1974 年	中华预防医学会；华南区域劳动卫生职业病防治中心	谭炳德；王方能；胡荣枢；黄汉林[a]
中华劳动卫生职业病杂志	1983 年	中华医学会	刘世杰；刚葆琪；王生[a]
环境与职业医学（曾用名：劳动医学）	1984 年	上海市疾病预防控制中心；中华预防医学会	胡天锡；张胜年；吴凡[a]
职业与健康	1985 年	天津市疾病预防控制中心；中华预防医学会	张印德；王撷秀[a]、张印德[a]
中国工业医学杂志	1988 年	中华预防医学会；沈阳市劳动卫生职业病研究所	何凤生、赵金铎；张寿林、李忠、王朝和；周安寿、阎波；阎波[a]

注：期刊顺序按照创刊年份排列；[a] 为现任主编。

表 8-2 1955 年至 2001 年期间我国职业病学科相关学术专著

专著名称	主编	出版年份	出版社
职业病	吴执中	1982	人民卫生出版社
职业病临床实践：物理因素部分	丁训杰，任引津	1983	上海科学技术出版社
中国医学百科全书：劳动卫生与职业病学	刘世杰	1988	上海科学技术出版社
临床职业病学（第一版）	王世俊	1994	北京医科大学、中国协和医科大学联合出版
现代劳动卫生学	王簃兰，刚葆琪	1994	人民卫生出版社
现代职业医学	王莹	1996	人民卫生出版社
现代职业病诊疗手册	刘镜愉，赵金垣，史志澄	1997	北京医科大学、中国协和医科大学联合出版
中华职业医学	何凤生	1999	人民卫生出版社

这些学术专著和期刊不仅忠实记录职业病学科发展轨迹和成果，也是学科成长重要标志之一。

3. 建立学术组织

1986 年 5 月，全国职业病临床工作者聚会北京香山，任引津倡议成立职业病临床专业学组，王世俊、任引津、何凤生为筹备组成员，申请在中华预防医学会劳动卫生职业病分会下组建学组。同年 8 月在沈阳市成立职业病学组，组长王世俊，副组长为任引津、何凤生及赵金铎。并召开首届全国职业病学术交流会，一百一十名代表参会。学组成立后，五年间组织召开全国性学术交流大会六次，极大推动学科发展。

随着职业卫生事业蓬勃发展，职业病临床工作者越聚越多，学组平台已无法满足交流需求。由王世俊、任引津、赵金铎、丁茂柏、张寿林等发起，经中华预防医学会第二届常务理事会第二次会议讨论，1992 年 10 月 28 日正式发文［预学会（92）第 86 号文］批准成立“中华预防医学会职业病专业委员会”。委员会成立大会暨第七次全国职业病学术交流会议于 1993 年 12 月 3 日至 7 日在广州召开，第一届委员会委员三十八名，王世俊、任引津任名誉主任委员，赵金铎任主任委员。2000 年，第二届委员会于第十三次全国职业病学术交流会期间在重庆产生，委员三十七名，张寿林任主任委员，李忠、赵金垣、倪为民任副主任委员。

4. 工业毒理学研究平台初步形成

1997 年 4 月 8 日，卫生部、农业部确定二十五个单位为农药毒理学试验认可单位，其中上海市化学品毒性检定所、广东省职业病防治院、中国预防医学科学院（现国家疾病预防控制中心）、同济医科大学、沈阳化工研究院可开展《农药安全性毒理学评价程序》中四个阶段毒理学试验，另二十个单位仅可开展第一、第二阶段试验。

（四）人才教育培养体系形成

1955 年初，卫生部决定将布点于九所大学的公共卫生专业合为六处；同年秋，设立北京医学院、哈尔滨医学院、山西医学院、上海第一医学院、武汉医学院、四川医学院卫生系，共招收本科生一千七百零二人。1956年，四川医学院等开始培养劳动卫生学专业研究生。

1958年“大跃进”时期，十七个省市的十七所医学院校先后建立卫生系；到1962年夏又先后被撤销，只保留原六个卫生系直到1966年。1966年至1976年“文革”期间，卫生专业教育受到严重冲击，学制改为三年，招生人数减少，原有教学计划和教材被压缩和删改。其间，1973年以后，因卫生保健人员奇缺，少数省市医学院校增设卫生专业。

1978年全国恢复高考，卫生专业教育进入新时期。1985年起，各地学院升格为大学，学系升格为学院。如1985年4月，哈尔滨医科大学将卫生系升格为公共卫生学院。北京医科大学、上海医科大学、华西医科大学、同济医科大学的卫生系也先后升格为公共卫生学院。其他医学院校纷纷建立公共卫生学院（系）。到1995年，全国共有公共卫生院（系）四十一个，招生达五千七百五十三人。

二十世纪七十年代末八十年代初，各医科院校相继设立硕、博士点，招收劳动卫生学或相关专业研究生。四川医学院卫生系1978年招收劳动卫生与职业病学首批硕士生，1983年批准设立博士点，并于1984年开始招生（详见第七章）。

1961年，刘世杰主编的《劳动卫生学》（全国高等医药院校试用教材）由人民卫生出版社出版，是我国最早的劳动卫生学教材。1981年，山西医学院主编的正式教材《劳动卫生与职业病学》（第一版）问世，第二、三、四版分别于1985年、1992年和2001年出版（详见第七章）。

三、发展期（2002年至今）

《职业病防治法》的颁布施行，标志着我国职业病学科发展进入一个崭新阶段，法制和标准体系日趋完善，业务技术网络快速发展并引入市场机制，科学研究条件进一步优化，人才教育培养体系进一步壮大。

（一）建立健全法律法规和标准体系

1. 职业卫生法律规范体系

2001年10月27日，《职业病防治法》经第九届全国人民代表大会常务委员会第二十四次会议审议通过，自2002年5月1日起施行，标志着我国职业病防治工作正式纳入法制化轨道。该法在吸取国外职业病防治立法经验、总结五十多年职业病防治工作实践的经验与教训基础上，针对我国职业病防治新形势、新问题，对职业病防治的前期预防、工作场所管理、职业卫生技术服务、职业健康监护管理、职业病诊断、职业病病人保障、职业卫生监督等多方面作出明确规定，对促进职业病学科发展、提高职业病防治水平、规范职业卫生行为，加强劳动者健康保护，改善职业卫生服务，实施有效职业卫生监督管理等方面，都具有里程碑式意义。

根据《职业病防治法》，2002年国务院颁布《使用有毒物品作业场所劳动保护条例》，卫生部、劳动和社会保障部联合颁布《职业病目录》，卫生部颁布《职业病诊断与鉴定管理办法》《职业卫生技术服务机构管理办法》《职业卫生技术服务机构监督管理办法》《职业病危害事故调查处理办法》《建设项目职业病危害分类管理办法》等，形成基本完善的职业病防治法律法规体系。

2005年，国务院颁布《放射性同位素与射线装置安全和防护条例》。2009年，河南省张海超尘肺病误诊事件、深圳市湖南耒阳籍尘肺病农民工维权事件等，引起社会对职业病诊断与鉴定制度的质疑。2011 年 12 月 31 日，第十一届全国人民代表大会常务委员会第二十四次会议审议通过《关于修改〈职业病防治法〉的决定》。修正后的《职业病防治法》于当天颁布并施行，取消职业病诊断申请门槛，运用劳动仲裁、行政判定等方式解决职业病诊断所依据资料的争议等。

为落实党中央、国务院进一步落实深化行政审批制度改革要求，2016 年 7 月 2 日，第十二届全国人民代表大会常务委员会第二十一次会议审议通过《关于修改〈中华人民共和国节约能源法〉等六部法律的决定》。《职业病防治法》完成第二次修正，取消对新建、扩建、改建建设项目和技术改造、技术引进项目的前置审批管理制度。随后，卫生部和国家安全生产监督管理总局出台或修正了系列规章和规范性文件，山东、云南等省也修订、颁布了本省的“职业病防治条例”。

这一时期颁布实施的与职业病防治相关法律还有《中华人民共和国劳动合同法》《中华人民共和国安全生产法》《中华人民共和国工会法》和《中华人民共和国刑法》等。

2. 职业卫生标准体系

《职业病防治法》规定国家职业卫生标准由卫生部制定并颁布。卫生部颁布的《国家职业卫生标准管理办法》将标准分为九大类。其中，强制性标准五类，包括：工作场所作业条件的卫生标准，工业毒物、生产性粉尘、物理因素职业接触限值，职业病诊断标准，职业照射放射防护标准，职业防护用品卫生标准；推荐性标准四类，包括：职业卫生专业基础标准，职业危害防护导则，劳动生理卫生、工效学标准，职业性危害因素检测、检验方法。同时，设立职业卫生标准委员会、放射卫生标准委员会、职业病诊断标准委员会和放射疾病诊断标准委员会，分别负责相关标准研制的组织和技术审查。

在职业病诊断标准体系（职业性放射性疾病除外，另有章节表述）方面，截至 2017 年 9 月 30 日，我国颁布相关标准一百一十六项。包括：技术规范两个（职业病诊断文书书写规范、职业健康监护技术规范），基础标准五个（职业病诊断名词术语、职业病诊断标准编写指南、职业禁忌证界定导则、职业病诊断通则、劳动能力鉴定职工工伤与职业病致残等级），分类标准 109 个（职业性尘肺病及其他呼吸系统疾病诊断标准八个、职业性皮肤病诊断标准十个、职业性眼病诊断标准四个、职业性耳鼻喉口腔疾病诊断标准四个、职业性化学中毒诊断标准七十个、物理因素所致职业病诊断标准七个、职业性传染病诊断标准两个、职业性肿瘤诊断标准一个、其他职业病诊断标准三个）。职业病诊断标准的颁布和实施不仅为职业病诊断、治疗提供指导依据，也为开展职业健康监护、仲裁职业病诊断纠纷等提供依据；既保障了职业病患者获得治疗和赔偿的权利，又为化解职业病争议中的矛盾提供了技术支撑。这些诊断标准是在认真总结我国职业病临床经验和研究成果基础上，充分汲取国外研究进展总结而成，不仅具有中国特色，也反映国外先进水平，为丰富国际职业医学做出了重要贡献。

（二）业务技术机构和队伍快速发展

《职业病防治法》在职业卫生技术服务中引入市场竞争机制。卫生部制定并颁布《职业卫生技术服务机构管理办法》《卫生部职业卫生技术服务机构资质审定工作程序》《职业卫生技术服务机构资质审定条件》《建设项目职业病危害评价机构资质（甲级）审定标准》《职业卫生技术服务机构工作规范》，对工作场所职业病危害因素检测、建设项目职业病危害评价等技术机构实施资质管理。同时，对职业病诊断机构、职业健康监护机构和化学品毒性试验机构亦实施资质管理。资质评审制度的建立和市场机制的引入，不仅促进政府办职业病防治机构的发展，也催生一大批非公有制职业卫生技术服务机构。取得资质的化学品毒性鉴定机构达二十三家单位，独立设置的省级职业病防治院增至十六家、共有工作人员三千余人。

（三）科学研究和学术交流更加活跃

根据《职业病防治法》，国家采取一系列鼓励和支持职业病防治科学研究措施，建立了一批毒理学研究实验室、国家临床重点职业病专科，设立了职业病科研重点专项，一些地方政府还建立了职业病重点实验，职业病科学研究和学术交流空前活跃。

1. 建设工业毒理学研究实验室和国家职业病临床重点专科

2002 年起，国家对化学品毒性鉴定机构实行资质评审，促进了毒理学研究实验室建设。2013 年，农业部批准中国疾病预防控制中心职业卫生与中毒控制所等二十九个单位为农药登记毒理学试验单位，其中，中国人民解放军军事医学科学院毒物药物研究所等六个单位符合农药良好实验室规范（GLP）要求。

2008 年，国家开始遴选临床重点专科，第一批中有六个职业病专科，分布在广东省职业病防治院、湖南省职业病防治院、山东省职业病防治院、黑龙江省职业病防治院、北京朝阳医院和上海市肺科医院；第二批有五个职业病专科。这些重点专科均集职业病诊断、治疗、康复、科研、培训于一体，在学科建设和发展方面发挥举足轻重的作用。

2. 创建职业病重点实验室

2002 年以来，部分省职业病防治院的职业病研究室被列入地方医学重点实验室。如依托于广东省职业病防治院的广东省职业病防治实验室于 2012 年被评为广东省重点实验室，成为我国首家省级政府职业病重点实验室，有力推动职业病防治科研和学科发展。

3. 设立职业病科研重点专项

从“十五”期间开始，职业病与地方病防治合并为一个专项，纳入国家科技部重点支撑计划，同时也列入卫生部行业公益项目；进入“十二五”，职业病防治单独设立重点专项（详见第七章）。

4. 学术组织不断发展，促进了国内外学术交流

中华预防医学会职业病专业委员会第三届委员会 2004 年于郑州产生，委员四十一名，周安寿任主任委员。2011 年，广州召开全国职业病防治学术交流大会期间换届产生第四届委员会，委员五十七名（后增补至五十九名），周安寿连任主任委员。该次大会盛况空前，来自澳大利亚、日本，我国港澳台地区和大陆各省市五百多人参加交流。之后，职业病防治学术交流大会与劳动卫生职业病学术会议合办，由两个专业委员会轮流主办，每次都邀请国外同道，参会均四百人以上。

2001 年，刘世杰带领苏志、王生、黄汉林等参加日韩劳动卫生学术交流会，倡议设立中日韩劳动卫生论坛，三国轮流每年举办一次学术交流会。第一届交流大会 2002 年在北京举行，中日韩学术交流制度得到很好落实。

2002 年 6 月 2 日至 21 日，劳动和社会保障部李其炎副部长率中国代表团赴日内瓦参加第九十届劳工大会，卫生部指派法监司苏志、贺青华和广东省职业病防治院黄汉林等组成工作小组加入代表团，参加职业事故和职业病委员会工作，主要任务是对《职业安全和卫生公约

拟议议定书》《职业病名单及职业事故和职业病的登记与报告拟议建议书》提出修正议案。工作小组共提出十四项修正案，其中关于“议定书”文本修改的七项（四项被大会完全接纳，两项被大会部分采纳，一项撤回）；关于职业病名单的修正案七项，提交专家组和理事会研究，会上有四项被接纳，其他三项提交会后的专家组和理事会会议继续研究。这是中国政府代表在职业事故和职业病委员会会议上第一次表述立场和观点。其后，苏志、陈锐、周安寿、李涛、张敏、黄汉林等又先后参加修订 ILO 职业病名单工作，为 2010 年版国际职业病名单的制定做出中国贡献。

2003 年起，中国职业卫生界组团参加国际职业卫生大会、世界职业卫生大会、美国工业卫生大会等学术交流成为常态。

（四）人才教育培养体系发展壮大

《职业病防治法》实施后，全国迫切需要高质量劳动卫生和职业医学人才，公共卫生相关专业规模迅速增长。2013 年底，全国有八十四所高等院校开设预防医学专业，学制五年，授予医学学士学位；至 2016 年底，高校增至九十三所。2013 年四川大学华西公共卫生学院设立职业卫生与职业医学专业并招收硕士研究生，山东大学设立劳动卫生与职业医学系。至 2016 年底，有十三所大学被授予公共卫生科学博士学位点，三十个公共卫生学院开展在职培养公共卫生专业硕士（MPH）教育试点，形成规模化人才教育培养体系。全国公共卫生学院招生人数从 2002 年 3164 人增至 2005 年 6066 人，2010 年为 6565 人，现在每年招收本科约 7000 人、硕士约 1500 人、博士约 400 人。

这一时期出版的主要专著有：任引津等主编的《实用急性中毒全书》(2003)、菅向东等主编的《中毒危急重症诊断治疗学》(2009)、赵金垣主编的《临床职业病学》第二版（2010）及第三版（2017)、金泰廙等主编的《现代职业卫生与职业医学》(2011) 等。

2003 年，教材《劳动卫生与职业病学》(第五版）更名为《职业卫生与职业医学》，第六、第七、第八版分别于 2008 年、2012 年和 2017 年出版（详见第七章）。

第三节　重要学科成就

我国职业病学科尽管起步晚、起点低、历史短，但在党和政府领导和重视下，在广大职业病防治工作者共同努力下，七十多年来取得举世瞩目成就，正在赶上国际先进行列。

一、促进法制和标准体系的建立和完善

从 1802 年英国颁布第一部《工厂法》到 1929 年旧中国南京国民政府颁布《工厂法》间隔一百二十七年；到新中国中央人民政府政务院批准《关于防止沥青中毒的办法》的 1952 年，间隔一百五十年；到 2002 年《职业病防治法》实施，则间隔刚好二百年。

中华人民共和国成立后，随着职业病学科的诞生、成长和发展，积累了大量具有中国特色、符合中国实际的经验，同时也吸取了国外职业病防治法制建设的成功经验和教训，催生了既符合国际职业卫生新理念、又切合中国实际的基本完善的职业病防治法制。现行职业病防治法律制度包括建设项目职业卫生分类管理制度、工作场所职业卫生管理制度、职业健康

监护制度、职业卫生技术服务机构管理制度、职业病诊断与鉴定制度、劳动者和职业病人权益保障制度、特殊人群职业卫生保护制度、职业卫生行政监督管理制度等，充分体现对劳动者生命健康权、知情权、同意权、参与决策权、拒绝作业权、接受培训教育权和赔偿权等的保护，是目前世界上最完善的职业卫生法制体系之一。

同时，我国的职业卫生标准体系在国际上独树一帜。经历新中国成立初期的“照搬”苏联、改革开放初期的“抄袭”美欧，到运用结合中国研究成果建立符合中国职业人群特点的职业接触限值及其配套标准检测方法，是与美国、西欧、俄罗斯和德国等并列的主要职业卫生标准体系。中国的职业病诊断标准体系，更是国际上独一无二、最完善的职业病诊断标准体系。

二、促进亚学科的成长和相关学科结合

职业病学科从早期研究急性中毒、急性职业病和尘肺等十四种法定职业病，发展到现在研究十大类一百三十二种，亚学科不断萌芽和成长。职业中毒从研究铅、汞等少数金属中毒发展至研究气体、金属及其化合物、有机溶剂和农药等中毒，靶器官、靶组织几乎涵盖整个人体；尘肺病从矽肺、煤工尘肺发展至十二种尘肺病和过敏性肺炎等职业性呼吸系统疾病；职业性放射性疾病、皮肤病、眼病、耳鼻喉口腔疾病、肿瘤、传染病、精神疾患等亚学科已具有一定规模，亚学科体系基本形成。职业性有害物理因素和工效学因素所致职业病的研究也发展迅猛，职业性免疫性疾病和特殊人群职业健康损伤等亚学科正在形成。

随着疾病防治理念转变、科技发展、职业人群结构特征改变和职业病学科自身发展，职业病学科与其他学科的结合更紧密。病因新概念和三级预防理论得到全面体现；社会学、法学、管理学、化学、物理学、数学、流行病学、临床医学、毒理学、免疫学、药学、中医学、统计学、工效学、心理学等学科已渗透、融入职业病学科体系；各种检测检验检查技术、现代信息技术（计算机、互联网、物联网、大数据等）、分子生物学技术、工程技术、工艺技术等已在职业病学科广泛应用。

三、产生一批重要科研成果

据不完全统计，职业病学科成果奖有：国家科技进步奖二等奖两项，省部级一等奖三项、二等奖十项、三等奖数十项，还有各类专项奖数百项（详见第七章）。

（一）发病机制研究

在几代职业病工作者努力下，尘肺和一些常见毒物（如铅、汞、镉、砷、氯气、硫化氢、一氧化碳、砷化氢、甲醇、氰化物、苯、苯胺、三硝基甲苯、β-萘胺、有机磷类、有机氯类、百草枯等）中毒机制基本阐明；急性一氧化碳中毒迟发脑病、化学性急性呼吸窘迫综合征、急性1，2-二氯乙烷中毒性脑病研究、甲苯二异氰酸酯（TDI）所致职业性哮喘等机制研究也取得了突破性进展；何凤生院士对氯丙烯所致周围神经病发病机制研究，在国内外职业病和神经毒理学方面产生较大影响，获1984年意大利劳动医学国际奖（西比昂·卡古利奖）、卫生部科技成果奖一等奖（1985）和国家科技进步奖二等奖（1987）；广东省职业病防治院黄汉林研究团队、中国疾病预防控制中心郑玉新研究团队等对阐明了职业性三氯乙烯药疹样皮炎的发病机制，此外广东省职业病防治院唐小江研究团队的急性三甲基氯化锡（Trimethyltin Chloride，TMT）中毒致低钾血症机制也有重要发现。

（二）治疗技术研究

1. 尘肺病治疗

纤维支气管镜肺段灌洗术和大容量全肺灌洗术已用于尘肺病治疗，可改善患者症状，延缓病情进展。从中草药中筛选提炼的克矽平、汉防己甲素等，可抑制尘肺肺组织纤维化；而霜桑叶、瓜芪合剂、矽复康、矽肺宁、千金藤素、复方白芪片等在改善矽肺患者临床症状、提高机体免疫力、增加肺通气功能和延缓肺部纤维化肺功能等也取得一定疗效。间充质干细胞治疗尘肺病已从动物实验进入临床研究阶段。

2. 化学中毒治疗

金属络合剂、亚甲蓝、亚硝酸异戊酯、亚硝酸钠、4- 二甲氨基苯酚、解磷定、氯磷定、阿托品、乙酰胺等的研制和应用，较好解决了金属中毒、中毒性高铁血红蛋白血症、氰化物中毒、有机磷农药中毒、氟乙酰胺中毒的难题。糖皮质激素的规范使用、血液净化技术和高压氧疗法的推广应用，提高了职业性化学中毒救治有效性，在职业病患者康复方面亦发挥重要作用。

3. 职业病临床路径

2016 年 12 月 2 日，国家卫生和计划生育委员会颁布首批职业病临床路径十一个，由北京大学第三医院赵金垣、毛丽君，广东省职业病防治院夏丽华，首都医科大学附属北京朝阳医院朱钧，沈阳市第九人民医院阎波，广州市职业病防治院刘薇薇，苏州市第五人民医院刘杰，白银市第一人民医院孙德兴负责制订。临床路径的应用，在规范职业病诊治工作，提高效率，合理利用医疗卫生资源等方面发挥了积极作用。

（三）职业健康监护

建立健全了职业健康监护法律、法规、规章、技术规范体系。按照 GBZ 188《职业健康监护技术规范》及 GBZ 235《放射工作人员职业健康监护技术规范》要求，各职业健康检查机构建立了质量管理体系，绝大部分机构实现规范化、标准化和信息化管理。职业健康检查机构基本覆盖到乡镇，监护覆盖面不断扩大，全国每年职业健康检查人数已超过一千万。

职业健康监护中采用的特异性检查方法和指标越来越多，特别是生物监测指标及其正常参考值范围的制定，为职业健康监护提供更科学依据，也使一些职业健康损害得以早期发现。主要有：尿 δ-ALA、血 ZPP 或 FEP、血或尿铅（铅及其无机化合物作业体检），血或尿铅（四乙基铅作业体检），尿汞、尿 β_2- 微球蛋白、尿 α_1- 微球蛋白、尿视黄醇结合蛋白（汞及其无机化合物作业体检），尿镉、尿 β_2- 微球蛋白、尿视黄醇结合蛋白（镉及其无机化合物作业体检），尿氟（氟及其无机化合物、有机氟作业体检），全血或红细胞胆碱酯酶活性（有机磷、氨基甲酸酯类作业体检），尿硫氰酸盐（氰及腈类化合物作业体检），尿 2，5- 己二酮（正己烷作业体检），尿三氯乙酸（三氯乙烯作业体检），尿反 - 反粘糠酸、尿酚（苯作业体检），血或尿甲醇、血或尿甲酸（甲醇作业体检），血碳氧血红蛋白（一氧化碳作业体检），还有血磷、尿锰、尿铍、尿铬、尿 / 血 / 发砷、尿铊、血 / 尿镍、尿五氯酚等，覆盖的化学因素超过二十种。

（四）信息技术

计算机信息技术与职业病临床技术相结合的《职业健康监护管理系统》和临床路径配套管理软件的研制和推广应用，不仅提高了业健康监护和职业病诊疗效率，也规范了医疗行为。《化学中毒突发事故危害评估与医学应急救援系统》和《国家防范和处置核化生恐怖袭击医学救援专家咨询信息系统》等则提高了化学中毒事件应急处置能力。

四、降低职业病的健康危害性

职业病学科发展使职业病发病控制在较低水平。GDP 总量从 2001 年 11.1 万亿元增长到 2014 年 64.4 万亿元，但近年报告每年新发职业病人数保持在三万例左右，仅增加一万余例。铅、汞、镉、锰等金属及其化合物中毒因早期发现和诊断而得到早期干预和治疗，重度中毒和治疗无效病例已十分罕见。因职业中毒致残、致死病例明显减少，如慢性正己烷中毒临床治愈率接近 100%，群体性慢性苯中毒临床治愈率可达 80% 以上；职业性三氯乙烯药疹样皮炎病死率从 50% 下降至 10% 以下；急性有机磷、氟乙酰胺、百草枯、甲醇中毒等病死率也显著降低。急性中毒病死率在 1997 年至 2001 年间为 12.2% 至 21.5%，2010 年至 2014 年间仅为 0.4% 至 7.6%。

第四节　挑战与展望

国际上，职业病防治和职业卫生观念已发生变化，职业卫生与经济社会发展关系进一步明确。职业病不仅是一个疾病问题，也是经济、社会和政治问题。享有健康保护是工人基本权利之一，保护全球约三十亿工人健康是优先任务。职业卫生工作范畴与策略也已发生转变，职业病防治工作重点已逐步转向新技术所致职业病、职业性相关疾病、职业性传染病，世卫组织已把艾滋病、结核、性病等通过职业接触传播的疾病纳入职业卫生工作范畴。同时，更加关注室内空气质量与职业人群健康关系，关注失业、家庭、不良生活习惯等社会问题和气候变化对工人健康影响，更加关注农民和农民工、中小企业和个人作坊的职业卫生，提倡初级卫生保健与职业卫生相结合。由于环境疾病和职业病的病因、致病机制、干预措施相近，日本等国家已把环境卫生学与职业卫生和职业病学进行整合为职业环境学。

一、职业病问题的严重性

改革开放以来我国经济迅速发展，但因产业结构与经济发展不平衡，社会管理与社会保障制度不完善，职业病防治技术能力薄弱，职业危害尚未得到有效控制，职业病问题仍相当突出，职业病防治形势仍相当严峻。主要表现为：接触职业病危害因素人群数量大，几十年经济高速发展导致的职业病隐患积累，使职业病正进入高发期，职业病报告数近年明显增加，粉尘危害、金属中毒等传统职业病亦严重，有机溶剂中毒问题突出，新化学物中毒层出不穷，远期效应危害因素后果正逐渐暴露，新的职业危害正威胁劳动者健康，恶性事故时有发生。总之，目前暴露的问题仅是冰山一角，应充分认识职业病防治工作的长期性和艰巨性。

二、职业危害问题复杂化

科技发展产生新的职业危害因素。首先是新原材料将带来许多未知的新职业危害。目前，新化学品以每天两万种以上速度递增，化学危害威胁仍十分严重；转基因物质、酶、生物制品等生物活性材料和纳米等新原材料的应用，让传统防护用品失去防护作用；新药原料、中间体及其产品的危害尚待研究。

其次是新技术应用带来新职业危害。核电技术的普遍应用，航天、深海资源开发，激光技术、高速交通工具、变频、发光二极管、新能源利用等将产生新的物理危害因素。

最后是新工作方式带来新问题。动漫制作、网站管理、现代物流、研发中试等工作，工作强度大、持续工作时间长、缺乏规律性，精神和机体局部器官、组织紧张情况更为严重；地震、海啸、飓风、空难、战争、恐怖袭击等灾难事件中救援人员的职业病问题亦不容忽视。

此外，违背工效学原理危害因素、室内空气质量、气候 – 环境因素、社会 – 心理因素等也将带来一定健康影响。

新职业危害必然产生新接触人群，如医疗卫生人员、研究开发人员、应急救援人员和新型职业人群，人口老年化带来的老龄职业人群有可能成为职业病高发群体。同时，新职业危害也将导致新职业中毒、新职业性肿瘤、职业性免疫性疾病、物理因素所致职业病、生物因素所致职业病、新的职业性相关疾病、社会 – 心理因素类疾患、气候 – 环境因素类疾患和神经 – 肌肉 – 关节 – 运动系统疾患等。

三、职业病范围将不断扩大

ILO 已将职业病定义修改为：只要有科学证据证明是工作原因所致，或由政府主管当局根据本国情况和实践确定是职业因素造成的疾病，都可被认定为职业病。疾病是否列入职业病范围和名单，主要考虑三个重要因素：疾病的发生与特定的接触或特定因素之间构成接触 – 反应（效应）因果关系；疾病的发生与特定的工作环境和特定的职业有关；接触这些职业有害因素的特定人群中，该病发生率高于非职业接触普通人群的平均发病率。

ILO 理事会第三百零七届会议批准的 2010 年修订版职业病名单，细化了人类工效学因素所致肌肉骨骼疾病，按照国际疾病分类纳入七种具体疾病和一个开放性条目；还首次增设了精神和行为障碍类名单，具体列出“创伤后应激障碍”和一个开放性条目，即只要有科学证据证明，或者根据国家条件和实践以适当方法确定，工作活动中有害因素的接触与工人罹患的精神和行为障碍之间存在直接联系，任何精神和行为障碍都可被认定为职业病。目前，世界各国认定职业病有三种方法：使用限定于指定工作条件的职业病名单，不设名单仅对职业病进行一般定义，将职业病定义与名单结合使用。

随着科技进步，诊断学和流行病学发展，新的职业病致病因素将不断被发现和确定。随着被认可的新职业病逐年增多，用于赔偿和预防目的的职业病名单也将逐年扩大。

四、职业病研究手段更为先进

职业病研究手段随科技发展趋向多样化。远程监测技术、大数据、分子生物学方法应用等为病因、发病机制、生物标志物研究提供良好技术平台；遗传学技术为易感人群筛查提供可能；先进的检测分析设备和技术为职业危害因素定性和定量测定创造良好条件；临床检查设备和技术创新，为职业健康效应的评价和职业病早期诊断提供技术保障；细胞转移技术、线粒体技术、新型药物等新治疗技术又为职业病的救治和康复带来希望。

致谢 感谢李来玉主任、周安寿主任、陈秉炯主任的指导。

撰稿人：黄汉林 夏丽华 郑倩玲 陈嘉斌 胡世杰 尹 萍
曾 诚 匡兴亚 崔 萍 杨爱初 赵立强

参考文献

[1] 何凤生. 中华职业医学 [M]. 北京：人民卫生出版社，1999：1-7.

[2] 赵金垣. 临床职业病学 [M]. 北京：北京大学医学出版社，2010：1-25.

[3] 徐建云. 概述我国古代先贤对职业病的认识及其防治 [J]. 南京中医药大学学报（社会科学版），2001，2（2）：17-18.

[4] 衡芳珍. 1927-1936 年南京国民政府劳工立法研究 [D]. 开封：河南大学，2005.

[5] 赵洪顺. 国民党政府劳工政策研究（1927-1949）[D]. 济南：山东师范大学，2007.

[6] 郭锋. 南京国民政府初期的医疗卫生事业 [D]. 桂林：广西师范大学，2010.

[7] 郑志锋. 革命根据地时期的卫生制度研究 [D]. 福州：福建师范大学，2015.

[8] 叶福林，高哲. 红军长征中的医疗卫生工作 [J]. 上海党史与党建，2016（11）：28-30.

[9] 吴执中，刘世杰，王文彦. 新中国在劳动卫生与职业病防治方面的主要成就 [J]. 中级医刊，1959，11：12-13.

[10] 于得汶. 中国劳动卫生的现状和展望（一）[J]. 职业与健康，1987（5）：39-41.

[11] 顾学箕，金泰廙，傅华，等. 职业卫生 50 年（1）[J]. 中国乡村医学杂志，2001，8（11）：47-50.

[12] 郑玉新，梁友信. 我国职业卫生与职业医学研究的回顾 [J]. 中华预防医学杂志，2008，42（增刊）：42-45.

[13] World Health Organization. Protecting workers' health [R/OL].（2014-04）[2016-05-16]. http：//www.who.int/mediacentre/factsheets/fs389/en/.

[14] 牛胜利. 2010 版国际职业病名单的新特点 [J]. 劳动保护，2010（6）：110-113.

[15] 苏志，周安寿. 国际劳工组织职业病名单研讨背景及对中国的启示 [J]. 中华劳动卫生职业病杂志，2006，24（5）：257-259.

[16] 何凤生. 职业病诊断标准研制与应用的动态 [J]. 中国工业医学杂志，2003，16（2）：65-66.

[17] 黄金祥，周安寿，邝守仁，等. 职业病诊断标准研制现状与展望 [J]. 工业卫生与职业病，2007，33（1）：1-4.

[18] 张敏，李涛，杜燮伟，等. 我国职业卫生标准体系研究 [J]. 中国卫生监督杂志，2009，16（3）：225-231.

[19] 聂武，周安寿. 职业病诊断标准体系研制 [J]. 中国卫生标准管理，2011，2（2）：47-52.

[20] 王峥，张建芳，钱青俊. 我国职业性尘肺病诊断标准的演变和发展 [J]. 中国工业医学杂志，2017，30（1）：69-71.

[21] 樊乃根. 矽肺发病及治疗研究的最新进展 [J]. 职业与健康，2016，32（8）：1140-1142.

[22] 赵金垣，王世俊. 尘肺应为可治之症 [J]. 环境与职业医学，2016，33（1）：90-95.

[23] 魏文玺. 急性一氧化碳中毒迟发性脑病发病机制研究进展 [J]. 内蒙古医学杂志，2015，47（4）：444-446.

[24] 赵金垣. 化学性急性呼吸窘迫综合征临床研究进展 [J]. 中华劳动卫生职业病杂志，2010，28（2）：154-160.

[25] 王晓群，邵华，贾强，等. 甲苯二异氰酸酯所致职业性哮喘的机制 [J]. 中国工业医学杂志，2016，29（6）：429-432.

[26] 黄永顺，黄汉林. 职业性三氯乙烯药疹样皮炎免疫损伤研究进展 [J]. 中国职业医学，2010，37（2）：157-159.

[27] 李海山，戴宇飞，黄汉林，等. 人类白细胞抗原 DRB1 基因多态性与三氯乙烯药疹样皮炎易感性的关系 [J]. 中国职业医学，2006，33（5）：337-340.

[28] 李思，王海兰，陈嘉斌，等. 急性 1，2- 二氯乙烷中毒发病机制与治疗方法研究进展 [J]. 中国职业医学，

2014，(2)：214-217，221.

［29］唐小江，黄建勋，等. 三甲基氯化锡引发低血钾症的机制探讨［J］. 中华劳动卫生职业病杂志，2001，19(2)：98-101.

［30］王璐，陈凤英，吴雄灏，等. 三甲基氯化锡中毒研究进展［J］. 中国职业医学，2017，44(1)：89-94.

［31］潘洁，唐焕文. 正己烷慢性神经毒作用机制研究进展［J］. 中国职业医学，2009，36(5)：412-414.

［32］王焕强，李涛. 我国尘肺病治疗药物的临床疗效研究分析［J］. 中华劳动卫生职业病杂志，2016，34(7)：510-516.

［33］国家卫生和计划生育委员会办公厅. 国家卫生计生委办公厅关于实施有关病种临床路径的通知［OE/OL］.(2016-12-02)［2017-10-28］. http://www.nhfpc.gov.cn/yzygj/s7659/201612/e02b9324fc344f45979b6c20d7497b71.shtml.

［34］李其锋，黄汉林，杨爱初，等. 职业健康监护信息管理系统平台建设探讨［J］. 中国职业医学，2009，36(3)：239-240.

［35］陈嘉斌，黄汉林，李来玉，等. 广东突发化学事故危害评估与医学应急救援资源系统研制［J］. 中国职业医学，2007，34(3)：180-183.

［36］赵达生，孙建中，王玉民，等. 核化生医学救援专家咨询信息系统：CN101661531［P］. 2010-03-03.

职业病学学科发展大事记

时间	事件
1954 年	吴执中受命组建中国医学科学院劳动卫生研究所（现“中国疾病预防控制中心职业卫生与中毒控制所”），刘世杰教授牵头举办首届劳动卫生高级师资班。
1957 年 2 月 28 日	卫生部颁发《职业病范围和职业病患者处理办法的规定》，十四种疾病列入职业病名单。
1974—1976 年	全国普查二百九十万矽尘作业工人，摸清冶金、煤炭、建材、铁道和化工等产业系统矽肺患病情况。
1981 年前后	全国普查近百万工业毒物接触工人，掌握铅、苯、汞、有机磷农药和三硝基甲苯等职业中毒发病和分布情况。
1993 年 12 月 3 日—7 日	中华预防医学会职业病专业委员会第一届委员会在广州成立，王世俊、任引津任名誉主任委员，赵金铎任主任委员，张寿林、丁铖任副主任委员。
2001 年 10 月 27 日	《中华人民共和国职业病防治法》经第九届全国人民代表大会常务委员会第二十四次会议通过，自 2002 年 5 月 1 日起施行。
2002 年 6 月 2 日—21 日	卫生部指派苏志、贺青华、黄汉林等组成工作小组加入中国代表团，赴日内瓦参加第九十届劳工大会，主要参与起草 ILO 职业病名单修订议定书及建议书。
2008 年	卫生部确认首批六个国家职业病临床重点专科，分布在广东省职业病防治院、湖南省职业病防治院、山东省职业病防治院、黑龙江省职业病防治院、北京朝阳医院和上海市肺科医院。
2013 年 12 月 23 日	国家卫生和计划生育委员会、人力资源社会保障部、国家安全监督生产管理总局和全国总工会联合公布《职业病分类和目录》，职业病名单调整为十大类一百三十二种。
2016 年 12 月 2 日	国家卫生和计划生育委员会颁布我国首批职业病临床路径十一个。

第九章　放射卫生学

放射卫生脱胎于苏联和美国核武器试验的防护工作。我国放射卫生学科的发展，顺应了国家和社会的需求和人们对健康认识的不断提高，经历了从无到有的发展过程。本章主要涵盖了放射卫生学的孕育和萌发、学科发展、国际交流与合作等方面的内容，对我国放射卫生学科史进行梳理，同时展示我国放射卫生科学工作者的成就。

第一节　学科概述

一、放射卫生学的概念

放射卫生学是传统的五大卫生之一，它是卫生学的一个重要分支。放射卫生学是研究电离辐射对人体健康有害影响及其综合防护措施的学科。从二十世纪五六十年代围绕 X 射线诊断和镭疗等医学应用和六七十年代核试验中的卫生防护和损伤救治，转变到改革开放以来围绕和平利用核能和核辐射技术下的健康防护和健康促进。放射卫生工作带动学科发展，学科的不断发展又进一步促进我国放射卫生事业的发展。大批放射卫生科学工作者为我国核武器试验中的效应研究和放射卫生防护做出了卓越的贡献，通过一系列监测和科学研究，推动了我国放射卫生学科的发展，为核和辐射技术在我国国防事业、工农业生产、医学等广泛领域的应用奠定了坚实的基础。

二、放射卫生的工作领域

放射卫生或者辐射防护的工作领域十分广阔，主要包括辐射仪器和测量，内照射和外照射剂量学，防护工程、环境辐射评估、辐射监测、实用辐射防护、粒子加速器物理，辐射和核事故响应与计划、放射性物质的工业应用、医学保健物理、公众信息和沟通，生物效应，辐射标准、辐射风险分析，核能、放射性废物管理，放射性污染、去污和退役等。放射卫生涉及的主要学科有原子核物理学、放射化学、放射生物学、放射医学等，电离辐射剂量学、放射性测量、放射卫生防护、放射卫生监督管理、放射生物效应以及辐射流行病学研究等均是其重要组成部分。

第二节 发展历程

一、我国放射卫生学科的萌芽与起步

我国放射卫生萌芽于国防事业的发展需求及解决我国X线诊断和镭疗的广大医学工作者的防护需要，新中国成立初期陆续选派学者赴苏联学习进修放射医学等专业知识，随后在几所大专院校和科研院所成立相应领域的教研室和实验室，培养了学科相关领域专业人才，逐步推动了我国放射卫生学科的起步。

（一）全面学习苏联阶段

我国放射卫生初期基本采用的是苏联的模式。放射卫生学科的萌芽脱胎于苏联和美国核武器试验的防护工作。1946年，美国在比基尼岛成功进行氢弹试验，标志着在全世界范围内放射卫生学科的正式起步。其后，苏联的职业卫生与疾病研究所设立了生物物理部，1951年又设立了第一个放射卫生实验室，1957年在中央高等医学训练研究所成立了第一个放射卫生分部。在苏联，放射卫生初期首要关心的是涉及电离辐射的场所、设施、地域等的剂量学问题和工作人员的个人剂量控制问题，也研究核设施、铀钍矿山的职业卫生和辐射安全问题，总而言之，只要涉及放射性同位素、射线装置的生产、使用、运输和处置的各个行业、各个场所，都涉及放射卫生，关注的重点人群是从业人员和放射诊疗中的患者，目的是提出放射事故防治措施。同时，放射卫生还关注大气核试验带来的放射性物质的全球沉降和局部排放，关注放射性本底升高和由此带来的对人群健康和遗传学的影响。此外，放射卫生要提出核污染情况下食品卫生证明，开展相关的去污卫生学监测。

二十世纪五十年代，我国引进了美国的全国辐射防护委员会第六号报告《放射线和镭的防护标准》，且鉴于当时风云变幻的国际形势，中央决定大力加强核能的研究与应用。二十世纪五六十年代，国家多批次派出了优秀科研人员到苏联学习与交流，很多人员都成了我国放射卫生领域的专家和学科带头人，为我国培养了大批放射卫生专业技术人才，在我国核试验中的卫生防护、损伤救治、和平利用核能和核辐射技术下的健康防护和健康促进中做出了突出的成绩，不断推动学科的发展壮大。协和医学院生物化学系的吴德昌于1956年被卫生部派往苏联做访问学者，学习放射医学专业知识和研究进展，1957年5月回国，加入军事医学科学院，筹建我国第一个放射毒理实验室，成为我国早期涉足防原医学事业的科学家之一，是国内放射毒理学及辐射防护的创始人与开拓者之一。1956年8月，魏履新、张景源等十位同志被卫生部和总后勤部卫生部联合选派到全苏联高级医师进修学院学习，魏履新于1957年5月回国，即到军事医学科学院放射医学研究所工作，成长为我国核试验公众防护、放射卫生防护事业的重要奠基人，历任中华医学会放射医学与防护专业委员会主任委员等。二十世纪六十年代，苏州医学院选派章仲侯、朱寿彭、苏燎原，第七军医大学选派闫永堂、李鸿盛、南长清等一批青年教师留学苏联，学习放射医学与辐射防护方面的知识和理论，成为学院放射卫生、放射毒理、放射生物学科的中坚和骨干，后来，也成了我国放射医学与防护领域内的著名专家。

（二）我国放射卫生工作萌芽期

随着1956年国家将同位素应用研究列入我国十二年科技发展规划，1958年我国第一座实验研究反应堆投入运行并开始生产放射性同位素，以及二十世纪六十年代我国围绕核武器试验的国防事业的发展，职业性的放射卫生防护、辐射生物效应、放射性监测和公众防护日益得到重视，推动了我国放射卫生学科的萌芽。截至二十世纪七十年代，有关放射卫生防护的相关法规相继实施。1958 年，卫生部颁布《使用放射性的工业企业、实验室卫生防护（草案）》，1959 年，卫生部等有关部门共同组成放射防护医学领导小组，负责全国原子能科学事业的防护、放射性同位素在医疗卫生方面的推广、干部培养和科学研究工作，随后各省区卫生厅局成立放射防护医学专管机构，中国科学院成立放射医学研究所。1960 年，国务院批准发布《放射性工作卫生防护暂行规定》，其后，卫生部等部委相继制定并发布了有关同位素管理、工作人员管理、医疗照射管理、食品卫生管理及核工业卫生管理的若干单项规定。

（三）放射卫生学科发展期

卫生部各高等院校陆续开设放射卫生防护等课程，北京、上海、长春、苏州等医学院校成立放射医学专业，长春、苏州等地医学院校开始招收放射卫生本科学生。第三军医大学于 1955 年成立的“医学防护教研室”（包括防原和防化）即为全军复合伤研究所和防原医学教研室、放射卫生学教研室的前身。1960 年 4 月，吉林医学院根据上级指示精神，组建放射医学专业，代号为“工业卫生”，成立了四个专业教研室，即生物物理教研室（第一教研室）、放射病基础教研室（第二教研室，后来发展为放射生物教研室）、放射医学教研室（第三教研室）和放射卫生学教研室（第四教研室），招收了首批放射医学本科生，其中，刘树铮因工作需要被指派参加组建放射医学专业，创建了国内高校第一个放射生物学教研室，并担任其第一任及随后多任主任。北京医学院根据国家教育部和卫生部的指示，于 1960 年 8 月建立放射医学与防护专业，当时称第一专业，并被列为保密新专业，开始为培养专业本科生做准备。1962 年，经国务院和江苏省批准，苏州医学院划归第二机械工业部领导，设立放射医学系，为核工业和辐射防护部门培养放射医学与防护专业人才。

（四）放射卫生实践工作

1964 年 10 月 16 日，我国成功进行了第一次原子弹爆炸试验。随着核科学研究的开展，试验效应研究工作也同步进行。解放军总后勤部成立了效应大队，参与生物效应研究。通常由军事医学科学院（包括各军医大学）、卫生部系统（包括来自农业部等单位）和后勤技术装备研究院（包括各军、兵种）从事生物效应研究的人员组成。其中，卫生部的任务侧重于核爆炸对公众的损伤及防护对策研究，解放军总后勤部的任务侧重于核武器对军事人员的损伤及防护对策研究。参试人员大部分来自各省、市、自治区卫生系统医学研究院所、高等医学院校、医疗机构、卫生防疫等单位，还有少部分人员来自二机部、农业部、轻工部、粮食部、中国科学院。主要开展核损伤特点及诊断治疗、核防护及救治组织、核物理参数的测量和监测、下风向地区的医学和剂量学调查、全国放射性落下灰监测、放射性落下灰理化性质研究以及放射性落下灰监测方法等方面研究。除完成应承担的任务外，还在大队统一指挥下，协助工程兵、炮兵、铁道部、石油部等其他参试单位，合作完成了对建筑物、工事、兵器、设备内外的动物杀伤效应的研究工作。同时，为了解放射性落下灰对下风向地区公众的健康影响，负责组织、协调并指导全国放射性监测管理和研究工作。

这一时期，我国放射卫生萌芽与起步，涉及生物效应动物试验研究、辐射监测与剂量学研究、公众防护等，全国主要省份防疫站、相关学校积极参与了核科学研究放射卫生监测与公众防护工作，带动了我国放射卫生学科在辐射生物效应、放射性监测和公众防护方面的研究，并培养了一大批放射卫生专业人才，推动了放射卫生的学科建设，为改革开放后放射卫生学科在医疗照射防护、全国环境放射性本底调查、公众照射和职业照射防护与科学研究以及核和辐射事故卫生应急准备与响应等方面的发展奠定了重要工作和人才基础。

二、我国放射卫生学科的稳步发展

改革开放后，国家工作重点逐步转移到经济建设中来，放射卫生工作任务也转变为以卫生、核安全、核环保三大任务为主的放射医学与防护研究工作，基础科学研究和调查工作得到加强，各种学术团体恢复活动。二十世纪八十年代，在以改革开放战略思想指引下，我国放射卫生工作不断深化改革，着力扩大对外开放，使科研领域的对外协作和学术交流从无到有、从小到大地蓬勃开展起来。卫生部制定和颁布了一系列与医用辐射防护、放射病救治相关的标准和法规，开展了相关放射卫生各领域的科学研究工作，奠定了我国新时期放射卫生学科发展的基础。

（一）放射卫生学学科发展

自1979年中国科学院组织代表团访问日本开始，全面打开了我国放射卫生领域对外开放的大门。1979年5月，魏履新研究员随中国科学院代表团到日本东京参加第六届国际辐射研究大会和在广岛召开的国际远后效应组会议，并应邀在广岛放射线影响研究所作了“中国高本底辐射地区居民健康调查”的演讲。1980年8月，美国《科学》发表了这篇演讲的全文，在国际上引起了广泛的反响和兴趣，其报告数据被联合国原子辐射效应科学委员会等权威学术组织所引用。中国高本底辐射地区居民辐射流行病学研究在随后近四十年间先后得到了国家科学技术委员会、国家核安全局、美国、日本体制研究会等的支持和资助，涵盖了辐射剂量学研究、辐射致癌队列研究、病例对照研究、中美合作老年妇女甲状腺结节研究、混杂因素研究、先天性畸形与遗传性疾病横断面调查、妇女生育与儿童生长发育智力调查、染色体畸变分析以及人群免疫功能测量和适应性反应等方面研究，开创了我国在小剂量健康效应研究的先河，并开拓了放射卫生学科在公众照射方面的研究领域。1980年中华医学会成立放射医学与防护学会，并于1981年创办了《中华放射医学与防护杂志》；期间中国核学会成立了辐射防护学分会,《辐射防护》杂志也随之创办。

（二）全国放射水平基线调查

二十世纪七十年代开始，我国先后开展了全国放射水平调查。其中，自二十世纪七十年代开始的近二十年间，中国医学科学院放射医学研究所和卫生部工业卫生实验所分别在全国范围内组织开展了全国食品中放射性核素含量调查、食品和水中天然放射性核素的含量水平调查研究、食物和环境氚水平及所致居民剂量进行调查研究的工作，基本掌握了我国食品中放射性核素水平、食品中放射性核素含量、中国人放射性核素摄入量、氚所致我国公众的剂量等基线数据，建立了我国食物和饮用水放射性数据库，了解了食品中典型放射性核素含量在我国的分布，制定了多项食品卫生标准；1981年至1985年，卫生部工业卫生实验所受卫生部委托，组织全国二十九个省份的放射卫生单位共同完成“中国环境天然辐射外照射剂量的调查与评价”工作；1982年至1987年，卫生部工业卫生实验所组织卫生系统二十九个省份的有关单位对中国土壤中有关放射性核素的水平及分布进行调查，基本掌握了中国土壤中有关放射性核素（铀 -238、钍 -232、钾 -40 和铯 -137）的水平及分布；1978 年至 1992 年，卫生部组织有关单位开展了黄渤海海域、长江流域、黄河水系的放射性核素水平调查，取得了黄海一海域放射性核素动态水平，基本掌握了长江水系中放射性核素水平和动态变化，获得了黄河水系的放射性核素水平。这些调查研究，为我国放射卫生学科在公众照射和核与辐射应急照射领域的应用奠定了基础。

（三）放射卫生学在健康领域的研究

1980 年，中国医学科学院放射医学研究所受卫生部委托组织全国二十八个省份的卫生防护单位成立了“全国医用诊断 X 射线工作者剂量与效应关系研究协作组”，开始了医用 X 射线工作者随访研究。第一阶段的 1980 年至 1987 年间，首次对全国的医用诊断 X 射线工作者的受照剂量、临床表现、血液、免疫学、内分泌和细胞遗传学指标，肿瘤和遗传效应的流行病学等方面进行全面调查；第二阶段的 1988 年至 1997 年间，通过中日合作，重点开展了物理剂量和生物剂量的重建以及致癌效应的流行病学调查和研究；第三阶段从 1998 年至今，对医用诊断 X 射线工作者的全死因进行分析。为了对核工业职业照射危害进行评价，二十世纪八十年代中末期开展了中国核工业三十年辐射流行病学调查，采用历史前瞻性调查方法进行队列研究，调查对象包括铀矿地质勘探、铀矿开采、铀扩散富集和元件制造、堆工后处理和核科学技术研究的从业人员四万余人，着重分析了从事放射性工作的放射组人员和无放射性工作史的同一单位中的对照组人员的各种疾病（特别是恶性肿瘤）的死亡情况；同时对部分核工厂 3.18 万工作人员子女进行了辐射遗传学调查。九十年代后针对部分典型铀矿开展氡致肺癌流行病学研究。这两项研究推动了我国放射卫生学科在职业照射研究领域的发展。

1983 年以来，卫生部工业卫生实验所连续九年对白云鄂博矿肺内钍沉积量及其对健康影响的研究，探索稀土中放射性钍对矿工健康影响，并从细胞水平、整体水平和流行病学人群调查，开展了历时三年的呼吸道吸入天然钍（ThO_2）和稀土矿尘联合作用的研究。1994 年至 2004 年期间，卫生部工业卫生实验所与美国国立癌症研究所经卫生部批准，合作开展了高氡地区流行病学调查与研究，重点调查室内氡暴露与肺癌危险度的关系问题。这些研究展示了我国放射卫生学科在公众照射和职业照射与健康关系的有意义的探索和成果。

（四）放射卫生学在医疗领域的研究

二十世纪八十年代，伴随我国放射卫生学科的发展以及大批放射诊疗新技术的出现，放射诊疗的质量控制与质量保证日益受到关注与重视。1982 年起在世界卫生组织的建议下，卫生部工业卫生实验所筹建国家二级标准剂量学实验室（SSDL），并于 1984 年正式成为世界卫生组织（WHO）与国际原子能机构（IAEA）的 SSDL 网成员之一，开展了 X 射线透视和直接摄影机器的质量控制检测方法学研究。1984 年开始了包括 X 射线检查频度、核医学频度、放射治疗频度和体表摄入剂量等内容的我国第一次医疗照射水平调查。1987 年，卫生部工业卫生实验所国家 SSDL“X 射线照射量（治疗水平）标准装置”建成，为开展全国开展放射治疗剂量 TLD 质量控制、比对、专项调查和技术培训等放射治疗的质量控制发挥了重要作用。1989 年卫生部工业卫生实验所研制并被批准使用了《标准机 4 卫 γ 高气压电力室活度测量装置》，该装置是将国家基准传递到医院用的工作计量器具，也是卫生部系统具有了医用放射性核素活度测量最高标准，同时也是对医院核医学开展质量保证和质量控制工作的有力工具。1996 年开始了包括 X 射线诊断照射频率水平、临床核医学照射频率水平、放射治疗照射频率水平和X射线诊断所致受检者入射体表剂量水平等内容的我国第二次医疗照射水平调查。这些调查工作有效地推动了我国放射卫生学科在医疗照射领域的建设与发展。

（五）放射卫生学学科发展

二十世纪七十年代开始，伴随我国经济和社会发展形势的转变，医科院校的放射卫生教育在专业细化和专业人才培养层次上都有了较快发展。苏州医学院1977年放射医学五年制本科专业恢复招生。1978年将放射医学专业扩大为放射医学和放射卫生两个专业，1989年起招收五年制核医学专业方向学生，放射医学于1983年批准为硕士点，1987年批准为博士点。1978年吉林医科大学更名为白求恩医科大学，刘树铮教授任校长，招收了首批放射医学硕士研究生，1984年招收了首批放射医学博士研究生，1991年放射医学作为基础医学组成学科被批准为博士后流动站，2002年获得全国首批公共卫生硕士专业学位授权点，下设放射卫生等九个研究方向。北京医学院101（放射医学基础）教研室在“文革”结束后各方面工作逐步得到恢复。1979年，101教研室正式更名为放射医学基础教研室，教研室主要研究方向由原来的为国家核战略和核工业服务逐步转向医学放射生物学研究，研究医用电离辐射的生物学效应及其作用机制。1984年初，教研室成为第一批放射医学专业硕士学位授权点。第三军医大学全军复合伤研究所和防原医学教研室于1986年成为博士学位授权学科，1997年，由程天民院士创议，将防原医学与相关学科内容组建设立为军事预防医学新的二级学科，并成为全军院校2110工程重点建设学科。

（六）国际交流与合作

1987年，中华人民共和国第一次派代表正式参加了第三十六届联合国原子能辐射效应科学委员会会议（UNSCEAR），代表团由卫生部工业卫生实验所魏履新教授、华北工业卫生研究所李德平教授和军事医学科学院放射医学研究所吴德昌教授组成，魏履新教授为中国代表。随后，历届会议中国政府都派代表参加。我国代表充分利用历次会议的机会介绍我国在放射医学和辐射防护研究领域的状况、进展和成就，使国际学术界的同仁们对我国的科学研究水平有了较深的了解，奠定了中国在世界辐射防护界的地位。历届UNSCEAR中国代表团国家代表分别是魏履新（三十六届至三十八届）、李德平（三十九届至四十一届）、卫生部工作工业卫生实验所刘洪祥（四十二届）、卫生部工作工业卫生实验所尉可道（四十三届、四十四届）、中国核工业集团公司潘自强（四十五届至今）。

三、我国放射卫生标准体系建设

（一）放射卫生标准体系建设初期

为了配合我国原子能事业的起步，保证放射工作人员和居民的健康与安全，1960年卫生部与国家科委根据《放射性工作卫生防护暂行规定》发布了《电离辐射最大容许量标准》《放射性同位素工作的卫生防护细则》和《放射性工作人员的健康检查须知》三个技术文件，其中的《电离辐射最大容许量标准》就相当于我国最早的放射卫生防护基本标准；1974年，由国家计委、国家建委、卫生部和国防科委联合发布了国家标准《放射防护规定》（GBJ 8—74），用七章四十八条五个附录集中规定了放射防护及其管理的各种技术要求，成为一个比较完整的放射防护基本标准。

之后，卫生部在放射卫生领域先后制定、发布了《食品中放射性物质限制量》（GBn 54—

77）和《医用诊断 X 线卫生防护规定》（1978）以及《放射病诊断标准及处理原则》、《医用治疗 X 线卫生防护规定》、《医用远距治疗 γ 线卫生防护规定》（GBW 1~3—80）、《医用高能 X 线和电子束卫生防护规定》（GBW 4—81）等最初几个国家标准。

（二）放射卫生标准体系建设发展期

1977 年，国际放射防护委员会（ICRP）发表了第二十六号出版物和随后的一系列声明，提出了一些新的概念和建议，初步形成了较为完整的放射防护体系。IAEA 于 1982 年以安全丛书第九号的形式发表的《辐射防护基本安全标准》，完全以 ICRP 第二十六号出版物作为依据。根据国家计委、建委和国防科工委关于修订国家标准 GBJ 8—74 的管理分工，1983 年卫生部对其中有关卫生防护、医疗和人体健康等内容，修订成《放射卫生防护基本标准》（GB 4792—84）；由国家环保局对 GBJ 8—74 的其他内容，主要是放射性三废管理部分组织修订，作为《辐射防护规定》（GB 8703—88）发布。由于两者都是主要依据 ICRP 第二十六号出版物和 IAEA 第九号安全丛书，因此在一些主要方面基本一致，只是其中所采用 ICRP 的公众照射剂量限值因发布时间不同而随 ICRP 有所不同；但后者同时参考了欧共体 1980 年版基本标准，所以还有一些细节方面并不完全相同，如核素的毒性分组等。

八十年代以后，卫生部门在起草《放射卫生防护基本标准》（GB 4792—84）的同时，还陆续起草、发布了《核电站放射卫生防护标准》（ZBC 57001—84）、《放射工作人员个人剂量监测方法》（GB 5294—85），以及与基本标准相配套的许多其他专项标准。但是 1988 年发布的《标准化法》，规定"国家标准由国务院标准化行政主管部门制定"，国务院其他部门只能制定行业标准。由于和标准化主管部门之间的协调问题，在后来的一段时间里经卫生部门报批的国家标准，其批准和发布渠道始终不甚畅通，以放射卫生防护标准为例，直到 1995 年和 1996 年才集中发布了一批推荐性和强制性国家标准，使得放射卫生防护标准在 1996 年底已有五十项左右，初步形成了放射卫生标准体系。

（三）放射卫生标准体系建设的新时期

2001 年 10 月发布的《职业病防治法》第十一条规定，由国务院卫生行政部门制定并公布有关防治职业病的国家职业卫生标准，其中包括了与职业放射危害、职业性放射病防治有关的放射卫生防护标准和放射性疾病诊断标准。在 2002 年 4 月卫生部颁布了第一批国家职业卫生标准，其中包括了四十三项有关放射卫生防护的国家职业卫生标准。由于时间紧迫，这一批国家职业卫生标准基本上是由原来的国家标准经复审和编辑性修改后转化成国家职业卫生标准的，直到 2004 年之后才经过标委会的清理和评价，将原有的国家标准予以废止或修订、整合，结束了一些国家标准和国家职业卫生标准并存但又内容基本相同的现象。

ICRP 发表了第六十号出版物即"国际放射防护委员会 1990 年建议书"。依据 ICRP 上述建议，以 IAEA 安全丛书第一一五号的形式，由联合国粮农组织（FAO）、IAEA、国际劳工组织（ILD）、经济合作与发展组织核安全局（OECD/NEA）、泛美卫生组织（PAHO）和世界卫生组织（WHO）六个国际组织联合发表了《国际电离辐射防护和辐射源安全的基本标准》（1996）；欧共体也依据 ICRP 建议于 1996 年以理事会令的形式发表了它的辐射防护基本安全标准，作为对其 1980 年版本的修订。1994 年卫生部、国家环保局、国家核安全局和核工业总公司联合组成编制组，编制我国统一的放射防护基本标准，结束了两个基本标准共存的局面。编制组以 ICRP 第六十号出版物为依据，同时对 GB 4792—84 和 GB 8703—88 进行修订，最终决定等效采用 IAEA 第一一五号安全丛书，编制成国家标准《电离辐射防护和辐射源安全基本标准》（GB 18871—2002）发布。

随着放射防护基本标准的改变，特别是其中对从事放射工作的人员所受职业照射的剂量限值有了较大的变化，放射卫生防护标准及其体系也需进一步修改和完善，因此在对原有标准全面复审、清理和评价的基础上，逐步通过标准的制定、修订或整合，使有关放射卫生防护的国家职业卫生标准不断丰富，特别是在完成国家科技攻关计划“重要技术标准研究项目—职业病防治技术标准研究”的子课题“职业照射、放射防护及放射性疾病诊断标准研究”后，于 2006 年前后集中发布了三十多项有关放射卫生防护的新的国家职业卫生标准。截至 2017 年 4 月现行有效的放射卫生标准共一百四十六项（包括放射卫生防护标准九十九项，放射性疾病诊断标准四十七项），其中国家标准二十三项，国家职业卫生标准一百零四项，卫生行业标准十九项；强制性标准七十三项，推荐性标准七十三项。

（四）相关专业委员会建设

1981 年，卫生部第一届全国卫生标准化技术委员会放射卫生防护标准分技术委员会和放射病诊断标准分技术委员会成立。几经更名后改为国家卫生标准委员会放射卫生防护标准专业委员会和放射病诊断标准专业委员会。2014 年两个委员会合并成立放射卫生标准专业委员会。

放射卫生防护标准分委员会第一届（1981—1986）、第二届（1986—1991）、第三届（1991—1997）主任委员为魏履新，第四届（1997—2002）主任委员为李开宝，第五届（2002—2008）和第六届（2008—2014）主任委员为苏旭。

放射性疾病诊断标准委员会第一届（1981—1985）主任委员为叶根耀，第二届（1986—1990）和第三届（1991—1995）主任委员为叶根耀，第四届（1996—2001）、第五届（2002—2007）主任委员为周继文（2003 年后由樊飞跃担任），第六届（2007—2014）主任委员为樊飞跃。

2014 年放射卫生防护标准委员会与放射病诊断标准委员会合并成立第七届放射卫生标准专业委员会，主任委员为苏旭。

四、我国放射卫生学科的进一步发展

为切实维护、保障和提高我国公众、患者和广大放射工作人员的健康，放射卫生领域出现了以工作带动学科发展，以学科发展促进工作的新局面，国家相继开展了全国放射诊疗基本情况调查，启动实施了医用辐射安全监测网工作，修制定了一系列放射诊疗设备质量控制和防护检测方面的标准，开展了国家科技支撑计划课题和卫生行业科研专项，有力地推动了我国医用辐射防护的科研水平，在核与辐射卫生应急和标准建设方面也有了突破。

（一）核与辐射卫生应急

迈入二十一世纪，我国核电事业进入快速发展的新时期，核与辐射技术在工、农业生产和医疗、科研等领域得到了更加广泛的应用。核辐射是把“双刃剑”，在造福于人类的同时，核与辐射事件时有发生。伴随放射卫生学科的发展，国家核与辐射卫生应急体系建设不断得到完善和加强，并开展了一系列有关核与辐射卫生应急的技术准备工作，成功地组织了多起重大事件的卫生应急响应，主要有：2003 年的哈尔滨锅炉厂 γ 探伤机事故处置，2004 年的

山东钴 -60 源放射事故处置，2005 年的哈尔滨铱 -192 放射事故处置，2006 年的英国钋 -210 放射事件中受影响的中国公民医学处置，2008 年的山西钴 -60 源事故处置，2009 年的宁波金固公司紧固件放射性污染事件处置，2009 年的河南杞县放射源卡源事件处置，2011 年的日本福岛核电站事故应对，朝鲜 2006 年 10 月 9 日至 2017 年 9 月 3 日进行的六次核试验应急监测，2014 年的南京放射源丢失事故处置。在这些核与辐射事件的卫生应对和处置中，既涵盖了学科相关领域如生物剂量检测、辐射剂量估算、医学救治处理，又有对公众心理干预和风险沟通等方面的拓展，多起核与辐射事件的卫生应急处置得到了国务院有关部委的高度关注和肯定。

（二）放射卫生标准建设

伴随放射诊疗技术的广泛应用和核电事业的快速发展，对放射卫生工作和放射卫生监管工作提出了更高的要求，而放射卫生法规标准和规范性文件是开展放射卫生工作和放射卫生监管工作的依据和准绳。伴随放射卫生学科的建设与发展，经过全国放射卫生工作者的不懈努力，也逐步形成了我国基本完备的有中国特色的放射卫生法规与标准体系，放射卫生的主要法规包括《中华人民共和国职业病防治法》《中华人民共和国放射性污染防治法》《放射性同位素与射线装置安全和防护条例》。主要部门规章包括《放射诊疗管理规定》《放射工作人员职业健康管理办法》《核设施放射卫生防护管理规定》以及大量现行有效的诸如《核设施正常运行和事故期间公众受照剂量监测与评价规范》《核电站周围居民健康与卫生监测工作指南》《关于规范健康体检应用放射检查技术的通知》等规范性文件。放射卫生标准主要涉及辐射防护、核和辐射突发事件卫生应急准备与响应、辐射检测规范与监测方法、剂量估算方法、放射诊疗设备质量控制检测规范、防护设施与防护器材及放射卫生管理，放射性疾病诊断与治疗、远后效应医学随访、核和辐射突发事件医学处置、放射工作人员健康监护等方面，推动了放射卫生学科在公众照射、职业照射、医疗照射和应急照射等领域的进一步发展。

（三）放射卫生学专业人才培养

2003 年以来，全国建立了十七家核辐射损伤救治基地，其中两个国家级救治基地，十五个省级救治基地，同时，其余十四省市也指定了医疗机构开展核辐射损伤救治工作，承担相应辖区内核事故与辐射事故辐射损伤人员的现场医学救援、院内医疗救治和医学随访，以及人员所受辐射照射剂量的估算和健康影响评价等任务。据 2007 年开展的全国放射卫生工作基本情况调查结果表明，全国从事放射卫生相关工作的机构共有 4431 家，其中监督机构 2346 家，占机构总数的 52.9%；设置在各级疾控的放射卫生机构 1964 家，占机构总数的 44.3%；设置在职防院所的放射卫生机构 50 家，占机构总数的 1.1%；设置在其他机构的放射卫生机构 89 家，占机构总数的 2.0%。放射卫生专业人员数共计 7242 人。2010 年卫生部监督局为中国疾病预防控制中心辐射防护与核安全医学所、中国医学科学院放射医学研究所、吉林大学和苏州大学等四家授牌为卫生部放射卫生培训基地，这些培训基地为我国大批次的放射卫生工作人员的培训提供了专业技术保障。

相关大专院校或科研院所在放射卫生专业人才培养的层级上也有了较大的提升。苏州大学放射医学专业是国家特色专业建设点，形成了从本科到博士后完整的人才培养体系，建成江苏省“放射医学与防护”重点实验室。2001 年设立了临床医学专业（放射医学方向）（七年制），培养放射损伤的预防、诊断、治疗以及肿瘤放射治疗等临床、科研工作领域的高层次专门人才。2004 年设立了预防医学专业（卫生法学方向），培养主要从事卫生服务、卫生行政、卫生监督执法工作中所涉及的法律案件和纠纷等工作的高级复合型、实用型人才。2005年设立了放射医学专业（医学物理方向），培养在放射诊断与治疗技术、辐射剂量、剂量控制和放射诊断与治疗质量保证、核辐射设施及核环境剂量评估、放射卫生防护方面具有专门技能的高级专门人员。吉林大学2002年获得全国首批公共卫生硕士专业学位授权点，招收首批公共卫生硕士专业学位学生，下设放射卫生等九个研究方向。中国疾病预防控制中心辐射防护与核安全医学所2003年设立了放射医学硕士学位授权点，2011年批准成为放射医学博士学位授权点，并招收培养放射医学、卫生毒理学、公共卫生与预防医学、公共卫生管理等专业博士、硕士研究生和博士后科研人员，全国放射卫生专业队伍也在不断壮大。

（四）放射卫生科学研究和调查工作

全国相继开展医用辐射防护科学研究和科学调查，进一步推动了学科的建设和发展。随着介入技术在我国的普及，其职业照射水平和控制关键技术凸显重要。为此，中国疾病预防控制中心辐射防护与核安全医学所牵头组织北京市疾控中心和山东省医学科学院放射医学研究所，在2008年至2010年开展了国家科技支撑计划课题“放射诊疗中职业危害控制关键技术与风险评价研究”。近年来，我国医用辐射防护工作主要围绕放射诊疗设备的性能防护检测工作，亟须加强患者剂量调查与指导水平建立、医疗照射致健康风险评估等工作。为了调查并建立我们国家自己的医疗照射指导水平，中国疾病预防控制中心辐射防护与核安全医学所牵头组织全国十五个省份，2011年至2013年，组织开展了卫生行业科研专项《辐射危害控制与核辐射卫生应急处置关键技术研究及其应用：单元一医用辐射危害评价与控制技术研究》。为探讨医用X射线工作者的职业性照射因素与恶性肿瘤发病风险之间的关系，及对我国医用X射线工作者随访队列中最大的江苏亚组开展继续随访，分析1997者随访队列年队列随访期间慢性小剂量电离辐射照射诱发恶性肿瘤的发病危险，中国疾病预防控制中心辐射防护与核安全医学所与江苏省疾病预防控制中心在卫生行业科研专项（201002009）的资助下开展了江苏省医用X射线工作者1950者展了江苏年间恶性肿瘤发生风险研究和江苏省医用X射线工作者1997者瘤发生风年队列随访恶性肿瘤发病危险分析的研究。

近年来，UNSCEAR在其给联合国大会的报告中和每年的会议中高度关注天然放射性物质和因工业活动增加的天然放射性物质导致的职业照射，尤其是矿工接受的职业氡暴露。二十世纪七十年代我国就开展了非铀矿山放射性职业危害调查与控制研究，在一些金属矿山开展了井下工作场所氡及其子体测量工作。2006年至2008年，在科技部科研院所社会公益研究专项支持下，中国疾控中心辐射安全所与云南、贵州、广西、湖南、湖北、山东、黑龙江、河北、宁夏、新疆、四川、内蒙古十二省区的疾控中心、职业病防治机构、放射医学研究所等单位协作，完成了《非铀矿山放射性职业危害评价与控制研究》项目。由中国疾控中心辐射安全所苏旭研究员负责的该项目是国内首次围绕多类矿山的辐射水平、流行病学调查、健康效应机理等进行的多学科系统研究。项目的完成，填补了IAEA和UNSCEAR等十分关注的中国非铀矿山职业氡调查与研究的空白。估算了非铀矿山工作人员个人剂量与集体剂量，分析评价了非铀矿山职业照射风险，提出了控制非铀矿山放射性职业危害的措施与方法，起草了我国非铀矿山放射防护标准。为贯彻落实《中华人民共和国职业病防治法》，保护千万矿工健康起到积极作用。

此外，作为《放射损伤防治管理条例》起草调研工作的一部分，为了切实掌握目前我国医疗机构放射诊疗防护情况及存在的问题，保障医疗安全和诊疗质量，卫生部2009年下发了《卫生部办公厅关于开展医疗机构放射诊疗防护情况调查的通知》（卫办监督函［2009］730号），组织全国十一个省份开展了医疗机构放射诊疗防护调查工作。2010年4月26日，苏旭根据2009年我国放射诊疗辐射防护调查情况，在卫生部部务会上就“我国放射诊疗的现状及其对策”进行了专题汇报，引起了卫生部领导的高度关注，会议决定成立卫生部医用辐射防护领导小组，为了全面了解和及时掌握目前医用辐射防护现状，科学实施医疗机构放射诊疗防护监督管理，2010年6月13日，卫生部下发了《卫生部办公厅关于开展医用辐射防护监测网试点工作的通知》（卫办监督函［2010］478号），至2014年底已覆盖全国。

2009年至2010年，在卫生行业专项工作的支持下，对辽宁红沿河核电站、江苏田湾核电站、山东海阳核电站、浙江秦山核电站周边相关区域和新疆、吉林、福建三个地区的相关区域的水样开展了总α、总β分析，以及对四个核电站周边的相关水样进行了氚浓度分析和铀钍含量的分析。2011年日本福岛核事故后，食品和饮用水放射性安全便成为公众关注的热点问题之一，在此推动下，本底水平调查凸显其重要性，食品饮用水的放射性污染监测工作在全国范围内陆续开展起来。

2012年至2014年，开展了对已投入运行和在建核电站周围的饮用水中放射性监测。2014年，开展了针对干果和脱氧剂的专项监测。公众照射、医疗照射、职业照射和应急照射各相关领域的科学研究和调查的开展，积极稳步地推动着我国放射卫生学科的持续发展。

第三节　重要学科成就

随着我国经济的发展和社会进步，核与辐射技术在国民经济各个行业特别是在医学中的广泛应用，与电离辐射应用辐射防护和安全密切相关的放射卫生工作不断发展，并取得了骄人的成绩，相继成立的放射卫生相关学术团体、创办的学术刊物、发表的学术著作和取得的学术成果在我国的放射卫生学科的发展中一直发挥着重要作用。

（一）放射卫生学学术团体的发展

二十世纪七十年代，我国放射医学与防护学科已有了相当大的发展，有关专业机构遍布全国，专业队伍不断扩大。为加强国内外学术交流、促进学科发展，由毕之先、王道建、刘雪桐、王瑞发、孙世则、陆如山和魏履新等专家发起，向中华医学会申请成立放射医学与防护专科学分会，经中华医学会理事会研究同意成立中华医学会放射医学与防护学分会，并于1980年6月25日在北京举行了分会成立大会。中华医学会放射医学与防护学分会的挂靠单位是卫生部工业卫生实验所。第一届委员会的主任委员为毕之先，第二、三届委的主任委员为魏履新，第四、五届的主任委员为吴德昌，第六、七届的主任委员为李开宝，第八届的主任委员为苏旭，第九届的主任委员为岳保荣，第十届的主任委员为孙全富。自成立以来，在中华医学会的领导和历届委员会的共同努力下，分会工作传承发展，与时俱进，为促进我国放射医学与防护事业的发展做出了突出贡献。中华预防医学会放射卫生专业委员会是中华预防医学会下属的二级学会，成立于1994年4月。第一届委员会主任委员为王继先，第二、三届主任委员为樊飞跃、王继先（名誉）。该学会充分发挥专家特长，团结广大放射卫生科学技术人员，紧跟国内外学科发展动态，有的放矢积极开展学术活动，对促进放射卫生学科的繁荣与发展、提高我国放射卫生工作人员的理论、技术和管理水平，促进核能辐射技术的应用与发展起到了积极作用。

中国毒理学会放射毒理专业委员会是中国毒理学会下属的二级学会，成立于1993年12月。中国毒理学会放射毒理专业委员会的挂靠单位为军事医学科学院放射与辐射医学研究所（原放射医学研究所）。第一届委员会主任委员为叶常青，第五届的主任委员为朱茂祥，第六届的主任委员为周平坤，第七届的主任委员为朱茂祥。中国医学装备协会医用辐射装备防护与检测专业委员会于2004年12月经国家民政部批准登记设立，成为中国医学装备协会的一个分支机构，挂靠单位为中国疾病预防控制中心辐射防护与核安全医学所，由中国疾病预防控制中心辐射防护与核安全医学所尉可道负责组建工作，2007年8月赵兰才接替尉可道负责本专业委员会的工作。2017年7月程金生接替赵兰才为主任委员。

中国卫生监督协会放射卫生专业委员会于2010年8月30日经民政部批复成立，由放射卫生监督与管理、放射卫生防护、放射损伤救治以及有关高等院校和科研机构的管理人员、专家、学者、技术人员、医疗救治人员、企事业单位及个人组成，是中国卫生监督协会分支机构，属二级社会团体，挂靠单位是中国疾病预防控制中心辐射防护与核安全医学所。第一届放射卫生专业委员会主任委员为苏旭。

中国辐射防护学会放射卫生分会于2016年12月13日召开成立大会，会议选举苏旭为理事长。中国卫生监督协会放射防护器材与防护工程专业委员会于2017年6月成立，主任委员为苏旭。

为促进国内辐射研究领域相关学术团体以及科学工作者之间的合作与交流，也为了能够更好地与国际辐射研究协会进行学术交流和工作往来，在1985年至1986年期间经过方钧、周培源、沈恂等老一辈科学家的多方努力，1987年经国家科委批准，支持并同意中国核学会所属的辐射研究与辐射工艺学分会、辐射防护学分会及中华医学会所属的放射医学与防护学分会、放射肿瘤学分会共同组成国际辐射研究协会中国委员会，参加国际辐射研究协会国际组织。国际辐射研究协会中国委员会于1987年3月12日在北京召开了“国际辐射研究协会中国委员会”第一届委员会第一次全体会议，一致推荐四个学会的理事长（或主任委员）轮流担任委员会的主席和副主席。第一届理事会主席为徐海超，第二届理事会主席为潘自强，第三届理事会主席为苏旭。2005年在日本召开的第一届亚洲辐射研究大会上苏旭当选为亚洲辐射研究协会副主席，2013年在北京召开的第三届亚洲辐射研究大会上苏旭当选为亚洲辐射研究协会主席。

（二）放射卫生学学术期刊的发展

学术期刊对学科的发展起着重要的作用。二十世纪八十年代以来，国内公开发行的与学科直接相关的学术杂志有《中华放射医学与防护杂志》《辐射防护》《中国辐射卫生》和《国外医学·放射医学核医学分册》(现名为《国际放射医学核医学杂志》)。内部发行的有《辐射与健康通讯》《辐射防护通讯》和《中国射线防护器材》等。此外,《原子能科学》《辐射研究与辐射工艺学报》《放射性同位素》《中国职业医学》等也刊登放射医学与防护的学术论文。本专业领域重要的学术刊物分别为《中华放射医学与防护杂志》《辐射防护》《中国辐射卫生》和《国际放射医学核医学杂志》。

《中华放射医学与防护杂志》创刊于1981年，现为月刊。该刊是中国科协主管、中华医学会主办，由中国疾病预防控制中心辐射防护与核安全医学所编辑出版的专业学术期刊。第一届编辑委员会总编辑为王瑞发，第二、三、四、五届编辑委员会总编辑为魏履新，第六届编辑委员会总编辑为吴德昌，第七届编辑委员会总编辑为尉可道，第八、九届编辑委员会总编辑为苏旭。

《辐射防护》杂志于1978年正式创刊，原名《核防护》，1981年改刊名为《辐射防护》，是由中国核工业集团公司主管、中国核学会辐射防护分会主办、中国辐射防护研究院承办、《辐射防护》编辑部编辑出版的学术类科技期刊。第四届编委会主编为李德平，第六届编委会主编为潘自强。

1992年6月，根据辐射卫生的发展需要，经国家科技部（当时为国家科委）正式批准，将1988年创办只限内部发行的《放射卫生》更名为《中国辐射卫生》，面向全国公开发行。总编辑由享有盛誉的知名专家担任，放射医学专家吴德昌院士曾担任本刊两届总编辑，现任总编辑为辐射防护专家潘自强院士。

《国际放射医学核医学杂志》是由国家卫生计生委（原卫生部）主管、中华医学会和中国医学科学院放射医学研究所主办的《国际医学》系列期刊之一。此刊于1977年7月创刊，创刊名为《国外医学参考资料 放射医学分册》，1979年更名为《国外医学 放射医学分册》，1987年更名为《国外医学・放射医学核医学分册》，2006年更名为《国际放射医学核医学杂志》。历届主编有陆如山（1977—1979），张景源（1980—1999），周继文（1999—2003），樊飞跃（2003—　）。

（三）放射卫生学专著和教材建设方面

由中国疾病预防控制中心辐射防护与核安全医学所牵头编写的学术著作主要有以下三类。

1. 放射卫生学理论与基础

《医用辐射危害控制与评价》，苏旭主编，中国原子能出版社，2017年11月出版。

《放射防护检测与评价》，苏旭、侯长松主编，中国原子能出版社，2016年9月出版。

《实用辐射防护与剂量学》，苏旭主编，原子能出版社，2013年12月出版。

《放射卫生防护标准应用指南》，苏旭主编，中国质检出版社，中国标准出版社，2011年7月出版。

《放射工作人员职业健康监护》，刘长安、苏旭、孙全富主编，原子能出版社，2007年7月出版。

2. 核和辐射突发事件处置策略

《核和辐射突发事件处置》，苏旭主编，人民卫生出版社，2013年9月出版。

《核辐射恐怖事件医学应对手册》，苏旭、刘英主编，人民卫生出版社，2005年1月出版。

《核与放射事故医学应急计划指南》，刘长安、刘英、苏旭主编，人民卫生出版社，2005年6月出版。

《核与放射突发事件医学救援小分队行动导则》，刘长安、刘英、苏旭主编，北京大学医学出版社。2005年9月出版。

《核与放射事故医学应急》（公众版），苏旭、刘英主编，光明日报出版社，2005年10月出版。

《核与放射事故医学应急》(医务人员版),苏旭、刘英主编,光明日报出版社,2005年10月出版。

3. 中国放射卫生进展

《中国放射卫生进展报告》(2009—2014),苏旭主编,中国原子能出版社,2015年9月出版。

《中国放射卫生进展报告》(1949—2008),苏旭主编,中国原子能出版社,2011年11月出版。

由吉林大学公共卫生学院牵头编写的学术著作或教材主要有:

《放射医学》(上、下册),刘树铮等编,白求恩医科大学,1975年出版。

《放射损伤学》,刘树铮参编,原子能出版社,1981年出版。

《辐射免疫学》,刘树铮著,人民卫生出版社,1985年出版。

《医学放射生物学》,刘树铮主编,原子能出版社,1986年出版。

《铀毒理学》刘树铮、孙世荃主编,原子能出版社,1995年出版。

《低水平辐射兴奋效应》,刘树铮著,科学出版社,1996年出版。

《医学放射生物学》,刘树铮主编,原子能出版社,1998年出版。

《医学放射生物学》,刘树铮主编,原子能出版社,2006年出版。

《电离辐射生殖遗传效应》,龚守良主编,原子能出版社,2009年出版。

《辐射细胞生物学》,龚守良编著,中国原子能出版社,2014年出版。

《医学放射生物学》,龚守良主编,中国原子能出版社,2015年。

由第三军医大学牵头编写的学术著作或教材主要有:

《核化生武器防治防护学》,徐辉等主编,全军统编教材;《放射卫生学》,李蓉主编,统编教材;《军事预防医学》,任职教育教材;《核武器和核事件医学防护学》,被列为教育部、重庆市第一批“十二五”普通高等教育本科国家级规划教材;《程天民军事预防医学》;《军事预防医学》和《复合伤》,获“中国人民解放军图书奖”,中华优秀出版物图书奖,国家新闻出版总署首届三个一百工程;《防原医学》和《核武器损伤防治学》均为我军首部教材。

由苏州大学牵头编写的学术著作或教材主要有:《放射毒理学》。

当前,我国放射卫生学科领域从事放射医学与辐射防护领域的机构主要包括中国疾病预防控制中心辐射防护与核安全医学所(原卫生部工业卫生实验所)、军事医学科学院、第三军医大学全军复合伤研究所、吉林大学、中国医学科学院放射医学研究所、苏州大学、复旦大学放射医学研究所(含上海市工业卫生研究所、上海医科大学放射医学研究所、上海市放射医学研究所)、山东省医学科学院放射医学研究所(山东省医学科学研究所)、中国辐射防护研究院、第四军医大学军事预防医学系等多家机构。广大科技工作者多年来取得了丰硕的科技成果并创造了良好的社会效益,为我国放射卫生事业做出了积极贡献。曾获得国家级奖励二等奖及以上的科技成果十项,获得国家级三等奖的科技成果十六项。获得省部级一等奖的科技成果十二项,获得省部级二等奖的科技成果一百三十七项,获得省部级三等奖的科技成果二百二十项。

第四节　挑战与展望

我国放射卫生在伴随着我国核能核技术应用发展，走过了半个多世纪的辉煌历程，在魏履新、吴德昌、程天民、刘树铮、张景元等老一辈放射卫生科学家和全国放射卫生科技工作者的共同努力下，放射卫生取得了一个又一个的丰硕成果，放射卫生队伍及核事故卫生应急体系不断完善，为保障我国核能核技术应用的可持续发展，保护广大放射工作人员的健康与安全做出了积极贡献。

目前，随着科学技术的进步和我国经济建设的发展，我国核能核技术应用发展迅猛，尤其是核能和放射诊疗技术应用更是日新月异，放射卫生面临更加严峻的挑战。

放射诊疗医学物理师在医用辐射防护和质量控制中扮演者重要角色，然而，我国一直未能建立医学物理师制度，放射诊疗辐射防护与质量控制问题突出，放射诊疗正当性判断原则落实不力，放射诊疗技术滥用问题较为突出，医源性放射事故时有发生，医用辐射防护亟待加强。

核能核技术应用带给公众的附加照射以及天然辐射照射，尤其是氡及其子体照射的辐射防护与风险评估已成为国际社会、公众和学术界关注的焦点问题。氡是公众接受天然辐射照射的主要来源，被国际癌症研究机构列入室内重要致癌物质，是 ICRP 推荐的慢性照射行动水平具体数据的唯一核素，被世卫组织公布为十九种主要的环境致癌物质之一，被认为是继吸烟引起肺癌之后的第二大因素。在我国氡的危害控制并未引起政府的高度重视，二十世纪八十年代以后，只是学术界零零散散地做了一些氡水平调查、建材氡析出率研究、氡致肺癌机制研究和辐射流行病学调查，但是这远远不够，全国居室内氡水平整体情况不清，尤其是大量新型建筑材料的应用是否导致居室内氡水平升高，还需做全面调查，制定建筑材料氡析出率控制标准，有效降低室内氡水平，保障广大公众健康权益。

另外，我国还有四百万非铀矿工和约九万名航空机组人员未纳入放射工作人员管理，非铀矿工和航空机组人员接受的辐射照射远高于一般职业人群，尤其是部分井下作业矿工的作业场所氡浓度超过并可能远远超过《电离辐射防护与辐射源安全基本标准》（GB 18871—2002）规定的工作场所氡水平，其职业照射管理也是一个需要重视的问题。

另一方面，我国放射卫生与核应急任务更加繁重，而全国放射卫生技术机构的人员数量、工作经费、仪器装备和科研投入等已远远不能适应我国核能核技术应用迅猛发展的需要，放射卫生技术机构与核应急队伍的能力建设亟待加强。

同时应重视和发挥个人剂量监测和职业健康监护等大数据在改进职业照射防护中的作用。依托放射工作人员职业健康管理系统提炼科学研究问题，开展科学研究，解决辐射防护中的关键技术问题，提高我国辐射防护水平，有效控制辐射危害，保护人民健康，保障我国核能核技术健康、和谐、可持续发展。

致谢　感谢杨业鹏、范宪周、贾廷珍、卢春林、冉新泽、李蓉、粟永萍诸教授的指导。

撰稿人：苏　旭　张　伟　秦　斌　孙全富　曹建平　刘晓冬

参考文献

[1] http://encyclopedia2.thefreedictionary.com/radiation+hygiene.

[2] https://en.wikipedia.org/wiki/Health_physics.

[3] http://www.xzbu.com/7/view-1114102.htm.

[4] 程天民. 我国防原医学发展的回顾与思考[J]. 中华放射医学与防护杂志，2014，34（4）：241-243.

[5] 苏旭. 中国放射卫生进展报告（1954—2008）[M]. 北京：原子能出版社，2011.

[6] 苏旭. 中国放射卫生进展报告（2009—2014）[M]. 北京：原子能出版社，2015.

[7] 医学名词审定委员会，放射医学与防护名词审定分委员会编. 放射医学与防护学名词 2014 [M]. 北京：科学出版社，2014.

[8] 王瑞发. 放射卫生 // 邓立群. 当代中国的卫生事业（上）[M]. 北京：中国社会科学出版社，1986.

第十章　环境卫生学与卫生工程学

环境卫生学与卫生工程学与人群生活和健康息息相关，其思想在人类社会发展早期就已孕育，在人类对自然的认识和利用过程以及人类的生活与生产活动中不断发展、成熟和壮大，逐渐成为一门方法学体系系统和原理、概念与知识体系完整清晰、研究内容丰富的独立学科。我国环境卫生学与卫生工程学学科的起步较晚，早期主要借鉴西方国家和苏联的经验，经过几代人努力，已发展成为一门成熟的学科，在国民经济和社会发展中发挥着重要作用。本章概述了环境卫生学与卫生工程学学科的基本概念、研究内容、学科体系发展历程及其在保障人群健康方面做出的重大贡献。

第一节　学科概述

本节主要介绍环境卫生学与卫生工程学的定义、主要研究内容、学科思维的进化和学科发展简史。其中，我国环境卫生学与卫生工程学学科发展简史部分主要介绍现代以前的内容。

一、环境卫生学与卫生工程学的基本概念

（一）环境卫生学的定义

环境卫生学是一门兼具理论性和实践性的应用交叉学科，它既是公共卫生和预防医学的重要分支构成，也是环境科学的重要组成内容。国际组织和研究机构提出了环境卫生学的定义，其所体现的广度和侧重点有所不同。

世界卫生组织的定义：环境卫生学（environmental health）包括由环境中物理性、化学性、生物性、社会性和社会心理性因素所决定的人类健康（包括生活质量）的各个方面。它还指对环境中可能对人类和其子代健康产生有害影响的因素进行评价、修正、控制和预防的理论和实践。

美国毒物与疾病登记署的定义：环境卫生学是公共卫生的分支，它保护人类免受影响人类健康或对人类健康和环境质量至关重要的生态平衡的环境危害的影响。

欧洲环境与健康宪章的定义：环境卫生学包括化学物、放射物、一些生物因素直接的病理学效应，以及广义上的物理性、心理性、社会性和审美性环境对健康和福利的（间接）影响。

由人民卫生出版社出版发行的全国统编教材《环境卫生学》第七版（2012）中将环境卫生学（environmental health 或 environmental hygiene）定义为：研究自然环境和生活环境与人群健康的关系，揭示环境因素对人群健康影响的发生、发展规律，为充分利用环境有益因素和控

制环境有害因素提出卫生要求和预防对策，增进人体健康，提高整体人群健康水平的科学。

环境卫生学的主要研究对象是人类和周围环境，主要任务是阐明人与环境间的相互作用。随着学科的蓬勃发展，环境卫生学又与相邻学科融合形成了环境流行病学、环境毒理学、环境微生物学、环境基因组学、环境蛋白质组学、儿童环境卫生学等分支方向，极大地丰富了环境卫生学的方法技术和研究内容。

（二）卫生工程学的定义

卫生工程学（sanitary engineering）原属土木工程学的一个分支，其主要内容和工作是通过开展与给水处理、污水收集和处理、排水和土壤废物处理等有关的研究来改善和提高公众健康。

卫生工程学在我国作为一门学科早在上世纪三十年代就已形成，最初内容局限于与人们生活密切相关的给水和排水工程。就其本质而言，它是卫生科学与工程技术相交叉形成的一门学科，它是在保障人群健康的需求下产生的。此后，随着学科发展，至今仍是一门独立的学科，在中华预防医学会设有卫生工程分会。

在国家标准 GB/T 13745—2009《学科分类与代码》中，预防医学与卫生学和安全科学技术均涉及卫生工程学的内容。在预防医学与卫生学体系中，卫生工程学是一个二级学科，体系及代码是：卫生工程学（330.67）。在安全科学技术中，职业卫生工程是一个二级学科，体系及代码是：职业卫生工程（620.40）。

二、环境卫生学与卫生工程学的研究内容

（一）环境卫生学的研究内容

中华人民共和国成立前，我国环境卫生学曾是一门包罗市政建设、上下水道、杀虫灭鼠、行业管理等内容的不定型课程。在中华人民共和国成立初期出版的一些环境卫生学教材中所提到的环境卫生学工作和研究内容涉及以下方面：①给水卫生；②地面水卫生防护；③粪便、垃圾、污水等污物处理；④病媒昆虫的防制及灭鼠；⑤空气及房屋卫生；⑥土壤卫生防护；⑦城乡规划卫生；⑧饮食卫生；⑨公共场所卫生；⑩放射性物质污染外界环境的卫生防护等。之后放射卫生部从环境卫生学中独立出来发展成为放射卫生学，四害防除部分并入流行病学和寄生虫病学，饮食卫生也从环境卫生中分离出来。

改革开放后，人民卫生出版社组织了全国统编教材的编写工作。1980 年出版的第一版《环境卫生学》教材中指出环境卫生学的研究内容为："研究外界环境各种自然因素（大气、水、土壤、气候、辐射）对人群健康的影响，利用其有利的方面，控制和消除其有害方面。研究由于人类集居生活活动和社会生产而引起的环境污染问题，如大气污染、水体污染、土壤污染和不卫生的生活居住条件以及噪声等造成的对人群健康的危害，并根据其危害程度制定保障人群健康的各项卫生标准和卫生要求"。

在以后的数版教材中，随着学科发展的深入，环境卫生学的研究内容也在不断充实。2012 年，人民卫生出版社出版发行的第七版《环境卫生学》教材将其研究内容概括为：①环境与健康关系的基础理论研究：开展机体—环境相互作用的基因组、蛋白质组研究，为揭示环境—机体相互作用的奥秘提供重要的理论基础；②环境因素与健康关系的确认性研究：探索和确认环境因素对机体健康的影响、作用模式、相互关系和影响因素；③创建和引进适宜于

环境卫生学研究的新技术和新方法：随着环境卫生学与其他学科间的交叉深入，进一步创建和引进新技术和新的研究方法；④研究环境卫生监督体系的理论依据：为环境卫生法规和标准的制订和实施提出具体的卫生要求和环境卫生基准，为环境卫生监督执法提供理论依据。

（二）卫生工程学的研究内容

卫生工程学在国外最初主要研究给水和排水过程中的卫生和工程问题。但工程实践中，卫生工程又可以细分为市政工程中的给水排水和建筑物中的卫生设施。

我国卫生工程学主要研究内容在不同的历史时期具有不同的特点。新中国成立前，给水和排水设施不完善，卫生工程学研究内容主要是上下水道的设计及指导改良，市政设计的研究和住屋卫生的设计改良。新中国成立初期，结合苏联相关方面的经验，卫生工程学则涵盖了社会发展和经济建设中所有与卫生有关的内容。

改革开放后，上海医科大学的环境卫生工程学家杨铭鼎教授将卫生工程学研究内容系统归纳总结为六个方面：①给水卫生工程；②生活污水和有毒、有害工业废水的处理技术；③排除车间中含毒、含尘气体和废气的处理技术；④建筑物的通风、采暖和空气调节工程；⑤固体废弃物处理和综合利用技术；⑥生产、生活和学习等场所的采光、照明以及各种环境中的噪声防治等内容的综合性交叉学科。

1988 年中国预防医学会卫生工程分会成立时，在充分征求全国从事卫生工程科研、教学、设计、监督工作专家的意见后，中国预防医学科学院张希仲教授将卫生工程学的研究内容总结提炼为十个方面：①工业通风防尘防毒技术；②住宅和公共场所空气污染防治技术；③热环境控制技术；④物理因素如高频辐射、噪声、振动、采光、照明等控制技术；⑤污水及有害固体废弃物无害化处理技术；⑥农村给水卫生工程；⑦卫生工程监测仪器与设备研制；⑧预防性卫生监督；⑨工程设施卫生评价；⑩人机工程。

本世纪以来，2003 年非典暴发后，室内外空气污染的卫生防护、公共场所集中空调通风系统污染的干预控制及生态卫生等逐渐成为卫生工程学研究的热点。

三、环境卫生学与卫生工程学的开端

（一）国际环境卫生学与卫生工程学思维的进化及学科发展简史

1. 环境卫生学

国际上环境卫生学学科进化和历史发展经历了古代起源、工业觉醒、现代环境卫生学等阶段。

环境对健康产生影响这一环境卫生学核心思想在人类社会发展初期就已经为人类所认识。古希腊时期，西方“医学之父”希波克拉底在其撰写的被誉为“最早的卫生学著作”《论空气、水和土壤》中，阐述了空气、水和土壤等外环境因素对人类健康的影响和与疾病的关系。《旧约·利未记》中记载了关于当建筑物内发现类似于今天人们所说的霉菌污染时，祭司应采取的处理措施。古希腊和古罗马人已认识到金属生产过程使用的一些化学物可能有毒，一些学者已认识到铅、硫和锌等化学物的毒性。中世纪时期欧洲的封建统治阻碍了科学发展，扼杀了萌芽中的思想，当时环境卫生条件较为恶劣，霍乱和鼠疫等烈性传染病时有暴发。

国际上近代的环境卫生学是在工业化进程中逐步形成。社会发展使得大批农村人口涌入城市，城市人口和规模迅速扩张，生活和生产环境的卫生状况严重恶化，霍乱和黄热病等传染病经常性暴发。工厂使周围居民区的空气、水和土壤等受到污染，工厂内部恶劣的作业条件危及工人健康。因此，迫切需要采取必要的卫生措施，如：建立城市供水系统、排污系统，为居民提供洁净的水等。工作场所是环境的一部分，职业卫生为早期环境卫生的发展作出了许多贡献。英国于十九世纪上半叶先后颁布了《工厂法》和《矿井法》保障工人作业环境。美国的职业卫生直到二十世纪早期才开始蓬勃发展，先驱人物爱丽丝·汉密尔顿（A. Hamilton）撰写了《美国的工业中毒》和《工业毒理学》等重要著作。十七至十九世纪流行病学的产生，为定量观察环境因素对健康的影响和疾病的暴露归因提供了方法学工具。人口统计学和社会流行病学先后应用于环境卫生领域。清洁饮水、牛奶巴氏消毒等使婴儿死亡率和总死亡率大幅下降，表明环境卫生干预取得了巨大成功，人类期望寿命不断增加。1854 年，伦敦暴发霍乱，通过环境流行病学方法找到疾病传播的源头，疫情得到了有效控制。二十世纪环境流行病学的繁荣和后来地理空间信息学的出现，大大推动了环境卫生学的发展。

国际上现代环境卫生学开始于二十世纪中期，人们对化学物危害的认识日益加深。1962 年，美国海洋生物学家、环境保护运动的先驱蕾切尔·卡森《寂静的春天》一书的出版是现代环境卫生学开始的重要标志，它推动了人们对有机氯农药滴滴涕等化学物危害的认知。随后，环境致癌物成为环境卫生学研究的热点。对美国儿童血铅水平和铅毒性的研究推动了无铅汽油的使用。内分泌干扰物成为人们发现的第三代环境污染物。除了毒理学和流行病学研究外，环境公害和灾难事件的发生也增加了人们对环境污染健康危害的认识，如：二十世纪五十年代甲基汞中毒引起的日本水俣病、1952 年伦敦烟雾事件、1955 年洛杉矶光化学烟雾事件、二十世纪七十年代有害废弃物污染引起的拉夫运河事件、1984 年印度博帕尔异氰酸盐泄漏等。此外，该阶段的环境卫生学还在以下方面取得了发展：环境心理学的发展，生态学与人类健康相结合产生了生态健康，环境暴露相关的卫生保健服务的发展，环境卫生政策的健全。需要注意的是国际上环境卫生学是一门广义的学科，食品安全和职业卫生也属于其范畴。环境卫生学是一个动态发展的领域，未来将更关注以下方面：环境正义、易感人群、新科技发展带来的影响、全球变化、可持续性发展等。

2. 卫生工程学

国际上，卫生工程学的开端可追溯到公元前 2000 年。研究证实在公元前 2000 年，印度信德及旁遮普等地就已经采用陶制或砖砌拱形排水管道，在古希腊克里特古城米诺斯宫殿就已经建有排水系统。公元前 700 年在巴比伦和耶路撒冷等地建有石砌污水管道，大约在公元前 588 年，古罗马在马克西姆建造了污水管道。公元一世纪末，罗马学者著有《罗马水道论》，记述了罗马的上下水道及其组成。

十八世纪末进入产业革命时代之后，城市迅速发展，城市的人口也显著增加，城市卫生状况逐渐恶化。加之一些新的技术发明，如抽水马桶的使用，需要使用大量的自来水和产生大量污水，不仅污染周围居住环境，而且进一步恶化了城市卫生状况，导致疾病在人群中传播伴随城市化而加重。1832 年，英国全国性霍乱的暴发成为开启政府公共卫生职能的转折点。1851 年国际卫生大会上，对卫生的实质达成共识："疾病是自然和谐状态失衡的后果，是垃圾和废物不可避免的结果。"在此时期，微生物学和卫生学的发展进一步推动了卫生工程学科的发展。十九世纪中叶，伦敦开始使用漂白粉消毒饮用水。1905 年，加氯消毒饮水定为常规消毒方法，从此水质得到保证，介水传染病大为减少。进入二十世纪，卫生工程学逐渐成为土木工程学的一个分支，其主要通过开展与给水处理、污水收集和处理、排水和固体废物处理等有关的研究来改善和提高公众健康。

（二）中国环境卫生学与卫生工程学思维的进化及现代前学科简史

1. 环境卫生学

我国古代环境卫生学思想萌芽的出现可追溯至四五千年前。早在四千多年前，人们就已认识到水源洁净程度和水质好坏对人体健康产生影响，并已开始凿井取水。先秦时期，人们根据水质不同将水分为"轻水""重水""甘水""辛水"和"苦水"五种，并认识到一些特殊水质类型可导致特定疾病。两千多年前我们的祖先已认识到人与环境的辩证统一关系。《黄帝内经》中提到的"人与天地相参、与日月相应"的观点以及后人提出的"顺四时而知寒暑，服天气而通神明，节阴阳而调刚柔"充分体现出人与自然的密切联系。饮用开水和开水沏茶是中华民族的传统习俗，古已有之，它对预防介水传染病起到了积极作用，有效地避免了生灵涂炭，保持了中华民族的繁衍。唐代的《千金要方》中写道："原夫霍乱之为病也，皆因饮食，非关鬼神"，表明当时已认识到饮食不洁是霍乱的发病原因。宋代庄绰在《鸡肋篇》中指出，"纵细民在道路，亦必饮煎水"，是指普通百姓出门行路时也一定要饮煮沸过的水。可见，在人类发现病原微生物之前，我国古代人民已经在利用煮沸消毒法为饮水消毒。我国古代人民对环境卫生的思想和重要性已有一定认识，并开展了一些实践活动。但受限于落后的经济、科技水平和当时的社会制度，无法得到进一步发展。

新中国成立前，我国的环境卫生十分落后，发展缓慢。城乡卫生状况差，瘟疫盛行，从事相关工作和研究极少。仅少数医学院校开设了公共卫生课程，环境卫生学的内容甚少。环境卫生学先贤在极为困难的情况下，开展了一些简单但能解决实际问题的工作，并取得了较好成效，但因国力贫弱、连年战乱、天灾人祸，加之缺乏重视和财政支持等原因，环境卫生工作得不到发展。新中国成立后，上世纪五十年代初期，北京医学院、上海第一医学院、武汉医学院、四川医学院、山西医学院和哈尔滨医科大学六所医学院校率先成立了卫生系，即现北京大学医学部公共卫生学院、复旦大学公共卫生学院、四川大学华西公共卫生学院、山西医科大学公共卫生学院、哈尔滨医科大学公共卫生学院的前身。这六所院校的卫生系率先设立环境卫生学专业，标志着我国环境卫生学成为一门独立的学科。环境卫生学学科经历了中华人民共和国成立初期的发展期、"文革"期间的停滞期，在改革开放后迎来了快速发展期，步入了历史新纪元。

2. 卫生工程学

中国医学史中有关卫生工程的演进史横跨数十个世纪，数千年来很多可贵经验被历史记载、保留下来。在排洪防涝、水源防护、粪便管理、垃圾处理和污水排放等方面积累了丰富的经验，这些历史资料在今日看来依然有着它的重要意义。

城市规划方面：早在三千年前周公建造洛邑时，就知道城市建设要选择地势、靠近河流、寻求水源、注意方向与配置等问题。

给水卫生方面：早在公元前二十二世纪即知凿井而饮，公元前二世纪就知道水源与疾病有关，如《吕氏春秋》所载："轻水所，多秃与瘿人；重水所，多肿与躄人；甘水所，多好与美人；辛水所，多疽与痤人；苦水所，多尪与伛人。"《周易》云："井泥不食，下也。旧井无禽，时舍也。"这说明我国人民很早就认识到水源的选择和保护的重要性。除了水源保护外，每年在一定时期开展浚井工作，这种浚井工作，当时叫作“改水”。改水“可去瘟病”，“去滋毒”“寿民”，这表明古代的劳动人民已明白饮水卫生的道理。八世纪后期，唐朝官员李泌在杭州凿井并建造地下输水管道系统供水。

污水处理方面：根据《周礼》记：“宫中之窦，其崇三尺。”证明周代的宫中也建成了排泄污水的管道；又古书上有“石渠”“砖砌”“生铜所制”等记载。由此可见我国下水道种类也是极其繁多的。中国人民很早就注意到沟渠的通塞与传染病有关，指出“沟渠通浚，屋宇清洁，无积气，不生瘟疫病”。所以，每逢雨季之前，就对沟渠加以清淤，以免泛滥。

污物处理方面：公元前十三世纪殷墟中发现许多坑穴，用以堆积废弃物。这是我们祖先处理垃圾的方法。“圂”字见于甲骨文，是商代已经使用厕所的证据（公元前1000多年）。汉代的“都厕”是世界上最早的公共厕所。这都说明了我国古代很早就利用厕所，而且也提出了对厕所的卫生要求。《周书》曾载：“厕中生蛆，莼菜一把投入厕瓮中则无。”可见古人很早就知道使用野生植物来杀蛆的方法。《王盘农书》：“大粪力壮，南方治田之家于田头置砖栅，窖熟而后用之，其田甚美。”这种为了增加生产采取的措施，在卫生上与现代的粪便堆肥无害化处理具有同等意义。同时，也认识到粪便在很大程度上是霍乱等传染病的源头，要在卫生上防治霍乱，就必须加强粪便管理。

从以上各方面的记载来看，我国古代卫生实践开端很早。在新中国成立之前，伤寒、痢疾、霍乱等普遍流行，特别是1931年长江大洪水之后导致的疫情大流行，而又只有极少数城市有完善的给水及排水设施，为保障人民健康，卫生工程的重点工作是上下水道的设计及指导改良、市政设计的研究和住屋卫生的设计改良。

新中国成立后，国家在百废待兴之时，就于1950年10月设立卫生工程学系并成为中央卫生研究院直属系之一，这也标志着我国卫生工程学科的正式建立。1951年，召开了全国环境卫生及卫生工程专业会议，进一步明确了环境卫生与卫生工程的关系，提出了当时的工作要点。1953年，我国进入了第一个五年计划时期，进行了大规模的社会主义经济建设。为使新建、扩建和改建的城市、住宅区、公共建筑物和公共设施符合卫生学要求，防护大气、水源和土壤污染，逐步开展了预防性卫生监督和经常性卫生监督工作。1956年，国家建设委员会、卫生部和建筑工程部先后联合颁布了“工业企业暂行卫生标准”“饮用水水质标准”“集中式生活饮用水水源选择及水质评价暂行规则”和“关于城市规划和城市建设中有关卫生监督工作的联合指示”。1957年，又先后颁发了“城市公共厕所修建和管理的卫生规则（草案）”“关于注意处理工矿企业排出有毒废水、废气问题的通知”等，都为卫生工程工作的开展明确了方向和提供了有力的工作依据。

改革开放之后，特别是1988年中华预防医学会卫生工程分会成立之后，明确了卫生工程学科的基本任务是提出解决卫生问题的工程技术措施。

第二节　发展历程

中国现代环境卫生学与卫生工程学的发展，经历了从无到有，从发展到壮大的演变过程，在国家经济建设、社会发展和保障人群健康中发挥了极其重要的作用。随着学科体系的建立发展和完善，我国的环境卫生学与卫生工程学研究处于国际学科发展的前列、研究团队亦成为国际同领域的重要力量，在对外交流，合作研究，共同面对全球性环境与健康问题中发挥了积极作用。中国在从长期发展中积累的经验和教训为全球环境健康和与之相关的工程技术普及推广，设施完善、功能效果提升提供了良好的借鉴。根据发展的阶段和发展过程，将现代中国环境卫生学与卫生工程学划分为发展初期和发展期。

一、发展初期（1949 年之前的一段时间—1976）

（一）中国环境卫生学与卫生工程学学科的建立

近代中国公共卫生发展始于清末。1905 年，清政府首次设置了卫生机构，1910 年暴发的鼠疫，使得大众开始了解到现代公共卫生对于疫情防控的巨大作用和效果，从而扩大了公共卫生的社会基础。在污水排放、饮用水卫生和传染病防治等方面开始起步。环境卫生工作日益受到重视，一批以卫生工程专业为核心的学者积极投身环境卫生治理和疾病预防，为环境卫生学学科与卫生工程学学科的形成奠定了基础。

国立中央大学始建于 1928 年 4 月，是二十世纪早期中国学科设置最齐全的大学。建校之初，医学院中设立了基本系和临床系。基本系的八科中就包括了卫生学科。医学院的各科课程，多聘请南京中央医院和南京防疫部门的院长、科主任和负责人授课，教学方式多为边授课，边见习，边实习，易理解，易记忆，成效显著。环境卫生和卫生工程工作者在我国环境卫生学和卫生工程学学科初创阶段就开始了公共卫生实践，为技术的发展和推广做出了积极探索和贡献。例如，环境卫生学专家杨铭鼎教授在 1929 年至 1931 年期间，设计并监造了当时最先进的南京中央医院。1931 年，通过切断疾病传播途径等措施，有效地扑灭了长江洪水过后的霍乱大流行。

抗日战争期间，各方事业受到严重的破坏和影响，各地各大学的办学条件异常艰苦。中央大学于 1937 年 10 月西迁，校本部建在重庆沙坪坝，医学院在成都华西坝。1938 年，又创办了国立中央大学研究院，下设的医科研究所包括生理学部和公共卫生学部，并开启了研究生教育。1939 年 9 月，正式招收研究生，1941 年 7 月，首届七名研究生毕业，获硕士学位。

抗战期间，一批爱国学者和志士利用所学，投身抗日战争的滚滚洪流，在战时防疫、抵抗细菌战、改善饮水水质、地下防空设施通风和卫生基础设施等方面发挥了重要作用，有力地支持了抗战工作。例如，解放后在四川医学院工作的过基同教授曾组织领导了重庆大轰炸后的防疫和防御鼠疫细菌战等工作。

抗战胜利后，1946 年国立中央大学回迁南京，11 月在南京复校开课。时任医学院公共卫生所主任的余焕文，后来成为我国著名的流行病学专家。

1948 年 6 月，中央大学医学院院长戚寿南代表我国医药卫生界，参加世卫组织成立大会。国立中央大学培养了一批优秀人才，成为新中国成立后我国公共卫生领域的领军人物，为环境卫生学及卫生工程学学科的发展做出了重要贡献。

1950 年，从南京迁至北京的中央卫生实验院改为卫生部直属的中央卫生研究院，设有卫生工程系，负责开展环境卫生科研工作。各省、市卫生防疫站也设立了环境卫生科，环境卫生工作逐步展开。更重要的是，在 1952 年开始的首次院系调整中，首批有六所院校建立卫生系，并建立了环境卫生学教研室，标志着环境卫生学学科经历了长期逐渐积累和发展成为独立的学科。

（二）中国环境卫生学与卫生工程学初步发展

新中国成立之初百废待兴，传染病是危害人民健康的主要问题，如何防治传染病，降低人群死亡是当务之急。围绕该核心问题，在全国轰轰烈烈开展了伟大的爱国卫生运动，环境卫生工作者积极提供技术支持，为迅速遏制若干威胁人群健康的重要传染病的暴发和流行、改变我国的卫生状况以及保障人群健康发挥了积极作用。由此，环境卫生的研究工作逐步受到关注，中央卫生研究院汪德晋先后组织编写出版了《水的物理和化学分析法》（1954）等专著，开办过多期培训班，为卫生防疫站培养了第一批卫生检验技术骨干。二十世纪五十年代，周葆珍发表了《安全供水与急性肠道传染病》的专著，论述饮水卫生与健康的关系，提出大骨节病的水质病因说。杨铭鼎教授开展了淮南煤矿高温降暑和防尘工作，过基同教授和胡汉升教授相继组织了所在院校的研究和技术力量深入现场调查研究，在实践中解决现实问题。

1956 年，中央卫生研究院卫生工程系并入由沈阳迁至北京的劳动卫生研究所，改名为中国医学科学院劳动卫生研究所环境卫生学系，此后又更名为中国医学科学院卫生研究所环境卫生学系。1973 年，更名为中国医学科学院卫生研究所环境卫生研究室。

1958 年后，随着工农业生产发展，环境卫生工作向农村延伸，以改变农村环境卫生条件，控制和消灭危害人民健康的疾病为目标，开展以“水改、粪管”为中心的农村卫生工作。同时为了解决工业生产中出现的高温、粉尘和毒气等问题，中国医学科学院卫生研究所张希仲教授研制了水幕隔热、喷雾风扇、水浴除尘器、蒸汽除尘等工业降温、除尘措施与设备。二十世纪六十年代后，针对大气、水体和土壤的环境因素相继开展了各种经常性的卫生监督；对各类企业的选址、设计、施工和城市建设规划开展了预防性卫生监督。通过大量的环境卫生工作，使城乡卫生面貌发生了根本变化，传染病得到控制，并制定了多种环境卫生管理条例和标准。开展了全国江河湖海的水污染调查，开始工业三废污染环境的调查，同时开展了污水灌溉对农业环境污染的卫生问题的研究。

二、发展期（1977 年至今）

（一）高等院校环境卫生学与卫生工程学专业建设

1. 本科专业建设

二十世纪七十年代初期，随着环境污染、生态破坏和人群健康损害的发现，第一次全国环境保护工作会议上，确立保护环境是一项基本国策。国务院［1973］158 号文件中要求“有关大专院校要设置环境保护专业和培养技术人才”，原同济医科大学环境卫生教研室在环境保护的实践中也深刻体会到具有医学知识环保专业干部的缺乏，为推进环境保护事业对专门人才的需求，在各级环境保护部门的支持和领导下，从 1973 年开始连续举办了六期环境污染与卫生监测中高级培训班，产生了良好的社会影响。随着国家环境保护工作的深入开展，急需扩大队伍，输送高级专业人才，1978 年经湖北省教育局［教医（78）17 号文］及卫生部［武医（78）45 号文］批准正式建立“环境保护卫生专业”，同年开始招收五年制本科学生三十三人，1979 年卫生部在成都“医学教育规划”会上将其更名为“环境医学专业”。同时，原同济医学院批准环境医学专业增建环境流行病学、环境微生物学、环境毒理学、环境监测学四个教研室和环境医学概论、环境医学统计、环境与卫生工程三个教学小组，为了保证卫生专业教学任务的完成，又组建了环境卫生学教学小组。环境医学专业的建立，为我国环境保护事业做出了应有的贡献。

2. 学科建设成果

目前，我国高等医学院校几乎都开设了环境卫生学课程，近千名教师从事环境卫生学的教学和科学研究工作。1989年，原同济医科大学环境卫生学被批准为国家重点学科。2000年后，在学科设置方面，环境卫生学与劳动卫生学划分为一个学科，命名为劳动卫生与环境卫生学。2002年，华中科技大学劳动卫生与环境卫生学再次成为国家重点学科，2006年，除华中科技大学外，中国医科大学和南京医科大学的劳动卫生与环境卫生学也被评为国家重点学科。此外，中山大学、南方医科大学、浙江大学、武汉大学、哈尔滨医科大学、山西医科大学、福建医科大学、郑州大学、重庆医科大学、第三军医大学、贵州医科大学、苏州大学、东南大学、新疆医科大学、兰州大学、福建医科大学、华北理工大学和南华大学等近二十所院校的劳动卫生与环境卫生学被评为省级重点学科。

（二）环境卫生学与卫生工程学人才梯队的形成

1. 师资队伍

我国的环境卫生学与卫生工程学研究队伍在杨铭鼎、过基同、胡汉升、林寿悟、蔡宏道、孙棉龄、姚志麒、王黎华、钮式如、刘君卓、陈学敏、秦玉慧、陈秉衡、陈昌杰、洪传洁、蔡诗文、吴德生、崔九思和王国荃等不同时期的专家带领下，团结全国力量，推动了我国环境卫生学与卫生工程学学科的稳步有序发展。经过几代人的不懈努力和艰苦奋斗，高等院校和研究院所中环境卫生学与卫生工程学师资队伍和研究力量不断发展壮大。在年龄结构、职称结构、学历结构方面日趋合理，并初步形成了具有一定规模、整体实力不断增强的人才队伍。目前全国环境卫生学师资队伍有了长足的发展，并表现出一些良好的态势，如师资队伍的总量增加、呈年轻化趋势、高学历人才比重进一步加大、高职称人数比例增加等。师资队伍的建设有力地保证了教学工作的开展，促使环境卫生学的理论、内容和研究方法不断充实、深化和完善，为人才培养工作奠定了基础。

2. 研究生培养

伴随公共卫生与预防医学专业和学科的兴起，环境卫生学与卫生工程学等预防医学二级学科逐步发展壮大，环境卫生学与卫生工程学专业和研究方向早在五十年代就开始招收研究生，到1966年，先后有上海医学院、北京医学院、四川医学院、同济医学院和山西医学院等高等院校开始招收环境卫生学专业研究生，为全国环境卫生力量的培养和此后近五十年的环境卫生学与人才梯队的形成和发展奠定了重要人才基础。

1977年，恢复高考开始招收预防医学本科专业，1978年，全国高等院校和科研机构开始恢复研究生招生，除“文革”前的几所高等院校外，中国医学科学院预防医学科学院环境卫生工程所和卫生监测所以及中山医学院、浙江医学院、哈尔滨医学院、白求恩医科大学和新疆医学院等高等院校也开始了研究生教育。经过近四十年的努力和发展，环境卫生学与卫生工程学得以发展。从“文革”结束到目前，由于学科专业布局的整体调整，环境卫生学和卫生工程学相互融合，协调发展，环境卫生和卫生工程学相继发展了三级研究方向，一方面专业化得以加强，另一方面，由于学科布局的调整，卫生工程学的研究发展逐渐转入市政工程、环境工程等新兴专业方向的发展。师资队伍也由第一代人的国内本科教育、国外研究生教育发展为本土培养、海外进修、留学、合作研究等多种形式。教师队伍由本科毕业为主迅速发展为硕士研究生学历为主，经过二十余年的过渡，随着国家对环境与健康问题的重视和发展的重要需求，环境卫生学的师资队伍已成为以博士研究生学历为主体，绝大多数教师都接受过不同时间和程度海外留学培养的格局。人才培养呈现多元化和多样化，国际合作办学成为一种趋势，教师队伍交流互访已经成为常态，国际和多国间的环境卫生工作蓬勃发展。迄今，全国已有六十余所院校设立了环境卫生学硕士学位授予点，三十余所院校设立了环境卫生学博士学位授予点，部分院校成为公共卫生与预防医学一级学科博士后流动站。

同其他预防医学专业相似，环境卫生学研究生培养模式在不同年代经历了不同的培养模式。目前环境卫生学研究生的培养模式是全日制和非全日制、科学学位型和专业学位型并存。全日制科学学位的学习年限为三年，全日制和非全日制专业学位的学习年限为二年。硕士生的培养主要通过课程教学、科学研究、实践活动进行，重在建构完善的知识结构体系，培养硕士生的科研、实践能力和创新意识。专业博士生的学习年限一般为三至五年。博士生的培养主要通过研究实践来进行，重点是培养创造性地从事研究工作的能力和优良的学术作风。

（三）环境卫生学与卫生工程学教材与课程建设

1. 教材建设

高等院校院系调整后，六所首先建立环境卫生学专业的学校，起初没有统一教材，各院校参照苏联《环境卫生学》，通过翻译、吸收和消化，编辑为讲义开展教学，课程特色明显。随着对公共卫生与预防医学的认识提升，及其在国民经济发展中的重要作用，环境卫生学也从早期参考苏联教材发展到能独立编写成体系的、针对预防医学与公共卫生专业学生的规范化教材。由原上海第一医学院（现复旦大学公共卫生学院）杨铭鼎、姚志麒和陈秉衡等教授组织全国环境卫生学和卫生工程学同行，编撰了人民卫生出版社出版发行的《环境卫生学》第一至第三版统编教材；由原同济医科大学（现华中科技大学）陈学敏教授和杨克敌教授组织全国同行专家编写了第四至第七版教材。另外，原同济医科大学（现华中科技大学）蔡宏道、陈学敏和杨克敌等教授还组织全国同行专家编写了涵盖环境卫生学、环境医学、环境科学、卫生工程和环境监测等环境卫生学与卫生工程学的大型参考书《现代环境卫生学》（第一至第三版），华中科技大学陈学敏教授主编了供预防医学类专业七年制和研究生用的《环境卫生学》，北京大学医学部公共卫生学院和山西医科大学相继编写了《环境卫生学》。人民军医出版社和教育部出版社也在《卫生学》教材中纳入了环境卫生学的内容。此外，一些院校为公共卫生学硕士编制教材时，相继将环境卫生学的内容纳入了《环境医学》，这些教材和参考资料，使环境卫生学教材呈现多元化局面，极大地丰富了环境卫生学与卫生工程学的学科体系，为人才培养和知识传播做出了重大贡献。相关教材情况见表 10-1 和表 10-2。

表 10-1　卫生部统编教材《环境卫生学》教材各版基本情况

版次	主编	副主编	章节数	字数（万）	出版时间
第一版	上海第一医学院	—	8	90.4	1981 年 5 月
第二版	姚志麟和陈秉衡 （上海医科大学）	—	9	56.5	1987 年 5 月

续表

版次	主编	副主编	章节数	字数（万）	出版时间
第三版	姚志麟（上海医科大学）	—	16	51.4	1993 年
第四版	陈学敏（同济医科大学）	吴德生（华西医科大学）	10	49.2-	2001 年 4 月
第五版	杨克敌（华中科技大学）	衡正昌（四川大学）	12	62	2003 年 12 月
第六版	杨克敌（华中科技大学）	衡正昌（四川大学）	14	73.3	2007 年 7 月
第七版	杨克敌（华中科技大学）	郑玉建（新疆医科大学）	15	79.9	2012 年 6 月

表 10-2 七年制和研究生《环境卫生学》和《现代环境卫生学》基本情况

书名	主编	副主编	章节数	字数（万）	出版时间
环境卫生学	陈学敏（华中科技大学）	吴德生（四川大学） 陈秉衡（复旦大学）	29	99.3	2004 年 7 月
现代环境卫生学（第一版）	蔡宏道（同济医科大学）	孙棉龄（华西医科大学） 王黎华（北京医科大学） 陈学敏（同济医科大学）	27	169	1995 年 9 月
现代环境卫生学（第二版）	陈学敏（华中科技大学） 杨克敌（华中科技大学）	尹先仁（中国疾病预防控制中心） 庄志雄（深圳市疾病预防控制中心） 鲁文清（华中科技大学） 衡正昌（四川大学）	40	209	2008 年 7 月

2. 课程建设成果

经过几代人不懈努力，环境卫生学课程建设成果丰硕。华中科技大学环境卫生学被评为国家级精品课程，并于 2016 年成功升级为国家级资源共享课程；新疆医科大学、贵州医科大学、宁夏医科大学和华北理工大学等院校的环境卫生学先后被评为省级精品课程。华中科技大学"环境与健康"、东南大学"环境医学工程"以及西安交通大学"环境与疾病相关基因"等以环境卫生工作为重点内容的实验室先后被列为教育部重点实验室，标志着我国环境卫生学学科的科研水平和师资力量不断发展壮大，而且特色鲜明。课程和知识体系的建设发展，不仅为国家培养了大批从事环境卫生专业的高级技术人才，还逐步形成了参与环境与健康研究领域的国际竞争和对话的实力。这些成就的取得，体现了环境卫生学科建设大跨步式的发展和进步。

（四）环境卫生学与卫生工程学学术共同体的建设与加强

由于历史上学科分类和部门分工及其沿革，环境卫生学与卫生工程学既相互独立也相互合作。从学术分类方面讲，二十世纪八十年代，环境卫生学与卫生工程学在中华预防医学各分会建立伊始，就是两个独立的学会。经历了数十年发展，环境卫生学与卫生工程学的学术和学术交流体系逐渐形成并稳步有序发展。本世纪初，随着中国疾病预防控制中心附属单位的设置调整和合并，环境卫生学与卫生工程研究部门经整合形成了中国疾病预防控制中心环境与健康相关产品安全所，一些专业职能和工作履职发生了调整，但环境卫生学和卫生工程学仍然属于中华预防医学会环境卫生分会和卫生工程分会。

目前，环境卫生学和卫生工程学的学术团体仍然隶属于中华预防医学会。但是从事环境卫生学和卫生工程学人员的学术团体同来自其他领域和行业的学者构成了不同学术团体，如中国环境科学学会的环境医学与健康分会、中国环境诱变剂协会的致畸分会等。通过定期举办全国性学术会议和科普宣传，增加了环境卫生学和卫生工程学学术团体的交流和协作，也促进了学会的整体发展。

1. 中华预防医学会环境卫生分会

中华预防医学会环境卫生分会是中华预防医学会领导下的，由全国环境卫生专业以及医学相关领域专家组成的二级学术团体。其目的是为环境卫生专业工作者提供一个相互交流、切磋专业知识的平台，不断提高环境卫生专业人员的学术水平，促进环境卫生学的学科发展。为了促使环境卫生学的理论、内容和研究方法不断充实，深化和完善，自成立至今，先后八次召开全国环境卫生学学术会议（如表 10-3 所示），标志着中国环境卫生学和环境卫生事业在各个发展阶段均取得了显著成就和长足的发展。中华预防医学会环境卫生分会第一至六届主任委员分别由杨铭鼎、王子石、王黎华、董善亨、晁福寰、金银龙等教授、研究员担任，金银龙研究员连任一届，本届新任主任委员为施小明研究员。

表 10-3　中华预防医学会环境卫生分会举办的全国性学术会议

会议名称	举办时间	地点	参加人数
第一届全国环境卫生学术会议	1979 年 11 月 19—25 日	上海	250
第二届全国环境卫生学术会议	1984 年 11 月 6—10 日	南京	250
第三届全国环境卫生学术会议	1990 年 12 月 22—24 日	沈阳	248
第四次全国环境卫生学术会议	1995 年 10 月 15—18 日	武汉	254
第五届全国环境卫生学术会议	2001 年 9 月 1 日	成都	—
全国环境卫生学术研讨会暨第六届环境卫生分会换届会议	2007 年 12 月 25—26 日	徐州	120
第七届全国环境卫生学术年会暨环境与健康研讨会	2011 年 1 月 6—7 日	深圳	150 余
第八届环境卫生分会换届会议暨环境与健康学术会议	2017 年 7 月 1—2 日	北京	125
第一届中国环境与健康大会	2017 年 8 月 24—26 日	北京	408
第二届中国环境与健康大会	2019 年 6 月 10—12 日	深圳	957

2. 中华预防医学会卫生工程分会

中华预防医学会卫生工程分会于 1988 年成立，是中华预防医学会领导下的，由全国卫生工程科研、教学、设计、监督工作的专家组成的二级学术团体。其目的是团结全国卫生系统从事卫生工程工作的工程及卫生人员，认真贯彻执行“预防为主”的方针，利用知识密集的组织形式，促进卫生工程科学技术的普及和推广，促进专科人才的成长和提高，为保护人民身体健康，为我国经济建设的发展做出应有贡献。会议选举产生了卫生工程分会第一届常务委员会，主任委员为钮式如。2006 年，卫生工程分会进行换届，戴自祝被推选为第二届主任委员。2012 年，卫生工程分会再次进行换届，戴自祝被推选为第三届主任委员。

（五）环境卫生学与卫生工程学学术期刊的发展

1.《环境与健康杂志》

《环境与健康杂志》由国家卫生健康委员会主管，中华预防医学会和天津市疾病预防控制中心主办。1984 年创刊，是当时我国唯一的环境卫生学专业期刊。历届主编分别为屈鸿钧教授、董善亨教授、王撷秀教授。办刊宗旨为：贯彻党和国家的卫生工作方针，以预防医学与环境科学相结合，根据我国经济建设和社会发展的需要，全方位促进我国环境卫生学科及相关学科的发展以及人民生活环境质量的提高。先后入选中文核心期刊、中国科学引文索引、科技论文统计源期刊、中国生物医学核心期刊等，陆续被美国化学文摘（CA）、日本科学技术振兴机构数据库（JST）等国际数据库和检索类期刊收录。先后荣获天津市优秀期刊、卫生部优秀期刊、国家卫生计生委优秀期刊、中华预防医学会优秀期刊，在天津市历次期刊质量评估中均被评为一级期刊。

2.《中国卫生工程学》

《中国卫生工程学》杂志由国家卫生健康委员会主管，中华预防医学会和吉林省预防医学会主办。1992 年 8 月创刊，2002 年公开发行，系国家级学术期刊、中华预防医学会系列杂志、全国卫生工程学唯一的专业期刊。公开发行后邵强研究员和陶勇研究员先后担任主编。办刊宗旨是全面、客观、系统地展示全国卫生工程学科的理论研究新成果和卫生工程学实践的新技术、新方法、新经验；应用工程技术及有关的理论与实践，控制人们生活、生产环境中存在的不良因素，以减少污染，创造适宜的环境质量，控制疾病发生，提高人群健康水平。目前被美国化学文摘（CA）、中国知网、维普期刊网、万方数据库等收录。

3.《环境卫生学杂志》

《环境卫生学杂志》由国家卫生健康委员会主管，中国疾病预防控制中心主办，中国疾病控制预防中心环境与健康相关产品安全所承办。2011 年由《国外医学卫生学分册》和《中国环境卫生》合并更名而来，是综合性环境卫生学类学术期刊。金银龙研究员、林少彬研究员、施小明研究员先后担任主编。发表论文内容涉及流行病学调查、环境危害因素对人群健康影响研究、环境风险评估、环境卫生经济效益分析、环境污染物分析新技术新方法探讨、环境危害因素防控技术研究、环境卫生政策法规标准制（修）订、环境与健康相关产品的卫生安全性评价、卫生监督与监测、环境评价的经验和方法、国内外科技动态等。刊登栏目有专家论坛、论著、调查研究、检验技术与方法研究、卫生标准等。目前期刊被多家数据库收录，并进入 2011 版“中文核心期刊”目录，2017 年、2018 年“中国科技核心期刊”目录，2013 年 RCCSE 中国核心学术期刊目录。

第三节　学科成就

新中国成立后，环境卫生学和卫生工程学作为公共卫生与预防医学的骨干学科，在国民经济、社会发展和人民群众健康保障，疾病预防控制、国家标准研制修订、重大公共卫生政策起草和重大环境健康行动的实施中发挥了举足轻重的作用。历次自然灾害和生态灾难面前，环境卫生学和卫生工程学发挥学科和技术力量储备的优势，为疾病预防控制体系的重建、救死扶伤、控制防止疫情扩散、降低灾害损失和对人群健康的影响方面作用巨大，不仅有效地保障了人群健康，而且一些成功的经验也被国际组织推广使用，为全人类健康发挥了重要作用。

一、环境卫生学与卫生工程学学科研究成果

（一）环境卫生学学科研究成果

新中国成立前，中国的环境卫生事业落后。尽管环境卫生工作也在若干地区开展并取得一些成效，但未能得到政府重视和支持，没有稳定的经费支撑，工作难以为继，且战争频繁，环境卫生工作难以发展。

新中国成立后，实行了“预防为主”的卫生工作方针，尤其是先后九次召开的全国性环境卫生学学术会议以及三届国家环境与健康论坛，不仅充分反映了我国环境卫生学和环境卫生事业在不同历史发展时期工作重心的转变，也标志着我国环境卫生学和环境卫生事业在各个发展阶段均取得了显著成就并得到长足发展，主要体现在：①在中华人民共和国成立初期，我国环境卫生工作是以防止生物性因素污染危害为重点，在除害灭病，保护人民健康，改变城乡卫生面貌方面做出了应有的贡献。二十世纪七十年代以前，环境卫生工作的重点为给水卫生，地表水卫生防护和大气卫生。现阶段的工作重点是饮用水的经常性卫生监督，室内空气污染，公共场所卫生和日用化学品的卫生监督管理。全国性大气污染监测、水质污染监测和农村饮水卫生监测等重要环境卫生工作，为摸清我国大气和水体的污染状况，积累了大量资料，同时，也为一系列环境卫生标准的制定提供了科学依据。②随着我国社会和经济的快速发展，我国环境污染及对健康危害的问题日益突出，环境污染对健康的影响逐渐成为环境卫生学研究的重点。环境卫生学的研究内容从二十世纪五十年代初期围绕生物性因素的研究，扩展到对化学性和物理性因素的研究；从测量环境因素的环境暴露转向测量个体实际暴露；从早期单纯针对环境因素的监测，转移到注重环境与健康关系的监测、调查与风险评估工作和研究；从单纯宏观的环境流行病学调查深入到宏观的人群调查与微观的实验室相结合的调查研究的过程；从只研究环境污染与疾病的关系开始向发病机制，以及应用现代毒理学的研究方法和技术开展污染物的远期危害研究和多种环境因素的联合作用研究迈进。各级卫生防疫机构或疾病预防控制中心、科研机构和高等医学院校均开展了大量的环境与健康关系的调查研究，在国民经济、社会发展和人民群众健康保障，疾病预防控制、国家标准研制修订、重大公共卫生政策起草和重大环境健康行动的实施中发挥了举足轻重的作用。

在众多成果中，尤其值得指出的是：①我国某些地区居民某种疾病发病率、死亡率升高的环境病因确定，如云南宣威肺癌高发被证实是当地居民生活燃用烟煤导致室内空气中苯并

（a）芘等多环芳烃浓度增高所致，揭开宣威肺癌病因之谜，提出并证实了“居室内燃煤空气污染可引起人群肺癌发病”这一开创性研究成果，不仅丰富了肺癌病因学理论，而且为预防和治疗肺癌奠定了基础。②开展全国二十六座城市大气污染对居民健康影响的流行病学调查，系统地积累我国有代表性城市的大气污染水平、居民健康水平的资料，探索大气污染与人体健康关系，为大气污染防治措施效果评价、制订大气中有害物质卫生标准、研究空气污染与疾病发生的关系和探讨病因提供流行病学依据。③我国南方贵州、湖北等省流行的地方性氟中毒，被证实是当地居民使用了氟含量较高的煤，使得氟污染了烘烤的食品与室内空气而引起，被确认是“燃煤型氟中毒”并定论为是一种新型的地方性氟中毒类型。④基于三峡工程对生态与环境影响的环境评价结果，构建了三峡工程生态与环境监测系统的总体结构、各子系统和信息系统的监测网络，对三峡工程可能引起的生态和环境问题进行全过程的跟踪监测，及时预警预报，为三峡工程建设过程中生态与环境管理提供科学依据，为三峡工程建成后进行环境影响回顾性评价积累完整数据。这些研究成果是我国环境卫生工作者做出的重大贡献，也是我国环境卫生学领域取得的重要成就的代表。

（二）卫生工程学学科研究成果

新中国成立之前，给水、排水设施不完善，缺少洁净的饮用水，卫生工程学主要聚焦于上下水道的设计及改良，市政设计的研究和住屋卫生的设计改良。

新中国成立之后，特别是1950年成立卫生工程系和1951年召开全国环境卫生及卫生工程专业会议之后，卫生工程学学科取得长足发展，研究成果具有鲜明的时代特点，主要体现在：

①二十世纪五六十年代，卫生工程研究成果主要集中于饮用水卫生保障、水体污染防治和工业降温、除尘等领域。针对我国饮用水卫生监测基础薄弱和人才匮乏等问题，编著了我国第一本《水的物理和化学分析法》，1956年再版更名为《水和生活污水的物理与化学分析方法》，极大地推进我国饮水卫生及水质检验工作的开展；同时通过举办多次“全国卫生检验技师进修班”，为各级卫生防疫站培养了第一批卫生检验技术骨干。针对人口集中城市和工农业生产发展可能带来水体污染问题，相继开展了北京城区主要河湖污染调查、工业（石油、炼焦、屠宰场）废水处理技术的研究，提出防止天然水体污染的措施。结合我国工厂的机械化程度低，车间内高温、粉尘问题严重，开展了改善劳动条件和生活环境的技术研究，研制了水幕隔热、喷雾风扇等一系列降温措施和设备，保障了劳动者健康。

②二十世纪七十年代初，特别是改革开放之后，卫生工程研究成果主要集中于两个方面：一是空气、饮用水和固体废物污染控制技术研究；二是职业危害控制以及健康影响评价。在空气污染控制领域，摸清了氟病区环境特征、氟中毒流行特征、氟中毒发病机理，制订了相应的卫生标准和检验方法，提出了改炉改灶的防治措施，使居民改变了几千年来挖坑做饭取暖的旧生活习惯；进入二十一世纪，又相继开展了非典病毒在空气中的传播规律、公共场所传染性疾病监控技术研究等项目，初步建立公共场所室内空气污染监测、评价和控制体系。在饮用水处理领域，根据我国饮水氟和砷污染的现状，研制了农村饮水除氟、除砷技术和设备，其中除氟技术吸氟容量从1.0提高到4.5mg・F/g以上，制水成本下降67%；除砷效率高达97.5%，制水成本比国外有关工艺低30%。在固体废物处理领域，一是开展了全国农村厕所及粪便处理背景调查，摸清了我国卫生厕所和粪便无害化处理的现状；二是研制和推广应用了“三联式”沼气池、三缸组合式户厕、家用小型三格化粪池三种粪便卫生处理适宜技术，

同时引进了瑞典粪尿分集式卫生厕所，促进了初级卫生保健的发展，三是制定粪便无害化卫生标准等国家强制性标准，为国家卫生城市创建和评定提供科学依据。

在职业危害控制领域，对江苏、广东等七个省一万两千余家乡镇企业近百万职工开展了劳动卫生及职业病调查，结果表明铅、苯、汞中毒患病率分别为7.7%、2.0%和2.4%，铬损害患病率26.7%；矽肺，煤矽肺和石棉肺患病率分别为2.2%、9.6%和6.7%，噪声性耳聋患病率79.3%。搞清了我国乡镇企业的主要职业危害现状，尤其是尘毒危害现状，确定尘毒防治的重点行业是水泥、石棉、石英、玻璃等，完成了乡镇企业尘毒危害及其控制技术研究，同时编写了《乡镇企业职业危害控制手册》,《中国乡镇工业职业危害控制技术》等十多部专业著作。开展乡镇企业工厂防尘技术措施最优化设计及综合评价研究，为乡镇企业提供一整套防尘技术最佳设计，建立将定量指标判断与综合定性相结合的综合评价方法。

在健康影响评价领域，研究制定了符合我国国情的三十一项卫生防护距离系列标准，完成了以《大庆三十万吨乙烯厂污水对农民健康影响研究》为代表的大型建设项目环境健康影响评价，保护了环境，保障了周围居民的健康。此外，还先后研制成功了电阻式和露点式氯化锂湿度计、热球式风速仪等一系列仪器，建立了相应的校正标定设备，不仅满足了国内在工业通风、劳动卫生和环境卫生等方面的急需，而且应用于毛主席纪念堂的遗体保护等多项重点工程，取得了显著的社会效益和经济效益。

（三）环境卫生学与卫生工程学科科研项目承担情况

国家十分重视环境卫生学与卫生工程学领域的发展，面向国民经济和社会发展需求，从第一个五年计划到“十三五”期间，包括空气、水和土壤等环境卫生学和卫生工程学领域项目屡屡纳入国家科技攻关课题。如长江三峡水利工程兴建对人群健康影响的研究、雾霾监测与不同分辨率数值预报业务系统研究、温室气体排放监测关键技术与设备、乡镇企业工厂防尘技术措施最优化设计及综合评价研究、地方性氟中毒防治的研究、粪便垃圾无害化处理及卫生评价、高精度湿度自动控制、高温作业卫生调查及防暑降温的研究和卫生监测仪器的研制、室内燃煤空气污染与肺癌－宣威肺癌的病因学研究等。国家自然基金委成立后，有关环境卫生学与卫生工程学领域的项目，每年资助的数量及金额均呈稳步增长的趋势，并且根据不同主题，每三年左右就有与环境卫生学相关的重点项目以及重大项目纳入支持计划。例如SARS在空气中的传播规律、住宅区微气候环境的热物理问题等。针对我国近年来空气污染和雾霾形势严峻的事实，2016年国家自然科学基金委员会化学科学部、医学科学部和地球科学部发起了大气污染物与健康损害机理的重大研究计划，支持该领域的攻关与合作研究，“十三五”期间，国家自然科学基金委设立了中国大气复合污染的成因、健康影响与应对机制联合重大研究计划，其中环境与健康是一个重要内容。从二十世纪九十年代起，国家科技部成立了资源与环境中心专门支持环境科学研究，其中相当部分内容涵盖了环境卫生学与卫生工程学。例如,“十五”期间设立了太湖流域饮用水安全保障技术重大专项；“十一五”期间设立了饮水安全与预警技术国家支撑计划等课题；“十二五”期间设立了空气颗粒物致健康危害的基础研究等国家重点基础研究发展规划；“十三五”期间设立了国家重点研发计划大气污染成因与控制技术研究重点专项。此外，有关气候变暖与健康纳入了中英和欧盟的科研计划，它们为提升我国的科技水平参与国际竞争发挥了重要作用。以这些课题为基础，一些优秀的科研项目集成申报了国家科技进步奖，成为获奖研究成果的重要支持材料和范例。

二、环境卫生学与卫生工程学应用研究成果

（一）城乡环境卫生状况明显改善

新中国成立伊始，面对城乡恶劣环境、疾病广泛流行的现状，我国制定了“预防为主”的卫生工作方针，广泛开展了以传染病控制为目标的爱国卫生运动。随着卫生城市创建、农村改水、改厕、改炉和改灶工作的深入，我国城乡环境卫生面貌得到极大改善，为预防传染病的发生和流行以及保护人民身体健康起到了积极作用。截至 2015 年，国家卫生城市（区）比例达到 36.2%，西藏实现了国家卫生城市零的突破，上海、浙江实现了国家卫生城市全覆盖，2016 年三十八个城市获批为全国健康城市建设首批试点城市。目前，我国城市全部实现集中式供水，生活饮用水四项指标（浑浊度、细菌总数、大肠菌群、余氯）合格率达到 95% 以上；农村改水累计受益人口占农村总人口的 95%，介水传染病的发病率和死亡率大幅降低；农村地区卫生厕所普及率快速提升，由 1993 年的 7.5% 提高到 2013 年底的 74.1%，东部发达省份农村卫生厕所普及率达到了 90% 以上；1982 年至 1992 年期间，中国实行的煤炉改造项目，在农村家庭安装了 1.29 亿个新炉灶。城乡居民居住环境、室内卫生条件不断改善，地方性氟中毒、砷中毒等疾病得到有效控制，人民健康水平显著提高。在这一进程中，环境卫生学与卫生工程学发挥了重要的科技支撑作用。

（二）环境与健康研究工作逐步推进

我国环境与健康工作者一直力图解决危害群众健康和生命安全的突出环境污染健康影响问题，二十世纪七十年代后期，环境与健康专业工作从一般的环境污染监测转向环境因素与人群健康关系的研究。

二十世纪八十年代初，中国预防医学科学院组织在全国二十六个城市开展大气污染与人体健康关系调查，这是我国首次开展环境监测数据与居民健康资料同步收集的环境流行病学调查，调查总人数 7550 万人，初步掌握了我国城市大气污染现状及居民死亡水平关系，初步探讨了肺癌发病危险因素；1978 年起历时三年，对渤海、黄海进行军民健康状况及环境污染状况调查，课题被评为 1982 年度科技进步奖甲级奖；1983 年至 1988 年，以陈昌杰为首的专家团队组织开展了全国生活饮用水水质与水性疾病调查，建立了全国饮水水质数据库，编制了大型饮水地图集，该调查成果于 1989 年 7 月获得国家科技进步奖一等奖；1979 年至 1993 年，以何兴舟研究员为首的专家团队组织开展宣威人群肺癌死亡流行病学调查研究，研究发现，敞开式燃烧烟煤导致室内空气中苯并（α）芘、多环芳烃污染是肺癌高发的环境病因；1982 年至 1998 年，中国预防医学科学院组织在全国二十八个省、自治区、直辖市的三十五个主要城市开展人群体内重金属蓄积水平调查和有机物负荷生物监测，采集人体样品 17056 份，获得监测数据 59900 个，初步掌握了涵盖 9000 万人口的调查区内血铅、血镉和人乳中六六六、六氯苯和滴滴涕等农药的人体污染负荷。

国家“九五”环保科技攻关课题“我国煤烟型大气污染对人群健康危害的定量研究”，研究成果获 2002 年度北京市科技进步奖二等奖。“十五”国家科技攻关项目“室内空气重点污染物健康危害控制技术研究”，研究成果 2007 年获中华预防医学会科学技术奖一等奖。科技部公益研究专项基金项目“居住环境监测与对人体健康影响的研究”，研究成果 2000 年获中华预防医学会科学技术奖二等奖。

为掌握我国环境污染所致健康损害的种类、程度、性质及分布情况，2011 年开始，环境保护部会同国家卫生和计划生育委员会联合开展全国重点地区环境与健康专项调查试点，用四年的时间，对全国若干调查点位的环境与健康背景进行摸底。中国疾病预防控制中心杨功焕教授负责领导实施的研究团队通过分析淮河流域重点污染地区人群恶性肿瘤与相关危险因素之间的关系，相继建立了肿瘤发病率和死亡率的监测网络，并在 2013 年出版了《淮河流域水环境与消化道肿瘤死亡图集》。国家卫生和计划生育委员会还组织开展了环境重点污染物健康危害的监测评价与控制、雾霾天气人群健康风险评估和预警关键技术研究、饮水安全检测、监测、风险评估和预警关键技术研究、大气细颗粒物引发呼吸道损伤的病理生理学机制与干预研究等一批重大项目。科技部、环保部、水利部、气象局等部委也加大了对相关研究的支持力度。这些研究工作的开展促进了学科人才的培养和学科建设，为国家相关政策的制定提供了高水平的科学、技术、决策支持。

（三）环境监测与卫生学评价工作有序开展

环境卫生监测工作始于对我国主要河流、湖泊、水库的水质污染进行的调查和监测工作，随后逐步发展到对城市空气质量的监测与评价以及人体中环境污染物蓄积水平的生物监测。1971 年，卫生部组织有关省和市卫生防疫站，对长江、黄河、珠江、松花江等水系以及渤海、黄海、东海、南海等沿海地区进行了连续五年的污染调查。1979 年，我国参加了全球监测系统水质监测，在长江、黄河、珠江和太湖四个水系设监测点，并从 1980 年起向世界卫生组织亚太地区办事处报告监测数据。

进入二十一世纪，2007 年在北京、上海等七个省市开展全国城市饮用水卫生监测网络建设试点工作，2011 年城市饮用水监测网络建设扩展至全国三十一个省份。2004 年起，先后在广西和湖北等省市开展农村饮用水卫生监测网络建设试点工作；2008 年，农村饮用水监测网络建设扩展至全国三十一个省份。截至 2015 年底，全国饮用水卫生监测范围覆盖三十一个省、市、区的三百三十个地级市、新疆生产建设兵团十个师和二千七百五十九个区县、新疆生产建设兵团七十九个团，地级市和区县范围内饮用水监测网络总体覆盖率分别达到 94.8% 和 94%。

针对日益凸显的空气污染和雾霾天气，2013 年，国家卫生和计划生育委员会以中央财政转移支付的方式提供资金支持，在全国十六个省市建设完成四十三个监测点位，重点开展空气污染与人群健康影响监测，2014 年扩展到三十一个省、市、区的七十七个监测点，2016 年完成了一百二十六个监测点位建设，在全国范围内开展空气颗粒物成分分析，同时在监测地区进行健康影响调查，利用环境与健康监测数据进行健康风险评估。

2013 年，国家卫生和计划生育委员会资金支持在全国三十一个省、市、区和新疆生产建设兵团共七千个县一万四千个行政村开展农村环境卫生、厕所与粪便无害化处理、垃圾、污水、病媒生物、土壤卫生等现状监测，基本掌握了农村环境卫生健康危害因素水平及动态变化，对于客观评价农村环境卫生状况，制订相应的政策及管理措施提供了可靠的数据支持和科学依据。

2016 年，启动国家人体生物监测项目，评估我国一般人群中环境污染物的基线水平和变化趋势，探索环境污染物人体暴露的生物标志物及检测方法，同时建立覆盖全人群的环境与健康生物样本库。同年国家卫生和计划生育委员会启动公共场所健康危害因素监测项目，在全国三十一个省、市、区和新疆生产建设兵团建立公共场所健康危害因素监测点，初步完成监测数据上报平台和监测网络的构建。

卫生学评价方面，为了预防空气传播性疾病在公共场所的传播，保障公众健康，科学规范地开展公共场所的卫生学评价工作，2006 年卫生部发布了《公共场所集中空调通风系统卫生管理办法》和《公共场所集中空调通风系统卫生学评价规范》，2013 年发布了《公共场所集中空调通风系统卫生规范》，规定了新建、改建、扩建和已投入运行的公共场所集中空调通风系统预防空气传播性疾病的卫生学评价工作。全国爱卫办 2008 年组织制定了《农村饮水安全工程卫生学评价技术细则（试行）》，为科学、规范地指导农村饮水安全工程卫生学评价工作打下良好基础。此外，随着地铁的高速发展，广东省疾控中心在国内首次对城市轨道交通建设项目工程可行性进行卫生学预评价，主要以现行公共场所等方面的法律、卫生法规、相关卫生标准和规范为主要预评价依据，并参考建设项目其他评价方法和程序，这为保证我国地铁轨道交通环境的卫生质量进行了良好的探索。

环境监测和卫生学评价工作的开展，对于更好地探究环境危害因素暴露与居民健康之间的关系，逐步开展环境污染人群健康风险评估，提高我国环境污染相关疾病的预警、预防和控制能力，降低环境污染造成的健康危害，具有重要意义。

（四）环境卫生标准体系的建立与完善

经过近六十年的发展，我国已经形成了比较完善的环境卫生标准体系，在防范环境健康风险、防控环境污染和改善环境质量方面发挥了非常重要的作用。二十世纪五十至八十年代，我国环境卫生标准制定以“三废”为主题，颁布了《工业企业设计卫生标准》《环境电磁辐射卫生标准》等，九十年代主要制定了与人民日常生活紧密相关的生活环境卫生标准以及与产品有关的卫生标准和规范，如《生活饮用水卫生标准》《公共场所卫生标准》《饮用天然矿泉水卫生标准》等。进入二十一世纪以后，为加强环境卫生标准的统筹和管理，卫生部成立了环境卫生标准专业委员会、化妆品卫生标准专业委员会等标准专业委员会，组织开展相关标准的制定、修订工作。

目前我国已在生活饮用水、公共场所、室内空气、农村住宅与村镇规划、化妆品等领域形成了相对完善的环境健康标准体系。作为与居民健康密切相关的生活饮用水卫生标准，经过七次的制修订工作，指标从 1954 年的十六项增加到 2006 年的一百零六项，《生活饮用水卫生标准》（GB 5749）及其配套检验方法《生活饮用水标准检验法》（GB/T 5750）先后获得卫生部级二等奖以及中国标准创新贡献一等奖。随着指标的数量逐步增加和水质检测的技术不断提高，饮用水标准的重点已经从简单污染物的控制转向一些复杂有机污染物的控制。1996 年颁布的《公共场所卫生标准》，规定了旅店业、文化娱乐场所等七类二十八种场所的微小气候以及空气中的气态污染物、PM10、细菌总数、噪声、新风量等卫生标准，有效地规范了公共场所的卫生质量。此外，化妆品标准领域初步形成了以化妆品限值、化妆品皮肤病诊断判定、化妆品安全性评价为主要内容的标准体系。

第四节 挑战与展望

随着工业化、城市化进程的不断加速和人口激增，环境污染形势日趋复杂，人类生存环境正面临传统污染与新型污染的双重负担。长期累积的污染所引起的有害效应逐渐在人群中显现。因此，环境卫生学与卫生工程学学科面临着严峻的挑战。复杂的环境与健康形势受到了各级政府的高度重视，公众对改善环境质量和健康的需求越来越大，环境事件的关注度急剧升高，新技术和新方法的发展，促使环境卫生学与卫生工程学逐渐向多个分支学科发展，并与其他学科不断交叉融合，这些对未来环境卫生学与卫生工程学的学科发展提出了更高的要求。

一、环境卫生学与卫生工程学面临的挑战

（一）严峻污染形势和复杂环境问题

1. 水污染

我国水资源短缺，水体污染严重，饮用水安全存在诸多健康风险。我国已被联合国列为十三个贫水国之一，人均水资源不足世界人均水资源的三分之一；工农业生产、生活和商铺运营产生大量未经处理的废水，使原本已十分匮乏的水资源更加紧张。我国至少有三亿人饮用水不安全，全球每年因水污染引发的霍乱、痢疾和疟疾等传染病的人数超过五百万，中国2014年介水传染病人数仍高达二百二十六万，我国是全球伤寒疾病负担最高的国家之一。农村生活饮用水缺乏净化消毒处理，全国三亿多农民饮用水不安全；农村垃圾粪便曾疏于管理，垃圾粪便污染水源是农村突发饮用水污染事件的最主要原因；我国饮用水净水工艺相对落后，仅10%左右的市政供水单位采用了深度处理和特殊处理工艺，水中消毒副产物对饮用水二次污染严重，饮用水消毒副产物及抗生素等水中新兴污染物可能存在一定的健康风险，个别水源地受到一百三十二种有机污染物污染影响，其中一百零三种属于国内或国外优先控制的污染物，淮河流域消化道肿瘤高发与水污染有一定的相关性。此外由于地理地质的原因，饮水型地方性氟中毒和饮水型砷中毒也是我国突出的饮水安全问题。

2. 土壤污染

我国土壤呈现荒漠化及沙化趋势，国土出现荒漠化及沙化逐年增加，2014年全国土壤总超标率为16.1%。我国土壤污染以无机污染为主，以镉等重金属污染最为突出，我国近30%的蔬菜和水果重金属含量超标，湖南、江西、云南、广西等地大米镉超标事件频发，部分镉污染地区已经出现了疑似“痛痛病”患者；我国是全球农药和化肥的消耗大国，农村土壤农药和化肥面源污染严重，如有机氯农药虽已逐步退出市场，但仍有近2%的土壤监测点滴滴涕超标，我国母乳有机氯农药的含量显著高于发达国家，我国农产品的农药残留问题也是社会普遍关注的问题；垃圾焚烧、农用地膜老化、电子垃圾废旧塑料制品及普通废旧塑料（儿童塑料玩具、塑料瓶等）处置等产生大量的持久性有机污染物污染，部分监测数据显示污染企业周边居民的多溴联苯醚、多氯联苯等持久性有机污染物内负荷显著高于对照区。

3. 空气污染

空气“雾霾”事件频发，室内装修及家用化学品使用带来新的室内污染。研究表明我国室外、室内空气污染分别居全部疾病负担的第四位和第五位。2013年，七十四个城市空气重度和严重污染天数达30%，PM2.5平均超标率为69%，最大日均值达到766μg/m^3，是世界卫生组织空气质量准则值（air quality guideline，AQG）的二十二倍和过渡时期目标的十倍；大气污染类型由“煤烟型”污染为主向“复合型”污染转变，燃煤、汽车尾气、农业秸秆和垃圾焚烧构成我国大气污染的主要来源。空气污染短期暴露主要增加呼吸系统和心脑血管疾病

风险，伦敦烟雾事件期间，呼吸科和心血管科的急诊量是平时的 2~2.5 倍，呼吸科和心血管科的住院病人也比平时高出 163%；空气污染的短期波动可导致超额死亡，美国、欧盟及我国时间序列研究均显示主要空气污染物（PM10，PM2.5，SO_2，NO_2，O_3，CO）的急性暴露与居民死亡风险存在关联；除急性影响外，欧美队列研究显示 PM2.5 长期暴露可使心肺疾患死亡风险增加近 30%。室外空气污染还被确认为 I 类致癌物。

室内固体燃料的燃烧是我国室内空气污染的一个主要来源，室内燃煤污染是宣威肺癌高发的主要危险因素之一，也是我国煤烟型地氟病和砷中毒的主要危险因素，相当一部分农村地区存在室内燃煤污染。烟草使用是全球可预防的首要死亡死因，现阶段我国吸烟人数 3.58 亿，被动吸烟人数高达 7.4 亿，北京、天津和杭州的餐厅、酒吧、医疗卫生机构等公共场所空气样品中均检出尼古丁，每年因二手烟暴露导致的死亡人数超过十万。室内装修污染与哮喘、过敏性疾病及病态建筑综合征等相关，是我国突出的室内空气污染问题，甲醛是装修污染的代表物，我国室内甲醛超标率约为 40%，最高超标率为 74.3%，近年家具及装饰材料中的溴化阻燃剂及儿童玩具中增塑剂等半挥发性有机物污染严重。此外，家用化学品和个人护理用品等新兴污染物在室内的污染日益突出，其健康风险值得关注。

4. 电磁辐射污染

环境电磁场是继水、土、气三大环境污染之后的第四大环境污染，是发达国家和国际组织较为关注的环境健康问题。国际癌症研究机构于 2002 年根据高压线等工频磁场对儿童白血病的影响将工频磁场划分为 2B 类致癌物，2011 年又根据十三个国家对讲机项目对脑肿瘤影响的联合研究将手机等射频电磁场也划为 2B 类致癌物。除存在一定的致癌风险外，长期低水平的工频磁场暴露可能导致自然流产，基站等射频电磁场暴露可能还与睡眠、抑郁、神经行为及电磁辐射超敏综合征相关。

5. 气候变化

气候变化是全球性环境健康问题，中国的气候变化与全球趋势一致。我国温室气体排放总量逐年升高并赶超美国，过去五十年中国地表温度平均每十年增高 0.23℃，高于全球变暖的平均趋势（全球平均 0.05℃），气候变化对我国居民也存在一定的死亡威胁。据世界卫生组织估计，从 1970 年至 2000 年，我国每年每百万人口中有二至四人死于气候变化。气候变化不是单纯的环境健康问题，需要各国通过谈判协同应对。

6. 其他

电子垃圾拆解是废物利用的一种趋势，但工艺落后带来的环境污染存在健康威胁。近些年来，我国进入电子、电器产品报废的高峰期，每年家电报废量正在赶超家电生产量，除中国自有电子垃圾外，全球 80% 的电子垃圾运至亚洲，其中 90% 转运到中国。除大型固废拆解集团外，小型及个体企业拆解工艺落后，电子垃圾拆解可对空气、水和土壤造成严重的污染，其中尤以铅、镉、汞、六价铬等重金属和多氯联苯、二噁英和聚合溴化联苯乙醚等持久性有机污染物污染最为突出。

我国城乡垃圾排放量逐年增长，现有处理设施普遍超负荷运行，使得部分垃圾未得到有效处置。垃圾焚烧在我国应用已有近三十年的历史，因具有减量化、无害化、资源化的优点成为我国和世界上许多国家生活垃圾无害化处理的主要方式。然而，由于我国尚未实现垃圾的有效分类，降低了垃圾焚烧的效率，加大了污染物达标排放的难度，今后应建立常规的监测和评价体系，关注垃圾焚烧厂周围大气、土壤和水体中污染物变化的水平。

重大建设项目对周边区域的气候影响问题、生态影响问题及由于环境变化带来的健康影响问题等亟待评价；识别环境污染对脆弱人群的健康影响，研究脆弱人群健康影响防护技术及风险交流也是我国需要关注的环境健康问题。

（二）新型污染物对卫生检测新技术的挑战

水、土壤、空气中的新型化学污染物对环境卫生检测提出了新的挑战，如新型污染物含量水平极低、样本基质更复杂、新型污染物层出不穷、分析通量要求更高、样本用量需求更少、分析手段需更加友好等。传统的分离技术如液液萃取、固相萃取和分析方法如紫外可见光谱法、荧光分析法、原子吸收分光光度法、气相色谱、高效液相色谱、低分辨率质谱等无法满足上述要求。当前多种新型污染物的健康危害备受关注，纳米材料正在多个领域广泛应用，环境微污染物常处于痕量和超痕量水平，环境污染物快速筛查非常必要。为了应对环境卫生检测新问题所带来的挑战，样品前处理新技术、物质检测新仪器、分析方法新策略等需要开发创新。

（三）公众社会需求对环境卫生服务实用技术的挑战

中国经济社会的迅猛发展和城市化的推进，促使局部地区经济社会的发展需求与资源生态环境供给的矛盾日益突出。社会老龄化程度日趋加重，公众对良好生存生活环境产品的需求逐渐提高，城市空气污染的环境健康防护问题显现。从环境卫生技术服务和应用学科本质属性来看，研究效率更高、效果更好、方便实用的环境卫生工程技术的需求巨大，环境卫生学与卫生工程学学科面临社会公众需求的重大挑战。

二、中国环境卫生学与卫生工程学学科展望

长期以来，紧密围绕各个时期突出的环境健康问题，我国开展了广泛而深刻的调查研究工作，健康监测体系建设逐步加强，为探究环境危害因素暴露与居民健康之间的关系提供了依据。我国政府近年来加大了对环境健康问题的重视力度，国家各部委（如国家卫生计生委、科技部、环保部、水利部和气象局等）也加大了对环境健康相关研究的支持力度，学科研究应用的技术方法不断更新，为中国环境卫生学与卫生工程学学科发展创新提供了机遇与基础。

（一）环境卫生学分支学科展望

环境卫生学是融医学科学与环境科学为一体的交叉学科。它通过研究自然环境和生活环境与人群健康的关系，揭示环境因素对人群健康影响的规律，旨在提出卫生要求和预防对策，提高整体人群健康水平。在我国社会和经济快速发展的大环境下，要实现健康中国的美丽愿景，环境与健康必不可缺，因此环境卫生学在当今承担了重要的历史使命。

环境卫生学传统的分支学科包括环境流行病学、环境毒理学、环境健康危险度评价等，它们在日常环境卫生研究和工作中发挥了重要作用。环境流行病学除了传统的现况调查、病例对照研究、队列研究外，还发展了一些新型研究方法，比如定组研究、时间序列分析、地理信息系统研究等，用于环境污染物健康影响的分析与评价。环境毒理学研究的新动向包括关注低剂量环境污染物暴露的生物效应问题，环境健康危险度评价的发展趋势包括其与管理和决策实践相结合，在环境管理和决策方面的应用。

随着生命科学和环境科学的发展以及环境与健康研究的深入，环境卫生学分支新学科逐

步建立，如暴露组学、环境健康效应组学、环境健康心理学等。多学科、多专业的加入，不仅为环境卫生学增加了新的活力，也极大丰富了环境卫生学的研究方法和拓展了研究内容。

1. 环境暴露组学

暴露组概念最先由魏尔德（C. P. Wild）于2005年提出，定义完整的暴露组学包括了从产前期开始的生命全程环境暴露。问卷调查、模型评价到内暴露剂量、生物有效剂量测定以及暴露评价技术的快速发展大大提高了环境暴露评估的精度，尤其是生物监测技术、环境监测技术和暴露评价模型方面的进步使得对污染源、暴露途径和污染物传输过程的鉴定更加准确，促进了环境暴露组学的快速发展。有研究者借鉴遗传研究中的全基因组关联研究思路，建立了全环境关联研究。与传统的暴露科学相比较，暴露组学更关注已产生有害健康效应的化学物，着重研究其环境水平与内剂量间的关系，并且暴露组学不针对单一或少数几种暴露物，而是检测所有可能的暴露物质，从而分析暴露与疾病或生物效应标志物之间是否存在关联。环境暴露组学使人类对环境的认识拓展到人类整个生命经历的所有非遗传环境因素，它通过找到迄今未知的关联从而打开通向疾病病因的大门。

2. 环境健康效应组学

环境健康效应组学重点集中于对健康效应的精准测量、评价和分析，为解释环境暴露因素的健康影响及机制分析提供科学依据。环境健康效应组学历经了从传统研究方法向现代研究迈进、从过去的整体—器官及系统水平，逐步向细胞水平、蛋白质水平、基因水平深入的过程。通过基因组学、表观遗传学、蛋白质组学、代谢组学等方法研究环境污染物与机体在基因水平及表观遗传、蛋白质水平和细胞水平上的相互作用，揭示某些环境相关疾病的发病原因和机制，以及人群易感性或耐受性的差异，从而为降低环境污染物的健康影响提供科学依据。以环境基因组学为例，其主要目标是鉴定对环境因素应答基因中有重要功能基因的多态性并确定其在环境有害因素致病危险度上的差异，从而为精准预防提供科学依据。环境健康效应组学打开了人类认识环境暴露因素健康影响的通道，可以为环境相关疾病的预防和治疗提供科学依据。

3. 环境健康心理学

环境不仅与人们的身体健康密切相关，而且也与人们的心理健康息息相关。环境健康心理学从心理学和行为科学的角度，探讨环境对人的心理和行为的影响。环境健康与心理健康具有极为密切的关系。在传统的研究中，人们往往注重社会文化因素的心理效应，忽视自然环境特别是环境污染的心理效应。近年来，通过运用心理学、行为科学、生理学的方法，测定环境污染对人群心理和神经功能的影响，取得了一定进展，研究显示环境污染可通过作业环境、室内环境、生态环境对人的心理行为产生负面影响。以空气污染为例，当空气质量不佳时，人们不愿意进行户外活动，并且空气污染还会带来更多的敌意和攻击性行为，减少人们的互助行为。还有研究显示，空气污染会引起抑郁、焦虑、易怒等心理问题的出现。环境健康心理学的应用为评价环境污染的心理和行为影响提供了方法和基础，也为进行环境污染心理应对措施提供了科学依据。

此外，大数据在环境健康领域的应用，通过其存储数据量大、快速访问、类型繁多、应用价值大和真实性高的特点，将为精准预防提供了更多样化、专业化和智能化的基础。

综上，随着新的专业和学科的融入，新技术、新方法的发展以及大数据的应用，环境卫生学将进入一个新的发展时期。《国家环境与健康行动计划》（2007）中指出：环境与健康工作是一项系统工程，需要多部门广泛参与、多学科积极支持、多方面协调配合。作为环境与健康工作的主力军，环境卫生学应当通过充分发挥学科优势、多学科多部门合作，促进我国环境健康事业的发展，促进环境卫生学学科的发展。

（二）进一步加强多学科的交叉融合

1. 与空间科学、地理信息学等的交叉融合

空间科学和地理信息技术的发展，为环境暴露研究拓展了方法学领域，也为环境健康风险评估、疾病监测、环境卫生管理和决策等方面提供了新的技术手段，推动了环境卫生学的发展。近年来，遥感技术、地理信息技术和大数据逐渐应用于较大尺度的环境暴露评估研究中，地理信息技术具有强大的空间数据管理、整合、分析和可视化的能力，已成为强有力的环境暴露评估和辅助研究工具。地理信息系统和模型模拟等技术广泛用于环境健康的空间数据管理、空间分布规律和空间影响因素分析等领域，为环境卫生学发展提供了强有力的技术支撑。

随着空间分析方法的日益丰富以及环境地理数据可获得性的增加，空间流行病学在对传统流行病学进行拓展的基础上成为系统的流行病学分支。空间流行病学技术以其宏观、动态的特点，至今已应用于环境监测、工程卫生学评估、疾病预防控制、卫生应急管理、监测预警等领域中。空间流行病学、空间科学和信息化的迅速发展，使得环境卫生相关数据资料不断积累，遥感卫星数据、互联网数据、个体智能设备监测等海量时空数据，逐渐应用到环境卫生研究中，尤其是环境暴露评估中。地理信息技术提供了一个集成上述数据的平台，也为环境暴露及其健康影响的评估或健康风险的预测提供了一个动态交互环境，推动了环境卫生领域的大尺度环境暴露评估的发展。

2. 与高通量化学分析和生物多通路筛选技术等的交叉融合

环境危险因素的健康效应研究逐渐呈现出系统科学研究的趋势。在传统环境健康科学研究技术方法之外，环境健康效应靶由晚期毒性损伤指标等向早期灵敏特异的分子标记转变，毒性识别由单一指标的验证性研究向多参数指标的高通量筛选转变，毒性特征由单一观察窗口的指标变化向多个时间窗口的多指标协同变化特征指标束变化（MOA 模式）。功能基因组学研究理念的发展，推进了与传统毒理学和代谢组学等其他相关学科的交叉融合。

环境健康测量与高通量化学分析和生物多通路筛选技术等交叉融合逐渐深入。在环境危险因素测量方面，得益于化学分析技术的进步，新型高通量的灵敏检测技术，如气相色谱 / 液相色谱 – 质谱联机，特别是液质联用型高分辨飞行时间质谱仪等分析技术的深入融合，推动了多参数环境暴露的精细评估。在小分子健康效应指标测量方面，基因芯片分析技术、高通量测序技术、蛋白质二维电泳技术的发展，与小分子早期灵敏指标的筛选和定量评估技术融合日益明显，也促进了系统环境毒理研究策略的不断创新。另外，暴露组学基于人体生物监测的“自上向下”法和基于环境监测（空气、水和食物等）的“自下向上”的研究策略，与环境卫生学的交叉也受到关注。

3. 与基础医学、临床医学、系统科学等的交叉融合

系统科学理念和现代高通量的灵敏生物分析技术的发展，与环境卫生学科的环境健康危害机制和关联探索交叉日益明显。应用环境毒理学和环境流行病学两种传统基础学科的相关理论和技术，整合基因组学、表观遗传组学、转录组学、蛋白质组学、代谢组学、暴露组学

等生物信息学新技术与新方法，引入系统流行病学、系统生物学、系统毒理学的理念，从环境和基因及其两者交互作用的角度着手研究，采用高通量的生物筛选组学技术检测基因变异、基因转录、蛋白质合成的变化和差异，对环境相关性疾病及其早期健康损害的发生机制，有望做出更全面、更完整的解释和阐明。人体健康暴露组学为环境因素与人类健康研究开启了新思路，微生物组学为研究微生物菌群结构变化与人体健康开辟了新视野。

实际暴露场景下多种环境健康危害因素复合作用毒性机制和预测模型在环境卫生学领域受到关注。多种危险因素的健康损害作用发病机制可能会存在交叉通路，环境化学污染物与生物污染因子的健康损害交互作用需要给予关注。比如，乙肝病毒感染和黄曲霉毒素暴露在肝细胞癌分子发生机制中存在交互作用，环境卫生学在毒性作用机制研究思路创新方面，需要注意与环境化学、传染病学、病毒学等多学科间的交叉融合，研究中跳出“一种危险因素、一种健康结局”的固有思维定式，为深入研究混合因素暴露后的协同/拮抗作用机制提供了新的研究思路和具体方法。基于多污染因素的全面暴露信息，多层次的健康损害机制通路的响应信息等进行全暴露组关联研究（exposome-wide association study，EWAS）的思路，也是环境健康危害关联性探索研究领域的重要方向。

环境卫生学与妇产科学、儿科学的交叉也比较常见。国内外已经建立了数个大型儿童出生队列，追踪研究孕前、孕中、儿童期甚至是隔代复合环境危险因素暴露的健康危害和病因学研究。在多种时间序列资料的研究中（大气污染物与医院急诊就诊人次、住院人次等），时间序列分析思路正在发挥着重要作用。随着循证医学模式的引入，如何对以往的有关研究结果进行综合分析及文献综述，在环境流行病学研究中对既往研究成果进行系统总结，为环境卫生相关决策提供高质量的循证医学证据日益受到重视。

环境卫生学与经济学的交叉在环境健康管理决策方面发挥支持作用。对于城市建设中局部自然环境改善带来的环境健康影响，如何科学定量评估其经济收益，依然有待环境卫生学、环境经济学、卫生经济学等相关领域研究方法的融合创新。预期研究对于促进环境健康管理的科学决策和公众对环境健康工作的关注具有重要意义。多学科的交叉融合，将有助于制定更加科学的环境健康管理策略和干预措施，为促进国民经济的可持续发展提供技术支持。

（三）学科人才培养模式的改革趋势

传统环境卫生学人才培养模式面临着巨大挑战，学科人才培养模式的改革迫在眉睫，也是培养环境卫生专业人才具有良好社会适应性的重要基础。厚基础、宽人文、强专业、高能力既是时代对公共卫生人才的内在要求，也是未来环境卫生学科人才培养模式的总体趋势。

1. 优化教学课程体系

针对当今社会的公共卫生问题及对公共卫生专业人才的要求，构建我国公共卫生人才培养的核心课程体系，满足和适应新形势下公共卫生事业的发展。

专业知识应该涉及预防医学各学科，同时必须拓展其知识领域，应加强学习生物信息学、基因组学等新知识，以及宗教、文化、民族等在内的人文科学、社区服务和健康管理、全球健康、政策法律和伦理学等，奠定解决公共卫生复杂问题的知识基础。

2. 提高应急反应能力

传统培养模式对专业人员的现场教育明显薄弱，普遍缺乏对突发公共卫生事件的调查、管理能力的培养，缺乏对突发事件的心理适应能力和应变能力的培养，面对突如其来的公共卫生事件时常表现得措手不及。这与传统培养模式中课堂教学与实践不能得到紧密的结合有关，导致人才培养的理论与实践脱节，学生知识的灵活应用能力差，分析问题与解决问题的能力不能得到充分的发展，难以适应实际工作中的要求。

3. 重视综合素质培养

环境卫生专业人员在实际工作中需要较强的综合素质。现有培养课程结构不合理，专业知识面窄，与公共卫生需求相关的多学科知识欠缺，对复杂环境与健康问题的认识和处理能力都无法满足实际工作的要求。培养全过程都应凸显组织协调、创新意识、综合分析解决问题、口头表达、人际交流沟通等方面的能力培养，提高面对人群开展工作的实力。

4. 培养国际化视野

在全球化背景下，世界人口和流行病学形势出现巨大变化，公共卫生体系面临着一系列新的挑战，国家内部及国家之间的健康差异和不公平、新发传染病、环境风险、行为风险威胁着人的健康安全，空气污染、饮用水安全等突出环境问题，都是需要通过影响那些对健康起决定作用的全球性因素来解决的公共卫生问题。

我国越来越多地参与环境相关的国际行动，急需培养具有国际化视野的环境卫生专业人才。

致谢 感谢陈昌杰研究员、陈学敏教授、刘君卓教授、浦跃朴教授的指导。

撰稿人：屈卫东 施小明 郭新彪 王爱国 姚孝元 尹立红
董光辉 王 霞 周 颖 王津涛 潘力军 刘 凡
程义斌 孙 波 李湉湉 王先良 史黎薇 郑唯韡

参考文献

[1] 蔡景峰，等. 中国医学通史（现代卷）[M]. 北京：人民卫生出版社，2000.

[2] Howard Frumkin. Environmental health from global to local (third edition) [M]. San Francisco, California: Jossey-Bass, 2016.

[3] 胡汉升，等. 环境卫生学 [M]. 北京：健康书店，1953.

[4] 杨铭鼎. 环境卫生学 [M]. 北京：人民卫生出版社，1980.

[5] 杨克敌. 环境卫生学 [M]. 第 7 版. 北京：人民卫生出版社，2012.

[6] 张鎏. 英汉技术科学词典 [M]. 第 2 版 . 北京：化学工业出版社，2004.

[7] 郑宝云，刘德昭. 卫生工程入门 [M]. 沈阳：东北医学图书出版社，1953.

[8] 杨铭鼎. 中国医学百科全书 - 公共卫生工程学 [M]. 上海：上海科学技术出版社，1986.

[9] Escritt L, Rich S F. The work of the sanitary engineer: a textbook on water supply, sewerage and the sanitation of buildings/based on the original work by the late Arthur J. Martin [M]. London: Macdonald& Evans, 1949.

[10] Peter B. Contagion and the state in Europe, 1830-1930 [M]. London: Cambridge University Press, 1999.

[11] 鲁文清，袁晶，邬堂春. 我国环境卫生学的发展历程和展望 [J]. 中华预防医学杂志，2008，42（增刊）：51-54.

[12] 罗雪，徐辉，叶治家. 新形势下预防医学专业研究生培养模式研究 [J]. 基础医学教育，2014，16（7）：577-578.

[13] 李齐放，沈红．将高校合并研究引向深入－高校合并研究综述及相关问题的探讨［J］．三峡大学学报（人文社会科学版），2003，25（1）：18–21.
[14] 杨莉，黄开勇，王晓敏．预防医学硕士研究生创新性教育模式改革构想［J］．高教论坛，2017,（1）：107–108.
[15] 赵炳成．缅怀深入现场探索环境与健康课题的曹守仁教授［J］．中华预防医学杂志，2010，44（3）：179–180.
[16] 汪德晋，等．水的物理与化学分析法［M］．北京：人民卫生出版社，1954.
[17] 李信和．缅怀卫生工程学专家张希仲先生［J］．中华预防医学杂志，2009，43（8）：651–652.
[18] 邵强．中华预防医学会卫生工程学会成立［J］．卫生研究，1988，17（4）：52.
[19] 戚其平．环境卫生五十年［M］．北京：人民卫生出版社，2004：56–57.
[20] 何兴舟，蓝青，杨儒道，等．宣威肺癌危险因素研究概述（1979–1993）［J］．卫生研究.1995，24（4）：203–206.
[21] 鄂学礼，陈亚妍，陈昌杰．1980年全球水质监测数据总结［J］．卫生研究，1981（3）：77–87.
[22] 尹先仁．我国环境卫生标准50年［J］．中国公共卫生，1999，15（8）：671–672.
[23] GBD 2015 Risk Factors Collaborators．Global，regional，and national comparative risk assessment of 79 behavioural，environmental and occupational，and metabolic risks or clusters of risks，1990–2015：a systematic analysis for the Global Burden of Disease Study 2015［J］．Lancet，2016，388（10053）：1659–1724.
[24] World Health Organization．Global health risks：mortality and burden of disease attributable to selected major risks［M］．Geneva，Switzerland：World Health Organization，2009.
[25] Lim SS，Vos T，Flaxman AD，et al．A comparative risk assessment of burden of disease and injury attributable to 67 risk factors and risk factor clusters in 21 regions，1990–2010：a systematic analysis for the Global Burden of Disease Study 2010［J］．Lancet，2012，380（9859）：2224–2260.
[26] Chuang HY，Hofree M，Ideker T．A decade of systems biology［J］．Annual Review of Cell & Developmental Biology，2010，26（1）：721–744.
[27] Lioy PJ，Smith KR．A discussion of exposure science in the 21st century：a vision and a strategy［J］．Environmental Health Perspectives，2013，121（4）：405–409.
[28] Thomas D．Gene–environment–wide association studies：emerging approaches［J］．Nature Reviews Genetics，2010，11（4）：259–272.
[29] Feingold BJ，Vegosen L，Davis M，et al．A niche for infectious disease in environmental health：rethinking the toxicological paradigm［J］．Environmental Health Perspectives，2010，118（8）：1165–1172.
[30] 李立明，姜庆五．中国公共卫生理论与实践［M］．北京：人民卫生出版社，2016.

环境卫生学学科发展大事记

时间	事件
1952年	六所医学院校成立卫生系，建立环境卫生学学科，标志着我国环境卫生学成为一门独立的学科。
1978年	招收“文革”后第一届预防医学本科专业，环境卫生学讲义逐渐过渡到全国性教材。
1981年	上海第一医学院主编的《环境卫生学》第一版全国统编教材由人民卫生出版社出版，杨铭鼎教授主编。
1984年	《环境与健康杂志》创刊。

续表

时间	事件
1986 年	上海医科大学、华西医科大学、同济医科大学环境卫生学被国务院学位委员会批准为博士学位授予学科点。
1989 年	国家教委（89）教高字 021 号通知，原同济医科大学环境卫生学科被批准为国家重点学科。
1995 年	《现代环境卫生学》(第一版）由人民卫生出版社出版，蔡宏道教授主编；国家人事部、全国博士后管理委员会审议批准成立公共卫生与预防医学一级学科博士后流动站，覆盖学科包括劳动卫生与环境卫生学等六个专业。
1997 年	第一个环境卫生学博士后出站，上海医科大学，李勇，导师朱惠刚教授。
2002 年	中国疾病预防控制中心环境与健康相关产品安全所成立，金银龙任所长。
2017 年	中华预防医学会环境卫生学会换届，施小明研究员任第八届委员会主任委员。

卫生工程学学科发展大事记

时间	事件
1929—1932 年	南京中央医院设计监造。
1938 年	建造贵阳城区自来水水厂——自重力水厂。
1941 年	南京中央卫生实验院设卫生工程组。
1950 年	中央卫生实验院迁北京组建中国医学科学院，内设卫生工程系。
1978 年	地方性氟中毒防治的研究、粪便垃圾无害化处理及卫生评价、高精度湿度自动控制、高温作业卫生调查及防暑降温的研究和卫生监测仪器的研制获国家科委全国科学大会奖。
1985 年	中国预防医学中心更名为中国预防医学科学院，原环境卫生研究室分成中国预防医学科学院环境卫生监测所和中国预防医学科学院环境卫生与卫生工程研究所；《粪便无害化卫生标准》的研究获得卫生部科技成果奖一等奖。
1988 年	农村饮水除氟技术和设备研究获得卫生部级科技进步奖二等奖；试点县农村粪便处理背景调查和示范区建设的研究获得了全国爱卫会、卫生部科技进步奖二等奖；中华预防医学会卫生工程学会成立，钮式如研究员为第一届主任委员。
1992 年	长江三峡地区燃煤氟中毒防治措施研究获得国家科技进步奖二等奖；乡镇企业防尘技术措施的最优化设计及综合评价获得卫生部科技成果进步奖二等奖；《中国卫生工程学》杂志创刊。
2002 年	《中国卫生工程学》在国内外公开发行。
2007 年	国家“十五”科技攻关项目“我国环境重点污染物人群健康危害控制技术研究”集中空调系统清洗和采样机器人研制获得中华预防医学科技奖一等奖。

第十一章　食品卫生学

第一节　学科概述

民以食为天，食以安为先，食品安全关系国计民生，关系到国民的健康和生命安全，也直接影响着社会稳定和国民经济的可持续发展。食品卫生学既是一门基础科学，又是一门应用科学，是食品安全工作的科学基础。

一、食品卫生学的基本概念

食品卫生学是研究食品中可能存在的、威胁人体健康的有害因素及其预防措施，提高食品卫生质量，保障食用者安全的科学。食品卫生与食品安全在内容和意义上既有联系又有一定区别。一般而言，食品卫生是为防止食品污染和有害因素危害人体健康而采取的综合措施，指在食品的种植/养殖、生产、制造直至被人摄食为止的各个阶段中，为保证其安全性、有益性和完好性而采取的全部措施。食品卫生更强调生产和加工等过程中的管理和应对方法。而食品安全的概念更为广泛，包括食品的数量安全、质量安全和可持续（发展）安全。狭义的食品质量安全与食品卫生的概念基本一致。按现行《中华人民共和国食品安全法》（2015）的定义，食品安全指食品无毒、无害，符合应有的营养要求，对人体健康不造成任何急性、亚急性或者慢性危害。食品安全事件是食物中有毒、有害物质对人体健康造成影响的公共卫生问题。食品卫生学研究与评价是保障食品安全的前提与基础，只有在充分和可靠的食品卫生学研究的基础上，才能提出和制定针对性的预防控制措施，以保障食品安全。

二、食品卫生学的研究内容

食品卫生学的研究内容主要包括以下几方面：各类食品的污染及主要卫生与安全问题；食品中有毒有害物质（包括化学物、放射性核素和生物毒素等）的毒理学评价及其风险评估；食品生产加工过程中的主要卫生与安全问题；食品新资源和新原料、转基因食品、强化食品、保健（功能）食品、食品包装材料和食品加工新技术、新工艺、新方法的安全性评价及风险评估；食源性疾病与食物中毒及其调查防控；食品安全监督管理，包括制定有关食品安全标准和防控措施等。

三、食品卫生学的研究方法

食品卫生学主要的研究方法包括毒理学评价（主要为动物实验和体外实验）、理化分析检测、微生物检测、人群流行病学研究和分子生物学方法等。其中理化检验、微生物检验和毒理学评价是食品卫生学的三大支柱技术。

第二节 发展历程

食品卫生学发展历史从远古时期开始，经历了早期发展，而随着人民生活水平和健康意识不断提高及科学技术的进步，食品卫生学在十九世纪进入了飞速发展时期，目前在我国和其他许多国家都形成了完整的体系。

一、食品卫生学的发展

食品卫生学发展历史可以追溯到远古时期，我们的祖先为了获得丰富的食物而试食多种物质，他们通过观察哪一种物质既能果腹又不会产生疾病或导致死亡，形成了人类赖以生存繁衍的饮食习惯。早在史前时代，人们就不断学习制作可供食用的食品。在人类文明的早期，不同地区的民族都以长期的生活经验为基础，在不同程度上形成了一些有关饮食卫生和安全的经验和禁忌。我国周朝即设置了“凌人”一职，专司食品冷藏防腐。孔子曾对他的学生讲授过著名的“五不食”原则：“鱼馁而肉败，不食；色恶，不食；臭恶，不食；失饪，不食；不时，不食。”这是文献中有关饮食安全的最早记述。唐朝的《唐律》规定了处理腐败食品的法律原则。在古医籍中，对于鱼类引起的组胺中毒，已有很深刻而准确的描述，体现出预防食物中毒的早期思想。古希腊希波克拉底在他的题为《箴言》的论文集中，辑录了“暴食伤身”等启示名言。我国很早就有了关于食品安全管理的记录（《礼记·王制》），历朝历代对食品安全都很重视，并在国家的法律中做出了相应的规定。古人长期生活经验的积累，中世纪多种基础学科的发展，各种相关理论、假说、概念和观点的形成，为食品卫生学的形成奠定了基础。

近代食品卫生学的发展，一方面，受各国政府相关立法和政策的推动；另一方面，随着科学技术和食品工业的迅速发展，新技术在食品工业中的应用不断增加，人民生活水平和消费意识、食品安全与健康意识不断提高，进一步推动了食品卫生学的飞速发展。

现代食品卫生学起源于十九世纪，微生物引起食品变质观点的提出以及巴氏消毒的理论和应用，为现代食品微生物学奠定了基础。此外，人们逐渐认识了食品中铅、汞、镉、砷等化学性污染物和伤寒沙门菌等生物性污染物的结构和性质，并建立了相应的分析、检测和鉴定方法。随着商品经济的发展，发达国家的食品掺假伪造在一段时期内相当严重，食品安全相关法律和政策开始建立，如1851年法国颁布的《取缔食品伪造法》，1860年英国颁布的《防止饮品掺伪法》，为食品卫生法规的不断完善和有效监管奠定了基础。美国在1906年颁布了《食品与药品法》，1938年颁布了《联邦食品、药品和化妆品法》，1947年颁布了《联邦杀虫剂、杀菌剂、杀鼠剂法》，两法颁布后又陆续做过多次修订，长期以来一直作为美国保障食品安全的主要联邦法律。1955年，Lehman、Fitzhugh等制定了《食品、药品和化妆品安全实验评价程序》，美国食品药品管理局（FDA）1982年又对此程序进行了修订补充。1958年，美国国会通过并由总统签署，在食品、药品和化妆品法中增加了添加剂修正条款，即Delaney条款，条款规定任何对实验动物或人有致癌性的化学物，都不得用于美国的食品。2011 年 1 月 4 日，美国在对《联邦食品、药品和化妆品法》进行修订完善后，颁布实施了新的《美国食品药品监督管理局食品安全现代化法》，这是美国食品安全监管体系的重大变革，并以立法的形式授权美国食品药品监督管理局对食品供应进行全面的预防控制。

“二战”后，科学技术得到迅猛发展，促使食品卫生学科进入快速发展期。食品毒理学、食品安全性评价等理论的建立和完善，为食品卫生标准的修订提供了理论依据。各种高精度仪器和先进实验技术的应用，为食品卫生标准的修订奠定了物质基础。工业、农业、畜牧业生产活动中产生的新化学性污染物不断被发现，食品加工工艺产生的致癌物和真菌毒素的致癌性得到了高度重视，食品放射性污染被提出并纳入食品卫生学的新问题。食品卫生监督管理体系的建立为食品安全提供了有力的保障。世界卫生组织和联合国粮农组织（WHO/FAO）二十世纪六十年代组建了国际食品法典委员会（CAC），其主要职责是制定和修订《食品法典》标准，其中规定了各种食品添加剂、农药和污染物在各类食品中的限量，供各国参考，并借此协调国际食品贸易中可能出现的食品贸易争端和相关食品安全问题。

二、我国现代食品卫生学的发展

（一）发展初期（1949—1976）

1. 学科的建立

新中国成立之初，卫生部的保健司和防疫司都负责食品卫生工作，制定了一系列食品卫生方面的标准、法规、章程，并由公安局中的卫生警察执行监督管理职责。有关食品卫生的检验和研究工作，主要由中央卫生试验所、中央卫生设施实验处、中央防疫处、卫生署营养研究所负责。这一时期，卫生署通过举办短训班、各地一些医学院校通过开设公共卫生学课程，开展了食品卫生教育工作，食品卫生学得到了初步发展。

1950 年，组建了中央人民政府卫生部药品食品检验所，对食品卫生相关工作进行了重新部署。1952 年，中央人民政府对全国原有高等学校进行全盘调整，组建了一批高等医药院校，并相继在哈尔滨医学院（现哈尔滨医科大学）、北京医学院（现北京大学医学部）、上海第一医学院（现复旦大学上海医学院）、武汉医学院（现华中科技大学同济医学院）、四川医学院（华西医科大学，现四川大学华西医学中心）和山西医学院（现山西医科大学）设置公共卫生专业，并开设营养卫生学课程，培养大学本科预防医学专业人才，主要就职于全国各省、市、自治区级和下属市、县的卫生站、医学院校以及有关科学研究机构。这六所高等院校也相继设立了营养卫生 / 营养与食品卫生教研室，专门从事食品营养卫生等相关教学研究工作，这也标志着食品卫生学科的正式形成。

1953 年，我国在全国范围内建立了各级卫生防疫站，并在省级防疫站建立了食品卫生科或食品卫生监督所，大多数地市级防疫站也有食品卫生专业人员和相关检验科室，县级则一般具有一两名专职或兼职的食品卫生工作人员，逐步形成了一支具有一定业务技术能力和监督管理水平，开展食品卫生检验和监督管理工作的队伍。此后，商业、粮食、轻工、化工、铁道、交通等部门也相继建立了自己的食品卫生管理机构。1956 年 8 月，中央卫生研究院改组为中国医学科学院，成为我国卫生系统国家级专业科研机构和综合研究中心，下设营养与食品卫生研究室，金大勋任主任。各地医药院校及卫生防疫机构也举办了各种培训班，培养食品卫生专业相关人才，以适应社会需要。

2. 初步发展期

我国食品卫生的法制化管理可追溯到二十世纪六十年代。1964 年，国务院颁布了《食品卫生管理试行条例》，将食品安全纳入政府重点管理的社会事务。

1966 年，“文化大革命”全面爆发，高校停课，多数专业停止招生，食品卫生学科的发展也受到很大的影响和冲击，处于基本停滞状态。在这样的非常时期和极其艰苦的工作条件下，老一辈食品卫生专家和工作者砥砺前行，坚持完成了大量食品卫生工作并整理了很多相关资料。

（二）发展期（1977 年至今）

随着科学技术的发展、现代食品工业的进步、人民对食品安全要求的提高，我国现代食品卫生学也得到快速发展，主要体现在食品安全领域研究、食品安全法制建设、食品安全学术共同体和学术期刊的发展等方面。

1. 食品安全领域研究的发展

食品毒理学是食品卫生学的重要构成部分，是食品安全的基础。我国在 1994 年颁布《食品安全性评价程序和方法》及《食品毒理学试验操作规范》（GB 15193—1994，2003 年进行了修订），使食品毒理安全性评价工作规范化和标准化。2000 年以来，又制订了《转基因生物及其产品的食用安全性评价规范和技术指南》《保健食品安全性毒理学评价程序和检验方法规范》《新食品原料安全性审查规程》等规范，食品安全性评价的范围也从普通食品扩大到保健食品、食品包装材料、新资源食品、转基因食品等。

卫生部于 1976 年颁布《食品卫生检验方法（微生物学部分）》，1978 年颁布《食品卫生检验方法（理化部分）》，并在二十世纪八十年代初上升为国家标准，其后又经过多次修订，形成了统一、可靠的食品卫生学检验体系。食品卫生学检验方法也从传统的目视比色分析和微生物生化鉴定，发展为原子吸收、气相色谱、液相色谱、荧光分光光度计、紫外分光光度计、质谱、毛细管电泳仪等现代分析技术，以及微阵列芯片、焦磷酸测序技术、荧光偏振免疫分析技术、量子点荧光免疫分析技术等灵敏、特异、高通量检测方法。

此外，我国的食品安全管理工作从过去的被动检测送检 / 抽检样品发展为主动监测和控制风险。卫生部从二十世纪末开始在全国建设食品污染物监测网和食源性疾病监测网络，并多次开展了全国膳食与营养调查和总膳食调查，初步掌握了我国食品中重要污染物、特定食品中重要食源性致病菌和食源性疾病谱变化趋势，并形成了具有中国特色并与国际接轨的食品安全监测体系，为进一步开展风险评估和卫生标准制定提供了基础。我国在二十世纪九十年代开始在食品企业中的应用危害分析与关键控制点（HACCP），卫生部于2002年制定颁布《食品企业 HACCP 实施指南》，2003 年制定国家标准 GB/T 19538《危害分析与关键控制点（HACCP）体系及其应用指南》。2006 年所有的乳制品、果蔬汁饮料、碳酸饮料、含乳饮料、罐头食品、低温肉制品、水产品加工企业、学生集中供餐企业实施 HACCP 管理，2007 年酱油、食醋、植物油、熟肉制品等食品加工企业、餐饮业、快餐供应企业和医院营养配餐企业实施 HACCP 管理。HACCP 的应用，极大提高了我国的食品卫生监督管理水平。

2. 食品安全法制及相关机构建设与发展

随着食品工业的发展，使用的各类添加剂不断增加，农药、兽药在农牧业生产中的重要性也日益提升，工矿、交通、城镇“三废”对环境及食品的污染逐步加重，农产品和加工食品中含有毒有害化学物质问题越来越突出。人类社会和经济发展的多个方面通过食物链对食品安全的影响进一步凸显出来，如日本的水俣病事件、“痛痛病”事件和米糠油事件，以及新型致病微生物引起食源性疾病、食品的放射性核素污染等。

改革开放初期的1982年，全国人大常委会审议通过了我国第一部食品安全的专门法律，即《中华人民共和国食品卫生法（试行）》。这部法律的制定在很大程度上参考和借鉴了发达国家的食品安全相关法律，尤其是日本的《食品卫生法》。之后在总结试行法实施经验的基础上，于1995年10月30日第五十九号主席令公布了由第八届全国人大常委会第十六次会议通过的《中华人民共和国食品卫生法》（以下简称《食品卫生法》），并自公布之日起施行。刘志诚教授是我国食品卫生法的主要起草人之一，于1982年受全国人大常委会和卫生部委托参加了《中华人民共和国食品卫生法》起草工作。食品卫生法颁布后，他又编写了《卫生法学讲义》，翻译了联合国粮农组织的《食品监督手册》，培养了我国第一批食品卫生法的专职执法人员。

以《食品卫生法》为基础，我国逐步建立了较为完善的食品卫生法规和标准体系，颁布了各类管理办法四十余项，食品卫生标准和检验方法标准四百余项。在该法实施的十四年间，我国总体食品安全状况不断改善。二十一世纪初期，我国发生了几起食品安全事件（阜阳劣质奶粉致“大头娃娃”事件、苏丹红事件、瘦肉精事件、三鹿奶粉三聚氰胺污染事件等），不仅加重了人民群众对食品安全的不信任感，也有损于我国食品的国际形象。在此背景下，2009年，中华人民共和国第十一届全国人民代表大会常务委员会第七次会议于2009年2月28日通过并于2009年6月1日起施行《中华人民共和国食品安全法》（2009），同年通过并施行了《中华人民共和国食品安全法实施条例》，对我国食品监管机制、食品安全监测与风险评估、食品安全标准等提出了新的要求。2010年2月，国务院决定设立国务院食品安全委员会。2015年4月24日，全国人大常委会又通过了修订后的《中华人民共和国食品安全法》（2015），进一步理顺了食品安全监管机制。各类食品标准也在《食品安全法》的要求下进行了清理整合，发布实施了新的食品安全标准。目前，我国已建立了较完善的食品安全法律法规和标准体系。随着食品安全越来越受到重视及食品安全的法制化管理水平不断提高，食品卫生学学科发展和相关科学研究也日益加强，已先后设立了与食品卫生学相关的多学科研究机构，针对食品安全等热点问题进行专门研究，提供相应的专业咨询和决策建议。

1956年，中国医学科学院成立营养与食品卫生研究室；1983年，与预防医学相关的研究所从中国医学科学院分出，另成立中国预防医学中心；1986年，中国预防医学中心更名为中国预防医学科学院，营养与食品卫生研究室升级为营养与食品卫生研究所。2002年，中国预防医学科学院更名为中国疾病预防控制中心，营养与食品卫生研究所与卫生部食品卫生监督检验所合并为中国疾病预防控制中心营养与食品安全所，承担我国食品中化学物安全性评估、食源性疾病及食品中毒监测和调查、食品卫生标准制定和修订等相关职能。2009,《食品安全法》颁布实施后，为进一步加强食品安全技术支撑工作，经国务院和中央编办批准，于2011年10月13日成立了国家食品安全风险评估中心（国家疾病预防控制中心营养与食品安全所与食品安全相关的大部分技术人员和设施设备等转到该中心）。该中心作为负责食品安全风险评估的国家级技术机构，承担国家食品安全风险评估、监测、预警、交流和食品安全标准等技术支持工作。食品安全风险评估中心的成立填补了我国长期以来缺乏食品安全评估专业技术机构的空白，在提高我国食品安全水平，保护公众健康，加强国际合作交流等方面发挥了重要作用，并为我国食品卫生学研究和高层次人才培养做出了重要贡献。

3. 学术共同体的建设与加强

（1）中华预防医学会食品卫生分会的成立与历史沿革

中华预防医学会食品卫生分会是我国在预防医学食品卫生领域的全国性学术团体，目前下设四个学组，分别为微生物学组、理化学组、毒理学组、监督管理学组。其历史发展如下：1981 年 9 月，中华医学会卫生学会食品卫生学组成立，陈春明任组长。1985 年 11 月，食品卫生学组直接隶属医学会，成立中华医学会食品卫生学会，主任委员为陈春明。1987 年 7 月，中华预防医学会正式成立，食品卫生学会 1988 年正式转入预防医学会，更名为中华预防医学会食品卫生学会。1989 年 1 月，食品卫生学会换届，第二届学会主任委员为陈春明。1992 年，应民政部要求，食品卫生学会更名为“中华预防医学会食品卫生分会”。1994 年 6 月，食品卫生分会换届，第三届主任委员为戴寅教授。第四届委员会成立于 2006 年 11 月，主任委员空缺，由副主任委员王竹天主持工作。第五届委员会成立于 2017 年 11 月，主任委员由国家食品安全风险评估中心李凤琴研究员担任。各省级和部分市级预防医学会也设有食品卫生相关分会。

（2）其他相关学会、专业委员会及地方分会

在中国科学技术协会主管的一级学会中，中国食品科学技术学会下设十八个专业分会，包括“食品安全与标准技术分会”和“食品营养与健康分会”等食品卫生学相关分会。中国营养学会下设的若干专业分会也涉及食品卫生的相关学术活动。中国毒理学会下设食品毒理学专业委员会，开展食品毒理学相关的学术交流活动。

在行业协会中，中国食品工业协会是经国务院批准成立的全国食品工业的自律性行业管理组织。此外尚有中国食品添加剂和配料行业协会、中国调味品协会、中国绿色食品协会、中国乳制品工业协会、中国饮料工业协会等行业协会。各行业协会积极参与食品工业与食品安全相关工作，为推动食品安全标准及工业的协调发展做出了相应贡献。

为适应食品安全形势发展和国家有关加强食品安全管理工作的要求，一些省也成立了相应的省级食品安全学会，如广东省食品安全学会、四川省食品安全学会等，旨在为各省的食品安全监管工作及食品企业的良性发展建言献策，提供技术服务。

（3）相关学术会议

中华医学会于 1981 年 9 月在石家庄召开了第一次食品卫生学术交流会，来自各级卫生防疫站、各医学院校，以及中央各部、科研单位代表参加。就食品卫生诸方面的工作，如农药、工业“三废”对食品的污染，食物中毒、食品卫生管理、卫生标准、辐射食品、添加剂和霉菌毒素等进行了广泛研讨。1985年11月，在辽宁省兴城召开第一届全国食品卫生学术会议（全国第二次食品卫生学术交流会）。1991 年 10 月，在江苏省连云港市召开食品卫生学第二届全国食品卫生学术会议（全国第三次食品卫生学术交流会议）。此后在中华预防医学会、中国科协年会或自行主办的学术会议中常设有食品卫生分会场，进行食品卫生工作的学术交流。中国毒理学会食品毒理学专业委员会成立后也在每届学术大会中设立食品毒理学分会场，或单独举办学术会议。

其他国内外食品卫生学相关学术会议还包括国际营养科学联合会主办的国际营养学大会、国际食品科技联盟主办的国际食品安全大会、国际食品保障协会主办的年会、欧盟食品安全

年会、中国食品科学技术学会年会、中国环境诱变剂学会年会等。

4. 学术期刊的发展

（1）《中国食品卫生杂志》的创刊与发展

《中国食品卫生杂志》创刊于1989年，经新闻出版总署批准，由卫生部主管，中华预防医学会、国家食品安全风险评估中心主办。

二十世纪七八十年代，我国科技期刊较少，食品卫生方面的文章刊载受学科小、版面少的限制，食品卫生研究和管理人员缺少学术和工作交流的平台。故卫生部食品卫生监督检验所于1983年创办了《食品卫生学进展》，以交流国内食品卫生研究、管理方面的工作，并创办《食品卫生标准和法规译丛》，传播国外食品卫生法律、法规、标准和管理经验与方法。随后还创办了《食品卫生监督》宣传我国食品卫生法律、法规、标准和各级卫生行政部门食品卫生方面的法规文件以及监管相关工作等。1989年,《食品卫生学进展》和《食品卫生标准和法规译丛》合并，定名为《中国食品卫生杂志》。1999年,《食品卫生监督》与《中国食品卫生杂志》合并，形成期刊中法规与标准栏目。如今《中国食品卫生杂志》为中文核心期刊、中国科技核心期刊、中国知网全文收录期刊、万方数据库收录期刊和中国学术期刊综合评价数据库来源期刊，近几年影响因子在预防医学学科排名中多次位于前六名。

（2）其他学术期刊的创刊与发展

《食品安全导刊》杂志创刊于2007年，由中国商业联合会主管，商业科技质量中心与北京肉类食品协会联合主办，是国家新闻出版总署正式批准、全面关注食品安全技术、知识的专业食品安全杂志。该刊已被知网、万方、维普、龙源期刊网全文收录。

《食品安全质量检测学报》原称为《食品安全质量检测技术》，创刊于2009年，由北京电子控股有限责任公司主管，北京市电子产品质量检测中心及北京方略信息科技有限公司联合主办，是全国首本专注于食品安全与质量领域研究与开发的学术期刊，现已被国内外多家重要数据库等收录。

其他发表食品卫生学领域相关研究的期刊还包括《中华预防医学》《中国公共卫生》《卫生研究》《食品科学》《中国食物与营养》以及各医药院校的学报等。

《中华预防医学杂志》前身为《中华卫生杂志》，创刊于1953年。该刊是我国预防医学界的高级学术期刊，是学界中历史最悠久的公认的核心期刊，多年来一直被国内外二十余种重要数据库（包括INDEX MEDICUS/MEDILINE）收录。《中国公共卫生》创刊于1985年，由卫生部主管，中华预防医学会主办，是预防医学与公共卫生领域的综合性学术杂志，为中文核心期刊。《卫生研究》由卫生部主管，中国疾病预防控制中心主办，中国疾病预防控制中心营养与食品安全所承办，深圳市疾病预防控制中心、深圳市慢性病防治中心、中国疾病预防控制中心环境与健康相关产品安全所和职业卫生与中毒控制所协办。《卫生研究》于1972年创刊，现已被遴选为中国科技核心期刊和北京大学中文核心期刊要目总览基础医学核心期刊，并被国内外所有权威检索系统及数据库作为核心期刊收录；被美国《化学文摘》（*CA*）、俄罗斯《文摘杂志》（*AJ*）及INDEX MEDICUS/MEDILINE（*IM*）收录，部分文章被SCI所收录。

《食品科学》创刊于1980年，由中国商业联合会主管，北京市食品研究所主办，是食品专业技术性期刊，为中文核心期刊。《中国食物与营养》创办于1995年，由农业部主管，中国农业科学院、国家食物与营养咨询委员会主办。2008年至2014年，入选中国科技核心期刊，属于中国核心期刊（遴选）数据库收录期刊、中国科技论文统计源期刊、中国科技期刊数据库收录期刊、中国学术期刊全文数据库全文收录期刊。

第三节　重要学科成就

改革开放以来，我国食品卫生学的高等教育得到了迅速的发展。食品卫生学学科体系逐步完善、学科建设成果显著、人才梯队稳定发展，取得了一系列意义重大的研究成果。

一、学科建设与人才培养

（一）高等院校食品卫生课程结构与专业建设

改革开放以来，我国的高等教育得到了前所未有的发展。部分重点医药院校改为“医科大学”或“药科大学”（其后在二十世纪末、二十一世纪初，大部分重点医药院校又先后并入综合性大学），卫生学系扩充为“公共卫生学院”，许多学院下设“营养与食品卫生学系”，有关食品卫生学的教学工作得到进一步加强，包括“营养与食品卫生学”在内的预防医学相关专业硕士、博士研究生培养也开始起步并逐渐走入正轨。

目前我国有两个“营养与食品卫生学”国家重点学科。1978 年，哈尔滨医科大学营养与食品卫生学获得国家首批博士、硕士学位授予权，1989 年被批准为首批国家重点学科，2002 年和 2007 年又连续被评为国家重点学科，1991 年成为国家首批博士后流动站。华西医科大学公共卫生学院营养与食品卫生学科也是恢复培养研究生制度以来国内最早获硕士、博士学位的授权点之一。2000 年，华西医科大学与四川大学合并，组建了新的四川大学。四川大学华西公共卫生学院营养与食品卫生学于 2004 年成为四川省重点学科，2007 年，被遴选为国家重点学科。1997 年，中山大学营养与食品卫生学教研室与原中山医科大学医学营养学系合并组建成目前的营养学系。北京医学院卫生系营养与食品卫生学系始建于 1950 年，后更名为北京医科大学公共卫生学院营养与食品卫生学系；2000 年，北京医科大学与北京大学合并，组建成北京大学医学部营养与食品卫生学系。浙江大学公共卫生学院营养与食品卫生系前身是浙江医科大学医学营养系，其成立了新中国第一个医学营养专业，即浙江医科大学医学营养专业（五年制医学本科），并于 1999 年合并到浙江大学，改名为浙江大学营养与食品卫生学系。

在本科教学方面，营养与食品卫生学一直是预防医学本科专业的重要课程之一，是预防医学专业学生的必修课程。目前四川大学、哈尔滨医科大学等高校的营养与食品卫生学课时设置为九十学时左右，其中食品卫生学的内容约占一半（包括理论和实践课程），课程主要涉及食品中可能存在的有害因素对人体健康的影响及其发生、发展和预防、控制的规律，食源性疾病和食物中毒，食品安全监管等。在不断的教学改革和实践中，该课程的教学内容、教学方法及手段、实验内容和实践活动的安排等都有很大变化，如制作网络课程，实现了授课手段多样化；探讨小班式教学，理论与实践相结合；翻转课堂教学，就食品安全事件进行模拟评估等。

2012 年，教育部《高等院校专业目录》将原来部分院校试办的营养学、食品营养与检验教育专业合并为“食品卫生与营养学”新专业，为公共卫生与预防医学类一级学科下的二级学科专业，学制为四年，授予理学学位。2013 年，首批批准招收“食品营养与卫生”本科专业的高校有二十五所，各校招生规模每年三十至六十人，每年招收总人数约一千人左右，近几年获准招收该专业的学校又有所增加。

截至 2014 年，招收营养与食品卫生相关专业的本科院校达 637 所，相关专业包括：食品科学与工程（占 44.9%）、食品质量与安全（31.4%）、粮食工程（2.2%）、酿酒工程（1.7%）、乳品工程（1.0%）、预防医学（14.9%）、食品卫生与营养（3.9%）等。高职高专学校开设的营养相关专业包括：公共卫生专业、食品安全专业、营养专业、烹饪专业等。

（二）人才梯队的形成

二十世纪八十年代以来，我国对培养食品安全专业高层次人才的需求逐渐增加，各高校越来越重视食品卫生学相关专业的人才培养，并积极引进国外人才，为我国培养了大批食品卫生及相关专业的人才队伍。不少专家学者为我国食品卫生学的发展做出了卓越的贡献。陈君石院士作为我国食品卫生学领域的领军人物，是国内外享有盛誉的营养和食品安全专家、中国工程院院士。陈君石院士从事营养和食品卫生工作五十多年来，在硒与克山病、中国总膳食研究、茶叶防癌等领域的研究中取得了显著成绩和诸多成果。

目前多个高校均开设了营养与食品卫生学及相关专业，每个系 / 教研室均配备了数名专业教师进行教学及科研工作，在设有营养与食品卫生学专业硕士点的院所中，专业教师人数总计达五百人以上，正高职称的比例为 30% 左右，副高职称近 35%，拥有博士学位的教师达 65% 以上，四十五岁以下的教师占 60% 以上。大部分青年教师曾在国内外知名的研究机构进行博后研修或访问学者交流。我国食品卫生学领域已形成一支以中青年、高学历、高水平人才为主、发展后劲强的教学 / 科研团队。近年来为提高自主创新能力和国际竞争力，各高校也积极引进高层次优秀人才，包括能为建设本学科做出重要贡献的学科领军人才、青年领军人才和学术骨干。

食品卫生学在研究生培养方面也发展迅速，据不完全统计已有近六十所招生单位拥有营养与食品卫生学（包括专业代码为 077903 和 100403 两类）的硕士学位授予权，二十多个博士学位授予点（如哈尔滨医科大学、四川大学、北京大学等）。研究生的培养采取专业学习和科研实践相结合的方式，通过人群研究、动物实验、分子生物学技术、现代仪器分析等方法研究探讨食品卫生学相关问题。目前多个重点院校研究生院均有相应制度资助研究生参加国际国内会议交流，并支持研究生赴国内外高校及有关科研院所（如各级疾病预防控制中心、国家食品安全风险评估中心、食品药品检测机构等）进行联合培养，以拓宽研究生的视野、提高其科研实践水平。

（三）教材建设

二十世纪五十年代，随着卫生防疫工作在全国的开展，国内开始组织编写营养与食品卫生学相关讲义，如东北军区后勤卫生部卫生勤务进修班使用的《营养卫生学讲义》。1956 年，由中国医科大学（现哈尔滨医科大学）营养与食品卫生学工作者翻译的苏联教材《营养卫生学》出版，被卫生部指定为营养与食品卫生相关专业的全国通用教材。这部教材的出版为我国营养与食品卫生学科的建设与发展提供了基础框架，起到了重要作用。二十世纪六十年代开始，相继有食品卫生专著和教材出版。1962 年，刘志诚主编了《营养卫生学》，其中将食品卫生学划为独立部分，这也是我国最早自编的食品卫生学教材。于守洋主要负责了该部分内容编写工作，他在查阅大量国内外文献资料并结合我国营养与食品卫生学实践需要的基础上构建了一个“食品卫生学总论”的新学科结构，其中既吸纳了传统的食品微生污染，也新建了当时国际上刚刚认知的农药、添加剂和来自工业的食品化学性污染等，并搜集整理了刚有报告的核试验和核工业所致新的放射性污染等相关知识，从而使食品卫生学内容系统化、理论化、规范化。该食品卫生学教材的结构与内容一直沿用至今。其后全国各医学院校也启动了相应教材的编写工作，如上海第一医学院营养卫生教研室于 1959 年、1964 年编写的《营养卫生学》。改革开放后组织编写的供全国高等院校预防医学专业使用的《营养与食品卫生学》（人民卫生出版社），是卫生部规划系列教材之一，也是普通高等教育本科国家级规划教材，第一版编写工作始于 1978 年，期间经过七次修订再版，第八版教材已与 2017 年出版。该书除第一版是由武汉医学院（现华中科技大学）刘毓谷和四川医学院（现四川大学）彭恕生教授联合主编外，此后版本的主编单位均为哈尔滨医科大学，历任主编包括刘志诚、陈炳卿、吴坤、孙长颢等。该教材曾获首届全国高等学校医药教材优秀奖。

因食品卫生学涉及预防医学、食品科学与工程、食品质量与安全、卫生检验等专业，学科类别跨越医学、农学、工学和教育学，故教材种类繁多。除上述供医学类专业使用的《营养与食品卫生学》外，国内其他食品卫生学相关教材还有《食品营养与卫生学》（柳春红主编，中国农业出版社）、《食品卫生学》（柳春红、刘烈刚主编，科学出版社）、《食品卫生学》（冯翠萍主编，中国轻工业出版社）、《食品安全学》（王际辉主编，中国轻工业出版社）、《食品安全学》（王硕、王俊平主编，科学出版社）、《食品安全与卫生学》（史贤明主编，中国农业出版社）、《食品安全与毒理学基础》（李云主编，四川大学出版社）等。目前国内还没有一套规范、系统的专业英语教学大纲和示范教材，各高校均在组织相应英文教材的译制、编著。首都医科大学于 2015 年 12 月出版了医学改革系列教材中第一版英文版教材 *Nutrition Medicine*（肖荣主编，高等教育出版社），天津医科大学也组织编写了针对研究生及留学生使用的营养与食品卫生学的英文教材，四川大学也在组织编写 *Nutrition Toxicology*，以供食品卫生学学科的研究生学习和参考。此外国内参考的英文教材还有 *Handbook of Food and Nutrition*、*Nutritional and Toxicological Aspects of Food Safety*、*Food Toxicology*、*Food Safety：Theory and Practice*、*Food Science and Technology*、*Foodborne Diseases*、*Principles of Food Sanitation* 等。

2012 年，教育部增设食品卫生与营养学本科专业（专业代码 100402）。2015 年，四川大学组织了该专业系列教材的编写，并组建了专家委员会，主任委员为张立实。来自全国十多所重点医药院校和科研院所的教授专家参与编写了《食品毒理学》《食品卫生学》《食品安全监督管理学》等十一本教材，供全国食品卫生与营养学专业和其他相关专业使用。该系列教材对于食品卫生学学科的发展和教材建设具有重要意义。

在精品课程建设方面，食品卫生学相关课程建设起步较晚，各高校对于食品卫生学精品课程的建设也在进一步发展中。哈尔滨医科大学是第二版至第七版《营养与食品卫生学》的主编单位，其精品课程建设处于国内领先地位。哈尔滨医科大学的“营养与食品卫生学”课程在 2004 年被评为国家级精品课程，2012 年升级为国家级精品资源共享课程，是食品卫生学相关课程中唯一的国家级精品课程。其后，陆续有其他院校的食品卫生学相关课程被评为省级或校级国家级精品课程，如天津医科大学“营养与食品卫生学”在 2007 年被评为省级精品课程，辽宁医学院的“食品安全学”在2014年被评为省级精品资源共享课程。

二、科学研究与转化应用

近年来，医学科学部预防医学下的H2604（食品卫生）从国家自然科学基金委和国家支撑计划获得的资助金额与资助课题数量呈现明显上升趋势，食品卫生学科进入快速发展阶段，研究内容主要包括：食品安全检测、组学技术的应用、食品中有机磷农药、真菌毒素、内分泌干扰物的毒性和防控措施等。国家自然科学基金青年科学基金助力食品卫生领域青年人才发展，2000年至2015年期间在食品卫生领域，共计资助779.5万元，三十七项青年基金项目，研究内容紧跟学科前沿并着眼于食品安全热点事件的研究。国家科技支撑计划从“十五”到“十二五”，共投资超过4.5亿元，在食品卫生领域设立多个重大专项，并推出高技术研究与产业化发展计划“863”计划，项目覆盖安全标准制定、特定人群或区域食品安全风险评估、食品安全监测网络、高通量分析技术体系、功能性食品等多个方面。

（一）食品安全检测技术

我国已建立能与国际接轨的农兽药残留和污染物检测技术。我国目前农药多残留检测技术能够覆盖七百多种农药，用一个方法能同时检测五百多种农药，已达到或超过了发达国家的检测水平。动物源性食品中二十余大类三百余种兽药多残留确证检测技术，一次最多能够同时检测七十多种兽药残留，基本覆盖了食品安全监管和监测需要的目标。二噁英和多氯联苯等超痕量检测技术的检测周期可缩短到二十四小时内完成，相关实验室已成为国际标准物质的基准实验室，显著提升了我国食品安全检测领域的国际地位。

食品安全快速检测技术和仪器的发展，为及时、快速、全面监控食品安全各环节提供了保障，也为食品安全监管工作提供了便利。近年来迅速发展的新型的样品前处理技术（如固相萃取、磁性固相萃取、固相微萃取、聚合物整体柱微萃取等），更能够满足快速、高选择性、样品使用量少、试剂消耗少、自动化程度高和环境友好的要求，与气相色谱及其联用、液相色谱及其联用、质谱等实验室仪器相结合，达到了快速检测食品中农药残留、食品添加剂、兽药残留、重金属等目的。具有简便、快速、敏感性高、特异性强和对标本的纯度要求低等优点的实验室快速检测仪器——PCR仪、实时荧光定量PCR仪，也已被广泛应用于微生物检测等领域。此外，我国建立了自主知识产权的抗体筛选平台，形成了一批快速检测产品，包括生物毒素和中毒控制常见毒物检测产品（如检测试剂盒、免疫层析柱和快速检测卡等），农兽药快速检测产品，以及食品添加剂、饲料添加剂与违禁化学品检测试剂等。

（二）食品安全风险评估技术

我国食品安全风险评估起步较晚。2009年实施的《食品安全法》中规定的“国家要建立食品安全风险评估制度”，极大地推动了我国风险评估工作的开展。近年来，我国风险评估技术取得了突破性进展。

我国已开发基于我国居民膳食消费习惯的暴露概率评估模型与软件，成为继美国、欧盟之后第三个实现概率性评估的国家或地区。

我国建立了食物消费量高端暴露（急性毒性评估）中国人群参数，成为仅有十四个国家进入的FAO、WHO短期膳食暴露国际评估软件中的重要参数，结束了发达国家垄断的历史。

我国于2002年营养与健康调查获得的食物消费量参数，成为二十六个国家的基于个体消费量的国家参数进入世卫组织网站公开的评估参数，为国际上的膳食暴露评估提供了中国的食物消费量参数。

（三）全国食品安全风险监测网络

在科技部的支持下，中国疾病预防控制中心营养与食品安全所主持完成了国家“十五”科技攻关项目——食品安全关键技术的研究中“食品污染物监测及其对健康影响评价的研究”和“食源性疾病监控技术的研究”，在全国建立了与国际接轨的食品污染物监测网和食源性疾病监测网。截至 2014 年，食源性疾病及食品污染监测工作已经覆盖了全国三十一个省、市、区和新疆生产建设兵团，地市级基本覆盖，县级达到了 75% 以上。食品污染物监测网重点对我国消费量较大的十四大类五十四种食品中常见的六十一种化学污染物进行监测。食源性疾病监测网监测三大类十九种不同病原引起的食物中毒，包括微生物性食物中毒、化学性食物中毒和有毒动植物中毒。每年监测的项目和种类也在不断调整和增加。

此外，我国开展的总膳食研究，已得到多种主要污染物（如黄曲霉毒素、铅、镉、汞、砷、六氯化苯、多种有机磷农药、六种放射性核素等）和营养素（如脂肪酸、微量元素、维生素）在食物中的含量及人均日摄入量的数据。

监测数据和总膳食研究数据为政府提供了重要的食品安全科学信息，为制定和修订食品卫生法规、政策、标准，制定食源性疾病防控措施，提供了重要的科学依据。

（四）食品安全（卫生）标准

食品卫生标准是食品卫生学研究的重要转化和应用领域，在保障国民健康、维护社会和经济秩序、保障食品卫生法贯彻实施等方面具有十分重要的作用。

以辐照食品安全标准为例，1982 年至 1984 年间，我国食品卫生学者在大量动物试验基础上，进行了常见辐照食品的人体试食试验，结果均未发现对人体有不良影响，进而制订了人体试食试验管理办法和十五种食物的辐照卫生标准。该研究在国内辐照食品安全研究领域均享有很高声誉，为辐照食品的安全标准制定提供了依据。

又如，对特殊人群而言，营养需求也是食品安全的重要组成部分。我国在食品安全标准中正逐步纳入特殊食品营养方面的需求。以特殊医学用途配方食品为例，现我国已有专门的法规（《特殊医学用途配方食品注册管理办法》）、产品标准（GB 29922—2013《食品安全国家标准 特殊医学用途配方食品通则》）、生产规范（GB 29923—2013《特殊医学用途配方食品企业良好生产规范》）和标签标识标准（GB 29921—2013《预包装特殊膳食用食品标签》）。

我国食品安全标准的制定 / 修订及食品安全风险管理政策的制定强调以科学的风险评估结果为基础，食品卫生学的相关研究在其中发挥了不可或缺的作用。我国自 2013 年开始清理整合现行食品标准，在此基础上发布新的食品安全国家标准。目前此项工作已基本完成，一个完整的食品安全国家标准体系已经初步构建。截至 2017 年 4 月，已经颁布 1224 项食品安全标准，其中包括食品产品 64 项、基础标准 11 项、营养与特殊膳食食品 9 项、规范 25 项、检验方法 418 项、食品添加剂 586 项、营养强化剂 29 项、食品相关产品 15 项。

在国际标准方面，我国牵头制定的蔬果中黄曲霉毒素污染预防国际规范，实现了国际标准“零”的突破；我国还牵头制定了大米中无机砷限量和控制规范，GB 2762《食品安全国家标准 食品中污染物限量》中 2012 年修订版（现行为 GB 2762—2017 版）中规定了大米中无机砷的限量标准为 0.2 mg/kg（GB 2762—2017 中该限量未变），该限量标准在 2014 年被联合国采纳，首次实现将中国国家标准直接转化为国际标准。此外，我国还主导或参与了二噁英、氯丙醇、丙烯酰胺等九项国际控制操作规范的制定，提升了我国食品安全地位和竞争力，也保护了我国的经济利益。

（五）国际合作

1981 年，中国预防医学科学院被认定为世卫组织食品污染监测合作中心，参与全球环境监测系统食品部分的项目（GEMS/Food）。近年来随着我国科研实力的增强及食品国际贸易的增加，我国食品卫生与食品安全领域的国际合作也逐渐增加。中国卫生部与荷兰卫生、福利及体育部于 2006 年签署了传染病、慢性病研究、控烟、营养与健康和食品安全等领域的双边合作协议，从 2007 年开始，中国疾病预防控制中心营养与食品安全所和荷兰国家公共卫生与环境研究所开展了一系列交流活动。2008 年 11 月，美国食品药品监管局（FDA）分别在北京、广州、上海设立办事处。国家食品安全风险评估中心也与美国 FDA、德国联邦风险评估中心（BfR）等开展合作。此外，国际合作项目还包括四川大学与中国粮油学会参与的欧盟食品安全 MoniQA 项目、欧盟地平线 2020：中欧食品安全合作项目等。目前我国先后同三十个国家和地区签署了多个涉及食品安全领域的合作协议或备忘录。其中，与美国签署《中美食品和饲料安全协议》《中美食品安全信息通报谅解备忘录》；与欧盟建立“中欧食品和消费品安全联合工作委员会”，成立食品安全工作组，建立“中国—欧盟食品和饲料快速预警系统”；此外还建立了中加、中韩、中国—东盟食品安全工作会议机制，确立了中国与有关进出口食品贸易伙伴国家或地区的长效合作机制，并建立了年会制度，以公开透明、互利互信的原则开展食品安全国际合作。

第四节　挑战与展望

在当今医学基础研究日新月异、多学科交叉融合发展、消费者食品安全与健康意识不断提高的背景下，食品卫生学的发展面临着巨大的挑战和机遇。

一、大数据时代与精准医学的影响

大数据给食品安全提供新的机遇和挑战，食品污染物监测网、食源性疾病监测网、总膳食研究、组学技术和毒性机制研究等产生了海量的数据。如何合理地在食品安全领域开展大数据研究，并将成果转化为公共卫生手段是目前食品安全领域的一大挑战。

转化毒理学和二十一世纪毒理学测试新技术（TT21C）是未来食品安全风险评估的研究方向。TT21C 强调基于人的生物学，通过优先使用人的细胞系，基于毒性通路的方法表征可能不产生损害的暴露剂量。这一新技术可覆盖更多的化合物、健康效应及生命阶段，极大缩短获得结果的时间和对实验动物的依赖。

精准医学代表着医学科学技术发展的前沿方向，2015 年，中国启动了精准医学计划，精准医学的内涵是在大样本获得疾病分子机制的知识体系基础上，以生物医学数据特别是生命组学数据为依据，根据个体特异性，实现精准治疗干预。一方面，精准医学可为食品卫生学中食品污染物的内暴露生物标志物研究提供大量的组学数据；另一方面，食品污染物健康效应的毒性通路研究也将为食源性疾病的精准治疗和干预提供思路。

二、化学危害混合暴露风险评估

目前的食品安全风险评估实践大部分采用单一化合物的评估。但实际上人群实验暴露的环境与摄入食品中的化学危害绝大多数是长期、低剂量的化学危害混合暴露。化学危害混合暴露风险评估是当前的难点。

暴露组的研究在一定程度上可直观的解决混合暴露的问题。暴露组即个体在其一生中所遇到的单个暴露与环境暴露的集合。尽管完全表征个体的暴露组十分困难，但对于某个生命周期的关键时刻是可以做到的。开展以人群为基础，基于暴露生物标志物和高通量技术的化学物暴露组表征研究，是未来风险评估研究的主要方向之一。在分子流行病学中已经设想将个体暴露组用于疾病与健康群体的区分。而将毒性通路与暴露组技术结合，将为食品卫生学科研究者提供更多手段。

三、新食品、新原料、新技术、新工艺的影响

随着“新食品”（保健食品、营养强化食品、特殊医学用途配方食品、转基因食品等）和食品新原料、新的食品加工工艺的出现，新的食品包装材料的使用，一方面丰富了食物品种、提升了食物的营养价值，另一方面使食品的污染谱更加复杂化，传统的食品卫生学的研究方法也面临新的挑战。

未来应有计划地开展针对性的研究，加强对新兴加工工艺过程中化学危害物的生成规律和控制原理研究；继续开展和推广食品中污染物的高通量检测技术；加强外源化学物的不良健康效应研究和生物标志物筛查；提升我国食品毒理学安全性评价能力，建立相关“新食品”的安全性评价和许可体系及框架。

四、食品安全追溯体系的建立与完善

食品安全追溯体系是利用现代信息化技术对“农田到餐桌”整个食品供应链的每一件食品的生产、加工、包装、运输、销售环节进行全面的跟踪、记录，使管理者可实现全过程、全方位的追踪和溯源。通过食品安全可追溯体系，可快速识别问题食品的来源，缩小问题食品的范围，追踪食品的流向，回收存在危害的尚未被消费的食品，切断源头，以消除危害并减少损失。

对食品质量安全进行有效追踪溯源已成为迫切需要解决的全球性问题。目前许多发达国家已开始制定相关的法律，以法规的形式将追溯系统纳入食品的物流体系中。我国《食品安全法（2015）》第四十二条明确规定：“国家建立食品安全全程追溯制度。食品生产经营者应当依照本法的规定，建立食品安全追溯体系，保证食品可追溯。国家鼓励食品生产经营者采用信息化手段采集、留存生产经营信息，建立食品安全追溯体系。”但鉴于中国特有的食品生产流通国情，食品安全追溯体系的全面建成尚还存在一定问题，如农业生产组织化程度低、消费者对食品追溯体系的认知度低、企业实施食品追溯体系的需求不大和诚信度不高、食品追溯体系不兼容等。故我国建立食品安全可追溯系统将是一项长期性工作，需要主要从以下几个方面改进和加强：完善相关标准和技术规程，如可追溯性标准、编码标准等；加强在农贸

市场管理、食品质量安全监管、食品质量安全检测之间的协同与配合；首先建立高风险食品种类国家层面的可追溯数据库，发挥可追溯体系在风险管理中的作用；推动我国食品质量可追溯得到国际市场认可，增强出口食品竞争力等。

五、学科展望

（一）发展食品卫生学亚学科和交叉学科

随着现代医学的发展和分子生物学技术的不断创新，以及食品工业的迅速发展及新物质和材料的涌现，食品卫生学也呈现了一些新的发展需求。由于分析检测技术、分子生物学技术、动物替代方法和风险分析理论等发展迅速，进一步促进了食品卫生学的发展及其与其他学科的交叉融合，促进了一些新的分支学科、理论体系和评估技术与方法的形成与发展，如食品毒理学和营养毒理学、食品质量与安全、食品微生物危害的毒理学评价和风险评估技术、风险 / 收益评估技术、食品安全风险交流与管理等。

（二）加强食品安全监管和人才培养的国际合作

根据世界贸易组织的报告，2014 年度食品贸易总额达到 14860 亿美元，食品已成为全球最大宗的贸易品之一。中国作为食品进出口大国，作为世卫组织食品污染监测合作中心，应当加强与其他国家或地区的合作，达成限量标准、检测方法和结果等的互认，提交更多食品安全的中国数据，提高我国食品安全国际地位，保护我国消费者的健康。

应鼓励我国高校与国际企业和知名院校开展合作，引进先进的教学技术和理论，加强理论联系实际，注重学科交叉，培养具有创新能力和实践能力的国际化复合型人才。

（三）改革学科人才培养模式

应进一步加强学科建设、教学改革以及人才培养的实施力度，目前我国食品卫生学科建设已经具备了一定的规模，形成了本科、硕士、博士等多层次的人才培养体系，但是高层次人才依旧不足。

在未来的人才培养计划中，低层次人才应以公共卫生理念的德育培养为基础，更注重专业兴趣、理论知识和实践能力的培养，为高层次人才的培养和我国食品安全工作的开展打好坚实基础。高层次人才培养中，应以提高创新意识为宗旨，引入国家食品卫生相关监管机构及技术支撑机构的需求，在开展联合培养的基础上，设置专业基础和专业方向等课程，建立突出能力培养的课程，鼓励和支持研究生参加和承担科研项目，培养出具有食品安全社会责任感和解决科学问题的实践能力的新世纪人才。

致谢　感谢吴永宁研究员和李宁研究员的指导。

撰稿人：张立实　王竹天　张志强　陈锦瑶

参考文献

［1］陈孝曙．中央卫生研究院营养学系（现中国疾病预防控制中心营养与食品安全所）［J］．营养学报，2006，28（3）：279-280.

[2] 陈君石. 建立国家食品安全风险评估中心的意义与挑战 [J]. 中华预防医学杂志, 2012, 46 (1): 9-11.
[3] 蔡景峰, 李庆华, 张冰浣. 中国医学通史: 现代卷 [M]. 人民卫生出版社, 2000: 195-197.
[4] 李小芳, 王晓玲. 中国食品卫生史料 (1927—1949) [J]. 中华医史杂志, 1997, 27 (1): 24-28.
[5] 李宁. 我国食品安全风险评估制度的落实和实施 [J]. 中国食品学报, 2014 (07): 1-4.
[6] 刘秀梅. 我国食品卫生学的发展历程与展望 [J]. 中华预防医学杂志, 2008, 42S: 29-37.
[7] 刘志诚. 我国的食品卫生监督事业与食品卫生学 [J]. 中国公共卫生学报, 1991, 10 (5): 257-260.
[8] 马玉霞, 王玉. 我国高等院校营养与食品卫生学专业教育体系现状分析以及面临的挑战 [C] // 全国营养科学大会, 2015.
[9] 张立实, 吕晓华. 改革开放三十年来我国营养与食品安全相关专业高等教育的发展 [J]. 中国食品卫生杂志, 2009, 21 (4): 296-298.
[10] 吴永宁. 我国食品安全科学研究现状及"十三五"发展方向 [J]. 农产品质量与安全, 2015 (6): 3-6.
[11] 吴永宁. 食品中化学危害暴露组与毒理学测试新技术中国技术路线图 [J]. 科学通报, 2013, 58 (26): 2651-2656.
[12] 马向南, 杜美红. 食品安全领域快速检测仪器的发展现状与展望 [J]. 食品安全质量检测学报, 2015 (5): 1828-1833.
[13] Godefroy S B, Clarke R. Development and Application of International Food Safety Standards—Challenges and Opportunities [J]. Social Science Electronic Publishing, 2016.

食品卫生学学科发展大事记

时间	事件
1950 年	中央人民政府卫生部药品食品检验所成立。
1978 年	《营养与食品卫生学》(人民卫生出版社)第一版编写。
1985 年	中华医学会食品卫生学会成立。
1987—1988 年	中华预防医学会成立，食品卫生学会转入预防医学会，更名为中华预防医学会食品卫生学会。
1989 年	《中国食品卫生杂志》创刊。
1995 年	《中华人民共和国食品卫生法》颁布实施。
2002 年	中国预防医学科学院更名为中国疾病预防控制中心，营养与食品卫生研究所与卫生部食品卫生监督检验所合并为中国疾病预防控制中心营养与食品安全所。
2009 年	《中华人民共和国食品安全法》(2009)实施； 国家食品安全风险评估专家委员会成立，陈君石院士任主任委员。
2010 年	国务院设立食品安全委员会。
2011 年	国家食品安全风险评估中心成立。
2015 年	《中华人民共和国食品安全法》修订后颁布实施。

第十二章　营养学

第一节　学科概述

营养学属于预防医学范畴，主要研究膳食与机体的相互作用及其对健康的影响、作用机制以及据此提出预防疾病、保护和促进健康的措施、政策和法规。营养学不仅具有自然科学性，还有社会科学性和应用科学性。

一、定义

营养是指机体从外界摄取食物，经过体内的消化、吸收和（或）代谢后，或参与构建组织器官，或满足生理功能和体力活动需要的必要的生物学过程。营养学是指研究机体营养规律以及改善措施的科学，即研究食物中对人体有益的成分及人体摄取和利用这些成分以维持、促进健康的规律和机制，在此基础上采取具体的、宏观的、社会性措施改善人类健康、提高生命质量。2005 年《吉森宣言》赋予营养科学的全新定义为：研究食物系统、食物和饮料以及所含营养素和其他成分，还包括它们在生物、社会和环境系统中相互作用的一门科学。现代营养学还包含了饮食与环境保护等营养生态学的内容。

二、研究内容

概括来说，营养学的研究内容主要包括食物营养、人体营养和公共营养三大方面。

（1）食物营养主要阐述食物的营养组成、功能及为保持、改善、弥补食物的营养缺陷所采取的各种措施。近年来，植物性食品中含有的生物活性成分（即植物化学物）的功能研究已成为食物营养的重要研究内容。另外，食物营养还包括对新食品原料的开发、利用等方面。

（2）人体营养主要阐述营养素与人体之间的相互作用。为保持人体健康，一方面，人体应摄入含有一定种类、数量、适宜比例营养素的食物；另一方面，营养素摄入过多或不足均会对健康造成危害。近年来，由于营养素摄入不平衡而导致的营养相关疾病的分子营养学基础研究及营养预防已成为人体营养的重要研究内容。特殊生理条件、特殊环境条件下人群和病人的营养需求也是人体营养的重要组成部分，即包含妇幼营养、老年营养、特殊人群营养和临床营养等。

（3）公共营养是基于人群营养状况，有针对性地提出解决营养问题的措施，它阐述人群或社区的营养问题，以及造成和决定这些营养问题的条件。公共营养具有实践性、宏观性、社会性和多学科性等特点。公共营养主要包括以下研究内容：膳食营养素参考摄入量；膳食结构与膳食指南；营养调查与评价；营养监测；营养教育；食物营养规划与营养改善；社区营养；饮食行为与营养；食物与营养的政策与法规等。

三、研究方法

营养学是一门多学科交叉的综合应用学科，研究方法丰富多样。从广义上讲，营养学研究采用流行病学、卫生统计学、食品理化检验学、实验动物学、生物化学、生理学、免疫学、微生物学、药理学、细胞生物学、分子遗传学、分子生物学及肿瘤学等相关学科领域的研究方法。从狭义上讲，营养学研究方法，按研究目的可分为营养流行病学、分子营养学、营养缺乏病研究方法、营养代谢研究方法、营养状况评价方法、营养相关功能研究方法、食物营养与相关成分测定方法等。按实验对象，又可分为人群试验研究、动物和细胞实验研究。

四、重要地位

营养是人类维持生命和健康的物质基础。从受精卵形成开始至生命终止都需要营养的补充，良好的营养可以预防疾病、保障健康、增强体质，而缺乏营养素会产生营养缺乏病，能量过剩会导致许多慢性病高发。营养还与人的劳动能力及运动成绩关系密切，营养水平可直接或间接反映社会生产力、国民经济发展及人民生活水平。为此，我国应该加大营养学基础研究，走出一条适合我国居民特点和实际需求的中国营养科技之路。

第二节　学科发展史

我国对食物营养及其对人体健康影响的认识历史悠久，源远流长，其发展历程主要经历两个阶段：古代营养学和现代营养学。

一、古代营养学发展（经验营养学时期）

早在三千多年前我国古代的西周时期，官方医政制度就把医学分为食医、疾医、疡医、兽医四大类，其中食医排在“四医”之首。食医是专门从事饮食营养的医生。两千多年前的战国至西汉时代编写的中医经典著作《黄帝内经·素问》中，提出了“五谷为养、五果为助、五畜为益、五菜为充、气味合而服之，以补精益气”的原则，这是最早提出的膳食平衡理念。东晋葛洪撰写的《肘后备急方》记载了用豆豉、大豆、小豆、胡麻、牛乳、鲫鱼六种食物治疗和预防脚气病。唐代医学家孙思邈在饮食养生方面，强调顺应自然，特别要避免“太过”和“不足”的危害。孙思邈的弟子孟诜撰写了我国第一部食疗专著《食疗本草》。宋金元时期，食疗学及其应用有了较全面的发展，如宋朝的王怀隐等编写的《太平圣惠方》，记载了二十八种疾病的食疗方法。元朝忽思慧等撰写的《饮膳正要》，针对各种保健食物、补益药膳以及烹调方法进行了较为深入的研究。明代李时珍总结了我国十六世纪以前的药学经验，撰写了《本草纲目》，其中有关抗衰老的保健药物及药膳就达二百五十三种。

祖国传统医学中存在许多营养保健的独特理论体系，如“药食同源学说”“药膳学说”“食物功能的性味学说”“食物的升、降、浮、沉学说”“食物的补泻学说”“食物的归经学说和“辨证施食学说”等。这些学说依据祖国传统医学的理论，站在哲学的高度，用辨证、综合、联系和发展的观点研究饮食与健康的关系。古代营养学，由于受到自然科学发展的限制，尚停留在对营养与健康表面、肤浅和感性的认识，缺乏对深层次和本质的理解与认知。

二、现代营养学的兴起（1913—1949）

我国现代营养学的发展始于1913年前后。首次发表营养状况调查报告，标志着我国现代营养学的开端。但是，当时我国正处于半封建、半殖民地的社会中，加上连年的战乱状态，营养学研究工作举步维艰，难以收到实际成效。

1. 营养课程建设或营养教学发展

这一时期的营养学教学主要分散在生物化学系、家政系和临床各科中。1915年，医学校开始在生理课中讲授生化知识，其中包含营养学知识；1917年，湘雅医学院开始开设生化课，其中营养学占了一定的章节；1922年，燕京大学开始成立家政系，之后北京的辅仁大学、成都的华西协和大学等学校设立家政系，有营养与儿童保育两个专业；1924年，北京协和医学院成立生物化学系，讲授生化营养学课程；1937年，高等院校内迁，生物化学系随之迁移，进行营养教学的仅有华西协和大学等十余所院校的生化系；抗战爆发后，大批难民、伤员的出现使传染性和感染性疾病广泛存在，北平、上海、重庆等大城市综合大学的医学院，开设了公共卫生学系，招收了少量公共卫生专业学生。解放区于1940年在延安创办中国医科大学，也开设了预防医学专业，培养了一批公共卫生专业人才。

2. 营养缺乏病的防治

1937年，上海仁济医院开设了我国最早的营养门诊，对维生素缺乏病进行治疗。侯祥川首次发现核黄素缺乏病典型症状，并在上海仁济医院开设营养门诊收治营养缺乏病，是我国最早的营养门诊；内分泌学家刘士豪、朱宪彝首次发现骨质软化症病因是维生素D缺乏；1931年，皮肤病学家胡传揆在世界上首次发表了论述维生素A缺乏和皮肤病关系的文章，即“维生素甲（即维生素A）缺乏性皮肤病”，是世界上首次报道。

3. 营养学会的建立

1936年，中华医学会公共卫生委员会成立营养委员会，即是营养学会的雏形；1945年，中国营养学会正式宣布成立。

4. 营养学相关杂志的创办

1927年，刊载营养学论文的《中国生理杂志》创刊。1928年、1937年分别发表了《中国食物的营养价值》和《中国民众最低营养需要》。1939年，中华医学会参照国联建议提出了我国历史上第一个营养素供给量建议。1945年，中国营养学会创办了《中国营养学杂志》。

三、现代营养学的发展（1949年至今）

中华人民共和国成立初期，我国经济状况比较落后，营养学发展相对缓慢。特别是“文化大革命”的十年间，营养学的发展几乎陷入停滞状态。1978年后，我国的营养学事业驶向了快速发展的轨道，并取得了长足的进展。

（一）学科创立，形成与发展

1952年，高等院校调整，部分医学院校设立了生化营养研究所；1954年，我国教育体制学习苏联模式，在六所医学院设卫生系，设有营养与食品卫生教研室，即哈尔滨医科大学（主任刘志诚）、北京医学院（主任俞锡璇）、山西医学院（主任张同春）、上海第一医学院（主任徐达道）、武汉医学院（主任刘毓谷）、四川医学院（主任彭恕生）。其他院校设立了卫生学教研组，讲授营养与食品卫生课。刘志诚等六位教授与原生物化学系和生化营养研究所的教授们都是我国现代营养学的奠基人。在高校调整过程中，原来的家政系被取消。

1985年开始，中山医科大学、浙江医科大学、青岛医学院、上海第二医科大学四所高校，相继在临床医学专业门类下开设医学营养专业，培养临床营养医师；同时，哈尔滨医科大学、上海医科大学、华西医科大学、同济医科大学、白求恩医科大学等医学院校，相继在预防医学专业门类下开设营养与食品卫生专业。1995年，医学营养专业、营养与食品卫生专业均被撤销。2000年，高等学校合并，卫生系升格为公共卫生学院，医学院校下设的营养学教研室达八十余家。2012年，重庆医科大学等学校在预防医学专业门类下开设食品卫生与营养学专业。2013年，四川大学华西公共卫生学院也开设了食品卫生与营养学专业。另外，从二十世纪八十年代开始，部分农林院校、商学院也开始设立食品科学与营养系或营养与食品卫生学专业。2003年，中国科学院上海生命科学研究院成立营养科学研究所。2012年，农业部食物与营养发展研究所成立。

（二）人才培养（本科生、研究生）

1950年，卫生部提出了“预防为主”的卫生工作方针，并在部分高等医学院校中开办了公共卫生专业。1954年8月，卫生部召开第十届全国高等医学教育会议，确定预防医学专业学制为五年，从1955年起执行。1955年初，卫生部决定将现有九个公共卫生专业调整合并为六个，即北京医学院卫生系、哈尔滨医科大学卫生系、山西医学院卫生系、上海第一医学院卫生系、武汉医学院卫生系、四川医学院卫生系。当年，全国共招收公共卫生专业学生一千七百零二人。1958年“大跃进”时期，全国十七个省、市的医学院校盲目追求数量，又先后建立卫生系十七个，到1962年夏，十七个卫生系被撤销，但仍保留原来的六个。

1985年，哈尔滨医科大学开设了营养与食品卫生学专业，招收本科生。继之，北京医科大学、上海医科大学、华西医科大学、同济医科大学都先后建立了公共卫生学院，并开设了营养与食品卫生学专业。到1995年，全国共有公共卫生院系共四十一处，招生总数达5753人。1981年始，哈医大等原六个医学院的卫生系开始招收硕士以上研究生。至1995年，已有十所医科大学开设了研究生专业，北医大、上医大、协和医科大学相继成立了研究生院，西安医科大学与美国阿拉巴马大学合办了社会医学与卫生事业管理专业，招生20名，学制三年。据有关部门统计，到1998年，我国公共卫生专业已培养硕士生648人，博士生32人。预防医学教育主要包括预防医学本科和研究生教育（包括预防专业七年制），2014年全国开设预防专业的高校达到88个，每个学校招生人数五六十人。

（三）人才队伍

2016中国卫生统计年鉴显示，我国专业公共卫生机构人员87.68万人，其中疾病预防控制中心19.09万人，卫生监督机构8.07万人。2016年末，卫生技术人员学历结构为本科及以上占28.5%，大专占38.7%，中专占30.0%，高中及以下占2.7%。专业公共卫生机构中，疾病预防控制中心3513个，卫生监督机构2992个。其中，疾病预防控制中心和卫生监督所均有从事营养学的专业技术人员，具体数目还未进行完全统计。

目前全国有公共卫生学院大约八十六个，各公共卫生学院设有营养与食品卫生学专业，部分中医学校也开设了营养学专业，这些高校均有从事营养专业的大学专职教师。中国营养学会是全国从事营养学专业人才队伍的主要学术机构，包含了全国从事与营养工作相关的科研、教学、医疗、食品、农业等领域专业人才，拥有会员二万余名。另外，中华医学会肠外肠内营养学分会和中国医师学会营养医师分会也均有从事营养学专业的人才。2017 年，中国营养学会开展了《注册营养师证书》或《注册营养技师证书》的备案和考试制度。从业人员可以通过继续教育，开展注册营养师和营养技师的培训。

（四）教材建设

1952 年，由哈尔滨医科大学刘志诚教授负责，根据苏联的高校教材，编译了第一部全国通用教科书。1962 年，刘志诚和于守洋翻译苏联教材编写了《营养卫生学》。1981 年，由武汉医学院主编的第一版《营养与食品卫生学》教材正式出版。从 1987 年开始，《营养与食品卫生学》第二版至第八版教材的主编均由哈尔滨医科大学的教师担任，主编分别是刘志诚、于守洋（第二版）、陈炳卿（第三版、第四版）、吴坤（第五版）和孙长颢（第六版、第七版、第八版）。目前使用的第八版教材，是国家卫生和计划生育委员会“十三五”规划教材和全国高等学校教材。2006 年，我国第一部《分子营养学》教材出版，推动了我国分子营养学的快速发展。

（五）主要理论和实践成果

1. 营养缺乏病的防治

1950 年朝鲜战争爆发，由于环境条件恶劣和供给困难，我国赴朝作战的人民志愿军战士出现大批夜盲症患者。我国营养学家绘制了首部野菜图谱应对夜盲症。渡江战斗中，采用核黄素补充方法治疗阴囊皮炎。1953 年，周启源研制成以大豆粉、稻米粉、少量蛋黄粉为基本原料的 5410 代乳配方。1959 年，朱宪彝证实食盐加碘可防治地方甲状腺肿和地方克汀病，取得了显著成就。1959 年，苏祖斐以鱼蛋白粉制备代乳品，喂养婴儿效果良好。另外，还有很多富有成效的工作，如“军粮标准化”“提高粗粮消化率”等。

自 1959 年第一次全国营养调查以来，我国在一些重要营养缺乏病，如补硒预防克山病、碘盐的普及解决碘缺乏病、补充叶酸预防神经管畸形等方面均取得重大进展。通过调查在新疆发现了癞皮病，即烟酸缺乏病，通过加碱处理玉米释放烟酸的方法进行了有效防治。1997 年，陈春明和陈君石主持了铁酱油（强化 NaFeEDTA）约一万四千人的干预试验六个月，贫血率明显降低。农村贫困地区开展了“营养包计划”，主要补充维生素和矿物质，有效预防了农村婴幼儿、儿童青少年营养缺乏病，促进了生长发育。

2. 营养相关慢性病的防治

随着社会经济发展和人民生活水平的提高，我国城乡居民的膳食结构发生了显著变化，导致高血压、血脂异常、糖尿病等慢性病患病率呈大幅上升趋势。为遏制慢性病的快速发展，我国先后颁布了高血压、糖尿病、肥胖等许多慢性疾病的防控指南。2007 年，卫生部发起全民健康生活方式行动，第一阶段为“健康一二一行动”，即“日行一万步、吃动两平衡、健康一辈子”；2017 年，全民健康生活方式行动第二阶段行动为“三减三健”，即减盐、减油、减糖，健康口腔、健康体重和健康骨骼。

3. 制定了食物成分表

1952 年，中央卫生研究院营养系编制出版了我国第一部比较完整的《食物成分表》；1981

年和 1991 年，中国预防科学院营养与食品卫生研究所分别出版了两版《食物成分表》；1992 年，又出版了分省值的《食物成分表》；2002 年，中国疾病预防控制中心营养与食品安全所编著出版了《中国食物成分表 2002》，该版食物成分表收集的食物数量较多，内容更为丰富。

4. 制定了膳食营养素参考摄入量和中国居民膳食指南

1951 年，中央卫生研究院营养系提出我国人民营养需要量标准。1955 年和 1962 年两次修订，改称膳食中营养素供给量（RDA）。1988 年，中国营养学会修订了每人每天膳食营养素供给量（RDA），并于 1989 年制订了我国第一个膳食指南。

根据社会发展和居民膳食结构的改变，1997 年、2007 年和 2016 年中国营养学会先后修订了中国居民膳食指南，并发布了《中国居民平衡膳食宝塔》；2000 年，中国营养学会发布了我国第一部《中国居民膳食营养素参考摄入量（DRIs）》，2013 年进行了修订，修订版不仅有我国学者研究的数据，而且还增加了与慢性非传染性疾病有关的建议值，包括宏量营养素可接受范围、预防非传染性慢性病的建议摄入量和特定建议值。

5. 开展全国营养调查，掌握我国居民营养状况

1953 年，王佩纲、顾景范等进行了首次营养调查，主要开展了高原营养的调查研究。周超、于守洋等进行了寒区营养问题和提高耐寒能力的研究。1959 年，进行第一次全国范围的营养调查，发现有能量蛋白质营养不良性水肿，湖南有脚气病，新疆有癞皮病流行，膳食存在钙和维生素不足等问题。1982 年、1992 年、2002 年和 2012 年分别进行了第二、三、四、五次全国营养调查。第四次调查首次结合健康状况进行，发现营养缺乏与营养过多并存，慢性非传染性疾病呈上升趋势。

6. 制定和实施营养发展相关政策

我国政府一直十分重视我国居民营养与健康问题，1993 年，国务院发布了《九十年代食物结构改革与发展纲要》；1994 年，国务院总理签发了《食盐加碘消除碘缺乏危害管理条例》；1997 年，国务院办公厅发布了《中国营养改善行动计划》；2001 年和 2014 年，分别发布了《中国食物与营养发展纲要（2001—2010 年）》和《中国食物与营养发展纲要（2014—2020 年）》；2017 年，颁布了《国民营养计划（2017-2030）》。

2004 年，根据温家宝总理批示，卫生部委托中国营养学会负责我国营养立法的起草工作。中国营养学会完成了《营养条例的草案及其说明》《中华人民共和国营养工作文件汇编》《营养工作文件汇编》等立法文件，并暂命名为《营养改善条例》。随后，中国营养学会受卫生部委托起草了部颁规章《营养改善工作管理办法》，2010 年 9 月 1 日开始实施。

7. 营养学科学研究成果

（1）植物化学物研究进展

我国对植物化学物的研究集中在对人体的必要性、生物学作用及有效剂量。花色苷抗动脉粥样硬化作用，阐明其效应的核受体信号通路、NO-cGMP 相关内皮依赖血管舒张功能，及对 miR-10b 表观遗传的调控机制。利用动物、细胞、人群实验系统研究了芒果苷、姜黄素降血脂、降血糖的作用及分子机制。利用长期喂养的动物实验证实，表没食子儿茶素没食子酸酯（EGCG）可以通过改善炎症和氧化应激达到延长寿命的作用。红葡萄酒的植物化学物白藜芦醇能够通过抗氧化作用和上调 NO 的产生抵抗心律失常，从而达到保护心肌的作用。鲜蒜活性成分大蒜素（Allicin）的抗炎生物活性在肠道的免疫调节中发挥重要作用。到目前为止，已

经明确了大豆异黄酮、叶黄素、番茄红素、植物甾醇、氨基葡萄糖、花色苷、原花青素等植物化学物的作用及预防慢性病的有效剂量，并于2013年DRIs中制定了特定建议值（SNL）。

（2）生命早期营养研究进展

动物实验及人群研究均证明生命早期营养影响成年后多种慢性病的发生，如肥胖、糖尿病、精神分裂症等。动物实验发现孕期高中链脂肪酸和高蛋白膳食可以预防成年后肥胖的发生；哺乳期早断乳会增加大鼠成年后肥胖和血脂紊乱的风险；断乳后高不饱和脂肪酸膳食、高蛋白膳食和补钙可以预防成年后大鼠肥胖和血脂紊乱的发生。对我国大人群营养调查数据资料分析发现母亲营养状况可以显著影响其子女的生长发育，生命早期遭受食物供应不足及营养不良会增加成年后患超重和肥胖的危险。通过对三年自然灾害出生人员调查发现，1960年和1961年两年新生儿的精神分裂概率远远超出正常的1%，推断出生前的营养缺乏会显著增加成年后精神分裂症的发病风险。在连续两代暴露饥荒人群调查中发现，在F1代产前暴露饥荒组成年后均增加高血糖和糖尿病的发病风险，在F2代中，父母均暴露饥荒组成年后的高血糖发病风险增加。

（3）代谢组学在营养学应用研究进展

我国代谢组学不仅研究了营养缺乏疾病和营养相关疾病对机体代谢的影响，还研究了膳食营养、营养素以及植物化学物对机体代谢的影响。利用代谢组学对高脂血症病人餐后血清游离脂肪酸谱进行了研究，发现高脂血症病人的餐后血清硬脂酸（SA）水平显著升高，提示SA可能与胰岛素抵抗密切相关。之后通过细胞和动物实验发现，餐后增高的胰岛素水平刺激了SA的从头合成。小檗碱干预后2型糖尿病组血清代谢谱中发现十三种脂肪酸含量降低。发现多个与奶制品、碳水化合物、维生素D、必需脂肪酸和红肉摄入、环境暴露（镍）相关的营养代谢生物标记及其与代谢综合征和2型糖尿病等的关系。代谢组学技术发现三聚氰胺对大鼠有急性肾毒性的作用，并发现代谢产物的变化与肠道菌群有关，之后利用16S rDNA序列分析发现三聚氰胺引发的婴幼儿肾衰竭与肠道细菌（Klebsiella属细菌）的代谢有着密切关系。对育龄期妇女补充营养强化面粉（添加叶酸、维生素B_1、维生素B_2、依地酸钠铁以及氧化锌）代谢研究，发现在营养强化组妇女血清代谢图谱中鉴定了二十种与抗氧化功能相关的潜在的生物标志物。

（4）肥胖研究进展

关于肥胖的研究主要包括两个方面：一是营养与肥胖的关系研究；二是食物与肥胖的关系研究。妊娠期孕妇营养缺乏或过剩、完全人工喂养、过早断乳、过早添加辅食以及婴幼儿期营养过剩等，不仅可直接影响婴幼儿体重及健康，还会增加成年后肥胖及相关慢性病的发病风险。能量摄入过多（遗传因素、饮食习惯）、宏量营养素摄入比例、微量营养素摄入情况（钙、铁、锌、B族维生素等）、膳食纤维等均可影响肥胖的发生和发展。有关食物与肥胖的关系研究证实多摄入全谷物、薯类、蔬菜与水果、大豆及其制品能够降低体重，减少肥胖的发生。而过多摄入畜肉以及含糖饮料可增加超重或肥胖的发生风险。在膳食结构方面，过多的摄入动物性脂肪及油脂，脂肪供能比的升高可增加肥胖发生的危险性或诱导肥胖发生。上述的许多研究成果已经写入了《中国肥胖预防和控制蓝皮书》，为指导居民预防肥胖提供膳食依据，并且还制定了具有适合中国国情的以饮食和运动干预为主的肥胖预防策略。

（5）基因多态性与营养素研究进展

我国基因多态性研究不仅局限其对营养素的吸收、代谢和利用的影响，还研究了其单独或者与营养素交互作用对慢性病发生发展的影响。我国建立了2型糖尿病全基因组关联研究（GWAS）数据库，发现并验证五十多个与2型糖尿病、脂肪酸、铁蛋白和维生素D相关的基因多态性位点，以及中西方人群在基因结构方面的差异。人脂联素基因rs6773957（A/G）多态性可部分调控脂联素基因表达水平，可能与代谢综合征存在关联性，但不同种族、不同地区研究结果存在差异。在中国南方汉族人群中，FADS1-FADS2基因簇的rs174616（C/T）位点SNP渐变与2型糖尿病的发病风险呈负相关，这种保护作用与rs174616渐变可能与体内花生四烯酸分解有关。CaSR中R990G位点的表达增高能够增加肥胖人群患高甘油三酯血症的风险。VDR基因TaqI多态性位点基因型TT或等位基因T能够增加肥胖的危险性。血浆锌水平和锌转运体8基因多态性存在交互作用并且影响2型糖尿病的发生。

（六）学会成立和发展（杂志）

1. 中国营养学会形成与发展期（1936—1949）

1936年，中华医学会公共卫生委员会成立营养委员会，即是营养学会的雏形；1941年，在重庆召开第一次全国营养会议，一致赞成成立中国营养学会；1945年，在重庆召开第二次全国营养会议，正式宣布成立中国营养学会；1947年，中国营养学会迁至上海，挂靠在国防医学院（前身为军医学校）。

2. 中国营养学会动荡期（1949—1985）

1950年至1956年，中国生理科学会成立，中国营养学会并入中国生理科学会；1956年，《营养学报》创刊，1958年9月停刊；1962年，召开第一届全国营养学术会议；1979年，召开第二届全国营养学术会议，筹备中国营养学会复会；1981年，召开中国生理科学会营养学会（二级）成立大会暨第三届全国营养学术会议；1981年，《营养学报》复刊；1984年，在武汉举行中国生理科学会营养学会第二届会员代表大会暨第四届全国营养学术会议，选举沈治平任理事长。

3. 中国营养学会发展期（1985年至今）

1985年，中国科协批准中国营养学会复会，确认1984年的选举就是第一届理事会。以后每4年换届选举，顾景范、陈孝曙、葛可佑、程义勇、杨月欣先后当选为第二至九届理事长。目前，中国营养学会为国家一级学会，下设八个二级专业委员会。

第三节　现代营养学重大科学成就

随着十九世纪、二十世纪的工业革命浪潮和自然科学的快速发展，营养学研究进入了营养素的发现、分离、合成及其功能的阐明的辉煌时期。二十世纪初，我国营养学也进入一个新的发展时期，特别是新中国成立以后，我国人群营养膳食状况调查，营养物质功能研究，营养缺乏病的防治等诸方面都取得显著的成就。

一、克山病防治

克山病（Keshan Disease），是我国特有的一种病因尚未完全明了的地方性心肌病。1935年冬天，克山病在黑龙江省克山县第三次大流行，人口总数仅为286人的张云圃屯（今西城镇光荣村）在一个冬天死亡 73 人，其中仅 11 月和 12 月就死亡 57 人。克山病如同瘟神一样笼罩着各克山病地区，到处是土地荒芜、生产凋敝的凄凉景象。

克山病的靶器官是心脏，是一种以多发性灶状心肌坏死和纤维化为主要病变的心肌病。克山病分布在我国从东北到西南的十五个省及自治区的农村，即黑龙江、吉林、辽宁、内蒙古、河北、河南、山西、山东、陕西、甘肃、西藏、湖北、贵州、四川、云南。据 2000 年统计，约有 1.2 亿人受克山病威胁。

新中国成立后，克山病的危害引起了各级党组织和政府的高度重视，派出多个调查组和研究组。经过艰苦的现场调查和多年的研究，发现克山病人内外环境均处于低硒状态，且口服亚硒酸钠能够有效预防克山病，这两方面的发现为人体低硒状态是克山病发病主要因素这一认识奠定了基础。克山病地区土壤硒含量低，食物硒含量低是导致该地区人群缺硒的主要原因。食用含硒丰富的食物，可明显降低该地区人群的克山病发病率。在粮食流动不再成为问题的今天，克山病的发病率大大降低。

我国营养学家还在低硒地区进行了八年的硒需要量和安全量的研究，提出人体硒最低需要量、生理需要量和安全摄入量值。这些数值成为中国营养学会、世界卫生组织（WHO）、联合国粮食与农业组织（FAO）、国际原子能机构（IAEA）专家委员会、美国、欧洲和澳大利亚等相应机构、国家及地区制定膳食硒推荐摄入量和安全量的依据。

二、叶酸缺乏 – 神经管畸形研究

神经管畸形（neural tube defects，NTDs）是造成胎儿和婴儿死亡以及儿童残疾的主要原因之一，是世界范围内的一个重要公共卫生问题。从 1991 年起，北京医科大学中国妇婴保健中心同美国疾病控制与预防中心合作确立了“中美预防神经管畸形合作项目”（项目负责人为李竹教授）。该项目在中国 NTDs 高发地区山西省和河北省、NTDs 低发地区江苏省和浙江省进行了大规模的中国妇女妊娠前后单纯服用叶酸对 NTDs 预防效果的评价研究，共募集了 247831 名妇女，从婚检开始，每日服用 0.4mg 叶酸直至孕后三个月。结果表明，妇女在妊娠前后每天单纯服用叶酸 0.4mg，在 NTDs 的高发地区和低发地区都能降低 NTDs 发生的危险。1993 年，卫生部将“妇女增补叶酸预防 NTDs”列入“十年百项科技成果推广项目计划”。2009 年，纳入深化医改重大公共卫生专项。

三、婴幼儿营养包

婴幼儿营养不良问题是全球性问题。1990 年至 2005 年间，中国食物与营养监测等项目显示，维生素 A、铁、锌和钙等微量营养素的缺乏在中国婴幼儿中，特别是贫穷落后地区普遍存在。为解决这一问题，陈春明等营养学专家设计了营养包。营养包是微量营养素强化补充食品，一般以单独或混合使用的大豆粉、牛乳粉为食物基础，并添加维生素和矿物质。

2001 年至 2003 年期间，中国第一个营养包效果研究试点选择在甘肃省天祝、定西、景泰、静宁、清水五个贫困县，采用含五种微量营养素的豆粉包对六至二十四月龄婴幼儿进行干预实验。结果显示，营养包对婴幼儿贫血、生长发育和低体重均具有明显的改善作用。2007 年，中国疾病预防控制中心营养与食品安全所向卫生部提出在全国开展辅食营养包的推广和试点观察建议并获批，于 2008 年 6 月，在山西壶关、长治县开展市场化推动高密度营养素的豆粉包（九种微量营养素）的研究。2008 年，卫生部批复同意中国疾病预防控制中心开展婴幼儿辅食营养包试点工作，以及同意中国疾病预防控制中心在灾区试用婴幼儿辅食营养包。同年，由中国疾病预防控制中心营养食品安全所负责起草的我国辅食营养补充品的安全标准获得卫生部批准，成为 GB/T 22570—2008《辅食营养补充品通用标准》。营养包的推广，使贫困地区几十万婴幼儿营养不良问题得到极大改善。

四、全国营养调查

为及时了解我国不同历史时期居民的膳食变化及营养健康状况，我国分别于 1959 年、1982 年、1992 年、2002 年和 2010 年至 2012 年进行了五次全国性的营养调查。其中，2002 年是我国第一次将膳食营养调查与高血压、糖尿病、肥胖等多项慢性疾病进行有机结合的综合性调查，2010 年起将十年一次的调查转变为常规性营养监测，每五年完成一个周期的全国营养与健康监测工作。在五年期间按监测计划完成抽样人群的监测任务，五年形成一个完整的、具有全国代表性的营养监测报告。通过营养调查不仅获得了国民膳食和营养健康状况数据，客观反映了我国居民在不同时期的膳食结构和营养水平，还为制定和评价相应的社会卫生政策和营养干预措施提供了科学依据。

五、中国居民膳食营养素参考摄入量的制定 / 修订

我国膳食营养素需要量标准的制定从 1937 年开始。第一个膳食营养素供给量《中国民众最低限度之营养需要》由侯祥川为主负责制定。1941 年，郑集发表了《中国民众最低限度营养需要之管见》。1952 年，中央卫生研究院营养学系编撰出版的《食物成分表》中附录的“营养素需要量表（每天膳食中营养素供给标准）”纳入钙、铁和五种维生素（维生素 A 、维生素 B_1、维生素 B_2、烟酸和维生素 C）的需要量。中国医学科学院营养学系于 1955 年修改了 1952 年的建议，定名为“每日膳食中营养素供给量（RDA）”。1962 年、1976 年和 1981 年又分别进行了修订工作。1988 年 10 月中国营养学会对 RDA 作了重要的一次修订，定名为“推荐的每日膳食营养素供给量（RDA）”。随着 DRIs 概念的发展，1998 年中国营养学会决定引入 DRIs 这一新概念，2000 年 10 月出版了《中国居民膳食营养素参考摄入量（Chinese DRIs）》。2014 年 6 月中国营养学会发布了 2013 版《中国居民膳食营养素参考摄入量（DRIs）》。与上一版相比，在非营养素生物活性物质特别是植物化学物方面，对二十一种物质摄入提出不同的参考摄入量，特别是制定了部分植物化学物或生物活性物质的预防非传染性慢性疾病的特定建议值，以及部分物质的 UL 值。

六、中国居民膳食指南的制定 / 修订

膳食指南（dietary guideline，DG）是用于指导居民通过平衡膳食获得合理营养的科学文件。中国营养学会于 1989 年到 2016 年先后颁布了四版《中国居民膳食指南》。1989 年版共八条；1997 年版在针对普通人群八条建议的基础上提出了《特定人群膳食指南》，并推出了膳食宝塔；2007 年版指南增加了每天足量饮水，合理选择饮料，强调了加强身体活动、减少烹饪用油和合理选择零食等内容，新的膳食宝塔增加了饮水和身体活动的图像，还在第五层增加了食盐的摄入限量；2016 版膳食指南提出六条核心推荐，增加了中国居民平衡膳食实践的内

容，同时推出了中国居民膳食宝塔（2016）、中国居民平衡膳食餐盘（2016）和儿童平衡膳食算盘等三个可视化图形，还特别推出了《中国居民膳食指南（2016）》科普版，指导大众在日常生活中具体实践。

第四节　挑战与展望

随着我国社会经济的发展，城镇化和人口老龄化进程，我国居民的生活方式和膳食结构不断发生变化，对我国人群健康带来新的挑战，也对营养学发展提出了新的要求。

一、膳食营养与慢性病的防治研究

二十世纪的营养学主要是单个营养素的研究时代，明确了单个营养素的化学结构、健康的促进作用以及营养素缺乏的防治作用。二十一世纪的营养学将更加关注营养膳食、膳食结构对慢病的防治作用。急需关注下列问题：①我国居民日常消费的各种（类）重要食物和特色食物与各类重大慢病发生、进展及转归的关联；②各种（类）传统的营养素、食物活性成分（如多酚类食物活性成分）对慢病的防治作用及其机制；③比较我国传统膳食模式和当下西化的膳食模式与慢病的关联，提出适合我国人群慢病防治的合理模式；④根据不同地域或民族的人群、不同环境和遗传特征建立具有循证医学基础的不同区域群体慢病防治的干预策略和措施。

二、个体营养与健康

随着基因组和后基因组研究的深入，人类对疾病的认识进入了新的阶段，基因和环境相互作用对健康和疾病的影响的研究已经成为医学领域研究的热点和重点，也取得了重大的进展。随着基因和膳食营养相互作用影响疾病的研究不断深入，未来的预防医学会从群体营养进一步地提升至个体营养预防的水平，推动群体营养向个体营养的转化，其预防疾病的措施将更有针对性和高效性。未来这一方面的研究将会关注不同个体基因多态性，代谢差异性与营养代谢利用、疾病的关联，进一步分析个体营养与健康以及慢病发展的关联，提出促进健康的个体膳食措施，从而达到精准营养的目的。

三、营养膳食与肠道微生态相互作用

肠道微生物与人类肥胖、心血管疾病和糖尿病的发生发展关系正日益受到关注。人体摄入的食物首先进入消化道，在消化道中膳食和消化道以及肠道细菌的相互作用对机体的营养健康十分重要。该方面主要研究包括：不同肠道菌群组分对健康和代谢性疾病的影响、营养膳食成分作为益生元的研究、营养膳食对肠道菌群—宿主生态共同体的影响以及肠道菌群—膳食相互作用对健康及慢病影响的代谢组学研究等。

四、膳食生物活性成分与健康

食物或膳食中除了含有多种营养素外，还含有其他许多对人体有益的物质，称为植物化学物（phytochemicals）、食物活性成分（bioactive food compounds）或膳食活性成分（diet bioactive components）。这类物质不是维持机体生长发育所必须的营养物质，但对维护人体健康、调节生理机能和预防疾病发挥重要的作用。研究非营养素的食物活性成分（non-nutrient bioactive substances）对健康和疾病的防治成为二十一世纪营养学研究的热点和重点之一。开展这类物质摄入量与健康促进、防治慢病效应的关系和在体内发挥生物学作用的功效分子，寻找这类物质摄入量的生物标志物将有利于较为准确估算膳食摄入量，有望在某些食物活性成分上提出其促进健康或防治慢病的适宜推荐量。

五、生命早期营养与健康

在生命早期，宏量营养素和微量营养素的缺乏或过量不仅会威胁到患儿的即刻生存与健康，而且还会引发长远的健康问题。继续进一步研究生命早期营养与成年慢性病之间的关系，探讨其中的潜在机制，掌握代谢程序化的全过程；研究胎儿期、新生儿及婴幼儿期等生命早期营养与基因，代谢之间交互作用；探讨生命早期包括孕育生命阶段的合理营养策略和措施，从而更好地指导孕期营养，努力营造良好的宫内环境，做好胎儿期、婴幼儿期合理营养，保证生命早期的正常营养和生长发育，同时保证整个生命后期人体的均衡合理膳食，使成年期慢性病的发病风险降到最低。

六、公共营养政策

以人民健康为中心，以普及营养健康知识、优化营养健康服务、完善营养健康制度、建设营养健康环境、发展营养健康产业为重点，关注生命全周期、健康全过程的营养健康公共政策。推动营养立法和政策研究，加强营养调查、营养监测、营养干预等相关政策开发，制定完善营养健康相关政策。评估营养人才需求和培养方向，强化营养专业教育和高层次营养人才培养。建立食物和人体营养数据库，持续更新与完善数据库内容。利用我国丰富的特色农产品资源，针对不同人群的健康需求，研究营养型优质食用农副产品，驱动营养型农业、食品加工业和餐饮业转型升级。

撰稿人：凌文华　孙长颢　李　颖　牛玉存

参考文献

[1] 孙长颢. 营养与食品卫生学（第7版）[M]. 北京：人民卫生出版社，2014.

[2] 杜寿玢，李珏声. 我国营养专业教育的历史回顾[J]. 营养学报，2006，28（2）：106-109.

[3] 顾景范. 我国现代营养学早期发展史[J]. 营养学报，2006，28（2）：100-104.

[4] 刘秀梅. 我国食品卫生学的发展历程和展望[J]. 中华预防医学杂志，2008，(42）增刊：29-37.

[5] 赵辰，时福礼，陈建敏，等. 阐述我国食品卫生法制的发展[J]. 中国卫生监督，2012，19（2）：129-134.

[6] 蔡威. 我国营养学发展现状[J]. 上海交通大学学报（医学版），2010，30（1）：1-4.

[7] 于竞进，于明珠，苏海军，等. 中国疾病预防控制体系的困境和改革要求[J]. 中国公共卫生管理，2007，23（2）：96-98.

[8] 蔡东联，林宁. 营养学新进展[J]. 解放军医学杂志，2010，35（4）：360-363.

[9] Zheng X, Zhao A, Xie G, et al. Melamine-induced renal toxicity is mediated by the gut microbiota [J]. Science Translational Medicine, 2013, 5 (172): 172ra22.

[10] 顾景范. 2012 年全国营养与健康调查结果 [C] // 全国中西医结合营养学术会议论文, 2015.

[11] 林旭. 慢性代谢性疾病的环境与遗传交互作用以及早期预防 [J]. 生命科学, 2010, 22 (1): 1-6.

[12] 顾景范.《中国居民营养与慢性病状况报告 (2015)》解读 [J]. 营养学报, 2016, 38 (6): 525-529.

[13] 中国营养学会基础营养分会. 我国基础营养研究进展与展望 [J]. 营养学报, 2015 (3): 222-225.

[14] 胡怀东. 植物化学物的研究进展 [C] // 全国中西医结合营养学术会议论文, 2015.

[15] 程义勇.《中国居民膳食营养素参考摄入量》2013 修订版简介 [J]. 营养学报, 2014, 36 (4): 313-317.

[16] 孟丽苹, 张坚, 王春荣, 等. 中国中老年居民膳食脂肪酸摄入状况分析 [J]. 中国食物与营养, 2009 (10): 58-61.

[17] 王叶宝, 杜健, 张婧, 等. 花色苷在抗动脉粥样硬化中的研究进展 [J]. 中国老年学, 2012, 32 (4): 863-865.

[18] Niu Y, Na L, Feng R, et al. The phytochemical, EGCG, extends lifespan by reducing liver and kidney function damage and improving age - associated inflammation and oxidative stress in healthy rats [J]. Aging Cell, 2013, 12 (6): 1041.

[19] 许国旺, 杨军. 代谢组学及其研究进展 [J]. 色谱, 2003, 21 (4): 316-320.

[20] 单志磊. 血浆锌水平、锌转运体 8 基因与 2 型糖尿病的关联性研究 [D]. 华中科技大学, 2016.

[21] 刘启玲, 周玲. 常量营养素的摄入及其在肥胖中的作用 [J]. 国外医学医学地理分册, 2010, 31 (4): 257-261.

[22] 张琪, 潘晓群, 杨婕, 等. 中国成年女性能量及宏量营养素摄入与超重肥胖关系的研究 [J]. 中华疾病控制杂志, 2014, 18 (4): 296-300.

[23] 朱垚吉, 王文绢, 李庆生. 2 型糖尿病遗传倾向及其关联基因研究进展 [J]. 中国慢性病预防与控制, 2015, 23 (3): 229-232.

[24] 渠利利, 徐勇飞, 朱婵, 等. 2 型糖尿病相关基因多态性及其研究进展 [J]. 国际检验医学杂志, 2010, 31 (8): 836-838.

[25] 顾景范. 我国现代营养学的诞生及早期学术活动 [J]. 营养学报, 2015, 37 (2): 107-112.

[26] 中华人民共和国卫生部. 2013 中国卫生统计年鉴 [M]. 中国统计出版社, 2013.

[27] 葛可佑. 中国营养科学全书 [M]. 人民卫生出版社, 2004.

[28] 孙长颢. 营养与食品卫生学 [M]. 7 版. 人民卫生出版社, 2014.

[29] 顾景范. 我国现代营养学早期发展史 [J]. 营养学报, 2006, 28 (2): 100-104.

[30] 中国营养学会. 中国居民膳食参考摄入量 (2013). 2014.

[31] 于维汉. 内科学 [M]. 3 版. 人民卫生出版社, 1990.

[32] 霍军生. 婴幼儿辅食营养补充品技术指南 [M]. 中国质检出版社、中国标准出版社, 2013.

[33] 李竹, 陈新, 赵平, 等. 妇女增补叶酸预防神经管畸形推广研究五年成果和工作总结 [J]. 中国公共卫生, 2001, 17 (8): 725-727.

[34] Sonnenburg JL, Bäckhed F. Diet-microbiota interactions as moderators of human metabolism [J]. Nature. 2016, 535 (7610): 56-64.

营养学学科发展大事记

时间	事件
1913 年	首次发表了营养状况调查报告，标志着我国现代营养学的开端。
1939 年	中华医学会参照国联建议提出了中国历史上第一个营养素供给量建议。
1945 年	中国营养学会成立，并创办《中国营养学杂志》。
1952 年	哈尔滨医科大学刘志诚教授负责，根据苏联的高校教材，编译了第一部、卫生部指定的全国通用营养学教科书。
1954 年	我国教育体制学习苏联模式，在哈尔滨医科大学、北京医学院、山西医学院、上海第一医学院、武汉医学院和四川医学院设卫生系，设有营养与食品卫生教研室。
1959 年	中国第一次全国范围的营养调查，共调查 18 万人，发现有能量蛋白质营养不良性水肿，湖南有脚气病，新疆有癞皮病流行，膳食存在钙和维生素不足等问题。
1985 年	我国科学家在国际营养学大会上提出硒的膳食供给量。
1989 年	制定了第一个中国居民膳食指南。
2000 年	发布了《中国居民膳食营养素参考摄入量》。

第十三章　儿童少年卫生学

儿童少年卫生学是保护、促进、增强儿童少年身心健康的科学，是预防医学的重要组成部分。儿童少年卫生学也有称为“学校卫生学”，两者都以正在生长发育、正在接受教育、集体生活在学校的儿童青少年为研究对象；研究内容也都包括生长发育规律及其影响因素、疾病防治、心理卫生、学校健康教育、环境卫生等方面。但两者也稍有差别，儿童少年卫生学侧重研究和教学，属于预防医学分支，有鲜明医学背景；学校卫生学侧重实践和指导（包括监测、监督），是卫生学和教育学的有机结合。本文中没有明确区分儿童少年卫生学和学校卫生学，根据内容两种称谓同时使用。

第一节　儿童少年卫生学学科概述

儿童少年卫生学是一门多领域综合的学科，既注重对儿童青少年机体生长发育规律的研究，又致力于其教育、教养、生活环境之间关系的探索，研究影响儿童青少年身心发育和健康的各种内外因素，利用和改善外界环境条件，减少和消除消极因素，制定相应的卫生标准和积极的卫生措施，以达到预防疾病的目的。

一、儿童少年卫生学的基本定义

儿童少年卫生学的定义随着人们对该学科认识的不断深入而发生改变。在 1960 年以前学科名为“学校卫生学”，主要以学校学生群体作为研究对象，1960 年以后，学科范围得到扩大，更名为“儿童少年卫生学”。1980 年《儿童少年卫生学》将儿童少年卫生学定义为研究儿童少年的机体与他们学习生活环境之间的相互关系，制定相应的卫生要求和卫生措施，不断总结实践经验，使儿童少年一代健康地发育，预防疾病，增强体质。在第三版教材中以身心健康作为目标，将儿童少年卫生学研究范围扩大到心理卫生领域，之后几版教材对儿童少年卫生学定义无大的改变。在第七版《儿童少年卫生学》中，将儿童少年卫生学定义为保护、促进、增强儿童少年身心健康的科学，通过研究不同年龄段儿童少年的身心发育规律和特点，分析影响生长发育的遗传、环境综合因素，提出相应卫生要求和适宜卫生措施；充分利用各种有利因素，减少和控制消极因素，预防疾病、增强体质，促进个人潜能的发挥。

二、儿童少年卫生学的学科特点

研究对象为正在生长发育的儿童青少年，这是儿童少年卫生学的首要特点。儿童少年卫生学研究的人群主要是儿童青少年，儿童少年特殊的学习、生活环境，正处在受教育阶段，且集体生活在学校这一特殊环境里，学习环境对其机体有着重要影响，儿童少年卫生学研究儿童少年学习生活场所的设计、建筑和装备，如学校场地、校舍、教室、课桌椅及教具的卫生要求、卫生标准及卫生理论根据，使这些外界因素能更有利于儿童少年的学习、发育和健康。

除了具备预防医学的基本特点外，儿童少年卫生学还兼顾教育学、心理学等学科特点。儿童少年卫生学作为预防医学学科的组成部分之一，具备预防医学的一般特点，但同时由于其研究人群正处于受教育阶段，主要研究现场为学校，因此还具有教育学学科特点。

三、儿童少年卫生学的研究对象

儿童少年卫生学研究对象是学龄儿童青少年，主要是中小学群体，并以此为基础，前向婴幼儿和学龄儿童，后向大学生群体延伸；年龄范围从出生至二十五岁，覆盖从出生婴儿到发育成熟的青年。在我国，这些群体占全国总人口的三分之一左右。该人群具有三大特点：正在旺盛生长发育；生长的同时在接受教育；集体生活在学校这一特殊环境里。由于年龄不同、身心发育水平不一、生活学习环境也不同，正确掌握儿童少年的年龄阶段划分及其身心需求特点，是从事儿童少年卫生学研究必备的基础知识之一。

四、儿童少年卫生学的研究内容

1. 生长发育

生长发育是本学科的基础内容和重要研究方向。生长发育包括身、心两个方面。身体发育由形态、生理功能、运动素质、体成分共同构成；心理发育包括认知、记忆、思维、想象力、创造力等智力因素，气质、个性、性格、情绪等非智力因素。儿童少年卫生学在研究儿童形态、生理的基础上，研究儿童少年生长发育的一般规律和影响生长发育的各种因素，如先天和遗传因素、营养、疾病、体育锻炼、生活制度、家庭、学校、心理和社会因素等，并研究针对这些因素的干预措施和适宜技术。

2. 疾病防治

儿童少年卫生学以学生为主体开展疾病防治工作，和临床医学有不同侧重点。儿童少年卫生学通过定期的、专科的或全面的体格检查，及时发现各种急慢性疾病的早期症状并采取相应防治措施：在急性传染病流行时期，积极做好集体儿童机构的防治工作（如控制传染源、切断传播途径、管理易感人群和预防接种等）；做好近视、龋齿、脊柱弯曲等学校常见病的预防和矫治工作；许多成年时期的常见疾病（如高血压、冠心病和糖尿病等）也应做到早期预防。

3. 心理卫生

近年来，有关儿童少年心理、情绪、行为问题发生、发展与个人素质、人文社会环境、社会变革等的相关研究取得重大进展。防治技能重点包括：①针对儿童开展心理咨询和行为指导。②以心理辅导、心理支持、行为治疗为主，配合药物、改善环境等措施，治疗各种心因性紧张、神经官能性疾病、创伤后应急综合反应等。③逐步将重点转向各类精神障碍的早期预防，充分发挥学校在精神性疾病防治网络中的独特作用，开展生活技能训练、提供学习能力、人际交往、情绪疏导等指导。

4. 学校健康教育

学校健康教育历来是儿童少年卫生学的核心工作。学校是进行健康教育的理想场所，效率最高，时机最佳。现阶段学校健康教育的主要内容包括：学校健康教育的系统化和规范化、学校生活技能教育、学校性教育、学校艾滋病 / 性病预防教育。

5. 学校环境建设

学校环境和教学、生活卫生，是儿童少年卫生学的经典内容。我国儿童少年卫生工作者通过长期实践，摸索出一整套的干预和评估方法，以“学校卫生标准”方式颁布，主要包括建筑设备卫生、教学过程卫生、学校食品卫生、学校卫生监督等内容。这些方法和标准符合国情，有利于为学生营造良好的学习和身心发育环境，同时为实施学校卫生监督提供了科学依据。

6. 学校卫生监督

学校卫生监督是指卫生行政部门依据学校卫生的相关法律法规和卫生标准，对学校建筑、设备和学校卫生工作进行监察督导的一系列卫生执法活动。学校卫生监督是一项政策性、法律规范性、科学性和技术性都很强的卫生监督工作，是卫生执法的重要内容之一，是国家卫生监督的重要组成部分。为了更好地开展学校卫生监督工作，我国先后制定了一系列的法律法规、行政规章制度及行业标准等，为学生健康提供了法律保障，按照卫生监督性质可分成学校预防性卫生监督和学校经常性卫生监督。

五、儿童少年卫生学的学科价值（意义）

1. 预防医学的重要组成部分

儿童少年卫生学作为预防医学下属的二级学科，是预防医学学科体系中的重要组成部分。儿童少年卫生学以儿童青少年为研究对象，该人群约占我国总人口的三分之一，其健康问题一直是国家和社会关注的重点。大量的医学研究结果表明，个体在成年后的健康状况与儿童少年时期的自然环境、社会环境、生活方式、体质和心理发展等密切相关，尤其是构成人群的主要死亡原因的心脑血管疾病、部分恶性肿瘤（如肺癌、胰腺癌）等，更与从童年期形成不健康的生活方式存在一定的关系。因此，如何创造教育、教养的优良环境，满足儿童青少年的特殊需求；如何降低疾病的危险因素，提高生命的早期生活质量，是当前预防医学及其分支学科儿童少年卫生学领域所面临的时代使命与新课题。由此，也反映出儿童少年卫生学的学科地位以及它在我国预防保健全局中所具有的战略地位。

2. 为儿童青少年成长提供指导

儿童少年卫生学通过研究儿童身心发育，探索遗传、膳食、心理和行为等因素对其健康的影响，针对可能存在的健康危险因素进行干预，在健康宣教的同时培养良好生活习惯，为其生活提供指导，为国家政策和标准制定提供依据。

第二节　中国儿童少年卫生学科发展

中国近代儿童少年卫生是伴随着以儒学为中心的旧式教育的逐渐消亡，向近代教育制度的形成而发展，并以学校卫生作为近代教育科目之一而形成的。按时间段分成早期发展和新中国成立后的发展。

一、早期发展

(一)辛亥革命之前的发展(1862—1912)

1. 洋务运动时期的诊疗服务

洋务运动后，我国出现了一批不同于传统封建教育机构的新式学堂，这些新式学堂在培养实用型人才、训练各国语言和技术的同时，关注学生健康、为学生提供诊疗服务，儿童少年卫生学这一学科在我国开始逐渐形成并发展起来。

最早关注和处理学生健康问题的教育机构是左宗棠于1867年所创的福建船政学堂，该学堂的学生入学后若不幸患病，由学堂负责派遣医务人员诊疗并承担医药费用，在此之后开设的天津水师学堂、广东水陆师学堂、江南水师学堂以及江南陆师学堂等亦有类似规定。部分洋务学堂内虽不设立官医，但学生患病后会出资请医务人员到学堂诊治和处理，部分学堂还对环境卫生、个人卫生习惯、卫生课程等方面有所要求。

2. 新学制后儿童少年卫生学的缓慢发展

甲午战争后，中国出现了若干以改善教育为目的的先进机构，如江南储才学堂、京师大学堂、上海南洋公学等，这些学堂均在不同方面对学生健康有所管理，但未形成理论体系和产生大的影响。

1902年，清政府曾颁布《钦定学堂章程》又称《壬寅学制》，但未实行。1904年，在《壬寅学制》基础上修改形成《癸卯学制》，并颁布实施；这是我国付诸实施的第一个现代学制，它的颁布标志着中国学校卫生意识的启蒙。《癸卯学制》中初、高等小学堂和中学堂章程中均有关于卫生的规定，主要集中在学堂选址、学堂周边设施、校舍和教室卫生、校医设置、卫生教育以及学生疾病、体育锻炼等方面。其中在优级师范，已将生理学单列为一门课并在教育学课中含有“学校卫生”课程，这是官方颁布的规章中最早设立的“学校卫生”课程。学校卫生问题逐渐受到统治者和教育界的关注。1906年，学部拟设机要科办理学堂卫生等事务，这是政府机构首次计划将学校卫生纳入管辖范围；1909年，学部草拟视学官章程，将学堂卫生情形包含在视察事件中。

中华民国成立后，南京临时政府颁发《壬子癸丑学制》，将学堂统一改称学校，并设教育行政机构，统筹规划全国的教育事项。

早期的学校卫生课程主要在师范学堂中开设，其中培养中学师资的京师大学堂师范馆早在1902年已开设博物课，1908年(光绪三十四年)，师范馆独立为京师优级师范学堂，单开生理类课程。1913年(民国二年)，教育部公布《高等师范学校课程标准》，正式规定本科博物部设生理及卫生学课程。

在科学研究方面，早期对学生健康状况的关注者以教会学校人员为主，如美国传教士E. M. Merrins(1910)在中国最早开展了儿童生长发育调查。

民国初期学校卫生实践以疾病诊疗为主，但先进的学校卫生理念已传入我国，其中日本的学校卫生理念对我国学校卫生早期工作产生较为深远的影响，相关著作如《神户又新日报》和三岛通良的《学校卫生学》等传入中国，其涵盖的学校卫生思想理论在国内教育和卫生人士中开始传播。1910年，中国博医会决定加强学校卫生教育，并编印肠道传染病防治的通俗读物，早在1901年汪有龄翻译并出版了日本三岛通良博士的著作《学校卫生学》，这是现代首次全文译刊的学校卫生专著。

（二）辛亥革命之后的发展（1912—1949）

从民国初年开始，逐渐有学校开始设置校医，如1918年（民国七年）《北京高等师范学校概况报告》中就规定学校课程分为教务、斋务、庶务、会计、卫生五门，前三课各专设主任，第五课由校医负责，还规定凡学生入学，必须经过体格检查，检查不合格的不予录取。

早期的学校卫生工作主要是仿照西欧模式，由学校聘请开业医师兼任校医，为学生作体格检查，防治沙眼、蛔虫等“缺点”。1916年，中华教育卫生联合会成立，下设学校卫生组。1921年，中华教育改进社成立，提出增设学校卫生课程。1929年（民国三十四年）2月，教育部与卫生署协同组织学校卫生委员会，设计推进学校卫生工作，颁布学校卫生实施方案，开办培训班，培养学校卫生专业人才。以上这些机构的设立对推进儿童少年卫生学发展具有指导性意义。

在政策与管理方面，1929年民国政府卫生部（或卫生署）编写并出版了《学校卫生实施方案》，这是我国儿童少年卫生史上的第一个部门法规，教育部转发了卫生部的这一法规，并明令各省市施行。同年10月，教育部又转发了卫生部制定的《卫生教育实施方案》要求各地学校实施，《方案》指出学校无论行政人员或教职员必须了解卫生教育目的（包括增进卫生知识、养成卫生意识和态度等）。

在教材建设方面，进入二十世纪后，围绕学校卫生的工作和研究也日益增加。1915年，俞庆恩出版《学校卫生讲义》，该书是近代国人所撰写的第一部学校卫生专著；1917年，二十八画生撰写的《体育之研究》对卫生教育、视力卫生、课桌椅卫生曾作详细的论述；俞凤宾于1925年出版《学校卫生要旨》；李延安于1929年出版《学校卫生概要》；上官悟尘于1930年出版《学校卫生》；程翰章于1930年分别出版《学校卫生行政》和《学校卫生论》等。他们通过著书立说、组织各种活动传播学校卫生思想和理论。

在社会服务方面，为推动儿童少年卫生工作的开展，教育、卫生部门及高等院校等成立了相关组织，其中以1926年安兰生在北平（北京）建立的第一卫生区事务所（以下简称“一所”）影响最大，“一所”的建立得到了北京协和医学院和洛克菲勒基金会（the Rockefeller Foundation）的资助，主要业务内容包括生命统计、传染病管理、妇婴卫生、学校卫生和公共卫生劝导等十个方面。“一所”内部设立学校卫生科，自1926年起开展学校卫生工作，这是我国最早开展学校卫生（包括中小学和个别幼儿园）工作的卫生机构。“一所”管理的学校以中小学为主，亦曾有幼儿园、大学各一所。学校卫生工作主要包括体格检查、缺点矫治、疾病治疗、预防接种、传染病检查与隔离、卫生教育和环境卫生检查七个方面。在此期间，我国儿童少年卫生学学科奠基人叶恭绍先生一边在协和医学院任助教、讲师，具体负责妇婴卫生课，同时还在“一所”开展了婴幼儿保健工作，并开展了一系列的相关研究，为了解决儿童营养不良的问题，她研究调制出一种加料豆浆，用以代替牛奶喂养婴儿，使挣扎在贫困线上的劳动人民减轻了经济负担，深受群众的欢迎。加料豆浆的研究为日后更多代乳制品的研制奠定了初步基础。1941年12月7日太平洋战争爆发，日军占领了协和医学院，这时北平市第一卫生事务所还在继续维持，叶恭绍被聘为妇幼卫生组长，工作了一年。

徐苏恩教授于二十世纪三十年代，在北平和南京等从事学校卫生工作，编写了《学校健康教育》杂志，并在《教育丛刊》《公共卫生月刊》上多次发表文章，掀起了国内健康教育的高潮。1936年至1939年，他组织成立了“中华健康教育促进会”，并担任常务理事，推动全国各地开展健康教育工作。他曾任中央大学教育学院卫生教育科主任，注重培养从事健康教育的专业人才，先后在西北联大、军医学校、上海医学院等大学担任公共卫生学教学工作，在全国及有关省市“公共卫生人员训练所”负责学校卫生和健康教育课程的教学。

二、新中国成立后的发展

（一）“文化大革命”结束前（1949—1976）

新中国成立后，党和政府高度重视儿童青少年的健康成长，先后制定了一系列保护学生健康的法规、规章和技术规范，在全国范围内建立了学校卫生专业机构队伍，逐步开展了学校卫生工作。

在政策管理方面，1950年6月和1951年1月，毛泽东主席针对当时学生健康状况不良的现状，先后两次做出“健康第一，学习第二”的批示，引起社会各界广泛关注。同年8月6日，中央人民政府政务院（即后来的国务院）发布了由周恩来总理主持起草的《关于改善各级学校学生健康状况的决定》，这是新中国成立后学校卫生工作的第一个法规性文件。为减轻学生学习负担，其中对学习时间和社团活动时间等都作了明确规定；对体格检查、体育活动及改善伙食管理等也提出了具体的要求。

自1952年开始，在全国范围内掀起了广泛持久的爱国卫生运动，1954年12月，政务院有关文件中指出学校是爱国卫生运动的重点场所，1954年6月11日，高教部、教育部、卫生部、国家体委在《关于开展学校保健工作的联合通知》中也提出“学校保健工作应以开展爱国卫生运动为重点”。

中华人民共和国成立初期，中央人民政府教育部的学校卫生工作由办公厅直属的军体处主管。在1953年后，全国各地陆续成立了卫生防疫站，省及大、中城市卫生防疫站设学校卫生科，小城市、县级则设卫生科（其中有学校卫生人员）主管当地学校的卫生防疫工作。在各种医疗卫生机构中，唯卫生防疫站与学校的接触最为频繁，实际上就形成了卫生防疫站代表卫生部门对校医、校护和保健教师的业务指导。

在学科队伍建设方面，1950年，北京大学医学院在全国率先建立了卫生系及妇幼卫生教研室（1954年，改为学校卫生教研组；1960年，改为儿童少年卫生教研室），1951年，北京医学院、中国医科大学、上海第一医学院、武汉医学院、山西医学院等效仿苏联的医学院相继设立了由高年教师主持的学校卫生教研组。1952年后，全国各地陆续建立省、市、地、县级卫生防疫站，下设学校卫生科（组），由学校卫生医师开展工作。在大、中学校建立保健科、室或医务室，有专职的校医、校护，有条件的小学设有卫生室。如此，形成了隶属于教育部门和卫生部门，初具规模的学校卫生教学、实际工作、科研的保健网和一支相当可观的学校卫生人员队伍。

1954年至1955年，全国高等院校院系调整，调整后只保留北京医学院、上海第一医学院、武汉医学院、四川医学院、山西医学院、哈尔滨医科大学的六个卫生系。六个系均设学校卫生教研组（或教学组），各校使用统一的教学大纲，学校卫生学授课多在五十学时左右，理论与实习各半，并安排两周生产实习。

二十世纪六十年代初，根据北京医学院叶恭绍教授的积极倡议，经北京市人民政府吴晗副市长批准，在北京医学院内设立北京市学校卫生研究组。1960年初，在北京召开学校卫生学教材审定稿会，会上决定将医学院校开设的学校卫生学课程更名为儿童少年卫生学，此后，六个学校卫生教研组同时更名为儿童少年卫生教研室，至此，学校卫生学改名为儿童少年卫生学。更名后本学科研究范围得以扩大，此后基本形成了以儿童少年生长发育和学校常见病流行病学为重点的学科格局。

教材建设方面，在学科初创的二十世纪五十年代，国内最早（1951年）翻译出版了索维托夫的《学校卫生学》，教师们以此为蓝本编写了《学校卫生学讲义》，由各校参照使用。1955年初，苏联医学院的教材《学校卫生学》（莫尔科夫著）被翻译成中文，这两部教材提供了学习苏联先进经验的条件。1957年，叶恭绍发起编写了由北医、上医、武医、哈医四校联合教材《学校卫生学》，为后来卫生部组织领导历次编写的全国统一教材奠定了良好基础。

1960年，由叶恭绍主编，王锦江、甘卉芳、朱文思等参与编写了全国高等医学院校试用教材《儿童少年卫生学》出版。这是汲取国外先进经验和综合国内实际工作与科研成果，编写的第一部供卫生专业（预防医学专业前身）本科教学使用的统一教材。

在科学研究方面，进入二十世纪六十年代，科研工作受到普遍重视。儿童少年卫生学的广大教师和学校卫生医师经常深入实际，积极开展科学研究和进行教学基地建设。如1953年，中国医科大学组织了大规模的中小学生和幼儿园儿童生长发育调查，1958年，哈尔滨医科大学学校卫生教研室在沈阳作了一次发育状况的调查，分析“第一个五年计划”期间的变化情况。1959年，叶恭绍教授等撰写并刊登了“十年来关于儿童身体发育调查研究工作的成就”文章，比较系统地总结了中华人民共和国成立十年来该领域获得的研究成果，在此基础上发表了一大批颇具学术价值的论文。1964年9月，黑龙江省召开了儿童少年卫生学与学校卫生学术会议，这实际上是第一次全国性学术会议。1982年，徐苏恩教授发表论文《半个世纪来我国儿童少年生长发育的研究》《中华人民共和国国民的健康状况》，颇受国内外学者的重视。

在标准制定方面，从中华人民共和国成立到二十世纪八十年代初，国内未制定正式的单项学校卫生标准，但有关决定和暂行办法中包括了许多相关标准的内容，如1951年8月6日，中国人民政府政务院《关于改善各级学校学生健康状况的决定》就有对学生每日上课、自习时间的规定。1964年，卫生部、教育部等部委下发的《中小学校保护学生视力暂行办法》（草案）中就有对教室环境、采光系数等方面的规定；1979年，教育部、卫生部下发的《中小学卫生工作暂行规定》（草案）中对教室采光照明等方面的规定。以上这些规定，已经具备了标准的基本要素。

（二）“文化大革命”结束后（1976年至今）

“文化大革命”对我国儿少卫生学科造成了严重破坏，此期间我国原本初具规模的儿少卫生工作在全国范围内趋于停顿。“文化大革命”之后，各行各业开始迎来新的发展，儿少卫生工作开始逐渐恢复。

1. 政策管理方面

1978年党的十一届三中全会以后，党中央发出关于“全党、全社会都来关怀儿童青少年健康成长”的伟大号召，使儿少卫生工作进入了最好的发展时期。特别是1979年至1980年，教育部、卫生部联合颁布《中、小学校卫生工作暂行规定》和《高等学校卫生工作暂行规定》

以后，儿少卫生工作得以迅速发展。除个别省外，各省、市卫生防疫站均设立了儿少卫生专业机构，开展了学生体质、健康监测、常见病防治、学校环境卫生监督等工作，对保护学生健康起到积极的作用。

1949 年至 1990 年期间，我国有关部门在不同历史时期内针对学生健康问题制定和颁布了一系列方针、政策、法规。据不完全统计，共达一百余项，这是我国儿少卫生法制建设的宝贵财富，为我国儿少卫生法律体系建立奠定了基础。

1979 年“扬州会议”前后，辽宁省沈阳市率先成立了以学校健康教育、学生健康体检、学校卫生保健和学生常见病防治为主要职责的区域性中小学卫生保健所，并很快在全国一些省、直辖市、自治区推行，逐渐建立起了具有我国特色的中小学卫生保健机构。这些机构的建立，为我国中小学卫生工作的开展起到了很好的组织保障作用，是我国儿童少年卫生事业向前发展的客观需要。据 1987 年统计，全国共有中小学卫生保健所五百一十三个，之后保健所数量有所减少，至 2013 年共有二百多个。

1990 年，经国务院批准，由教育部和卫生部颁布《学校卫生工作条例》(以下简称《条例》)，随后国家制定了相应的学校卫生标准，将学校卫生管理纳入了法制化、规范化、科学化的管理轨道，随着《条例》和标准的贯彻实施，学校卫生面貌和卫生质量发生了巨大的变化，学校卫生工作得到了长足的发展。《条例》中对学校卫生工作要求、管理及卫生监督进行了详细阐述，推动了各项学校卫生保健工作的全面开展。

进入二十一世纪，2007 年印发的《中共中央国务院关于加强青少年体育增强青少年体质的意见》明确指出，青少年体质健康水平不仅关系个人健康成长和幸福生活，而且关系整个民族健康素质，关系我国人才培养的质量。这一系列政策法规性文件构建了学校卫生工作的法规制度和政策框架，使学校卫生工作的开展基本做到了有章可循、有法可依，也促进了学校卫生工作的规范化。

2. 学科队伍建设方面

“文化大革命”结束之后，各高等院校卫生系的儿童少年卫生学教研室陆续恢复，一批中青年教室回到本专业，在老教师的带领下开展教学、科研工作，其他一些医学院校也开始新建卫生系，并调派人员组建儿童少年卫生教研室。

1979 年，由教育部、国家体委、卫生部及共青团中央在扬州联合召开“全国学校体育、卫生工作经验交流会议”，这是在党的十一届三中全会之后，中国改革开放起步第一年召开的第一次全国性儿童少年卫生会议，是中国儿童少年卫生历史上的一次重要转折。会议之后，中国儿童少年卫生就从过去主要参照苏联模式转换为独立自主，并注意吸收世界各国的先进经验。

1982 年，由国家科委批准在北京医学院成立儿童青少年卫生研究所，承担全国性儿童少年卫生政策法规起草、科学研究、技术指导、业务咨询和人员培训的任务；成为国家级儿童少年卫生专业研究咨询机构，搭建了学校卫生人才培养、科学研究、学术交流平台。目前称为北京大学儿童青少年卫生研究所。

2007 年，北京大学和华中科技大学所在学科儿少卫生与妇幼保健学被教育部遴选为国家重点（培育）学科。

3. 教材建设方面

1978 年，卫生部在武汉召开会议，着手筹备教材编写工作。1980 年，由哈尔滨医科大学为主编单位（主编人唐锡麟），北京医学院、上海第一医学院、武汉医学院、四川医学院、山西医学院为编写单位，在 1960 年由叶恭绍主编，王锦江、甘卉芳、朱文思等参与编写了全国高等医学院校试用教材《儿童少年卫生学》出版。全国高等医药院校试用教材《儿童少年卫生学》，由人民卫生出版社出版。1980 年，在卫生部的统一领导下，本专业部分专家参与编写我国医学百科全书卫生分册中的《儿童少年卫生、学校卫生》分册。1999 年，由叶广俊主编的《现代儿童少年卫生学》（第一版）正式出版，该书以介绍研究进展为主，作为研究生和高校教师的主要参考工具专著，与《儿童少年卫生学》配套使用，此后在 2010 年由季成叶主编了第二版。

表 13-1　主编教材《儿童少年卫生学》

版次	主编	出版时间
第一版	哈尔滨医科大学	1980 年
第二版	唐锡麟	1986 年
第三版	叶广俊	1994 年
第四版	叶广俊	2000 年
第五版	季成叶	2003 年
第六版	季成叶	2007 年
第七版	季成叶	2012 年
第八版	陶芳标	2017 年

4. 人才培养方面

为及时恢复儿少卫生工作，重建儿少卫生人才队伍，从 1974 年开始，各省、地（市）、县举办学校卫生培训班数量越来越多。“文革”后，师范院校陆续恢复学校卫生课程，中等卫校卫生专业和中等师范学校均分别恢复儿少卫生相关课程。其中 1979 年至 1980 年，无本科生授课，1981 年，为“文化大革命”后五年制第一期开课。1979 年“扬州会议”后，国内几个有条件的儿少卫生教研室和有能力的省级卫生防疫站举办各种类型的学校卫生培训班。这一时期，许多院校选派儿少卫生学师资去国外留学深造，他们中的很多人成为后来我国儿少卫生专业的中坚和骨干。

二十世纪八十年代，北京医科大学、上海医科大学等儿少卫生教研室作为培训基地，培养了一批从事儿少卫生工作的专门人才，此期间全国有五个儿少卫生硕士点（北京医科大学、上海医科大学、四川华西医学院、武汉同济医学院、哈尔滨医科大学），十余所院校招收培养硕士研究生。我国实施学位条例后，北京医科大学首先成为儿少卫生专业博士学位授予点。为加强全国性儿童青少年卫生的科研技术指导，1982 年 8 月，国家批准建立了“北京儿童青少年卫生研究所”，我国著名儿少卫生学专家叶恭绍教授首任名誉所长、叶广俊教授任所长。到 1990 年为止，全国先后在医学院校卫生系（公共卫生学院）建立了二十八个儿少卫生学教研室。

表 13-2　我国高等院校"儿少卫生与妇幼保健学"硕士点名录

地区	高等院校	地区	高等院校
北京	北京大学，首都医科大学		
湖南	中南大学	安徽	安徽医科大学
吉林	吉林大学	山东	山东大学
广东	南方医科大学，中山大学	河南	郑州大学
湖北	华中科技大学，武汉大学	云南	昆明医科大学
天津	天津医科大学	广西	广西医科大学
山西	山西医科大学	四川	四川大学
辽宁	中国医科大学	贵州	贵阳医学院
黑龙江	哈尔滨医科大学	陕西	西安交通大学
上海	复旦大学，上海交通大学	甘肃	兰州大学
江苏	苏州大学，南京医科大学	新疆	新疆医科大学
河北	华北理工大学	重庆	重庆医科大学

表 13-3　我国高等院校"儿少卫生与妇幼保健学"博士点名录

地区	高校	授予时间
北京	北京大学	1980 年
湖北	华中科技大学	1998 年
广东	南方医科大学，中山大学	1998 年
黑龙江	哈尔滨医科大学	2000 年
上海	复旦大学	2005 年
安徽	安徽医科大学	2006 年
辽宁	中国医科大学	2011 年
天津	天津医科大学	2012 年
湖南	中南大学	2012 年
成都	四川大学	2012 年

5. 科学研究方面

近几十年来，国内外许多学者围绕着儿童少年的身体发育和健康状况及其有关影响因素等方面，进行了大量的调查研究。1978 年，由国家体委、卫生部、教育部联合组织全国学生身体发育检查。1979 年，国家"二部一委"（卫生部、教育部和国家体委）组织全国十六个省市参与对二十三万七至二十五岁城乡儿童青少年进行了形态、机能、素质的全国学生体质与健康调查，获得了我国儿童青少年发育及体质方面较系统的基础资料，初步查明他们的体质状况、特点和基本规律，并研究制定了相关评价标准。继 1979 年体质调研之后，1985 年，由国家教委牵头又进行了一次更大规模的调查，并计划每五年调查一次。1980 年，二十二个省、市、自治区中小学生视力调查和 1984 年大规模的口腔疾病调查，这在中华人民共和国成立以来均属首次。1991 年开始，《学校卫生情况年报表》统计汇报制度在全国实施。这项报表制度联通全国性学生体质调研体系相辅相成，形成了初具规模的学校卫生信息网络。

1979 年，“全国学校体育、卫生工作经验交流会议”后出现了许多科研协作组。其中华东地区浙、苏、皖、沪三省一市青春期发育科研协作组，针对青春期发育、女生月经初潮、男生首次遗精等方面展开研究工作，并发表了多篇学术文章。

1981 年，在石家庄召开了第一届全国儿少卫生与学校卫生学术会议，会议选举产生了中华医学会卫生学分会儿少卫生学组，叶恭绍任组长，唐锡麟任副组长。此后分别在 1984 年、1989 年、1992 年召开了第二、三、四届会议。截至 2016 年，中华预防医学会儿少卫生分会召开了十届全国学术交流会。

表 13-4　儿少卫生分会全国学术交流会

届次	时间	地点
第一次	1981 年 9 月	河北省石家庄市
第二次	1984 年 10 月	江苏省南京市
第三次	1989 年 10 月	北京市
第四次	1993 年 4 月	北京市
第五次	2000 年 6 月	辽宁省沈阳市
第六次	2004 年 4 月	江苏省南京市
第七次	2006 年 7 月	云南昆明市
第八次	2008 年 12 月	广东省广州市
第九次	2011 年 12 月	福建省厦门市
第十次	2016 年 10 月	北京市

6. 社会服务方面

1981 年，中华医学会卫生学会成立儿少卫生学组，开展儿少卫生相关工作，1986 年 12 月 25 日，正式成立儿童青少年卫生学会，挂靠北京医科大学北京儿童青少年卫生研究所，由全国各地推选出三十六名同志（医学院校十九名，防疫站十七名）组成委员会，叶恭绍教授为名誉主任委员、叶广俊为第一届主任委员。1987 年，转入新成立的中华预防医学会，成立中华预防医学会儿少卫生分会，1979 年，学生卫生与体育部门合作进行了十六省市青少年儿童体质调研之后，便共同组成了属于中国体育科学学会领导的体质研究会。此外，还有以校医为主体，属于中国教育学会的中小学卫生保健专业委员会和高等院校卫生保健研究会。

表 13–5 中华预防医学会儿少卫生分会委员会

届次	时间	主任委员
第一届	1986 年	叶广俊
第二届	1994 年	叶广俊
第三届	2001 年	季成叶
第四届	2008 年	季成叶
第五届	2016 年	马　军

1979 年，在安徽省绩溪县举行的“第一届青春发育研究协作会议”，会上大家提议创办一份有关学校卫生的学术刊物，并命名为《学校卫生情况交流》(内部刊物)，委托上海第一医学院儿少卫生教研室负责编辑，由蚌埠市卫生防疫站负责出版、发行，于 1980 年 3 月出版，一年四期（季刊），该杂志自 1988 年起由中华预防医学会主办。《中国学校卫生》杂志的出版对我国儿少卫生事业的发展起到了加速提高业务水平的促进作用，标志着我国儿少卫生学术研究进入新的阶段。

表 13–6 《中国学校卫生》杂志历届编委会

届次	时间	主编	执行主编
第一届	1979—1982 年	徐苏恩	
第二届	1983—1987 年	张国栋	
第三届	1988—1990 年	张国栋	
第四届	1991—1995 年	张国栋	
第五届	1996—2004 年	张国栋	
第六届	2004—2007 年	张国栋	
第七届	2007—2015 年	季成叶	陶芳标
第八届	2016 年至今	陶芳标	马　军

1982年，上海市眼病防治所创立学术期刊《青少年近视眼防治杂志》，于1987年改名《中国校医》，双月刊，编辑部迁至江苏省徐州市卫生局，2007 年，改为月刊，目前是由中华预防医学会主办的国家级综合性医学学术期刊。

7. 标准制定方面

自二十世纪八十年代初到二十一世纪初，以相关法律法规为依据，学校卫生标准研制进入了有计划阶段。1981 年，第一届全国卫生标准技术委员会正式成立，设立学校卫生标准委员会，该体系于 1989 年 10 月 9 日由卫生部以卫监字（89）第 34 号文颁布实施。2005 年，在卫生部组织开展的《卫生标准体系建设》研究中，在分析学校卫生标准现状及标准发展趋势需求的基础上，依据1989年制订的“学校卫生标准体系”，通过与相关国际组织和外国卫生标准体系的比较，提出了新的《学校卫生标准体系》，包括学校卫生专业基础标准、学校建筑设计及教学设施卫生标准、学校生活服务设施卫生标准、学校家具、教具及儿童少年用品卫生标准、教育过程卫生标准、儿童少年健康检查与管理规范、健康教育规程等七个方面。目前正在使用的学校卫生标准有三十三项，其中国家标准二十二项、卫生行业标准十一项。

第三节 学科成就

经过几十年的发展，我国儿童少年卫生学科得到较大发展，在队伍完善、教材建设、人才培养、科学研究、学术交流、政策制定方面取得了长足进步和学科成就。

一、儿童少年卫生学学科研究成果

从美国传教士 E. M. Merrins 于1910年在中国最早开展了对儿童生长发育调查开始，近百年来，本学科的广大教师和儿少卫生工作者励精图治、不断探索，为揭示学生生长发育一般规律和健康影响因素付出了巨大辛劳，取得了明显的效果。其中1979年，国家“两部一委”组织全国十六个省市参与对二十三万七至二十五岁城乡儿童青少年进行了形态、机能、素质的大规模调查，至1985年开始，国家教委牵头又进行了全国学生体质与健康调研，并在之后的1995年、2000年、2005年、2010以及2014年再次进行了调查，以上调查获得了我国儿童青少年发育及体质方面较系统的基础资料，初步查明他们的体质状况、特点和基本规律，并研究制订了相关评价标准。

本学科各院校儿少卫生教研室及卫生防疫机构学校卫生科（室）确定研究主攻方向，拿到多项国家级课题，取得了一批重大研究成果。自1991年以来，国家自然科学基金委公布的“儿童少年卫生”学科数据（因“儿童青少年精神障碍”多为机制研究，相关数据未纳入）显示，获批国家自然科学基金项目141项，经费总计5060.6万元，其中面上项目八十二项，获批经费共计3311.6万元。

例如，北京大学儿童青少年卫生研究所进行健康教育干预措施研究、生长发育长期变化纵向研究、大样本多指标的双生子研究等；安徽医科大学对青春期发育及早期环境暴露对生长发育的影响等；哈尔滨医科大学开展了对骨骼发育的研究，学校卫生标准，尤其是课桌椅标准的研制，儿童心理发育及心理行为问题的研究等；同济医科大学、中山医科大学、天津医科大学等开展了对儿童心理行为问题的相关研究；复旦大学开展了青春期发育及影响生长发育因素研究；山西医科大学儿少卫生教研室开展了对学校建筑方面卫生标准的研究；中国医科大学儿少卫生教研室对体成分方面进行了系统的研究等。

另外，北京大学儿童青少年卫生研究所马军教授负责承担的2012年度卫生公益性行业科研专项“学生重大疾病防控技术和相关标准研制及应用”（201202010），项目获得经费支持1867万，实施由高等院校、疾病预防控制中心、卫生监督所等十五家单位的四百零七名研究人员参与；针对中小学生近视患病率居高不下、肥胖检出率大幅上升、各种传染病在学校高发、学校突发公共卫生事件社会危害严重等问题；通过三年项目实施，建立了一个中小学生健康综合信息平台，制修订了十六项中小学生健康相关技术标准，研发了预防控制近视、肥胖、常见传染病和学校突发公共卫生事件的四项适宜技术服务包，建立了七个省级应用示范基地；截至2015年底项目还申请了一项软件著作权，获得了三项实用新型发明专利，发表了七十一篇学术论文及论著（SCI收录十篇），培养了三十三名博士研究生和硕士研究生；初步形成了高校教学研究机构与疾病预防控制机构、卫生监督机构、中小学卫生保健机构形成集研究、研发、培训、实施推广于一体的高素质学校卫生工作合作团队和研究网络，特别使一批年轻的科研工作者的科研能力和水平得到了锻炼和提高。

二、儿童少年卫生学实践研究成果

1. 儿童少年卫生学专业体系建设

截至目前，我国已建立起了健全的儿童少年卫生专业体系，其中学校卫生管理已经形成了教育部体育卫生与艺术教育司卫生与健康教育处负责儿少卫生工作的行政管理，国家卫生和计划生育委员会疾病预防控制局环境卫生管理处负责对学生疾病预防控制管理、综合监督局公共卫生监督处负责对学校卫生工作监督管理，疾病预防控制局传染病预防控制处、免疫规划管理处、艾滋病预防控制处、结核病预防控制处、血吸虫与地方病预防控制处、慢性病预防控制处、精神卫生处以及法制司、卫生应急办公室、医政医管局、基层卫生司、妇幼健康服务司、宣传司等部门负责学校卫生及学生疾病专项管理的学校卫生管理体系。其次，已建立了覆盖学生常见病预防控制、学校传染病预防、学校食品安全及突发公共卫生事件防控、学校健康教育、学校生活设施条件改善、学校卫生督导检查等多个方面的学校卫生政策体系。

此外，基本形成了以各级疾病预防控制、学校卫生监督、中小学卫生保健所专业技术人员及校医（保健教师）组成的学校卫生工作体系。

2. 儿童少年卫生学法规和标准体系建设

我国政府历来高度重视政策法规和标准体系在实际工作中的作用，将保护儿童青少年身心健康和教学任务的顺利完成作为出发点，对学生的学习生活环境、教育过程、营养和心理、行为等及其有关的各种因素（物理、化学和生物等）进行制度上的规定，如1990年6月4日，经国务院批准，国家教育委员会和卫生部联合发布实施《学校卫生工条例》，这是我国儿少卫生工作第一部正式的行政法规，标志着儿少卫生工作法制化管理的开始。处了相关管理制度的制定，还建立了一套符合实际需求的学校卫生标准体系，目前，该体系包括如下七个系列，目前正在使用的学校卫生标准共计三十三项，见表13–7。

（1）学校卫生专业基础标准：包括学校卫生专业名词术语、标准编制规范等。

（2）学校建筑设计及儿童青少年设施卫生标准：包括学校建筑设计、学校教学环境及设施等标准。

（3）学校生活设施卫生标准：包括学校营养餐供给、饮用水设施、卫生室、学生宿舍卫生要求等。

（4）学校家具、教具及儿童青少年用品卫生标准：包括学校教具、家具，以及儿童青少年用品的卫生要求。

（5）教育过程卫生标准：主要是对教育过程中的学习负担、体育运动负荷等制定卫生要求，为了防止教师及其他工作人员的疾病传给儿童，对这方面的规范性标准也列入这一系列。

（6）儿童青少年健康检查及管理规范：包括对学生健康检查、监测、评价进行规范。

（7）健康教育规程：制定健康教育、健康行为方面的标准或规程等。

表 13-7　目前正在使用的学校卫生标准

序号	标准号	标准名称	发布时间	实施时间
1	GB 7793—2010	中小学教室采光和照明卫生标准	2011-01-14	2011-05-01
	GB 7793/XG1—2018	中小学校教室采光和照明卫生标准第一号修改单		
2	GB 8771—2007	铅笔涂层中可溶性元素最大限量	2007-06-26	2008-01-01
3	GB 28231—2011	书写板安全卫生要求	2011-12-30	2012-05-01
4	GB 28932—2012	中小学校传染病预防控制工作管理规范	2012-12-31	2013-05-01
5	GB 31177—2014	学生宿舍卫生要求及管理规范	2014-09-03	2015-01-01
6	GB/T 3976—2014	学校课桌椅功能尺寸及技术要求	2014-10-10	2015-05-01
7	GB/T 11533—2011	标准对数视力表	2011-12-30	2012-05-01
8	GB/T 16133—2014	儿童青少年脊椎弯曲异常的筛查	2014-09-03	2015-01-01
9	GB/T 16134—2011	中小学生健康检查表规范	2011-12-30	2012-05-01
10	GB/T 17223—2012	中小学生一日学习时间卫生要求	2012-12-31	2013-05-01
11	GB/T 17225—2017	中小学校采暖教室微小气候卫生要求	2017-11-01	2018-05-01
12	GB/T 17226—2017	中小学校教室换气卫生要求	2017-11-01	2018-05-01
13	GB/T 17227—2014	中小学教科书卫生要求	2014-09-03	2015-01-01
14	GB/T 18205—2012	学校卫生综合评价	2012-12-31	2013-05-01
15	GB/T 18206—2011	中小学健康教育规范	2011-12-30	2012-05-01
16	GB/T 26343—2010	学生健康检查技术规范	2011-01-14	2011-05-01
17	GB/T 28930—2012	学生使用电脑卫生要求	2012-11-20	2013-05-01
18	GB/T 29433—2012	学生心理健康教育指南	2012-12-31	2013-05-01
19	GB/T 31178—2014	儿童青少年发育水平的综合评价	2014-09-03	2015-01-01
20	GB/T 31179—2014	儿童安全与健康一般指南	2014-09-03	2015-01-01
21	GB/T 31180—2014	儿童青少年伤害监测方法	2014-09-03	2015-01-01
22	GB/T 34858—2017	普通高等学校健康教育规范	2017-11-01	2018-05-01
23	WS 219—2015	儿童少年矫正眼镜卫生要求	2015-11-08	2016-05-01
24	WS/T 101—1998	中小学生体育锻炼运动负荷卫生标准	1998-05-25	1998-10-01

续表

序号	标准号	标准名称	发布时间	实施时间
25	WS/T 456—2014	学龄儿童青少年营养不良筛查	2014-06-20	2014-12-15
26	WS/T 479—2015	0~6 岁儿童健康管理技术规范	2015-06-26	2016-01-01
27	WS/T 480—2015	学生军训卫生安全规范	2015-11-08	2016-05-01
28	WS/T 495—2016	健康促进学校规范	2016-08-23	2017-02-01
29	WS/T 579—2017	0 岁 ~5 岁儿童睡眠卫生指南	2017-10-12	2018-04-01
30	WS/T 580—2017	0 岁 ~6 岁儿童发育行为评估量表	2017-10-12	2018-04-01
31	WS/T 585—2018	中小学生书包卫生要求	2018-05-02	2018-11-01
32	WS/T 586—2018	学龄儿童青少年超重与肥胖筛查	2018-02-23	2018-08-01
33	WS/T 587—2018	学校卫生标准编写和研制总则	2018-02-23	2018-08-01

第四节　挑战与展望

儿童少年卫生学科经过几十年的发展，在队伍完善、教材建设、人才培养、科学研究、学术交流、政策制定方面取得了长足进步和学科成就。儿童少年体质与健康问题突出，并有新的变化趋势，儿童少年卫生学科也迎来良好发展机遇。

随着我国社会经济的快速发展，学生健康状况已经得到显著改善，贫血、龋齿与牙周疾病、营养不良、传染病、沙眼、肠道蠕虫感染等发生率呈现持续下降趋势；但与此同时，随着生活方式发生转变，我国学生主要的健康问题已经由原来的传染病、营养不良等变为超重肥胖、视力不良、高血压以及代谢综合征等疾病；伤害已经成为学龄儿童少年的首要死因，身体素质持续下降，心理卫生问题越发突出。另外，我国儿少卫生工作各地发展不平衡，机构建设、人员配备、设施完善不足，学校卫生政策法规执行力度不够，影响学校卫生工作的开展。

当前，儿童少年卫生学研究的重点问题和优先领域：

（1）青春期发育机制研究：人类青春期发育问题一向受到重视，青春期发育是一个包含着许多复杂的生物学现象以及复杂的变化过程，目前医疗技术水平对青春期发育的机制认识还远远不足，阐明青春期生长发育对于成年期预防疾病、为青少年生活提供指导具有重要意义。

（2）生长发育评价方法学创新：儿童青少年的生长发育水平不断变化，发育速度和体型发育也较过去有所不同，生长发育各指标之间存在着密切的联系，仅从个别几项指标去衡量和评价儿童少年的生长发育状况是不全面的，如何采用多项指标对生长发育进行综合评价，已成为研究的重要课题。

（3）多学科交叉融合：医学与理、工科等不同学科之间的交叉融合与发展是这些学科在新时代面临的机遇和挑战，对促进学科发展、提升科研水平具有重要意义。儿童少年卫生学属于综合学科，具有与其他相关学科进行交叉融合的优势，尤其是精准医学时代的来临更推动了儿童少年卫生学与其他领域的交叉整合，精准医学运用大数据技术，把采集到的海量数据做成各个类型的电子样本数据库，主要用于新的疾病发病机制研究、药物基因组学研究、建立新的疾病分类体系、进行个体化疾病干预和指导健康行为。儿童少年卫生学可以在精准医学理念指导下对儿童少年生长发育问题和疾病进行精准干预。精准干预的前提是了解问题和疾病在儿童少年个体和群体中的发生发展规律、特点和机理，必然推动儿童少年卫生学与多学科的交叉整合，尤其与相关性强的重要临床医学学科的整合。

致谢　感谢叶广俊、刘宝林的指导。感谢杨招庚、杨亚瑞的协助。

撰稿人：马　军　马迎华　甄　橙　静　进　徐　勇
陶芳标　武丽杰　张　欣　余毅震　张建新

参考文献

[1] 唐锡麟. 儿童少年卫生学［M］. 1版. 北京：人民卫生出版社，1980.
[2] 叶广俊. 儿童少年卫生学［M］. 4版. 北京：人民卫生出版社，2000.
[3] 季成叶. 儿童少年卫生学［M］. 5版. 北京：人民卫生出版社，2003.
[4] 季成叶. 儿童少年卫生学［M］. 6版. 北京：人民卫生出版社，2012.
[5] 唐锡麟. 试谈儿少卫生学的立足点［J］. 中国学校卫生，1982（2）：3-4.
[6] 叶广俊，刘宝林. 儿童少年卫生学发展与展望［J］. 预防医学论坛，2002，8（3）：380-384.
[7] 程翰章. 学校卫生行政［M］. 北京：商务印书馆，1934.
[8] 毛泽东. 体育之研究［M］. 北京：人民体育出版社，1979.
[9] 李廷安. 学校卫生概要［M］. 北京：商务印书馆，1930.
[10] 蔡景峰，李庆华，张冰浣. 中国医学通史：现代卷［J］. 北京：人民卫生出版社，2000.
[11] 王康久. 北京卫生志［M］. 北京：北京科学技术出版社，2001.
[12] 杨亚端，甄橙. 民国时期学校卫生工作研究［J］. 医学与哲学（A），2016，37（6）：86-89.
[13] 张丹红，张苏萌. 20世纪前叶我国以学校卫生为书名的著作略述［J］. 中国学校卫生，2005，26（4）：293-295.
[14] 唐锡麟. 新中国建国前学校卫生史考［J］. 中国学校卫生，1998（5）：329-331.
[15] 马军. 一盎司的预防胜于一磅的治疗：追忆中国儿少卫生学奠基人叶恭绍教授［J］. 中国卫生人才，2011（5）：56-57.
[16] 唐锡麟. 新中国初期学校卫生的历史性回顾［J］. 中国学校卫生，1993（5）：3-5.
[17] 高秋萍. 中华医学会第一届全国儿少卫生学术会议［J］. 医学研究杂志，1981（12）.
[18] 张国栋，王文英，刘建中. 我国儿少卫生工作四十年成就［J］. 中国学校卫生，1990（1）.
[19] 张芯，马军，余小鸣. 改革开放30年我国学校卫生与健康教育发展成就［J］. 中国学校卫生，2009，30（5）：385-391.
[20] 廖文科. 贯彻“健康第一”指导思想 做好学校卫生工作［J］. 中国学校体育，2001（3）.
[21] 崔爽，霍卓平，陈虹. 1996—2000年全国学校卫生工作情况分析［J］. 中国学校卫生，2003，24（2）：186-187.
[22] 张芯，马军，余小鸣. 改革开放30年我国学校卫生与健康教育发展成就［J］. 中国学校卫生，2009，30（5）：385-391.

[23] 马军. 中国学校卫生政策体系建设 [J]. 中国学校卫生，2015，36（2）：161-164.
[24] 张琳. 北京大学儿童青少年卫生研究所承担科技攻关项目“学校卫生标准体系建设研究”[J]. 北京大学学报（医学版），2005（3）：330-330.
[25] 马军. 学校卫生标准发展历程及标准体系 [J]. 中国学校卫生，2013，34（1）：5-8.
[26] 廖文科. 中国 7~18 岁汉族学生体质与健康动态变化与综合评价研究 [D]. 长沙：中南大学，2009.
[27] 张欣. 我国学生常见病变化趋势及其应对策略 [J]. 中国学校卫生，2013（2）：7-10.
[28] 马军. 当前学校卫生工作的机遇和挑战 [J]. 中国学校卫生，2012，33（1）：1-4.
[29] 叶广俊，刘宝林. 儿童少年卫生学发展与展望 [J]. 预防医学论坛，2002，8（3）：380-384.
[30] 季成叶，马军，陶芳标，等. 儿少卫生学研究 [M]// 2009—2010公共卫生与预防医学学科发展报告. 北京：中国科学技术出版社，2010.
[31] 聂滢. 儿童少年生长发育的评价方法 [J]. 中国卫生统计，1985（3）.
[32] 马军. 儿童少年卫生发展 [J]. 中华疾病控制杂志，2017，21（9）：863-865.
[33] 马军. 中国学校卫生 / 儿少卫生发展 [J]. 中国学校卫生，2015，36（1）：6-9.
[34] 新华社. 中共中央国务院印发《“健康中国 2030”规划纲要》[N]. 人民日报，2016-10-26.

第十四章　妇幼卫生学

妇女和儿童的健康是衡量国家或地区卫生保健综合效果和人群健康水平的一个国际公认指标。妇幼卫生学是保障妇女儿童健康的学科领域，也是中国公共卫生和预防医学不可或缺的组成部分。

第一节　概述

妇幼卫生学作为一种研究与实践的学科领域，它以保护和促进妇女儿童的健康为宗旨，重点关注妇女和儿童的保健需要、决定因素和健康促进方案；涉及个体临床保健与群体预防干预；是一门运用多学科方法研究妇女儿童健康保护和促进的综合学科。

一、妇幼卫生学的基本概念

妇幼卫生学（science of women and children’s health care）是通过社会、家庭和个人的共同努力来保障和促进妇女和儿童健康的科学与艺术。它以妇女和儿童这两个特定群体为对象，以儿童各年龄段生长发育特点和女性生命全程生殖生理特征为基础，以保健为中心，综合运用预防医学、临床医学、行为科学、社会学、心理学、政策与管理科学等多学科的理论与方法，研究妇女和儿童各个生命阶段的保健需要，研究影响其健康的生理、心理、社会和环境等危险因素，研究危害妇女和儿童健康的各种疾病的防治措施，研究促进妇女和儿童健康潜能的保健对策等。

二、妇幼卫生学的内容与研究方法

本学科研究范围涉及儿童的胎儿期、婴儿期、幼儿期、学龄前期和女性的青春期、生育期、节育期、更年期和老年期，研究内容包括各期的特点和保健要求，影响妇女和儿童健康的生理、心理和社会环境等方面的因素；研究危害妇女儿童健康的各种常见病、多发病的分布和流行病学特征及防治措施；研究有利于提高预警和监护妇女和儿童特殊疾病的适宜技术；研究促进妇女和儿童身心健康的保健策略和科学管理方法。

在中国，妇幼卫生学除了传统的妇女保健学和儿童保健学主干学科之外，还发展了妇幼心理学、妇幼营养学、妇幼卫生管理学、妇幼卫生信息学、妇幼健康教育学、优生学（出生缺陷防控科学）等分支学科。

妇幼卫生学基于其研究对象的关联性和“以保健为中心”这一概念的连续性，近年来逐渐把生命历程理论作为本学科的基础理论。这个理论认为人类成长与发育的每一个阶段都是以前一阶段为基础，同时又影响着下一个阶段的健康。如果忽视了某一阶段的保健，或者某一阶段人的生理、心理和社会需要没有得到满足，则其不良影响将会在下一阶段反映出来，所造成的损失和不良后果往往难以弥补。妇幼卫生学就是从生命准备开始，对保护和促进妇女和儿童各个阶段的健康进行研究与保健实践。

在研究方法上，妇幼卫生学既运用个体临床保健的方法，也应用群体预防的方法。保护和促进妇女儿童的身心健康是妇幼卫生学研究的最终目的，这就既需要深入对象群体，通过流行病学调查、监测、研究，了解妇幼保健工作的需要、需求和服务利用情况，分析所面临的困难和问题，提出可能的解决方案，在进行政策分析之后，将政策方案实施和管理；同时，又需要针对个体保健的需要和需求，不断改进保健技术、程序和有效性。以下列举几种常用的研究方法。

（1）流行病学研究方法。妇幼卫生学的研究者首先需要进行妇女儿童健康和疾病的时间、地区、不同人群分布规律及影响因素监测、观察、假设检验、分析研究以及实验研究，借以探讨病因，阐明流行规律，制订预防、控制和消灭相关疾病的对策和措施。这其中的影响因素包括所有影响健康的物理、生物、社会、文化以及行为因素。

（2）行为科学与健康促进研究方法。妇女儿童作为弱势群体，根据健康促进理论，首先应在根本上提高促进妇女儿童健康的意识，建立起强大的社会支持系统，使各种社会力量、社区组织乃至整个国家都动员起来，通过举办家长学校、孕妇学校，充分利用各种传播手段来提高促进妇女儿童健康的意识。同时，通过个体行为及其动机与激励相关理论研究、群体行为研究和组织行为研究，发现各类行为产生的规律，通过行为干预，改变个人、群体和组织的不良健康相关行为，倡导保健行为的推广。

（3）社会学研究方法。通过社会调查、社会实验、社会统计等基本方法，首先对妇幼健康相关的社会现象和社会情况进行考察，整理、分析有关资料，找出影响妇幼健康的主要社会因素，或是在已有的社会理论或假设的引导下，控制某些社会因素，观察记录实验数据，最终通过统计分析定量资料得出实验结果。

（4）发展心理学研究方法。发展心理学主要研究人类随着年龄的增长，在发展过程中的心理转变，而儿童的心理发展是其中研究较多的部分。妇幼卫生学应用其中的观察、访谈、测验、实验的方法来分析儿童心理发展的特征和规律，并研究儿童发生心理障碍时的处理方式。

（5）出生缺陷防控科学研究方法。通过医学遗传学、分子生物学、畸胎学、医学影像学等方法，研究出生缺陷发生机制及早期诊断，达到三级预防出生缺陷的目的。

（6）管理学研究方法。研究如何通过合适的计划、高效的组织、有力的协调、正确的领导和成功的控制，建立科学的管理机制，不断巩固和完善妇幼卫生服务的网络建设和保健服务提供的绩效评价。

（7）政策科学研究方法。对政策过程、实施监管与规制以及政策执行的效果进行分析和评价。在发现政策问题之后，可以提出几个可能的备选政策，对不同的政策方案进行可行性评价，并在适当的时机使备选政策提上议事日程；研究妇幼健康相关政策制定和实施过程的决定因素和相互关系；研究规制，作为卫生系统良好治理的一种手段，在政策实施过程中的有效性和反应性；评价相关政策实施的效果等。

第二节　现代妇幼卫生学在中国的发展历程

中国妇幼卫生学科的发展经历了从洋为中用到因地制宜的发展初期，自二十世纪九十年代在国内外妇幼卫生发展大背景推动下的学科快速发展期，以及进入二十一世纪以来的学科交叉发展期。中国妇幼卫生学的学科奠基人公认为杨崇瑞博士。她是第一位把现代妇幼卫生科学从城市大医院送到农村的人、第一位在全世界率先培训传统接生婆新法接生的人；也是第一位在我国创办助产教育的人，还是第一位在二十世纪三十年代就根据研究证据提倡避孕节育的人。在其之后，经过三代人的不懈努力，推动了现代妇幼卫生学在中国的发展。

一、妇幼卫生学科在中国的形成

妇幼卫生学科的主干是妇女保健学和儿童保健学，分别从妇产科学和儿科学蜕变而出妇女保健和儿童保健的相关概念和内容，并在实践中逐步形成妇女保健学和儿童保健学两个主干分科。

（一）妇女保健概念的形成和内容的发展

杨崇瑞博士从二十世纪三十年代开始就在我国开创了以预防医学为主的妇幼卫生事业。早在 1928 年，杨崇瑞博士在中华医学会年会上的论文报告中，用实证依据提出了中国母亲的三个严重健康问题：一是有许多妇女因多产引起盆底肌肉、筋膜及子宫旁韧带过度伸展或撕裂，造成患者阴道壁脱垂或子宫脱垂而痛苦不堪；二是许多妇女因生育过密而不知道如何避免怀孕而感到万分苦恼；三是有产院统计资料显示，生产胎次竟有高达十五次之多，而生育年龄最小仅十五岁。她当时不仅提出了突出的妇女健康问题，同时还提出了应该采取节制生育等的保健干预措施。在她的领导下，中央卫生实验院妇婴卫生组分别于 1940 年和 1944 年编辑出版了《妇婴卫生纲要》和《妇婴卫生学》，内容涉及孕产期保健、婚前保健和节制生育等。1963 年，盛丹菁编著的《妇女保健》读本的内容包括月经期保健、婚姻保健、孕产期保健、产后保健和预防癌肿。1975 年，宋鸿钊和吴葆桢著的《妇女保健》一书从女性的生殖系统特点开始，内容涵盖女性各生理期的特点介绍，在疾病防治部分包括妊娠期常见疾病、分娩异常、产后出血、产褥期常见疾病、胎儿异常和常见妇科疾病，在妇女保健措施部分介绍了青春期和经期保健、婚姻保健、计划生育、孕期保健、产时保健、产后保健、哺乳期保健、劳动保护和健康普查。如果说二十世纪八十年代以前的妇女保健是从妇产科学的基础上逐步形成的话，那么，1981 年由上海市第一妇婴保健院主编的《妇女保健》一书则较为系统地阐述了妇女保健的内容，全书共十六章，涉及妇女生命全程各特殊时期的保健内容和方法。各章内容包括概论、青春期保健、婚姻保健、孕期保健、孕期主要并发症防治、产时保健、产时母婴主要并发症防治、产褥期保健和新生儿保健、哺乳期保健、常见妇女病防治、妇女病普查普治、更年期保健、妇女劳动保护、计划生育技术指导的工作方法和妇幼卫生统计。该书从内容到方法，初步形成了现代妇女保健学的基础。1991 年，华嘉增主编的《妇女保健学》就在此基础上进行充实、补充，围绕妇女各期生理、心理、社会特点和保健要求，以保健和管理为重点，介绍了国内外妇女保健工作动态及可借鉴的工作方法和技术；国内的历史经验和工作实践，有关流行病学调查的结果；对有关疾病的防治包括诊断和治疗，则以介绍适宜技术为主，并提出了妇女保健工作发展中应注意研究的问题。从二十世纪八十年代到九十年代，妇幼卫生学科的发展主要体现在围产保健的快速发展，而青春期和更年期保健及女工劳动保护等方面的进展缓慢。进入二十一世纪以来，妇女保健学的内容已涵盖妇女生命全程保健。

（二）儿童保健概念的形成和内容的发展

早在 1952 年 1 月，由中华医学会儿科学会出版发行的《中华儿科杂志》第二卷第三期发了“儿童保健专号”，集中发表了与儿童保健相关的研究成果。包括中国医科大学妇婴学院的农村保健实习总结；余鼎新的“Wetzel 氏婴儿生长发育表在我国婴儿应用的初步报告”；郭迪的“国产百日咳疫苗效果之观察”；顾学箕等的“口服卡介苗之效果”；樊培禄的“预防儿科学－体格之部”；项全申等的“潘阳市小儿发病率”；湘雅医学院小儿科的“长沙儿童疾病之分析”共七篇论著，集中展示了当时儿童保健的主要研究内容和方法。同期还刊登了苏德隆的医学新进展“天花和种痘——现阶段的知识”，以及张彩英的文献综述“卡介苗接种在国内推行概况”。由此可见，以预防为主的儿童保健学的雏形开始形成。

1962 年，中国医学科学院儿科研究所在薛沁冰、宋秀英等主持下开始进行城市儿童保健组织形式和工作内容的研究。同年，江西省儿童医院在顾毓麟院长领导下，在南昌县小兰公社小兰大队开展了第一个农村儿童保健试点。1965 年，中国医学科学院儿科研究所在北京市昌平县百善公社也开展了试点研究。七十年代，农村儿保工作试点不断扩大，江苏省如东县、广东省定安县、吉林省和龙县等相继开展试点。在此基础上，卫生部于 1977 年委托中国医学科学院儿科研究所牵头，组织十九个省、区、市参加的农村儿童保健协作组，共同开展农村儿童保健组织形式、内容和方法的试点研究。

1976 年，薛沁冰编著的《儿童保健》一书出版，较系统地阐述了胎儿期保健、新生儿保健、婴儿期保健、幼儿期保健、学龄前期幼童保健、婴幼儿体格锻炼、儿童健康检查和常见疾病防治、预防意外事故的发生、儿童保健与计划生育等现代儿童保健学的主要内容和健康促进的方法。

1989 年，由刘湘云、林传家、薛沁冰和钱倩主编的《儿童保健学》出版。全书内容突出儿童保健特点，对该门学科的基础理论和具体实施方法作了全面详尽的阐述，包括生长发育、心理卫生、小儿营养、生活安排与体格锻炼、免疫与计划免疫、围生期保健、散居儿童保健、集体儿童保健、医学遗传与遗传疾病、先天畸形及其防治、新生儿保健、小儿传染病及其他常见病防治与管理、意外事故的预防与急救、儿童保健统计和流行病学调查研究方法，以及健康教育的实施方法等。同时也对国内外的进展和经验进行了整理和总结。

二十世纪八十年代之前，死亡是威胁儿童健康的最大问题，如何提高生存率是我国儿童保健学科关注的重点。随着儿童生存状况的不断改善，儿童面临的各种疾病及其预防既是解决儿童生存的深层次原因，又是儿童保护的重点所在，围绕着疾病预防与控制，儿童保护又被列入到儿童保健的重要内容。进入二十一世纪，在儿童生存与保护得到基本改善的基础上，认识儿童早期发展的规律，挖掘个体发展中的潜力，发挥其在整个生命周期中的作用，成为二十一世纪儿童发展中面临的重点问题。

（三）出生缺陷防控概念的形成和内容的发展

八十年代初期，华西医科大学的肖坤则教授和北京医科大学连志浩教授等先后提出了"出生缺陷"这一概念，并开始在一些地区开展"出生缺陷监测"的尝试。随后一些遗传学家如湖南医科大学夏家辉院士也先后开展了致畸、致愚、致残遗传病的研究。1987年，卫生部批准成立了第一个以出生缺陷为研究方向的国家级中心——中国出生缺陷监测中心。1994年，我国颁布了《中华人民共和国母婴保健法》，出生缺陷防控成为提高出生人口素质的重要措施。1999年起，我国明确了婚前医学检查、产前诊断、遗传咨询和新生儿疾病筛查在出生缺陷防控中的作用。2002年，卫生部、中国残疾人联合会进一步印发了《中国提高出生人口素质、减少出生缺陷和残疾行动计划（2002—2010）》，确定了出生缺陷一级、二级和三级干预措施的目标。此后，与出生缺陷防控相关的筛查、诊断和干预技术迅速发展，国家也为此于2003年颁布了《产前诊断管理办法》，2004年颁布了《新生儿疾病筛查技术规范》，2009年颁布了《新生儿疾病筛查管理办法》，2010年更新了《新生儿疾病筛查技术规范》；2012年发布了《中国出生缺陷防治报告》；2016年颁布了《孕妇外周血胎儿游离DNA产前筛查与诊断技术规范》。这些规范在一定程度上促进了我国出生缺陷防控科学的健康发展，和相关干预技术的普及推广。

在相关防控政策研究方面，从2009年开始启动了《全国农村地区育龄妇女增补小剂量叶酸的项目》《免费孕前优生健康检查项目》《贫困地区新生儿疾病筛查补助项目》以及《地中海贫血防控试点项目》等国家级防控项目。专业组织积极发挥优势资源，编书立著，开展技术培训、健康科普等活动，先后编写了《中国出生缺陷图谱》《中国出生缺陷地图集》《新生儿遗传代谢病筛查》《新生儿听力筛查》《胎儿畸形产前超声诊断学》等，促进了学科的深入发展。

二、主要发展历程和成就

（一）高等医学院校妇幼卫生专业建设及里程碑事件

1. 试点探索期（二十世纪八十年代末到九十年代初）

妇幼卫生专业始建于1985年，由同济医科大学公共卫生学院开设并招生。1987年，国家教育委员会在杭州召开"全国普通高等学校医药本科专业目录审订会"，正式审批通过妇幼卫生专业（Maternal and Child Health）为试办专业，专业编号"试05"。1988年，西安医科大学设立妇幼卫生专业并开始招生。1991年，第一个高等医学院校妇幼卫生系在同济医科大学宣告成立。随后，北京医科大学、上海医科大学、白求恩医科大学、华西医科大学等相继建立妇幼卫生专业本科并招生，详见表14-1。初期建立的妇幼卫生专业分为两种培养模式，西安医科大学、白求恩医科大学、华西医科大学依托于临床医学院培养，同济医科大学、北京医科大学、上海医科大学依托于公共卫生学院培养。

2. 快速形成期（二十世纪九十年代）

九十年代起，我国妇幼卫生事业全面快速发展，以母婴保健法和妇女、儿童发展纲要（"一法两纲"）为主的一系列国家法律和政策文件陆续出台和实施，再加上妇幼卫生国际合作项目的资金到位，带动了高校妇幼卫生专业的开办。1990年，卫生部教育司、妇幼卫生司在长春市联合召开了"妇幼卫生专业讨论会"，根据对妇幼卫生专业多次论证的结果，以及同

表 14-1 经教育部批准妇幼卫生（妇幼保健医学）专业设置及布点学校

批准年份	专业名称	专业代码	增设院校	来源
1987	妇幼卫生	试 05	同济医科大学 西安医科大学	（87）教高二字 015 号：关于印发《全国普通高等学校医药本科专业目录》等文件的通知
1990	妇幼卫生	试 05	上海医科大学 北京医科大学	（1990—1991 年度）经国家教委批准设置或同意备案的普通高等学校本科专业名单
1991	妇幼卫生	试 05	华西医科大学 白求恩医科大学	1991—1992 年度经国家教委批准设置或同意备案的普通高等学校本科专业名单
1994	妇幼卫生	100205*	贵阳医学院	教高［1994］12 号：国家教委关于印发《关于近期普通高等学校本科专业设置审批和备案工作的意见》的通知
1996	妇幼卫生	100205*	安徽医科大学 湖北三峡学院 衡阳医学院 中山医科大学	1996/1997 年度经国家教委批准设置或备案的普通高等学校本科专业名单
1997	妇幼卫生	100205*	河南医科大学	1997/1998 年度经国家教委备案或批准设置的普通高等学校本科专业名单
1998	妇幼保健医学	100203S	—	教高［1998］8 号：教育部关于印发《普通高等学校本科专业目录（1998 年颁布）》《普通高等学校本科专业设置规定》等文件的通知（本科专业目录中取消专业代码为“100205*”的妇幼卫生专业，在目录外专业名单中增加代码为“100203S”的妇幼保健医学专业）
2003	妇幼保健医学	100203S	四川大学	2003 年度经教育部备案并批准设置的高等学校本科专业名单
2012	妇幼保健医学	100403TK	—	普通高等学校本科专业目录（2012 年）
2015	妇幼保健医学	100403TK	安徽医科大学	2015 年度普通高等学校本科专业备案和审批结果
2016	妇幼保健医学	100403TK	长沙医学院 河北医科大学	2016 年度普通高等学校本科专业备案和审批结果

注：专业代码后带“*”的表示目录内需一般控制设置的专业；“S”的表示在少数高校试点的目录外专业；“T”者表示特设专业；“K”者表示国家控制布点专业。

济、西安两所医科大学试办妇幼卫生专业的实践进一步统一思想认识，明确妇幼卫生专业是一个独立的专业体系，并探讨和研究如何进一步办好妇幼卫生专业的问题。1991 年，“全国妇幼卫生专业课程基本要求讨论会”在武汉举行，讨论了妇幼卫生专业教学计划的总体框架。1992 年，卫生部妇幼卫生司、教育司又联合在吉林召开了“全国妇幼卫生专业教学讨论会”，在上一次武汉会议的基础上审定教学大纲，并对妇幼卫生专业实习基地标准进行了讨论修改。1994 年，国家教委下发的《关于近期普通高等学校本科专业设置审批和备案工作的意见》中，妇幼卫生本科专业更新专业代码为“100205*”，贵阳医学院增设该专业。1996年至1997年，国家教委批准中山医科大学以及安徽医科大学、湖北三峡学院、衡阳医学院、河南医科大学等四所省属院校增设妇幼卫生专业。其中，中山医科大学从1991年开始在公共卫生学院以后期分流的形式招收妇幼专业学生，1996年获得审批正式成立妇幼卫生系。安徽医科大学1994开始连续招收三届妇幼卫生专科学生，1996年申报本科专业。这一时期，我国的妇幼卫生专业从一个需要师生共同参与讨论、油印教材、缺乏办学经验的新兴学科，逐步成为具有系列出版教材和我国特色的比较成熟的专业。

3. 转型发展期（二十世纪九十年代末以来）

1998年，教育部印发的《普通高等学校本科专业目录（1998年颁布）》中取消专业代码为“100205*”的妇幼卫生专业，而在目录外专业名单中增加代码为“100203S”的妇幼保健医学专业。1999年，规范执医行为的《中华人民共和国执业医师法》及其相关规定陆续出台，对非临床医学背景的妇幼卫生专业毕业生的执业医师资格考试进行了严格限制。至2002年间，经教育部审批无高校增设妇幼保健医学专业。2003年，四川大学（原华西医科大学）重新获得批准设置该专业。

2012年，教育部下发《普通高等学校本科专业目录（2012年）》，将妇幼保健医学更改为代码“100403TK”的特设专业和国家控制布点专业，归于公共卫生与预防医学学科门类。从1998年取消妇幼卫生专业设置开始，到2012年设置为特设控制布点专业的十余年中，包括华中科技大学（原同济医科大学）、安徽医科大学、重庆医科大学、哈尔滨医科大学在内的高校多次申请，经教育部审批均不同意设置。在《2015年度普通高等学校本科专业备案和审批结果》中，安徽医科大学获得批准开设妇幼保健医学本科专业，《2016年度普通高等学校本科专业备案和审批结果》中，河北医科大学和长沙医学院列入新增审批招收妇幼保健医学专业名单。在此时期，我国的妇幼卫生学教育经历了专业名称及专业代码的双重变革，也面临着学科发展的转型期。

（二）学科专业人才的培养

从1985年开始，同济医科大学、西安医科大学、上海医科大学、北京医科大学、白求恩医科大学和华西医科大学等六所部属院校相继设立了妇幼卫生专业。每个学校根据各自的特色和优势，将妇幼卫生专业设在了公共卫生学院或临床医学院，形成了以公共卫生或临床为依托的两种妇幼卫生人才培养模式。随后中山医科大学，河南医科大学等也先后设立了妇幼卫生专业。通过学制五年的本科教育，先后为国家培养了一批高水平的妇幼卫生专业人才，至今活跃在妇幼卫生相关的各个领域，发挥着重要作用。表14–2是根据各校查阅档案资料后归纳的六所部属院校妇幼卫生本科生培养情况。

学科的研究生培养分布在多个二级学科，公共卫生和预防医学中的“儿少卫生与妇幼保健学”二级学科培养妇幼卫生学研究生；临床医学中妇产科学二级学科培养妇女保健学研究生，以及儿科二级学科培养儿童保健学研究生。各院校与妇幼卫生学相关的硕士研究生培养也大多始于妇幼卫生专业成立之初。各教育部所属院校博士点的成立有自主权，其他学校由教育部评估后批准。儿少卫生与妇幼保健学硕博士点建设情况参见“儿少卫生学学科史”章节。

表 14-2　六所部属院校妇幼卫生本科生培养情况

学校*	建系 / 教研室时间	依托学院	第一代室主任	招生时间（开始—结束**）	最后一届学生毕业时间	毕业生总人数
同济医科大学	1985 年	公共卫生学院	刘筱娴	1985—2009 年	2013 年	781
西安医科大学	1987 年	临床医学院	张蕴璟	1987—2001 年	2006 年	298
上海医科大学	1989 年	公共卫生学院	蔡文玮	1991—1996 年	2000 年	100
北京医科大学	1990 年	公共卫生学院	符绍莲	1991—1998 年	2003 年	151
白求恩医科大学	1991 年	临床医学院	钟国赣	1992—2001 年	2006 年	300
华西医科大学	1992 年	临床医学院	钱幼琼	1992—2001 年 2004—2006 年	2011 年	292 120

注：* 当时的校名。
** 招生结束时间包括自 2000 年开始的预防医学后期分化的妇幼专业方向招生。

各学校都在学科发展过程中不断探索人才培养的模式。2016 年获得国家学位与研究生教育成果二等奖的“全球化背景下研究生培养模式的创新探索”的教育研究成果以培养“具有全球化视野、跨学科知识和创新能力的高层次卫生人才”为目标，在妇幼卫生学研究生培养方案上提出了“七大能力要素”，即①妇幼健康学科相关的多学科理论知识体系；②妇幼健康问题的测量分析评估能力；③妇幼健康相关政策的研制能力；④妇幼健康相关服务的管理能力；⑤妇幼健康领域的沟通交流能力；⑥妇幼健康相关社会文化领悟力；⑦妇幼健康领域的领导决策能力。此外，还在妇幼卫生专业的研究生培养过程中，基于全球健康发展的趋势，特别设置了拓展研究生国际化视野和经历的实践环节，取得了良好的效果。

（三）学科范畴的拓展和专业教材的形成

随着妇幼卫生学科专业教育的发展，各校在自编妇幼卫生专业教材或选用已有的权威专家主编教材的同时，全国开始有组织地出版与妇幼卫生学相关的高等学校规划教材，详见表 14-3。

表 14-3　妇幼卫生学相关的卫生部 / 卫生计生委规划教材一览表

教材名称	第一版年份	第一版主编	第二版年份	第二版主编	第三版年份	第三版主编
妇幼卫生概论	2014 年 9 月	钱序、陶芳标	—	—	—	—
妇女保健学（全国高等学校教材）	2007 年	熊庆、吴康敏	2014 年 11 月	熊庆、王临虹	—	—
儿童保健学	1993 年 4 月	郑惠莲	2011 年 12 月	石淑华	2014 年 9 月	石淑华、戴耀华
妇幼心理学	2008 年 7 月	石淑华	2014 年 9 月	静进、丁辉	—	—
妇幼营养学	2014 年 11 月	让蔚清、刘烈刚	—	—	—	—

续表

教材名称	第一版年份	第一版主编	第二版年份	第二版主编	第三版年份	第三版主编
妇幼卫生管理学	2006 年 2 月	杜玉开	2014 年 10 月	杜玉开、刘毅	—	—
妇幼卫生信息学	2014 年 9 月	朱军、陈辉	—	—	—	—
妇幼健康教育学	2014 年 9 月	罗家有、张静	—	—	—	—
优生学	2014 年 10 月	李芬、王和	—	—	—	—

二十世纪九十年代开始的妇幼卫生学范畴已不仅仅局限于妇女保健学和儿童保健学。《妇幼卫生概论》基于妇幼保健和生殖健康的现状与趋势，概括介绍了妇幼卫生学的最新理念、知识和方法，并从历史的角度阐述学科的发展，用全球化的视野看妇幼健康的影响因素，以循证的理念介绍妇幼保健实践，基于卫生系统框架讨论妇幼保健服务的组织与管理，用多学科方法研究妇幼健康问题与保健干预措施。《妇幼心理学》是研究儿童心理行为发展特点、规律和女性心理行为特征极其规律，并为其健康发展提供心理卫生服务的学科。《妇幼营养学》是以营养学为基础，专门研究孕妇、乳母、婴幼儿、学龄前儿童、青少年、围绝经期女性、老年女性等特殊人群营养规律及其改善措施的科学。《妇幼卫生管理学》是从管理学的角度研究妇幼卫生服务诸要素，在时间和空间上科学合理地对它们进行计划、组织、领导和控制，从而达到妇幼卫生服务中高效率的具体原理和方法。《妇幼卫生信息学》是有关妇幼卫生信息的收集与处理实践中各个环节与过程及其发展规律与方法的分支学科。《妇幼健康教育学》汇集了妇幼健康教育的理论与实践，以及妇幼健康教育的最新成果，反映了当代妇幼健康教育发展的新趋势。《优生学》是生物科学和医学科学迅速发展的产物，是涉及医学遗传学、临床医学、环境科学、人口学、伦理学和法学等多个大跨度交叉学科的综合学科。

除了以上这些高等学校使用的规划教材之外，还有很多与妇幼卫生相关的培训教材也陆续出版，其内容大多体现了与国际生殖健康目标相符的妇幼卫生理论和实践的发展。详见表14-4。

表 14-4 二十世纪九十年代以来的妇幼卫生相关培训教材概览

教材性质	出版年份	名称	主编	出版社
自编教材	1995 年 8 月	环境优生学	安笑兰、符绍莲	北京医科大学中国协和医科大学联合出版社
岗位培训教材	1995 年 11 月	农村妇幼卫生岗位培训教材	王凤兰	北京医科大学中国协和医科大学联合出版社
自编教材	1996 年 12 月	妇女卫生保健学（修订版）	严仁英	学苑出版社

续表

教材性质	出版年份	名称	主编	出版社
高等妇幼卫生专业系列教材	1997 年 3 月	妇女保健学	顾美皎	科学出版社
高等妇幼卫生专业系列教材	1997 年 3 月	儿童保健学	王令仪	科学出版社
高等妇幼卫生专业系列教材	1997 年 3 月	妇幼心理学	崔伊微	科学出版社
高等妇幼卫生专业系列教材	1997 年 3 月	妇幼营养学	周韫珍	科学出版社
高等妇幼卫生专业系列教材	1998 年 8 月	妇幼健康教育学	陈世蓉	科学出版社
岗位培训教材	1999 年 9 月	生殖保健培训教程（1 版）	王凤兰、张蕴璟	北京大学医学出版社
高等妇幼卫生专业系列教材	1999 年 11 月	妇幼卫生管理学	刘筱娴	科学出版社
参考书	2001 年 6 月	妇女保健新编	华嘉增	复旦大学出版社 上海医科大学出版社
公共卫生硕士系列教材	2003 年 10 月	妇幼卫生概论	钱序	复旦大学出版社
自编教材	2003 年 10 月	妇幼保健学（1 版）	陶芳标	安徽大学出版社
参考书	2005 年 3 月	生殖健康	王临虹	中国协和医科大学出版社
高等医学院校教材	2008 年 8 月	妇女保健学	王临虹、赵更力	北京大学医学出版社
高等医学院校教材	2009 年 7 月	妇幼保健学	杜玉开、张静	人民卫生出版社
普通高等教育“十二五”规划教材	2011 年 1 月	儿童保健学（1 版）	古桂雄、戴耀华	清华大学出版社
参考书	2011 年 6 月	儿童保健学（4 版）	刘湘云、陈荣华、赵正言	江苏科学技术出版社
参考书	2011 年 7 月	现代妇女保健学（1 版）	华嘉增、朱丽萍	复旦大学出版社
妇幼保健医师丛书	2012 年 2 月	妇幼卫生管理	杜玉开	中国协和医科大学出版社
研究生教材	2012 年 8 月	生殖健康概论	杜玉开、丁辉	人民卫生出版社
高等妇幼卫生专业系列教材	2013 年 7 月	妇幼卫生信息管理统计指南	刘筱娴	科学出版社
“十二五”普通高等教育本科国家级规划教材	2014 年 10 月	儿童保健学（3 版）	毛萌、李廷玉	人民卫生出版社

续表

教材性质	出版年份	名称	主编	出版社
“十二五”职业教育国家规划教材	2014 年 12 月	妇幼保健（1 版）	舒剑萍	高等教育出版社
“十二五”职业教育国家规划教材	2015 年 1 月	妇幼保健学（1 版）	郑惠	科学出版社

（四）科学研究方面的发展与成果

妇幼卫生学科在研究方面的发展主要分为三个阶段：一是确保妇女儿童的生存安全；二是保护妇女儿童的健康；三是促进妇女儿童的发展。

各院校妇幼卫生学科在科学研究方面不断取得进展。1997 年至 2017 年，由国家自然科学基金委资助的面上项目与青年基金项目共约一百三十项，经费总计约四千五百万元。这些研究聚焦妇幼人群各个年龄阶段，包括围产保健、婴幼儿保健、出生缺陷防控、更年期保健以及生活环境暴露对各阶段妇幼人群健康结局的影响等等。

在儿童保健方面，自 1950 年起，儿童保健学的研究重点是与儿童急慢性传染病作斗争，积极开展疫苗研究，发动群防群治。进入六十年代，卫生部于 1961 年在哈尔滨市召开全国儿童保健工作会议上，提出儿童保健工作的重点任务是营养不良、佝偻病、缺铁性贫血、肺炎以及疫苗等的研究。进入七十年代，在卫生部的直接领导下，开展了儿童体格发育调查、儿童死亡原因回顾调查等。这些研究项目对我国儿童保健学科的恢复和发展起到了积极的推动作用，并为规划八十年代的儿童保健工作提供了重要的依据。八十年代以来，儿童保健学科范畴进一步扩大，研究领域涵盖传染病防控和计划免疫，围产期胎儿保健，儿童肺炎、腹泻的防治和病例管理，母乳喂养和爱婴行动，生长发育监测和系统保健管理，婴幼儿营养和喂养指导，维生素和微量元素补充，新生儿保健与窒息复苏，新生儿急救和高危转运系统，新生儿疾病和遗传代谢病筛查，儿童疾病综合管理，心理行为发育咨询和干预，育儿咨询和指导，环境与儿童健康的监测及干预（铅中毒等），儿童死亡和疾病（出生缺陷）监测等。特别是进入二十世纪九十年代后，在《儿童生存、保护和发展世界宣言》及《执行九十年代儿童生存、保护和发展世界宣言行动计划》的国际纲领性文件指导下，在《九十年代中国儿童发展规划纲要》和 1994 年颁布的《中华人民共和国母婴保健法》的保障下，儿童保健的发展需求日益增大，儿童保健学科也得到了同步发展。

自 1975 年开始，在卫生部领导下，由首都儿科研究所（原中国医学科学院儿科研究所）牵头，成立了九市儿童体格发育调查协作组，对北京、哈尔滨、西安等九个城市及其郊区农村的儿童进行了体格发育调查。这是中国历史上第一次大规模、具有国家代表性的儿童体格发育调查，获得了我国第一份比较系统、完整的儿童生长发育基础数据，为儿童保健、临床、教学、科研等工作提供了重要的参考资料。此后，每隔十年进行一次定时间、定地点、定人群的大样本连续性体格发育专项调查，迄今已历时四十年。2016 年 6 月公布的第五次调查结果显示，四十年间我国儿童体格发育状况变化显著。一是九市 7 岁以下儿童体格发育水平显著提高，二是儿童体格发育水平的增长随着时代变迁呈现出不同的特点，三是城乡儿童身高体重差别逐渐缩小。自二十世纪八十年代后期开始，为配合妇幼卫生国际合作项目的开展，大量针对儿童肺炎、腹泻、贫血等的适宜技术应用研究在全国各地开展起来，这些国际适宜技术在中国基层，特别是在农村社区的推广应用，取得了良好的健康效果。截至 2015 年，我国婴儿死亡率下降到 8.1‰，5 岁以下儿童死亡率下降至 10.7‰，提前达到联合国千年发展目标。

在母亲安全方面，中华人民共和国成立之初，为降低孕产妇和新生儿的死亡率，确保母婴安全，1950 年第一次全国卫生会议确定开展新法接生。在城市，将分散的开业助产士组织起来，成立联合妇幼保健站，通过培训及业务指导，提高他们的接生质量；在农村，开展培训接生员、助产员和改造旧产婆等工作。中国通过新法接生这一干预措施，将新生儿破伤风发生率控制在千分之一以下的实施研究成果，在世界卫生组织的专刊发表。

中国自 1978 年试行孕产期系统保健模式以来，已经在大量应用研究的基础上形成了一整套包括产前检查、产前筛查与诊断、高危孕产妇筛查与管理、住院分娩、新生儿保健和产后访视在内的系统孕产期医疗保健服务。在九十年代中，中国政府通过国际合作项目致力于加强老少边穷地区的基层妇幼保健服务能力建设，与当时的卫生部直属院校合作建立了孕产妇死亡、5 岁以下儿童死亡和出生缺陷的全国监测网络。依托社区开展妇幼卫生适宜技术的干预研究和项目效果评价研究，建立了一支依托高等院校妇幼卫生学科的专家队伍和青年骨干队伍。自 1999 年起，多个高校的妇幼卫生学科专家积极参与中国与联合国儿童基金会在五个省开展的母亲安全和促进住院分娩的干预试点研究，试点研究中的有效干预被成功应用到 2000 年我国政府投资并实施的“降低孕产妇死亡率和消除新生儿破伤风”项目（简称“降消”项目）。中国高校妇幼卫生学科积极参与国家重大项目的监测、督导和评价研究，为中国提前实现千年发展目标作出了贡献。自 2015 年以来，中国高校妇幼卫生学科能力建设进入到应用中国实践经验改善亚非低收入国家妇幼健康的实施研究的新时期。

在妇女主要疾病防治方面，1978 年国家对子宫脱垂和尿瘘（简称“两病”）开展免费治疗，并于同年成立了“两病”防治科研协作组，负责开展培训和试点，拟定防治方案，提出科研及防治规划，对“两病”的诊断标准、治疗原则、疗效评价、预防措施、评估指标等作了规定。科研协作组还研究和改进子宫托的托型，对不能手术的尿瘘者试制和应用尿收集器。截至 1982 年，有 80% 的患者获得了治疗。随着育龄妇女主要疾病谱的改变，宫颈癌和乳腺癌（简称“两癌”）逐渐成为影响妇女健康的主要疾病，进入二十一世纪以来，大量有关宫颈癌和乳腺癌防治的研究通过多学科合作开展，例如，有关宫颈癌发病和死亡变化的趋势分析和筛查策略的研究为我国宫颈癌防控策略的制定提供了依据。

在生殖保健方面，自 1963 年以来，我国合成口服甾体激素避孕药取得成功；仿制和研制了杀精剂并已制成膜剂；具有男性抗生育作用的棉酚我国首先发现；在输卵管结扎和输精管结扎技术方面进行了很多改良；对节育措施的安全性和有效性开展了大量的流行病学研究。在母婴疾病传播的阻断方面，中国自 2001 年起在五省八县开展预防艾滋病母婴传播阻断的试点研究，2004 年起拓展到二十八个省（区、市）的二百七十一个县（市、区）。通过针对孕产妇的广泛的艾滋病病毒筛查及阳性孕产妇的免费治疗，及其所分娩婴儿的人工喂养，中国的携带艾滋病病毒妇女的母婴传播率在 2009 年下降到 8.1%。从 2010 年起，我国又开始试点艾滋病、梅毒和乙肝预防工作的整合，规范服务流程，并于 2015 年实施了预防母婴传播的整合型服务模式的全国覆盖。在青少年生殖保健方面，自九十年代中期开始，大量有关青少年性与生殖健康问题、知信行现状和基于人群的干预研究在中国开展，为我国青少年生殖保健工作的开展提供了大量的研究证据。

在出生缺陷防控方面，自二十世纪七十年代初期开始，我国先后开展了染色体病和单基因遗传病的分子基础和遗传诊断领域的研究工作。随后，国家对出生缺陷病因研究投入逐步加大。“十一五”期间，我国科学家在世界上首次发现了若干种人类遗传性疾病的致病基因；神经性高频耳聋基因的成功克隆，更是实现了我国在疾病基因研究中“零”的突破。此外，我国先天性心脏病相关基因基础研究也获得一定研究成果，发现了法洛综合征与 22 号染色体长臂 11 区基因微缺失有关。

在出生缺陷三级预防方面也取得了积极进展。在一级预防方面，二十世纪九十年代以来，我国对准备结婚的男女双方，在结婚登记前就进行婚前医学检查、婚前卫生指导和婚前卫生咨询服务。筛查导致出生缺陷发生的风险因素，发现高风险人群，及时给予后续的临床处理建议。这一人群干预措施曾取得过良好的出生缺陷预防效果。二十世纪九十年代初，中美研究团队首次利用人群实验证实了小剂量叶酸预防神经管缺陷效果。2009 年，我国中央财政为全国所有农村地区的有生育愿望的育龄妇女免费提供六个月的小剂量叶酸。项目实施六年来，我国神经管缺陷发生率从 2009 年的第四位下降到 2015 年的第十二位，项目取得了巨大的成效。2010 年，国家人口计生委、财政部联合启动了国家免费孕前优生健康检查项目试点工作。“十一五”期间，我国研究团队开发了中国首个药物致畸信息系统，并在 2015 年在此基础上完成了我国环境致畸信息系统。我国还建立了出生缺陷健康教育核心信息收集、采集、整理、加工从而形成健康教育材料一系列过程的标准方法，建立了一套国家层面的统一规范、具有科学性、可推广性、共享性和行为指导性的多种形式出生缺陷防治健康教育传播材料。此外，“十一五”期间，我国在国际上率先建立了重度耳聋预防及出生缺陷干预的理论和方法，有效阻断了耳聋的垂直传递，并对健康群体孕期筛查进行了探索，初步实现了耳聋的一级预防。

在二级预防方面，“十一五”以来，我国制定了适合人群的常见染色体异常血清学筛查的高危人群的切割值，完成中孕期二联干血片法产前筛查适宜技术的前瞻性研究，提出完整的干血片中孕期筛查技术体系。近年来，还建立了具有自主知识产权的胎儿染色体疾病和基因组病的新一代无创产前检测技术平台；在产前超声检测技术研究方面，建立了中国人群的孕 11 至 14 周胎儿超声生物学参数，为孕早期胎儿超声筛查提供了数据基础，提高了国内产前超声诊断的水平。

在三级预防方面，我国科学家自主研制成功了国际上首个遗传性耳聋基因诊断芯片晶芯一号，目前是国内外首选具有临床实用价值的遗传性耳聋基因检测产品。近年来，我国学者开展一系列复杂先心病姑息或生理性矫治手术，包括体肺分流术、腔肺分流术、Fontan 类手术、肺血管单源化术等，取得良好的临床效果；建立了经膀胱尿道内镜早期治疗新生儿下尿道梗阻的实验和治疗技术方法。提出和改进了微创腔镜技术治疗严重泌尿道和消化道畸形的新手术方法，建立了手术规范和技术常规，扩大了小儿腹腔镜技术治疗复杂畸形的应用范围。

在妇幼卫生相关研究影响政策转化方面，一个经典的案例是叶酸增补预防神经管畸形政策的形成。自九十年代初开始，“叶酸预防神经管畸形项目”大型队列研究选择了中国神经管畸形高发地区（北方）与相对低发病的地区（南方）同时开展，研究结果的论文“中国叶酸预防神经管畸形”发表在《新英格兰医学杂志》(1999 年 11 月)。基于项目结果以及后续的技术评估和推广应用经验，2009 年，我国深化医药卫生体制改革将增补叶酸预防神经管缺陷纳入了妇幼重大公共卫生服务项目，实现了从研究到政策的转化。同时，该研究被广泛应用于世界各国制定围孕、围产期叶酸增补以预防胎儿神经管畸形的指南中。

进入二十一世纪以来，中国妇幼卫生学科在科学研究领域积极整合跨学科的优势，开展了包括母胎医学和新生儿疾病筛查、围产营养和儿童早期发展，以及辅助生殖技术等领域的跨学科合作研究，为临床保健专科的建设奠定了理论和应用基础。例如，我国在普遍开展了新生儿甲状腺功能低下和苯丙酮尿症筛查的基础上，近年来，各省又陆续开展了胎儿超声筛查、听力筛查、新生儿白内障筛查、先天性心脏病筛查、高危儿脑瘫的早期筛查、先天性髋关节脱位筛查以及一些代谢性疾病的筛查，在技术和应用领域都获得了很大的发展。

(五)专业学会的成立与发展

中华预防医学会有四个与妇幼卫生学相关的分会，分别是妇女保健分会、儿童保健分会、出生缺陷预防与控制专业委员会和生育健康分会。

妇女保健分会成立于 1989 年 10 月，分会的主要任务：一是为政府部门制订妇女保健和相关的公共卫生发展战略、规划、政策等重大决策提供咨询和建议，协助卫生行政部门制定有关技术服务指南及规范；二是关注国内外妇女保健、生殖健康学科进展和前沿动态，促进和开展妇女保健、生殖健康的学术交流；三是宣传和普及妇女保健知识和技能，提高全民妇女保健意识和建立健康的行为方式；四是开展妇女保健、生殖健康优先领域的多中心合作研究；五是与国内外优秀企、事业和非政府组织合作开展各种形式的科学研究和新技术推广活动；六是组织开展多种形式的专业技能培训和继续教育，帮助会员及广大妇幼保健专业技术人员更新知识，提高业务技术水平；七是编辑出版妇女保健专业或科普书籍、信息通信，建立和完善妇女保健分会网站。

分会目前设有以下学组：孕产保健学组、常见病防治学组、更年期保健学组、青春期保健学组、乳腺保健学组、职业妇女保健学组、青年委员会。

历届主要领导见表 14–5。

表 14–5 中华预防医学会妇女保健分会历届主委

界别(时期)	主任委员
第一届(1989—1996)	华嘉增
第二届(1996—2002)	王凤兰
第三届(2002—2010)	黄醒华
第四届(2010—2016)	王临虹
第五届(2016 年 12 月至今)	王临虹

儿童保健分会成立于 1989 年 11 月。儿童保健分会以保护和促进儿童身心健康和社会适应能力为目标，通过研究儿童的生长发育和发展规律及其影响因素，依据促进健康、预防为

主、防治结合的原则，对儿童群体或个体采取有效的干预措施，减少发病和残疾，降低死亡，提高人口素质。分会自成立以来，广泛开展有关儿童卫生保健工作的学术活动、理论研讨和经验交流；定期举办品牌学术活动中国儿童保健学术年会和中国儿童保健发展高层论坛；成功举办国家级继续教育项目数十项，累计培训学员万余人次；开展国际合作与交流，积极承办国际性学术会议，引进、传播儿童卫生保健工作发展中的新理论、新知识和新技术；创办内部交流刊物《中国儿童保健通讯》，并向全国县级以上妇幼保健院免费发放；建有中华预防医学会儿童保健分会网站，传播儿童保健知识。分会还主动承担政府有关部门和总会委托的相关工作。

分会目前设有心理行为学组、新生儿筛查学组、儿童疾病预防学组、儿童生长和营养学组、环境与儿童健康学组、儿童视听觉保健学组。

历届领导见表 14–6。

表 14–6　中华预防医学会儿童保健分会历届主委

界别（时期）	主任委员
第一届（1989—1994）	薛沁冰
第二届（1994—2002）	庞汝彦
第三届（2002—2009）	朱宗涵
第四届（2009—2015）	戴耀华
第五届（2015 年至今）	戴耀华

出生缺陷预防与控制专业委员会成立于 2012 年 9 月，专委会先后成立了产前超声、产前筛查与诊断、新生儿筛查、新生儿听力筛查、出生缺陷监测、妊娠期疾病与出生缺陷等七个专业学组，积极开展出生缺陷的科学研究，充分发挥专家的智囊作用和为国家决策提供科学依据，为规范制定、技术培训、健康教育等提供技术保障。主任委员由中国出生缺陷监测中心主任朱军教授担任。

生殖健康分会成立于 2016 年 7 月，分会以促进生殖健康领域的学术和科研交流为目的，为生殖健康发展提供理论依据，推进并解决生殖健康的瓶颈技术问题；通过举办培训和教育活动，提高专业技术人员的技术能力和管理能力，提升公众生殖健康意识和知识水平。第一届（2016 年至今）分会的主任委员是凌斌教授。

（六）专业期刊的发展

《中国妇幼保健》杂志是由中华人民共和国卫生部主管、中华预防医学会和吉林省医学期刊社主办，于 1986 年经国家科委批准正式出刊。其内容以妇幼卫生管理为主，兼顾保健与临床相结合的适宜技术。

《中国妇幼健康研究》原名《国外医学妇幼保健分册》，创刊于 1990 年，2005 年 9 月经国家新闻出版署批准更名为《中国妇幼健康研究》，是由教育部主管，西安交通大学、中国疾病控制中心妇幼保健中心主办，西安交通大学第一附属医院承办。本刊以专题研究、临床研究、文献综述、研究信息、介评、专家论坛等形式，向读者介绍国内外妇幼专业方面的新进展，妇女儿童各阶段疾病预防的新经验，妇幼心理行为及健康指导、围产医学、优生、遗传等方面的新理论和实验研究新动向。

《中国儿童保健杂志》创刊于 1993 年，由专属教育部主管，西安交通大学、中华预防医学会主办，西安交通大学第二附属医院承办。本刊是我国儿童保健领域唯一的专业期刊，以反映中外儿童保健学的学术动态和科研成果，交流优生、优育、优教知识及儿童保健管理经验，介绍新的适宜实用技术，提高儿保工作者的素质，促进儿童保健事业发展为宗旨。

《中国生育健康杂志》原名《中国优生优育》，创刊于 1990 年，2002 年 4 月更名。现由教育部主管，北京大学主办，北京大学医学部生育健康研究所承办。本刊内容涉及面广，涵盖妇女保健、儿童保健、计划生育、妇产科、儿科、男性科、生殖医学等研究领域。

《中国妇幼卫生杂志》原名《中国医学文摘－卫生学分册》，创刊于 1984 年，于 2009 年 5 月由国家新闻出版总署正式批准更名为《中国妇幼卫生杂志》。该刊由中华人民共和国卫生部主管，中国疾病预防控制中心妇幼保健中心承办。本刊反映我国妇女儿童健康事业的新水平、新实践、新成果、新进展，促进国内外妇幼卫生学术交流，提高妇女儿童卫生工作者的业务素质。

妇幼卫生学科主要专业期刊发展的具体信息详见表 14–7。

表 14–7　妇幼卫生学科主要专业期刊的发展

杂志名	创刊时间	创刊号	首任主编	改名时间	历任主编
中国妇幼保健	1986 年	ISSN1001–4411 CN22–1127/R	王凤兰		王凤兰 孙铎
国外医学妇幼保健分册 中国妇幼健康研究	1990 年	ISSN1673–5293 CN61–1448/R	张蕴璟	2005.9	张蕴璟 李旭
中国儿童保健	1993 年	ISSN1008–6579 CN61–1346/R	姚凯南	2009.5	姚凯南 杨玉凤
中国优生优育 中国生育健康杂志	1990 年	ISSN1671–878X CN11–4831/R	李竹	2002.4	李竹 任爱国
中国医学文摘－卫生学分册 中国妇幼卫生杂志	1984 年	ISSN1674–7763 CN11–5816/R	张彤	2009.5	张彤

第三节　中国妇幼卫生学学科发展的挑战与展望

中国妇幼卫生学科是以中国妇幼健康的需要和保健服务的需求为导向而发展起来的，也是与中国卫生系统发展所需的专门人才相匹配而应运而生的。这一肩负着弥合保健与临床裂痕使命的学科，在二十一世纪科学发展迅猛的背景下面临着新的挑战和机遇。

（一）学科发展过程中面临的挑战

妇幼卫生学科起源于临床医学的妇产科学和儿科学，临床医生在日常工作中目睹了许多危害妇幼健康的疾病是可以通过预防来避免的事实。为此，妇幼卫生学科是坚持以预防为主，强调保健与临床相结合，以健康教育为手段，以改善群体健康为目标的。学科的发展一直以服务人群健康问题的解决为己任，科学研究和人才培养既为国家相关妇幼保健政策的出台提供证据，又为新政策的落实提供技术保障。正是因为这种公共卫生的特点，本学科的定位，即是妇幼卫生还是妇幼保健医学，一直存在争议，由此也影响了其独立的学科理论与方法的建立。作为一门综合性应用型的学科，其学科范畴的界定、亚专科建设的必要性，以及学科交叉难免遇到的研究方法学问题等，已成为急需思考和应对内涵发展的挑战。

从外部环境来看，妇女儿童的健康不仅受到其生理、心理的影响，更受到社会和环境的巨大影响。社会决定因素的广泛性和环境影响因素的不可预测性都给妇女儿童的健康带来了前所未有的挑战，青少年生殖健康问题、妊娠合并慢性疾病、女性肿瘤、心理问题等健康挑战急需新的人群干预措施和保健应用规范。复杂的多因素所致的健康问题也对妇幼卫生实践、学术研究和人才培养带来了巨大的挑战，妇幼卫生需要更多宽基础的人去发现问题，需要更多交叉学科人才去研究问题，更需要多学科的合作去解决问题。同时，随着全球化进程的加速，一个国家的妇幼健康问题有时还需要跨国界和跨学科的合作才能得到有效的解决。

我国出生缺陷防控科学的发展在生物资源收集与保护方面面临挑战，符合国际标准、高质量、大样本容量的生物样本库明显缺乏，严重制约了我国在出生缺陷与遗传病基础研究、防治技术开发以及生物医学研究的长期、可持续发展。建立一个多民族、多地域、多种类的出生缺陷的资源收集、保存、评价、共享服务、开发利用为一体的现代化的、动态发展的出生缺陷资源库，将是未来我国科研最为重要的基础性工作。

出生缺陷发生学机制研究仍面临挑战，开展出生缺陷遗传病因以及遗传与环境交互机制应是未来科学研究的重要方向。建立多中心研究协作网络，结合流行病与分子遗传技术，开展多种重大出生缺陷（如先天性心脏病、唇腭裂、尿道下裂）与遗传、环境、行为和营养等影响因素的关系以及病因机制，研究基因易感性和基因与环境的交互作用，发展具有相对特异性的出生缺陷防治措施将是下一步研究工作的重点。

（二）学科人才需求与培养模式的改革

1986年，国家确立了“以预防保健为中心，以指导基层为重点，保健与临床相结合”的妇幼卫生工作方针。妇幼保健服务包括儿童保健、青春期保健、妇女保健、孕产期保健、产后访视、围绝经期保健以及计划生育工作等。它有着独特的服务对象和技术性质，针对妇女、儿童生命周期中不同生理阶段的健康问题，提供全面、系统、连续的服务。妇幼保健人员既要对妇女和儿童进行个体治疗，又要完成服务对象的个体保健与群体预防，并且还要承担辖区内大量的宣教与组织管理工作。因此，妇幼卫生专业要培养的是高素质的防治结合型实用人才，有妇产科或儿科临床经验，并接受过流行病学和卫生统计学等方面的良好训练，还要有一定的管理协调能力和较强的政策水平。

近年来，妇幼保健和计划生育资源整合，机构调整，功能进行再次确认，对提供妇幼保健专业服务的人员提出了更高层次的要求。国家卫生计生委于2015年下发的《关于妇幼健康服务机构标准化建设与规范化管理的指导意见》提出，妇幼健康服务机构应按照保健与临床相结合原则，打通临床部和保健部分别设置的部门格局，规范设置孕产保健部、儿童保健部、妇女保健部和计划生育技术服务部四大业务部门，按照服务人群优化服务流程，整合服务内容，以实现保健和临床、群体保健和个体保健、公共卫生和临床医疗人才交流的各项融合。为保证落实工作职责，提高工作效率，适应新形势下妇幼保健服务发展的需求，妇幼卫生人才不仅要夯实临床基础和技能，兼具保健业务知识，并且还要具备临床执业医师资格，才能更好地按照全生命周期的需要为妇女、儿童提供连续、系统的妇幼保健服务和健康管理。由此，在本科教育中，如何更好地做到预防、保健、临床之间的有效融合有待进一步探索。

（三）妇幼卫生学科的未来发展趋势

（1）基于核心能力要素的培养模式开展人才培育。未来妇幼卫生学人才的培养应继续坚持保健与临床的结合，理论与实践的并重，同时还要更多关注国内与国际的合作，以及交叉学科人才的培养。形成突出保健医学、社会人文科学、健康管理学和信息科学等课程和能力培养体系。强化学生 / 人才对妇幼保健及全生命周期健康管理的理论与实践的创新潜质，社会实践与人文素质培养相结合，逐步培养学生 / 人才的专业实践能力，重点培育“整合妇幼保健医学”理念与综合实践能力，并强化学生 / 人才的国际视野。

（2）基于妇幼卫生信息系统的信息分析和利用，推动政策转化。积极利用我国较为完善的妇幼卫生年报信息系统、妇幼卫生监测信息系统以及妇幼保健机构监测信息系统，不断了解我国妇幼人群的健康、保健服务提供的变化，进行妇幼卫生政策建议。积极将统计学方法应用于妇幼领域的问题研究，为妇幼人群健康在时间、空间分布的变化提供信息并确定影响因素。随着健康档案和母子保健手册的建立和推广应用，未来研究将基于人群大数据，从群体资料的横断面分析逐步发展到基于精准（个性化）保健随访服务信息的纵向分析，获得更多的保健服务、影响因素和健康结局之间的相关性的结果，极大的促进循证妇幼卫生决策。

（3）开展前瞻性妇幼人群队列研究。为深入研究遗传和环境因素在孕期、分娩和产后不同时期对妇女健康的作用，并探讨孕期因素、遗传及环境因素对儿童的生命形成、发育、成长等各个阶段的影响，从而为形成完善的妇幼保健措施、提高妇女儿童的生存质量提供科学理论依据，国家已经或正在建立大规模亲子队列或出生队列研究平台，其研究成果将为国家或地区的母亲及儿童健康做出重要贡献。在此基础上开展专项队列研究，突出解决国家急需解决的优先问题。例如，在儿童生存与保护得到不断改善的基础上，认识儿童早期发展的规律，挖掘个体发展中的潜力，发挥其在整个生命周期中的作用是儿童发展中亟待研究的重要问题。

（4）促进妇幼保健整合医学模式发展。整合是提升妇幼保健综合服务能力的重要路径和手段，多学科多领域的结合既给目标人群带来更大健康保障，又使相关各学科交叉融合得到深化和发展。互联网时代新的健康服务模式的探索和干预研究，将进一步促进保健服务对象健康素养的建立；通过不同级别服务网络之间的远程会诊或医疗联合体的合作，也将进一步提高保健服务的质量和服务利用率。可穿戴式设备的发展，为干预效果的客观研究带来的技术工具，也为服务改善服务的效果和效率提供了技术支撑。

（5）确定妇幼保健研究的优先问题。围绕本国妇幼卫生发展的趋势，为消除地区间妇幼健康服务资源分配上的差异，应从理论上探讨解决妇幼卫生资源配置公平性的策略；在减少妇女恶性肿瘤、降低高危孕产妇死亡率等方面，应更加重视妇科重大疾病以及安全分娩等领域的研究与保健实践；在儿童保健方面，儿童早期发展、儿童营养和出生缺陷等问题已成为当前研究与保健实践的重要主题，探索其发生机理以及人群干预措施尤为重要。

（6）加强出生缺陷适宜防治技术推广应用研究以及综合防治模式研究。围绕出生缺陷三级防治技术，针对我国重大出生缺陷，建立技术服务系统和研究平台，探索基于已有的、最有效的出生缺陷综合防治技术“社区 – 医院”综合防治模式，进行区域综合示范研究，以有效降低重大出生缺陷和遗传病的发生率，同时提高出生缺陷生存质量。

（7）改变妇幼保健发展的理念。随着经济社会的不断发展，人们生活水平的不断提高及寿命的延长，人们在对健康的认识不断深化的同时凸显出对健康服务需求的变化。要适应妇幼健康服务新的需要，就要转变观念，将原有或现行妇幼保健服务形式和内容向人的全生命周期保健转变，将原有或现行妇幼保健管理向健康管理转变，实现提高生命质量，促进人类健康的平均寿命延长。

致谢　感谢杜鸿祎的协助。

撰稿人：钱　序　王　芳　王晓莉　李　芬　吴康敏
杜玉开　朱　军　蒋　泓　王艳萍

参考文献

［1］钱序，陶芳标. 妇幼卫生概论［M］. 北京：人民卫生出版社，2014.

［2］Elizabeth D Hutchison. Life Course Theory.［M］// R. J. R. Levesque. Encyclopedia of Adolescence. Springer International Publishing，2017.

［3］严仁英. 杨崇瑞博士：诞辰百周年纪念［M］. 北京医科大学中国协和医科大学联合出版社，1990.

［4］盛丹青. 妇女保健［M］. 上海科学技术出版社，1963.

［5］宋鸿钊，吴葆桢. 妇女保健［M］. 科学出版社，1978.

［6］上海市第一妇婴保健院. 妇女保健［M］. 人民卫生出版社，1981.

［7］华嘉增. 妇女保健学［M］. 中国人口出版社，1991.

［8］中华医学会儿科学会. 儿童保健专号［J］. 中华儿科杂志，1951，1（3）.

［9］朱宗涵，金曦. 我国儿童保健的发展历程和启示［J］. 中国妇幼卫生杂志，2013，4（6）：76–78.

［10］薛沁冰. 儿童保健［M］. 科学出版社，1976.

［11］刘湘云，林传家，薛沁冰，等. 儿童保健学. 南京：江苏科学技术出版社，1989.

［12］全国普通高等学校医药本科专业目录对照表［J］. 中国高等医学教育，1987（03）：1–2.

［13］全国妇女保健研讨会.《妇幼卫生专业讨论会》会议纪要［J］. 中国妇幼保健，1990，5（6）：3–4，45.

［14］高等医学院校试办妇幼卫生专业座谈会［J］. 同济医科大学学报，1988，s1：29.

［15］全国妇幼卫生专业教学讨论会圆满结束［J］. 中国妇幼保健，1992，05：39.

［16］国家教委. 国家教委关于印发《关于近期普通高等学校本科专业设置审批和备案工作的意见》的通知［R］. 1994.

［17］中华人民共和国教育部. 教育部关于印发《普通高等学校本科专业目录（1998 年颁布）》、《普通高等学校本科专业设置规定》等文件的通知［R］. 1998.

［18］教育部. 普通高等学校本科专业目录（2012 年）［Z］. 2012.

［19］中华人民共和国教育部. 2015 年度普通高等学校本科专业备案和审批结果［R］. 2015.

[20] 中华人民共和国教育部. 2016 年度普通高等学校本科专业备案和审批结果 [Z]. 2017.
[21] 2016 年中国学位与研究生教育学会研究生教育成果奖出炉 [N]. http: //www.cingta.com/index.html?p=1852.
[22] 国家卫计委就我国第五次儿童体格发育调查结果举行发布会 [N]. http: //www.gov.cn/xinwen/2016-06/08/content_5080561.htm.
[23] 中华人民共和国国家统计局. 2016 中国统计年鉴 [EB/OL]. http: //www.stats.gov.cn/tjsj/ndsj/2016/indexch.htm.
[24] 中华人民共和国卫生部. 1983 年卫生年鉴 [M]. 中国统计出版社, 1984.
[25] World Health Organization. Maternal and child health-control of neonatal tetanus [J]. Weekly Epidemiology Record. 1985, 60 (2): 5-6.
[26] Ministry of Health, UNICEF China, National Working Committee of Women and Children. Safe Motherhood in China-progress and prospects of UNICEF supported project [A]. 2003.
[27] 复旦大学: 我们从这里走向世界 - 妇幼与生殖健康埃塞俄比亚试点项目现场启动会纪实 [N]. http: //sph.fudan.edu.cn/a/798.
[28] 胡尚英, 郑荣寿, 赵方辉, 等. 1989 年至 2008 年中国女性子宫颈癌发病和死亡趋势分析 [J]. 中国医学科学院学报, 2014, 36 (2): 119-125.
[29] 包鹤龄, 刘韫宁, 王黎君, 等. 中国 2006-2012 年子宫颈癌死亡情况与变化趋势分析 [J]. 中华流行病学杂志, 2017, 38 (1): 58-64.
[30] 乔友林, 章文华, 李凌, 等. 子宫颈癌筛查方法的横断面比较研究 [J]. 中国医学科学院学报, 2002, 24 (1): 50-53.
[31] 钱序, 主编. 中国促进母婴安全和儿童营养的案例研究 [M]. 复旦大学出版社, 2017.
[32] Qian X, Tan H, Cheng H, Liang H. The sexual and reproductive health of adolescents and youths in China: a survey of literature and projects from 1995-2002 [J]. World Health Organization Western Pacific Region, 2002 (12).
[33] 钱序, 黄迎, 蒋泓, 等. 中国青少年性与生殖健康研究现状: 文献综述与项目回顾 2003-2007 [A]. 联合国人口基金, 2008.
[34] Berry RJ, Li Z, Erickson JD, et al. Prevention of neural-tube defects with folic acid in China [J]. N Engl J Med, 1999, 341 (20): 1485-90.
[35] 中华人民共和国卫生部. 卫生部关于印发《增补叶酸预防神经管缺陷项目管理方案》的通知 [R]. 2009. http: //www.nhfpc.gov.cn/tigs/s9660/200906/facb102b5c5a471788f8b8a8eed09a31.shtml.
[36] 中华人民共和国卫生部 .《新生儿疾病筛查管理办法》(卫生部令第 64 号) [EB/OL]. http: //www.nhfpc.gov.cn/fzs/s3576/200903/c53a0c97e68740c286ceb96e9ac56280.shtml.
[37] 中国卫生和计划生育委员会. 关于妇幼健康服务机构标准化建设与规范化管理的指导意见 [EB/OL]. http: //www.nhfpc.gov.cn/fys/s3581/201512/a0dcaf1f20624769a9a3b2dafa0280ab.shtml.

妇幼卫生学学科发展大事记

时间	事件
1948 年	中央卫生实验院妇婴卫生组主编《妇婴卫生学》中央卫生实验院妇婴卫生组出版。
1952 年	中华医学会儿科学会出版发行的《中华儿科杂志》第二卷第三期发表了“儿童保健专号”(中华医学会儿科学会出版)。
1985 年	同济医科大学首开妇幼卫生专业并招生。

续表

时间	事件
1986 年	国家科委批准正式出刊《中国妇幼保健》杂志。
1987 年	国家教育委员会正式审批通过妇幼卫生专业（Maternal and Child Health）为试办专业，专业编号“试 05”。
1989 年	中华预防医学会妇女保健分会成立、中华预防医学会儿童保健分会成立。
1994 年	国家教委下发《关于近期普通高等学校本科专业设置审批和备案工作的意见》，妇幼卫生本科专业更新专业代码为“100205*”。
1998 年	教育部取消专业代码为“100205*”的妇幼卫生专业，而在目录外专业名单中增加代码为“100203S”的妇幼保健医学专业。
2012 年	教育部下发《普通高等学校本科专业目录（2012 年）》，将妇幼保健医学更改为代码“100403TK”的特设专业和国家控制布点专业，归于公共卫生与预防医学学科。中华预防医学会出生缺陷预防与控制专业委员会成立。
2016 年	中华预防医学会生殖健康分会成立；“全球化背景下研究生培养模式的创新探索—以妇幼健康学科为例”获全国学位与研究生教育二等奖。

第十五章 精神卫生

半个多世纪以前，第一任世界卫生组织第一任总干事 Brock Chisholm 医生就提出了“没有精神健康就不可能有真正的躯体健康”这一著名的论断。在 1946 年对“健康”的定义中，世界卫生组织明确指出心理健康是健康的重要的、不可分割的组成部分。五十多年后的 2005 年，世卫组织再次指出“没有精神健康就没有健康（No health without mental health）”的观点，强调精神健康是健康不可分割的组成部分。本章简要介绍国内外精神卫生（mental health）领域的发展与现状。

第一节 学科概况

与很多成熟的学科不同，到目前为止，精神卫生还不是一个独立的学科领域。这主要有两个方面的原因，其一是相对于躯体健康，人们对精神健康重要性的认识要晚得多；其二是相对于公共卫生其他领域，精神卫生更具有多学科、跨学科的性质。

一、精神卫生的概念

“精神卫生（mental health）”这个词大约起源于霍普斯金大学卫生与公众健康学院（School of Hygiene and Public Health）的 Lemkau 教授 1956 年出版的一本标题为《精神卫生与公众健康》（*Mental Hygiene and Public Health*）的教科书。虽然近几十年来，英文文献中已普遍使用mental health，很少有人使用mental hygiene了，但在汉语中已经约定俗成，固定为“精神卫生”而不是“精神健康”。另外，在汉语中，“精神卫生”与“心理卫生”大致同义，医学背景的学者多用前者，而心理学背景的学者多用后者。

“精神卫生”这个概念有两个层面的基本意思，其一是个体和群体的精神或心理健康状况。1986 年，世卫组织将“精神健康”定义为“个人能够认识他或她的能力，能够应对正常的生活应激，能够有成效地工作，以及能够对社区做出贡献的良好状态”。精神健康不仅仅是没有精神疾病，而且有精神症状或精神疾病也不等于没有精神健康，因为精神健康的人可以与精神症状共存，就像有躯体健康的人可以患有“屈光不正”之类的躯体疾病一样。与此同时，积极的健康观认为，和躯体健康一样，通过努力，精神健康水平是可以不断提高的。例如，随着经历的丰富，或者接受社会心理技能，能够形成更有利于精神健康的价值观，能够提高发现问题、分析问题和解决问题的能力，能够正确应对和处理挫折、应激和负性情绪，能够更有技巧地发展人际关系和处理人际关系问题，进而提高精神健康水平。

“精神卫生”第二层面的意思促进人群精神健康的系统努力，包括学术研究和社会行动。世界卫生组织提出，精神卫生是指一系列范围广泛的活动，这些活动直接或间接地与良好的精神状态相关，包括促进精神健康，预防精神障碍，为被精神障碍影响的人提供治疗和康复服务。

与精神病学（psychiatry）及其类似概念精神医学（psychiatric medicine）比较，它的范围更为广泛，除了包括精神障碍的诊断、治疗和康复（临床精神病学）和精神障碍的预防（预防精神病学）外，还包括以提高居民心理健康水平为目标的其他活动，如心理健康教育、心理健康促进、心理社会支持、心理社会技能训练等。另外，与临床精神病学以个体为主要工作对象不同，精神卫生更多地关注群体。

在学术界，另有两个学科概念与“精神卫生”在概念上很接近。其一是“公共精神卫生（public mental health）”。在这个术语中，“公共的（public）”这一限定词是相对“私立的（private）”而言的，是公立的含义。在中国和世界上许多其他国家，大多数的精神卫生服务都是由政府组织和提供的。其二是社区精神卫生（community mental health）。社区精神卫生的发展与西方二十世纪六七十年代的“去机构化（deinstitutionalization）”运动有着密切的联系。当时，西方国家特别是美国大规模缩减精神病院的数量和规模，让长期住在精神病院的患者出院进入社会，同时在社区建立各种形式的精神卫生治疗和康复机构。“社区”这个词强调生活在一定地理范围内的居民集合，因此社区精神卫生可以看作是社区范围内的精神卫生。至于近十来年兴起的“全球精神卫生（global mental health）”，则致力于通过全球性的合作，从全球的视角理解精神卫生问题，解决精神卫生领域中的全球性问题，可以看作是精神卫生在全球层面的组成部分。

二、精神卫生的重要性

（一）精神障碍的患病率

因为流行病学调查使用的精神障碍分类与诊断标准、诊断工具、抽样方法等不同有关，以及人口结构、文化背景、社会经济发展水平等因素的影响，世界各国报道的精神障碍患病率存在差异，但精神障碍是一组范围广泛常见病、多发病。根据世界精神卫生调查组对全球十五个国家和地区的抽样调查，十二个月精神障碍患病率的差异较大，最低的中国上海为4.3%（95% 可信区间为 2.7%~5.9%），最高的美国为 26.4%（95% 可信区间为 25.9%~28.0%）。Phillips 等对我国四个省的抽样调查表明，我国人群主要精神障碍（不包括尼古丁依赖、各种人格障碍等）的终生患病率为 17%。最近我国完成的“中国精神障碍疾病负担及卫生服务利用的研究”也获得了类似的结果。随着人口老龄化的发展，老年性精神障碍特别是老年性痴呆成为世界各国越来越关注的一个精神卫生问题。2013 年发表的一篇系统综述表明，我国老年性痴呆患者的人数已从 1990 年的 368 万增加到 2010 年的 919 万，二十年间增长了两倍多，并且这一趋势将会继续持续下去。

（二）精神障碍导致的疾病负担

1990 年开始的全球疾病负担研究，在很大程度上促进了人们对精神健康问题的认识。全球疾病负担研究表明，以伤残调整寿命年（disability-adjusted life years，DALY）计算，2010 年精神与行为障碍占全部疾病负担的 7.4%；以伤残损失健康生命年（years lived with disability，YLD）计算，2010 年 MSD 占全部疾病负担比例为 22.7%。不仅如此，精神与行为障碍所占的疾病负担比例还呈现明显的增长趋势。2010 年每十万人口的总 DALY 比 1990 年降低了 23.4%，但精神与行为障碍导致的每十万人口 DALY 却增加了 5.9%。在全球范围和中国，导致 YLD 的前二十位疾病和伤害中，精神与行为障碍有七种，其中主要抑郁障碍排名第二。

（三）精神障碍与躯体健康

精神健康与躯体健康之间的紧密联系体现在如下三个方面。①心理因素是躯体疾病发生和发展的重要原因，这个认识在全世界范围内已有几千年的历史，如我国中医就有七情致病之说。大量的研究表明，特殊的个性特征（如 A 型行为）、负性情绪（如焦虑、抑郁、愤怒、恐惧等）、心理社会应激、社会支持、应对方式、罹患各种精神障碍等心理因素都对躯体疾病，特别是慢性非传染性疾病的发生和发展具有重要的影响。精神障碍患者慢性躯体疾病（如糖尿病、高血压、冠心病等）的患病率远高于普通人群，其期望寿命（life expectancy）则远低于普通人群。②躯体疾病患者表现出大量的心理问题，包括达到诊断标准的精神障碍和一般性的认知和情绪问题。③心理问题影响躯体疾病患者的求医行为和对治疗的依从性，尽管这方面的研究还比较少，但学术界普遍相信，负性情绪、个性、社会支持等很多心理因素都对躯体疾病患者及时和有效地利用卫生服务产生重要的影响。

（四）精神健康问题对工作的影响

精神健康问题，包括符合诊断标准的精神障碍和一般性的心理问题不仅是导致缺勤、离职、解聘的重要原因，导致工作效率下降、差错增多、工作满意度下降，并影响工作中的人际关系（世卫组织，2003）。因精神障碍导致的企业损失难以估计，包括直接经济损失（如缺勤、低生产率、工作差错、治疗费用等）和间接经济损失（如企业不能按时完成生产任务、加重其他员工的工作压力等）。

（五）精神障碍对家庭和社会的影响

精神障碍对家庭的影响有三个方面：①带来经济压力。不仅精神障碍患者在不同程度上丧失劳动能力，长期的治疗和康复也会给家庭带来沉重的经济负担，在医疗保障制度不完善的国家和地区更是如此。②污名和歧视。不仅对患者形成心理压力，而且在很大程度上影响家庭成员。③精神障碍。特别是慢性的精神病性障碍对患者家庭成员的个人发展产生影响。例如，因为污名和歧视，家庭成员可能失去社交和工作机会；因为经济收入下降、支出增加，可能会影响家庭成员的教育和投资；因为需要人工长期照料患者，可能会影响家庭成员的职业发展机会等。这些影响可以称为“发展性损失或成长性损失”，到目前为止，尚未得到系统的研究。

精神障碍对社会的影响，除导致的疾病和经济负担外，还体现在对社会稳定的影响方面。如果得不到及时和有效的治疗，精神病性精神障碍患者的暴力行为发生率高于精神健康的个体。近年来，精神障碍患者严重凶杀事件在世界各地都有报道。2013 年，美国治疗促进中心（Treatment Advocacy Center）和国家警察协会（National Sheriffs' Association）估计，全国范围内被警察杀死的人中，半数患有精神障碍，间接说明了精神障碍患者暴力行为对社会的危害。

三、精神卫生研究的主要内容

精神卫生是一个范围广泛的跨学科领域，它以精神病学为基础，应用社会科学、公共卫生的理论和方法，以提高人群精神健康水平为其最终目标。其研究内容包括如下几个主要的方面。

（一）精神障碍的分类与诊断

（1）心理健康与疾病之间的分界。对于躯体健康而言，一般可以根据是否存在机体结构的异常和功能障碍确定健康与疾病的界线，尽管在很多情况下这条界线并不非常清楚。但是，在心理健康领域，情况要复杂得多。第一，到目前为止，对于多数精神障碍，仍不能发现相应的、特异性的躯体结构异常。第二，在特定情况下，正常人可以表现出心理功能障碍，例如在亲人去世后出现情绪、认知和行为功能下降，甚至短期内不能履行社会角色功能，被认为是正常的、健康的；相反，如果没有出现这些反应，则可能是某种精神障碍的表现。第三，在心理健康领域，疾病概念的划分，还与社会背景有密切的关系。在一种文化中正常的现象，在另一种文化中可能是异常的；即使在同一种文化中，精神障碍的概念也有可能随社会文化变迁而改变，同性恋即是典型的例子。在精神卫生领域，对什么是正常与异常、健康与疾病，如何判断心理健康状态，历来是一个重要的研究领域。

（2）精神障碍的概念、诊断与分类。由于缺乏病因学和病理机制的依据，目前仍只能根据临床表现定义各种特定的精神障碍。换句话说，就是精神障碍并非真实疾病实体，而是症状的组合。对于这样的症状组合，只能在缺乏病因学和病理机制依据的情况下，根据症状的特点做出诊断和分类。自上世纪七十年代以来，精神障碍的诊断和分类一直就是一个研究的热点，《国际疾病与相关健康问题统计分类》（*International Statistical Classification of Diseases and Related Health Problems*，*ICD*）的第九版、第十版，美国《精神障碍诊断与统计手册》（*Diagnostic and Statistical Manual of Mental Disorders*，*DSM*）的第三版、第四版、第五版，以及中国《精神疾病分类方案与诊断标准》第二版、第三版都在努力理清各种精神障碍的概念、分类和诊断标准，但至今仍没有突破性的进展。

（二）精神健康状况及相关行为的发生水平

描述在不同人群中，精神健康状况及相关行为的发生水平、分布和发展变化规律，属于流行病学的研究范畴。这里的“精神健康状况”，既包括传统意义上的各种精神障碍及其结局（如痊愈、慢性化、死亡等），也包括精神症状、良好心理健康状况、幸福感、生活质量等积极心理学概念；与精神健康相关的行为则可大致分为四类，即①与精神障碍相关的行为问题，如自杀、自伤、意外等；②有可能损害精神健康的行为和生活方式，如应激、不规律的生活、缺乏睡眠等；③有可能促进精神健康的行为，如运动和接受心理技能训练等；④与精神健康相关的求助行为、治疗依从性等。

（三）影响精神障碍发生、发展和转归的主要因素

任何一种精神障碍的病因都是非常复杂的，涉及生物（包括遗传）、心理（包括个人成长经历）、社会和文化三个方面；这三个方面的影响不仅相互交织，而且因人而异。这一领域的研究内容，目前有这几个方面：①各种生物、心理和社会文化因素与精神障碍之间的关联及关系的性质（是不是因果关系）；②这些因素之间的相互作用和相互影响；③这些因素影响精神健康的途径与机制。

（四）社会对精神障碍的反应

社会对精神障碍的反应在很大程度上影响精神障碍患者是否及如何接受诊断和治疗、获

得基本生活条件保障。目前，这方面研究的重点集中在两个方面。其一是对精神障碍、精神障碍患者和家庭成员的污名化、妖魔化、社会隔离、社会排斥、社会歧视，其主要影响是阻碍精神障碍患者及时到专业机构寻求治疗和坚持系统治疗。其二是对精神障碍患者的社会保障，包括享受医疗、基本生活条件（住房、食品等）、工作和社交的权力等方面。

（五）精神卫生服务的组织

主要涉及如何建立精神卫生服务体系，以向公民提供合适的、可及的和能负担的基本精神卫生服务。研究内容包括精神卫生机构的设置和建设，精神卫生人力资源的培养和使用，精神卫生服务的形式和内容，精神卫生机构内部的协调和互动，精神卫生服务体系与医疗体系的其他部分、与医疗系统外相关部门的整合和合作，医院与社区之间的连续照护等。这一领域目前的一个重大课题是如何在社区组织精神卫生服务，在保证社区患者接受治疗的同时，促进其社会功能的恢复。

（六）治疗与康复方案的研究

治疗与康复方案的研究属于临床精神病学的范畴。但是，由于相当一部分精神障碍患者没有到精神卫生机构就诊，因此，以机构患者为样本研究治疗方案，包括目前开展的各种多中心随机双盲对照研究，在这方面是有缺陷的。精神卫生工作者需要以社区中的精神障碍患者为研究对象探索在社区环境中，最有效、有能被患者接受、依从性最好的治疗和康复途径和方案。

（七）精神障碍的预防

精神障碍的普遍性预防（universal prevention）针对人群中存在的普遍危险因素采取措施。例如产前筛查和遗传学诊断，预防产伤，预防脑部的感染性疾病（如脑膜炎、脑炎、克雅氏病等），保证儿童营养，预防碘缺乏性疾病，保护弱势群体（如打击虐待、拐卖儿童和妇女），维持安全、稳定的社会环境等都是预防精神障碍发生的有效措施。选择性预防（selective prevention）的对象是具有明确精神障碍危险因素的亚人群，如推广使用安全套，以避免或减少因感染艾滋病病毒（HIV）而引起精神障碍。针对性预防（indicated prevention）的对象是具有精神障碍的早期表现或具有精神障碍素质因素，但尚不符合诊断标准的个体。

（八）精神健康促进

尽管精神障碍的预防、治疗和康复是精神健康促进的重要组成部分，但精神健康促进是针对普通人群的，其目的是提高全人群，特别是非精神障碍患者的心理健康水平。心理健康教育和社会心理技能训练都是精神健康促进的有效措施，目前需要设计严谨的研究，以评估这些措施的有效性。

第二节　发展历程

早在几千年以前，中国、古希腊、古印度等古老文明就对精神障碍的表现有所认识，而且发展了对精神障碍发生的解释模式。其中既有超自然主义取向的，即将精神障碍看作是鬼神附体的表现，或者是上帝对某种行为的惩罚等，也有自然主义取向的，如中国的阴阳平衡学说、印度古代医学和古希腊的四液体学说，并在这些解释模式的基础上发展出各种各样的治疗方法，如中医的草药和针灸、印度古代医学的按摩和瑜伽，以及古希腊的按摩、水疗、饮食平衡和体育锻炼。

在全球范围内，精神卫生的发展大致可以划分为五个阶段。第一个阶段，照顾精神病人完全是家庭的责任，社会基本上不参与。这个阶段可以从开始由文字对精神疾病进行描述开始到伊斯兰医生在八世纪建立全球第一家综合性医院为止。第二个阶段是收容院阶段，早期家庭成员将精神障碍患者送到寺庙、教堂和其他宗教场所接受照顾和管理。到十七八世纪，随着工业化和城市化的发展，一些国家开始由政府建立收容院，收容无人照顾的精神障碍患者。这个阶段持续时间有两千年之久，收容院的主要功能是管理而不是治疗精神病人。第三个阶段是精神病院阶段，其基本特征把精神障碍看作是一类疾病，精神障碍患者接受各种各样的医学治疗，包括现代抗精神病药物出现之前的各种物理和化学治疗，以及二十世纪五十年代以后发展起来的抗精神病药物治疗。但精神病院仍有收容和管理精神病人的职责，很多病人长期住在精神病院，不与外界接触。第四个阶段是社区精神卫生阶段，形成于二十世纪六十年代美国等西方国家，并在很多国家得到了迅速的推广。主张将精神病人从精神病院解放出来，到他们所熟悉的社区环境接受治疗和康复，而精神病院则只接受精神障碍急性期的短程治疗；各种形式的社区服务，包括社区精神卫生设施（日间站、夜间站、中途站等）和服务（如案例管理、治疗社区、主动社区治疗等）都在发达国家发展起来了，但精神障碍的预防、精神健康促进始终没有得到大规模的发展。在发展中国家，精神卫生资源一直短缺，不仅社区精神卫生没有很好地发展起来，住院服务设施也相对短缺，精神障碍的治疗率仍然很低，不少精神病人仍然被关锁，得不到治疗和基本生活条件的保障。进入二十一世纪后，精神卫生的发展开始进入第五个阶段，这一阶段的主要特点是，推动以价值为基础的支付（value-based payment）取代以前根据服务量付费（pay for performance）的模式，从而进一步促使医院精神卫生服务（以治疗为主）与社区精神卫生服务（包括康复、预防和精神健康促进）的无缝结合。

在中国，1949 年以前，精神卫生服务能力极为薄弱，在全国范围内仅在广州（1898）、北京（1906）、苏州（1923）、上海（1936）、成都（1939）和南京（1947）建有精神病院，合计病床数仅一千张左右，中华人民共和国成立前夕从事精神科的医师仅有五六十名。

1949 年后，中国精神卫生的发展可以大致分为四个阶段。

第一阶段是精神卫生的几步阶段，时间从 1949 年到 1966 年。1950 年代初，在新的卫生工作方针的指引下，除开设精神病学课程之外，有条件的医学院校还开办了精神科专科医师进修班，以培训精神科专科医师。与此同时，卫生和民政部门投资新建和扩建精神卫生防治机构，到 1958 年，二十一个省市已有精神卫生机构共六十二家，改进了服务态度，提高了管理水平和医疗质量。为了加强学术交流，中华医学会于 1954 年成立精神科学会，并于同年创办了《中华神经精神科杂志》。1956 年，全国制定的十二项科研规划中，常见的精神分裂症和神经衰弱被列为重点科研项目，推动了全国精神病学专业学科建设和科学研究。1958 年 6 月，卫生部在南京召开了第一次精神病防治工作会议，制订了“积极防治、就近管理、重点收容、开放管理”的防治方针，提出了“药物、劳动、文娱体育和教育”的综合性治疗策略，提出大力依靠基层医务人员建设精神病三级防治网，拉开了全国社区防治工作的帷幕。二十世纪六七十年代，建立了“工疗站”“看护小组”等社区精神卫生服务形式，对我国精神卫生工作起了重要的推动作用。

第二阶段从1966年到1976年，我国精神卫生工作受到“文化大革命”的严重破坏，陷于停滞状态，期间很多精神卫生机构受到冲击，很多著名的精神病学家被剥夺了行医资格，去做卫生员、护士，或者成为劳动改造的对象。但在“文化大革命”后期，精神卫生领域仍有一些重要的发展，例如，湖南医学院于1974年5月创办了《国外医学精神病学分册》，中山医学院于1975年创办了《中国神经精神疾病杂志》这两本学术杂志。

第三阶段从大致1976年至2000年，是我国精神卫生的复兴阶段。这段时间内有以下标志性事件。①卫生部委托全国七个有条件的精神病学教学和科研单位成立精神病学继续医学教育中心，为各地培养相当于主治医生的专科骨干。②一些院校开始建立精神卫生系，招收精神卫生专业的专科和本科学生；1970年代末开始招收硕士研究生，1980年代末开始招收博士研究生。③积极开展国际合作，包括国家与国家之间的学术交流、合作、人员互访，分别在北京、上海、南京和长沙建立世界卫生组织合作研究和/或培训中心；积极参加和承办国际学术会议。④1995年成立中国心理卫生协会，为联系全国心理卫生工作者的行业协会。⑤1987年，创办《中国心理卫生杂志》，1993年，创办《中国临床心理学杂志》和《中国健康心理学杂志》，1996年，《中华精神科杂志》从《中华神经精神科杂志》独立出来。⑥1989年，正式出版《中国精神疾病分类方案与诊断标准》（第二版，CCMD-2），之后又相继出版了CCMD-2R和CCMD-3。⑦分别于1982年和1993年组织了全国部分地区的精神疾病流行病学调查。⑧八十年代后，全国各地公安、司法和卫生部门纷纷成立各种形式的戒毒机构。⑨出版了大量本领域的教科书、参考书。⑩1987年，召开了全国第二次精神卫生工作会议，部分地区（如上海）开始重新建立社区精神卫生服务体系。

第四阶段从2000年开始至今，是我国精神卫生的快速发展阶段。1999年11月，中国和世界卫生组织精神卫生高层研讨会在北京召开，会议发表了一个宣言，认为精神障碍既是一个重要的公共卫生问题，又是一个突出的社会问题，呼吁呼吁全社会关心精神卫生工作，为实现人人享有精神卫生保健行动起来。从此以后，中国的精神卫生进入了一个快速发展的阶段。2001年，召开了全国第三次精神卫生会议；2002年，国务院发布了《中国精神卫生工作规划（2002—2010年）》；2004年，国务院办公厅转发了卫生部等部门《关于进一步加强精神卫生工作指导意见的通知》，启动了“中央补助地方卫生经费重性精神疾病管理治疗项目”；2006年，国务院批复同意建立精神卫生工作部际联席会议制度；2009年，严重精神疾病管理被列入国家基本公共卫生服务项目。至此，国家对精神卫生的投入，从医疗为主转变到医疗和公共卫生并行的模式。2012年，“中华人民共和国精神卫生法”颁发，并于2013年5月1日起正式实施，我国精神卫生事业的发展有了法律保障。

第三节　重要成就

一、精神卫生体系建设

（1）精神卫生机构：1949年以前，我国仅在少数大城市有精神病院。经过几十年的发展，目前已基本建成了全国性的精神卫生服务体系。2010年，全国共有1650家精神卫生机构，精神科开放床位数 2281000 张。精神科床位主要分布在精神病专科医院中，占总床位数的 86.4%，主办单位包括政府部门、企业、个人、事业单位、社会团体等，以政府部门主办为主，占总床位数的 88.4% 。精神科床位密度全国平均为每一百万人有一百七十一张，上海和北京最高，西藏自治区没有精神科床位。进入二十一世纪以来，从应用心理学的角度，全国培养了大量的临床心理学专业毕业生；通过国家"心理咨询师"资格考试的社会人员，也有数十万之多。

（2）学校心理卫生服务体系：进入二十一世纪后，我国绝大多数大学、大多数中学逐渐建立了心理健康服务体系。一般根据学生人数的多少配备心理卫生专业人员，为学生提供心理健康教育、心理咨询等方面的服务。

（3）社区精神卫生服务：2004 年，启动"中央补助地方卫生经费重性精神疾病管理治疗项目"，将严重精神疾病管理治疗列入基本公共卫生服务项目，全面推动了我国的社区精神卫生服务体系建设。目前，省、市一级的精神病院多设有精神卫生中心，在城市的社区卫生服务中心和农村的乡镇卫生院都有"精神障碍防止专干"，他们大多接受过一定的精神卫生专业培训，在专业精神卫生机构和疾病预防控制机构的指导下，为社区提供严重精神疾病的治疗、管理服务。

二、治疗覆盖率

我国精神病性障碍的治疗覆盖率，目前大致在 70% 左右，已达到或基本达到中等发达国家水平，远高于印度等发展中国家（表 15-1）。抑郁症、广泛性焦虑症等轻性精神障碍的治疗覆盖率，目前仍低于 10%。

三、精神卫生知识的普及率

公众对精神障碍及其预防、治疗、康复的知晓程度，是决定公众对精神障碍患者态度和精神卫生服务利用的重要因素。近二十年来，随着心理健康教育的开展，精神卫生知识的普及率已有较大幅度的提高。中国精神卫生规划（2002—2010）首次明确，到 2005 年，普通人群心理健康和精神疾病预防知识知晓率要达到 30%，到 2010 年要达到 50%。但因各地在评估内容、方法和工具存在差异，很难进行比较，也无法估计全国的精神卫生知识知晓水平。

四、流行病学调查

我国曾于 1958 年在一些省市组织过较大规模的精神障碍患病率调查，但由于调查方法和诊断标准不统一，调查结果之间缺乏可比性。1982 年和 1993 年，卫生部曾经分别组织了两次全国大样本的精神障碍流行病学调查，1982 年，第一次调查依托全国十二个单位，共调查了一万二千户的 51982 名十五岁及以上居民。1993 年，第二次调查在上述地区中的七个地区中开展，共调查七千户的 23333 名居民。这两次大规模精神障碍流行病学调查，对于此后精神卫生措施的制定以及开展精神卫生工作具有历史意义。虽然这两次流调都在全国范围内选点进行，在一定程度上可反映全国精神障碍的患病率及其分布，但由于抽样缺乏全国代表性，因此并非严格意义上的全国流调。

进入新世纪后，北京、上海两地参加了世界卫生组织精神卫生调查；全国至少有二十多

表 15-1 精神障碍患者的治疗覆盖率：中国和印度的比较

	印度		中国	
	求助于所有卫生服务的比例，%	求助于精神卫生专业服务的比例，%	求助于所有卫生服务的比例，%	求助于精神卫生专业服务的比例，%
所有精神障碍	过去一年药物治疗，5.1	—	终生：8.3~15.5	终生：4.9~6.7
所有精神障碍，不分严重程度	—	—	一年：2.7~3.4	一年：0.6
所有精神障碍，轻度	—	—	一年：1.7~2.0	一年：1.7
所有精神障碍，中度	—	—	一年：11.9~19.8	一年：4.6
精神病性障碍	—	—	终生：24.0，72.4；一年：10.6	终生：15.4~60.4；一年：4.8
精神分裂症	现况：40.0~49.8	—	终生：71.5	终生：63.6
双相障碍	—	—	终生：23.1；一年：10.6	终生：63.6；一年：92.8
躁狂症	—	—	终生：17.3；一年：9.9	终生：9.9；一年：3.7
焦虑障碍	过去一年药物治疗：5.6	—	终生：6.1~44.7；一年：10.7	终生：11.1；一年：7.4
惊恐障碍	过去一年药物治疗：11.6	—	终生：22.2；一年：14.8	终生：6.2；一年：2.5
恐惧症	过去一年药物治疗：1.7	—	终生：10.6；一年：5.7	终生：6.2；一年：2.5
抑郁症	当前：12；过去一年药物治疗：5.5	—	终生：14.8；一年：6.3	终生：9.5；一年：2.5
老年期抑郁	—	—	终生：25.2	基线：1.0；一年后：3.2
强迫障碍	—	—	终生；17.1	终生：10.1
物质滥用	过去一年药物治疗：5.3	—	终生：1.2~25.7；一年：2.8	终生：0.4
癫痫	终生：6.3；现况：5~91.6	—	终生：65.0	终生；7.7
老年性痴呆	—	—	一个月：87.9（农村），97.5（城市）	终生：7.7

个省市组织过各自的精神障碍流行病学调查，但使用的方法、工具都不一致。其中山东、浙江、甘肃、青海等四个省的调查使用了基本一致的调查方法和工具，发现精神障碍的一个月总患病率为 17.5%，心境障碍、焦虑障碍、物质滥用障碍和精神病性障碍的一个月患病率分别为 6.1%、5.6%、5.9% 和 1.0%。接触过精神卫生专业人员的患者比例，以精神病性障碍最高，为 60.4%，其余心境障碍、焦虑障碍、物质滥用障碍、器质性精神障碍、其他精神障碍分别为 3.4%、2.9%、0.4%、5.7% 和 3.2%，表明我国精神障碍患者得到精神卫生专业治疗的比例相当低。

2012 年，卫生部和科技部立项资助“中国精神障碍疾病负担及卫生服务利用的研究”（简称中国精神卫生调查），重点研究我国精神障碍的患病率和疾病负担，描述精神障碍患者卫生服务利用现况，探讨影响精神障碍患病率、疾病负担、服务利用的影响因素，旨在为卫生决策部门制定精神障碍的相关防控策略以及配置精神卫生服务资源提供科学依据和理论支持。这次调查由北京大学精神卫生研究所牵头，全国四十多个单位参加，已于 2014 年完成。目前已公布的数据表明，我国心境障碍患病率为 4.06%，其中抑郁障碍 3.59%；焦虑障碍患病率是 4.98%；六十五岁及以上人群老年期痴呆患病率为 5.56%；酒精使用障碍患病率为 1.84%。这次调查具有如下主要特点：①使用了复杂的抽样方式，在全国范围内抽样，样本在一定程度上能够代表全国；②调查内容较为全面，除精神障碍的患病率外，还包括精神卫生服务方面的内容；③采取了较为严格的质量控制措施；④结合使用 CIDI 和 SCID 确定精神障碍的案例；⑤在国内大规模精神障碍流行病学调查中，首次使用计算机辅助个人访谈（computer assisted personal interview，CAPI）模式；⑥多学科团队参与合作；⑦主要调查结果由卫生部主持发布。

五、学科建设

作为公共卫生的一个实践领域，精神卫生在欧美等国的发展历史较长，可以从对精神病人的收容阶段开始算起；在中国的发展历史则相对较短，但从 1891 年的香港西营盘高街的精神病院或 1898 年广州市惠爱医院（现广州市精神病院）开业算起，也有一百多年了。但是，精神卫生作为一个学科，则无论在国外还是在中国，都可以称得上是“新兴学科”。在国际上，精神卫生具有突出的交叉学科性质，已经成为一个热点领域，除了传统的精神病学和公共卫生学科外，还吸引了社会学、人类学、经济学、心理学、伦理学、公共管理等学科学者的参与，但尚没有形成传统意义上的“精神卫生学”。在国内，教育部公布的学科分类中，精神卫生包含在“精神病与精神卫生学”这样二级学科中，是临床医学的二级学科，在“公共卫生与预防医学”这个二级学科中没有相关的内容。在《中华人民共和国学科分类与代码国家标准（GB/T 13745—2009）》中，“精神病学”是临床医学的二级学科，在其说明中称该学科“包括精神卫生和行为医学等”，在“预防医学与公共卫生学”一级学科下没有精神卫生的内容。在“精神病与精神卫生学”的本科和研究生教育中，重点是“精神病学”，很少有公共精神卫生的内容；而公共卫生学院的教学和研究，也很少涉及这一领域。进入二十一世纪后，《中国公共卫生理论与实践》等重要公共卫生著作或教科书中，已有“精神卫生”或“公共精神卫生”的章节，一些公共卫生学院也开始开设精神卫生、公共精神卫生、全球精神卫生课程，培养精神卫生方向的研究生。

第四节 挑战与展望

一、精神卫生面临的主要挑战

2011年，在美国国立精神卫生研究所和总部在伦敦的慢性疾病全球联盟（Global Alliance for Chronic Diseases）的共同支持下，全球精神健康重大挑战（Grand Challenge in Global Mental Health）课题组采用德尔菲法，征询了来自六十多个国家的四百二十二名精神卫生研究者、倡导者、项目执行者和临床医生对全球精神卫生优先领域的意见。项目组将“重大挑战”定义为“（精神卫生领域中）具体的障碍，如果消除这一障碍，将帮助解决重要的健康问题”。经过三轮德尔菲咨询，专家们最终对二十五项重大挑战达成共识。这二十五项挑战被分为六大类，分别是发现根本性的原因、危险因素和保护因素；促进预防与实施早期干预；改善治疗和增加治疗可及性；提高对精神障碍全球疾病负担的认识；建立人力资源能力、卫生系统转化和卫生政策反应。所有这些挑战都强调通过全球合作研究，创造数据、专门知识和技术和能力建设机会的共享途径。以下具体介绍这六个方面的重大挑战。

（一）发现精神障碍的根本原因、危险因素和保护因素

精神障碍的病因极为复杂，目前认为，范围广泛的生物、心理和社会因素都与精神障碍的发生、发展有关，但难以确定病因、危险和保护因素与精神障碍之间一对一的因果联系。这一组的重大挑战有三个方面，其一是发现整个生命周期过程中可改变的社会和生物危险因素；其二是理解贫穷、暴力、战争、迁移和灾难对精神健康的影响；其三是发现精神障碍的生物学标志。需要研究的问题有：早期胎儿和儿童发展与精神障碍的起病有什么样的关系；在不同的文化间，精神障碍的表型和内表型是什么；什么样的基因－环境交互作用与精神障碍危险性增加有关；对于处于极端恶劣社会环境中的个体而言，哪些因素能够增加复原力（resilience）和预防精神障碍的发生；在精神障碍的慢性化过程中，社会环境起什么样的作用；等等。

（二）促进预防和早期干预

虽然没有像疫苗对传染性疾病预防那样肯定的效果，但近几十年来，已有很多研究证明一些精神障碍是可以预防的，而预防精神障碍导致的健康和社会后果则更为有效。但在全球范围内，精神障碍的预防工作并没有得到广泛的开展，很多发展中国家没有任何真正意义上的精神障碍预防项目，而对已有的精神障碍预防项目，其效果也没有得到系统的评估。这一组的重大挑战有五个方面，分别是：①支持社区环境，促进整个生命过程中的躯体和心理健康；②在各种各样的情境下，通过发展与所在文化相适应的早期干预措施，降低没有接受治疗的患病时间；③发展干预措施，减少社会经济地位对儿童认知能力和精神健康的负面影响；④针对范围广泛的精神神经疾病，发展循证的预防性干预方案；⑤根据当地情况，发展适当的措施消除儿童虐待，增强对儿童的保护。需要研究的问题有：在整个生命过程中，哪些行为技能能够增强执行功能，复原力和认知的灵活性；在快速的脑发展阶段，能使用哪些神经保护因子、认知训练模式以降低青春期精神障碍的易感性；对于儿童虐待和忽视，以家庭和学校为基地的干预措施在多大程度上是有效的；等等。

（三）改善治疗、增加治疗的可及性

对于大多数精神障碍，目前已有有效的治疗方法，但是精神障碍的治疗率仍然很低。据世界卫生组织估计，在中低收入国家中，75%的精神障碍患者没有得到任何治疗。在我国，超过30%的精神病性障碍患者和90%的抑郁障碍患者没有得到过任何的专业治疗。在接受过治疗的患者中，坚持系统治疗（systematic treatment）的比例则更低，至于获得有效治疗（effective treatment）的就更少了。导致精神障碍患者低治疗率的主要原因可以分为两个方面。第一，精神卫生服务体系不完整，很多发展中国家严重缺乏精神卫生专业人员和精神卫生专业机构，而初级卫生保健人员、通科医生又普遍缺乏识别和处理精神障碍的能力；第二，由于缺乏精神卫生知识、普遍存在对精神障碍患者的社会歧视、缺乏治疗费用以及药物副作用等多方面的原因，精神障碍患者往往不去精神卫生专业机构寻求治疗，即使接受了治疗，也常常自动中断治疗，导致精神障碍病程的慢性化和反复发作。因此，如何提高精神障碍患者的治疗率、系统治疗率和有效治疗率，是当前精神卫生工作面临的主要挑战之一。参加“全球精神健康重大挑战”研究的专家提出，在改善治疗，提高治疗可及性方面，应优先考虑：①应将筛查和核心服务一揽子计划整合进常规的初级卫生保健服务中，以促使初级卫生服务提供者正确识别、处理和转诊求助于初级卫生保健的精神障碍患者；②改善有效治疗药物的供应并降低这些药物的价格，以使精神障碍患者能够支付相关的治疗费用；③发展能够为非专科医师（包括接受有限训练的非专业卫生工作者）使用的有效治疗方法；④将功能损害和能力障碍结合起来进行评估；⑤提成有效的、支付得起的社区治疗和康复服务；⑥通过对中低等收入国家卫生工作者的培训，改善儿童对循证治疗方法的可及性；⑦发展移动和信息技术（如远程医疗），提高精神障碍患者对有效治疗的可及性。需要研究的问题有：在常规的医疗情境中，简短的筛查工具在多大程度上可以有效地发现精神障碍；非专业的卫生工作者对严重精神障碍的干预是多大程度上是有效的；增加对神经环路的理解可以在多大程度上可以改善目前的药物干预；如何使用移动电话技术监测癫痫发作的频率；在不同的文化环境中，视频游戏和其他电子媒介是否可以用于认知矫正；在不同的文化环境中，对精神障碍的社区照护，什么样的心理社会干预可以产生最好的效果；等等。

（四）提高对精神障碍全球疾病负担的认识

传统的人群健康评估指标包括发病率、患病率、死亡率、期望寿命等。二十世纪九十年代以来，疾病负担作为全新的指标开始广泛用于评估人群健康状况。疾病负担相关指标不仅能够反映某种疾病在人群中的流行强度，而且能够分析该疾病对人群生活质量的影响。全球疾病负担研究发现，在很大程度上被忽视的精神障碍，是导致人群疾病负担的重要原因。然而，精神障碍的重要性仍没有得到充分的认识，这是全球特别是发展中国家精神卫生服务不能满足人群需求的重要原因。与此同时，对精神障碍患者广泛存在的污名和社会歧视，与精神障碍患者不能有效利用精神卫生服务密切相关。因此，参与全球精神健康重大挑战研究的专家们提出，提高对精神障碍全球疾病负担的认识是全球精神健康领域的一个重大挑战。这个方面需要优先解决的问题包括：①在不同的文化环境中，需要发展与所在文化相应的方法，消除对精神障碍患者的污名化、社会歧视、社会隔离和社会排斥；②需要建立跨国证据，描述与文化、社会经济状态和卫生服务因素相关的精神障碍发病、诊断、治疗和结局等方面的不平等；③需要开发具有良好效度和信度的定义、模式和测量工具，以在不同文化和情境中，对个人和人群水平的精神健康、精神卫生服务进行定量的评定；④建立共享的、标准化的全球数据系统，收集有关患病率、治疗类型、人力资源和卫生服务可获得性等方面的监测资料。需要研究的问题有：什么样的干预能够降低精神障碍污名化；在不同的卫生系统环境中，什么样的干预能够在卫生与社会服务中实施，以降低对精神障碍患者的污名化和社会歧视；在不同的时代，什么样的宏观社会因素（如失业率、国际贸易、国民收入等）对精神障碍的患病率有什么样的影响？相关政策对精神障碍治疗的覆盖率有什么样的影响；什么样的测量因素会影响精神障碍患病率在不同国家间以及同一个国家内不同种族的精神障碍患病率；等等。

（五）人力资源建设

人力资源短缺是全球精神卫生服务面临的又一个重大挑战。在很多发展中国家，精神科专科医师的数量很少，而且分布不均匀，有些国家和地区甚至根本就没有接受过正规培训的精神科医生。世界卫生组织欧洲区的精神科医生数达到了整个非洲的两百倍。因此，人力资源的建设和任务转化，即鼓励非精神卫生专业工作人员参与精神卫生工作具有极为重要的意义。在这一方面，需要优先考虑的措施包括：①通过在中低收入国家建立区域性中心，结合所在地人们的观点和需求进行精神卫生研究、培训和实践，以提高精神卫生服务能力；②建立可持续的模式，培训不同文化和民族的专业和非专业精神卫生服务工作者，以提供循证的精神卫生服务；③在所有的卫生服务人员的培训中，加强精神卫生领域的培训。需要研究的问题有：培训初级卫生保健工作者提供循证的精神卫生服务并遵循相应的指南，最有效的途径是什么；不同的卫生工作者提供精神卫生服务的效果如何；关于精神障碍亟待研究的问题，高收入或低收入国家中低收入社区的观点是什么。

（六）改革卫生体系和政策反应

精神卫生服务体系是否完整、是否合理、是否有效，是决定精神卫生服务可获得性、可及性和效率的主要因素。一个国家或地区的精神卫生政策为精神卫生服务工作的可持续发展提供保障。到目前为止，大多数发展中国家还没有建立完整的精神卫生服务体系，精神卫生政策方面也存在很多的问题。全球精神健康重大挑战课题组的专家认为，需要优先在如下三个方面做出努力：①在全世界范围内，建立和实施针对精神障碍的最低健康服务标准；②重新设计卫生体系，将精神障碍与其他慢性疾病的卫生符合整合在一起，在相关研究、培训、治疗和预防方面等方面，平衡对精神健康问题和躯体疾病的投入；③将精神卫生整合到国际援助和发展项目中去。需要研究的问题有：在不同的卫生系统整合精神卫生服务，从不同的方法（以及代价）中，我们能学到什么；在整个卫生体系中，降低酒精和非法成瘾物质使用的最有效的策略是什么；在保证精神卫生服务可及性方面，立法如何能够在精神障碍和其他疾病之间保持平衡。

通过提出以上六个方面的重大挑战和二十五项优先努力的领域，参与全球精神健康重大挑战研究的专家们强调了全球精神卫生发展的四项基本原则。其一是强调对整个生命过程的研究。很多精神障碍要么起病于生命周期的早期，要么在生命周期的早期就有所表现；无论是童年期还是老年期，危险因素和疾病的影响都同样值得注意；努力增强心理资本（mental capital），即个人在多大程度上对社会做出贡献和具有高质量生活体验的认知和情绪资源，也能够降低精神障碍发生的危险性。其二是精神障碍带来的痛苦，不仅限于患者本人，而且延展到家庭和社会。因此，整个卫生体系的改变具有关键的意义；必须注意到社会排斥和社会歧视造成的影响；系统性的干预，例如将精神卫生服务与慢性病防治结合起来，能够改善卫生服务，降低卫生费用。其三是任何精神卫生服务，无论是心理社会干预还是药物治疗，无论是简单的还是复杂的干预，都必须以证据为基础，遵循循证的原则。其四是必须充分认识环境暴露对精神障碍的影响。极度的贫穷、战争和自然灾难的发生范围很广，但对精神障碍的影响机制尚不清楚。

二、我国精神卫生学科发展的展望

上述挑战是全球性的。但与此相对应，精神卫生的学科建设则更为落后。在全世界范围内，目前仍未建立起精神卫生的学科体系，这与社会对精神卫生的巨大需求和面临的上述挑战不相适应，也是造成全球性精神卫生人力资源短缺、精神障碍患者治疗缺口大的重要原因之一。进入二十一世纪以来，我国政府加大了精神卫生工作的力度，致力于发展中国特色的精神卫生服务体系和服务模式。在这一背景下，亟待推动精神卫生学科的系统发展，包括建立精神卫生学的学科体系，形成本学科的核心概念、基本理论，明晰本学科与相关学科（特别是精神病学、临床心理学等）的关系；将本学科定位为公共卫生与预防医学的二级学科，培养这一专门领域的硕士和博士研究生，逐渐形成稳定的教学和研究队伍；推动本学科领域的科学研究，鼓励相关教科书、专著的出版。

我国精神卫生学科正面临前所未有的快速发展的机遇，主要体现在四个方面。第一，我国四十年的快速社会经济发展，为推动精神卫生学科发展提供了坚实的经济基础。例如，国家和地方各种精神政策和项目的开展，不仅需要培养大量的精神卫生专业人员，而且需要相关领域的研究作为支撑；又如，近年来，国家自然科学基金委员会、科技部、卫生与计划生育委员会等国家层面的自主机构和相应的地方机构都在加大对精神卫生领域研究项目的资助力度。第二，近年来，改善精神卫生服务的政治意愿逐渐加强，从二十一世纪初开始，中国共产党和中央政府提出的科学发展观、和谐社会建设、中华民族的伟大复兴等宏伟目标，都直接或间接地包含了推动精神卫生服务的内容；中共十九大，更是明确提出要加强社会心理服务体系建设，培育自尊自信、理性平和、积极向上的社会心态。2012 年通过的《中华人民共和国精神卫生法》，则为我国精神卫生事业的发展提供了法律保障。第三，脑科学及相关领域的科学和技术进步，也为我国精神卫生学科的快速发展提供了基础。这一方面，特别重要的是数字技术的发展，便利的信息网络和移动终端，将有可能降低对精神障碍患者的社会歧视，提高广大精神障碍患者，包括偏远地区和处于社会边缘的精神障碍患者接受精神卫生服务的可及性。第四，随着我国经济更深入地融入世界，以及全球化过程的发展，包括我国主导的一带一路战略的实施，精神卫生领域的全球合作，也将对我国精神卫生学科的发展产生更为重要的影响。

撰稿人：肖水源

参考文献

[1] American Psychiatric Association. Diagnostic and Statistical manual of Mental Disorders [M]. 5th ed. Washington DC: American Psychiatric Publishing, 2013.

[2] Eaton W. Public Mental Health [M]. Oxford: Oxford University Press, 2012.

[3] Golie I. Public Mental Health Today [M]. Brighton: Pavilion Publishing, 2010.

[4] Jacobs SC. Inside Public Psychiatry [M]. Shelton: people's Medical Publishing House, 2011.

[5] Knifton L, Quinn N. Public Mental Health: Global Perspectives [M]. Berkshire: Open University Press, 2013.

[6] Patel V, Xiao SY, Chen HH et al: The magnitude of and health system responses to the mental health treatment gap in adults in India and China [J]. Lancet, 2016, 388: 3074-84.

[7] Sadock BJ, Ruiz P & Sadock VA. Kaplan & Sadock's Comprehensive Textbook of Psychiatry [M]. 10th ed, Philadelphia: Wolters Kluwer, 2017.

[8] Speer DC. Mental Health Outcome Evaluation [M]. San Diego: Academic Press, 1998.

[9] Thornicroft G, Tansella M. Mental Health Outcome Measures [M]. London: RCPsych Publications, 2010.

[10] Üstün, T.B., Sartorius, N. Mental Illness in General Health Care: An International Study [M]. New York: John Wiley & Son, Chichester, 1995.

[11] Walker, ER, McGee, RE, Druss, BG. Mortality in mental disorders and global disease burden implications: a systematic review and meta-analysis [J]. JAMA Psychiatry, 2015, 72: 334-341.

[12] WHO. Mental health action plan 2013-2020 [M]. Geneva: World Health Organization, 2013.

[13] WHO: Strengthening mental health promotion (Fact Sheet No. 220) [M]. Geneva: World Health Organization, 2001.

[14] Zhou W, Xiao SY. Existing public health surveillance systems for mental health in China [J]. International Journal of Mental Health Systems, 2015, 9 (1): 3.

[15] Zhou W, Xiao SY. Reporting on China's mental health surveillance [J]. Am J Psychiatry, 2015, 172 (4): 314-5.

[16] 肖水源，周亮．精神卫生 [M] //李立明，姜庆五．中国公共卫生理论与实践．北京：人民卫生出版社，2015.

第十六章 健康促进与健康教育学

卫生知识传播和健康教育无疑是人类最早出现的卫生活动。但由于人类行为的复杂性，相关知识直至二十世纪四十年代才开始形成系统，因此作为一个学科研究人类健康相关行为的健康教育学却是目前公共卫生 / 预防医学一级学科里最年轻的二级学科。健康教育学一经形成，立即有效地推动了健康领域的行为研究和干预，成为公共卫生 / 预防医学一级学科中的新知识生长点，并在其他二级学科及临床医学工作中得到广泛应用。

健康促进是关于人类健康福祉的战略。到二十世纪后期，全球医学界和有识之士已经认识到疾病的防治和人类的健康不仅是医学 / 公共卫生的职责，也是各国政府义不容辞的责任，是需要全人类社会共同努力的工作，因此提出了“健康促进”战略。健康教育工作是推动和支持健康促进战略实施的重要力量之一。

我国健康教育学科及其在健康促进战略实施中的发展已经产生了一系列重要成果。

第一节 学科概念

健康教育学科的产生和发展不仅反映了人类对改善健康相关行为以预防控制疾病并提高健康水平的强烈需求，也反映了二十世纪中期以后人类对决定健康和疾病的因素的认识进步，以及与行为研究和干预有关的各学科理论和方法学的进步。

一、健康促进与健康教育学的基本概念

（一）健康教育学

研究健康相关行为与健康教育的基本理论和方法的科学。健康教育学建立于公共卫生与预防医学与行为科学交叉融合的基础之上，并吸取了其他学科的相关理论与方法。因为行为与生活方式是人类健康和疾病的主要决定因素之一，所以健康教育学是公共卫生与预防医学的重要组成部分。

（二）健康促进

首届国际健康促进大会上通过的《渥太华宣言》（1986）明确指出，“健康促进是促使人们提高维护和改善他们自身健康的过程”；“健康促进需要协调所有相关部门的行动：包括政府、卫生和其他社会经济部门、非政府与志愿者组织、地区行政机构、工矿企业和新闻媒介部门”；所以，“健康促进不仅仅是卫生部门的责任而超出了卫生的范畴”。

《渥太华宣言》规定健康促进的内涵为：制定促进健康的公共政策；创造健康支持环境；

强化社区性行动；发展个人技能；调整卫生服务方向。

《雅加达健康促进宣言》：于 1997 年 7 月在印度尼西亚首都雅加达举行的第四届国际健康促进大会上通过，确立了健康促进在二十一世纪的优先要点：提高对健康的社会责任感；增加健康发展的投资；巩固与扩大健康领域中的伙伴关系；提高社区能力并使个人参与；保证健康促进所需的资源。

《2030 可持续发展中的健康促进上海宣言》：于 2016 年 11 月在我国上海举行的第九届全球健康促进大会上通过，提出"为健康做出大胆的政治选择"，要求"优先选择良好治理、以城市和社区为平台的地方行动和通过提高健康素养的人民赋权，创新发展，共享健康，并致力于解决最脆弱群体的健康问题。"

显然，健康促进不是一个学科，也不是一个部门，它是医疗卫生系统和所有与人类健康相关的社会部门共同的工作。

（三）健康教育与健康促进的关系

健康促进战略中包含了健康教育工作，而健康教育是健康促进战略实施中最活跃的具体部门。健康教育应以健康促进战略思想为指导；健康促进战略需要健康教育的支持。

二、健康促进和健康教育学的研究内容

（一）健康教育和健康教育学的基本概念体系

包括健康教育和健康教育学的性质、任务、意义、特征，及其在公共卫生和预防医学系统和学科中的定位等；健康相关行为和健康教育的基本术语及其定义；健康教育学的体系框架及知识和方法来源；健康教育专业工作的基本程序；健康教育和健康教育学的历史经验与发展趋势等。

（二）关于健康相关行为和健康教育的基本理论

主要为两部分。第一部分是基于行为科学（"包含社会科学、心理学、文化人类学等学科和其他与人类行为有关的学科知识的学科群"）的关于健康相关行为的主要知识，特别是基于心理学、社会学和文化人类学中关于人的行为的发展与主要影响因素的理论知识。第二部分是健康教育学用于解释和预测健康相关行为及指导健康教育干预的各方面各层次的专门理论或理论模式。

（三）健康教育的方法学问题

目前主要包括三个部分。第一部分是心理学、社会学、传播学、教育学、管理学等学科的方法在健康教育中的应用。第二部分是健康教育专业工作的程序，健康教育专业工作、社区健康教育工作和基本公共卫生服务中的健康教育工作的整合等问题。第三部分是行为科学与健康教育学理论在实际应用中的定量研究和定性研究方法，及其与流行病学和统计学等学科方法的整合。

（四）健康教育工作的具体方法和模式

针对不同人群、场所的健康教育工作的方法及其综合策略与措施（模式）。

第二节　健康促进与健康教育学的发展历程

一、近代中国健康教育学科的萌芽

卫生传播和健康教育活动与人类历史相伴随，既是人类文明的产物，也是人类文明的组

成部分。二十世纪二十至四十年代，我国一些医学专家、公共卫生专家和有识之士怀着“卫生救国”的愿望，根据当时我国人民的健康需求和环境条件，以及古代先驱留下的见解与经验，开展了早期的健康教育活动，在组织学术团体、培养专业人才、开展学术研究和城乡社会实践等方面做了开创性的工作。同时期，中国共产党在革命根据地缺医少药的情况下，为了保障人民群众和人民军队的健康，于艰苦卓绝的条件下开展了大量的卫生宣传活动，为1949年后的健康教育工作积累了宝贵的经验，准备了基本的组织形式。

（一）我国古代文化和传统医学中的健康教育土壤

中国是人类文明的发源地之一，在中华民族的文化传承中健康教育活动绵绵不绝，源远流长。历代仁人志士，多有健康教育的实践，留下许多传播医药、防病、养生健体知识的著述。

早在周代春秋战国时期，前人即提出“君子以思患而预防之”（《周易》）和“治未病”思想（《内经》）；对于营养与食品卫生，提出“鱼馁而肉败不食，色恶不食，臭恶不食，失饪不食，不时不食”“不多食”“食不语”等（《论语》）；对于体育锻炼，提出“天行健，君子以自强不息”（《周易》）和“流水不腐，户枢不蠹”等（《吕氏春秋》），以及“吹呴呼吸，吐故纳新，熊经鸟伸”（《庄子》）等；对于心理健康，提出“百病怒起，忧郁生疾”（《礼记》）和“怒伤肝，喜伤心，思伤脾，忧伤肺，恐伤肾”（《内经》），以及“见素抱朴，少私寡欲”（《老子》）等。这些重要观点一直影响中华民族到现在。

秦汉以后，随着中医药学的发展，出现更多的健康教育思想和实践。其中著名的有华佗创制“五禽戏”指导体育锻炼；有孙思邈在饮食、锻炼和心理健康方面的著述；有忽思慧撰写《饮膳正要》；有曹庭栋著《老老恒言》等。近代以来，西方医学传入我国，出现最早用白话文宣传卫生知识的刊物《卫生白话报》。在太平天国运动中，在群众中开展了禁烟、禁酒、禁嫖娼、禁巫术迷信、保护妇女儿童健康等活动。

（二）以丙寅医学社、“定县模式”等为代表的公共卫生实践对健康教育学科的意义

丙寅医学社是1926年（丙寅年）协和医学院的青年医师和学生自发组织的学术团体，主要成员有陈志潜、杨济时、贾魁、李瑞林、胡传撰和诸福棠等。学社将群众性健康教育作为首要任务，当年在北平的《世界日报》上创办《医学周刊》；1929年春，《医学周刊》移到《新中华报》，半年后，又迁到天津大公报出刊。1932年，丙寅医学社成立南京分社，并在南京《中央日报》上编发《卫生周刊》。在抗日战争胜利后，学社“基于建国必先健民的信念”，决意“出版一种定期的医学刊物，将科学医学通俗化、大众化、播送到民间去”，为了重建医药卫生事业及“指导人们认识科学的医学”，1947年5月5日，在南京创办了医学期刊《医潮》。《医学周刊》《卫生周刊》及《医潮》等促进了现代医学观念在中国的传播与国民生活习惯的改良。

陈志潜先生等，在二十世纪三十年代的河北定县农村创建了比较完整的县、乡、村三级医学卫生保健网，发展了以村为基础的卫生保健服务体系，提出了“社区医学”和“初级卫生保健”概念，这是中国近代医学史上最早而且方向正确的对医疗卫生体系的探索。在定县的实践里，陈志潜先生非常注重健康教育的基础和先行作用，对于制定健康教育计划，他强调必须遵循“采取科学态度”“以问题为对象”和“注重创立制度”三项原则，这些宝贵经验至今在造福我国群众。

除了定县实验区，陶行知在南京创办了“南京晓庄乡村卫生实验区”，以及1931年在南

京汤山、北平清河镇；1933年在山东邹平，上海的吴淞、高桥、江湾；1935年在江苏淮阴、盐城、徐州、无锡等地均开展了乡村卫生实验区工作。这些探索都包含健康教育工作，其实践经验是形成我国健康教育学科的源头之一。

民国时期是我国健康教育事业的初创阶段。当时，许多有识之士怀着“卫生救国”的愿望投身健康教育事业，在制定政策法规、建立专业机构和学术团体、培训专业人才、开展学校和民众健康教育，以及学术研究等方面均做出了开创性的贡献。先辈们的真知灼见和科学精神对当前的健康教育与健康促进工作仍具有重要意义。

（三）建立健康教育专业高等教育的尝试与《健康教育原理》的翻译出版

在五四新文化运动的推动下，我国教育界掀起了中小学校学制改革的高潮。1923年，教育部颁布了《新学制课程标准纲要》，其中规定小学设有“卫生科”，初中则在体育科中设“生理卫生”，高中在体育科中设“卫生法、健身法”。此后，教育部曾多次修改中小学课程标准，至四十年代末，小学“卫生科”曾遭两次撤销，但仍将其教学内容并入其他科目之中，初中生理卫生科基本不变。

我国健康教育专业人才的培养起始于三十年代。1931年，中央大学教育学院设卫生教育科，由卫生署与中央大学共同举办。提供学士学位，陈志潜、朱章庚、徐苏恩先后担任科主任。这是我国最早创办的培养健康教育高级专业人才的机构。

在这一时期，许多有识之士提出“健康教育从学校抓起”的口号。1933年教育部颁布《师范学校规程》，规定设“卫生”课程。1934年又颁布了《师范学校课程标准》。1946年教育部会议资料载：“国立中央大学及国立江苏医学院以往曾开办卫生教育科8班，共有毕业生92人。该两校卫生教育科均因经费困难先后停办。”

1934年陈志潜先生编译出版美国C. F. Turner所著《健康教育原理》，主张从教育的角度研究健康教育，强调学校要视健康教育为教育的组成部分，而不是仅从医学方面考虑卫生知识的传播。该书有助于我国学者全面了解当时世界健康教育的发展、健康教育理论和实践方法等，并在以后的许多年中影响到我国健康教育事业。

二、学科的发展

在我国，全国全民范围的卫生宣传教育和健康教育工作是在1949年后。我国的健康教育学科自二十世纪七十年代中期以来，在全球范围内健康教育学科发展背景中获得了长足进步。

（一）“爱国卫生运动”中的卫生宣教工作

1949年之后，百废待兴。1950年8月，中央人民政府卫生部和军委卫生部，联合召开了第一届全国卫生会议。在会议上即号召开展卫生宣教，动员人民并使人民懂得向疾病和不卫生习惯作斗争。1952年，党和政府组织全国人民展开具有伟大意义的“爱国卫生运动”，毛泽东主席发出“动员起来，讲究卫生，减少疾病，提高健康水平”和“除四害、讲卫生、增强体质、移风易俗、改造国家”的号召。通过政策的倡导、社会环境的支持以及全国全民范围内的积极行动，在很短时间内，天花、鼠疫、霍乱等烈性传染病和新生儿破伤风、血吸虫病等得到控制；1964年，在全国范围内基本消灭性病，从而成为当时全世界唯一基本消灭性病的国家。各种传染病、寄生虫病和地方病的发病率、患病率和病死率大幅度下降，人口预期寿命从1949年时的不到三十六岁在1980年前提高到六十八岁以上。

事实上，我国于二十世纪五十年代在全国全民范围开展的以“爱国卫生运动”为代表的健康干预活动，就是一次基于当时我国实际情况的非常成功的健康促进实践。在这次实践中，卫生宣教发挥了巨大作用。通过卫生宣教，向广大群众传播卫生科学知识，提高自我保健能力，养成健康行为和卫生习惯，并使广大群众建立起大卫生观念，全社会广泛参与建立安全、舒适、满意的生活、工作环境，减少环境危险因素。

（二）苏联的经验对我国健康教育的影响

1949 年后，苏联模式影响着我国的政治、经济制度，同时也影响着我国的医疗卫生保健领域。苏联自十月革命胜利即坚定贯彻“预防为主”卫生方针，明确强调“没有健康教育就没有苏联的保健事业”，并且在苏联卫生工作条例中规定各地健康教育事业费不少于当地卫生经费的 5%。当时的苏联在中央一级设苏联保健部中央健康教育研究所，各加盟共和国及以下的州、市、区设健康教育馆，各级卫生防疫站和较大的医院设健康教育科。此外，健康教育学一直被列为苏联的医学、卫生、护理专业教育的必修课，并培养了一大批卫生积极分子在各地协助开展健康教育工作，有教师、工人、学生、家庭主妇、退休职工等。

健康教育对苏联在保障人民健康方面做出了重要贡献，苏联的健康教育发展的经验也为我国健康教育初期的健康教育体系建设以及学科发展起到了良好的借鉴作用。

基于 1949 年前革命根据地的卫生实践和苏联的经验，1949 年后的第一届全国卫生会议上即明确了我国卫生工作的方向：面向工农兵，预防为主，团结中西医。这一方针的确立，奠定了我国健康教育发展的基石。中央卫生部卫生宣传处、卫生部电化教育所、卫生宣教器材制造所于 1951 年建立。北京、上海、沈阳、南京、成都等地的卫生教育所也相继建立。1956 年，卫生部发出《关于加强卫生宣传工作的指示》，要求在省一级和大中城市建立卫生教育所，并要求卫生防疫站、妇幼保健站把卫生宣传作为主要业务之一，其他医疗卫生单位和医务工作者也都要进行卫生宣传工作。

参考苏联健康教育学科内容，1958 年，邓宗禹、史光简二位学者编著我国第一部《卫生宣传教育》专著，主要介绍了卫生宣传教育的原则、特点、内容及方法等。同时，我国也借鉴苏联的成功模式，在健康教育领域进行了专业人才培养以及普适性人才培养。八十年代后期，多个重点大学和专科学校开始培养健康教育领域的硕士、学士和专科人才，同时健康教育学也成为我国的医学、卫生、护理专业教育的必修课，并在社区、学校及工作场所均培养了健康教育骨干。

（三）农村卫生体系建设中的健康教育工作

1949 年后，我国农村卫生事业发生了翻天覆地的进步，以县乡村三级医疗卫生保健网为基本形式的农村卫生体系逐步建立并完善，爱国卫生运动和一系列重大卫生工作 / 项目的开展使农村健康教育的组织、人力和经费投入都有了保障，健康教育工作有计划有培训有考核，取得了许多重要成果，为我国农村居民健康水平的提高做出了不可磨灭的贡献，也为健康教育学科发展提供了丰富而生动的材料。

二十世纪五十年代到七十年代，农村卫生宣传 / 健康教育主要是配合当时针对农村主要卫生问题的中心工作而开展卫生宣传教育，一是反对封建迷信活动的卫生宣传教育，二是爱国卫生运动中的卫生宣传教育，三是落实卫生法规和政策的卫生宣传教育，四是关于地方病和寄生虫病防治的卫生宣传教育，五是防制传染病的卫生宣传教育，六是涉及妇幼保健的卫生宣传教育，七是关于水粪管理、预防肠道传染病和食物中毒、防止中暑等方面的卫生宣传教育，等等。

二十世纪八十年代以后，农村健康教育也进入了一个全新发展时期，内容和形式越来越丰富多彩。1994 年 6 月，针对农村存在的主要卫生问题，卫生部等有关部委发起了九亿农民健康教育行动，后改称亿万农民健康教育行动，以大众传播为基本策略，面向广大农村居民普及卫生保健知识。以“行动”开展农村健康教育的实践，成为我国富有特色的卫生旗帜。

（四）全国卫生宣教和健康教育专业体系的建立发展

1949 年以来，全国卫生宣教和健康教育专业机构逐步建立并不断发展。1950 年，卫生部卫生宣传处在北京成立，负责全国卫生宣传教育的领导工作。并先后设立了卫生部卫生宣教器材制造所和卫生部电化教育所，两所联合编印了我国第一本《中国卫生画册》，摄制并发行了我国第一部卫生科教影片。

1954 年，卫生部卫生教育所成立。该所在卫生部卫生宣传处领导下，承担全国卫生宣传教育业务指导及卫生宣传材料制作与发放工作。

同时，地方卫生宣教和健康教育专业机构逐步建立。1951 年 4 月，北京、天津两个直辖市卫生宣传教育所正式成立，承担地方健康教育业务技术指导的职能。1953 年，南京市卫生教育馆成立，内蒙古自治区成立卫生宣传队。继而，沈阳、昆明、济南和贵阳四个省辖市卫生教育馆分别于 1954 年和 1955 年成立；1956 年至 1959 年，先后有辽宁、贵州等二十个省市建立了卫生宣传教育所或卫生宣传教育馆。其他省、市、区自 1952 年起，相继在同级卫生防疫站内设立卫生宣教科（股），其职能与卫生宣传教育所相同。至二十世纪五十年代末，全国卫生宣教和健康教育专业体系基本建立。

在 1961 年至 1962 年，国家实行的机构精简中，卫生部卫生宣传处和卫生教育所相继撤销，许多省市的卫生宣传机构合并、撤销。1972 年 10 月，北京市率先恢复了卫生教育所，随后黑龙江、哈尔滨等多个省、市卫生教育馆先后恢复。进入二十世纪八十年代，健康教育事业进入新的发展阶段，各地的健康教育专业机构普遍得以恢复和发展。1986 年，经国务院批准，成立直属全国爱国卫生运动委员会的中国健康教育研究所，到 1987 年，各省市卫生宣传教育所（馆）相继更名为健康教育所，标志着全国较为完整的健康教育专业体系已经形成。

1990 年，中国健康教育研究所改为直属卫生部领导，业务联系于全国爱国卫生运动委员会办公室。所内设置多个职能、行政处室。至二十世纪九十年代末期，全国三十个省、市、自治区及深圳、宁波、厦门、青岛四个单列市和二十八省会市及二百一十九个地区（市）、四百六十三个县（市区）均建立了健康教育所。

（五）派出留学生与翻译出版国外健康教育学理论文献

二十世纪八十年代以来，我国派出了为数众多的访问学者、留学人员到国外研修健康教育，同时也翻译了多部国外健康教育学理论著作。

1983 年 7 月，在卫生部、中央爱卫会办公室和黑龙江省卫生厅的支持下，黑龙江省卫生宣传教育所组织编译了彼德 · M · 莱泽斯编著的《美国卫生教育手册》（原伟平译）。本书重点介绍了卫生教育规划，对成功的规划策略进行了案例分析。这是 1949 年以来我国最早引进、介绍国外健康教育学的一部译著。

1985 年 9 月，首次派出中国卫生宣传教育考察组一行四人赴美国、加拿大和新加坡三国进行了考察访问，从健康教育机构、人才培养、科学研究、健康教育的方法和手段，以及效果评价等多个方面了解到许多健康教育先进理论与经验，与各国健康教育机构和院校建立了学术联系，并带回了大批健康教育文字和形象宣传材料。二十世纪八十年代中期，我国政府派出一批学者去美国 Loma Linda 大学进修健康教育学，学成归来后，他们撰写并翻译了多部健康教育相关论著，如《健康传播学原理与实践》《健康教育与健康促进实用方法》。并且他们中的大部分人在健康教育学科体系中成为领军人物，推动了我国健康教育学学科的发展。1989 年至 1994 年，上海医科大学公共卫生学院健康教育教研室相继翻译出版了 Lawrence W. Green 等所著的《健康教育计划设计》、《健康促进与健康教育计划的评价》（1991）、《健康促进计划设计》（1994）等著作；同一时期内蒙古健康教育研究所翻译出版美国李贞主编的《小学生健康教育指导》，陈春英、普贤翻译出版世界卫生组织、联合国儿童基金会编写的《来自西方的知识——健康教育》。1998 年，浙江大学杨廷忠教授从美国归国后，撰写《健康行为——理论与研究》。2013 年，中国青年政治学院周华珍副教授将美国《健康行为与健康教育：理论、研究和实践》（第四版）翻译为中文。

（六）健康教育专业人才培养

健康教育专业人才是学科发展的基础，同时也是推动学科发展的动力。我国的健康教育专业人才培养主要有五种方式。

1. 本科教育

1986 年，上海医科大学以预防医学专业本科学生后期分化方式培养健康教育专业本科生；同年，河北职工医学院开办健康教育大专班。此后，北京医科大学、同济医科大学于 1987 年，华西医科大学于 1989 年，中山医科大学于 1991 年，先后成立了健康教育学教学组或教研室，创立健康教育学专业，以普通本科、成人大专，以及函授、夜大等多种形式培养健康教育专业人才。据统计，至 1999 年，我国五所部属医学院校（上海、北京、同济、华西、中山医科大学）、一所成人高等医学院校（河北职工医学院）、四所中等卫生学校（山西忻州地区卫生职工中专、安徽合肥卫生学校、湖南湘潭卫生学校、云南省卫生学校）共培养健康教育专业本科毕业生 1529 名，大专毕业生 709 名，中专毕业生 797 名，为健康教育事业输送了一批专门人才。

同时为了保证理论与实践相结合，高质量完成教学任务，各医学院校在当地健康教育专业机构的配合下，建立了一批健康教育教学实习基地。如中山医科大学的顺德、华西医科大学的什邡、同济医科大学的仙桃、上海医科大学的青浦、河北省职工医学院的定州实习基地等。学生在现场实习中开展了多方面课题的研究，增进了对健康教育重要性的认识，提高了健康教育技能，同时也促进了当地健康教育工作的开展。

2. 研究生教育

为适应健康教育事业对高层次人才的迫切需求，自 1995 年起，上海、北京、华西、同济等医科大学开始着手培养健康教育方向的硕士研究生。自 2007 年起，四川大学、复旦大学、北京大学的公共卫生学院开始培养健康教育方向的博士研究生，大大提高了健康教育领域的研究水平，同时也大力推动了健康教育学科的发展。

3. 健康教育相关专业人才培养

1986 年，在中央爱卫会和卫生部的支持下，南京市在金陵职业大学开办了三年制健康教育大专班。1987 年，安徽医科大学与河北职工医学院联合举办了两期健康教育函授班，为全国各地培养健康教育专业大专毕业生两千余人。1991 年，为满足学校健康教育发展的需要，经天津市高教局批准，天津师范大学生物系招收健康教育大专班，培养既能完成健康教育教学任务，又能胜任生物学教学的一专多能的中小学师资。1992 年，中国人民解放军三总部联合颁发了《军队健康教育方案（试行）》；1993 年 7 月，总参军训部、军务部和总后勤部共同签发了《军队院校健康教育教学大纲（试行）》。1993 年 11 月，受总参谋部和总后勤部的委托，第三军医大学举办了第一期军队院校健康教育师资培训班，标志着我军队院校健康教育工作的开始。至 1999 年，全军 50% 以上的院校开设了健康教育课程。

包头医学院为满足本地区健康教育专业人才需求，曾举办一期健康教育本科班，培养毕业生四十人；先后举办函授大专班四期，培养毕业生一百二十人；两期成人脱产短训班，有八十人接受了在职培训。

4. 非健康教育专业的健康教育学课程

二十世纪八十年代末期以来，为了适应医学模式的转变，适应社会的需求，培养新一代具有多方面知识和技能的医学人才，我国一些医学院校积极实行医学教育模式改革，面向预防医学专业和其他专业的医学生开设健康教育学必修或选修课程。

5. 在职人员的健康教育培训

对健康教育专兼职人员以脱产、半脱产学习，岗位培训及继续医学教育等形式进行健康教育培训，是提高健康教育专业人员业务技术能力的重要途径。二十世纪八十年代以来，培训内容不断拓展，培训方法亦不断更新，积累了丰富的经验。中国健康教育研究所、中国健康教育协会及各地分会、各省、市、自治区健康教育机构每年都举办各类专题健康教育培训班，对健康教育专业人员及基层专兼职人员进行培训，不断提高各省、市、自治区健康教育专业队伍的水平。

表 16-1　部分高校开设的健康教育学课程及相关课程

学校	起始时间	开设的学系 / 专业	开设的课程	课程性质
浙江医科大学	1989 年	预防医学系	健康教育	必修
上海医科大学	1990 年	医学系、药学系、法医系、医学工程系	健康教育、性健康教育、健康心理、健康行为	选修
	1991 年	卫生系、妇幼卫生、卫生管理、高级护理	健康教育	必修
首都医科大学	1990 年	临床医学系	健康教育	选修
	1992 年	预防医学系	健康教育	必修
中山医科大学	1992 年	预防医学	健康教育	选修
同济医科大学	1992 年	预防医学	健康教育	必修
	1998 年	临床医学	健康教育	选修
第四军医大学	1992 年	口腔医学	健康教育	必修

续表

学校	起始时间	开设的学系 / 专业	开设的课程	课程性质
湖南省新化县卫生职工中专	1992 年	全校各专业	健康教育	选修
河北省职工医学院	1994 年	高级护理大专班	健康教育学	必修
	1998 年	全校各专业	健康教育学	选修
广东医学院	1994 年	临床医学	健康教育学	必修
北京医科大学	1995 年	预防医学、妇幼卫生和卫生管理本科生、护理高职大专生、卫生管理大专生、预防医学函授	健康教育学	必修
		硕士研究生、非公卫学院本科生	健康教育学	选修
华西医科大学	1995 年	非健康教育方向的各专业医学生：预防医学、卫生管理学、卫生检验、营养与食品卫生、临床医学、护理学，等	健康教育学	必修
			健康行为学等	选修
		全校本科生	艾滋病防制、性健康与行为等	选修
		硕士研究生	健康教育学	选修
第三军医大学	1996 年	医疗、预防医学本科	健康教育	必修
		医疗、预防医学专科	健康教育	选修
河南医科大学	1997 年	预防医学、全科医学	健康教育	必修
包头医学院	1998 年	预防医学	健康教育	必修
青海医学院	1999 年	护理学	健康教育	必修
第二军医大学南京军医学院	1999 年	全校各专业	健康教育	必修

6. 健康教育学教材的编写出版

与健康教育专业人才的培养相适应，自二十世纪八十年代以来，我国健康教育学者投入了大量精力，编写了一系列教科书，取得了丰硕的成果，集中反映了健康教育学科的发展。其中，最为重要的是 1993 年 9 月由人民卫生出版社出版的一套“供健康教育专业用”教材，与自 2004 年 1 月开始由人民卫生出版社出版的国家级规划教材《健康教育学》。

（七）重大公共卫生问题和国际合作项目对健康教育学科发展的影响

二十世纪八十年代，我国与世界卫生组织（WHO）、联合国儿童基金会（UNICEF）、联合国艾滋病署（UNAIDS）等国际卫生组织的合作日益广泛。1985 年，世卫组织上海卫生教育合作中心成立，标志着我国在健康教育领域与国际间的交流进入新阶段。通过一系列国际合作项目的顺利开展，促进了我国健康教育学科的发展。

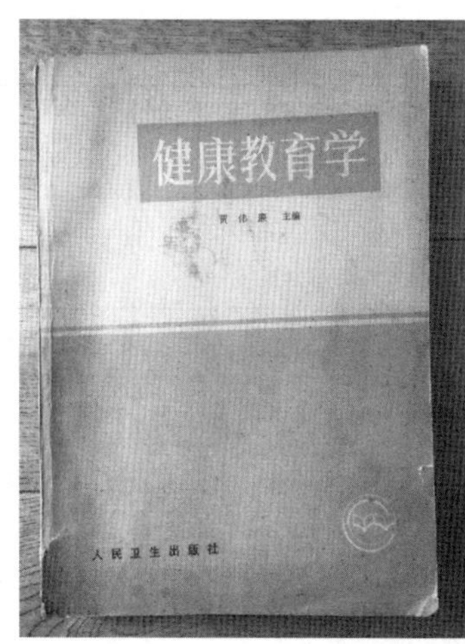

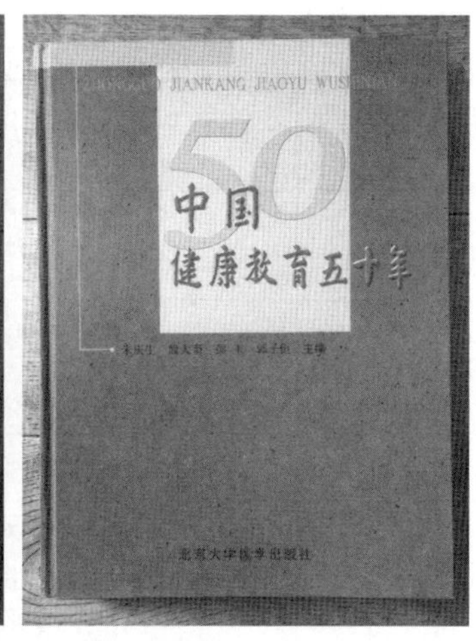

图 16-1 健康教育学材料

二十世纪九十年代，世界银行贷款中国农村供水与环境卫生项目，主要内容包括为 18 个省、自治区、直辖市的 167 个县的 38970 个村的 2267 万农村人口提供安全饮水、开展环境卫生改良厕所及健康教育工作。在项目地区建立健全健康教育活动网络，以改水改厕为切入点大力宣传饮用自来水、使用卫生厕所的益处，在各村设立健康教育活动室，通过放映科教片、墙报、宣传图片资料及标语等形式，以“反复冲击”方式向目标人群传播健康信息，强化其健康意识；在群众中开展改水、改厕、改牲畜圈、整治环境卫生、防病治病等活动；在项目村小学开设健康教育课、建设校厕及洗手设施等，改善其健康相关行为，并影响其家庭和项目村的卫生认知，从而提高整个项目地区人群的行为与健康水平。在项目实施过程中，健康相关行为理论在实践中得到检验与完善，同时独立地建立了富有特色的关于健康相关行为受多水平、多方面因素影响的行为生态学模型，完善了对行为影响因素的全面认识；并且第一次将“格林模式”与流行病学和统计学方法完美结合，完成了项目地区与感染性腹泻相关的健康教育的定量诊断，有效指导了整个项目的大范围工作。这些成就促进了我国健康教育学科的发展。

2001 年至 2002 年，在中国—英国性病、艾滋病防治项目“以 HIV 感染者、艾滋病患者为核心的性网络及 HIV 经性传播模型”中，系统地对项目人群进行了社会诊断、流行病学诊断、行为与环境诊断、教育与生态诊断以及管理与政策诊断。在持续至今的防制艾滋病的健康教育工作中，健康相关行为理论得到很好运用且取得许多成果，其中较为突出的有，1998 年首次引进并验证了“保护动机理论”；2005 年，通过对静脉吸毒者社会网络的定性研究，发现了一系列重要规律并应用于指导实际工作；2007 年，在农村流动人口艾滋病防治中，引进并验证了 RDS 抽样方法等。

在 2003 年抗击非典的斗争中，健康教育所取得的显著成效已经再次向世人证明其重要意义和地位，这必然地促进了健康教育学科的发展。

（八）健康教育学术组织的建立发展与学术期刊

1984 年 9 月，中央爱卫会、卫生部和中国科协在北京联合举办了全国卫生科普宣传栏展览和全国卫生科教电影片、电视片评奖活动，展览期间宣布成立“中国卫生宣传教育协会”，协会下设健康教育、科普报刊、美术和摄影四个研究会。理事会由多个卫生部门的四十六位领导同志组成，健康报社、中华医学会、人民卫生出版社、中国红十字会为理事单位，另外，在全国全系统开展卫生宣传教育工作比较好的铁道部，也被聘请为理事单位。

1990 年 4 月 20 日，中国卫生宣传教育协会在北京举行了理事会扩大会议，选举产生第二届理事会。在此次会议上，中国卫生宣传教育协会更名为“中国健康教育协会”。

中国健康教育协会成立之初，即有不少省、市、自治区成立本地健康教育协会。成立地方协会较早的有山西、河北、天津、宁夏、广西、四川、辽宁、云南、黑龙江、重庆、福建、湖南、大连、青岛、宁波、厦门等省市，随后成立的有上海、新疆、海南、湖北、吉林、江苏广东、浙江、深圳等省市。

1998 年，中华预防医学会健康促进与教育专业委员会成立，委员会致力于个人、家庭、社会健康观念的提高，积极关注社会各群体的健康意识和自我保健能力。

学术期刊是专业人员学术交流的平台。1980 年 8 月，贵阳市卫生宣传站受华东西南六省（市、区）卫生宣教协作区的委托，创办我国第一本健康教育学领域的学术杂志《卫生宣教》。1981 年 8 月，北方十三省（市、区）卫生宣教协作区开始出版区刊《卫生宣教研究》。两个学术刊物为介绍及探讨各地健康教育经验和理论提供了平台；同时还通过介绍、引进国外健康教育的新理论、新方法、新信息，使我国健康教育工作者的视野得以拓展。同时两个学术刊物也为《中国健康教育》杂志的创办做了编辑力量、作者队伍、出版发行等方面的准备。

1985 年，全国性专业学术期刊《中国健康教育》创刊，由卫生部主管，中国健康教育中心和中国健康促进与教育协会主办，是有重要影响力的国家级健康教育 / 健康促进专业学术期刊。2007 年 6 月起,《中国健康教育》被科技部中国科学技术信息研究所评选为“中国科技论文统计源期刊（中国科技核心期刊）”。杂志涉及的领域主要包括重大传染病健康教育、生活方式与慢病、行为干预、伤害、突发公共事件、工作场所健康教育、社区健康教育、医院健康教育、学校健康教育、妇幼保健、健康心理、控烟、健康传播、卫生事业管理、卫生科研和教学等。

二十世纪八九十年代，各地纷纷创办了健康教育相关学术期刊，如 1986 年《山东健康教育》和《国外健康教育译丛》杂志（上海市卫生教育馆主办，后更名为《国外健康教育》）创刊；1987 年,《上海健康教育》创刊，后更名为《华东健康教育》；1989 年,《浙江健康教育》创刊，后更名为《健康促进》；1990 年,《天津健康教育》创刊；1992 年 6 月,《陕西健康教育》和《结核病健康教育》创刊；1993 年,《安徽健康教育》创刊；1994 年,《湖北健康教育》创刊，后更名为《湖北健康教育与健康促进》；1995 年,《健康促进和教育》创刊。

此外，二十世纪八十年代末期以来，我国健康教育理论迅速发展，实践领域不断拓宽，医疗卫生与预防保健领域的许多学术期刊也相继开辟了健康教育专题栏目，为健康教育学术交流提供了广阔的园地。

三、健康促进战略在中国的实践

世界卫生组织定义健康促进如下：是促进人们维护和提高他们自身健康的过程，是协调人类与环境之间的战略，它规定个人与社会对健康各自所负的责任。

（一）国外健康促进理论进展

1. 健康促进概念的提出

健康促进作为一个名词早在二十世纪二十年代已见于公共卫生文献，但直至 1986 年在加拿大渥太华召开的第一届全球健康促进大会，才真正形成具有全球共识的理念、工作领域和全球策略。该届大会，以实现“人人享有卫生保健”的战略目标为导向，会议提出的《渥太华宣言》（*Ottawa Charter for Health Promotion*），对于健康促进发展具有里程碑意义，阐明了健康促进的五大活动领域和三大策略。五大活动领域前已述及，三个基本策略则为：①倡导（advocate），运用倡导策略促进有利于健康的公共政策的制定和出台；②增能（enable），开展社区及人群的能力建设，使其具备维护健康的意识、掌握科学的知识和可行的技术；③协调（mediate），动员政府、各部门、社会团体、非政府组织、社区等形成促进健康的强大联盟和社会支持体系。

2.“健康融入所有政策”口号的提出

自1988年在澳大利亚阿德莱德召开第二届全球健康促进大会以后，世界各国在健康促进各个领域不断探索实践，也在实践过程中进一步思考有效的健康促进经验，重新审视并明确社会、经济和环境是健康的决定因素。2005年，在泰国曼谷召开的第六届全球健康促进大会，正值世卫组织提出“健康社会决定因素”之际，即健康不仅受到生物、环境、卫生服务及行为生活方式等因素的直接影响，而这些原因背后的原因，包括教育、社会阶层、人们的生活与工作条件等，是决定健康状况与健康公平的深层次社会因素。而自《渥太华宣言》以来，国家间和国家内部健康不公平加剧、城市化进程加速、信息与沟通技术快速发展，加之对健康社会决定因素的揭示，也为全球健康促进带来了机遇。

2013年，在芬兰赫尔辛基召开的第八届全球健康促进大会在总结历届健康促进大会提出的健康促进策略和实践的基础上，明确提出“将健康融入所有政策（Health in All Policies）”。其前提是：良好的健康能够提高生命质量，增强学习能力，加强家庭和社区，改善劳动生产力。然而，许多健康问题和健康不公平存在着超出卫生部门和卫生政策直接影响以外的社会和经济根源，所有部门制定的政策都会对人群健康及健康公平产生深刻影响，“将健康融入所有政策”是应对健康社会决定因素，通过系统地考虑决策给健康带来的后果、寻求协作及避免损害健康，达到改善人群健康及健康公平的目的。各级决策者需要把公共政策对卫生系统、健康决定因素、健康状况以及完满状态和可持续发展的影响纳入思考。

（二）中国健康促进实践

1949年后即贯彻预防为主的卫生工作方针，在全国范围内开展了卫生运动，并于1952年春把这项伟大的运动称之为“爱国卫生运动”，这一成果极为辉煌的中国实践，实际上就是人类历史上的健康促进典范。1980年代中期，我国开始了基于世卫组织健康促进概念的新实践。1990年代中期，世界银行贷款卫生Ⅶ项目，启动了健康促进学校项目，将健康政策、环境支持、学校健康教育融为一体，增进学生健康；同时将控盐、运动等行为生活方式作为重点干预内容。近三十年来，中国健康促进的进展侧重于将核心理念运用于中国实际情况的探索，如“创建卫生城市”“健康城市建设”、烟草控制、艾滋病防控、结核病防控、“慢病防控综合示范区”项目等。2013年，提出的“将健康融入所有政策”在我国各级政府、各部门形成了广泛共识，特别是在2016年召开的全国卫生与健康大会上，“把健康融入所有政策”被写入我国新时期三十八字卫生与健康工作方针政策。2016年11月，于上海召开的“第九届全球健康促进大会”后，进一步推进全民健康素养提高和健康城市建设成为重点工作。

归纳1980年以来我国的健康促进实践，主要包括以下四种类型：

1. 基于项目的健康促进活动

例如与世卫组织合作的“健康促进学校”项目、世行贷款卫Ⅶ健康促进项目等，之后与联合国儿童基金会合作的“母婴安全”“生命知识”项目，以及与多个国际多边、双边机构开展的艾滋病防控项目，近年来开展的道路交通安全项目等。

2. 多部门合作的综合卫生项目

这类活动更多由地方政府或多部门合作开展，如“爱国卫生运动”“创建国家卫生城市”“健康城市建设”“艾滋病防治综合示范区”“慢病防控综合示范区”等；能较好体现政府领导和多部门合作，也能将健康教育与环境改善有机整合，体现了健康促进的理念。

3. 基于场所的健康促进

这类活动包括健康促进学校、健康促进医院、健康促进企业、健康促进社区等。

4.“健康中国”建设背景下的健康促进

2014 年，国家卫生计生委制定了《全民健康素养促进行动规划（2014—2020 年）》，旨在科学、规范、有效地开展健康促进工作，建立政府主导、部门合作、全社会参与的全民健康素养促进长效机制和工作体系，全面提高我国城乡居民健康素养水平。《规划》明确将建设健康促进县（区）、健康促进医院、健康促进学校、健康促进机关、健康促进企业、健康社区以及健康家庭作为提高全民健康素养的举措，以健康巡讲、公益广告、控烟政策、健身场所建设等具体形式在城乡居民中广泛开展健康促进。

2016 年，中共中央、国务院发布了《健康中国 2030 规划纲要》，将“人民健康水平持续提升、主要健康危险因素得到有效控制、健康服务能力大幅提升、健康产业规模显著扩大、促进健康的制度体系更加完善”列为 2030 年具体奋斗目标，体现了政府在健康促进、全民健康中的政治承诺，也是健康促进理念的最有力体现。随即全面各省（市）在国家健康优先战略指导下结合本地实际着手制定了相应的规划，已陆续有浙江、江苏、宁夏、甘肃、青海、河南、吉林等省、区发布了本省、区规划，也必将进一步推动中国健康促进实践的发展。

（三）健康促进战略对健康教育学科发展的影响

从实践层面看，健康教育是推进健康促进的基础工作，没有健康教育提升人们的健康意识、知识与能力，人们难以自觉有效地利用有益于健康的政策和环境。但是从学科角度看，健康教育学是公共卫生与预防医学一级学科下的二级学科，在发达国家列为公共卫生的五个核心学科之一，而健康促进则是全球卫生战略，体现的是解决健康问题、提高全球健康水平的思想理念。

健康促进战略对健康教育学科发展带来了深远的影响。

1. 健康影响因素的再认识

健康社会决定因素的提出，是对健康影响因素的深入探索，在传统上“遗传生物、环境、行为生活方式、卫生服务”四类影响因素的基础上，促使人们思考“原因背后的原因”，为研究和促进健康公平提供了新的依据，同时也要求从事健康教育科研和实践人们在研究行为影响因素时，不仅局限于人们自身的认知、态度、自我效能等，而需扩展至人们的社会阶层等因素。

2. 丰富健康教育干预策略

健康教育干预策略侧重于对影响人们行为生活方式的内因的干预，通过教育提升人们的健康素养、认知水平、维护自身和社会健康的能力等，但这些因素的改善在一些情况下，如果缺乏政策、环境支持，无法转化为行为生活方式的改变，呈现出"知而不行"的现象。健康促进策略，在强调对人群开展健康教育的同时，注重从政策、环境方面对有益于健康行为生活方式的支持，从而丰富了健康教育干预策略。

3. 研究健康影响评价技术

将健康融入所有政策，一方面意味着各个部门都需要将促进健康纳入本部门的议事日程，积极参与到健康中国健康建设中，发挥各自的作用；同时也需要在各部门出台政策和开展重大项目时，应评估政策与项目是否会对健康、健康影响因素产生不利影响，政策与项目不能以牺牲健康为代价。那么如何开展健康影响评价，既是对公共卫生学科的挑战，也是进一步发展的机遇。

第三节　重要成就

一个学科的形成标志是其特有的理论和方法学系统的建立。1949 年后，尤其是近三十多年来，我国健康教育工作者在实践中根据疾病预防控制和提高人民群众健康水平的客观需要而不断探索，在积极向国外学习的基础上，逐步地建立起了有特色的健康教育学理论和方法学系统。这一过程大致可分为历史经验归纳、从国外引进消化、在消化吸收基础上的独立创新三个阶段。

一、健康教育学理论和方法学系统基本形成

1. 历史经验归纳为主的阶段

这一阶段大致从二十世纪五十年代中期到七十年代末期。主要的学术成果是对新中国建立前后我国卫生宣传教育的实践进行归纳，并参考苏联健康教育学科内容，梳理阐述了卫生宣传教育的原则、特点、内容及方法等。代表性的著作为 1958 年邓宗禹和史光简编著的《卫生宣传教育》。

2. 从国外引进消化为主的阶段

这一阶段的起点可以追溯到新中国成立前于 1934 年由陈志潜博士编译的《健康教育原理》和由徐苏恩博士主编的《学校健康教育》。1980 年以后，随着国际上对健康教育的重视程度的显著提高和国外健康教育学科的发展，我国卫生工作者积极从国外引进关于健康教育和健康传播的新的学术成果并加以消化吸收。

除了上文提到的文献外还有如下几种。1993 年，田本淳翻译出版《人际传播技巧与生命知识》（联合国儿童基金会编）。1996 年，米光明和王官仁编译出版《健康传播学原理与实践》。1999 年，杨功焕编译出版《健康促进理论与实践》。这些译著有力地促进了我国健康教育工作和学科发展。进入二十世纪以后，浙江大学杨廷忠 2004 年撰写出版《健康教育理论与方法》，2007 年撰写出版《健康行为理论与研究》，不但有对国外新的健康相关行为研究和健康教育理论的介绍，而且有作者对这些理论在解决卫生问题中实际应用的思考和阐述，标志着我国学者消化吸收国外理论的成果。

3. 在吸收消化基础上的独立创新阶段

这一阶段大致从二十世纪八十年代后半期延续至今，以健康教育学教科书编写为主线。代表性出版物如下。

（1）1988 年 5 月，由北京协和医学院贾伟廉教授主编的《健康教育学》在人民卫生出版社出版。本书分“理论篇”“实施篇”和“方法篇”三部分，梳理了关于健康教育的概念，讨论了健康教育与教育学、行为科学、传播学、法律与道德的关系，介绍了健康教育调查研究和计划的制定、实施与评价，并且探讨了语言、文字、形象、电化、文艺、展览等信息传播技术，和在不同场所对不同人群开展健康教育的内容和方法，从而初步形成了具有我国特色的健康教育学框架，因此是形成我国健康教育学科的过程的第一个里程碑。

（2）1993 年 9 月，我国第一套高等医学院校健康教育专业协编教材在人民卫生出版社出版。此套教材共四部：《健康教育学》（上海医科大学黄敬亨与河北职工医学院张铁民主编）、《健康行为学》（华西医科大学马骁主编）、《健康传播学》（北京医科大学朱锡莹主编）、《健康心理学》（同济医科大学公共卫生学院主编）。教材在内容上保持了严格的学科界限和系统性，既注意吸取国外新理论、新方法，又注意适应我国健康教育的实际。其中包括了一些我国学者独立完成的重要理论创新，例如《健康行为学》中反映健康相关行为受多方面多层次因素影响的论述和图示，实为关于行为的生态学观点，与国际同类观点的提出基本同时而独创，具有鲜明特色，既是一个理论框架，也是很实用的实际工作参考工具；同时，还在健康相关行为方面直观地反映了“病因背后的原因”和“零级预防”的思想。这套教材的完成是形成我国健康教育学科过程的第二个里程碑。之后，梁浩材主编了系列教材《现代健康教育学》和《医学传播学》。

（3）2004 年 1 月，人民卫生出版社出版了国家规划教材马骁主编的《健康教育学》第一版。此教材对健康教育学科发展的贡献主要表现在以下方面。

第一，健康教育的概念。明确了健康教育的对象、任务和性质。强调了健康教育在方法学和策略上的系统特征。

第二，从影响健康与疾病的四类因素的根本意义上阐述了健康教育在公共卫生 / 预防医学学科体系中的地位和作用；指出健康教育学是行为科学与医学科学相结合的产物；清晰地分析了健康教育与卫生宣教、健康促进的关系。从而奠定了健康教育学是公共卫生学科中的一个独立的重要分支的概念基础。

第三，根据我国语言文字与其他语言的不同，理清了关于健康相关行为的概念体系。

第四，指出了健康教育学既是一门独立学科又是公共卫生学和医学的一门工具；指出了健康教育的专业工作与基础工作区分；阐述了工作程序上健康教育与公共卫生其他工作的一致性。

第五，在介绍行为科学关于人的行为的一般规律的基础之上来讨论健康教育学关于健康相关行为的理论和理论模式，从而使健康教育学理论与基础科学紧密结合并对实际工作具有更好的指导作用；在准确阐述国外学者建立的健康相关行为理论的同时对“健康信念模式”和“保护动机理论”等主要理论加以发展，使之能更方便地用于实践。此外，根据我国公共卫生与预防医学的实践经验，提出了十分重要的对健康相关行为理论的综合理解。

第六，最为重要的是创新性地建立了健康教育学的方法学体系。首先将行为的内外表现及其影响因素均视为“分布”，因此将健康教育学方法学建立于流行病学基础之上；其次整合了“格林模式”等思路与健康相关行为理论和理论模式，在以“格林模式”等指导健康教育调查研究时，将相关理论转化为调查工具融入研究；其三在分析调查结果时，根据理论中的因素关系的假设充分运用统计学方法和数学建模方法，从而使复杂的行为及其影响因素得以数学表达，并直接应用于指导健康教育计划的制定和健康教育措施方法的选择实施；其四是定量方法与定性方法根据实际工作需要的有机结合等。这一方法学体系在健康教育学理论和实际健康教育工作之间架起了一座桥梁，并且已经成功地应用于一系列卫生项目。

第七，在继承贾伟廉教授《健康教育学》框架的基础上进一步形成了教材逻辑清晰的基本理论和方法基础、工作程序与方法、在不同场所和人群的应用三个部分。

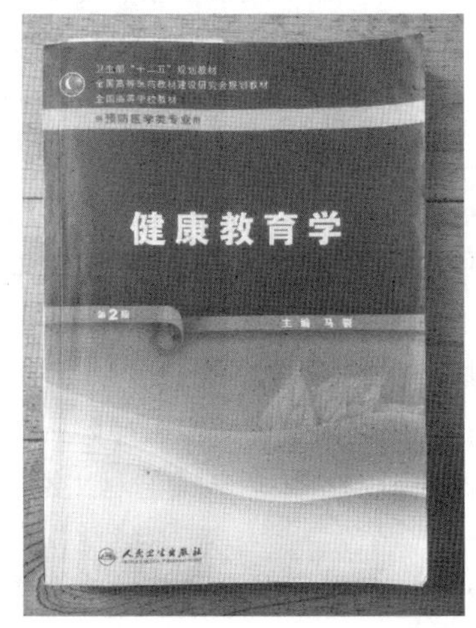

图 16-2 《健康教育学》

此教材是多个院校的健康教育学师资共同努力的成果。至此从健康相关行为和健康教育的概念体系，到关于健康相关行为的基本规律和理论及其发展，再到如何科学地将这些理论应用于实践指导健康教育策略和具体措施方法，标志着健康教育学比较完整的理论和方法学系统基本成熟。因此该教材无疑是我国健康教育学学科发展过程的第三个里程碑。

之后，四川大学马骁于 2012 年 8 月主编出版了该教材的第二版；复旦大学傅华于 2017 年 9 月主编出版了该教材的第三版。

二、我国学者对健康促进理论和方法的探索

这方面的学术成就，较为集中地体现在复旦大学傅华和李枫编写出版的《现代健康促进理论与实践》(2003)、中国健康教育研究所胡俊峰和侯培森主编的《当代健康教育与健康促进》(2005)、中国健康教育研究所田本淳主编出版的《健康教育与健康促进实用方法》(2005)、北京大学常春主编出版的《健康教育与健康促进》(2010)，和中国健康教育中心于 2011 年翻译的世界卫生组织《健康促进的评价》等著作中。

第四节　发展展望

一、新技术发展对健康教育学科的影响

信息技术、人工智能和生物科学的发展可能带来健康教育的深刻变化。目前已经可见轮廓的第五代通信技术及以其为基础的“物联网”，以阿尔法狗和阿尔法元为先锋的人工智能技术，和以“组学”技术为核心的生物学的发展，将会在今后十年到二十年之内极大地改变人们获取信息和学习的途径与方法，极大地促进医学科学的进步，也必然会导致人类的行为和生活方式出现巨变。因此，健康教育将会面临前所未有的机遇和挑战，健康教育学的整个理论和方法系统将可能在新的形势下发生很大变化甚至是根本性的变化。

二、对健康相关行为认识的深入

对健康相关行为认识的深入将推动健康教育学理论的发展。例如：现有的在个体层面的健康教育学理论的核心部分是基于心理学认知和态度理论等，因此假定人的行为是理性的，但实践中可以越来越多地认识到人的行为的非理性现象，所以今后关于行为的非理性的探讨及其与理性理论的整合将可能是一个突破；现有的在人群层面和社区层面的健康教育学理论主要基于人群社会网络理论和社区发展理论等，在这方面的研究尚远不够深入，随着健康教育在推动健康促进战略实施中的作用的发挥，关于群体和社区层面的理论可能会有所发展。

三、定量和定性调查研究方法的进步

健康教育学所应用的定量分析方法经历了单因素分析到多因素分析，再到目前已经普遍使用的结构方程模型和多水平数学模型等，但是对人类健康相关行为及其影响因素的复杂性的认识越来越深入，采用复杂系统方法来研究健康相关行为并指导健康教育实践的需求日渐显现，所以今后在这方面的研究和多学科合作将会进一步展开。而“物联网”和“大数据”的出现必然导致关于复杂系统的算法和模型的变化及对行为的解释与预测的深入，其对健康教育学的影响将是巨大的。在定性研究方面，目前已经从依据经验整理资料发展到采用计算机软件整理分析定性资料，预计定性研究的方法可能会有新的突破。与此同时，健康教育工作中采用的各种基本工具，如心理学量表、社会学问卷等，也将会不断推陈出新。

四、健康教育干预的策略、措施和方法的发展

在应用传统健康教育策略、措施和方法的同时，目前学习商业领域经验而引入“社会营销”策略，基于“新媒体”而发展新的健康信息传播途径和方法，已经取得成效，但随着生物学技术和信息技术的飞速发展，无疑健康教育干预的策略、措施和方法将有较大变化。随着高通量基因检测技术的普及和检测结果与基础医学、临床医学、公共卫生知识的整合，群众的卫生需求和医疗卫生服务模式将发生深刻变化，健康教育干预将更多地朝向个体化，干预内容将更为多样化，所传播信息的质和量必须有很大提升，服务的领域将更加宽阔。这对健康教育专业工作者和基层工作者都提出了更高的知识与能力要求。

五、关于健康促进战略的理论研究将可能深入展开

我国政府已经发出了“将健康融入所有政策”的号召与要求，这是对我国历史上取得辉煌成果的“爱国卫生运动”的继承和发展，也是面向未来的全球卫生的一支号角。开展健康促进战略的理论研究将必然会促使社会科学、宏观经济学、卫生政策与管理学、社会医学、健康教育学等学科合作和整合，可以期望能够产生重要的理论成果并推动学科发展。

撰稿人：马　骁　娄晓民　周　欢　常　春

参考文献

[1] 世界卫生组织（WHO）. 渥太华宪章 [A]. 1986.
[2] 贾伟廉. 健康教育学 [M]. 北京：人民卫生出版社，1988.
[3] 黄敬亨，张铁民. 健康教育学 [M]. 北京：人民卫生出版社，1993.
[4] 马骁. 健康行为学 [M]. 北京：人民卫生出版社，1993.
[5] 朱锡莹. 健康传播学 [M]. 北京：人民卫生出版社，1993.
[6] 同济医科大学公共卫生学院. 健康心理学 [M]. 北京：人民卫生出版社，1993.
[7] 田本淳. 人际传播技巧与生命知识 [M]. 北京：人民卫生出版社，1993.
[8] 米光明，王官仁. 健康传播学原理与实践 [M]. 长沙：湖南科技出版社，1996.
[9] 世界卫生组织. 雅加达宣言 [A]. 1997.
[10] 黄敬亨. 健康教育学 [M]. 上海：上海医科大学出版社，1997.
[11] 陈志潜. 中国农村的医学——我的回忆 [M]. 成都：四川人民出版社，1998.
[12] 杨功焕. 健康促进理论与实践 [M]. 成都：四川科学技术出版社，1999.
[13] 卫生部基妇司，UNICEF 健康促进合作项目办公室. 健康传播计划与设计——如何设计一个有效的成功的传播项目 [A]. CDCynergy，CDC，USA. 2001.
[14] 吕姿之. 健康教育与健康促进 [M]. 2 版. 北京：北京大学医学出版社，2002.
[15] 傅华，李枫. 现代健康促进理论与实践 [M]. 上海：复旦大学出版社，2003.
[16] 朱庆生，殷大奎，彭玉，郭子恒. 中国健康教育五十年 [M]. 北京：北京大学医学出版社，2003.
[17] 马骁. 健康教育学 [M]. 北京：人民卫生出版社，2004.
[18] 杨廷忠. 健康教育理论与方法 [M]. 杭州：浙江大学出版社，2004.
[19] 田本淳. 健康教育与健康促进实用方法 [M]. 北京：北京大学医学出版社，2005.
[20] 胡俊峰、侯培森. 当代健康教育与健康促进 [M]. 北京：人民卫生出版社，2005.
[21] 杨廷忠. 健康行为理论与研究 [M]. 北京：人民卫生出版社，2007.
[22] 吕姿之. 健康教育与健康促进 [M]. 3 版. 北京：北京大学出版社，2007.
[23] 陆江、李浴峰. 中国健康教育史略 [M]. 北京：人民军医出版社，2009.
[24] 常春. 健康教育与健康促进 [M]. 4 版. 北京：北京大学医学出版社，2010.
[25] 黄敬亨. 健康教育学 [M]. 5 版. 上海：复旦大学出版社，2011.
[26] 马骁. 健康教育学 [M]. 2 版. 北京：人民卫生出版社，2012.
[27] 世界卫生组织. 上海宣言 [A]. 2016.
[28] 傅华. 健康教育学 [M]. 3 版. 北京：人民卫生出版社，2017.

健康促进与健康教育学学科发展大事记

时间	事件
1934 年	陈志潜先生编译出版《健康教育原理》。
1954 年 4 月	卫生部卫生教育所成立。同期全国各地成立卫生宣教馆所。
1984 年 1 月	中央爱国卫生运动委员会办公室印发《卫生宣传教育专业设置及其教材编写座谈会纪要》。
1984 年 6 月	河北省职工医学院开设健康教育学专业（二年全日制大专）。
1985 年 10 月	《中国健康教育》杂志创刊。
1986 年 6 月—10 月	中国健康教育研究所成立。“健康教育专业设置研讨会”在上海召开。
1986 年—1989 年	上海医科大学、同济医科大学、北京医科大学、华西医科大学相继建立健康教育学教学组、教研室。
1988 年 5 月	人民卫生出版社出版发行贾伟廉教授主编《健康教育学》。
1993 年 9 月	我国第一套高等医学院校健康教育专业协编教材在人民卫生出版社出版:《健康教育学》（上海医科大学黄敬亨与河北职工医学院张铁民主编）、《健康行为学》（华西医科大学马骁主编）、《健康传播学》（北京医科大学朱锡莹主编）、《健康心理学》（同济医科大学公共卫生学院主编）。
2004 年 1 月	人民卫生出版社出版发行国家规划教材《健康教育学》。

第十七章　消毒学史

消毒学（disinfectionology）是研究环境微生物控制的科学。这个学科是在人类和有害微生物作斗争中诞生和发展的。人类采用传统消毒学的方法——消毒和灭菌杀灭致病性微生物，以保护人民的生命和健康；用现代消毒学的技术——消毒、灭菌、防腐和保藏杀灭或抑制外环境中病原微生物和其他有害微生物，从而使人们免受其攻击和伤害，并保护人民赖以生存的物质免受其破坏。

中国消毒学诞生于1980年代中期。1992年，国家学科分类中将消毒学列为预防医学中的二级学科。目前中国消毒学已经从传统消毒学发展到了与国际一致的现代消毒学的阶段。消毒学为国家的发展和人民的健康事业做出了重要贡献。

第一节　消毒学概述

本节主要介绍消毒学的概念、消毒学研究的内容、研究方法和消毒学的分支。

一、消毒学的概念

在阐述消毒学的概念之前，需要首先阐明与消毒学密切相关的四个术语：消毒、灭菌、防腐和保存、保藏的概念。

消毒（disinfection）：杀灭或去除外环境中致病性微生物的过程。消毒是相对的，只要求将微生物杀灭到不至于引起疾病的数量。“外环境”是指无生命的物体，包括固体物质的表面、液体和气体。“病原微生物”是能对人和动物致病的微生物。

灭菌（sterilization）：杀灭或去除外环境媒介物上一切微生物的过程。灭菌是个绝对的概念，意为完全杀灭和去除境媒介物上的微生物。包括致病性微生物和不致病的微生物。

防腐（antisepsis）：杀灭、抑制活体组织上微生物生长繁殖，防止组织感染。

保存、保藏（preservation）：抑制物质中的微生物生长繁殖，防止物质的生物学腐败。

按照我国消毒学奠基专著《实用消毒学》和《消毒与灭菌》杂志涉及的研究范围，我国消毒学早期只涉及消毒和灭菌两个内容，故将消毒学定义为：消毒学是研究杀灭和去除外环境中病原微生物的理论、技术和方法的科学。此为传统消毒学。这个定义表明，传统消毒学研究消毒和灭菌两个内容，因为它们都是研究杀灭和去除外环境中微生物，只是杀灭和去除的微生物的种类和程度不同。

随着消毒学的发展，其研究范围逐步扩大，并和国际环境微生物控制的理论和技术接轨。

我国消毒学逐步发展到了现代消毒学的阶段。这就产生了一个新的消毒学定义。现代消毒学（modern disinfectionology）是研究杀灭、去除和抑制外环境中病原微生物和其他有害微生物的理论、技术和方法的科学。这个定义表明：消毒学不仅研究消毒和灭菌，也研究防腐和保藏。不仅研究杀灭微生物，也研究抑制微生物的生长繁殖。

二、消毒学研究的内容

（一）研究消毒、灭菌、防腐、保藏的理论、技术和方法

到目前为止，我们能够应用的消毒学技术仅有三类：物理法、化学法和生物法。在这些已采用的方法中，各有其优点和适用范围，又各有其缺点和使用限制。因此，我们必须不断研究环境微生物控制新技术。

物理消毒灭菌方法的研究：对热力灭菌技术的改进：提高灭菌效果和灭菌器的自动化水平；电离辐射灭菌和紫外线辐射消毒的研究；微波和超声波消毒的研究，以及过滤除菌技术的研究等。化学消毒方法的研究：对环氧乙烷气体灭菌技术的研究；液体和固体化学消毒剂的研究，包括对过氧乙酸、过氧化氢、含氯消毒剂、含溴消毒剂、含碘消毒剂、酚类消毒剂、醇类消毒剂的研究，季铵盐类消毒剂，以及胍类消毒剂的研究等。

现代消毒学不仅研究杀灭微生物的技术和方法，也研究抑制微生物生长繁殖的技术和方法。不仅使用化学和物理的技术，也研究用生物的方法控制环境微生物。研究杀、抗微生物制剂合理使用，各种杀菌成分的合理配伍，以及科学的消毒、灭菌、防腐和保存方案和程序。

（二）研究杀、抗微生物制剂和物理技术的效果评价方法

一种物理方法或化学制剂能不能作为灭菌、消毒、防腐和保存剂使用，必须通过试验来证明。消毒效果的评价可以用定性试验或定量试验，而灭菌效果需要用定性试验。测定抗、抑微生物效果，需要用最小抑菌浓度（MIC）试验。如何科学地使用评价方法，以及各种试验方法的标准化，是消毒学研究的重要内容。

（三）研究消毒机理和消毒动力学

目前对已经使用的大多数现代消毒学方法的机理，已经有了一定程度的了解，但多数了解是比较肤浅的，有待于深入研究。这些研究将为寻找新的环境微生物控制技术指明方向，为已知消毒剂的合理使用提供指导。

消毒动力学是研究在杀灭因子的作用下，微生物群体死亡的规律，并用数学式给以表达。需要采用生物数学、概率论、统计学等理论和技术。

（四）研究微生物对消毒剂的抗药性

对微生物的耐药性的研究，包括对消毒剂的抗性研究，近年来深重视。所谓“超级细菌”就是获得了对多种抗菌剂产生了抗药性的细菌。当前主要研究细菌对消毒剂抗性状况和克服抗性的方法。特别是介导对多重抗药性的质粒研究。

（五）研究消毒管理的科学化

消毒管理的科学化是现代消毒学研究的重要内容。包括消毒技术的标准化研究，消毒产品效果和安全性评价的研究，消毒市场科学管理研究等。

三、消毒学的研究方法

（一）评价灭菌效果的试验

灭菌是绝对的，即必须把目标微生物全部杀灭。但要做到这一点是困难的，因为在庞大的微生物群体中，总会有个别抵抗力强的个体。因此，灭菌过程中，以抵抗力强的细菌芽孢为指示微生物，只要将其存活概率减少至 10^{-6}，即为达到了灭菌。换句话说，对一百万件对象进行灭菌处理，灭菌后只有一件仍有微生物存活，则为达到了灭菌。检查灭菌效果常用的试验有定性载体试验和无菌试验。

（二）评价消毒效果的试验

消毒是相对的，不要求将试验微生物全部杀灭，而是只要求将其减少到不至于致病的数量。消毒试验有定性试验或定量试验。定性试验是只观察试验的试管内有无试验微生物生长，根据无菌生长的管数，判定消毒效果；定量消毒试验是对试验微生物进行计数，计算出杀灭率，以评判消毒效果。常用的定量消毒试验有：定量悬浮试验、定量载体试验、特殊用途的定量消毒试验（例如空气消毒试验、水消毒水、物体表面消毒试验等）。

（三）评价防腐和保存效果的实验室试验

常采用最小抑菌浓度（MIC）测定和最小杀菌浓度（MBC）测定。通过这些研究可获得研究的化合物对微生物的 MIC 和 MBC，从而确定一种制剂能不能作为防腐剂或保存剂使用。

（四）评价消毒剂、灭菌剂和防腐剂安全性的毒理试验

确定了一种制剂的杀、抑菌效果之后，还需要进行安全性评价，只有安全而有效的制剂，才能用于消毒或灭菌。在传统消毒学中，常用的毒理试验有：急性毒性试验（LD_{50}）、遗传毒性试验（致突变试验）和吸入毒性试验等。

（五）消毒、灭菌、防腐效果和安全性的人群评价

薛广波主编的《现代消毒学》中介绍了一些流行病学研究方法在现代消毒学中的应用。这些方法也见于一些消毒学、流行病学和医院感染学杂志的论文。

1. 评价消毒、灭菌、防腐效果的人群试验

化学或物理的消毒技术，可进行有设计的人群效果评价。只有通过人群效果评价证明是有效的，才能说其对某种传染病有预防作用。其研究方法是参照流行病学实验的原理进行设计。最终可以计算出用和不用消毒剂或用其他消毒措施的人群，某种感染性疾病的发病率，将试验组和对照组的发病率进行比较，并可计算出用消毒对某种感染性疾病的保护率和效果指数，从而判定研究的消毒技术对某种传染病的预防是否有效果的结论。

2. 评价消毒、灭菌、防腐方法的人群毒理学试验

一种杀、抑微生物制剂经过动物实验证明对动物是安全的，但不一定适用于在人群中广泛使用，需要结合其人群毒性试验结果进行综合分析。只有经过人群试验证明是安全而又有效的消毒剂，才可放心地使用。评价人群毒性可以采用流行病学上常用的病例对照研究、定群研究、流行病学实验等方法。

（六）消毒学技术和措施的费用—效益研究

现代消毒学不仅注重消毒学技术和方法的评价，更重视其实际使用价值。一种消毒剂在临床上或人群中使用之后，需要研究其实用价值，即进行费用—效益分析。费用包括直接费

用和间接费用。费用和效益之间的关系可以量化，并可以用公式计算。根据计算结果可以得出某消毒方法从经济方面说可否使用的结论。

（七）保藏的现场效果评价和经济分析

保存应用于许多方面。评价保存效果，常设计为用保存剂试验组和不用保存剂对照组进行效果比较，不仅可以观察保存效果，也可观察保存期限；保存剂或其他保存方法应也可进行经济分析。一般采用费用—效益分析方法，确定保存方法有无实用价值。

四、消毒学的分支

消毒学的发展使得许多其他学科使用消毒学的理论和技术解决本学科的问题，消毒学也引进其他学科的理论和技术丰富自身，这就形成了消毒学的分支。

（一）消毒管理学

是研究消毒管理法制化和科学化的科学。在一个国家和地区，对消毒工作和研究需要有科学、规范的管理，需要制定有关的法规和政策。我国卫生部门设立了消毒管理机构，负责消毒产品的市场准入和市场监督。卫生部发布了《消毒管理办法》《消毒技术规范》；发布了国家、行业、地方消毒标准等法律性文件。对消毒工作进行规范化管理。

（二）消毒工程学

是研究消毒剂和消毒器制造技术的科学。2002 年，薛广波在其主编的《现代消毒学》中提出并详细介绍了这一分支学科。消毒工程学的发展，为我国消毒器械发展和工艺的提高提供理论和技术支持。同时也将设计出更多更先进的物理、化学和生物学消毒产品。

（三）医院消毒学

是研究医院消毒的理论、技术和方法的科学。它的任务是通过实施消毒、灭菌和防腐措施，切断医院感染的传播途径，预防医院内感染的发生和流行。2002 年，杨华明和宜滨主编出版了第一部医院消毒学专著《现代医院消毒学》，对医院消毒学和消毒灭菌方法做了详细阐述。2008 年，上海市消毒品协会发布了我国第一部《医院消毒技术规范》。这些著作应用医院消毒学的基本理论和技术，提出了医院消毒的基本原则和规范性的消毒、灭菌、防腐方法。这些著作对我国医院消毒的发展起到了很好的促进作用。

（四）制药消毒学

是研究消毒学理论和技术在制药工业中具体应用的科学。它应用消毒学的技术和方法，控制制药过程中的微生物污染，以及药品的保存。这个学科当前深受重视，中国医药生物技术协会多次召开制药消毒灭菌会议，交流制药消毒技术。

（五）应急消毒学

是研究消毒学的理论、技术和方法在突发生物事件中应用的科学。突发生物事件包括战争中敌人施放生物战剂、烈性传染病或高度危险性传染病的发生或流行等。应急消毒是针对引起突发生物事件的病原微生物进行消毒。

第二节 消毒学发展历程

一、我国消毒学构建的背景

（一）国内对消毒学技术应用

早在殷商时期，我们的祖先已饮用煮沸的水防病。一千七百多年前，华佗就用火焰为手术器械灭菌。533年，《齐民要术》中就有用茱萸消毒井水的记载。明代李时珍所著《本草纲目》中，提及采用蒸汽消毒病人的衣服，开创了消毒技术防病的先例。

新中国成立之初，消毒作为切断传染病传播途径的重要手段，通过对水、粪便的消毒与无害化处理及食品卫生的管理，对于控制像霍乱、伤寒和细菌性痢疾等传染病发挥了重要作用。

1956年，为了应对生物战，军事医学科学院成立了消毒、灭菌和灭鼠实验室；1958年，中国医学科学院成立了消毒研究室，并在早期开展了消毒效果检测和研究；1975年，第二军医大学建立了消毒实验室，开始进行消毒理论和技术研究。

1953年起，全国各省市相继组建了卫生防疫站，同年上海市卫生防疫站率先成立了消毒科，开展传染病病家消毒工作，1962年，已形成了传染病病家疫点消毒、医院消毒隔离和托幼机构消毒三大常规管理。北京在1954年制定了《北京市传染病消毒工作常规试行草案》，建立了消毒实验室。到二十世纪七十年代末，全国有十个省市卫生防疫站设立了消毒科或消杀科。

1976年，第二军医大学完成了朝鲜人民军留学生班的“防生物战消毒”的教学任务；1977年，谷浚和薛广波编写了《反生物战·消毒》。

1959年，山东新华医疗器械厂试制了我国第一台手提式消毒锅，此后，热力灭菌、紫外线消毒、红外线消毒等技术陆续转化成消毒产品。经典的化学消毒剂漂白粉、来苏儿、环氧乙烷、甲醛、洁尔灭、碘酒、酒精等，也逐步广泛应用。

（二）国外消毒灭菌技术在卫生防病中的应用

1. 物理消毒灭菌技术的发展

早在三千四百多年前，摩西（Mose）就作了火焰灭菌的记述。索斯卢拉（Susrula）在两千六百多年前就提出用经煮沸的水清洗创伤部位和医生的手。1810年，阿佩尔（Nicolas Appert）提出用加热对食物进行灭菌储存。1831年，已使用加热对牛痘疫苗灭活。1884年，巴黎工程工厂制造出了首台压力蒸汽灭菌器。1898年，里德（Rieder）发现了X光线的杀菌作用；1939年，建立了干热灭菌法；二十世纪五十年代，电离辐射灭菌的方法被应用。

2. 化学消毒灭菌技术的应用

大约在公元前800年，人们开始使用化学消毒剂，如中世纪用硫黄燃烧对房间消毒来控制大瘟疫。1140年，汞首次用于医学消毒；1635年，硝酸银被用于身体消毒；1825年，氯气用于饮用水消毒。碘和苯酚（石碳酸）分别于1839年和1860年用于伤口消毒。1875年，乙醇用于消毒。分别被称为第一代、第二代和第三代化学灭菌剂的甲醛、环氧乙烷和戊二醛逐步出现和应用。

二、中国消毒学的诞生

一个独立学科的形成必须具备三个基本条件：①有一部奠基专著；②有一家专业杂志；③有一批专业队伍。

1986 年，第二军医大学薛广波教授主编出版了我国第一部消毒学专著《实用消毒学》，首次提出了“消毒学”学科名称，提出消毒学是一个独立的学科，并全面系统地阐述了消毒学的理论和技术，为我国消毒学学科的建立奠了基。这部专著曾三次印刷，1988 年，获国家优秀科技图书奖二等奖。

1984 年，军事医学科学院刘育京研究员等创办了我国第一家消毒杂志《消毒与灭菌》，这是我国最早的消毒学杂志，为我国消毒学的诞生奠定了基础。1990 年，改为《中国消毒学杂志》。该杂志多次获奖，引起国内外高度重视。刘育京、沈德林、张文福研究员曾担任该杂志主编，杨华明等曾任编辑部主任。

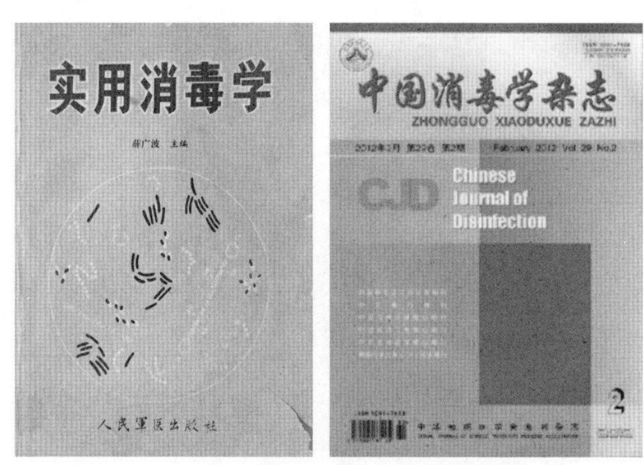

图 17-1 我国消毒学奠基专著和奠基杂志

1985 年，卫生部和美国强生公司召开了“北京国际消毒会议”，预防医学科学院王有森副院长负责组织。1986 年，在卫生部戴志澄司长的领导下成立了“卫生部消毒专家委员会”，刘育京和胡善联教授曾任主任委员，袁洽勋研究员任秘书；1988 年，军事医学科学院陈宁庆副院长、刘育京研究员和第三军医大学涂瀛教授倡导建立了“中国消毒学会”，后为中华预防医学会消毒学分会，陈宁庆、刘育京、沈德林和张流波研究员曾任主任委员；各省市相继建立了消毒学会或消杀灭学会，消毒学队伍的壮大使我国消毒学进入蓬勃发展阶段。

三、消毒学的发展——现代消毒学

美国 Block 主编的《消毒、灭菌和保存》和英国 Russell 等主编的《消毒、保存和灭菌的原理和应用》，是国际上最有影响的环境微生物控制著作。它们介绍了物理灭菌技术、化学消毒剂、消毒机理、评价杀灭、抑制微生物效果的方法。

这些著作给我们一个启示：环境微生物控制领域不仅仅是在医院环境，也不仅仅是针对致病性微生物，对人类社会构成危害的微生物都在控制之列。

在我国，除了医学消毒用的灭菌和消毒产品之外，还研究、生产和应用了大量的对微生物有杀灭和抑制作用的抗菌剂、抑菌剂、防霉剂等。它们有的用作针对活体组织污染微生物的防腐处理，有的针对物品污染微生物的控制。国际和国内的实际情况，使我国消毒学家考虑我国环境微生物控制的概念和范围应该和国际接轨，应该把各种有害微生物都涵盖在控制之列。

1993 年，薛广波教授主编出版了专著《灭菌消毒防腐保藏》。该书提出了广义的消毒学定义及概念，阐述了杀灭和抑制微生物技术，及其抗微生物效果的评价方法，这部书的出版是我国进入现代消毒学时期的前奏。

2002 年，薛广波教授主编出版了《现代消毒学》，明确提出了现代消毒学的概念、研究内容和研究方法、和其他学科的关系、分支学科，以及控制和杀灭环境微生物的物理、化学和生物方法的研究进展。该书于 2003 年获国家优秀科技图书奖二等奖。该书提出了现代消毒学的理论体系，将我国消毒学推进到了和国际接轨的现代消毒学阶段。

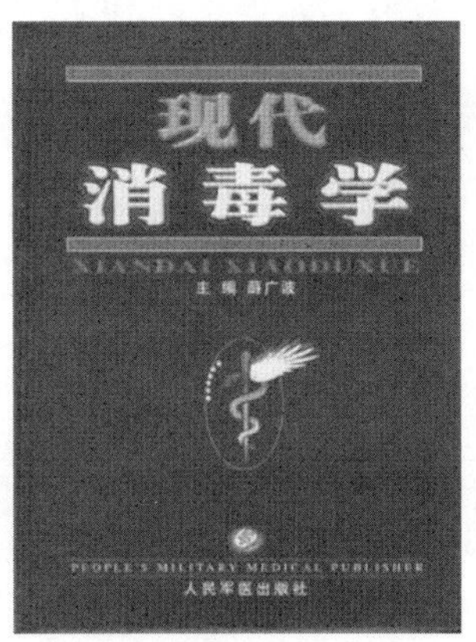

图 17-2 《现代消毒学》

2002 年，杨华明和易滨主编出版《现代医院消毒学》，详细阐述了现代消毒学理论和技术在医院消毒、灭菌和防腐中的应用。

2007 年，薛广波教授受欧盟医疗器械委员会主席邀请，访问德国和法国。在德国提出了消毒学和现代消毒学及相关的英文单词：disinfectionology、modern disinfectionology 等，得到许多国际消毒学专家的认同和赞赏。

2012 年，薛广波、张流波、李华和人民卫生出版社再学编审共同策划了《现代消毒学进展》系列专著。现在已经出版至第二卷。

2013 年，张文福主编出版了《现代消毒学新技术与应用》，对现代消毒和灭菌技术、细菌对消毒剂的抗药性，以及消毒效果的快速检验等进行了介绍。

2013 年，在上海市卫生局的支持下，上海市消毒协会发布了薛广波主编的《传染病消毒技术规范》，系统介绍了当代传染病消毒的理论和技术，并发布了薛广波主编的《传染病消毒技术规范》，系统介绍了当代传染病消毒的理论《传染病消毒指南》，这是我国第一次出版的英文消毒学著作，引起了国内外同行的关注。

2015 年，张流波和杨华明主编出版了《医学消毒学最新进展》，介绍了医院环境中微生物控制技术的最新进展，丰富了我国现代消毒学内容。

四、消毒学术和技术的研究及应用

在学术研究方面，军事医学科学院微生物流行病研究所（以下简称五所）基于三十多年潜心研究的技术优势，在消毒技术、消毒检验方法研究、消毒产品开发、消毒人才培养等方面发挥了重要的作用。中国医学科学院流行病研究所自“文革”初期中断了近二十年后，恢复了消毒研究室，开展了消毒技术研究、消毒产品开发和检测工作。全国各省市卫生防疫站也陆续成立了消毒科或消杀科，开展了卫生防疫消毒、消毒产品研发与检验等工作。

经过各单位共同努力，逐渐形成了一整套消毒实验室试验、模拟现场消毒试验和现场消毒试验方法，包括医院环境、手术器械、卫生洁具、医务人员手卫生、室内空气等的消毒灭菌方法的研究，在传染病疫源地消毒方面进行了对各种传染病病原体及污染对象消毒方法的研究，为《医院消毒卫生标准》《疫源地消毒总则》和《消毒技术规范》的制定提供了理论基础。

在传统物理消毒灭菌技术的应用方面，热力灭菌、紫外线消毒、红外线消毒等技术陆续转化成消毒产品，进入了市场。新华牌压力蒸汽灭菌器进入了大小医院、康宝牌红外线消毒碗柜和方太牌紫外线－臭氧消毒碗柜走进了千家万户、第二军医大学研制的高强度紫外线灯和高/低臭氧紫外线灯、紫外线空气消毒器等在医学消毒和公共场所消毒中得到了广泛的应用。

在传统化学消毒技术的应用方面，在广泛应用漂白粉、来苏儿、环氧乙烷、甲醛、洁尔灭、碘酒、酒精等传统消毒剂的基础上，氧氯灵、碘伏、过氧化氢空气消毒剂、氯己啶－醇快速手消毒剂、84 消毒液、威力碘等的问世，在医疗机构消毒灭菌、疾病预防控制机构防病消毒、家庭卫生等方面发挥了重要作用。

进入二十一世纪，特别是 2003 年的非典过后，消毒工作得到了各界广泛的重视，各种消毒灭菌设备、消毒剂应运而生。在消毒器械方面，循环风紫外线空气消毒机、高压静电空气消毒机、床单位消毒机、过氧化氢等离子体灭菌器、低温甲醛蒸汽灭菌器、环氧乙烷灭菌器、干热灭菌器、酸性氧化电位水生成器、次氯酸水生成器、微酸性电解水生成器、内镜清洗消毒机等得到了广泛应用。在医院灭菌效果监测方面，压力蒸汽灭菌效果指示物由原来的菌片发展为自含式生物指示物、既而发展成极速生物指示物，大大提高了灭菌效果监测的效率和可靠性。低温灭菌监测方面，化学指示、生物指示物逐渐完善。2014 年诺盾牌生物和化学的管腔灭菌过程验证装置的上市，解决了应用过氧化氢气体等离子体技术对管腔类器械灭菌效果的监测问题。在消毒剂的研究方面陆续研发出了葡萄球菌酶、邻苯二甲醛、双链季铵盐、含溴消毒剂、单过硫酸氢钾、次氯酸消毒液，使我国消毒剂产品在安全、有效、环保方面得到了极大的提升。

五、消毒市场的法制化管理

1987 年，卫生部成立了消毒专家咨询委员会，同年，卫生部颁布了《消毒管理办法》，使我国的消毒工作走上了法制化的轨道。1988 年，卫生部发布了《消毒技术规范》，随后在 1992 年、1999 年和 2002 年进行了修订。该委员会在消毒产品检验，生产、使用和管理，医院消毒和传染病疫源地消毒工作中均发挥了巨大的作用。刘育京研究员和胡善联教授曾任主任委员，袁洽劻研究员任秘书。

为了提升消毒产品检测能力，中国预防医学科学院和军事医学科学院于1995年先后成立了消毒检测中心。1999年7月，卫生部批准两个消毒检测中心为卫生部消毒产品鉴定实验室。两个实验室在全国消毒专业人员的培训考核，进口消毒产品的检测、消毒产品评审中的复测、仲裁工作发挥了重要作用。各省市卫生行政部门也相继批准了本省市疾病预防控制中心的检验机构为消毒产品检测机构，为消毒产品的检测提供了技术服务平台。

1992年，国家技术监督局创办了“全国消毒技术与设备标准化技术委员会”（SAC/TC200），首届主任委员卢子分，副主任薛广波、马长城。该委员会翻译和发布了大量国际标准，在国际标准的转化方面起到了推动作用。1998年，薛广波教授和闫傲霜博士受国家技术监督局委派，参加了在温哥华召开的ISO/TC198标准会议，并成为TC198委员会的专家。

在消毒产品的管理方面，1997年以前，采取属地化管理的模式，省级卫生部门给消毒产品生发生产许可证和卫生许可证。1997年，卫生部成立了消毒产品评审委员会，刘育京、薛广波、王有森、袁洽劻、张朝武、张流波、李新武等曾主持评审工作，对国内外的消毒产品进行评审后报卫生部批准，统一颁发消毒产品卫生许可批件，使消毒产品的管理逐步走上了科学管理的轨道。

六、消毒管理的科学化

（一）消毒标准的制定和发布

1998年，卫生部成立了消毒标准委员会，王有森为主任委员，袁洽劻、薛广波为副主任委员。标委会完成了“一次性使用卫生用品卫生标准”“消毒与灭菌效果的评价方法与标准”“医院消毒卫生标准”院等的制定，对指导当时的消毒工作，消毒产品的生产、经营、使用和管理的标准化发挥了重要作用。2008年后，金银龙、白雪涛等相继担任主任委员。至今标委会制订的国家标准和行业标准已颁布实施的四十一项，待批准的有四十七项，极大地推动了消毒标准化工作的进程。

（二）消毒市场监督管理

2002年，卫生部成立了监督局负责消毒产品的监管工作，每年组织全国性消毒产品的抽检工作。各省市自治区先后成立了卫生监督机构，负责本省市消毒产品的监管工作和消毒企业的卫生许可工作，并对本辖区的生产企业和产品进行定期不定期的监督检查，对不合格的消毒产品给予相应的处罚或媒体曝光，约谈不合格的企业领导，限期整改。通过监督部门的监管，消毒产品生产企业的自律能力不断增强，产品质量不断提高。

第三节　中国消毒学的成就和贡献

经过六十多年的发展，我国公共卫生事业取得了巨大成就，消毒工作也逐步走上法制化、科学化和规范化的轨道。消毒学已经成为预防医学的一个重要学科，并在感染性疾病的预防和控制中发挥越来越重要的作用，做出了突出的贡献。

一、对疾病控制的贡献

（一）突发公共卫生事件处置中的贡献

2003年，非典在我国多地暴发，卫生部迅速发布了《传染性非典型肺炎医院感染控制指导原则（试行）》，对医疗机构内消毒隔离防护提出了明确要求。各地按要求采取消毒措施，对非典的控制起到了很关键的作用。2004年非典实验室感染事件中，中国CDC迅速制定了科学的终末消毒与效果评价方案，成为类似事件消毒处理的典范。近年来，H5N1、H7N9等禽流感病毒多次引起人间聚集性感染，在没有特效措施的情况下，各级CDC采取消毒、隔离和个人防护等措施，对控制疫情蔓延发挥了关键作用。手足口病是五岁以下的婴幼儿常见传染病之一，现阶段，除了接种针对EV71病毒的疫苗外，消毒是控制手足口病流行最为有效的措施。此外，各省市CDC消毒科在保障手卫生、环境卫生、个人物品卫生、餐饮具、泳池水卫生等方面发挥了重要作用。

（二）自然灾害应对中的贡献

自古就有“大灾之后必有大疫”的说法。灾后消毒作为切断传染病传播途径的重要手段，可以有效地防止疫情的发生和传播。1998年特大洪水、2008年汶川大地震、2010年舟曲泥石流、2013年西藏墨竹山体滑坡等，均有消毒学专家参加救灾。通过对灾区实施科学合理的消毒方案，均未发生灾后传染病的流行。

（三）国际主义援助中的贡献

2004年，印尼苏门答腊近海发生8.7级地震并引起巨大海啸，造成了重大人员伤亡。由各级疾控中心、医疗机构等组成的中国救援队赴灾区开展救援工作，消毒工作在临时灾民安置点环境、饮用水的消毒处理、生活垃圾和粪便的处理，以及废墟的处理等方面发挥了巨大的作用。

2010年1月，加勒比岛国海地发生里氏7.3级大地震，约有三百万人受灾，多地发生霍乱流行。中国国际救援队震后第一时间飞抵海地，消毒工作者在霍乱疫情处置、救援人员个人防护、遇难人员遗体处置、生活饮用水、环境卫生等方面发挥了重要的保障作用。

2014年，西非埃博拉出血热疫情引起了国际的广泛关注．中国派出的抗击埃博拉的消毒专家们，在张流波研究员的组织下，制定了科学严谨的消毒方案，对可能污染的环境、物品等进行消毒，并加强手卫生和个人防护与隔离措施等，最终实现了医院内的零感染。

二、对医院感染控制的贡献

我国的医院感染持续高发，医院感染暴发事件时有发生，说明医院消毒与感染控制工作中仍存在诸多问题。消毒与感染控制工作者经过数十年的研究，明确了医院消毒的重点对象，包括医疗器械、重点环境物体表面与空气、医务人员手部、医疗废物等。事实证明，通过执行严格的清洗消毒灭菌程序，可以有效地降低医院感染的发生。

为了建立一支全国消毒与感染控制工作队伍，《全国医院消毒、隔离、防护监测项目》于2005年立项，项目组由国家疾控中心环境所、各省市疾控中心和各级医疗机构等单位人员组成。至2018年，监测工作已覆盖我国二十二个省、市、自治区，与一百二十多个哨点医院开展过合作。参与项目的哨点医院的消毒与感染控制工作得到瞩目的改进。一些消毒方法、消毒效果评价方法被直接转化为一系列医院消毒与感染控制卫生标准。

三、重大社会活动的卫生保障

消毒卫生保障工作是关系到重大活动或会议能否圆满举办的重要环节。我国多个重大活动，如奥运会、亚运会、世博会、G20 峰会、APEC 峰会、“一带一路”峰会等，都有消毒工作者在保驾护航。消毒工作者通过科学分析保障需求，有针对性地制订传染病控制、消毒应急处置等卫生保障工作方案，做好重点场所环境及空气的消毒处理，餐饮从业人员的卫生管理及消毒效果评价等，保障了重大活动安全进行。

四、消毒学研究的成果和奖励

（一）消毒学科研成果和奖励

多年来，国家投入了很多人力与资金开展消毒研究，取得了很多研究成果。

获得国家级科技奖励的有：熊鸿燕的“用于血液污染物品的消毒剂”“噬菌体对环境中致病菌的净化技术”；祝庆荃、袁洽劻研究的“碘伏消毒液的研制”；林锦炎的“广东省传染性非典型肺炎（SARS）防治研究”；解放军疾病预防控制所的“解放军疾病原学及其防控系列研究”；金银龙、张流波、李涛等的“室内空气重点污染物人群健康危害控制技术研究”；孙俊等“新型空气消毒器对医院室内空气持续消毒的应用研究”、徐燕等“医院感染常见微生物对消毒剂抗性及防制对策的研究”；崔树玉等人的“空气消毒模拟现场及现场应用影响因子的研究”；廖如燕的“国境口岸突发公共卫生事件模式反应模式的研究”等。

获得了军队科技成果奖励有：丁兰英等的“紫外线强度与消毒剂量指示卡的研究”“微型紫外线强度计”；王瑛等的“消毒试验菌种标准化的研究”；袁朝森等研究的“酸氯烟熏消毒剂”；李荣芬等的“消毒杀虫车的研究”；马世璋等的“高速涡轮牙钻收集消毒药械的研究”；居喜娟等的“紫外线空气消毒器研究”；薛广波等的“霍乱弧菌抗药性 R 因子的研究”；涂瀛教授的“消毒布产品及其作用机制”等。

（二）消毒学的集体和个人奖励

在 1985 年北京国际消毒会议上，刘育京研究员获大会颁发的克尔默奖。国务院批准消毒学专家刘育京、薛广波、高鸿烈、叶庆临、居喜娟、林锦炎等享受“国务院政府特殊津贴”。薛广波获国家“世纪宝鼎”奖（1996）和“全军预防医学基金奖”（1998）。2000 年，中华预防医学会消毒分会评选出刘育京研究员和薛广波教授为我国消毒学界的“国内外著名学者”。

在 2003 年非典疫情处置中，各级疾控中心、高等院校以及研究单位的消毒学专家们日夜坚守岗位，为守护人民健康做出了突出贡献。

2008 年，发生“汶川大地震”，张流波、李新武、袁洽劻等在地震中坚持科学消毒，防止过度消毒的理念，获得了温家宝总理的肯定。科学消毒的概念在此后的灾情应对中被广泛接受。薛广波和李华用最短时间编写出《救灾防疫消毒技术指南》，由上海市政府印刷五万份运往灾区，指导救灾防疫工作。此外，在抗击各类疫情、抗震（洪）救灾、国际援助等工作中，班海群、林玲、张流波、吴晓松、廖如燕、崔树玉、乔玫等消毒专家因突出的贡献被国家多部委授予了多项荣誉称号。

许多优秀消毒工作者在自己的工作岗位上积极工作，努力奉献，获得许多优秀成绩，未能在此一一列出。他们同样为消毒学的发展做出了卓越贡献。

五、中国消毒行业的形成和发展

（一）中国消毒行业的构建

消毒学术的发展促进了消毒行业的发展。目前我国有消毒企业一千多家，中小企业占大多数。卫生监督部门至2013年审批消毒剂和消毒器械共计五千七百七十件。显示消毒已经形成一个行业，急需建立行业协会组织行业发展。

（二）消毒行业协会的诞生和发展

非典流行之后，在薛广波教授的倡导下，经上海市政府批准，上海于2004年2月19日成立了我国第一个消毒行业协会——上海市消毒品协会。薛广波被选为会长，李华为秘书长。协会创办了《中国消毒信息报》和“中国消毒信息网”。协会以规范消毒行业、服务消毒企业、发展消毒产业为宗旨，为我国消毒产业和消毒学术的发展做出了贡献。

2006年，协会发布了我国首部《公共场所消毒技术规范》，受到上海市人民政府奖励。2010年，该《规范》第二版出版，薛广波会长组织了六十多位专家参加了编写。2008年5月四川汶川大地震，参与凤凰电视台、上海电视台、无锡电视台和新疆广播电台等多家媒体的采访直播，宣传消毒知识和技术。成都润兴公司、深圳安多福公司、上海利康公司、上海海金公司等多家会员企业向灾区捐赠了大量消毒产品。2008年，薛广波、张流波组织全国七十九位专家编写的我国首部《医院消毒技术规范》，经多次印刷后，于2017年由薛广波、张流波、胡必杰主编的第二版出版。2008年，薛广波组织全国七十一位专家参加编写的《灭菌消毒防腐保藏》（第二版）由人民卫生出版社。这部一百六十余万字的著作从理论到技术对现代消毒学的发展作了系统阐述。2011年，协会承接了上海市公共卫生体系建设项目，在卫生部的支持下，发布了国家首部《传染病消毒技术规范》和《传染病消毒技术指南》（薛广波主编，王磐石主审，下同），全国一百零一位专家参加了编写。针对托幼机构传染病的发生，协会联合中国预防医学会消毒分会发布了《托幼机构消毒方案》，并发布了《学校和托幼机构的消毒》；2014年由薛广波主编，一百多位专家参加编写的我国第一部英文版消毒学著作 *Disinfection Guide For Infectious Disease* 出版，在国内外消毒学界受到了广泛重视。

为表彰对我国消毒事业和协会发展做出的突出贡献，上海市消毒协会于2015年表彰茅理翔副会长对行业发展的杰出贡献，并授予陆婉英、卞雪莲、茅忠群、郭秀玲、周鸣方“杰出消毒企业家”，向社会公布。2016年，宁波方太厨具公司、上海高科生物工程公司、银京医疗科技（上海）股份公司、上海和黄白猫公司、江苏神农药机公司、成都润兴消毒药业公司被评选为“优秀消毒企业”，薛广波教授被授予“消毒学终身成就奖”。

（三）科技创新与成就

企业是科技创新的主体，协会致力于支持消毒企业进行技术创新和产品的研发。上海海金消毒技术公司研究成功新一代高效消毒剂二溴海因消毒剂、获得国家发明专利和科技部立项；上海高创医疗科技公司的床单位消毒器、上海利康消毒高科技公司的洗必泰碘也相继问世，受到广泛关注。当一项新的消毒技术氧化电位水在日本受到重视时，上海率先引进了这项技术并进行改进，目前已有十多家企业生产氧化电位水机。上海高科生物工程公司在陆婉英总经理带领下，首创生物消毒技术，于2002年度荣获国家重点新产品，2005年度荣获上海市科学技术进步奖一等奖。上海安而信化学公司在国内最早开展单过硫酸氢钾复合盐消毒剂的研究，并获得国家发明专利；上海日洁环境科技公司和中天朗洁（北京）环保科技公司引进和研发的次氯酸水生成设备，生产次氯酸水消毒剂。

第四节　中国消毒学面临的挑战与展望

中国消毒学虽然取得了很大的成绩和发展，但仍存在不少问题，消毒学工作者还需要继续努力，使消毒学对国家和人民做出更大的贡献。

一、消毒学面临的挑战

（一）专业队伍分散，学科面临消亡的风险

自从卫生防疫机构分为卫生监督、现场消毒、实验室检测后，出现了分工过于细致的问题；监督队伍的消毒专业人员缺少实验室技术支持和更新知识的机会；消毒科的人员失去直接进入医院、宾馆饭店等现场的法定权利，而以应急处置工作为主，缺乏足够的锻炼机会；检测中心的人员由于消毒产品的检测任务不足，检测能力逐渐退化。消毒学作为一门独立的学科应该统一协调发展，过细分工将最终导致消毒队伍的消亡。

（二）消毒工作分散和课题机会缺乏

1997 年后，国家对全国消毒工作的管理重点转为对消毒产品的评审与监督。传染病和医院感染控制、食品卫生、环境卫生和饮用水卫生等工作都需要消毒技术支持，由于这些工作分部门管理，使得消毒工作过于分散。这种模式一方面导致全国消毒队伍日渐萎缩，另一方面又导致有关部门对消毒技术特别是消毒专家的需求不能满足，也导致消毒队伍没有独立承担大型研究课题和专项工作的机会。

（三）消毒工作管理分散，导致规范、标准消毒部分的水平不高

在传染病和医院感染控制、食品卫生、环境卫生等工作中都涉及消毒技术，由于缺乏消毒专家参与，使得标准规范存在观点的局限性和片面性，从而给消毒工作带来困难。

二、消毒学展望

经过消毒工作者多年的努力，创造了辉煌的业绩。未来我国的消毒学的发展有下列趋势：

①在消毒质量控制方面，将越来越强调质量控制和质量监测。强调人员、设备、方法、环境因素等方面的管理，对采取的消毒灭菌措施将越来越强调风险评估和效益分析，更加重视消毒工作的程序化、标准化。②在消毒技术方面，我国的消毒方法将进一步与国际接轨，在公共卫生领域、突发公共卫生事件应对领域有可能走出一条符合我国国情的新路。③在消毒产品的研发、生产方面，只要政策引导得当，一些低端的消毒产品和生产厂家将慢慢被淘汰，一些常规的消毒灭菌产品将越来越规范化。一些技术先进，管理到位的消毒企业通过与一些跨国企业联合、竞争，将生产出具有国际竞争力的产品。

撰稿人：薛广波　张流波　李新武　李　华　徐　燕　朱仁义　王佳奇
胡国庆　廖如燕　张志成　魏秋华　陈顺兰　乔　玫　孙启华

参考文献

[1] Block SS, et al. Disinfection, sterilization and Preservation [M]. 5th ed. Philadelphia: Lippincott Williams and Wilkins, 2001.
[2] Russell AD, et al. Disinfection, Preservation and Sterilization [M]. 3rd ed. London: Blackwell science, 1999.
[3] 薛广波. 实用消毒学 [M]. 北京：人民军医出版社. 1986.
[4] 刘育京. 消毒与灭菌 [M]. 第一期. 1984.
[5] 刘育京，袁朝森. 医学消毒学简明教程 [M]. 1988.
[6] 卫生部. 消毒技术规范 [M]. 1988.
[7] 刘育京. 简明消毒学教程 [M]. 北京：化学工业出版社，1988.
[8] 薛广波. 现代消毒学 [M]. 北京：人民军医出版社，2002：959-1061.
[9] 卫生部. 消毒技术规范 [M]. 3 版. 2002.
[10] 袁洽勋. 实用消毒灭菌技术 [M]. 北京：化学工业出版社，2003.
[11] 薛广波. 灭菌·消毒·防腐·保藏 [M]. 北京：人民卫生出版社，2008.
[12] 薛广波. 公共场所消毒技术规范 [M]. 2 版. 北京：中国标准出版社，2010.
[13] 杨华明，易滨. 现代医院消毒学 [M]. 2 版. 北京：人民军医出版社，2008.
[14] 薛广波. 灭菌消毒防腐保藏 [M]. 2 版. 北京：人民卫生出版社，2010.
[15] 薛广波. 现代消毒学进展 [M]. 北京：人民卫生出版社，2012.
[16] Xue GB, et al. Disinfection Guide for Infectious Disease [M]. Beijing: Standards Press of China, 2014.
[17] 张流波，杨华明. 医院消毒学最新进展 [M]. 北京：人民军医出版社，2015.
[18] 张文福. 现代消毒学新技术与应用 [M]. 北京：军事医学科学出版社，2013.
[19] 张流波，徐燕. 现代消毒学进展：第二卷 [M]. 北京；人民卫生出版社，2017.
[20] 薛广波，张流波，胡必杰. 医院消毒技术规范 [M]. 2 版. 北京：中国标准出版社，2017.
[21] 魏秋华，张文福. 禽流感病毒生物学及其消毒与防护进展 [J]. 中国消毒学杂志，2005 (01)：96-99.
[22] 张艳丽，张晓英. 小儿手足口病的临床护理与消毒隔离 [J]. 中国医疗前沿，2010 (07)：80.
[23] 陈英虎，尚世强，俞蕙. 人感染埃博拉病毒的研究进展 [J]. 中国循证儿科杂志，2014 (04)：241-245.

消毒学学科发展大事记

时间	事件
1984 年	中国军事医学科学院刘育京研究员等创立了《消毒与灭菌》，这是我国最早的消毒学杂志，现改名为《中国消毒学杂志》。刘育京研究员、沈德林所长曾任主编，现任主编张文福研究员，该杂志为全国消毒工作者提供了学习交流平台。
1985 年	国际消毒会议在北京召开，由美国强生公司和国家卫生部主办，中国预防科学院王有森副院长负责会议的组织工作。刘育京研究员获大会基尔默奖。
1986 年	第二军医大学薛广波教授主编《实用消毒学》，由人民军医出版社出版，是我国消毒学奠基专著；2002 年，他又主编出版了《现代消毒学》专著，提出了现代消毒学概念、研究内容和研究方法。
1987 年	卫生部成立消毒专家咨询委员会，后改为消毒专家委员会，相继颁布和修订了《消毒管理办法》《消毒技术规范》和《消毒检验管理规定》等消毒领域管理规范。

续表

时间	事件
1988 年	陈庆宁副院长、刘育京研究员和涂瀛教授倡导创办了中国消毒学会，现为中华预防医学会消毒专业委员会，陈宁庆、刘育京、沈德林曾任主任委员，张流波为现任主任委员。
1996 年	卫生部成立消毒标准委员会，王有森副院长、白雪涛所长、金银龙所长曾任主任委员，标委会组织效果专家相继制定出台了四十多项消毒相关标准。
1997 年	卫生部成立了消毒产品评审专家委员会，对国内外的消毒产品进行评审后报卫生部批准，统一颁发消毒产品卫生许可证。
2004 年	成立了我国第一个消毒行业协会：上海市消毒品协会。相继出版发布了：《公共场所消毒技术规范》《医院消毒技术规范》《传染病消毒技术规范》《学校和托幼机构的消毒》《救灾防疫消毒技术指南》以及我国首部英文版 *Disinfection Guide For Infectious Disease*。
2008 年	四川汶川发生 8.0 级地震。灾情发生后，全国消毒专业人员纷纷赶赴灾区，开展环境清理消毒、饮用水消毒监测等多种措施，消毒专家在地震中坚持科学消毒，获得了温家宝总理的肯定，为大灾之后无大疫提供了重要技术保障。
2014 年	成立了中国卫生监督协会消毒与感染控制专业委员会，张流波为首届主任委员。专委会积极开展学术交流、培训等，为疾控、监督、企业、医疗机构等相关部门提供学习交流平台。

第十八章　媒介生物控制学

媒介生物控制学是研究媒介生物及其控制策略、技术和措施的新兴交叉学科。它属于预防医学与公共卫生的二级学科，具有鲜明的学科交叉和时代发展特征。本章分节介绍了媒介生物、媒介生物学及媒介生物控制学的基本概念，媒介生物控制学的主要研究内容，我国媒介生物控制学发展的历史沿革，现代媒介生物控制学取得的重要学科成就。该章最后阐述了该学科当前面临的挑战和机遇，并指出了该学科在理念及理论创新、学科设置及人才培养等方面的需求及发展方向。

第一节　学科概述

媒介生物控制学是一门以传染病相关的媒介生物及其控制策略和技术为研究对象的学科。研究内容包括媒介生物的分类学、生理学、生态学、毒理学等，媒介生物与各种病原体的生物学关系、流行病学关系，媒介生物防控技术和管理策略等。随着媒介生物控制学研究的不断深入和社会经济水平的发展，要求在控制媒介生物的同时必须对环境友好，且可持续。媒介生物控制学将在做好风险评估的前提下融入更多的社会学和管理学方面的内容，达到媒介生物及相关传染病的依法、科学、有效控制。

一、媒介生物控制学的基本概念

媒介生物又称病媒生物，是能通过生物性或机械性传播方式，将病原体从传染源或环境传播给人类的生物，主要包括节肢动物、软体动物和小型兽类等。媒介生物控制学是研究媒介生物、病原、宿主动物及其环境和生态相互关系，及媒介生物控制策略、技术和措施的科学。媒介生物控制学是预防医学的一个重要组成部分，不仅涉及媒介生物学（包括医学昆虫学、蜱螨学、啮齿动物学等）、生态学、病原学、流行病学、毒理学等学科，也涉及药械及管理等方面的交叉学科。

二、媒介生物控制学的主要内容

媒介生物控制旨在抑制媒介生物的繁殖和活动，缩短媒介生物的寿命，减少媒介生物与人接触的机会，从而消除或降低媒介生物传染病的风险。因此，媒介生物控制学的研究内容主要针对上述目的展开。

（一）媒介生物学

媒介生物学是媒介生物控制学的基础，主要研究各种媒介生物的分类学、分布范围、形态学、生活史和生态学。其中媒介生物生态学主要研究媒介生物与环境、病原体和宿主等之间的相互关系，如媒介生物对不同滋生环境的趋性和选择；在不同环境条件的繁殖发育的成功率和所需时间；媒介生物的日活动节律以及年度的种群密度动态；媒介生物感染和传播病原体的生物学过程；媒介生物对宿主动物的选择以及相互接触的时空关系等。

（二）媒介生物及相关传染病风险评估

对于特定的媒介生物传染病，媒介生物控制学需要针对媒介生物生态学、抗药性以及病原学监测方法开展研究；通过系统监测，研究媒介生物密度与传染病传播、暴发流行的时间关系、剂量关系；研究相关环境、气象因素和媒介生物监测数据，利用流行病学方法分析相关传染病暴发流行的时空风险；根据流行风险涉及的人群，提出不同级别的风险预警，为传染病防控决策和实施提供依据。

（三）卫生杀虫剂和器械

在媒介生物的控制中，化学防治是一项重要的手段，尤其是在媒介生物传染病暴发流行期间。媒介生物控制学在媒介生物生态学研究和抗药性监测的基础上，研究卫生杀虫剂剂型、施药器械的有效组合，并确定合理的施药时机和方法，从而达到最大的控制效果和效益。

（四）媒介生物控制策略和技术

媒介生物控制学的发展过程，也是各种媒介生物控制技术和策略的发展过程。随着综合治理理念的提出，控制技术已经不局限于化学防治，还囊括环境治理、物理防治、生物防治和遗传防治等。针对不同的媒介生物传染病，或者某种传染病的不同流行地区，媒介生物控制学又需研究如何利用各种控制技术的组合，以最小的成本，达到减少媒介生物滋生地和密度、切断媒介生物与人接触途径从而控制相关传染病流行的目的，这种技术手段的组合称为控制策略。而将媒介生物监测结果、传染病风险评估结果与控制策略在时空上进行有效组合，指导控制工作的实施，则称为控制规划。在具体的控制实施过程中，还涉及卫生行政部门对控制工作的管理，对居民的健康教育，以及各部门的工作协调等管理学内容。在一项控制策略的实施过程中和结束后，需要适时地开展控制效果的过程评估和终末评估，来修正控制策略中的技术细节，从而在今后的媒介生物控制工作中获得更好的效果。

第二节　学科发展历程

媒介生物危害人类健康的历史悠久，人类在与其长期的抗争中总结积累了一系列的控制经验。但直到二十世纪四十年代发现 DDT、六六六等有机氯杀虫剂，媒介生物化学防治才开始广泛应用，欧美等发达国家通过使用杀虫剂消除了本地疟疾。1949 年之前，我国虽然开展一些媒介生物与相关传染病研究，如伍连德对鼠疫媒介跳蚤、冯兰洲对疟疾媒介按蚊的研究，培养了最早的媒介生物控制学工作队伍，开启了 1949 年之前的媒介生物控制学科萌芽阶段，但此时的工作以理论研究为主，控制实践较少，媒介生物控制学一直作为医学昆虫学的一个组成部分，并未作为一门独立学科提出和详细论述。

新中国成立之后，通过开展全民爱国卫生运动、科学研究和防制实践，逐步建立了媒介生物控制学学科体系。学科形成过程大致可以分为三个时期，即 1949 年至 1977 年的起步期、1978 年至 2003 年的形成期和 2004 年以后的发展期。

一、起步期（1949—1977）

1949 年，我国对传病媒介研究基础薄弱，几乎无控制能力。面对媒介生物传染病肆虐，党和政府的高度重视以控制传播媒介来防控传染病流行。通过在全国开展大规模的、全民参与的爱国卫生运动，快速改善了我国城乡卫生状况。爱国卫生运动的需求带动了媒介生物控制理论和实践的发展，促成了我国媒介生物控制学起步阶段。

（一）大规模全民除害防病，促进媒介生物控制学的产生

1950 年 8 月，召开了第一届全国卫生工作会议，会议确定了我国的卫生防疫主要控制二十种传染病，其中包括危害严重的鼠疫、疟疾、丝虫病和黑热病等媒介生物传染病。1952 年，中央人民政府政务院和人民革命军事委员会联合要求全国人民开展广泛的卫生清洁运动，清除垃圾、疏通沟渠、填平洼地、改善饮水、处理粪便、捕鼠、灭蝇、灭蚊、灭蚤、灭臭虫等媒介生物，这项运动称为“爱国卫生运动”，这场运动促使各地疟疾、家鼠鼠疫、血吸虫病、丝虫病等传染病的发病率和死亡率显著下降，很多地区消除了这些媒介生物传染病疫源地。此时媒介生物控制的主要措施是清洁环境卫生，通过因地制宜改造环境，清除滋生地等环境治理的手段，从源头控制媒介生物的生存环境，是控制相关疾病的治本措施。实践中，为了有效控制媒介生物，需了解媒介生物的生态习性、种群特征和杀虫剂敏感性，推动了对媒介生物学、生态学和昆虫毒理学的发展。全民参与的爱国卫生运动也促进了人们对媒介生物危害的认识，让群众广泛参与媒介生物控制，创造了以政府为主导，社会动员，社区参与为主要形式的媒介生物控制模式，是我国对媒介生物控制工作和策略的重要贡献，丰富了媒介生物控制学的内涵。

（二）灭鼠拔源，推动媒介生物控制学术理念的形成

媒介生物控制学在我国传染病控制实践中，经历了从彻底消除媒介生物到综合治理的发展过程。受苏联消灭鼠疫疫源地的影响，我国从 1959 年起，以通辽大面积杀灭鼠疫宿主达乌尔黄鼠起始，开展了“灭鼠拔源”行动。此后十余年,“灭鼠拔源”行动扩展到其他类型的鼠疫疫区。通过各地的“灭鼠拔源”工作，发现虽然短期内降低了鼠疫宿主鼠类的密度，控制了鼠间鼠疫流行，但除了通辽在多种因素作用下,“拔源”获得成功以外，其他疫源地最终还是死灰复燃。这些实践活动使人们认识到媒介生物控制的目的，应是将其控制在对人类不足为害水平之下，从而控制疾病传播，而不是盲目地消灭某有害物种，以此提出鼠疫控制阈值的概念。同时,“拔源”工作推动我国鼠类控制药物研发和应用，为我国鼠类等媒介生物综合治理理论的提出奠定了基础。

我国媒介生物控制学经过近三十年的起步阶段，以实践为基础，在挫折中前行，发展了媒介生物控制学科一些重要理念，为学科的形成提供了重要的依据。

二、形成期（1978—2003）

改革开放之后至非典暴发这段时间，我国媒介生物学科经历了一系列大规模科研协作、创办杂志、创建学术组织、开展培训和学术交流、建立专业队伍、提出新的理念、完善法律

法规，形成媒介生物控制学科基本理论框架，成为学科形成时期。

（一）媒介生物综合治理的提出和发展

二十世纪七十年代中期，国外首先在农业害虫防控中提出有害生物综合防治的理念。我国是媒介生物综合防治策略实施较早的国家之一。1978 年，陆宝麟结合国外有害生物综合治理理念及我国的研究实践，提出适合我国国情的蚊虫综合防治的定义：“从蚊虫和环境的整体观点出发，本标兼治而以治本为主，并根据安全、有效、经济和简便的原则，因地制宜和因时制宜地合理采用环境的、化学的、生物的、物理的以及其他手段，消灭蚊虫或把蚊虫种群控制在不足为害的水平，以达到保护人畜健康和促进生产的目的”。这是媒介生物控制学发展的里程碑。1981 年，汪诚信在《灭鼠概论》中，首次系统论述了灭鼠的器械、毒饵、熏蒸、生态灭鼠等方法，特殊环境灭鼠、效果评估、灭鼠药物实验研究和安全使用方法，加强基础和综合应用的研究，提倡科学灭鼠，重视治本，强调综合治理，丰富了媒介生物控制综合治理的内容。此后 1983 年，世界卫生组织专家委员会才提出媒介生物综合治理（Integrated Vector Management，IVM）的定义。我国媒介生物控制学在实践中较早发展了综合治理的理论。

（二）卫生城市创建与卫生达标评比，推动媒介生物控制学发展

1978 年党的十一届三中全会后，重新成立中央爱国卫生运动委员会，强调要“贯彻预防为主的方针，广泛开展以除害灭病为中心的爱国卫生运动”。在爱国卫生运动需求的推动下，通过媒介生物工作者多年的精心研究和科研攻关，制定了符合我国国情的无鼠害市、县（区）单位考核、鉴定办法。1988 年，全国爱卫办下发文件将蚊、蝇、蟑螂等媒介生物防制纳入创建国家卫生城市工作之中。

全国卫生达标评比、卫生城市创建活动，引起政府对媒介生物控制工作的重视，通过在卫生防疫部门设立媒介生物控制机构，建立了媒介生物控制专业队伍，同时对媒介生物控制提出了新的课题，推动了媒介生物控制研究。控制城市卫生害虫为主的控制实践，是通过控制指标，降低媒介生物危害风险。以城市为单位的大规模控制，包括滋生地清理、化学防治、物理防治，还需要解决组织和协调等管理技术，极大促进了媒介生物控制学科的发展。

（三）成立科研协作组，开展广泛的媒介生物防制新技术研究

1978 年 12 月 14 日至 20 日，卫生部、中央爱国卫生运动委员会在江苏无锡召开了“全国除四害、农村环境卫生科研协作会议”，组织开展科研攻关。国家和地方防疫系统、军队防疫系统、铁路防疫系统、高校与研究院所等专业技术人员组成多个科技攻关协作组，开展蚊、蝇、蟑螂、鼠的生态、杀灭方法等研究，针对媒介生物控制中遇到的急需解决的科学问题开展研究。通过研究协作组科技攻关，不仅基本摸清了重要媒介生物本底和抗药性情况，在新的药械开发方面也取得了进步，更重要的是建立了媒介生物调查、抗药性监测和药械实验的方法，成为媒介生物控制学的重要研究方法。

（四）媒介生物防制相关的法律和法规

1989 年实施的《中华人民共和国传染病防治法》，提出“组织力量消除鼠害和蚊、蝇等病媒昆虫以及其他传播传染病的或者患有人畜共患传染病的动物的危害”，将病媒生物防治纳入法制化管理范畴。1992 年，国家质量技术监督局发布的《学科分类与代码表》（GB/T 13745—1992）国家标准中，将媒介生物控制学（学科代码 330.27，GB/T 13745—2009 修订版中为 33027）列在预防医学与卫生学一级学科之下，成为与流行病学、热带病学并列的二级学科，

媒介生物控制学科成为国家承认的独立学科。

1992年4月，为保护生态环境和人畜安全，赵桂芝、马勇、汪诚信、邓址、刘学彦五位灭鼠专家联名向有关领导发出《呼吁新闻媒介要科学宣传灭鼠》的报告，文章提出控制鼠害必须进行科学灭鼠，应推广使用慢性灭鼠药，邱氏引诱剂含有对人畜剧毒、国家明令禁止的急性灭鼠药氟乙酰胺，必须禁用。同年8月，邱氏鼠药的制售者起诉该文作者侵犯名誉权，由此掀起了一场涉及多位鼠类专家的官司。五位科学家在一审败诉后，二审胜诉，最终由国务院相关部门取缔了非法鼠药。"邱氏鼠药案"相关报道先后被评为1994年和1995年的中国十大科技新闻之一。1997年11月，报告还被中国科学技术协会评为第三届优秀建议奖一等奖。该事件掀起了一场科学与伪科学的争论，促进管理部门和公众对媒介生物控制科学性的认识，推动媒介生物控制的法制建设，丰富了学科的内容。

（五）学术交流与创办杂志

1979年12月17日至22日，在厦门召开了第一次"全国鼠类科研协作会议"。1981年至2003年，我国召开了各类媒介生物学术研讨会、学术年会、专题讨论会。全国的学术交流会议的举行成为国内同行交流经验、提高技能的契机，推动了学科发展。

1985年9月，由中国预防医学科学院流行病学微生物学研究所承办的《中国鼠类防制杂志》创刊；1988年，该杂志更名为《中国媒介生物学及控制杂志》，为国内媒介生物学第一本专业刊物；1995年2月，由南京军区疾病预防控制中心创办《卫生杀虫药械》，2001年，更名为《中华卫生杀虫药械》。上述专业杂志的创办，建立了媒介生物控制学交流的园地，对提高媒介生物控制科研水平、普及防控知识、培养专业人员起到了促进作用。

（六）学科队伍建设和学术组织

1979年以后，中国预防医学科学院、军事医学科学院、各级卫生防疫机构和医学院校在媒介生物学、控制方面开展研究，取得丰硕成果，同时建立、锻炼了一批科研队伍。这些机构通过招收研究生，为国家培养了媒介生物专门人才，建立了一支强大的专业后备力量。在全国"四害"为主的媒介生物监测和科研协作组推动下，带动了基层媒介生物工作，促进基层杀虫、灭鼠机构的建立和人才队伍建设。1979年12月3日至26日，中国医学科学院流行病学微生物学研究所在郑州市举办了全国灭鼠技术学习班，对来自地方和铁路防疫站及科研院所的学员进行培训。针对基层人员知识的欠缺、科技队伍基层建设不足的问题，自1982年起，中央爱卫会办公室在中国昆虫学会的支持下先后举办六期医学昆虫进修班，从常见医学昆虫的形态学、生态习性、与疾病关系和防治措施方面进行培训，在全国建立了一支媒介生物控制学科人才队伍。

1981年11月，卫生部医学科学委员会"消毒、杀虫、灭鼠专题委员会"在郑州成立并召开了第一届全体委员会议。1985年11月，更名为"卫生部医学科学委员会媒介生物学及控制专题委员会"。1988年7月，经上级批准，以此为基础，在中华预防医学会中建立媒介生物学及控制分会。1989年2月，中华预防医学会媒介生物学及控制学分会在郑州成立，会上产生了第一届委员会，媒介生物控制学科有了属于自己的学术组织。此后，分会定期召开学术会议，交流媒介生物学科先进成果和技术，促进了学科的建设与发展。

（七）有害生物防制产业和行业协会的发展

经济发展和创建卫生城镇工作的深入开展，使各种形式的公共卫生服务需求应运而生。

在从计划经济向市场经济转变过程中，以政府主导的媒介生物防制工作，不能满足社会的需求，有害生物防制服务业（PCO）开始出现，并逐渐形成规模化的产业。PCO 产业部分填补了我国媒介生物控制资源不足的现状，在卫生城市创建、举办大型活动、重大媒介生物传染病防治过程中，政府通过购买 PCO 服务，达到规定控制效果。PCO 行业弥补了政府提供服务与社区、企业消除媒介生物危害需求之间的差距，推动了媒介生物控制技术发展，提高媒介生物控制的管理水平。

1992 年 11 月，中国鼠害与卫生虫害防治协会在桂林宣告成立，后改称中国卫生有害生物防制协会。协会对本行业内的新技术、新方法、新产品的科研、生产、推广和应用起到引导和协调作用，加强了本行业的自律，促进了媒介生物控制学科产、学、研相结合。

（八）媒介生物控制中长期发展规划

二十世纪九十年代末至 2003 年非典暴发之前，由于种种原因，媒介生物控制研究经费不足，人才队伍青黄不接，学科发展处于低潮。2003 年非典疫情之后，中国疾病预防控制中心传染病预防控制所在南京举办了首届全国病媒生物防制工作会议，对我国疾控系统的媒介生物研究和控制的能力和水平进行了系统评估，对我国媒介生物控制工作中存在的问题进行了系统剖析。根据当时的实际情况和媒介生物控制需求，制定了 2003 年至 2020 年期间的媒介生物防制工作规划，提出在疾控系统设立独立科室，组织学术交流和技术培训，壮大媒介生物控制专业队伍，应对突发公共卫生事件、重大工程项目的媒介生物控制，制定科学监测方法和控制标准，开展监测、预警和控制方法研究，评价杀虫剂安全性和效果，推广新技术、新方法。这是我国制定的首个媒介生物控制中长期发展规划，对我国媒介生物控制学领域的发展起到了引领作用。我国病媒生物控制学从此进入一个新的发展时期。

三、发展期（2004 年至今）

2003 年非典暴发和病媒生物工作会议，标志着我国媒介生物控制学科进入发展新时期。在全球化的背景之下，开展全国媒介生物生态学、抗药性监测，在消除和控制重要媒介生物传染病、重大活动、重大工程建设、灾后疾病控制实践中，提出媒介生物可持续控制策略概念并被国际社会接受，为学科发展做出新的贡献。

（一）媒介生物控制的全球化大趋势

当二十一世纪来临之际，西尼罗热疫情、猴痘病毒事件、威胁全球的非典疫情相继暴发，在全球化趋势下敲响了公共卫生问题的警钟。人们认识到在全球化的大趋势中，所有国家必须共同面对经典和新发传染病的威胁。世界卫生组织于 2004 年制定了《媒介生物综合治理全球策略框架》，媒介生物控制突破国家界限，成为全球性问题。媒介生物控制学应适应新的需求，立足本国面向世界，应对媒介生物传染病全球化挑战。

（二）媒介生物控制的生物生态学基础数据收集——媒介生物监测系统的重建

2003 年的非典疫情，使濒临崩溃的中国公共卫生体系得以重生。2004 年，修订的《中华人民共和国传染病防治法》中，将病媒生物控制作为传染病预防工作的重要手段，体现了媒介生物控制工作在传染病控制中的意义。2005 年，中国疾病预防控制中心启动了“重要传染病和病媒生物监测系统”，卫生部颁布《全国重要病媒生物监测方案（试行）》，使媒介生物监测工作重新走上正轨。此后又建立了杀虫剂抗药性监测网络和登革热媒介伊蚊专项监测网络。

监测服务于当地媒介生物控制，为开展风险评估提供数据支持，又可用于更大区域媒介生物传染病风险预警，从而大大促进了全国范围内的媒介生物控制领域的能力建设和控制工作的科学实施。

（三）媒介生物控制学科的重要实践

1. 丝虫病消除和疟疾消除行动

我国曾经是丝虫病的重灾区。科研人员通过大量的现场调查，掌握了我国丝虫病的主要媒介蚊虫及其生态学，从而制定了有效的丝虫病防控策略。2008 年 11 月初，卫生部部长陈竺郑重宣布，中国率先在全球八十三个丝虫病流行国家和地区中消除了丝虫病。这是我国公共卫生行业包括媒介生物控制领域五十年艰苦工作取得的重大成就。与此同时，疟疾防治工作也进入了消除阶段。疟疾在我国分布范围广、媒介伊蚊种类及其分布复杂。通过大量的现场研究，掌握了我国不同蚊种的滋生地选择、嗜血习性、栖息习性、扩散能力和季节动态等大量资料，制定了不同地区疟疾控制的策略。2010 年，中国政府提出了 2020 年中国消除疟疾的目标。围绕丝虫病和疟疾消除工作开展的媒介生物学的相关研究，为防控相关传染病提供了基础资料，极大地推动了媒介生物控制学的发展和升华。

2. 登革热控制中可持续策略的实践

2000 年之后，登革热疫情在我国南方多个省份出现并呈不断扩大的趋势。疫情省份从原来的广东、福建扩大至浙江、广西、云南、河南和山东等省。随着社会经济的发展，登革热流行的相关因素发生着不断变化，相应的控制技术和策略都在进行相应的调整。在我国二十多年登革热的防控中，研究了我国主要媒介蚊虫繁殖动态、传播登革热的外潜伏期和媒介效能等数据及其与气象因素之间的关系；在此基础上掌握了登革热疫情与气象因素、输入病例数量等的量化关系，从而可以开展短期的风险分析；同时针对监测技术、控制技术、施药技术和病例管理等工作也做了大量的创新性探索。整合这些研究成果后，登革热控制策略更加有效，同时媒介生物控制的重要理论——媒介生物可持续控制概念得到了不断的完善，更趋成熟。

3. 重大活动的媒介生物控制保障

进入二十一世纪以来，我国先后举办了 2008 年北京奥运会、2010 年上海世博会、广州亚运会、2011 年深圳大学生运动会和 2016 年杭州二十国集团峰会等大型活动。这些大型活动的时间都在夏秋媒介生物高发季节，媒介生物的有效控制是这些重大活动的重要安全保障。在这些保障活动中，媒介生物控制学的核心内容，如强化的监测、风险评估、控制策略和效果评估成为重大事件媒介生物控制的成熟模式。通过这些大型活动的保障工作，进一步确立了媒介生物可持续控制策略的实践指导意义。

4. 灾后应急监测与控制及相关标准的制定

2008 年汶川特大地震的灾后救援和重建的卫生保障中，媒介生物控制专家们迅速在重灾区县开展媒介生物应急监测工作，为当地抗震救灾指挥部制定媒介生物控制措施，以及杀虫剂的选择等提供了大量的监测数据，避免了灾区大面积过量使用杀虫剂，也避免了条件恶劣地区的杀灭不足。在本次应急监测和后续一系列工作的基础上，制定了灾后病媒生物监测和控制的国家标准，完善了以监测为主导的灾后病媒生物控制方法和策略，为我国各种灾区的媒介生物控制提供了具有可操作性的依据。

（四）媒介生物可持续控制策略的提出和发展

2004年，中华预防医学会媒介生物学及控制分会在无锡换届，在四届一次常委会上，分会主任委员刘起勇基于多年媒介生物控制的实践，提出了媒介生物可持续控制策略。该策略基于可持续控制的理念，开展及时、有效的媒介生物监测，对媒介生物及相关传染病做出切实的风险评估和控制规划，综合、有序地选择控制技术和措施，始终实施监测指导下的媒介生物控制和管理，将媒介生物长期控制在不足为害的水平。该策略的提出，使我国媒介生物控制的创新理念得到进一步提升。世卫组织采用媒介生物可持续控制（sustainable vector management，SVM）理念，为世卫组织及成员国媒介生物传染病控制提供了创新策略和技术支持。

（五）病媒生物控制标准化

为了应对媒介生物控制领域各项工作对标准化的方法和控制效果的需求，健全我国媒介生物控制领域的标准化建设，2006年卫生部成立病媒生物控制标准专业委员会，开始着手制定媒介生物控制领域各个方面涉及的方法及控制效果的标准。至2015年底，共制定颁布媒介生物管理及控制相关的国家标准近五十项。这些国家标准，将媒介生物控制学的研究成果，转化为控制和监测工作的技术规范，进一步促进了媒介生物控制学的研究和应用。

（六）有害生物控制操作的规范

随着社会的发展，社会化力量逐渐成为媒介生物控制的一支重要力量。但在发展过程中也出现了各种形式的恶性竞争和杀虫剂滥用，影响了媒介生物控制质量和行业的健康发展。为此，相关行业协会、行政管理部门积极探索有效的管理机制，对有害生物控制操作进行规范。2005年，国家人力资源和社会保障部颁布了《有害生物防制员职业标准》，对从事媒介生物及相关害虫控制专业人员的等级划分和职业技能培训鉴定提供了科学、规范的依据，将有害生物控制行业管理为一支重要的专业控制队伍，通过提高和促进学科下游产业发展，反作用于学科的研发，进而推动学科的发展。

（七）国际交流与合作

2006年开始，中华预防医学会和中国疾病预防控制中心每两年举办一次媒介生物可持续控制国际论坛，促进媒介生物可持续控制的理论和技术创新的交流，推动国内外相关领域理念和技术的进步。2012年10月，中国疾病预防控制中心传染病所媒介生物控制室被世卫组织任命为“世界卫生组织媒介生物监测与管理合作中心”，刘起勇被任命为合作中心主任，2016年又成功续任。自建立之日起，合作中心多次出色完成蚊媒病毒病如登革热、寨卡病毒病管理技术培训，学员来自塞拉利昂、苏丹、格林纳达、朝鲜、缅甸、老挝、越南及印度等十余个国家，推广了我国创新的媒介生物控制策略，对全球媒介生物控制学的发展提供了中国的范例，极大地促进了媒介生物控制学科的发展。

第三节　重要学科成就

媒介生物控制学科是在医学昆虫学、媒介生物学、生态学等的基础上逐步发展起来的，虽然形成较晚，但也取得了很多重要学科成就。如奠定我国媒介生物控制相关研究基础的媒介生物分类区系调查、确定我国媒介作用和为防治提供基础的生态学研究、媒介与疾病关系的研究、强调治本的以环境防治为主的综合防治技术和策略等方面，并在媒介生物与环境关系及预测预警技术方面做了一些探索，已基本形成并逐步完善的媒介生物可持续控制理念和策略也已逐渐得到国际同行和相关国际组织的认可。

一、媒介生物区系分类研究

媒介生物区系分类研究为媒介生物监测、滋生地调查清理、与疾病关系及精准控制手段的研究和使用提供最基本的信息。

1949 年以后，在以预防为主的卫生工作方针的指导和全国"除四害"爱国卫生运动的推动下，媒介生物及其防制研究得到迅速发展。通过工作组或协作组的工作方式，全国各地开展了各种媒介生物种类的调查，基本摸清了我国重要媒介生物的种类和区系分布，并以"中国动物志"的形式先后出版，如《中国动物志・昆虫纲・蚊科》等。此外，一些其他种类的媒介生物以经济昆虫志或经济动物志的形式出版。

同时一些媒介生物的地方志如《云南蚊类志》《新疆蚤目志》等也相继出版，而且还有一定数量的区系分类其他专著如《中国医学动物鉴定手册》等。这些专著及相关的研究，奠定了我国媒介生物控制相关研究的基础。

一些新技术在媒介生物重要类群分类地位的厘清中发挥了重要作用。如二十世纪七八十年代的染色体、同工酶谱、表皮碳氢化合物气相色谱分析技术、超微结构和杂交方法；九十年代以来的 DNA 分子遗传学技术，二十一世纪的 DNA 条形码技术等。

二、媒介生物生态学研究

媒介生物的生态习性是研究媒介作用和进行防治的基础。长期以来，全国不同机构和单位对有关类群的重要种类进行了大量的调查研究。结合疟疾等蚊媒传染病调查和防治，对我国主要媒介按蚊、媒介伊蚊和媒介库蚊的生态习性，包括地理分布、生殖营养周环、嗜血习性、刺叮周环、栖息习性、季节消长等都有了基本的了解。结合我国鼠疫的调查和防治，已对我国重要媒介蚤种的宿主选择、宿主转移、刺叮吸血、栖居、迁徙、季节消长等重要生态习性获得了大量的调查和研究数据。在上述研究的基础上，我国在重要媒介生物的越冬方面进行了较为深入的探讨。此外，还建立了一些重要媒介蚊虫、蝇类、和蚤类等的生命表。

近年随着气候变化和我国城市化进程，媒介生物的滋生习性也在发生变化。研究人员在三带喙库蚊在城市的滋生情况、白纹伊蚊和埃及伊蚊分布边界的北扩和西扩、中华按蚊的迁飞距离等方面展开了新的研究。

三、媒介生物遗传学的研究

传统的遗传学是鉴别复合体近缘种的有效手段，它能够为种间亲缘关系、独立种的鉴别及种下分类等提供有意义的参考。我国研究人员将染色体组型技术和杂交实验用于重要媒介库蚊和按蚊近缘种和复合种团的鉴定，特别是通过杂交实验将嗜人按蚊从以往的中华按蚊中区分出来，在控制疟疾中发挥了重要的作用。

二十世纪九十年代，随着分子生物学技术的不断成熟，分子遗传学兴起，媒介生物大量的基因序列被测定，在媒介生物分类和系统发育发面发挥了重要的作用。分子遗传学研究技术还被用于一些重要媒介生物的媒介效能、生态习性、吸血习性、抗药性机制等研究，取得了一些有意义的成果。

近年，基因组学无疑成为遗传学的热点研究领域。2002 年，世界上首个媒介生物——冈比亚按蚊的全基因组草图被绘制，其后，媒介生物的基因组序列测定飞速发展，特别是近年随着第二代、第三代测序技术的成熟和发展，中华按蚊（2014）、白纹伊蚊（2015）等我国重要媒介生物的基因组序列测定相继完成，这必将为理解这些媒介生物的抗药性、病原感染和传播、滞育、性别分化、免疫、宿主搜寻、对环境的适应等的机制研究提供帮助。

四、媒介生物与疾病关系的研究

1949 年以后，经过半个多世纪的广泛和深入研究，基本摸清了在我国危害较大的重要媒介生物传染病的媒介生物种类，在有效地控制媒介生物传染病方面发挥了重要的作用。

（一）蚊与蚊传疾病

确定了大劣按蚊是海南岛丛林和山麓疟疾的传播媒介，嗜人按蚊是我国更高效的疟疾媒介。证实三带喙库蚊是我国乙型脑炎的主要媒介。确定白纹伊蚊是我国大陆地区的登革热主要媒介，埃及伊蚊则是云南、海南的登革热媒介。我国研究人员也证实我国白纹伊蚊和埃及伊蚊均可感染并传播寨卡病毒，致倦库蚊也有传播潜能。

近年，我国研究人员在蚊虫中发现了多种虫媒病毒，截至 2013 年，我国研究人员已发现蚊虫中存在二十一种虫媒病毒，如从我国尖音库蚊标本分离到西尼罗病毒，提示了我国蚊媒疾病的多样性。

（二）鼠与鼠传疾病

我国目前发现的鼠传疾病中发病率靠前的主要有鼠疫、肾综合征出血热（HFRS）、钩体病等。鼠疫是列于我国三十九种法定报告的传染病之首的烈性传染病，我国为世界鼠疫的研究做出了重要贡献。但在鼠类中，我国还发现了很多病原，如恙虫病东方体、巴尔通体、蜱传脑炎病毒、莱姆病螺旋体、莫氏立克次体、嗜吞噬细胞无形体、线虫、绦虫、吸虫、原虫等。近年还新发现了北方恙虫病的疫源地。

（三）蚤与蚤传疾病

鼠疫是我国主要的蚤传疾病，1949 年之后经过数千人近三十年的调查和研究，发现我国鼠疫有十四种主要媒介蚤。猫抓病是近年重新暴发的蚤传疾病，猫栉首蚤可传播猫抓病。

（四）蜱与蜱传疾病

我国的蜱传疾病主要有森林脑炎、莱姆病、克里米亚—刚果出血热，其传播媒介分别为全沟硬蜱和亚洲璃眼蜱。发热伴血小板减少综合征（SFTS）是我国研究人员近年新发现的蜱传疾病，长角血蜱可能是其主要传播媒介。此外，在蜱中还发现了多种病原体，据统计，在过去三十年，我国已在三十二种蜱中发现三十一种蜱传病原体，其中十四种证实可使人类致病。

（五）螨与恙虫病

恙虫病在我国的分布很广。1986 年以前证实该病分布于长江以南十个省，近年发现在华东、华北、东北和西北地区也有分布。我国科研人员已确认该病在我国的媒介为地里纤恙螨等六种恙螨。

（六）白蛉与黑热病

1949 年以后，通过多年的努力，黑热病在我国得到了控制，有些地区已消灭了黑热病。近几年来，发现在我国川北和陇南山区还存在着以中华白蛉为主要媒介的黑热病自然疫源地。

（七）螺与螺传疾病

我国的螺传疾病主要包括血吸虫病、广州管圆线虫病、华支睾吸虫病、并殖吸虫病和布氏姜片虫病等。

2016 年，张永振等对九个动物门（包括节肢动物门）的超过二百二十种无脊椎动物标本进行了宏转录组测序，发现了一千四百四十五种全新的病毒。媒介生物中的病原还在不断地被发现。

五、媒介实验动物的研究

随着媒介生物及媒介生物传染病研究的兴起，与此相关，我国建立起了多个媒介生物实验种群，基于 2013 年的一次调查，我国四十五个机构（包括疾控机构、科研院校等），共饲养媒介实验动物三十六种二百一十四个种群（品系），包括蚊、蝇、蜚蠊、蜱、蚤、臭虫、鼠类及少数其他卫生害虫。利用这些媒介实验动物，研究人员开展了卫生杀虫产品评价、媒介控制技术研究、杀虫剂抗药性研究和监测、生态学研究和传播疾病机制等各种研究。

通过媒介实验动物的饲养，实验室养殖也建立了一些方法，如蚤类离体人工膜技术当时处于国际领先水平。

2012 年，中国实验动物学会成立了媒介实验动物专业委员会，开始致力于媒介实验动物标准化，推动媒介实验动物种群的研究和应用。

六、媒介生物与环境关系及预测预警技术研究

（一）气候变化与媒介生物及媒介生物传染病

作为生态系统中的组成部分，媒介生物的滋生和发展必然受到环境因素的影响，如气候因素和生态条件等。气候变暖已成共识，研究人员通过实验和数学模型探索了各种气候因子对媒介生物各种生活习性、发育等的影响。研究发现气候变化不仅会影响媒介生物生长发育和存活，还会对其地理分布产生影响。在各种气象因素中，科学研究表明温度、相对湿度和降水是影响媒介生物传染病发病流行的最主要因素。气候变化通过使媒介生物的地理分布范围发生变化，提高繁殖速度、叮咬率以及缩短病原体的外潜伏期和延长传播季而直接影响疾病传播。气候变化还通过对土地使用、人口分布和其他生态特征的直接和间接改变，对宿主或媒介生物产生影响，改变了病媒传播疾病的流行、传播和分布。气候条件也影响病原体在媒介体内和外界环境的存活。气候对媒介生物传染病的作用并非即时性的，往往具有滞后效应。

（二）媒介生物及相关传染病风险评估和预警技术

2004 年，中国疾病预防控制中心基于传染病报告系统建立了移动百分位数法预警模型（时间模型），并在此基础上开发了国家传染病自动预警系统（China infectious disease automated-alert and response system，CIDARS）。这其中包括了很多媒介生物传播疾病，如登革热、疟疾、乙脑、丝虫病及肾综合征出血热等。2011 年，其又建立了时空模型用于传染病自动预警，这个系统已成为各级 CDC 机构早期发现潜在传染病暴发的重要手段之一。

但针对媒介生物传染病的预警关口其实可以更为提前。很多研究通过对媒介生物及其影响因素与相关疾病间的关系进行时空分析，结合生物信息技术、高分辨率遥感技术等，利用数学模型，来预测预警病媒生物及相关疾病的暴发阈值、流行规律趋势，并预估未来气候变化导致媒介生物及相关传染病的扩展情况。但目前这些模型仍处于研究阶段，投入实际应用的几乎没有。2011 年至 2013 年，上海市疾控中心建立了蚊虫叮咬指数模型，结合气象数据对蚊虫密度进行预报。

七、媒介生物控制策略和技术的研究

（一）媒介生物可持续控制策略

1949 年以后，经过长期的努力，我国几种重要的媒介生物传染病基本得到了控制，其中媒介生物的防治占有重要的地位。在长期实践中，我国从二十世纪七十年代起就提出了蚊虫综合治理的概念和策略，其他媒介生物的类群也根据具体的实践提出有针对性的综合防治的策略，后来为适应城市除四害达标又提出城市灭蚊、灭蝇和灭蟑螂的策略，并制定了一系列的媒介生物监测和控制国家标准。

1985 年起，我国先后建立了全国四害密度监测、全国病媒生物监测、全国重要病媒生物抗药性监测、登革热媒介伊蚊监测等多个媒介生物相关监测系统，并发展了灾区媒介生物应急监测，为近年来适应卫生城市、健康城市及频繁暴发流行的媒介生物传染病等越来越高要求的媒介生物控制目标提供了坚实的基础。基于这些实践活动经验和教训，中国疾控中心传染病所刘起勇研究员又在媒介生物综合管理（IVM）概念的基础上，从经济、生态、社会三方面综合考虑，提出了媒介生物可持续控制的创新理念和策略，并在这些实践活动中不断印证或发展。其支持系统包括可持续的监控技术、可持续管理措施、可持续的人力资源、可持续的财政支持等四部分。这个策略在近年登革热的控制中得到了集中体现，并据此提出了布雷图指数大于 5、10、20 的情况下不同的媒介伊蚊应对策略和网格化管理模式。2008 年的汶川大地震大灾之后无大疫，基于监测的可持续控制理念在媒介生物传染病的防控中发挥了重要作用。

媒介生物可持续控制的理念和策略在不断的媒介生物及媒介生物传染病控制的实践验证中，已逐渐得到国际同行和世卫组织等国际组织的认可。

（二）媒介生物可持续控制技术

总体上，与国际同类工作相比较，我国的媒介生物综合防治具有特色，并处于国际先进水平。其核心是强调治本的以环境防治为主的综合防治，并在实践中充分发挥了政府、企事业单位和群众个人的作用。

（1）环境防治：清除病媒滋生地，达到治本清源的目的。我国特有的爱国卫生运动在媒介生物滋生地的清理方面发挥了重要作用。此外，湿润灌溉防治稻田蚊虫的滋生，城市内河排水改造系统工程和垃圾处理系统工程以清除蚊虫和苍蝇滋生地成效显著。近年随着登革热疫情的频繁暴发和流行，疾控人员从实践中总结出的翻盆倒罐，清理媒介伊蚊滋生地发挥了重要的作用，也是非常成功的经验之一；此外还引入新手段如利用无人机发现一些不易发现的蚊虫滋生地、施药等也取得了不错的效果。

（2）化学防治：我国在这方面主要的成就集中在杀虫剂和器械的应用。在防治疟疾发面，我国曾应用室内滞留喷洒杀虫剂防治疟疾按蚊，在降低疟疾发病率中发挥了很大的作用。在我国卫生防疫史上比较突出的事件——1976年唐山地震后做到大灾之后没有大疫，其中飞机超低容量喷洒杀虫剂杀灭蚊蝇起到了至关重要的作用。八十年代我国开始研究和推广拟除虫菊酯浸泡蚊帐防治疟疾媒介，取得了降低疟疾发病的成效，引起国际上的关注。晋东南灭鼠、通辽灭鼠拔源等灭鼠实践获得了很多鼠类防制的经验和教训；近年，虽然新的杀鼠剂研制没有太大的突破，但杀鼠剂的剂型、毒饵盒以及鼠类监测设备等方面取得较大进步，鼠类对抗凝血杀鼠剂抗药性的研究取得了一定进展，从传统的摄食试验向测定抗凝血酶原时间和抗性基因检测转变。

由化学防治带来的媒介生物抗药性问题一直得到人们的重视。经过几十年的研究，不仅在抗性相关蛋白质和基因水平进行了机理探讨，同时还从应用角度出发，提出“棋盘式施药”延缓抗性的产生，并开始监测媒介生物的抗药性。2007年，中国疾控中心传染病所建立起了全国病媒生物抗药性监测系统，2016年，病媒生物抗药性监测纳入国家病媒生物监测体系。

（3）生物防治：由于化学防治方面的负面影响作用，我国对生物防治的研究比较重视，其中包括生物杀虫剂、捕食者和寄生物等都进行了很多的研究，如细菌杀虫剂、真菌杀虫剂、稻田养鱼灭蚊、中剑水蚤灭蚊、索虫寄生物灭蚊、寄生蜂灭蝇等。其中苏云金杆菌和球形芽孢杆菌在容器积水蚊虫防治中发挥了作用。我国自行分离的球形芽孢杆菌也对蚊蚴有不错的杀灭效果。也有一些研究试图将上述细菌毒素基因转移到蓝藻和鱼腥藻中。另一个在实际中发挥作用的是大面积推广稻田养鱼，不仅减低蚊虫幼虫的密度，而且还使稻谷增产。

（4）遗传防治：近年来，以环境治理为基础和以化学防治为主要手段相结合的综合防制措施效果显著，但随着病媒生物抗药性水平的不断上升，新型杀虫剂研制放缓，杀虫剂浸泡蚊帐和室内滞留喷洒技术对于野栖型蚊虫防制乏力，难以使蚊虫种群密度进一步下降，遗传防治重要性被重新认识。我国媒介生物相关的研究较少，仅在淡色库蚊和家蝇的化学不育方面做了一些探索；随着生物防治蚊虫技术的发展，基于昆虫共生菌沃尔巴克氏体（Wolbachia）的蚊媒和蚊媒病控制逐渐受到关注，但其实际应用效果及产生的相关问题还有待进一步评价。鼠类的遗传防治研究较多，不仅从多个角度研究了鼠类生殖调控的机理，而且还开展了田间试验，对长爪沙鼠和高原鼠兔的鼠害不育控制应用研究上取得了良好的效果。

第四节 挑战与展望

目前，虽然一些曾严重威胁人类健康的媒介生物及媒介生物传染病得到了有效控制，但是我国媒介生物控制学发展还面临诸多的挑战和机遇，不仅会对媒介生物传染病防控和健康中国建设构成影响，也给媒介生物控制学提出了新要求。今后，如何创新学科理念和理论，完善学科设置和人才培养，是该学科未来的发展方向。

一、媒介生物控制学面临的挑战与机遇

第一，新发和再发媒介生物传染病呈现新特点，对学科发展提出了新要求。近年来，新发和再发媒介生物传染病呈现新特点，如流行区域不断扩展、流行频率和强度不断增加、传播媒介种类趋于增加等，不仅严重威胁人群健康，也对媒介生物控制学理念发展、内容设置

等提出了新要求。媒介生物控制学如何基于交叉学科优势，利用当前相关领域先进技术及早识别新发和再发媒介生物传染病及其潜在的传播媒介，以及如何通过理念和理论创新以便于科学、精准应对新发和再发媒介生物传染病的威胁，既是本学科面临的挑战，也是本学科发展的良好机遇。

第二，气候变化和自然生态系统改变双重作用，给媒介生物和媒介生物传染病防控增加了难度。气候变化是全球重大环境问题，未来将导致我国登革热等媒介生物传染病风险倍增，是尖音库蚊复合组蚊虫在西藏拉萨种群建立的关键因素。人类活动如野外工程、森林砍伐、生态旅游和农田水利建设等引起的生态系统改变，增大了人群通过媒介叮咬而感染媒介生物传染病的概率，引起了我国多地流行性出血热的传播。人类活动造成的各类垃圾和废物加剧了环境恶化，造成媒介生物传染病的发生。更为关键的是，气候变化和环境改变的双重作用引起媒介生物传染病的流行范围发生跳跃式改变，在远离原分布区的地方出现，给防控增大了难度。改变上述局面，关键是在媒介生物控制学内容设置中充分考虑上述因素对本学科的影响，加强自然－社会经济等因素对媒介生物和媒介生物传染病影响研究，利用多学科方法描述时空分布，提出风险预警等级等。

第三，全球化和城市化影响媒介生物控制成败，增加媒介生物传染病风险。全球化和城市化是重要的社会因素，是当前媒介生物控制学的重要研究内容之一。随着全球化进程加快，媒介生物传染病远距离播散日趋常见，在有适宜媒介生物的地区造成本地流行，给媒介生物控制理念及理论创新提出新要求。当前，疟疾、锥虫病、利什曼病、登革热、黄热病和鼠疫等已不再局限于农村。媒介生物如白纹伊蚊在全球呈现快速扩散趋势。我国多次在交通工具中检出各种媒介生物。城市化进程中引起的城市媒介生物滋生栖息环境改变，影响媒介生物传染病传播风险，对本学科提出更高的要求。今后，应加强对全球化及城市化对媒介生物、媒介生物控制及本学科影响进行评估，以便于提出针对性的应对策略措施以进一步完善学科设置以更好地满足时代发展要求。

第四，传统媒介生物控制存在诸多挑战，亟待研发可持续的媒介生物控制技术。传统媒介生物控制方法存在问题日趋严重，难以适应学科发展需求。新的控制技术包括化学为基础的方法如引诱与杀灭诱饵（如 ATSB）、空间驱避技术（被动射气投置器）、特定风险群体用的杀虫剂处理材料、媒介陷阱（成虫产卵陷阱）、致死房屋诱饵（屋檐管）、系统杀虫剂产品以控制人类节肢动物病原体（基于鼠毒饵的皮肤利什曼媒介控制）。生物为基础方法如微生物控制媒介成虫人类病原体（如 wMel 株沃尔巴克氏体控制埃及伊蚊）、基于遗传调控减少种群［如自限性遗传修饰 WX513A 埃及伊蚊（RIDL）以及基因驱动系统 CRISP/Cas9 相关冈比亚按蚊抑制构造］、疟疾媒介种群改变（CRISP/Cas9 相关的抗恶性疟斯氏按蚊构建）、昆虫不育技术（SIT）和昆虫不相容技术（IIT）结合；新型杀虫剂（如 RNA 干扰）；免疫防制（如登革热疫苗 Dengvaxia®）等。目前，新杀虫剂研发、药效评价、安全性评价、登记注册和批准生产等过程，因涉及毒理、环保、交互抗性及多重抗药性等，变得越来越困难。外来物种引入可能会造成生态和环境破坏及伦理等问题。上述问题均为媒介生物控制学科内容创新发展面临的挑战。因此，该学科应研究不同卫生杀虫剂剂型、施药器械有效组合，确定合理的施药时机和方法，应紧跟时代步伐，研发更加绿色、环保和科学的媒介生物控制技术，并进一步组织学科队伍着力解决上述问题。

第五，健康中国建设对媒介生物精准防控和媒介生物控制学发展提供了前所未有的机遇。2016年10月，中共中央、国务院印发了《"健康中国2030"规划纲要》(以下简称《纲要》)，《纲要》第七章"强化覆盖全民的公共卫生服务"中第一节"防治重大疾病"中，提出加强重大传染病防控，我国法定传染病中鼠疫、登革热、流行性出血热、疟疾、黑热病、包虫病等重要媒介生物传染病防控都涉及媒介生物的控制。《纲要》第十三章"深入开展爱国卫生运动"中第一节"加强城乡环境卫生综合整治"，要求实施以环境治理为主的媒介生物综合预防控制策略，第二节"建设健康城市和健康村镇"中，媒介生物控制水平是健康城市和健康村镇重要指标。因此，健康中国建设为媒介生物控制学发展提供前所未有的机遇。该学科如何顺应时代发展不断更新和完善控制理念和理论，以满足我国传染病防控、媒介生物控制、卫生城市及健康城市建设需求，是该学科应该解决好的问题。

二、中国媒介生物控制学发展方向

第一，在学科理念及理论创新方面，将不断完善和发展可持续控制理念。自2004年媒介生物可持续控制理念提出以来，十余年来该理念科学地指导了媒介生物传染病的防控，助力六届媒介生物可持续控制国际论坛成功举办和世卫组织媒介生物监测与管理合作中心的建成。随着时间推移该理念趋于成熟并极大地促进了本学科的发展。世卫组织在"登革热预防控制全球策略2012—2020"和世卫组织"西太区登革热预防控制行动计划(2016)"中，均采用了媒介生物可持续控制理念，对成员国登革热媒介伊蚊控制起到了指导作用。我国主要参与的"Global Vector Control Response 2017—2030"，核心要素涉及强化媒介生物控制能力。因此，如何顺应时代发展来完善和发展该理念，是未来该学科理念发展及理论创新的重点。

第二，在媒介生物控制学学科设置方面，将不断完善学科内容及课程设置。媒介生物控制学属于预防医学与卫生学的二级学科，存在鲜明的交叉学科特征，与媒介生物学、生态学、病原学、流行病学、毒理学、药械控制及管理等学科的交叉和渗透，体现出了鲜明的时代特征，上述学科又给予该学科的发展提出了新的挑战，特别是学科设置方面的要求。鉴于种种原因，当前媒介生物控制学的学科设置仍不够完善，既没有教学大纲，又没有基础及专业课程设置的具体规定，难以满足当前该学科发展和疾控的需求。未来，媒介生物控制学应尽快设定教学大纲、基础及专业课程，以便于更好地为媒介生物控制学领域培养优秀人才。

第三，在学科人才培养和疾病控制方面，将更为注重人才培养的可持续性，培养"一专多能"的复合型人才。媒介生物控制学应把人才培养提高到战略发展的高度，人才培养应定位于满足疾控、卫生检疫和农业等领域、科研和健康中国建设的需求。目前，我国尚无院校开设媒介生物控制学本科专业，这严重制约该学科的进一步发展。未来，应在我国高校中开展媒介生物控制学本科教育，人才培养定位于具有系统而宽泛的媒介生物控制理论、实验操作技能、现场媒介生物监测、风险评估、控制及效果评价知识的实用型人才。拓宽人才培养层次和方式，以本科教育为主，兼顾研究生(含在职)教育；以全日制教育为主，兼顾短期进修和客座研究。未来该学科发展应该不断探讨、修订和完善人才培养和激励机制，确保可持续性，培养"一专多能"的复合型人才是大势所趋。

总之，媒介生物控制作为切断传播途径，控制媒介生物传染病的重要手段，不仅对于保护人民群众身体健康和生命安全至关重要，也对我国实现全面小康至为关键。未来，随着

“健康中国建设”的进一步推进，媒介生物控制学的发展势必越来越受重视，我国的媒介生物控制学必将取得长足发展，为实现中华民族复兴的中国梦做出应有贡献。

撰稿人：刘起勇　汪诚信　吴海霞　鲁　亮
刘小波　李贵昌　孟凤霞　叶润泽

参考文献

[1] 任明道．國産殺蟲植物初步研究[J]．昆虫学报，1950，1(1)：41-56.

[2] 汪诚信．需求·契机·感悟纪念《中国媒介生物学及控制杂志》创刊30周年[J]．中国媒介生物学及控制杂志，2015，26(1)：1-3.

[3] 陆宝麟．蚊虫的综合防治[J]．昆虫学报，1978，21(2)：217-232.

[4] 汪诚信，潘祖安．灭鼠概论[M]．北京：人民卫生出版社，1981.

[5] 汪诚信．关于媒介生物的综合治理[J]．卫生杀虫药械，1997，3(3)：1-3.

[6] 吴厚永，赵彤言．中国医学昆虫学研究五十年[J]．应用昆虫学报，2000，37(1)：29-32.

[7] 苏寿．中国医学昆虫学的回顾与展望[J]．河南预防医学杂志，1995(5)：249-260.

[8] 高强，周毅彬，曹晖，等．上海市城区中心地带三带喙库蚊种群新动态及应对措施的研究[J]．寄生虫与医学昆虫学报，2013，20(3)：145-152.

[9] Liu Q，Liu X，Zhou G，et al．Dispersal Range of *Anopheles sinensis* in Yongcheng City，China by Mark-Release-Recapture Methods[J]．Plos One，2012，7(11)：e51209.

[10] 李凤文，李锦辉，李玉英，等．中华按蚊和嗜人按蚊杂交的观察[J]．广西医学，1989(4)：275-276.

[11] 杨文，许国君，康杨，等．辽宁法库县、广东横琴岛可疑嗜人按蚊与四川嗜人按蚊杂交及唾腺染色体观察[J]．中国媒介生物学及控制杂志，2004，15(2)：85-87.

[12] Chen Z，Li Y，Ren Q，et al．Does *Haemaphysalisbispinosa*，(Acari：Ixodidae) really occur in China?[J]．Experimental and Applied Acarology，2015，65(2)：249-257.

[13] Dan Z，Zhang D，Ding G，et al．Genome sequence of *Anopheles sinensis*，provides insight into genetics basis of mosquito competence for malaria parasites[J]．BMC Genomics，2014，15(1)：1-13.

[14] Chen X G，Jiang X T，Gu J B，et al．Genome sequence of the Asian tiger mosquito，*Aedesalbopictus*，reveals insights into its biology，genetics，and evolution.[J]．Proceedings of the National Academy of Sciences of the United States of America，2015，112(44)：E5907.

[15] Hong L，Gao X，Liang G．Newly recognized mosquito-associated viruses in mainland China，in the last two decades[J]．Virology Journal，2011，8(1)：68.

[16] Guo X X，Li C X，Deng Y Q，et al．*Culexpipiensquinquefasciatus*：a potential vector to transmit Zika virus：[J]．Emerging Microbes & Infections，2016，5(9)：e102.

[17] 刘小闪．蚤传播汉赛巴尔通体的媒介效能研究[D]．中国疾病预防控制中心，2006.

[18] 罗丽梅．新布尼亚病毒传播媒介、宿主和蜱传疾病的人群血清流行病学研究[D]．山东大学，2016.

[19] Yu Z，Wang H，Wang T，et al．Tick-borne pathogens and the vector potential of ticks in China[J]．Parasites & Vectors，2015，8(1)：24.

[20] Shi M，Lin X D，Tian J H，et al．Redefining the invertebrate RNA virosphere[J]．Nature，2016，540.

[21] 李贵昌，李英超，鲁亮，等．中国媒介实验动物现状调查[J]．中国媒介生物学及控制杂志，2015，26(4)：341-343.

[22] 刘起勇．气候变化对媒介生物性传染病的影响[J]．中华卫生杀虫药械，2013(1)：1-7.

［23］赖圣杰. 传染病时空模型预警技术评价研究［D］. 中国疾病预防控制中心，2009.
［24］刘晓冬. 中国肾综合征出血热时空分布及气候因素对辽宁省 HFRS 影响的研究［D］. 山东大学，2012.
［25］Sang S，Yin W，Peng B，et al. Predicting Local Dengue Transmission in Guangzhou，China，through the Influence of Imported Cases，Mosquito Density and Climate Variability［J］. Plos One，2014，9（7）：e102755.
［26］Xu L，Stige L C，Chan K S，et al. Climate variation drives dengue dynamics.［J］. Proceedings of the National Academy of Sciences of the United States of America，2017，114（1）：113.
［27］吴凡. 中国白纹伊蚊的分布和影响因素及登革热的风险评估研究［D］. 中国疾病预防控制中心，2009.
［28］樊景春. 气候变化对登革热影响及适应能力研究［D］. 中国疾病预防控制中心，2013.
［29］郭天宇，郭惠琳，刘丽娟. 我国鼠类防治研究进展［J］. 中华卫生杀虫药械，2015（5）：437-443.
［30］施大钊. 我国农业鼠害防治技术的研究进展与展望［C］// 中国卫生有害生物防制协会 2012 年年会论文汇编. 2012.
［31］缪建吾，郑建中，韩罗珍. 噻口替派对淡色库蚊的不育作用［J］. 昆虫学报，1982（3）：14-19.
［32］王海防，代玉华，公茂庆. 蚊虫遗传防制的应用进展［J］. 中国血吸虫病防治杂志，2013，25（3）：316-319.
［33］张宗炳，姜永嘉. 昆虫不育性药剂的研究——Ⅲ. Thio-TEPA 对家蝇不育性效果的试验［J］. 昆虫学报，1964（5）：45-54.
［34］刘起勇. 媒介生物控制面临的挑战与媒介生物可持续控制策略［J］. 中华流行病学杂志. 2012，33（1）：1-8.
［35］Kilpatrick AM，Randolph SE. Drivers，dynamics，and control of emerging vector-borne zoonotic diseases［J］. Lancet. 2012，380（9857）：1946-55.
［36］Balogun EO，Nok AJ，Kita K. Global warming and the possible globalization of vector-borne diseases：a call for increased awareness and action［J］. Trop Med Health. 2016，44：38.
［37］Chen B，Liu Q. Dengue fever in China. Lancet. 2015，385（9978）：1621-2.
［38］潘晓玲，刘起勇，奚志勇. 基于昆虫共生菌沃尔巴克氏体的蚊媒和蚊媒病控制研究进展［J］. 中国媒介生物学及控制杂志. 2014（01）.
［39］方喜业，杨瑞馥，许磊等 . 中国鼠疫自然疫源地分型研究Ⅶ . 中国鼠疫自然疫源地分型生物学特征［J］. 中华流行病学杂志，2012，33（11）：1144-1150. DOI：10.3760/cma.j.issn.0254-6450.2012.11.011.
［40］龚正达，于心，刘起勇，等. 中国鼠疫自然疫源地分型研究Ⅵ . 鼠疫媒介生物学特征［J］. 中华流行病学杂志，2012，33（8）：818-822.
［41］琚俊科，龚正达. 我国小兽与自然疫源性疾病关系研究概况［J］. 中国媒介生物学及控制杂志，2010，21（4）：293-296.
［42］余向华，张孝和，倪庆翔，等. 鼠传疾病流行病学研究进展［J］. 中国媒介生物学及控制杂志，2015，26（6）：634-636.

媒介生物控制学学科发展大事记

时间	事件
1952 年	中央政府组织开展爱国卫生运动，以环境治理为主，全民参与，对干部群众开展媒介生物防控知识健康教育，成为我国媒介生物防控重要特色，是我国媒介生物学科发展的重要推动力。
1959 年	从通辽黄鼠鼠疫疫源地开始的“灭鼠拔源”运动，经过十余年灭鼠，清除鼠疫疫源地的努力，虽然未能消除所有鼠疫疫源地，使我们认识了以生态学为基础控制媒介生物种群的概念。

续表

时间	事件
1978 年	陆宝麟提出适合我国蚊虫综合防治的概念。
1981 年	汪诚信完善了媒介生物综合治理概念，我国病媒生物控制学科开始综合治理的探索。
1985 年	《中国鼠类防制杂志》创刊。是我国媒介生物控制学科第一本专业期刊，促进了学术交流和学科发展。
1988 年	《中国鼠类防制杂志》改名为《中国媒介生物学及控制杂志》。
1989 年	《中华人民共和国传染病防治法》通过并实施，将病媒生物防治纳入法制化管理范畴，媒介生物控制学的发展有了法律依据和保障。
1989 年	中华预防医学会媒介生物学及控制学分会在郑州成立，成为我国媒介生物控制学科第一个专业学术组织，通过组织一系列学术交流、技术培训活动，促进学科发展。
1992 年	国家质量技术监督局发布的《学科分类与代码表》国家标准中，将媒介生物控制学列在预防医学与卫生学一级学科之下，正式成为国家承认的二级学科。
1992 年	科学家与不科学使用鼠药的斗争而引起的“邱氏鼠药案”，促进了我国媒介生物控制规范用药，加强了科学防控理念。
1992 年	中国鼠害与卫生虫害防治协会（现中国卫生有害生物防制协会）在桂林市宣告成立，对促进媒介生物控制应用，规范行业发展起到重要作用。2017 年，协会牵头提出 6 月 6 日为“世界害虫日”。
2004 年	首次提出媒介生物可持续控制概念，2006 年至 2016 年已召开七届媒介生物可持续控制国际论坛，可持续控制理念已在中国得到推广，并已被国外同行接受。
2012 年	世界卫生组织“媒介生物监测与管理合作中心”成立，成为带动我国媒介生物控制学科发展，促进国内外技术交流的重要机构。

第十九章　热带医学和传染病学

热带医学是以研究热带病为主的集临床医学、预防医学和基础医学为一体的综合性学科，涉及生物学、遗传学、寄生虫学、微生物学等多门学科的交叉学科。传染病学是一门研究各种传染病在人体中发生、发展、传播、诊断、治疗和预防规律的学科。本章分节介绍了热带医学和传染病学的概念、分类和起源；学科的发展历程；热带医学和传染病学的学科研究成果及其应用。本章最后分析了学科在体系建设和发展机制及人才培养等方面存在的问题，提出了学科发展的挑战和机遇。

第一节　热带医学和传染病学学科概述

热带医学主要是研究发生于热带或亚热带地区各种疾病的诊断、治疗、预防、控制及消除的一门综合性学科，有着非常久远的历史。热带医学的起源除了与地域因素相关外，还有着深刻的社会历史背景。传染病学的起源主要是伴随着传染病的流行和防控而发展的。本节主要对热带医学和传染病学的概念以及学科溯源进行了重点阐述。

一、热带病与传染病的基本概念

1. 热带病

热带病广义上是热带地区常见的各种疾病统称，一部分是指热带地区特有的疾病，另一部分是指主要发生在热带地区，但全球其他地区亦可发生的疾病；狭义上是指在热带或亚热带地区湿热环境中常见的多发感染性疾病，如疟疾、黑热病、锥虫病、丝虫病、血吸虫病、麻风病、登革热、结核、霍乱、鼠疫、伤寒以及新发的艾滋病、传染性非典型肺炎（SARS）等。世界卫生组织（WHO）认为前八种疾病是最重要和最常见的热带病，并于2017年将二十类疾病归入初忽略的热带病（NTD），提出防治规划。这二十类NTD包括：淋巴丝虫病、盘尾丝虫病、血吸虫病、土源性蠕虫病、食源性吸虫病、沙眼、麦地那龙线虫病、囊虫病/绦虫病、布鲁里溃疡、包虫病、恰加斯病（美洲锥虫病）、人体非洲锥虫病、利什曼病、麻风病、雅司病、登革热和基孔肯尼亚病、足菌肿与着色真菌病、狂犬病、疥疮与外部寄生虫病、蛇咬伤。热带病学有着一百多年历史，早期欧洲开展热带病学研究，主要为解决欧洲人赴非洲殖民地区出现的健康问题，因此也被称为殖民医学。当前，热带病正处在不断发展中，成为以研究热带病的防治为主要任务的一门学科。热带病范畴包括了热带和亚热带地区的各类疾病，但其所涉及的疾病，尤其是绝大多数热带传染病（包括寄生虫病），并非热带和亚热带所独有；热带传染病是热带病学的核心内容，它既包括了我国所有常见的传染病，也包含了仅见于热带国家或地区的传染病，如黄热病、锥虫病、盘尾丝虫病等。

2. 传染病

传染病是指由朊粒、病毒、细菌、真菌、寄生虫等病原微生物感染人体后产生的有传染性、在一定条件下可造成流行的疾病。传染病的概念现仍在扩大，过去对传染病的认识常局限于人与人之间直接传播或通过虫媒、人与畜之间的间接传染关系。现今人们日益重视内源性感染、条件性感染、特殊人群感染（如免疫功能低下者）感染的存在及其危害性。可以认为一切传染来源已知的感染症，具有传播他人危险的微生物所致的疾病都应视为现代传染病的范畴。目前,《中华人民共和国传染病防治法》规定，我国纳入法定管理的传染病分为甲类、乙类和丙类，共三十九种。

二、热带医学与传染病学的研究内容

1. 热带医学

主要研究内容为研究热带病在人群中发生、发展、传播的规律及其影响因素，探讨其预防对策并评价其效果，其研究的范畴包括传染疾病、非传染性疾病、慢性疾病和退行性疾病，甚至伤害。目前在发展中国家，仍然把传染性疾病和寄生虫病的预防和控制作为热带医学重点的研究内容。现代热带医学的研究重点还包括以下四个方面：①研究热带病/健康与环境间的关系，作为影响疾病三要素（病因、宿主、环境）中最活跃的环境因素已成为当前的研究热点，而研究保护自然环境、生态环境、完善和适应社会环境，研究人与环境和谐共存、协调发展是现代热带医学的一项重要内容。②研究热带病、健康和亚健康的原因及其平衡关系。疾病三要素相互作用维持动态平衡，一旦失衡健康就由亚健康向疾病发展，或者由亚健康向健康转归。疾病三要素的个性特征及其相互作用所产生的效应，是热带医学研究疾病、健康和亚健康因素的主要内容之一。③研究热带病的临床问题，具体包括诊断、治疗、预后、复发等临床过程中所出现的问题，并对问题作出综合分析和科学评价，为临床提出决策依据。④研究热带病的预防措施与策略，包括个体和群体预防、药物预防、疫苗预防及其他有关的特殊预防，特别是病因预防、早期诊断早期发现、防止恶化/伤残的“三级预防”仍然是一项重要的研究内容。热带病的预防对象及其研究策略已经从个体防病到群体综合防病，再到提高身心状态、生命质量、人口素质为目标的社区综合预防。对突发公共卫生事件的预警与应急处理，也是热带医学疾病预防的一个研究热点。

2. 传染病学

主要研究各种传染病的发生、发展、传播、诊断、治疗和预防的规律，研究各种传染病的临床表现、诊断依据、鉴别诊断、治疗方法和预防措施，达到治病救人，防治结合的目的。

近年来，由于全球社会政治变化、人口增长和人类行为改变，自然疫源地的商业开发和对野生动物的捕杀，气候、生态环境变化，促使病原物种变异和传染源、媒介昆虫活动迁移范围扩大，全球任何地区发生的传染病皆有可能在其他地区发生和流行，热带和非热带地区的传染病很难严格区分。

三、热带医学与传染病学的开端

1. 热带医学的起源

热带医学一词源于西方，一些西方国家很早即采用了“热带医学”及“卫生学”等名称，热带医学早期主要是指研究发生于热带地区各种疾病的诊断、治疗、预防和控制的一门地域性较强的医学边缘学科，它是在与各学科互相交叉、相互渗透、相互融合的基础上形成的。它涉及生物学、胚胎学、动物学、植物学、寄生虫学、细菌学、病毒学、立克次体学、血液学、免疫学、遗传学、流行病学、药物学、社会医学、健康教育学等范畴。在临床医学领域，热带医学涉及内科、外科、小儿科、妇科等几乎所有临床各科。现在西方国家设立的热带医学学会、出版的有关热带医学和卫生学的杂志、专业书籍、举办的有关学术交流基本上都采用“热带医学”这个名称。

热带医学的起源除了地理因素外，还有着深刻的社会历史背景。十八九世纪，西班牙、葡萄牙、英国、法国、荷兰等主要殖民主义国家大举进入非洲、南美洲、亚洲和澳洲等热带地区，大批欧美殖民者蜂拥而至，大量的军政人员、士兵、商人、宗教文化传播者等感染了原本在欧美没有或少见的当地传染性疾病，如疟疾、黄热病、鼠疫、血吸虫病、丝虫病、黑热病等。在采取了包括杀戮、隔离当地居民等多种办法都无济于事后，他们不得不求助于随行医生。正是这些殖民者中的随行医生把他们的经验和研究总结成理论，并逐渐形成了热带病学这一门现代医学学科。因此，以服务于殖民活动的需要为出发点，热带医学应运而生，并且得以迅速发展。

2. 传染病学的起源

传染病学是伴随传染病的流行和防控而起源并发展的。据记载，公元前五世纪在雅典暴发天花瘟疫，雅典近一半的人口死亡；165 年到 266 年是古罗马帝国非常兴盛的时期，这一百年期间发生了五次大的鼠疫流行，古罗马的死亡者占到总人口的四分之一。十四世纪的鼠疫大流行，蔓延整个亚洲、欧洲和非洲北部，中国也有流行，当时被称为“黑死病”。引起鼠疫的病菌是由藏在黑鼠皮毛内的跳蚤携带而来，该病一旦发生，即迅速扩散。在欧洲，鼠疫猖獗了三个世纪，夺去了二千五百万余人的生命，导致村庄废弃、农田荒芜、粮食生产下降，许多地区发生了饥荒。劳动力匮乏使经济遭受重创。十五世纪末，梅毒开始在欧洲流行。此时正值法西战争，法国军队的大量士兵感染梅毒，导致整个军队溃散，法国很快放弃战争。十七世纪至十八世纪，一次天花的大流行，导致一亿五千万人死亡。到了十九世纪和二十世纪中叶，霍乱猖獗流行，霍乱疫情在欧洲、亚洲、美洲此起彼伏。十九世纪末至二十世纪初，发生第二次瘟疫即结核病流行。当时结核病被称为“白色瘟疫”，病死率达到 97%，据资料介绍，自 1882 年柯霍发现结核杆菌以来，迄今为止因结核病死亡人数已达两亿。

随着科学技术的进步和医学家不懈的努力，人类在预防和控制传染病方面取得了巨大科学进步，人们对传染病的认识亦随着社会的发展而不断变化。五世纪，西方人认为麻风病患者都是有罪的人，他们之所以生病，是神对他们的惩罚。但当时麻风病的流行也促进了隔离病院的兴起，使麻风病的流行得到一定程度的控制。例如我国在隋朝就开设了“疠人坊”，以隔离麻风病人。十四世纪鼠疫大流行时，意大利威尼斯开始出现原始的海港检疫法规，要求外来船只必须先在港外停留检疫四十天，是为最早的检疫（guarantine），“海港检疫”有了初步萌芽。这是传染病隔离、检疫的早期实践。文艺复兴时期，人们对传染病有了新的见解。1546年，意大利医师夫拉卡斯托罗（Girolamo Fracastro，1483—1553）在《论传染和传染病》一书中初步提出了传染源和传播途径的概念并将传染病的传播途径分为三类：第一类是单纯接触，如疥癣、麻风、肺痨；第二类为间接接触，即通过衣服、被褥等媒介物；第三类为远距离传染。但由于当时还没有显微镜，这种想法无法用实验观察来证实，因此未能被更多的人接受。夫拉卡斯托罗的另一个贡献是确定了syphilis的名称，即梅毒。

1676年，荷兰人列文虎克（Anton van Leeuwenhoek，1632—1723）制作了一台能放大二百六十六倍的显微镜，并用其观察到了“微小动物”的存在，并用文字和图画记载了这些人类最早看见的“微小动物”——细菌，使人们有能力去发现、探索微生物的世界。1796年，爱德华·詹纳（Edward Jenner，1749—1823）证实对人接种牛痘疫苗，能使人获得对天花的永久免疫能力，开创了人类主动免疫的先河。

十九世纪六十年代，法国科学家巴斯德（Louis Pasteur，1822—1895）用实验证明有机物质的发酵和腐败是由微生物引起的，而酒类变质是因为污染了杂菌所致，并发明了加温消毒法——巴氏消毒法，这种方法至今仍被用于酒类和牛奶的消毒。巴斯德认为蚕病也是由一种微生物所致，认为隔离病蚕与健康蚕将有助于控制此病。另外，巴斯德培养了减弱炭疽杆菌毒力的疫苗，并从霍乱病鸡体内提取霍乱菌，将杀死后的菌注射到健康的鸡体内，用于鸡霍乱流行的控制；同时，他用相同方法研制出狂犬病疫苗。

1854年，英国著名内科医生约翰·斯诺（John Snow，1813—1858）针对伦敦霍乱的流行，创造性地使用了病例分布的标点地图法，对伦敦宽街霍乱流行及不同供水区居民霍乱死亡率进行了调查分析，首次提出了“霍乱是经水传播”的著名科学论断，并通过干预成功地控制了进一步流行，成为传染病现场调查、分析与控制的经典实例。

德国医生科赫（Robert Koch，1843—1910）进行了比较实际的细菌学研究，建立了细菌染色、培养、拍照等方法。1882年，科赫发现了结核分枝杆菌，并用血清固体培养基成功地分离出结核分枝杆菌，且接种到豚鼠体内引起了肺结核；1883年，科赫在印度发现了霍乱弧菌；1897年以后，他又研究了鼠疫和昏睡病，发现了这两种病的传播媒介分别是虱子和采采蝇。后来，科赫根据自己分离致病菌的经验，总结出了著名的“科赫法则”，被广泛用于传染病病原体研究。在这个原则的指导下，使得十九世纪七十年代到二十世纪的二十年代成了发现病原菌的黄金时代。由于这些成就，科赫获得了1905年诺贝尔生理学或医学奖。

进入二十世纪，由于显微镜的改进，使比细菌还小的微生物也被暴露在我们面前。1892年，俄国的伊凡诺夫（Dmitri Ivanowsk）在研究烟叶黑斑病的过程中首次发现了病毒。1905年，肖丁（F. R. Schaudinn，1871—1906）和霍夫曼（E. Hoffmann），在梅毒性下疳的分泌物中发现了梅毒螺旋体。

随着微生物学的进步及化学制药学的进步，抗生素应运而生。早在巴斯德时代就已产生了抗生素概念的萌芽，那时人们就知道空气中的某些细菌能够抑制炭疽杆菌的生长，但并未引起注意。直到1928年，英国细菌学家弗莱明（A. Fleming，1881—1955）发现，青霉菌在生长过程中产生的代谢物具有杀菌作用，并将之称为青霉素。1943年，青霉素第一次成功地用于治疗病人。青霉素以后，各种其他抗生素陆续被研制成功并用于临床。

1955 年，我国学者汤飞凡在世界上第一个分离出沙眼衣原体，他对我国的生物制品事业的发展有不可磨灭的功绩。

1890 年，一位法国巴黎儿童医院年轻的研究生蒂塞（H. Tisseer）医生开始了他的研究题目：对婴幼儿消化不良病因的研究。他在 1899 年发表了论文，指出母乳喂养的婴幼儿的肠道菌群不同。肠道菌群的不同是造成人工喂养儿腹泻病高发的主要原因。在当时及后来引起了广泛的关注，使得人们认识到肠道菌群失调是腹泻的主要病因。这个发现更重要的意义在于它对当时“一菌一病”的学术思潮提出了挑战。

上述工作为传染病学的起源和迅速发展奠定了重要基础，并取得一系列重要的科学发现和成就。

表 19-1　传染病控制史上的重大科学成就

年份	科学家	成就
1683	Leeuwenhoek	发现细菌
1796	Edward Jenner	发现天花疫苗
1854	John Snow	“斯诺调查”
1876	Robert Koch	发现炭疽杆菌，霍乱弧菌，结核杆菌
1880	Louis Pastear	研制炭疽，狂犬病疫苗
1892	Dmitri Ivanowsk	发现滤过性病毒
1898	Beijerinck	得到病毒
1921	Lcon Calmette, Camile Guerin	研制牛痘疫苗
1928	Alexander Fleming	发现青霉素
1942	Selmen Waksman	发现链霉素
1955	汤飞凡	分离出沙眼衣原体
1961	Edward Abraham	发现头孢菌素
1971	屠呦呦	发现青蒿素

第二节　热带医学和传染病学学科发展历程

热带医学和传染病学在我国的发展历程主要分为 1949 年新中国成立前后两个阶段，前期主要是成立了早期的研究所和学会，1949 年后尤其是改革开放以来，随着日益增多的对外交流、国际旅行及军事发展等重大事件，以及我国的地位逐渐提高，该学科在学会与机构建设、疾病防治以及期刊等方面均有长足的发展。

一、新中国成立之前学科的形成

有关热带病和传染病的记载最早可追溯到公元前五世纪，但直到十七世纪列文虎克发明了显微镜，使人类能直接看到致病的微小生物后，才真正科学地认识了传染病是医学科学中的独立学科；再到十八九世纪西方殖民者大举进入非洲、南美洲、亚洲和澳洲等热带地区感染了原本在欧美没有或少见的当地传染病后，才逐步形成了热带医学学科。

在我国，从两千五百多年前的《内经》到此后的众多医学著作中，都记载了传染病在我国流行的事实。1840 年中英鸦片战争后，欧洲天主教徒及医生来中国，他们开设诊所行医，开办医学堂进行医学培训，同时清政府也自办医学堂和派留学生出国学医，使西医较快地传入了我国，政府和医学界对传染性疾病的危害、流行、影响因素的认识发生了较大改变，开展了一些在政府指导下的调查研究和防控行动。清政府于 1873 年在部分海港设检疫机构，制定检疫文件，防止传染病的输入。1910 年东北三省鼠疫流行，清政府在山海关设检疫所，并在沈阳举办万国鼠疫研究会，有十一国医学专家参加，大会主席伍连德博士在会上介绍了中国控制东三省鼠疫流行的做法和经验。这一时期，外国传教士等把显微镜等带来中国，以病原学检查的方法在我国开展感染性疾病的病原学、媒介生物以及流行因素等的流行病学调查与研究，发现了多种我国未曾发现或记录的寄生虫病，其中最值得记述的是英国的曼森（Manson）于 1878 年在我国厦门证实致乏库蚊是丝虫病的媒介，1879 年证实台湾省有卫氏并殖吸虫病流行。病原学检查方法在国内的推广使用，不但提高了寄生虫病等的诊断水平，而且使一些我国长期沿用的“瘟疫”“时疫”等概念含糊的病种逐步订正为现代的科学名称。

1911 年至 1949 年，民国政府设立中央防疫处掌理急性传染病的调查研究、讲习、生物制品检测与研制等事务，民国政府时期各省及重点地区已陆续设立了检疫、防疫机构。1910 年，伍连德博士倡议成立医学会，并于 1912 年创立了东三省防疫处，1915 年，中华医学会成立，《中华医学杂志》创刊。1928 年，洪式闾在杭州西湖钱王祠成立了热带病研究所；1935 年，成立热带病学会。国民政府卫生署于 1941 年 4 月将重庆新桥卫生实验处和在贵阳图云关的公共卫生训练所合并，在重庆歌乐山龙洞湾建立了中央卫生实验院。这是一个集妇婴保健、公共卫生、环保卫生、心理卫生、化学药物等多学科、多部室组成的医药卫生研究机构。1945 年抗战胜利后，中央卫生实验院迁回南京卫生署黄埔路原址，并在兰州、北平、沈阳设立分院。同期中央政府设立卫生实验院，北京协和医院建立热带病研究室，成立中华麻风病救济会等组织，到 1949 年中华医学会共召开了十五次会员代表大会，发行的期刊有《中华医学杂志》《中华医学杂志外文版》《中华健康杂志》《医文摘要》等。这一时期包括出国留学回归人员在内的一批医务人员，积极投身到我国热带医学和传染病学事业，对危害最严重的鼠疫、天花、霍乱、麻疹、黑热病、疟疾、血吸虫病、麻风、梅毒等热带病和传染病开展了调查研究及防治工作，培养、锻炼了人才，发表了大量论文，出版了一批专著。同时，涌现了以应元岳、洪式闾、钟惠澜、钱悳、冯兰洲、陈心陶、苏德隆、王季午、吴征鉴、毛守白、戴自英教授等为代表的热带病和传染病学科的学者，他们一系列创新性的调查研究成果和培训的人才，为新中国成立后的学科建设与发展奠定了基础，做出了巨大贡献。

二、新中国成立后学科的发展

1949 年中华人民共和国成立后，我国热带医学和传染病学学科得到了不断发展，大体分为两个时期。

（一）1949 年至 1976 年

1. 机构建设

（1）防治研究机构：1950 年，卫生部设立全国卫生科学委员会，中央卫生实验院自南京迁至北京，与原北平分院合并，组建成中央卫生研究院。而从事昆虫、原虫和蠕虫等专业的的工作人员留守在南京，组建为中央卫生研究院华东分院。1953 年后，国家先后成立了北京流行病研究所、海南疟疾研究所以及流行病、寄生虫病、鼠疫、病毒、细菌、医学昆虫等研究所，负责全国热带病学和传染病学科的研究工作。1956 年 8 月，中央卫生研究院改组为中国医学科学院，是我国卫生系统国家级专业科研机构和综合研究中心。

1950 年至 1954 年，全国普遍建立了省、市、县、区卫生防疫站，在乡（镇）卫生院设防保科，在村建立卫生所，共同负责热带病和传染病的防治与管理；省（区、市）及部分地（市）建立了传染病医院及结核病、麻风病等专科医院，在综合性医院设置传染病科，负责学科疾病的救治。

1954年至1960年，部分省（区、市）针对本地严重流行的疾病在省会或疫区组建了鼠疫、疟疾、黑热病、丝虫病等防治、研究所，对相关疾病进行重点防治研究。军队内部也设立了相应机构，负责军队的传染病控制与研究。

1950 年至 1960 年，国家先后建立了武汉、昆明、兰州、长春等生物制品所，负责疫苗等生物制品的研制与供应。

1966 年至 1976 年“文化大革命”期间，学科的各级防治研究机构及业务工作受到了一定的冲击，一是部分地（市）、县级卫生防疫机构与医疗机构合并，专业防治人员大量减少，少数地方学科疾病的研究机构被撤并；二是在批判学术权威和走白专道路的思潮影响下，许多老一辈学科的专家学者被贴上“资产阶级反动学术权威”的标签，受到批斗，年轻专业人员因怕被扣上走“白专道路”的帽子，回避科学研究，使学科的研究和学术交流活动处于停滞状态，严重影响了各项学术研究的开展。

（2）学会：1915 年成立的中华医学会，新中国成立后不断发展壮大，到二十世纪五十年代中期专科学会已增至十五个，其中与热带医学和传染病学相关的有流行病学会、传染病与寄生虫病学会、微生物与免疫学会、医学病毒学会、结核病科学会等。专科学会在各省、市、区均设了分会，负责相关学科的学术交流、编辑出版期刊、开展继续教育及对外交流、成果审评以及推荐、培训、奖励优秀人才等。

2. 教育培训

新中国成立后，在国家及地方的许多大中医药院校中都设置有微生物学、寄生虫学以及传染病学教研室。二十世纪三四十年代，出国学成回归后从事热带病和传染病学科工作的钱悳、应元岳、钟惠澜、王季午、苏德隆、冯兰洲、吴征鉴、毛守白、陈心陶、唐仲璋等老一辈专家，多数任职于全国各医药院校的教研室或研究所，通过编写教材，出版专著，举办高级师资培训班，或通过带队深入疫区开展调研、参加反细菌战等的实践中，不断为学科培养技术骨干。在此基础上，国家专业机构及医药院校为各级防疫站等机构培训师资，然后再逐级对学科人员开展专业理论和实验室技术、现场操作技术等的培训。1956 年后，全国各地已基本建设了一支能全面开展防治、科研、教学工作的热带病和传染病学科的专业队伍。“文化大革命”时期，大中专院校一度停止招生，专业人员缺乏来源，学科队伍的发展受到了影响。

3. 疾病防治与研究

1949 年至 1976 年间，中央政府和国家卫生部等发布了一系列的指示、政策与法规，部署指导全国的热带病和传染病防治工作，广大学科工作者积极投身到了相关疾病的防治与研究工作中。

1949 年 11 月，《中央人民卫生部工作方针与任务草案》中提出，把防治各种传染病的流行作为首要任务，一大批老一辈学科带头人响应党和国家的号召，远赴边疆、深入重点疫区，开展鼠疫、疟疾等重点热带病和传染病的调查与防治，以及参加了朝鲜战争期间的反细菌战行动。各级卫生防疫机构组织开展了重点热带病和传染病的病原学、流行因素、流行特征、危重程度等基本情况的调查研究。同时，对危害严重的重点疾病进行积极的全面防治。

1956 年，中共中央发布《1956—1967 年全国农业发展纲要（草案）》，纲要中明确提出在一切可能的地方要限期消灭鼠疫、天花、血吸虫病、黑热病、疟疾等的目标，极大地推动了学科发展。同年，卫生部成立血防局和全国血吸虫病研究委员会，学科的各专业纷纷召开专题会议，制定了国家和省（区、市）相关疾病的防治规划，使国家热带病和传染病的防治、科研工作进入了全面、有计划、有目标的发展时期。

1963 年，卫生部医学科学委员会中设立了细菌学与免疫学、病毒学与病毒病、血吸虫病、肠道细菌性传染病、结核病、自然疫源性疾病、抗生素、生物制品和流行病学及消毒、杀虫、灭鼠等 9 个专题委员会。各专题委员会定期召开会议，组织协调热带病学和传染病学科的科学研究，促进了学科的发展和学术水平的提高。

1965 年，毛泽东主席发出把医疗卫生工作的重点放到农村的伟大号召，广大学科工作者深入农村、疫区，与广大赤脚医生相结合，全面落实各项防治措施，调查防治工作中存在的关键技术问题，广泛开展实用技术研究，为防治工作提供技术支撑。

1965 年及 1974 年，卫生部分别组织了冀鲁豫三省及苏鲁豫皖鄂五省疟疾联防，其后丝虫病、脊髓灰质炎、黑热病等也都开展了范围不等的区域联防。相关联防疾病区域的学科工作者，全面配合各联防机制的组织、实施，研究解决关键技术问题，有效地推动了联防区域取得了良好的成效，促进了防治工作的开展。

1949 年至 1976 年的二十七年间，热带病和传染病学科在实际的防治与研究工作中得到了很大的发展。

第一，掌握了全国热带病和传染病的种类以及各种病的病原学、流行因素、流行范围、流行程度、流行特征等，以此制定了防治策略和措施，研究解决了技术难题，使我国热带病和传染病的防治进入了有计划、持续开展的历史时期。

第二，成功研制生产了脊髓灰质炎疫苗、麻疹疫苗、流脑菌苗、百白破疫苗等，在满足全国需要的基础上实施计划免疫策略，有效降低了相关疾病的流行程度。成功研制出用于血吸虫病的治疗药物非锑剂呋喃丙胺及吡喹酮；批量生产用于治疗黑热病的斯锑黑克，用于疟疾治疗的氯喹，用于丝虫病治疗的海群生等，满足相关疾病治疗与预防的需要，加快了这些疾病控制历程。1958 年，我国血吸虫病的流行范围已明显缩小，部分流行县宣布消灭了血吸虫病，当毛泽东主席得知江西余江县消灭血吸虫病的消息后，写下了“春风杨柳万千条，六亿神州尽舜尧。红雨随心翻作浪，青山着意化为桥。天连五岭银锄落，地动三河铁臂摇。借问瘟君何处往，纸船明烛照天烧”的《七律二首·送瘟神》光辉诗篇。到 1976 年，全国成功地控制了疟疾，大幅度降低了危害程度。

第三，国家和地方的学科专业人员积极参加了 1975 年河南驻马店水灾和 1976 年唐山大地震等突发公共卫生事件的应急处理工作，针对灾区的实际情况，及时、科学地应对导致热带病和传染病流行的危险因素，采取积极的防控措施，使灾区未发生严重的热带病和传染病的流行，为我国突发公共卫生事件的应急处理积累了实践经验。

第四，在学科学术研究方面，也取得了丰硕成果。1956 年，冯兰洲等关于中华按蚊在正常情况下传播马来丝虫的研究获国家自然科学奖；汤飞凡 1955 年至 1956 年在沙眼病毒分离试验中分离出的 TE8、TE55、TE66 三株，被世卫组织专家委员会命名为沙眼衣原体；我国科学家们研制了一批新药用于疾病治疗与预防工作中，包括治疗疟疾的青蒿素及磷酸咯萘啶、肠道驱虫药鹤草酚、治疗钩体病的化学合成药、治疗血吸虫病的呋喃丙胺等新药，均获得国家发明奖。特别值得提及的是，国家科委和解放军总后勤部于 1967 年成立了“全国五二三领导小组”，组织 10 个省、市、区的地方及军队的科研与专业防治单位及医药院校开展了抗疟药筛选研制工作，研制出的青蒿素为全世界疟疾防治做出了巨大贡献，同时也造就了一大批优秀的科学家，屠呦呦就是其中的杰出代表。

（二）1978 年之后

1978 年后，我国进入改革开放时期，随着社会经济的迅速发展，国际交流日益增多，热带医学和传染病学在对外交流、国际旅行及军事医学等方面愈发重要，我国的热带病和传染病学科得到了进一步加强。

1. 机构建设

（1）防治研究机构：1976 年至 1980 年，我国热带病和传染病学科的专业机构基本保持 1970 年代初的状态，但值得提及的是在钟惠澜院士等的努力下，在 1978 年由全国人大叶剑英委员长亲笔题写的北京热带医学研究所挂牌，并在此鼓舞下，一些医药院校也陆续建立了热带病和传染病学科的研究所或重点实验室，如 1989 年，广州中医药大学成立热带医学研究所，并建立国家中医药管理局“中医药防治热带病”重点实验室；1993 年，第一军医大学成立热带医学研究所等。

1980 年后，学科机构得到了迅速的发展和壮大。为了加强包括热带病和传染病学科在内的预防医学科学的研究，国家开始筹建中国预防医学科学院，1983 年，由原属中国医学科学院的五个研究所等为基础，成立了中国预防医学中心，后于 1985 年改名为中国预防医学科学院，负责全国预防医学的理论和实验研究，并组织协调全国预防医学科研工作，对省、区、市级卫生防疫专业机构提供技术指导和培训。该机构成立初有科研人员一千八百人，研究员和副研究员约占科研人员总数的 22%。在下设的八个研究所中，流行病学微生物学研究所、病毒学研究所和寄生虫病研究所，负责热带病和传染病学科的研究和相关疾病的防治工作，从而在国家层面加强了热带病和传染病学科研究工作的组织、协调，促进了学科发展和研究水平的提高。

2002 年 1 月，中国预防医学科学院更名为中国疾病预防控制中心。中心在热带病和传染病学科领域，设立了传染病、病毒病、寄生虫病、性病艾滋病预防控制中心，另对挂靠的中国地方病预防控制中心、中国性病麻风病控制中心、中国结核病防治临床中心、鼠疫及布氏菌病预防控制基地等实行领导和管理。中国疾病预防控制中心全面负责为我国热带病和传染病预防控制工作的法律、法规、规章、政策、标准和防治规划等的制订提供科学依据，为卫生行政部门提供政策咨询；拟订热带病和传染病预防控制工作的计划和实施方案，并对全国实施情况进行质量检查和效果评价；指导建立国家热带病和传染病的监测系统和应急反应系统，配合并参与国际组织对重大国际突发事件的调查处理；参与开展疫苗研究，对全国免疫策略的实施进行技术指导与评价；建立和完善国家级信息网络，负责国内外相关信息搜集、分析和预测预报，为预防控制决策提供科学依据；组织实施全国性专题调查；组织和承担相关科学研究，建立质量控制体系，开发和推广先进技术；对下级机构人员开展培训；开展国际合作与技术交流等。

2003 年后，全国省（市、区）、市（区）、县（区）三级都以原卫生防疫站为主，按照国家疾控中心的模式，整合各相关机构分别成立了疾病预防控制中心。各级疾控中心的建立和完善，改变了之前只有地方疾控机构而无国家机构的状况，使我国的热带病和传染病学科在相关疾病的防治科研工作上形成了完整的体系。特别是 2003 年非典的流行，极大地强化了各级党委和政府对疾控工作在促进改革、发展、稳定中重要作用的认识，空前大力加强了对疾控工作的领导，增加了投入，从国家到地方都扩大或新建了工作场所，增加专业人员，建设了高标准的实验室，增添了大量现代化设备；各级疾控中心严格管理，锐意改革，引进人才，强化培训，使我国热带病和传染病学科在防治科研水平上得到了空前长足的发展。

（2）学会：1976 年至 1978 年，学科中原隶属于中华医学会的热带病与寄生虫学分会、感染病学分会、病毒学分会，以及中国麻风病防治协会等，都迅速恢复了“文革”中停止了的学术活动，召开了相关会议，接纳新会员，制定新章程，开展学术交流。许多省、市、区也都先后恢复或成立了与热带病和传染病相关的学会。

1987 年，中华预防医学会成立，下设四十四个专业分会，涵盖了预防医学和卫生保健所有的分支学科，其中属热带病和传染病学科有：微生态学分会、寄生虫病学分会、生物制品分会、卫生防疫管理分会、医学媒介生物学及控制分会、流行病学分会、医院感染控制分会、医学会消毒分会、感染性疾病控制分会、疾病与负担分会等。各分会在学会的组织、协调下，分别负责学科各专业的学术交流、学术期刊编辑、技术人员的在职培训和继续医学教育、科学技术普及宣传、国际学术交流和科技合作、科技成果的开发和推广、调查研究和咨询工作，并作为政府联系学科人员的纽带，维护学科工作者的权益等。

目前，全国各省、自治区、直辖市、计划单列市及一些市、县设成立了预防医学会，并在学会中设有热带病和传染病学科相关的分会。到目前，学科的防治、科研、教学人员普遍都参加了中华预防医学会，并在其专业分会中活动。

（3）院校学科设置：1978 年国家恢复高考后，前期各大中专医药院校在学科教育方面都基本沿袭了六十年代中期之前的建制，即设微生物、寄生虫学教研室，教学内容为病原生物学及传播媒介生物学；设传染病学教研室，教学内容为各种热带和传染病的临床诊治。1980 年后，部分院校建立公共卫生学院，设热带传染病学、流行病学、微生物学教研室，热带医学和传染病学的教学内容及学时都明显增加。

1976年后，在历次医药院校改革中，有关热带医学和传染病学学科教育的变化大体可概括为三种趋势。一是综合院校中师资减少，学时缩短；二是加大硕士、博士研究生的培养力度，为学科培养了一批高学历人才；三是增设国家重点实验室及承担国家重点科研项目的数量增加，取得了一批重大科研成果。

2. 疾病防治与研究

1976年后，我国热带病和传染病学科在相关疾病的防治科研工作中得到了进一步发展，取得了举世瞩目的成效，促进了国家社会经济的发展。

（1）指导思想与目标：1949年至1976年期间，我国热带病和传染病严重流行，防治工作的指导思想是通过贯彻预防为主的卫生工作方针，首先以危害严重的热带病和传染病为重点，尽快控制其严重流行程度，降低发病率，达到保护人民群众的身体健康，促进社会经济发展的目标。

1977年至2017年期间，重要热带病和传染病经过防治，严重流行情况得到控制，防治工作的指导思想是贯彻人人享有健康的理念，逐步从重点防治走向全面的防治，在不断降低重点热带病和传染病的发病率、控制流行程度及流行范围的基础上，达到在全国逐渐消除的目标，逐渐很多热带病和传染病不再成为重大的公共卫生问题，提高全体国民的健康水平。

1978年，卫生部下发《关于加强计划免疫的通知》，在全国实行4种疫苗接种的计划免疫，2002年，又把乙型肝炎疫苗、新生儿破伤风高危育龄妇女破伤风类毒素免疫接种纳入计划免疫管理，极大地提高了免疫预防传染病的防治效果，实现了消除小儿麻痹，麻疹发病率降至历史最低水平，大幅度降低了乙型肝炎的感染率等。

在寄生虫病防治方面，随着1980年后黑热病在我国东部地区实现基本消除，疟疾发病率降至较低水平，血吸虫病流行区的迅速缩小。1989年，卫生部组织开展了全国寄生虫病分布调查，开启了寄生虫病的全面防治，迅速降低了土源性寄生虫病的发病率。目前，全国已消除了丝虫病，疟疾已无国内本地病例发生，并正在为2020年实现全国消除而努力，血吸虫病进入传播阻断阶段，包虫病和土源性线虫的防治也取得了明显成效。

（2）依法防治：随着国家依法治国的深入发展，全国人民代表大会常务委员会于1989年通过了《中华人民共和国传染病防治法》，使我国热带病和传染病等的防治工作进入了依法防治时期。依据《传染病防治法》，学科各专业在卫生部相关部门的组织下，陆续制定了各相关疾病国家或部门的防治办法、诊断标准、治疗原则、管理办法，应急办法等，2006年初，先后颁布实施了《艾滋病防治条例》和《血吸虫病防治条例》，使防治工作有法可依，责任明确，实施规范。

（3）突发应急处置工作：1976年后，学科各专业都十分重视对新发、突发的热带病和传染病的应急处置工作，包括疾控、科研、院校、军队等都建立了应急组织，制定了应急管理办法，健全重点实验室配置和建立应急药械储备；通过开展全员培训，举办各种形式的演练，建立了应急队伍；完善、加强监测系统，不断提高预警、预报水平。

1981年发现艾滋病后，根据其后在世界各地的蔓延情况，学科即敏锐地提出国家应加强国境检疫，迅速掌握发现和处置病人的能力，因此1985年初能及时发现我国的第一例艾滋病输入病例。

1988年初，上海等地出现甲肝大暴发时，疫区的疾控机构迅速反应，全面开展流行病学调查，及时、准确地发现病例都有服用毛蚶史，明确了流行原因，在较短时间内控制了疫情。

2003年初，广东发现非典，且疫情迅速蔓延，在全国掀起空前的轰轰烈烈的抗击非典行动中，从国家层面到基层诊所的广大学科工作者冒着被感染的风险，深入疫区调查病例来源，追踪接触者，指导防控；医疗部门的医护人员坚守在病房，和病人零距离接触，积极抢救患者；地方和军队的研究机构，深入开展病原学、免疫学以及诊断治疗方法等研究。通过抗击非典，极大地推动了我国热带医学和传染病学学科发展。首先是增强了各级党委和政府对疾控工作在保障人民健康、社会安定和促进社会经济发展中作用的认识，从而加强了领导，增加了投入，在其后的几年中各地学科机构从设备到人员得到了空前的发展；二是深化了学科对我国疾控工作形势的认识，更加坚定、明确了在当前传统的热带病和传染病流行得到有效控制的情况下，应把应对突发、新发的热带病和传染病作为学种发展的重点，更新理念，培养储备人才、技术，以适应、保障社会经济发展的需要；三是促进了各界对于疫情报告观念的转变，使此后的疫情报告更加及时、公开、透明、准确。这些认识的提高极大地促进了新形势下学科的长足发展，国家和地方的学科机构中，建设了一批高水平的重点实验室，开展了高水平的基础理论和应用研究，并先后成功地应对了禽流感、手足口病、广东管圆线虫病等疫情的挑战。2007年，我国专家从病人血清中成功分离并发现了一种新的病毒——新布尼亚病毒，通过开展一系列有关该病病原学、免疫学、检测方法建立、临床和流行病学分析、疾病监测等方面的研究，初步认定该病是一种经蜱传播的自然疫源性疾病，并在短时间内取得了丰硕的成果和对该病的完整认识，此举为我国疾控团队的独立发现，标志着我国传染病学科在新发传染病的研究领域已经处于国际前列。

（4）加强国际合作：近三十年来，学科进一步加强国际学科疾病防治的合作与学术交流，不断拓展国际学科间的融合和研究、交流的领域与深度。一方面引进了新的管理理念以及人才、技术、资金等，提高了我国热带病和传染病学科和在疾病防控及研究的管理水平。另一方面，国家和地方的学科疾病的防治研究机构与国际组织、国家、地区的相关机构广泛开展了人员交流及众多的合作研究。第三，学科积极参加国家的对外援助项目，许多学科的专家赴国外进行考察、指导，如在中非合作的疟疾防治项目中，2005年后国家和省、市、区的研究及防治专业机构，先后派出数十批专家赴非洲三十多个国家进行技术指导、培训以及开展项目研究等；2015年后在西非暴发埃博拉疫情时，地方和军队及时派多批专家赴塞拉利昂等疫情严重国家参加救治病人及控制疫情，同时在国内实验室开展病原学、疫苗研制的研究，受到了国际赞誉，提升了我国热带病和传染病学科在世界的影响，而且也促进了学科的发展。

（5）疾病监测全面开展：随着主要热带病和传染病经过重点防治而严重流行得到有效控制、或实现基本消除以及消除的目标，学科在疾病防治中更加重视疾病监测的实施和研究。五十年代开始发布的传染病疫情报告，主要是监测传染病的疫情动态；1977年后在重点热带病和传染病防治地区，建立综合或单病监测点，对防治过程中的疫情进行监测，重点是为了评价防治效果；2000年后，国家疾控中心陆续在全国范围内分病种设立监测点监测疫情动态、传播因素等，还针对重要传播媒介设立监测点监测种群变化及相关影响因素。各省、区、市也都设立相应监测点，形成了覆盖全国的热带病和传染病监测系统。全面系统的监测数据比较准确地掌握了各地热带病和传染病的流行动态、流行因素变化、防治效果的情况，为开展疾病的预测、预报、预警提供了科学支撑。

（6）科学研究水平日益提高：1976 年以来，学科的科学研究在继续注重通过深入疫区和实行现场调研与实验研究相结合的方法，重点开展应用研究外，随着实验室专业技术水平的提高以及广泛的对外交流，国家设立重点研究资助项目，鼓励防治研究投入更多的力量，开展了分子生物学、免疫诊断与预防等高技术研究，使我国热带病和传染病学的研究不但取得了一批重要的研究成果，而且在许多领域达到世界先进水平。

3. 学术期刊的发展

1976 年后，我国的热带病学和传染病学的学术期刊的种类、发表文献的数量和质量都有了迅速的发展。

1987 年中华预防医学会成立前，我国的热带病和传染病学科领域的期刊有两类，一类是由中华医学会主管的公开发行的学术期刊，重要的有《中华医学杂志》《中华结核和呼吸杂志》《中华流行病杂志》《中华传染病杂志》《中华微生物和免疫杂志》等；另一类是由地方学术机构编辑的非公开发行的内部刊物。

1987 年中华预防医学会成立后，学会的各分会、多数省级预防医学会和部分科研机构，或将原来的内部刊物转为公开发行，或创刊新的杂志，据不完全统计，到目前全国学科领域公开发行的杂志有 100 多种，中华预防医学会系列杂志中热带病和传染病学科领域的期刊包括《预防医学杂志》《中国病原生物学杂志》《中国寄生虫学与寄生虫病杂志》《微生物学免疫学进展》《疾病监测与控制》《中国病毒病杂志》《热带医学杂志》《中国血吸虫病防治杂志》《中国热带医学》《中国媒介生物学杂志》《中国病毒病杂志》等，但重要研究成果的文献主要发表于由中华医学会及中华预防医学会主办的杂志。

2006 年以来，各期刊相继建立了期刊网站和过刊数据库，引进期刊采编系统，实现了网上在线投稿、审稿，稿件编辑的电子化管理，部分杂志陆续建立了“微信”公众平台，动态信息、现刊和过刊数据库可通过手机终端查阅。

随着我国热带医学和传染病学相关研究与世界水平接轨，学术期刊陆续被 SCI 收录。2008 年，由海南医学院主办、Elsevier 出版发行的热带医学杂志 *Asian Pacific Journal of Tropical Medicine* 被 SCI、Medline 等十二种著名国际检索数据库收录；2012 年，由中国疾病预防控制中心寄生虫病预防控制所与世卫组织共同发起、与 Springer Nature 出版集团旗下的 BioMed Central（BMC）出版公司联合出版国际传染病英文学术期刊 *Infectious Diseases of Poverty*，其最大特色为在线发表的论文均提供英语、法语、西班牙语、阿拉伯语、俄语和汉语六种联合国工作语言的摘要，2015 年，该杂志影响因子达到 4.111。

第三节　热带医学和传染病学学科成就

新中国成立后，尤其是改革开放以来，随着党和国家对医疗卫生领域的重视，逐步加大投入力度。1949 年，我国有医疗卫生机构约三千六百七十个，到 2015 年增加至九十八万之多；中国人平均寿命由 1949 年的三十五岁左右增长到 2015 年的七十六岁。这些举世瞩目的成果，与热带医学和传染病学的研究成果及其推广应用的作用关系密切，热带医学和传染病学学科在科研及应用领域均取得了重大进展。这一历史阶段中，我国在天花、血吸虫病、结核病等一系列重要热带病及传染病的防治中取得了显著成效。

一、热带病和传染病学科体系建设不断推进

改革开放以来，热带病及传染病学科建设取得了显著成就，覆盖城乡的公共卫生服务体系基本形成，疾病预防控制能力不断增强，服务保障人口逐步扩大，卫生科技水平迅速提高，人民群众健康水平明显改善。

1. 专业机构及队伍建设

传染病防治机构主要在大、中、小城市的综合性医疗机构内设置传染病区或传染病科室或专门的传染病院。卫生统计资料显示，2012 年，全国已有独立建制的传染病医院 164 个，机构人员占比中卫生技术人员 34127 人，占人员总数的 77.9%。传染病防治院 11 个，机构人员占比中卫生技术人员 1059 人，占人员总数的 71.6%。其余均随着医疗卫生体制改革分别转为综合性医院或同辖区综合性医院合并为传染病科。

鼠疫、黑热病、疟疾、血吸虫病等防治机构在发展过程中，大部分相继并入同级卫生防疫站，成为其业务科室，如寄生虫病防治科、疟疾防治科、血吸虫病防治科等；有些则转为多科性防治研究所（站），如寄生虫病防治研究所、地方病防治研究所等；有些仍单独建制，如鼠防所、血防所等。至 2012 年，江苏、安徽、湖南、江西等省有独立的省级血吸虫病防治研究所，其他省均先后并入疾病预防控制中心寄生虫病预防控制所（科）。卫生年鉴统计，2012 年，省、地（市）、县机构有 178 个，机构人员占比中卫生技术人员 4566 人，占人员总数的 77.2%。

2. 学科知识体系及其分支学科建设

经过六十余年的发展，热带医学和传染病学学科知识体系得到长足的发展，特别是随着近年来传染病疾病谱发生较大变迁，常见传染病病种、病人数逐年减少，但各种新发与再现感染病不断出现，使热带医学和传染病学科及其分支逐渐突破了原有的学科状态，学科体系不断发展，主要体现出以下几个特点：一是学科融合明显，形成多个分支学科。如在原有热带医学和传染病学基础上，病原种类不仅局限于法定传染病，新发和输入病原学研究逐渐增多；不同学科之间新理论新方法应用逐渐增多，包括基础医学、公共卫生、药学、芯片技术、代谢组学、蛋白组学、基因组学、空间信息学、分子生物学、社会学等，形成主要的分支学科如空间流行病学，传染病监测预警等。二是机构建设快速发展，专业特色明显。国内各类医科大学的公共卫生学院建设不断发展和丰富，并形成了特色专业或疾病为主的专业防治机构。此外，在各级政府的支持下，逐步建立起以传染病或热带医学为主要研究内容的多个国家级或省部级重点实验室或重点学科，如目前传染病学为国家重点学科的医学院校有七家，包括协和医科大学、复旦大学、上海交通大学、浙江大学、重庆医科大学、第三军医大学和第四军医大学等。三是人次队伍建设稳中有进。尽管本学科的人才队伍仍显薄弱，但在中华预防医学会平台下，其分支学会逐渐壮大，包括许多传染病和热带医学领域的分会，形成了以预防医学会为核心的专业技术组织，且内部结构也发生一些变化，如一方面原有的分支学会进一步发展了多个学组，如寄生虫分会的教育学组、青年学组，另一方面新增了全球卫生分会，为学科的综合发展奠定了人才队伍基础。

3. 学术著作、教科书、科技论文及其影响

随着热带医学和传染病学学科及其分支学科的快速发展、传统疾病谱发生较大变化，新

发与再现感染病不断出现等多种原因，热带医学和传染病学的学术研究发展呈现出了百家争鸣、百花齐放的特点。这一期间，热带医学和传染病学学科领域涌现出一大批学术著作、教科书、科技论文和科技成果，创新性的科学研究成果也极大地推动了传染病和热带病的防控工作。《传染病监测预警技术》《实用救灾防病手册》《传染性非典型肺炎预防控制培训教材》《禽流感防治手册》《卫生应急工作手册》《空间流行病学》《中国血吸虫病地图集》等专著在疾病防治、人才培养等领域均发挥了重要作用；此外，我国公共卫生领域学者在国内外发表了一大批优秀的科技论文，在国内外产生了极高的学术影响，并为我国疾病防治策略的建立奠定了理论和实践基础，如《新英格兰杂志》全文发表的我国血吸虫病防治策略试点研究，形成了新时期我国特色的血吸虫病防治策略，并写入了《全国预防控制血吸虫病中长期规划（2004—2015 年）》，极大地促进了我国血吸虫病防治的进程，并于 2015 年顺利达到了全国传播控制的标准。

二、热带医学和传染病防控成效非常显著

自二十世纪五十年代起，基本控制了鼠疫、霍乱、黑热病、麻风病等疾病的流行，重点传染病得到有效控制。艾滋病、结核病、血吸虫病、包虫病、麻风病、疟疾等重大及重点传染病患者获得免费药物治疗，降低了传染病发病率。据法定传染病报告资料显示，1950 年至 1969 年，传染病监测报告病种为十五种，1970 年增加至二十五种，1986 年至 1989 年为二十六种；1990 年至 1995 年共二十四种；1996 年共二十五种；1997 年至 2002 年共二十六种；2003 年至 2004 年共二十七种，至 2012 年甲类两种、乙类二十八种、丙类十一种，共四十一种。中国甲乙类传染病报告发病率 1953 年为 1404.33/10 万，至 1989 年发病率降至 339.26/10 万。1990 年至 2012 年，报告发病率波动在 166.10/10 万至 297.24/10 万之间。

二十世纪六年代初，中国通过接种牛痘消灭了天花，较世界卫生组织 1980 年宣布全球根除天花早了十几年。2000 年，中国实现了无脊髓灰质炎目标。2002 年，国家免疫规划由接种四种疫苗预防六种传染病，扩大到接种五种疫苗预防七种传染病。2007 年，国家免疫规划疫苗增加到十四种，预防十五种传染病，目前多数疫苗可预防传染病的发病已降至历史最低水平。1992 年，卫生部将乙肝纳入计划免疫管理，据 2006 年流行病学调查，1992 年以来全国乙肝感染人数减少两亿人。2012 年，甲乙类法定报告传染病发病率、死亡率、病死率分别为 238.7/10 万、1.2/10 万、0.52%，有力保障了广大居民的身体健康和生命安全，极大地减轻了家庭和社会的经济负担。

1. 疟疾

疟疾曾是严重危害我国人民身体健康和生命安全，影响社会经济发展的重要虫媒传染病。1969 年，北京中国中医科学院中药研究所加入“五二三任务”的“中医中药专业组”并指定屠呦呦担任组长。1972 年初，从中药青蒿中分离得到抗疟有效单体，这种脂溶性成分就是著名的青蒿素。该药的发明使我国和撒哈拉以南非洲地区约有两亿四千万人口受益，挽救了一百五十万人的生命。2015 年 10 月，屠呦呦因创制新型抗疟药——青蒿素和双氢青蒿素的贡献，获 2015 年度诺贝尔生理学或医学奖。1950 年至 1980 年，我国疟疾呈高水平流行态势，年发病率均在 100/10 万以上。鉴于严峻的疟疾流行形势，1983 年，我国颁布第一期疟疾防治规划，为疟疾防治提供了指导。我国疟疾疫情呈现出稳定下降趋势。全国疟疾发病率从 1986 年的

34.6/10万下降到了2000年的2.02/10万，至2000年全国共计有一千三百六十四个县、市、区达到原卫生部的基本消灭疟疾标准。六十多年来，研制出了青蒿素等抗疟药和治疗方案、科学的防治策略和措施，各地认真落实各项防治技术措施推进防治工作，全国疟疾发病人数由1949年以前的三千万降至2016年的三千一百八十九例（其中98%的病例为外源性输入性疟疾病例）；流行区范围大幅度缩小，除云南、海南两省外，其他省份已消除恶性疟；全国95%以上的县（市、区）疟疾发病率已降至万分之一以下。随着中国本地疟疾病例逐渐被消除，全国报告病例数整体呈下降趋势。2010年，卫生部颁布《消除疟疾行动计划2010—2020年》，此计划标志着我国正式进入疟疾消除阶段。随着消除疟疾工作的推进，全国本地感染病例数持续减少，但境外输入病例数和比例呈逐年上升趋势。2017年，全国首次未有本地疟疾病例报告。

2. 结核病

结核病被列为我国重大传染病之一，是严重危害人民群众健康的呼吸道传染病。我国的卡介苗事业始于王良。1933年，他从巴黎巴斯德研究所带回卡介菌种，在重庆筹建了我国第一个卡介苗实验室。1992年底，全国统一用D2株生产。对新生儿接种后的测试表明，上海生物制品研究所D2株结素阳转率为96.12%至100%。2001年至2010年，我国先后出台了一系列肺结核免费诊治和防治惠民政策，保证了患者发现和治疗管理工作质量。2005年以来，全国以县为单位的现代结核病控制策略覆盖率始终保持在100%。十年间，全国共发现和治疗肺结核患者八百二十八万例。其中，传染性肺结核患者四百五十万例，传染性肺结核患者治愈率达到90%以上。2014年，科研人员通过对2010年全国第五次结核病流行病学抽样调查的数据分析，表明了近二十年来我国通过DOTS策略（directly observed treatment，short-course strategy）的逐步全面推广应用，已成功地将结核病发病率降低了50%以上。2017年，科研人员通过对上海地区四年间的近八千例结核患者的流行病学研究，利用基因组流行病学方法，揭示了约73%的多重耐药结核分枝杆菌（MDR）可能是由于近期的直接传播而非治疗不当导致的。

3. 血吸虫病

中华人民共和国成立初期，日本血吸虫病曾在我国十二个省、市、区的四百五十四个县、市、区流行，全国有血吸虫病人一千一百多万人，并有一亿人受该病威胁，日本血吸虫病严重危害我国人民群众的身体健康和疫区的社会经济发展。我国科研人员研究出了毛蚴孵化法、间接血凝试验等人、畜血吸虫病诊断技术，改进了Kato-Katz法，为疫情调查和化疗对象的确定提供了有效的技术。开展了吡喹酮等血吸虫病治疗药物的应用研究，并成功推广应用于人、畜化学治疗。毛泽东主席发出了“一定要消灭血吸虫病”的伟大号召，1955年冬，成立了中共中央血吸虫病防治领导小组，把防治血吸虫病列入全国农业发展规划。1958年，毛主席在得知江西余江县消灭血吸虫病后，写下了《七律二首·送瘟神》光辉诗篇，进而掀起了全国血吸虫病防治研究的高潮。早期我国研制应用吡喹酮新药治疗血吸虫病获得成功，救治了上千万血吸虫病患者，获得全国科技大会奖。近年，我国科学家又完成了日本血吸虫全基因组分析、开展了动物疫苗的应用性研究、开展了血吸虫病防治策略以及监测技术的研究，研发了一批用于现场监测的新型血清学诊断技术，推动了我国血吸虫病防控的进程。随着新型防治技术、手段和工具的研发成功，血吸虫病防治先后经历了以钉螺控制为主、病情控制为主和传染源控制为主等不同策略阶段，特别是进入新世纪，传染源控制为主的综合性防治新策略在重点防治地区推广后，截至 2016 年底，全国各地人、畜平均感染率降至 1% 以下，有效提升了我国血吸虫病防治技术水平，保障了血吸虫病疫区群众的身体健康。进入消除血吸虫病阶段后，中国疾病预防控制中心寄生虫病预防控制所团队及时提出了精准防控的策略，为推进血吸虫病消除进程打下了理论基础。

4. 丝虫病

半个世纪前，中国有十六个省、市和自治区出现淋巴丝虫病，受疾病威胁的人数达到 3100 万。从那时起，我国专家潜心研究，经现场研究并大规模防治验证，确立了以海群生群体防治消灭传染源为主导的防治丝虫病策略，并成为应用该策略取得防治丝虫病成功的范例。大范围推广应用 0.3% 海群生药盐普服的防治方案，解决了因海群生治疗反应而不易被群体接受的难题。通过以上科研成果在全国的实施，于 1994 年 10 月实现了全国基本消灭丝虫病。至 1997 年底，已有六个省、自治区、直辖市通过省级审评达到消灭丝虫病标准。海群生药盐普服措施以及我国防治丝虫病的策略已被世界卫生组织所采纳与推荐。该项科研成果获 1999 年度国家科技进步奖一等奖。世界卫生组织于 2007 年通过专家认证，中国是全球第一个消灭淋巴丝虫病的国家，其策略和经验是值得全世界相关国家借鉴的，推动了全球消除淋巴丝虫病的规划实施。

5. 利什曼病

二十世纪五十年代，国家启动了全国性的利什曼病控制计划，政府和相关部门采取了禁养、杀灭病犬和喷洒消灭白蛉等措施，取得了显著成效。迄今在大部分流行区消灭了该疾病，流行的省（市、自治区）的数量从十六个减少至三个（新疆、甘肃和四川）。

6. 钩虫病

钩虫病作为中华人民共和国成立初期五大寄生虫病之一，当时估计我国有数亿病人，并且在二十一世纪仍有较大范围的流行。据此卫生部制定综合防控措施，并依据 2005 年卫生部公布的全国人体重要寄生虫病现状调查结果，在高度流行区设立一类监测点，在中度流行区设立二类监测点，在低度流行区设立三类监测点。通过长期监测以及在流行区开展大规模群体药物化疗等措施，钩虫感染率下降到 2013 年的 2.04%。与此同时，一些土源性蠕虫病或肠道线虫病（如蛔虫病、鞭虫病、蛲虫病等）的发病率从 1990 年的 50% 以下也降至 2% 以下。

7. 天花

新中国成立后，仅用十年时间即消灭了肆虐三千年、危害人类的天花。早在 1950 年 10 月，中央人民政府政务院即颁布了“关于发动秋季种痘运动的指示”，大力推行普遍种痘活动。五十年代初在推行普遍种痘若干年间，痘苗本身质量，特别是稳定性方面也得到了很大改进。如先后开发出了耐热的液体痘苗、冷冻干燥痘苗等，这都有利于推广普种痘苗工作。饲养牛皮肤培养痘苗常易污染致病细菌，六十年代初以赵铠领衔的一组科技工作者成功地以鸡胚细胞培养代替饲养牛只的办法生产痘苗，彻底地解决了痘苗污染细菌的问题。天花病例逐年下降，全国天花病例从 1950 年的 43286 例下降至 1961 年的二十一例。我国最后一个天花病例六十年代初发生在云南省思茅地区的西盟县。自 1962 年起，我国彻底消灭天花，境内再无感染病例。

8. 脊髓灰质炎

脊髓灰质炎（脊灰）在中国曾广泛流行，二十世纪六十年代初期，中国每年约报告病例两万至四万三千例。同期原中国医学科学院顾方舟院长团队自行研制成功口服脊灰减毒活疫苗（OPV），1965年开始在全国逐步推广使用，脊灰的发病和死亡急剧下降。通过保持高水平的脊灰疫苗常规免疫接种率，辅以全国或区域范围的强化免疫活动作为补充措施，维持高的脊灰疫苗接种率，建立牢固的人群免疫屏障；二十世纪八十年代逐渐建立急性弛缓性麻痹（AFP）病例监测系统并保持高质量运转，及时发现并有效处置脊灰野病毒及脊灰疫苗衍生病毒（VDPVs）等，脊灰疫情得到有效控制。中国大陆最后一例本土脊灰野病毒病例发生于1994年，2000年成功地实现了无脊灰的目标，并保持至今。在维持无脊灰的过程中，2011年，新疆的南疆地区发生了从巴基斯坦输入的脊灰野病毒引起的局部暴发，共发现病例二十一例。发现疫情后，采取了加强病例监测、开展应急强化免疫、健康教育和社会动员等科学技术措施，及时地阻断了输入病毒的传播，使我国继续维持无脊灰状态。2015年，中国研发生产、使用全球首个来源于疫苗株的单价脊灰灭活疫苗（Sabin-IPV）。自2016年5月1日起，脊灰疫苗免疫策略进行调整，在常规免疫中引入一剂IPV，并停用Ⅱ型减毒活疫苗。随着IPV疫苗产能不断扩大，中国将在2019年将常规免疫程序中引入两剂IPV，并最终停用OPV，全程接种IPV，直至全球消灭脊灰。

9. 乙型肝炎

我国1992年全国病毒性肝炎血清流行病学调查结果显示，一至五十九岁人群乙型肝炎（乙肝）病毒表面抗原（HBsAg）流行率为9.75%，其中一至四岁儿童HBsAg流行率高达9.67%。为控制乙肝病毒的高流行状况，按照疾病流行规律，我国政府将乙肝疫苗纳入国家儿童计划免疫管理，制定科学防控策略，优先在新生儿中接种乙肝疫苗。此后，儿童乙肝疫苗接种率从1992年的22%提高到2002年的66.8%。为确保所有的新生儿能及时接种乙肝疫苗，我国政府通过激励机制鼓励孕产妇住院分娩，加强常规产妇HBsAg筛查，既保证了孕产妇安全，又促进了乙肝母婴阻断工作，提高乙肝疫苗首针和全程接种率，减少了因母婴传播导致的乙肝病毒感染。同时，我国“谁接生，谁接种”的策略，成为一种成功的公共卫生实践被确定下来。2002年，乙肝疫苗纳入国家免疫规划，2005年，实现了全部新生儿免费接种。2006年，全国乙肝血清流行病学调查发现，一至五十九岁人群HBsAg流行率降至7.18%，其中一至四岁儿童HBsAg流行率0.96%，提前实现了世界卫生组织提出的到2012年将五岁以下儿童HBsAg感染率控制在2%以下的目标。2014年，我国开展的全国调查显示，五岁以下儿童HBsAg仅为0.32%，据此估计，从1992年以来到2017年，我国预防慢性乙肝感染者超过三千万人，创造了全球疾病控制史上的成功典范。2015年，“艾滋病和病毒性肝炎等重大传染病防治”科技重大专项实现一批核心关键技术突破，取得重大标志性成果。显著提升了重大传染病防治水平，慢性重症乙肝病死率由84.6%降至56.6%，可预测治疗效果的乙肝核心抗体检测试剂达到国际先进水平；建立了覆盖三千万人口的综合性研究示范区，探索综合防治新模式，在目标人群中实现乙肝表面抗原携带率降至6%以内的目标。截至2017年，我国新生儿首针乙肝疫苗接种率达到96%，三针全程接种率达到99%水平，成为全球控制乙肝的领跑者。

10. 麻疹

我国于1965年自行研制出“长47”和“沪191”麻疹减毒活疫苗，并逐步在全国范围内开始接种。疫苗的使用使麻疹的发病率和死亡率都有了明显的降低。1992年，我国与荷兰合作，将“沪191”株纯化为无鸡白血病病毒污染的纯化毒株，疫苗的安全性和有效性得到进一步的提高。并从 2001 年起建立了“沪 191”麻疹毒株的三级种子库。“沪 191”是世界上产量和用量最大的疫苗之一，截至目前已累计使用超过二十亿剂，为我国控制和消除麻疹做出了巨大的贡献。上海生物制品研究所于 2000 年在国内率先开发成功由“沪 191”麻疹疫苗和 S79 株腮腺炎疫苗配制的麻疹和腮腺炎二联活疫苗。

11. 甲型肝炎

甲型肝炎减毒活疫苗（H2 株）在中科院院士毛江森研究员领导下，于 1988 年取得具有世界领先水平的科技成果，是世界上最早选育成功和完成人体试验观察的甲肝活疫苗。获得国家发明奖、国家科技进步奖二等奖和六项国家发明专利及一项欧洲发明专利。自 1992 年甲肝疫苗投放国内市场至今，受益人群覆盖全国，改变了我国甲型肝炎长期流行的局面。为了进一步推广国际市场，研制成功了冻干剂型，于 2000 年 12 月获得新药证书，突破了该病毒不能冻干的陈旧观念。冻干甲型肝炎减毒活疫苗（H2 株）自 2008 年 1 月 1 日起，被国家列入计划免疫首选甲肝疫苗，在同类产品中，该甲肝疫苗在国内同产品市场占有率名列前茅，同时开创了拥有自主知识产权的疫苗产品出口国际市场的先例，是同类产品中唯一出口国际市场的产品。目前出口国家有印度、危地马拉、乌兹别克斯坦、菲律宾等国家，将进一步在国际市场中推广应用，造福世界人民。

12. 乙脑

1949 年，在我国病毒学研究的先驱黄祯祥院士的带领下，我国科学家开始了乙脑的病原学、流行病学、媒介生物学、免疫学等全方位的研究。从患者脑组织中分离到三株乙脑病毒，其中 Beijing-1 和 P3 株分别是日本和我国使用的灭活疫苗株。1989 年，王逸民教授证实在三带喙库蚊是我国乙脑传播的主要媒介，研究成果获得国家自然科学奖二等奖。对于乙脑疫苗研究方面，陈伯权教授开展的流行性乙型脑炎减毒活疫苗（2-8 株）免疫马获得成功，成果获得 1978 年全国科学大会奖。1989 年俞永新院士研制的乙脑病毒减毒活疫苗（SA14-14-2 株）取得生产许可证，在我国批量使用，本研究获得国家科学技术进步奖一等奖。2000 年后，在梁国栋教授的带领下，我国进一步开展了乙脑病原学方面的研究，证实我国有 3 个基因型乙脑病毒，现在主要为基因 1 型乙脑病毒流行，该研究成果获得中华预防医学会科学进步奖一等奖。2008 年，我国将乙脑疫苗正式纳入国家扩大免疫规划（EPI），采用的是乙脑病毒减毒活疫苗。我国乙脑从 1971 年的年发病率 20.92/10 万（共计二十余万病例），降至 2017 年的 0.083/10 万（共计一千余病例）。

13. 流行性出血热

我国是全球流行性出血热最严重的地区。国家高度重视出血热防治，组织多部门联合攻关，出血热防治研究过程的五次关键性突破对防治工作发挥了关键性作用。一是发现疾病得流行病特征，明确疫区分布。1955 年，内蒙古大兴安岭林区、陕西南部秦岭北坡山区相继出现疑似出血热疫情，通过流行病学调查研究，证实了我国在东北以外地区有出血热流行，并为当地所固有，并逐步明确在我国其他地区也广泛存在并有传播流行，推动政府于 1956 年定为法定报告传染病和重点防治疾病，是该病流行史及对其防治和研究的一个重要转折点和里程碑。二是成功分离病毒，明确了病原。在极其艰苦和简陋的实验条件下，从 1955 年到 1981 年，历经二十五年，尝试了实验动物分离、鸡胚分离、原代细胞分离等各种方法最终成功分离病毒，推动了出血热防治研究的全面发展。三是首次证实我国家鼠型 EHF 的存在和流行。

1981 年，在沿黄河中游两侧的河南洛阳地区与山西运城地区暴发一种病因未明疑似出血热的疾病流行，流行特征与新分离的姬鼠型出血热不同，专家研究证实为褐家鼠传播的家鼠型肾综合征出血热，并成功分离家病原，快速明确了多个地区暴发的出血热疫情的病因 。四是经过十余年的不懈努力，成功研制出地鼠肾、沙鼠肾细胞及 Vero 细胞灭活出血热疫苗，国际领先，为有效防制出血热提供了一个重要的手段。五是成功研制了规范化快速检测试剂，重点地区自 2008 年开始实施肾综合征出血热扩大国家免疫规划，极大地提升了防治工作能力和防治效果，从二十世纪八十年代的年发十万例降至目前约一万例。

14. 手足口病

2008 年我国爆发大规模手足口病以来，被列为丙类法定报告传染病，许文波研究员团队率先开展了手足口病病原学和流行病学系统研究，建立了我国手足口病系列组合检测和监测技术，满足了我国省、市不同层次网络实验室和临床医疗机构对手足口病防控的迫切需求。一是迅速鉴定 EV-A71 是引起安徽阜阳幼儿不明原因“重症肺炎”疫情的病原，证实该病毒也是随后引起全国 HFMD 重症和死亡病例的绝对优势病原体。二是 EV-A71 在 HFMD 病原的构成比例与当地出现重症和死亡病例的多少呈高度正相关，阐明了我国 HFMD 肠道病毒病原学构成随年代和地域存在着动态变化；EV-A71 在 HFMD 病原的构成比例与当地出现重症和死亡病例的多少呈高度正相关。三是证实 EV-A71 C4a 和 C4b 的更替与 2008 年之后我国出现 EV-A71 引起重症和死亡病例增多密切相关，证实 2008 年安徽阜阳 HFMD 暴发后，EV-A71 C4a 的流行与我国 HFMD 重症和死亡病例增多密切相关。四是率先研制了针对我国 HFMD 防控、预测预警和救治所急需的检测和监测系列关键技术。建立了我国手足口病病原学三级监测网络体系，实现了对我国手足口病疫情的实时动态监控。通过培训和技术推广应用，使全国省、市级实验室和柬埔寨等东南亚国家具备了手足口病病原的检测和监测能力。在科技重大专项的支持下，手足口病的疫苗和诊断试剂的研制取得了重大的进展，中国疾控中心病毒病预防控制所联合三家企业研发了世界首创的 EV-A71 灭活疫苗，并获原国家食品药品监督管理总局批准上市，有效降低了由 EV-A71 引起的手足口病的发病率，尤其是降低了重症病例和死亡病例的发病率。手足口病抗体诊断和核酸诊断试剂取得持续发展，食品药品监督管理局批准一批手足口病诊断的试剂盒，为手足口病早期诊断和治疗奠定了基础。

15. 流脑

我国历史上流脑高发，历经数次大流行。根据记载，1938 年、1949 年、1959 年、1967 年和 1977 年出现过五次全国性流脑流行，在 1980 年中国流脑疫苗使用之前，每隔八至十年发生一次大流行。1967 年春季，是中国有史以来最大发病高峰，发病数最多，超过 304.4 万人，发病率高达 403/10 万，死亡超过 16.6 万人，病死率达 5.49%。随着疫苗研发生产技术提高，我国各生物制品研究所和疫苗企业陆续研发出脑膜炎球菌多糖疫苗（A 群、AC 群、ACWY 群）、脑膜炎球菌多糖蛋白结合疫苗（AC 群）及联合疫苗（ACHib）。针对 A 群流脑高发病率态势，1980 年，国内研制的 A 群脑膜炎球菌多糖疫苗获准应用，1984 年，制定并实施以普遍接种 A 群脑膜炎球菌多糖疫苗为主的综合防治措施，1985 年至 1986 年，进一步加大疫苗推广力度。二十世纪九十年代，流脑发病率下降至 1/10 万以下，2005 年，全国报告发病率降至 0.20/10 万以下。2003 年至 2005 年，我国安徽省出现 C 群流脑，2008 年，我国将 A 群和 AC 群脑膜炎球菌多糖疫苗纳入国家扩大免疫规划，流脑流行得到有效控制。2010 年，流脑报告发病率为0.024/10万，2012年，降至0.015/10万，2017年，全国流脑报告发病率降为0.0086/10万。

16. 百日咳

20世纪六七十年代，全国百日咳年发病率在100/10万至200/10万之间。1971年，我国科学家筛选出百日咳CS株和P5S株，用于全细胞百白破疫苗（DTP）生产。二十世纪八十年代中期，北京生物制品研究所研制出我国第一代百日咳血凝组分疫苗，抗原成为主要是丝状血凝素（FHA），含少量百日咳毒素（PT）和AGG。九十年初，经北京、长春、成都、上海、武汉生物制品研究所通力合作，对疫苗生产工艺和检定项目进行改进及确定，研制成功全国第二代无细胞百白破疫苗（DTaP）。二十世纪八十年代我国实施免疫规划，DTP在全国范围内得到普及，百日咳发病率大幅度下降，从1978年的126/10万下降到1997年的0.75/10万，2000年以来发病率下降到0.6/10万以下。2000年至2005年，全国年报告发病数3844~6619例，死亡数2~9例，发病率为0.30/10万~0.51/10万；2006年至2010年，全国年报告发病数1612~2881例，死亡0~4例，发病率为0.12/10万~0.22/10万。2011年，我国无细胞百白破疫苗（DTaP）全面替代DTP。2012年，全国百日咳报告发病率为0.162/10万。

17. 白喉

二十世纪五十年代和六十年代初期，我国每年报告白喉病例上万例。1950年为15297例，死亡1591人。1960年和1964年，全国出现过两次流行高峰，分别报告152125例和117657例，死亡10650人和12940人。1956年，长春生物制品研究所引进PW8 Weissensee株，经改造筛选出W115株，为我国白喉类毒素疫苗株。二十世纪六十年代，全国小范围内预防接种的精制吸附白喉类毒素。1978年，卫生部要求三年内全国普遍实施计划免疫，尽快消灭白喉。七十年代，白喉发病率下降至3/10万，八十年代，下降至1/10万以下。1982年，全细胞百白破疫苗（DTP）纳入计划免疫。2011年，无细胞百白破疫苗（DTaP）全面替代DTP。1995年全国报告白喉病例八十二例，1999年为十六例。2004年，中国疾病预防控制信息系统投入使用，白喉纳入网络直报管理。2006年后，全国无白喉本土病例报告。

18. 钩端螺旋体病

中华人民共和国成立初期，在广东和浙江等省开展了钩端螺旋体病流行病学调查和临床诊治，发现我国钩体病流行范围达二十个省、市、自治区，并从人与二十一种宿主动物体内分离获得了至少有十个血清群的钩体菌株。从1965年起，在全国二十五个省、市、自治区中，从人和四十余种宿主动物体内分离获得数以万计的致病性钩体菌株，进一步掌握了我国钩体病的流行特点、带菌宿主、疫源地特征及分布；建立了我国的钩体菌种参考标准，对分离的地方菌株进行了血清学分类鉴定，摸清了我国的主要流行菌型及其地理分布，为我国钩体疫苗生产和合理使用提供了科学依据，获得卫生部科技成果奖。胎盘培养基和综合培养基先后研制成功并用于疫苗生产及大罐生产疫苗新工艺的创建，开创了我国独特的疫苗生产方式，为钩体疫苗的发展做出了贡献。从1976年起，在全国的病人、67种宿主动物体内分离获得致病性钩体菌株，开展了钩体各群、型间的抗原因子分析，综合培养基的改进取得了突破性进展，从而大幅度提高了疫苗的菌体浓度，增强了疫苗的预防效果，使我国钩体病疫情得到有效控制。

19. 人感染猪链球菌病

1998年，在江苏南通出现了人感染猪链球菌病人间暴发疫情，使国内专业人员对这一疾病有了一定认识，并进行了初步病原学研究。2005 年，四川出现了迄今世界上规模最大、死亡人数最多的一起人感染猪链球菌病暴发疫情，发病人数超出了既往全球报告的人感染猪链球菌全部病例数。中国疾病预防控制中心杨维中研究员作为专家组长，组织国内专家团队圆满处理了此次疫情。通过这次疫情处理，建立起了我国该病快速处理和调查模式，同时获得了我国进行猪链球菌研究的丰富资源，与此同时还牵头制定了人感染猪链球菌病诊疗方案。这一模式的建立，使得近十几年来全国多起人感染猪链球菌病疫情得到了有效处理和控制。中国疾控中心传染病预防控制所和四川省疾病预防控制中心研究团队证实了导致此次暴发的是猪链球菌 ST7 型菌株，不同于全球流行最广的 ST1 型。国际上首次证实了 ST7 型猪链球菌可导致严重的临床症状并引起暴发。研究团队还发展了利用多重 PCR 技术鉴定猪链球菌三十五种血清型的方法，并通过比较基因组学技术探索了临床和环境菌株之间的差异，研发了针对导致人感染的 2、14 最主要两个血清型猪链球菌的快速诊断试剂，大大提升了猪链球菌人间或动物疫情的病原学诊断时效性和准确性；联合四川省疾病预防控中心研制出 Sts 选择性培养基，解决了普通血平板分离动物源性标本中猪链球菌灵敏度低准确性差的问题。中国科学院和南京军区军事医学研究所在国际上率先发现了猪链球菌 2 型菌株具有 89k 毒力岛，并探索了其基因组结构与菌株高致病性之间的关联。

20. 霍乱

第七次霍乱全球大流行始于 1961 年，我国也在 1961 年突然再次出现霍乱的暴发和流行，在十九世纪八十年代曾每年报告数万例，至目前每年只报告十几例，表明霍乱在我国得到了有效的控制。通过对霍乱流行特点和疾病负担的深刻分析和认识，将霍乱纳入甲类传染病监测管理体系中，在政府应对管理和专业技术防控上协调进行防治工作，并确立了发现病人时的“五早一就”（早发现、早诊断、早治疗、早隔离、早报告和就地处理）、针对疫点的“早、小、严、实”处置，以及“标本兼治、治本为主、综合治理、不可偏废”的综合防控策略，保障了监测和疫情控制效果。在医疗机构建立肠道门诊开展霍乱病例检测与治疗、研究与应用实验室病原分离与简易快速鉴别技术、现场快速鉴定以及高灵敏分子诊断方法，从而能及时发现和确认霍乱疫情，成为科学防治的基础。在病原学上，建立了霍乱弧菌“噬菌体－生物分型方案”，后期普及应用快速鉴定产毒菌株的分子检测方法，区分能够引起感染流行的和非致病的霍乱弧菌，提高了发现和预警具有流行威胁的致病菌株的能力和防治效率。研发了霍乱口服疫苗，应用于敏感人群在特定环境下的防护，有效减少了感染发病。这些科学防控技术以及防控策略，以高守一院士为首的团队先后获得了全国科学大会奖、国家科技进步奖一等奖、多个卫生部及其他省部级科技进步奖等，为我国霍乱的防控做出了重要贡献，形成了科学有效的霍乱防制策略与经验。

21. 鼠疫

鼠疫曾对我国造成过深重的灾难，新中国成立后，鼠疫防治工作取得了一系列重要成就。一是阐明了鼠疫在我国的分布以及传播规律，以纪树立先生为代表的老一辈鼠疫专家以“灭鼠拔源”作为起点，建立起动物和人间鼠疫监测，定义并查明了我国存在十类鼠疫自然疫源地及各自生态、宿主、媒介等分布规律。二是建立了鼠疫菌生态型的概念和分型方法，阐明了不同生态型菌株地理、致病力等重要流行特征，为我国鼠疫流行规律的阐明和疫情防控奠定了重要的理论基础。三是全面控制了 1949 年前我国人间鼠疫流行连年发生的情况，并引导后人继续发现了青海田鼠和大沙鼠两个新的疫源地类型等一系列新成果。四是创新性地提出了部门、区域联防联控机制和鼠疫检疫与疫区处理制度。近年来，鼠疫的研究已推进到国际先进层面。五是军事医学科学院团队利用全基因组测序技术解析了国内外鼠疫耶尔森菌突变率的历史演变，并提出了丝绸之路与茶马古道对鼠疫在欧亚大陆地理扩散中的作用。六是兰州生研所研制的 F1+rV 疫苗是全球为数不多的已经完成 2a 期临床试验的鼠疫疫苗之一。七是中国疾病预防控制中心传染病预防控制所团队阐明了鼠疫发生与疫源地生态结构稳定性的关联，在国际上第一个证实了鼠疫的内源性保藏机制，被世界卫生组织纳入国际卫生条例的鼠疫专家咨询委员会。据不完全统计，鼠疫防治及科研方面获得了包括国家自然科学奖二等奖在内的国家级及省部级成果奖近百项。

22. 流感

2009 年，一种新型流感在全球暴发流行，我国面临严重威胁。侯云德院士主导的 2009 年我国 H1N1 流感大流行的防控应对和科技攻关，取得 8 项世界第一的研究成果，使我国开创了人类历史上首次对流感大流行成功干预的先例。作为项目第一完成人，侯云德获得了 2014 年国家科技进步奖一等奖。我国在国际上首先研制成功诊断试剂及甲流疫苗，接种疫苗后，人群的抗体阳转率在 61%~100% 之间，疫苗的保护率为 45.15%~100%。该项目研究成果大幅度降低了我国甲流的发病率与病死率，减少了 2.5 亿人发病和七万患者住院，使我国甲流的病死率明显低于国外，社会收益约两千多亿元。上述科研成果获得新药证书十一个，并发表在国际一流的学术杂志上。

军事医学科学院组团攻关新发传染病，完成创新性研究成果《新发传染病综合防控技术体系的建立与应用》，荣获 2011 年度国家科技进步奖一等奖。该研究是我国大规模开展非典、禽流感、甲型 H1N1 流感疫情防控研究以来取得的重大科技突破，标志着我国在新发、突发传染病防控领域的研究水平和防控能力达到了国际领先水平。我国主要使用全病毒油乳佐剂灭活疫苗免疫禽类预防高致病性 H5N1 禽流感。鉴于禽流感对人类健康的威胁和导致流感大流行的潜力，人用禽流感疫苗的研制和储备十分重要。2008 年，中国人用 H5N1 禽流感疫苗也获批准生产，标志着中国成为继美国之后第二个具备人用禽流感疫苗制备技术和生产能力的国家。中国农业科学院哈尔滨兽医研究所陈化兰教授对禽流感病毒进行的杰出生物学研究为研发和使用有效疫苗提供了帮助，为此联合国教科文组织颁发“世界杰出女科学家成就奖”，表彰她为对抗禽流感病毒所做出的贡献。由李兰娟院士领衔，联合中国疾病预防控制中心、汕头大学、香港大学、复旦大学等十一家单位负责的项目“以防控人感染 H7N9 禽流感为代表的新发传染病防治体系重大创新和技术突破”，获得 2017 年度国家科学技术进步奖特等奖。

三、热带医学和传染病学防控平台与能力建设提升了疾病防控水平

1. 传染病信息管理系统

自 2003 年非典暴发以后，中国政府加强了公共卫生信息系统建设，于 2004 年 1 月 1 日在全国范围内实现法定传染病网络直报系统上线运行，实现对法定传染病病例个案信息的实时、在线监测。2017 年，系统涵盖全国各级各类医疗卫生机构 72132 个，传染病主要报告单位总数 65767 个，有传染病报告的机构为 56504 个，网络报告率为 86%。全国县级以上医疗机构总数 8749 个，网络报告率 96%；乡镇级医疗机构总数 43024 个，网络报告率 86%。网络

直报系统推动我国法定传染病监测的及时性、敏感性和完整性大幅提高。2017 年全国法定传染病诊断后及时报告率为 99.68%，病例诊断到报告的时间间隔平均（中位数）为 4.76 小时，较网络直报系统应用前该间隔长达 4.9 天大幅缩短。网络直报系统应用后各级传染病漏报现象明显减少，2017 年度全国共抽查各级医疗机构传染病个案 53580 例，报告率为 95.96%。

在传染病网络直报系统的基础上，中国疾病预防控制中心于 2008 年成功建成了一个覆盖全国范围的国家传染病自动预警系统（China Infectious Diseases Automated-alert and Response System，CIDARS）。该系统覆盖全国县级及以上所有疾控机构，在四千多家各级卫生疾控机构投入应用，系统用户主要为各级疾控机构传染病控制和卫生应急处置工作人员。目前，预警系统在全国的系统用户累计达到一万两千多个，国家、省、市和县级疾控机构共六千多个用户可通过手机接收预警短信。预警系统提高了暴发探测和应对的及时性，降低了暴发的发生规模。以手足口病为例，预警系统探测手足口病暴发的灵敏度为 92.7%，特异度为 95.0%。在 2011 年纳入预警系统后，全国手足口病暴发的平均规模从 19.4 例下降到 15.8 例，事件报告的平均时间间隔从 10.0 天下降到 9.1 天。预警系统满足了我国各种类型急性传染病暴发早期识别的需要，有助于传染病病暴发的有效预防与控制，在我国举办奥运会、世博会等重大活动的公共卫生保障中发挥了重要作用，取得了显著的社会效益。

2. 参比实验室

在我国，流感、脊髓灰质炎、麻疹、乙脑、病毒性腹泻等病种拥有五个世界卫生组织（WHO）参比实验室。国家流感中心是发展中国家唯一的世界卫生组织流感参比实验室。目前全国有十家国家流感参比实验室，全国流感监测网络共有网络实验室 411 家、哨点医院 556 家，每年 95% 以上的哨点医院能够及时报告监测数据并完成标本采集和运送任务。2015 年底，全国 90% 以上的省级疾病预防控制中心建成省级流感参比中心，90% 以上的网络实验室能够独立开展病毒分离工作。国家脊髓灰质炎（脊灰）实验室是世界卫生组织西太区的脊灰参比实验室。全国已建成三十个省级脊灰参比实验室。国家麻疹实验室作为世界卫生组织西太平洋区麻疹参比实验室，于 2009 年通过了世卫组织的职能考核和现场认证。自 2001 年正式成立国家麻疹实验室以来，中国已成功建立了包括三十一个省（自治区、直辖市）级 CDC 麻疹实验室和三百三十一个设区的市（地区、州、盟）级麻疹实验室在内的麻疹 / 风疹实验室网络（measles/rubella laboratory network，M/RLN）。病毒性腹泻病实验室是世卫组织西太区轮状病毒参比实验室。2009 年中国疾病预防控制中心病毒病所病毒性脑炎实验室成为世界卫生组织西太区乙脑参比实验室，近年来在乙型脑炎的病原学研究方面做出了突出贡献。首次从病原学角度证实乙脑病毒是乙脑在我国各省的流行基础，首次发现西藏是乙脑新的疫源地，首次分离到基因 5 型乙脑病毒并发现我国存在三种基因型别乙脑病毒流行等。2011 年至 2017 年，共建立二十五个省级乙脑参比实验室。目前我国临床报告乙脑疑似病例的实验室诊断率达到 92.2%。2010 年以来，中国疾病预防控制中心寄生虫病预防控制所建立了国家寄生虫病参比实验室，并先后组织开展了血吸虫病、疟疾和包虫病诊断网络实验室评审工作，已完成十三家省级血吸虫病诊断参比实验室、二十四家省级疟疾诊断参比实验室、六家省级棘球蚴 / 棘球绦虫病检测参比实验室以及十六家县级血吸虫病诊断实验室的准入评审，基本形成了“国家 - 省级 - 县级”三级寄生虫病诊断实验室网络，并为世界卫生组织西太区国家的寄生虫病诊断能力测评提供了服务。

3. 灾后无大疫的保障工作

在历次大的自然灾害面前，广大卫生防疫工作者全力以赴，尽职尽责，取得了大灾之后无大疫的辉煌成绩。1998 年，长江流域发生了历史上罕见的特大洪水，后卫生部及时组织调派医疗防疫队到抗洪抢险第一线，积极开展医疗救护与卫生防疫工作。据不完全统计，共有 6.4 万支医疗防疫队、33.9 万名卫生工作人员参与了灾区现场工作。各地支援灾区价值 8273 万元的药品，850 万元的消毒、杀虫灭鼠药械。2000 年，卫生部组织各有关方面的专家进行论证后认为，受灾地区重点传染病得到有效控制，灾中和灾后没有发生重大传染病暴发和流行，灾区疫情态势平稳。与前五年相比全国疫情基本持平，实现了大灾后无大疫的目标。

2008 年 5 月 12 日，中国四川汶川县发生里氏 8.0 级特大地震。地震涉及范围广，地震灾区医疗卫生机构基础设施遭到严重破坏，常规医疗卫生服务系统和功能严重损毁。生活环境改变、人口流动加大、人群与病媒生物的接触机会增多。气候条件差及次生灾害等因素，使得灾后疾病发生、暴发甚至流行的危险性增加，尤其是细菌性痢疾感染性腹泻、霍乱、甲肝等传染病流行风险大大增加。地震发生后，中共中央、国务院在部署灾后医疗救治的同时，强调“要切实做好卫生防疫工作，做到早安排、早防范、全覆盖，以确保大灾之后无大疫”。抗震救灾卫生防疫工作的重点是防控肠道传染病、自然疫源性疾病和人畜共患病、呼吸道传染病等三大类疾病；建立灾后应急疾病监测体系，适时启动疫苗应急接种，加强灾区食品、饮用水卫生监测，对受灾群众集中安置点、水源、垃圾场、厕所灯进行消毒、杀虫、灭鼠，大力开展健康宣传教育等工作。地震灾区在全国和本地卫生防疫等方面的专业人员共同努力下，地震极重灾区和重灾区未发生传染病暴发流行和地震相关的公共卫生事件。与 2005 年至 2007 年同期相比，四川地震灾区法定传染病报告总数下降了 42%，实现了“大灾之后无大疫”的既定目标。

第四节　中国热带医学和传染病学的挑战与展望

随着全球气候变暖、人口增长、工业污染、自然疫源地的开发、抗生素及杀虫剂的大量使用，以及全球旅游业的发展使各国交往甚密，人员流动更加频繁，新发和再发热带病及传染病给人类提出了新的挑战。新形势下需进一步创新和完善学科设置，加强技术和人才储备，将新技术、新方法更加广泛地应用于热带医学和传染病学的学科发展中。

一、热带医学和传染病学的挑战与机遇

1. 新阶段防控的主要形势

目前，许多历史上流行严重或常见的寄生虫病和传染病得到了有效的控制，但由于自然、社会众多因素广泛存在，各类传染病和热带病仍然存在再现甚至重新流行的风险；而新的或未知病原体的热带病或传染病仍不时出现，如非典、寨卡等。传染病再出现的原因有病原体对治疗药物的耐药、防疫措施执行漏洞、人群的流动、自然环境的开发，以及病原体的基因突变和人类活动范围的扩大等。

新发传染病的主要特点是：疾病种类繁多，其中约四分之三是人畜共患病或虫媒病；病原体及其宿主种类呈多样性；传播途径多样，感染方式复杂多变；传播范围广，可造成跨国

界、跨洲界甚至全球性流行；暴发疫情不易控制，如出现在环境条件较差地区疫情难以完全扑灭；人类普遍易感；早发现与诊断较为困难；缺乏特异性的治疗和预防方法；出现和流行具有不确定性，难以预测与防范。传统传染病和新发传染病的这些特点，严重威胁人民健康，不仅可能影响社会和经济发展，也给疾病防控带来新的挑战。

2. 人才培养方面存在的问题

我国政府高度重视热带病和传染病的防治工作，设立了完善的热带病或传染病临床医疗和预防控制机构，同时还设立有国家级和省部级的传染病和热带病研究机构，从事热带病和传染病防治的基础研究和应用基础研究工作。

上述医疗和研究机构对研究生特别是高层次研究人员具有较大的需求。另一方面，随着防治任务的减轻或工作任务的调整，许多寄生虫病防治机构，如县市级血吸虫病防治站或寄生虫病防治站（医院），对专业人才的需求大为减少。

根据我国现行的研究生培养体系，大多数研究生的培养主要是在实验室从事基础和应用基础研究工作，从事现场流行病学研究和疾病防控研究的研究生偏少。传染病学研究生培养分科学学位和专业学位两类，今后，临床医学专业毕业后进行住院医师规范化培养将成为传染病 / 热带病临床医学人才培养的主要途径。随着人类基因组和疾病相关基因组计划的实施，传染病与热带病防治领域对生物信息学专业人才的需求将可能逐渐增多。热带病和传染病的流行受社会经济因素的直接影响，综合防治是我国最成功的经验。因此应注重具有管理学、经济学等专业背景的复合型人才培养。

3. 学科体系建设和发展机制方面的主要问题

学科建设是热带医学和传染病学学科发展的关键，必须高度重视，切实从科学研究、队伍建设、研究平台（条件建设）、学术交流等方面不断提升我国传染病和热带病的学科建设整体水平。近年来，在国家传染病重大专项的资助下，传染病的学科建设得到了长足进步，呈现良好发展的态势，然而随着传染病防治力度的加大，防治任务将逐渐减轻，传染病学科发展将面临学科重心调整和新的研究领域拓展等新问题。然而，随着曾经严重流行于我国的寄生虫病如黑热病、肠道蠕虫病、淋巴丝虫病、疟疾病和血吸虫病等得到有效控制或实现了传播阻断，伴随而来的是寄生虫学和寄生虫病防治工作的边缘化或不被重视，严重制约了热带病学科建设的可持续发展。

二、学科展望

1. 新时期学科发展方向

近年来，随着分子生物学、细胞生物学、基因技术的飞速发展，后基因组学、比较基因组学和蛋白质组学的研究以及生物信息学将成为热带医学和传染病学研究的重要手段。

在热带病和传染病免疫学研究方面，疫苗研究逐渐从死疫苗、减毒活疫苗发展到重组和核酸疫苗，并在病毒、细菌、寄生虫等领域中率先开展起来。开发研制多抗原、多期的联合疫苗和传播阻断性疫苗，将是今后免疫工作的热点。

在药物研究方面，开发新型药物和对一些药物耐药机制的研究，已成为新的热点。此外，生物杀虫剂除了杀虫效果以外，对生物安全性和杀虫剂对媒介种群的选择压力及传播病原体的能力方面，也应展开广泛的研究。

在热带病和传染病监测预警方面，充分利用先进的监测技术和空间流行病学、地理信息学等方法，建立健全热带病监测评估体系和网络系统，对新发现和再出现传染病的全球监测系统是今后的发展趋势。加强遥感技术和远程医疗技术的研究，将有利于提高疾病监测和防治水平，建立和分析各种生物体基因生命图谱，获取最根本原因证据，将有利于填补热带病防制措施和技术中的空白。

2. 二十一世纪学科发展趋势

热带医学与传染病学涵盖的内容多，涉及面广，不仅有热带病与传染病的内容，还包括其他公共卫生学问题。在全球公共卫生防控、国际交往频繁的趋势下，热带医学也逐渐地演变为以热带传染病防治为中心，而学科内涵则覆盖着更为广泛的“旅行医学”和“全球卫生”，控制热带病亦将成为未来的全球性共同任务，仍是全球卫生治理与发展中的重要内容之一。

近年来，全球社会政治突变、人口增长和人类行为改变，自然疫源地的商业开发和对野生动物的捕杀，这些因素导致野生动物生存环境恶化，栖息范围突变，病原谱扩大的不确定性增大，并因此更易引发新的人兽共患传染病以及已控制的传染病再度发生。气候和生态环境变化，全球气温变暖，促使病原物种变异和传染源、媒介昆虫活动途迁范围扩大，这也将使新发传染病和再发传染病的发生表现为更加不确定和不明朗。全球任何地区发生的传染病皆有可能在其他地区发生和流行，热带和非热带地区的传染病已很难有严格的界线，对热带传染病的研究涉及了对整个传染病的研究。

热带传染病控制不仅是保护热带地区人群，而且是保护全人类健康的长期性、艰巨性和复杂性的基本防制策略，需要不断查找新发传染病，修改和调整对再发传染病的控制策略及措施。例如，应对恶性疟及其媒介按蚊对药物的抗药性和流动人口管理；艾滋病、糖尿病继发结核菌感染的治疗；动物间鼠疫大流行可能性的控制；经空气、媒介、土壤、食物、水、行为等传播传染病防制策略和措施的修订等诸多问题，均需要得到妥善解决。

因此，无论是对再发传染病、新发传染病，还是对其他突发公共卫生事件，均应以高度发展眼光，充分认识热带病控制消除的艰巨性以及新发疾病和突发公共卫生事件危害的不可预料性。有关部门应根据人文、自然环境、经济发展类型等特性，立项和扶持研究前瞻性重大科研课题，获取相关基础资料和应对措施等技术储备，并制定鼓励、吸引尖端究人才加入的政策，确保研究人才阶梯和研究内容的连续性等是当今亟待研究解决的重要课题。

二十一世纪，国际形势风云多变，面临自然资源不断开发、资源短缺、气候变暖、自然灾害频发、全球一体化、物种变异和新型物种的出现等一系列问题，发展和危机并存，热带医学与传染病学的研究任重而道远，其重要性也将更为凸显，尤其在“一带一路”倡议的指引下，热带医学与传染病学研究工作将大有可为。

致谢 感谢杨维中研究员、曾光研究员的指导。感谢吕志跃、孙希、吴晓瑛、杜海娟、严晓岚、冯萌、尚乐园、张红卫的协助。

撰稿人：周晓农 闻礼永 谷俊朝 许汴利 程训佳 卢洪洲 吴忠道
孙建军 杜海娟 李石柱 钱颖骏 吕 超 阮 瑶 郝瑜婉
许 静 曹淳力 李兰花 李中杰 王世文 张 勇 李建东
王环宇 景怀琦 蒋秀高 王 鑫 邵祝军 温 宁 崔富强

参考文献

[1] 艾国平. 热带医学的起源于发展趋势 [J]. 第三军医大学学报，2012，34（8）：6878.

[2] 钟惠澜，等. 热带医学 [M]. 北京：人民卫生出版社，1986.

[3] 苏全有，邹宝刚. 近年来中国近代防疫史研究综述 [J]. 辽宁医学院学报（社会科学版），2012（1）：60-67.

[4] 吴改娥，综述，郭建勋. 近五年全球主要新发感染性疾病防治现状 [J]. 中华灾害救援医学，2014，10（2）：592-595.

[5] 王永怡. 突发公共卫生事件及其分级 [J]. 传染病信息，1995，8（1）：1-2.

[6] 王永怡，潘孝彰，卢洪洲. 新发传染病 [M]. 北京：人民卫生出版社，2003.

[7] 贺联印，许炽熛. 热带医学 [M]. 北京：人民卫生出版社，2004.

[8] 李星明，黄建始. 我国甲型流感防控工作面临的挑战与对策 [J]. 首都医科大学学报，2009，30（4）：309-412.

[9] 赵晓华，徐凌忠. 我国传染病报告管理发展现况及影响因素应对分析 [J]. 预防医学论坛，2009，2（15）：160 -162.

[10] 中国疾病预防控制中心性病艾滋病预防控制中心. 全国艾滋病 / 性病综合防治数据信息年报（2014）[R]. 北京，2014.

[11] 国家“十一五”科技支撑计划项目“血吸虫病防治关键技术研究与集成示范”通过验收 [N]. 科技部新闻，2014.

[12] 艾滋病和病毒性肝炎等重大传染病防治科技重大专项交流材料 [N]. 科技部新闻，2016.

[13] 军事医学科学院新发传染病防控研究成果荣获 2011 年度国家科技进步奖一等奖. 军事医学，2012.

[14] 传染病防治国家科技重大专项获 2014 年国家科技奖励的成果介绍 [N]. 科技部新闻，2015.

[15] TU You-you. The discovery of artemisinin (qinghaosu) and gifts from Chinese medicine [J]. Nature Medicine, 2011, 17(10).

[16] 肖树华，等. 蒿甲醚预防日本、曼氏和埃及血吸虫病的应用及基础研究 [G]. 预防医学学科发展蓝皮书，2002.

[17] 2013 年中国卫生统计年鉴 [G/OL]. http：//www.nhfpc.gov.cn/htmlfiles/zwgkzt/ptjnj/year2013/index2013.html.

[18] 郝阳，孙新华，夏刚，等. “四免一关怀”政策实施 10 年中国艾滋病防治主要进展 [J]. 中国艾滋病性病，2014，20（04）：228-232.

[19] 中华人民共和国国家卫生和计划生育委员会 . 卫生部介绍全国肺结核疫情现状 [R/OL]. http：//www.nhfpc.gov.cn/zwgkzt/wsbysj/201103/51027.shtml.

[20] 2016 年全国法定传染病疫情概况 [G/OL]. http：//www.nhfpc.gov.cn/jkj/s3578/201702/38ca5990f8a54ddf9ca6308fec406157.shtml

[21] WHO. Pertussis vaccines：WHO position paper - September 2015 [J]. WER，2015，90（35）：4

[22] Zheng Y，Li M，Wang H，Liang G. Japanese encephalitis and Japanese encephalitis virus in mainland China [J]. Rev Med Virol，2012，22：301-322.

[23] 李军宏，王晓军，梁晓峰. 我国流行性脑脊髓膜炎的流行概况及预防控制 [J]. 疾病监测，2005，20（4）：169-170.

[24] Luo HM，Zhang Y，Wang XQ，et al. Identification and control of a poliomyelitis outbreak in Xinjiang，China [J]. N Engl J Med，2013，369（21）：1981-90. doi：10.1056/NEJMoa1303368.

[25] 纪树立，张海岐，刘云鹏，等. 我国鼠疫菌分型及其生态学、流行病学意义 [J]. 中国地方病学杂志，1987，5：257-263.

[26] Wang X，Wei X，Song Z，et al. Mechanism study on a plague outbreak driven by the construction of a large

reservoir in southwest china (surveillance from 2000–2015) [J]. PLoS Negl Trop Dis, 2017, 11 (3): e0005425.

[27] Junhong Li, Zhujun Shao, Gang Liu, et al. Meningococcal disease and control in China: Findings and updates from the Global Meningococcal Initiative (GMI) [J]. Journal of Infection, 76 (2018) 429–437.

[28] Yu H, Jing H, Chen Z, et al. Streptococcus suis study groups. Human Streptococcus suis Outbreak, Sichuan, China [J]. Emerging Infectious Diseases, 2006, 12 (6): 914–920.

[29] Song G. Epidemiological progresses of hemorrhagic fever with renal syndrome in China [J]. Chin Med J (Engl), 1999, 112 (5): 472–7.

[30] Song G, Huang YC, Hang CS, et al. Preliminary human trial of inactivated golden hamster kidney cell (GHKC) vaccine against haemorrhagic fever with renal syndrome (HFRS) [J]. Vaccine, 1992, 10 (4): 214–6.

[31] Cui F, Shen L, Li L, et al. Prevention of Chronic Hepatitis B after 3 Decades of Escalating Vaccination Policy, China [J]. Emerging Infectious Diseases, 2017, 23 (5): 765–772.

[32] Cui F, Liang X, Gong X, et al. Preventing hepatitis B though universal vaccination: Reduction of inequalities through the GAVI China project [J]. Vaccine, 2013, 31S (30): J29– J35.

[33] 严杰，戴保民，于恩庶. 钩端螺旋体病学 [M]. 3 版. 北京：人民卫生出版社，2006.

热带医学和传染病学学科发展大事记

时间	事件
1854 年	约翰·斯诺创造性地使用空间统计学查找到传染源，有效制止了霍乱的流行。
1857 年	巴斯德确定了微生物对传染和发酵的作用。
1876 年	德国乡村医生科赫年对炭疽杆菌的纯培养成功。
1882 年	德国乡村医生科赫年发现结核杆菌。
1898 年	英国建立了第一个专门从事热带医学研究和教学的机构—利物浦热带医学院（Liverpool School of Tropical Medicine，LSTM）。
1898 年	第一本供医生和科学家阅读的热带病专著曼逊氏热带病学（Manson's Tropical Diseases）出版。
1903 年	美国成立的热带医学和卫生学会（The American Society of Tropical Medicine，ASTMH），以推动全球热带医学发展为宗旨，为全球热带医学研究学者提供了一个公共交流平台，是现代热带医学的重要学会，在全球拥有很多会员。
1907 年	英国成立皇家热带医学学会（Royal Society for Tropical Medicine）。
1928 年	杭州西湖钱王祠成立了热带病研究所。
1935 年	中国成立热带病学会。
1950 年	卫生部设立全国卫生科学委员会，并在南京成立设有昆虫、原虫和蠕虫专业的华东卫生研究分院。
1956 年	中共中央发布《1956~1967 年全国农业发展纲要（草案）》，纲要中明确提出在一切可能的地方要限期消灭鼠疫、天花、血吸虫病、黑热病、疟疾等的目标。
1962 年	中国消灭天花。
1971 年	屠呦呦发现青蒿素。

续表

时间	事件
1981 年	美国疾病控制中心首先报道了五例艾滋病患者，患者都是同性恋者。
1987 年	中华预防医学会成立。
1988 年	具有自主知识产权的乙型脑炎疫苗于 1988 年经卫生部批准生产上市，1989 年获得卫生部科技进步奖一等奖，1990 年获国家科技进步奖一等奖。
1989 年	卫生部组织开展了全国寄生虫病分布调查，开启了寄生虫病的全面防治。
1989 年	全国人民代表大会常务委员会通过了《中华人民共和国传染病防治法》。
2000 年	中国证实消灭脊髓灰质炎。
2001 年	按照国家疾控中心的模式，整合各相关机构分别成立了疾病预防控制中心。
2002 年	中国暴发非典疫情并迅速扩散，于次年得到控制。此后，我国公共卫生工作得到进一步加强。
2004 年	修订后的《中华人民共和国传染病防治法》颁布实施。
2005 年	《中国疾病监测信息管理系统》上线运行，中国传染病报告进入信息化时代。
2006 年	《艾滋病防治条例》《血吸虫病防治条例》颁布实施。
2007 年	中国通过世界卫生组织消除丝虫病的认证。
2010 年	中国疫苗国家监管体系（NRA）通过世卫组织认证。
2012 年	WHO 宣布中国消除孕产妇和新生儿破伤风。
2014 年	通过了世界卫生组织对我国实现乙肝阶段性控制目标的认证。
2014 年	中国达到了世界卫生组织（WHO）根治致盲性沙眼的要求。
2015 年	屠呦呦获得诺贝尔生理学或医学奖。
2015 年	EV-A71 灭活疫苗研发成功，并获国家食品药品监督管理总局批准上市。
2017 年	中国疾病预防控制中心侯云德院士获得 2017 年度国家最高科学技术奖。

第二十章　地方病学

地方病学学科是典型的交叉学科和应用学科，其最主要特点是紧紧围绕地方病防治过程中的关键科学问题，将众多学科领域的最新研究成果应用于地方病的防治过程，从而形成具有专病防控特点、多学科交叉融合的学科发展体系。同时，本学科的发展与我国地方病防治历程密不可分，在发展的过程中与国家地方病防控政策互相影响。

第一节　学科概述

一、地方病概念

以往，广大学者一致认为地方病就是水土病，其发生与当地水土因素有密切关系，即病因存在于病区的水和土壤中，由于某些元素或化合物过多或不足，通过食物和饮水作用于人体而致病。现在，地方病概念打破了过去对地方病的狭隘认识，从我国地方病研究内容、防治现状看，各种原因所致具有地方性发病特点的疾病，都属于地方病范畴。2016 年出版的《地方病学名词》给出的地方病的最新概念为：由于自然因素或社会因素的影响，在某一地区的人群中发生，不需自外地输入，并呈地方性流行特点的某种疾病。

二、地方病的分类

（一）地球化学性疾病

由于地球的地质化学条件受自身演变影响，存在局域性差异而造成人类和其他生物发生的特有疾病。如碘缺乏病，是由于自然环境碘缺乏造成机体碘营养不良所表现的一组疾病和危害的总称，包括地方性甲状腺肿、地方性克汀病、地方性亚临床克汀病，以及碘缺乏导致的流产、早产、死产、先天畸形等；饮水型地方性氟中毒是由于居民长期饮用高氟水，导致体内摄入过量氟而引起的一种慢性氟中毒。

（二）自然疫源性疾病

自然疫源性指病原体不需要人类参与也可以在动物间循环，人与带有病原体的动物直接或间接接触可被感染，人的感染和疾病的流行对病原体长期在自然界中保存并不是必需的特征。典型的自然疫源性地方病包括鼠疫、血吸虫病、布鲁氏菌病、蜱传型脑炎、肾综合征出血热等。

（三）地方性寄生虫病

呈地方性流行特征、由于寄生虫侵入人体后出现明显临床表现的寄生虫感染性疾病，如疟疾、丝虫病、登革热等。

（四）与特定生产生活方式有关的地方病

有些地方病的流行是与当地居民特定的生产、生活方式相关的，改变这种生产、生活方式，疾病即可以获得有效控制甚至消除。如燃煤污染型氟中毒、燃煤污染型砷中毒、饮茶型氟中毒等。

（五）原因未明性地方病

截至目前，还有些地方病的病因没有明确，暂时归类在原因未明性地方病范畴，待病因明确后再归入相关分类中，如克山病、大骨节病、地方性跎病等。

燃煤污染型氟中毒及砷中毒、饮茶型氟中毒、地方性跎病是中国特有的地方病。世界上，克山病、大骨节病的病区主要分布在中国，仅在我国东北周边国家的接壤地区，历史上曾有这两种地方病发生。

三、地方病的危害

（一）古代地方病的记载

远在两千多年以前,《黄帝内经·素问》中就提到了疾病与水土、气候条件的关系。晋代嵇康在《养生论》中有“齿居晋而黄”的记载，注意到氟斑牙发生的地理环境。《山海经》提出甲状腺肿是水土病，晋代葛洪提出用海藻和昆布治疗本病。血吸虫病在我国流行久远，约有两千多年历史，在湖南长沙和湖北荆州出土的西汉古尸的肝脏和肠壁均发现了血吸虫卵。隋朝医家巢元方著《诸病源候论》及同时期孙思邈著《千金方》中均提到“恶核”一症，即指腺鼠疫。克山病、大骨节病发现得较晚，仅见于清朝末年东北吉林省地方志的记载，有一百多年的历史。

（二）近代地方病的危害

对地方病科学认识和防治是近代的事情。中华人民共和国成立前，除伍连德博士针对鼠疫开展过系统研究取得世界瞩目成就外，仅有少数人对某些地方病做过少量人群调查或个案病例描述，但基本上未开展科学研究；除针对鼠疫采取针对性防治措施、针对碘缺乏病在云南局部地区进行食盐加碘外，绝大部分地方病处于无控制状态，很少采取防治措施，使地方病成为危害中国人民身体健康最主要的疾病。1910 年 10 月 29 日，察汉敖拉煤窑发生了鼠疫；11 月 5 日，扎赉诺尔染疫；11 月 8 日，鼠疫疫情传至哈尔滨。疫情在哈尔滨北部拥有 2.4 万人口居住区的傅家甸暴发，1910 年 11 月至 1911 年 1 月，傅家甸的疫情丝毫没有减轻的趋势，每天死亡人数都在四十至八十人之间，不久便攀升至百人，有一天竟然达到一百八十三人。一时“疫气蔓延，人心危惧”，有如江河决堤，不可遏止。黑龙江、吉林、辽宁，甚至河北、山东……每天疫死者成倍增长。正如当时东三省总督锡良形容的那样，疫情“如水泻地，似火燎原。”此外，血吸虫病、克山病亦猖獗流行于我国数百个县，使众多村庄毁灭、人亡户绝；大骨节病、碘缺乏病、地氟病造成的危害，惨不忍睹，均加重了中国人民的苦难。上述地方病，在当时没有可靠的统计数据。

（三）现代地方病的防治

1949 年以后，党和政府非常重视地方病防治工作，多次组织医务人员对鼠疫、克山病、大骨节病、血吸虫病进行调查和防治。1956 年，中央政治局制定的《全国农业发展纲要》，即明确提出要积极防治甲状腺肿、大骨节病和克山病。1957 年，国务院发出《关于消灭血吸虫病指示》。1960 年，中共中央设立地方病防治领导小组，各有关省、市、自治区也相继建立地方病专业防治机构。1986 年，撤销领导小组，在卫生部建立地方病防治局。1998 年，全国地方病防治管理工作与寄生虫病一起纳入卫生部疾病控制司地方病与寄生虫病控制处。在近半个世纪防治地方病的斗争中，我们国家投入了大量的人力、物力，建立了从国家到地方防治地方病的完整组织机构和防治科研队伍，连续设置了国家科研攻关课题，进行了大规模防治，取得了较大成就。一是在一些主要地方病病因研究、流行病学调查与监测以及防治方法改进等方面，达到了世界领先水平。二是全国各种地方病患病水平大幅度下降。目前，克山病已无急性发生；大骨节病在东部地区完全得到控制；碘缺乏病基本达到消除水平；全国已有三百四十三个县（市、区）阻断了血吸虫病的传播，病人从 1949 年的一千一百万降至 2015 年的七万七千人；基本控制了人间鼠疫的流行；对于其他地方病，均积极主动地采取了防治措施，病情均有效地得到了遏制。

四、地方病学学科特征

（一）地方病学概念

地方病学是研究地方病病因及影响因素、发病机制和流行规律以及探索有效防治措施的一门学科，它最终任务就是控制地方病。地方病最突出的特点，就是地方性发生，而地方性取决于当地复杂的自然环境和社会环境。从这个意义上讲，地方病是非常典型的环境病，其中心内容是“必须在病区环境中寻找病因（致病物质）”“必须使用改造环境的综合手段阻断致病物质进入人体的途径”“地方病防治工作应主要体现政府行为”。地方病学应是医学一个独立学科，它有自己独特的研究内容和研究目的。

（二）地方病的防治要求

五十多年的地方病防治，取得了令国内外瞩目的成就，也积累了丰富的防治经验，其中根据地方病流行特征和防治工作的特点，总结出“政府领导，部门配合，群众参与”的有效工作机制，以及“预防为主，因时因地制宜”的防治策略，这是一笔非常宝贵的财富，对过去、现在和将来的地方病防治工作都有指导意义。另外，从技术角度，要想制定某种地方病防治策略，必须按照预防为主的思想，依据正确的理论和防治经验，针对疾病链的薄弱环节，兼顾科学性与可操作性，事半功倍，因地制宜地实现对目标地方病疾病链的有效阻断。地方病防治必须重视健康教育，普及地方病的防治知识，引导病区居民主动参与地方病防治工作，配合国家实现地方病早日控制的目标。

由于地方病形成的特点，疾病发生与自然生态环境有关，与环境中的元素分布有关，这就决定了地方病防治工作的长期性、艰巨性和复杂性，因为人们很难消除这类致病因子，一旦放松防治，病情就会回升。地方病的重病区绝大部分集中在我国的西部地区，诸如碘缺乏病、燃煤污染型氟（砷）中毒、饮茶型氟中毒等，所以要把我国地方病防治重点放在西部。

（三）我国重点防治的地方病

我国曾是全球地方病流行最严重的国家之一，病情重、危害大、分布广。全国有三十个省份和新疆生产建设兵团曾不同程度地流行碘缺乏病；水源性高碘甲状腺肿分布于九个省份的 115 个县，高碘乡人口约 3100 万；饮水型氟中毒病区分布在二十八个省份和兵团的 1115

个县6652个病区乡75287个病区村，受威胁人口约7207万；燃煤污染型地方性氟中毒病区分布于十二个省份、171个县的32076个病区村，受威胁人口约3336万；饮茶型氟中毒病区分布在七个省份229个县2192个乡13229个村，病区村人口1310万；饮水型砷中毒病区村分布在十一个省份及兵团的六十四个县147个乡914个病区村，受威胁人口约五十六万，同时十四个省份有2102个高砷村，受威胁人口约115万；燃煤污染型地方性砷中毒病区分布于两个省份的十二个县，受威胁人口约九十七万；大骨节病分布在十三个省份的379个县2162个乡21558个村中，受威胁人口约3510万；克山病病区分布于十六个省的328个县，病区乡人口数约6274万。

第二节　学科发展历程

一、地方病学学科发展起步之初，即得到党中央的高度重视与支持

（一）中共中央防疫委员会成立

1949年中华人民共和国宣告成立之时，察北地区（现河北省张家口市北部）鼠疫流行，北方克山病暴发，南方血吸虫病蔓延。1949年10月27日，副总理董必武主持召开政务院会议，组建中央防疫委员会，中央防疫委员会由董必武（副总理）、陆定一（中央宣传部部长）、聂荣臻（华北军区司令员）、滕代远（铁道部部长）、李德全（卫生部部长）、贺诚（卫生部副部长）、杨奇清（中共华北局社会部长）等七人组成，职责是组织动员各方面力量，全面开展防疫防病工作。1949年10月28日政务院第三次会议，决定增加政务委员黄绍闳为中央防疫委员会委员。1952年1月28日，周恩来在其签发的《中央人民政府政务院关于加强老根据地工作的指示》中还要求“卫生机关应协同有关部门在老根据地大力开展卫生防疫运动，……并注意供应海盐、海带等以避免粗脖子、柳拐子等病症，保护群众健康”。

（二）全国爱国卫生委员会成立

1952年2月29日，在我国东北地区及青岛等地，发现了带有鼠疫、霍乱、脑膜炎、沙门氏菌等10多种病原体的带菌昆虫。毛泽东主席发出“动员起来、讲究卫生、减少疾病、提高健康水平，粉碎敌人的细菌战争”的号召。全国防疫委员会改组，成立全国爱国卫生委员会，周恩来任主任委员，郭沫若、聂荣臻任副主任委员。1952年3月14日，全国掀起了轰轰烈烈的爱祖国、讲卫生的防疫卫生运动，这次运动定名为爱国卫生运动。1952年5月，国际科学委员会在中国各地考察后向世界宣告：“中国正在进行着一个促进个人卫生和社会卫生的运动，这个运动受到五亿人民全心全意的支持，这样规模的卫生运动，是人类有史以来所未有的。”1952年12月21日，中央人民政府决定，将全国爱国卫生运动作为人民卫生事业的重要组成部分，这样，爱国卫生运动逐渐转为经常性的工作，成为人民生产生活中的重要组成内容。

（三）中共中央防治血吸虫病领导小组成立

1955年11月，毛泽东指示成立由上海市委第一书记柯庆施负总责，包括卫生部党组书记及血吸虫病重点疫区党政领导的中共中央防治血吸虫病九人小组。伴随该小组的建立，血吸虫病流行区掀起了一场轰轰烈烈的血防运动。1956年9月16日，周恩来在《关于发展国民经济的第二个五年计划的建议的报告》中提出：“我们还应该积极推广治疗血吸虫病的经验，有

计划地分期分区地消灭危害严重的地方病。”1957 年 4 月，周恩来署名发布了《国务院关于消灭血吸虫病的指示》，指出“消灭血吸虫病是我们当前一项严重的政治任务”。1970 年 6 月，周恩来亲自起草了《中共中央转发中共中央血防领导小组关于南方十三省、市、区血吸虫病防治工作的进展情况报告的通知》，要求北方地区的省、市、自治区学习南方十三省、市、自治区对血防工作认真负责的精神，加强对本地区的普遍性和地方性疾病防治工作。1970 年 11 月，他还就《中共中央关于召开北方十五省、市、区防治地方病工作会议的通知》给毛泽东写信，着重提及南方十三个省份防治血吸虫病的显著成绩。在毛泽东、周恩来等中央领导同志的亲切关怀下及中央防治血吸虫病领导小组的领导下，中国的血吸虫病防治工作成效显著。

（四）中共中央北方防治地方病防治领导小组成立

1960 年，党中央决定成立中共中央北方防治地方病领导小组，组长乌兰夫，副组长徐运北、王铎，成员由相关省份及国家有关部委负责同志组成。随后，省、市、县也相继成立领导小组。1970 年，中共中央重建中央北方防治地方病领导小组，组长陈锡联，副组长黄树则、尹灿贞。1977 年，中共中央调整中央北方防治地方病领导小组，组长李德生，副组长黄树则、仇友文。

（五）中共中央地方病领导小组时期

1981 年 6 月，中共中央北方防治地方病领导小组改为中共中央地方病防治领导小组。中共中央政治局委员、沈阳军区司令员李德生任组长。卫生部副部长郭子恒、辽宁省委书记孙维本任副组长。领导小组成员单位扩大到二十八个省份和十七个部委。在随后召开的领导小组会议上审定《1982 在随后召开年地方病防治规划》《防治氟中毒办法》《防治鼠疫规定》，并重点部署南方地方病防治工作。同时，北方地方病科学委员会改为全国地方病科学委员会，负责领导和管理全国地方病防治工作。

二、在改革开放新时期，地方病防治研究工作继续得到国家的重视

（一）卫生部地方病防治局领导地方病防治时期

1986 年 3 月，中共中央决定撤销地方病防治领导小组，全国地方病防治领导工作交由卫生部负责。卫生部成立了地方病防治局，随后批准在黑龙江省哈尔滨市成立了中国地方病防治研究中心，在吉林省白城市成立全国鼠疫布氏菌病防治基地。1987 年，卫生部组建了由地病中心于维汉教授任主任委员共四十三名委员组成的卫生部地方病专家咨询委员会。1990 年，卫生部第三届全国卫生标准技术委员会地方病标准分委会成立，主任委员由于维汉教授担任，委员共计十三名。1989 年 3 月，卫生部地方病防治局改为卫生部地方病防治司（1995 年改为全国地方病防治办公室）。

（二）卫生部疾病预防控制局领导地方病防治时期

1998 年，卫生部内部机构调整，卫生部疾病预防控制司（局）负责全国地方病防治管理工作。在此期间，制定了《全国重点地方病防治规划（2004—2010 年）》《全国地方病“十二五”防治规划》等纲领性文件。

三、《规划》引领，地方病防治工作得到跨越式发展

（一）全国重点地方病防治规划（2004—2010）

2004 年 10 月 14 日，国务院办公厅转发了卫生部、发展改革委员会和财政部联合制定的

《全国重点地方病防治规划（2004–2010年）》。规划的指导思想是：按照“政府领导、齐抓共管，预防为主、科学防治，突出重点、因地制宜，统筹规划、分步实施”的原则，充分调动地方各级人民政府、各有关部门和单位的积极性，广泛动员群众参与，多渠道筹措资金，切实落实综合防治措施，加快地方病防治进程。“十一五”期间，国家启动了中央财政补助地方公共卫生专项资金地方病防治项目，推动我国重点地方病病区范围调查、防治措施落实、病人救助工作。

（二）全国地方病防治“十二五”规划

2012年1月12日，国务院办公厅转发了卫生部、发展改革委和财政部联合制定的《全国地方病防治“十二五”规划》。规划要求，结合深化医药卫生体制改革，全面落实各项地方病防治措施，建立健全长效防控机制，进一步巩固现有防治成果，基本消除重点地方病的危害，保障人民群众身体健康，促进病区社会和经济的协调发展。防治总体目标是建立与我国经济社会发展相适应的地方病防治长效工作机制，全面落实防治措施，基本消除重点地方病危害。“十二五”期间，为了推动地方病防治工作，国家有计划地开展了地方病控制与消除评价工作。

（三）“十三五”全国地方病防治规划

2017年3月16日，经国务院同意，国家卫生计生委、发展改革委员会和财政部联合发布了《“十三五”全国地方病防治规划》。规划要求，持续巩固全国重点地方病控制和消除成果，实施精准扶贫、健康扶贫，坚持预防为主、防管并重、因地制宜、稳步推进的工作策略，着力建立健全防治工作的协调机制、管理制度和防治网络，推动地方病综合防治措施得到全面落实，保障人民群众身体健康，促进地方经济和社会协调发展，为推进健康中国建设、全面建成小康社会奠定坚实基础。“十三五”地方病防治规划推动以县级为单位的地方病消除和控制工作，逐步实现地方病精准防治。

第三节 重要学科成就

一、专业地方病防治研究机构的建立与变迁

（一）中国疾病预防控制中心地方病控制中心

中国地方病防治研究中心是为了适应地方病防治工作需要，由卫生部与黑龙江省政府共同决定，于1987年2月在哈尔滨正式组建的。根据卫生部文件《关于建立中国地方病防治研究中心的通知》（卫地字［1986］11号）和黑龙江省编办文件（黑编［1987］132号）规定，中国地方病防治研究中心按厅级事业单位管理，隶属黑龙江省卫生厅领导，由哈尔滨医科大学代管。1996年10月，中国地方病防治研究中心改变隶属关系，由哈尔滨医科大学领导。2002年1月18日，更名为中国疾病预防控制中心地方病控制中心（以下简称地病中心），业务上受卫生部和中国疾病预防控制中心直接领导。

地病中心承担全国地方病防治监测、科学研究、技术咨询、人才培养、健康教育、突发事件处理、信息情报、考核验收、学术交流等工作任务，设有克山病防治研究所、大骨节病防治研究所、碘缺乏病防治研究所、地氟病防治研究所、中心实验室、地方病监测与信息统计中心和《中华地方病学杂志》编辑部，有卫生部重点实验室一个、博士点两个、博士后流

动站一个。地病中心是国家疾病预防控制专家委员会地方病防治分委会、中华医学会地方病学分会、国家卫生标准委员会地方病标准专业委员会主任委员所在单位和挂靠单位，卫生部地方病防治专业研究生教育和继续教育基地。

地病中心在国内外首次提出了克山病营养性生物地球化学病因学说（于维汉教授，1961年）；揭示了大骨节病病因与T-2毒素的关系（杨建伯教授，1996年）；在世界上首次详细描述了大骨节病的空间分布和时间分布（杨建伯教授，1998年）；在国内外率先成功复制出接近人类发病特征的大鼠克汀病动物模型（李健群教授，1984年）；长江三峡燃煤污染型氟中毒病区防治措施研究获国家科技进步奖二等奖（中国预防医学科学院、哈尔滨医科大学、地病中心，1992年）；系统地研究了饮茶型氟中毒的流行特征、发病机制及除氟方法，制订了国内外首部砖茶氟含量卫生标准（孙殿军教授，2005年）；克山病、大骨节病、地方性氟中毒近二十年的全国监测获得了大量调查资料和科研数据，为国家制定有关地方病的政策法规、防治规划与防治策略提供了重要的科学依据；全国七次大规模的碘缺乏病监测，为我国制定碘缺乏病可持续性消除机制提供了基础数据。地病中心还协助卫生部制定了《全国地方病防治规划（2004—2010年）》《全国地方病防治“十二五”规划》和《“十三五”全国地方病防治规划》。

（二）各省级地方病防治专业机构的成立与变迁

2000年以前，国内大多数省份均具有独立的地方病防治管理机构和专业防治研究机构。随着机构改革的深入，大多数省份的地方病防治管理机构撤销或与省卫生厅疾控处合并办公，而地方病防治研究专业机构则与各省的疾病预防控制中心合并。现将仍独立存在的省级地方病防治研究专业机构成立、变迁与现状介绍如下。

1. 吉林省地方病第一防治研究所

吉林省地方病第一防治研究所位于白城市，其前身是1949年9月为控制鼠疫而组建的吉林省防疫队、吉林省防疫站。1987年5月29日，卫生部批准该所作为“全国鼠疫布氏菌病防治基地”开展工作，隶属于吉林省卫生厅，在防治业务上接受卫生部地方病防治局的指导。研究所的工作职责是：承担全省鼠疫、布氏菌病、地方性氟中毒、地方性砷中毒防治、检测、监测工作的技术指导、人员培训和现患治疗任务；承担判定疫情、处理疫区职责；开展鼠疫、布氏菌病、地方性氟中毒、地方性砷中毒的流行病学调查、病情调查、综合考察和考核验收；开展与鼠疫、布氏菌病、地方性氟中毒、地方性砷中毒有关的科学研究工作；与吉林省地方病第二防治研究所共同承办《中国地方病防治杂志》的编辑、出版、发行工作；协助吉林省卫计委拟定地方病防治规划和法规。

2. 吉林省地方病第二防治研究所

吉林省地方病第二防治研究所始建于1950年，前身是由东北人民政府卫生部在抚松设立的、专门负责本地区地方病防治科研的专业机构，1956年搬迁到吉林市。承担着全省碘缺乏病、克山病、大骨节病三种主要地方病的防治、科研和指导任务。自1986年起，负责承办《中国地方病防治杂志》的编辑、出版、发行工作。

3. 云南省地方病防治研究所

云南省地方病防治研究所位于大理市，前身为1951年建立的云南省鼠疫防治所，于1961年与云南省血吸虫病防治所合并，更名为云南省滇西流行病防治研究所，于1965年更名为云南省流行病防治研究所，于2001年更为现名。承担云南省六大类十八个病种的疾病预防、控制、监测、评价、健康教育、专业培训、科学研究与应用工作。

4. 陕西省地方病防治研究所

陕西省地方病防治研究所前身系1952年成立的西北黑热病防治所，于1956年更名为陕西省地方病防治总所，1959年、1963年，先后易名为中国医学科学院陕西分院地方病研究所、陕西省地方病防治所，于1978年更为现名。研究所承担陕西省克山病、大骨节病、碘缺乏病、地方性氟中毒及麻风、性病等防治研究、疾病监测、业务指导和人员培训工作。

5. 青海省地方病预防控制所

青海地方病预防控制所位于西宁市湟中县，始建于1955年，初称青海省鼠疫防治站，于1959年改称青海省鼠疫防治所，于1962年改称青海省地方病防治所，于1980年改称青海省地方病防治研究所，于2000年改称现名。承担鼠疫、碘缺乏病、地方性氟中毒、大骨节病、布病、寄生虫病和地方性砷中毒的防治研究工作。

6. 山西省地方病防治研究所

山西省地方病防治研究所位于临汾市，始建于1958年，承担山西省五种地方病的防治、科研、监测、医疗、教学工作。

7. 山东省地方病防治研究所

山东省地方病防治研究所成立于1963年。承担山东省地方病流行病学调查、防治管理、科学研究、技术培训、监督监测、健康教育等工作任务。

二、学术团体的成立与发展

（一）全国卫生科学委员会

1950年，卫生部设立了全国卫生科学委员会（后改组为医学科学委员会）。1950年5月2日，第一次全国卫生科学委员会会议召开，推选卫生部第一任部长李德全为主任委员，全国卫生科学委员会把防治严重危害人民身体健康的疾病的关键性技术问题首先列为全国的重大科研项目，明确了当时医药卫生科研工作围绕全国大规模的除害灭病进行。全国卫生科学委员会下设有地方病、传染病、职业病、营养和药物五个委员会。

（二）卫生部地方病专家咨询委员会（后更名为卫生部疾病预防控制专家委员会地方病防治分委会）

1987年2月10日，卫生部地方病专家咨询委员会成立大会在黑龙江省哈尔滨市召开。该委员会是根据改革的精神，在卫生部决定撤销医学科学委员会及其各专题委员会后成立的。它的任务是根据卫生部提出的控制和消灭地方病的工作任务，负责提供技术咨询、科研成果鉴定及推广使用的建议。首届委员会由四十三名委员组成，下设克山病、大骨节病、地甲病、地氟病、鼠疫、布病和生态环境七个专家咨询组。哈尔滨医科大学于维汉教授当选为第一届、第二届主任委员；哈尔滨医科大学杨建伯教授担任第三届、第四届主任委员；哈尔滨医科大学孙殿军教授担任第五届至第七届主任委员。

（三）中华医学会地方病学分会

1949年以后，党和政府非常重视病区人民的健康，相继建立了地方病领导组织和防治研究机构，特别是党的十一届三中全会以来，我国地方病防治工作有了新的进展。当时从事地方病防治科研的专业人员已经有一万多名。为了更好地提高这只专业队伍的防治、科研工作水平，积极开展学术交流，及时沟通信息，充分发挥专家在地方病防治、科研、学术交流、技术咨询等方面的作用，引领地方病防治研究工作，特此成立了中华医学会地方病学分会。1987 年 8 月 26 日，中华医学会地方病学分会成立大会在哈尔滨医科大学地病中心举行。第一、第二届主任委员为于维汉教授；第三、第四届主任委员为杨建伯教授；第五、第六届主任委员为孙殿军教授；第七届主任委员为哈尔滨医科大学申红梅教授；第八届主任委员为中国医科大学孙贵范教授；第九届委员会主任委员为孙殿军教授。

（四）国家卫生标准委员会地方病标准专业委员会

1990 年，卫生部成立第三届全国卫生标准技术委员会，开始下设地方病标准分委会，负责有关地方病标准的制修订，于维汉教授任第三届委员会主任委员；第四届主任委员为杨建伯教授任；第五届至第七届主任委员为孙殿军教授，秘书处挂靠单位为地病中心。地方病标准专业委员会明确了制定地方病标准的目的是为了保护病区群众的身体健康，减少疾病发生，促进经济发展，其主要内容是对病人诊断、地方病病区判定及病区划分、治疗原则、防治措施实施、地方病控制消除、相关检验和相关产品含量标准做出严格而科学的规定。目前，已形成了较完善的地方病标准体系，包括地方病的诊断标准；地方病的病区判定及病区划分；地方病的治疗原则与疗效判定；地方病的防治措施实施标准；地方病的控制消除标准；地方病相关检验标准。地方病标委会共制修订标准七十一项，其中国家标准三十四项，行业标准三十七项。颁布实施标准六十项，其中国家标准二十七项，行业标准三十三项。

（五）中国地方病协会

中国地方病协会是卫生部批准、民政部注册的国家一级社团组织，成立于 1994 年。协会自成立以来，在卫生部直接领导下，充分发挥人才资源优势，先后成立氟砷病、血吸虫病、碘缺乏病和布病四个专业委员会；组建全国碘与碘酸钾产销联合体，为稳定碘酸钾市场，保障 2000 年全国基本实现消除碘缺乏病目标起到了积极作用；积极组织地方病高级卫生管理和科技人员出国培训，组织专家编撰八种地方病科普丛书等。

三、地方病学学术期刊的建立与发展

（一）《中华地方病学》杂志

《中华地方病学》杂志创刊于 1982 年，由卫生部主管、中华医学会和哈尔滨医科大学共同主办、地病中心承办，是我国地方病领域创刊最早、学术水平最高、最具有权威性的科技期刊。从 2015 年起，杂志由双月刊改为月刊。杂志第一届、第二届总编由于维汉教授担任；第三、四届总编由杨建伯教授担任；第五至第八届总编辑由孙殿军教授担任。

《中华地方病学》杂志为地方病国家攻关课题、大骨节病永寿科学考察、克山病楚雄科学考察、三峡改灶降氟试点、1995 年至 2016 年连续七次全国碘缺乏病监测、地方性氟中毒重点监测、地方性砷中毒水砷筛查、中央转移支付地方病防治项目等有代表性的重大课题、科研成果、地方病防治工作，都作了及时报道。《中华地方病学》杂志客观地记录了我国地方病事业飞速发展的历史进程，全面、真实地反映地方病领域科研、监测和防治工作的进展，及时交流地方病防治经验，为推动我国消除地方病做出了重要的贡献。

（二）《中国地方病防治》杂志

《中国地方病防治》杂志于 1986 年创刊，月刊。由卫生部、中华预防医学会主办，吉林省地方病第一、第二防治研究所联合承办，归属中华预防医学会系列杂志。杂志主要刊文形式为论著、实验研究、综述、防治实践、临床诊治、简报等，涉及领域为鼠疫、布鲁氏菌病、氟中毒、砷中毒、甲状腺肿、克山病、大骨节病、肾综合征出血热、寄生虫病等与地方和生活环境有关的疾病的基础研究、病因研究、流行病学、临床、防治成果。

（三）《疾病预防控制通报》

原名为《地方病通报》，创办于1986年，于2011年正式更名，是中华预防医学会系列杂志，由新疆维吾尔自治区卫生厅主管，新疆维吾尔自治区疾病预防控制中心承办。杂志坚持"贯彻落实党和国家卫生工作方针政策，结合西部地区卫生防病工作需要，交流疾病预防控制工作成果和防治经验，服务新疆及西部地区疾病预防控制事业发展"的办刊宗旨，主要报道地方病、寄生虫病、传染病、职业病等疾病预防与控制研究的相关内容。

（四）《国外医学·医学地理分册》

《国外医学·医学地理分册》创刊于1980年，是国际地理联合会健康与环境委员会会刊、中国地理学会医学地理专业委员会会刊。杂志由教育部主管、西安交通大学主办，主要反映国内外在公共卫生学、环境医学、地方病学等方面的科研、教学、医疗等新成果、新技术和新经验；报道医学新动态、新理论、新进展。

四、地方病学科人才培养结构体系

（一）青海大学医学院地方病学专业

青海大学医学院（原青海医学院）是我国最早开展地方病本科学位教育的高等医学院校，预防医学专业（地方病防治方向）是该院的特色专业之一，也是目前我国唯一的地方病防治学本科专业。该专业是在青海大学医学院举办的鼠疫防治学专业的基础上，结合全国各省区的实际情况而设置的。1982年，首先在国内开设鼠疫防治专业，截至2016年共培养了四百九十八名鼠疫防治和地方病防治专业人才。青海省地方病预防控制所是该院的教学基地之一。地方病防治专业开设了公共必修课、医学基础课、临床医学、预防医学等近四十门课程。主要的专业课程有《流行病学》《卫生统计学》《动植物检疫》《鼠疫防治学》《地方病防治学》《自然地理学》等。通过专业课的学习，使学生系统掌握预防医学的基本理论、基本知识和疾病防治的基本技术。该专业学制五年，授予学位为预防医学学士学位。该专业的人才培养目标是：培养一批基础扎实、知识面宽、能力强、素质高的既可以从事疾病预防工作，又可以从事地方病防治和科研工作能力的实用型高级人才。

（二）专业学历教育

1989年8月，卫生部批准在北京医科大学、哈尔滨医科大学分别举办地方病专业人员专业证书班。1990年2月26日，卫生部地方病防治司司长高淑芬、地病中心主任、中国工程院院士巴德年教授出席了在哈尔滨医科大学举办的"全国第一期地方病专业证书班"开学典礼。1997年8月，受卫生部委托，哈尔滨医科大学举办了"预防医学专业（地方病）成人脱产大专班"。2000年7月，第一期预防医学专业（地方病）成人脱产大专班三十二名学员毕业。在1998年和1999年又连续招生两期共计七十五名学员，地病中心共计招收预防医学（地方病）专业大专班学员一百零七名，极大提高了重病区基础防治队伍能力和水平。

在完成大专班培养工作的基础上，哈尔滨医科大学在2004年和2005年招收了两期脱产专科升本科预防医学（地方病）专业学员，共计六十人。这些学员部分来自预防医学专业（地方病）成人脱产大专班的学员。

为了提高全国重点省份省级地方病防治机构业务人员工作能力和学历层次，哈尔滨医科大学于 2000 年至 2002 年分三期招收了二十八名地方病专业同等学力攻读硕士学位学员。这些学员毕业后返回到工作岗位上都发挥了学术骨干的作用，极大提高了地方病防控队伍的整体实力。

除此之外，哈尔滨医科大学、吉林大学白求恩医学院、中国医科大学、天津医科大学、西安交通大学医学院、贵州医科大学、新疆医科大学、山西医科大学等高校以及中国科学院地理科学与资源研究所、中国科学院地球化学研究所等科研院所也在不同学科领域中招收地方病方向的博士、硕士研究生，为我国地方病防治事业培养了大批人才。云南省地方病防治研究所和大理学院公共卫生学院联合办学，成为本科生的教学实习基地，并且招收硕士研究生。

五、地方病学专著

在地方病学学科发展的历程中，许多经典的学术著作影响和指导着一代又一代地方病防治研究工作者们不断前行，如伍连德博士的《鼠疫概论》（1936 年，卫生署海港检疫处）、于维汉院士的《中国克山病》（2003 年，黑龙江科学技术出版社）、杨建伯教授的《大骨节病病因研究》（1998 年，黑龙江科学技术出版社），以及各省、市、自治区地方病防治专业机构和专家们编写的地方病防治研究专著。现选择部分由科学出版社或人民卫生出版社出版、代表学科发展特征、综合性的工具书进行重点介绍。

（一）《地方病学名词》

2008 年 8 月 6 日，全国科学技术名词审定委员会成立了地方病学名词审定分委员会，正式启动了地方病学名词的编写工作。分委员会主任委员由地病中心孙殿军教授担任，委员由四十二位从事地方病专业工作的专家、学术带头人组成。按照科学技术名词审定的原则及方法，编委会根据地方病病种进行了分组，由各组组长负责并组织收集本专业名词，并加注定义或注释。经四次全国规模的审稿会讨论和地方病专家们反复修改和完善，最终形成了《地方病学名词》。本书于 2016 年 8 月经全国科学技术名词审定委员会批准正式公布，并由科学出版社出版。内容包括总论、克山病、大骨节病、碘缺乏病、地方性氟中毒、地方性砷中毒、鼠疫、布鲁氏菌病、寄生虫病九部分，共一千二百七十四条，各名词附有定义或者定义性释义。书末附有英汉、汉英两种索引，以方便读者检索。本书公布的名词是科研、教学、生产、经营及新闻出版等部门应遵照使用的地方病学规范名词。

（二）《地方病学》

为提高地方病防治人员技术水平，卫生部疾病预防控制局委托地病中心组织编写了《地方病学》。该书是我国第一本教材性质的地方病学专著，从地方病防治工作的实际出发，精选了地方病防治工作必需的相关知识，既有基础理论研究方面的最新成果，又总结了现场防治方面的宝贵经验。本书共十五章，全面系统地介绍了碘缺乏病、地方性氟中毒、地方性砷中毒、大骨节病、克山病、布鲁氏菌病、血吸虫病、鼠疫的基本理论及防治知识，同时又详细地介绍了地方病总论，以及地方病常用的流行病学调查方法及统计方法、实验室质量控制技术和地理信息系统的应用。本书不仅对于地方病防治工作者，对于卫生管理人员、从事疾病控制人员、医科院校在校大学生、研究生均是不可多得的学习材料。该书于2011年6月由人民卫生出版社出版。

（三）《碘缺乏病防治手册》

1989年，卫生部地方病防治司组织编写了碘缺乏病防治手册，作为内部资料使用。2010年，由地病中心组织编写的《碘缺乏病防治手册》由人民卫生出版社正式出版。本书以实用为主，一方面本着为防治工作第一线服务的有所不同和面向基层的特点，对碘缺乏病防治进行了一般性介绍；另一方面又加入了新的技术进展、技术规范以及新的概念或理念等。对碘缺乏病防治工作起到了科学化和规范化的作用，成为防治工作的使用指南。主要内容包括：流行病学、临床表现和诊断、碘缺乏病预防与控制、健康教育、实验室、监测、考核与评估等几个部分，并附录了一些碘缺乏病防治相关的规划、方案等。该书是我国现阶段最为实用、系统的碘缺乏病防治专著。

（四）《地方性氟中毒防治手册》

为了使广大基层地方病防治工作者能够方便地掌握有关地方性氟中毒相关知识，指导防治措施落实和监测工作的开展，孙殿军教授和哈尔滨医科大学高彦辉研究员共同主编了《地方性氟中毒防治手册》。本手册是在1991年卫生部地方病防治司组织编纂的内部资料基础上修改完善的，共分为十章，分别为地方性氟中毒的概述、流行病学、发病机制、临床、防治、防治工作管理、健康教育与健康促进、流行病学方法、氟化物测定和地氟病监测。本手册既有地方性氟中毒最基本的流行病学与防治实践内容，还介绍了地方性氟中毒的最新研究进展，同时对新版的监测方案和新修订的有关标准进行了详细的介绍。本手册于2012年由人民卫生出版社出版。

（五）《地方性砷中毒防治手册》

2006年，人民卫生出版社出版了孙殿军教授和孙贵范教授共同主编的《地方性砷中毒防治手册》。该书分为地方性砷中毒概述、地方性砷中毒流行病学特征、地方性砷中毒发病机理、地方性砷中毒临床诊断、地方性砷中毒的健康教育与健康促进、地方性砷中毒的防治管理工作、地方性砷中毒的现场流行病学调查、砷化物测定和地方性砷中毒监测等十章，并附有地方性砷中毒监测方案及砷中毒皮肤改变的典型图片，以利于一线防治工作者的使用。同时，也介绍了一些国内外的最新研究成果，为科研工作者提供有价值的信息。

（六）《大骨节病防治手册》

最早版本的《大骨节病防治手册》是1973年10月1日由黑龙江省大骨节病研究所刘锦先同志编写的内部资料。为指导并规范大骨节病防治工作和病情监测的开展，1989年，卫生部地方病防治司组织地病中心编写了《大骨节病防治手册》（内部资料），地病中心王志武教授等在该版手册的基础上进行修订，并于2002年12月由黑龙江科学技术出版社正式出版。随着防治工作的开展及对病因的研究，大骨节病防治的新理论与新方法不断产生，与大骨节病防治相关的一些标准和规范也在不断进行修改和完善。为适应新时期控制、消除大骨节病的需要，2015年，地病中心孙殿军教授邀请十六位相关专家、教授，再次修订《大骨节病防治手册》，将2002版手册内容做了大幅度的调整，增加了现场流行病学调查和健康教育与健康促进等章节，在其他章节中也增加了国内外最新研究进展，还详细介绍了新版的监测方案和新修订的有关标准。该手册于 2016 年 1 月由人民卫生出版社出版，主编为孙殿军教授和西安交通大学郭雄教授。

（七）《地方性砷中毒诊断图谱》

目前，已知世界上二十多个国家有地方性砷中毒的流行，但地方性砷中毒的诊断一直是防治科研工作中的难点，直接关系到对病情和病区的判定。我国是全世界病情严重、病区面积较大、受危害人口较多的国家之一，饮水型砷中毒病区分布在十一个省份及兵团的六十四个县一百四十七个乡九百一十四个病区村，受威胁人口约五十六万，同时十四个省份有两千一百零二个高砷村，受威胁人口约一百一十五万。燃煤污染型地方性砷中毒病区分布于两个省份的十二个县，受威胁人口约九十七万。我国还是唯一制定了地方性砷中毒诊断标准的国家。为了直观地对地方性砷中毒诊断标准进行解读，尤其是对皮肤改变的特征进行描述和比对，地病中心组织专家编写了《地方性砷中毒诊断图谱》，该书主要内容包括地方性砷中毒流行与防治、地方性砷中毒临床诊断、地方性砷中毒病理和地方性砷中毒鉴别诊断等章节。最主要是依据最新版的地方性砷中毒诊断标准，采集并展示了大量的砷中毒病人不同级别的典型皮肤损伤照片，以图文并茂和中英文对照的形式，介绍如何进行地方性砷中毒诊断，不仅对我国地方病防治工作者具有重要的指导价值，对于其他国家地方性砷中毒防控同样具有重要的指导作用。本书于 2015 年 7 月由人民卫生出版社正式出版。

六、重点实验室

（一）卫生部病因流行病学重点实验室

哈尔滨医科大学卫生部病因流行病学重点实验室成立于 1985 年，最初命名为卫生部大骨节病重点实验室，于 1995 年更名为卫生部病因流行病学重点实验室。本实验室依托于地病中心，运用现代流行病学方法和基础医学技术开展地方病的病因、发病机制及干预措施研究。

（二）卫生部微量元素与地方病重点实验室

西安交通大学卫生部微量元素与地方病重点实验室成立于 1987 年。重点实验室设有临床流行病学、生物化学、病理、组织化学、细胞培养、分子生物学、微量元素、化学及免疫等多个实验室。主要研究方向为大骨节病、克山病病因及发病机制研究。

（三）卫生部激素与发育重点实验室

天津医科大学卫生部激素与发育重点实验室成立于 1997 年。实验室研究方向有三个：以缺乏病为代表的甲状腺疾病；以地方性氟骨症和骨质疏松为代表的代谢性骨病；以糖尿病为代表的其他内分泌与代谢性疾病。

（四）教育部环境与疾病相关基因重点实验室

西安交通大学环境与疾病相关基因教育部重点实验室成立于 2003 年。实验室以环境与疾病相关基因重大疾病问题为导向，坚持基础研究与应用相结合，在环境与地方病、心脑血管疾病、肿瘤等相关基因疾病的发病机制、诊断与防治方面开展创新性应用基础研究。

（五）教育部环境污染与疾病监控重点实验室

贵州医科大学教育部环境污染与疾病监控重点实验室成立于 2013 年。该实验室紧密围绕我国和贵州省地方经济社会发展中影响人群健康的环境污染性疾病、环境密切相关的感染性疾病、环境毒物及相关影响因素，侧重在致病机制、安全性评价及预防控制方面开展研究与干预。目前主要研究方向集中于地方性氟中毒和地方性砷中毒的发病机制、监控评价及干预措施研究。

（六）教育部地方病与少数民族性疾病重点实验室

贵州医科大学教育部地方病与少数民族性疾病重点实验室成立于 2013 年，于 2016 年 12 月通过教育部验收。该实验室的主要研究方向为贵州省地方性疾病、少数民族常见病及出生缺陷，及区域性疾病等常见疾病的基础研究、成果转化、临床应用及防控研究。

七、我国重点地方病防治研究成就

（一）我国地方病研究成就

我国重点防治的地方病中，除了自然疫源性地方病、地球化学性地方病（碘缺乏病、地方性高碘甲状腺肿、地方性氟中毒、地方性砷中毒）病因明确之外，大骨节病和克山病病因一直不明确。针对大骨节病和克山病，广大地方病研究工作者一直没有放弃对病因的探索，对于原因明确的地球化学性疾病，广大科技工作者在疾病流行特征、发病机制及干预措施方面也取得了举世瞩目的成绩。

1979 年 6 月，中央地方病防治领导小组和卫生部提出对陕西永寿县大骨节病进行科学考察，杨建伯教授任考察组组长。经认真组织和准备，集中了七个省、直辖市和解放军等二十个科研、防治和医疗单位的一百八十名科技人员对重病区永寿进行大骨节病科学考察。在三年的陕西永寿大骨节病科学考察工作中，开展了流行病、生态环境、临床、防治、X 线、病理、生化等方面的专题调查和研究，共拍 X 线片两万五千人次，采集水、土、粮、发、血、尿等样品六千四百份，病理切片九千九百六十张，共获得科学数据十五万个，取得了多个领域的突破性进展。本次考察成果获 1982 年卫生部甲级科学技术奖。

1984 年，在第三届国际硒讨论会组委会、世界卫生组织和中国预防医学中心共同召开的国际第三届硒讨论会上，中国医学科学院防治克山病研究组和西安医学院克山病研究室荣获国际生物无机化学家协会授予的“施瓦茨奖”，成为国际上第四个获奖者。该奖项于 1979 年设立，以发现硒元素与机体生命活动中具有重要作用的已故美国生物化学家克劳斯·施瓦茨的名字命名，以鼓励对微量元素研究做出贡献的各国科学家。

1984 年至 1986 年，中央地方病防治领导小组和卫生部组织全国十六个单位二百零八名科技人员在云南楚雄进行了克山病综合科学考察，于维汉教授任组长，对十个病区点的三千六百四十八名儿童进行物理学、生化学等检查，病理切片五千二百张，采集岩、土、粮、血、发、尿样二千三百九十七份，共获十二万个科学数据，取得了多个领域的突破性进展。1990 年，该成果获卫生部科学技术进步奖二等奖。

1987 年至 1989 年，在国务院的关怀和支持下，卫生部、农牧渔业部组织地病中心、中国预防医学科学院和哈尔滨医科大学牵头制定技术方案、确定会战专题、组建技术指导组，组派六十位专家、教授和防治科研人员，历时三年分别进驻四川黔江、巫山、武隆县和湖北巴东、秭归等县指导试点会战。系统地阐明了燃煤污染型氟中毒的摄氟来源、污染途径、病情特征、防治关键措施等众多科学问题。设计、优选和推广了适用于不同海拔高度山区、不同煤种、满足取暖和炊事不同用途的十多种炉（灶）型。三年改炉改灶十五万户，六十三万人免受高氟危害。本次研究成果获 1992 年国家科技进步奖二等奖。

除了上述全国性会战成果之外，在碘缺乏病监测及防治策略调整、大骨节病病因研究（尤其是 T–2 毒素中毒学说）、饮茶型氟中毒流行机制及防治措施研究、氟骨症发病机制（尤其是“钙矛盾”疾病学说的提出）、大骨节病发病机制研究、砷代谢调节与砷中毒病情的关系以及氟的非骨相组织损伤等领域，我国的研究成果均处于国际领先水平。

（二）我国地方病防治成就

1. 地球化学性疾病

（1）碘缺乏病。截至 2015 年底，有二十三个省份实现消除碘缺乏病目标，天津、吉林、上海、海南、云南、西藏、甘肃、青海和兵团未实现消除目标；全国有 2809 个县进行了自查评估，达标县 2646 个，达标率为 94.2%；未发现地方性克汀病新发病例；人群碘营养水平总体保持适宜状态。

（2）水源性高碘甲状腺肿。在 109 个高碘县中，有 99 个县不加碘食盐率在 90% 以上，占 90.8%。在 875 个高碘乡中，改水乡 412 个，占 47.1%；改水后水碘中位数低于 100 后水碘中的乡数是 88 个，占改水乡的 21.4%。

（3）饮水型氟中毒。全国 70506 个饮水型氟中毒病区村完成改水，改水率为 93.6%。改水工程正常使用率达到 94.1%，受益人口 6150 万，基本完成已查明饮水型地方性氟中毒病区的饮水安全工程和改水工程建设。另有 4781 个病区村还需要进一步改水或巩固提升。全国有 54343 个病区村儿童氟斑牙病情得到有效控制（八至十二岁儿童氟斑牙患病率不超过儿童氟），占病区村总数的 72.2%。

（4）饮水型砷中毒。全国 872 个饮水型砷中毒病区村完成改水，改水率为 95.4%。改水工程正常使用率达到 93.6%，受益人口 47.5 万，完成已查明饮水型地方性砷中毒病区的饮水安全工程和改水工程建设。另有 48 个病区村还需要进一步改水或巩固提升。未发现新发砷中毒患者。

2. 与特定生产生活方式有关的地方病

（1）燃煤污染型氟中毒。全国燃煤污染型氟中毒病区已改炉灶 818.20 万户，总体改炉改灶率为 98.4%，已改炉灶正确使用率为 97.3%。

（2）燃煤污染型砷中毒。全国燃煤污染型砷中毒病区已全部落实了改炉改灶的防治措施，贵州省病区居民降砷炉灶正确使用率为 100%，陕西省为 82.1%，两省平均水平为 83.8%。

（3）饮茶型氟中毒。在开展考评的饮茶型氟中毒病区村，砖茶含氟量均值≤茶型氟中毒。在开的村占全部自评村数的 9.78%；连续三年无中度及以上氟骨症新发的村占全部自评村数的 42.9%。低氟砖茶防治措施未得到有效落实，饮茶型氟中毒未得到有效控制。

3. 原因不明性地方病

（1）大骨节病。大骨节病达到消除水平的病区村，占全部病区村的 95.4%，东、中部省份有 97.1% 的病区村达到消除，西部病区省份有 93.1% 的病区村达到消除水平。

（2）克山病。全国有 70.1% 的克山病病区县达到消除标准。

第四节　挑战与展望

一、地方病防控面临的主要问题

（一）碘缺乏病防治措施落实呈现滑坡现象

虽然碘缺乏病在十年前即达到了基本消除阶段，但近几年来随着甲状腺疾病的高发以及我国食盐专营体制的改变，碘缺乏病防治形势变得不太乐观，主要表现在居民对碘与甲状腺疾病关系的误解以及对食盐加碘防治碘缺乏认识的滑坡，导致部分地区居民合格碘盐食用率有所下降、部分人群碘营养不足，还需要不断加强碘缺乏病的防控力度，巩固防治成果。

（二）饮水型、燃煤污染型氟中毒防治缺乏精细化管理

饮水型地方性氟中毒和地方性砷中毒防治措施基本全部落实，目前存在的问题是如何对病区进行精细化管理，保证病区饮水持续安全。燃煤污染型地方性氟中毒和地方性砷中毒的防治措施已全部落实到位，下阶段的主要工作在于加强后期管理，持续推动病区控制和消除的考核评价工作，使病区早日实现消除目标。

（三）饮茶型氟中毒防治措施尚未落实

饮茶型氟中毒防治面临的挑战比较大，目前还没有有效落实防治措施，需要多部门配合，积极推动相关工作开展。

（四）大骨节病、克山病患者救助任务较重

大骨节病和克山病已经多年鲜有新发病例出现，目前的主要工作是做好监测及严重现患的救助工作。

总之，我国地方病的防控形势总体乐观，尤其是大骨节病和克山病已基本实现了病区的控制和消除，其他病种还面临持续巩固防治成果的挑战。但是，不容忽视的是，目前地方病防治研究领域仍然有许多亟待解决的科学问题需要完成，我国距离全面控制和消除地方病的流行依然有较长的路要走。

二、地方病在预防医学学科中的地位

虽然在国家标准二级学科名称及代码中，地方病学作为预防医学与卫生学一级学科下的独立二级学科，代码为330.37，但无论从全国各医学院校的专业设置还是从教材体系建设等方面均没有独立体现，仅在国家自然科学基金的申请学科分类中作为独立二级学科给予单独列出。地方病学学科的内容往往被分解在流行病学、环境卫生学、卫生毒理学等学科中，作为其中的部分章节进行讲授。在硕士研究生的专业方向上，国家也没有设立地方病方向，从事地方病防治研究工作的研究生毕业专业往往为流行病与卫生统计学（100401）、劳动卫生与环境卫生学（100402）、卫生毒理学（100405）等。可见，地方病学学科在预防医学学科中的位置相对边缘化。

三、地方病学学科发展前景

虽然地方病学学科面临着专业边缘化、重点地方病病情弱化、专业技术人员逐渐老龄化

等诸多困境，影响着地方病学学科的持续发展，但地方病学学科的典型特点依然存在，即地方病具有自己独特的研究内容和研究目的，地方病的地方性取决于当地复杂的自然环境和社会环境，必须使用改造环境的综合手段进行干预，地方病的防控必须是政府行为。这些特点，决定着地方病学学科必将长期持续存在，并一直发展下去。此外，在本学科领域依然有很多科学问题需要解决，如大骨节病和克山病的病因问题、碘营养与健康关系、地球化学性元素丰匮对健康的影响、地方病病区的慢性病流行问题等。综上，我们期待，更多的优秀学人不断加入地方病学科，不断拓宽研究领域、不断深入研究内容、不断提高研究水平，力争地方病防治研究工作再上一个新台阶。

撰稿人：孙殿军　高彦辉

参考文献

[1] 当代中国卫生事业大事记（1949 年—1990 年）[M]. 北京：人民卫生出版社，1993.
[2] 毛泽东、周恩来关于卫生防疫和医疗工作的文献选载（1951 年 09 月）[J]. 党的文献，2003（5）.
[3] 中共中央文献研究室. 建国以来重要文献选编：第 9 册 [M]. 北京：中央文献出版社，1993.
[4] 中共中央文献研究室. 建国以来重要文献选编：第 10 册 [M]. 北京：中央文献出版社，1994.
[5] 中共中央文献研究室. 周恩来文化文选 [M]. 北京：中央文献出版社，1998.
[6] 中华人民共和国国务院令（第 163 号）：食盐加碘消除碘缺乏病危害管理条例 [A]. 1994.
[7] 孙殿军. 地方病学 [M]. 北京：人民卫生出版社，2011.
[8] 王国强. 疾病预防控制 60 年 [M]. 北京：中国人口出版社，2015.
[9] 孙殿军. 地方病学名词 [M]. 北京：科学出版社，2016.
[10] 孙殿军. 我国重点地方病主要防治问题的梳理与认识 [J]. 中华地方病学杂志，2014，33（2）：121-124.
[11] 孙殿军，魏红联，申红梅. 中央补助地方公共卫生专项资金地方病防治项目的进展及今后实施内容的建议 [J]. 中华地方病学杂志，2007，26（3）：343-345.
[12] 孙殿军，申红梅，李珣，等. 中国重点地方病防治“十一五”回顾与“十二五”展望 [J]. 中华地方病学杂志，2012，31（5）：473-475.
[13] 孙殿军，申红梅，高彦辉，等. 我国重点地方病“十二五”回顾与“十三五”展望 [J]. 中华地方病学杂志，2017，36（1）：4-6.
[14] 孙殿军. 中国地方病防治六十余年经验之解析 [J]. 中华地方病学杂志，2013，32（6）：595-598.

地方病学学科发展大事记

时间	事件
1960 年 3 月	中共中央批准成立了中共中央北方防治地方病领导小组及其办事机构。任命中央政治局候补委员、内蒙古自治区党委第一书记乌兰夫为组长。
1981 年 11 月	经党中央批准，中共中央北方地方病防治领导小组改组为中共中央地方病防治领导小组成立。中共中央政治局委员、沈阳军区司令员李德生任组长。

续表

时间	事件
1986 年 3 月	中共中央决定撤销血吸虫病、地方病两个防治领导小组及其办事机构，卫生部成立了地方病防治局，张义芳任局长。
1987 年 2 月	卫生部地方病专家咨询委员会暨中国地方病防治研究中心成立大会在哈尔滨医科大学召开。哈尔滨医科大学党委书记程锡绎同志兼任地病中心党委书记，校长隋永起兼任地病中心主任，于维汉教授任专家咨询委员会主任委员。
1987 年 8 月	中华医学会地方病学会在哈尔滨医科大学成立，于维汉教授被选为主任委员。
1991 年 3 月	加入《儿童生存、保护和发展世界宣言》和《执行九十年代儿童生存、保护和发展世界宣言行动计划》，承诺到 2000 年中国实现消除碘缺乏病目标。
1994 年 8 月	发布国务院第 163 号令，自 1994 年 10 月 1 日起实施《食盐加碘消除碘缺乏危害管理条例》。
2002 年 6 月	中国地方病防治研究中心正式更名为中国疾病预防控制中心地方病控制中心。

第二十一章　卫生检验学

卫生检验学是以保护公众健康为目的，检测人群健康相关的物理、化学、生物因子和生物标志物的种类和水平，为评价环境的卫生安全性、人群的健康状况及溯源健康危害因子提供技术支持和可靠数据、在二十世纪七十年代逐步发展而形成的具有中国特色的交叉应用型学科。随着学科的发展，由四川医学院卫生系（现四川大学华西公共卫生学院）于1974创建了卫生检验本科专业，经过四十多年的发展，全国已有约五十家高校开设了卫生检验专业，共为国家培养上万卫生检验专业人才。卫生检验作为一门学科，也越来越成熟。本章将简述卫生检验学科的特点、开端、发展、成就和未来。

第一节　学科概述

我国自主创建的被誉为是维护公众健康的“前沿阵地”“侦察兵”和“眼睛”的卫生检验，其研究和检测范围广，涵盖人类生活的所有大环境，如食品、生活饮用水、空气、公共场所、化妆品、消毒产品、涉水产品、职业场所，以及人类和相关的动物。传统卫生检验针对与人体健康相关的物理性、化学性、生物性因子，开展卫生理化检验和卫生微生物检验，而新方法、新技术、新标准的创建、应用、整合以及大数据的挖掘分析将是现代卫生检验学科发展和研究的重点领域。

一、卫生检验学的基本概念

卫生检验学是以保护公众健康为目的，采用物理、化学、微生物和分子生物学等技术，检测并研究人群健康相关的物理、化学和生物因子以及生物标志物的种类和水平，为评价环境的卫生安全性、人群的健康状况及溯源健康危害因子，以及为进行风险评估、预警和对健康危害因素采取应对措施而提供技术支持和可靠数据的一门学科，是在二十世纪七十年代逐步发展而形成的具有中国特色的交叉应用型学科。

通常卫生检验有如下两方面的含义：一是指针对与人类活动密切相关的环境（包括食品、空气、水、土壤、动植物、场所和生活用品等）和人体相关生物样品进行检测，以及对检验方法进行研究的实践活动，其目的是发现对公众健康有害的物理、化学和生物性因素，以便采取相应措施，维护公众健康；二是指培养从事卫生检验专门人才的学科体系和专业，即卫生检验学和卫生检验专业。作为学科和大学本科专业，首先在我国四川医学院卫生系（现四川大学华西公共卫生学院）于1974年创建。美国九一一恐怖事件后，美国佛蒙特大学开始设置卫生检验本科专业，马萨诸塞大学提供卫生检验硕士项目，而加州大学洛杉矶分校开始招收本国学生攻读卫生检验博士学位。

卫生检验是对人类生活环境中可能影响公众健康的因素，包括物理因素、化学物质、微生物及其代谢产物以及生物标志物等进行定性和定量检验；涉及的样品种类多、来源广，包括食品、空气、水、土壤、动植物、场所和生活用品以及人体相关生物样品；检测的目标物种类多、含量低、干扰因素多；检验目的既有日常的、用于评价样品卫生安全性的“判官”检验，又有突发公共卫生事件发生后发现事件原因的“侦探”检验。因此，卫生检验的方法需要更快速、灵敏和特异的检测方法，且针对不同的检测对象和目的，方法各异。“判官”检验时，需要按照标准方法进行检验，首选相应的《中华人民共和国国家标准》，其次选择部门和行业的标准方法进行检验，必要时，也可以采用国际公认的检测方法。而“侦探”检验中，结合流调的数据，通过分析选择最适合的方法和技术，以尽快发现事件的原因。针对化学物质和生物大分子的检验，除经典的化学分析方法、容量分析法外，更多采用各类仪器分析，如原子吸收、气相色谱、液相色谱、各类气质联用和液质联用仪、飞行时间质谱等；针对微生物的检验，除经典的分离培养、生化鉴定和血清学鉴定法外，现代免疫学检测技术以及分子生物学技术的应用越来越广泛，特别是PCR技术、芯片技术和测序技术的应用和发展，不仅大大缩短了检测时间，也帮助发现了更多未知病原。

涉及卫生检验工作的部门，包括疾病预防控制中心、检验检疫机构、产品质量监督机构、环境监测、食品药品监督管理机构、产品质量管理和控制机构以及医院感染控制部门等。

二、卫生检验学的研究内容

卫生检验学主要分为卫生理化检验和卫生微生物检验。

卫生理化检验包括四大理化检验：空气理化检验、水质理化检验、食品理化检验和生物材料检验，具有一些共同的研究内容：吸收物理学、化学等学科的最新成果，研究创建采样新方法、样品处理新方法、样品检测新方法，建立新的标准检验方法；结合现场研究，开展检验结果的评价，研究其与人体健康的关系，为公共健康提供重要技术支撑和科学依据。

四大理化检验还具有各自特殊的研究内容：空气理化检验主要研究测定空气环境中的物理因素、颗粒物、无机污染物和有机污染物。水质理化检验是了解水质状况的主要手段，通过检测水体感官性状、理化指标、无机物指标、有机物指标和有机污染综合指标，研究水质本底、水污染现状和趋势、水污染源和污染程度，提供污染预测技术支撑。食品理化检验研究内容丰富，包括食品感官检查，食品成分检查（如营养成分、有毒有害成分、转基因成分和添加剂等），容器和包装材料检验。生物材料检验是生物监测的重要组成部分，主要检测：①金属和类金属等无机化合物、芳香烃和卤代烃等有机化合物、环境内分泌干扰物及其代谢产物；②人体生物材料中由化学物质及其代谢产物引起人体产生的生物学效应指标变化，其中生物标志物是重要的监测目标之一。

卫生微生物检验主要包括传统的卫生微生物学检验、细菌学检验和病毒学检验。上述检验基于传统微生物的体内外分离培养技术，结合现代分子生物学和免疫学检测手段，从宿主及病原体两个方面、从基因层面、蛋白层面、代谢层面入手，分离鉴定各类样品中的微生物及其生物标志物。在人才培养的课程体系中，还包括免疫学检验。

微生物相关检验也具有各自特殊的研究内容：卫生微生物学检验主要用于研究微生物与其环境相互作用的规律，对人类健康的影响及其应对方略。细菌学检验主要利用传统细菌培养法，结合显微技术、分子生物学技术、免疫学技术、细菌自动化鉴定技术、气相色谱和液相色谱技术等，分离鉴定各类样品中的致病微生物及其生物标志物。病毒学检验是利用传统病毒分离培养方法，结合电子显微镜技术、细胞病理学方法、免疫学检验技术、分子生物学检验等技术分离鉴定各类样品中的病毒及其生物标志物。

随着人们对健康要求的提升和相关学科新技术的发展，卫生检验学研究范围将由空气、水、食品和生物材料向与人群健康相关的环境和产品等领域迅速扩展；卫生检验学科的主要研究内容将着重于创建、应用卫生检验新方法、新技术，包括快速检测、无损检测、在线检测、无线遥测、高通量实时监测等，核酸适体等生物检测技术的应用有望形成超灵敏、高准确的卫生检测新方法；机器人检测技术研究将使高辐射等危险场所的现场卫生检验成为可能。

三、卫生检验学的开端

卫生检验萌芽历史久远，针对化学因子的检验可追溯到中国古代用银器验毒（主要是指剧毒的砒霜，即三氧化二砷）。1663 年，英国科学家玻意耳发明了实验中常用的酸碱指示剂；1773 年，法国化学家拉瓦锡用汞在空气中加热的定量方法，确定了空气的组成，随后一些重要的化学元素也相继被发现和鉴定，并建立了相应的化学分析方法；1824 年，法国化学家建立了漂白粉中有效氯的测定方法，随后，用硫酸滴定草木灰，氯化钠滴定硝酸银的方法相继建立，开创了容量分析研究；1912 年，奥地利分析化学家 F. 普雷格尔，建立了一整套有机物中碳、氢、氮、卤素、硫、羰基等的微量分析方法，于 1917 年出版了《有机微量定量分析》一书，极大地推进了化学有机物检验分析技术的发展。随着科学的发展，世人对饮水食品的检验日趋重视，我国也不例外，1934 年，我国学者林公际以美国公众卫生学会之标准检水法为蓝本，并参考东西文献编写出版了《水检查法》。1936 年，林公际先生在近十年讲稿基础上编著出版了《卫生化学》一书，他在序言中写道："公共卫生之推进，一方须凭借行政的力量，一方须利赖学术的研究。两者互为经纬，其效始著。关于行政问题，兹不具论，关于学术研究，则卫生化学实占重要之成分。盖卫生化学为论列一切饮食物，嗜好品，水，空气，土壤等之试验及其良否判定之学科。凡人类保健卫生之涉及化学问题者，殆无不属于卫生化学之应用范围。"该书系统地阐述了食品、饮品、调味品、防腐剂、水、废水、土壤、空气等检验方法，是后来卫生检验专业涉及的重要内容。1952 年，第二军医大学药科开设了《卫生化学》课程。

而对生物性因子的检测和研究，从十七世纪荷兰科学家列文虎克发明显微镜第一次观察到微生物，到科赫发明用于培养和分离细菌的固体培养基、证实炭疽病因是炭疽杆菌、结核病由结核杆菌引起、提出判断某种微生物是否是某种疾病的病原菌的科赫法则，巴斯德发明"巴氏消毒法"和 1876 年查理斯・尚柏朗发明压力蒸汽灭菌器，以及后续科学家发现病毒、发现 DNA 双螺旋结构等，这些发现和发明，推进了对有害生物因子检测和研究的技术进步和学科发展。

随着我国卫生事业的发展，社会对卫生检验人才的需求不断提高。1958 年，四川医学院卫生学系（现四川大学华西公共卫生学院）开办了卫生检验专业（专科），后停招。1974 年，四川医学院开设了卫生检验专业，招收工农兵学员，这标志着我国卫生检验本科教育的开端。

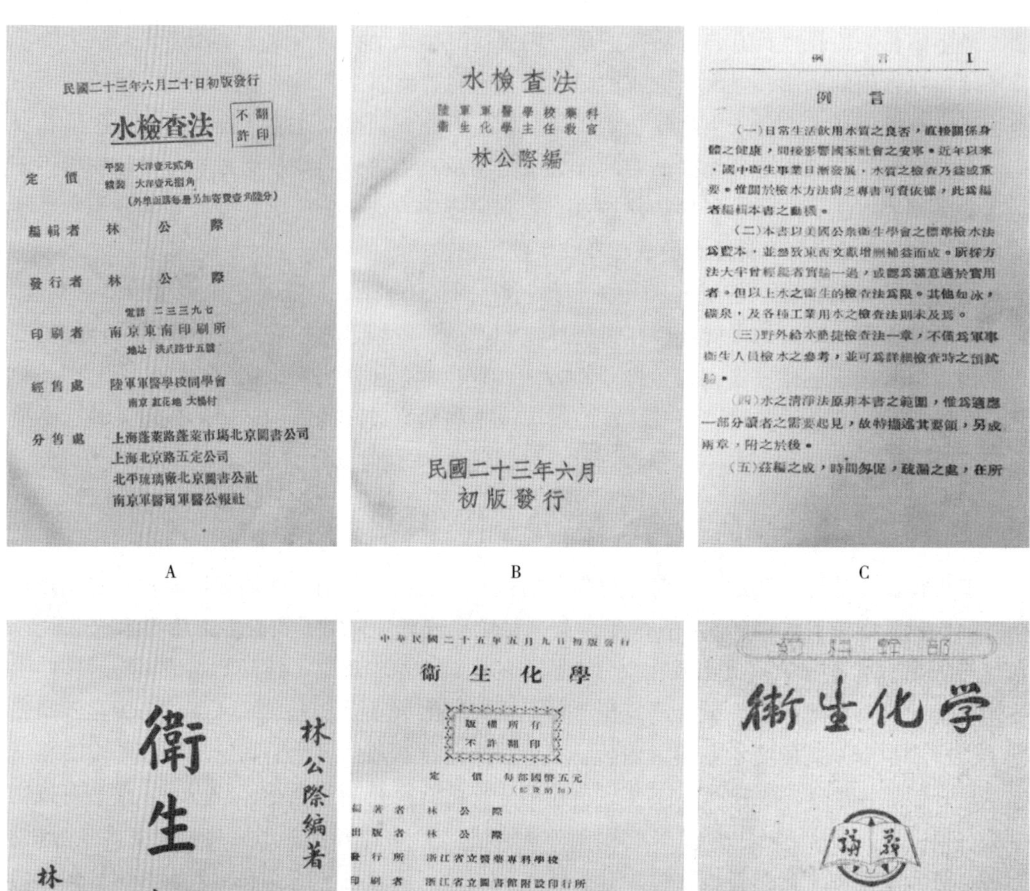

图 21-1　卫生检验萌芽时期的文献

A，B，C:《水检查法》老照片；D，E：林公际等编著的《卫生化学》；

F：第二军医大学药科开设的《卫生化学》

第二节　学科发展历程

从二十世纪七十年代“白手起家，双手刨地起”，到今天“桃李天下，武装到牙齿”，近半世纪的中国卫生检验发展，曲折波澜，静水深流。如今枝繁叶茂的背后是以詹承烈、戴志澄、鲁长豪等为代表的一代代卫检人的呕心沥血和不息奋斗。

一、发展初期（1974—1998）

（一）我国卫生检验专业的创办

二十世纪七十年代，我国县级以上均逐步建立了卫生防疫机构，但因“文革”造成卫生技术人员奇缺，阻碍了卫生防病工作的正常开展。为加快卫生检验专门人才的培养，1973 年 5 月，四川医学院卫生系主任詹承烈在武汉召开的“全国卫生专业教育经验交流会议”建议创办“卫生检验”专业和提出“卫生检验专业试行教育方案”，得到与会人员的认同。1974 年，在詹承烈、戴志澄、鲁长豪等人的共同努力下，四川医学院在我国率先创办了“卫生检验”专业，于 1974 年秋招收三年制“卫生检验”学生（工农兵学员），开创了我国卫生检验本科人才培养的先河，成为我国卫生检验教育史上的创举。这些学生毕业后主要分配到四川省内各防疫站（现疾病预防控制中心），在公共卫生与预防医学领域发挥着重要的作用。截至 1976 年，四川医学院共招收一百二十名三年制卫生检验工农兵学员。1977 年 12 月，我国因“文革”中断十二年的高考制度全面恢复，四川医学院首次招收了卫生检验专业四年制本科生四十四名。1981 年，卫生检验专业列入我国高等学校专业目录。1982 年 9 月，卫生检验专业改为五年制，每年计划招收四十名学生。1985 年以后，衡阳医学院、哈尔滨医科大学、广东药学院、山东医科大学等相继开办卫生检验专业。

为提高卫生检验教学质量，加强师资队伍建设，1975 年 2 月，四川医学院卫生系建立了“卫生化学检测教研组”；1978 年 2 月，更名为“卫生检测教研室”，师资主要来源于本校劳动卫生、环境卫生、营养卫生、医用化学教研室以及卫生检验专业优秀毕业生，主要承担卫生检验专业的专业基础和专业课程的教学，包括分析化学、仪器分析和大气、水质、食品和生物材料化学检验等。为加强卫生检验专业学生的实践动手能力和对未来工作的适应能力，让学生全面了解卫生防疫站检验工作的内容和范围，1978 年 9 月，在戴志澄的努力下，经省卫生厅批准，四川医学院在省内建立了成都、重庆、温江、内江、宜宾、自贡、绵阳、南充和乐山共九个教学实习基地，卫生检验专业学生的培养质量和综合素质不断提高。1981 年底，四川医学院组建“医学检验教研室”，叶梅君教授任主任，师资主要来源于本校流行病学、微生物学、原有的临床检验教学组和卫生检验专业优秀毕业生。经过近一年的筹备，于 1982 年 9 月，正式开展教学工作，面向卫生检验专业学生，开设了两门课程，一门为“病原生物学检验”，包括理论和实验两个部分，课程内容分为细菌检验和病毒检验；另一门是“免疫学检验”，也包括理论和实验两个部分，课程内容主要以体液免疫检验为主，1984 年后又陆续开设了卫生微生物学等多门微生物检验方向的基础和专业课程。

（二）卫生检验专业创办初期的课程体系

卫生检验专业创办初期还没有教材和完善的教学计划。当时的课程体系除了四川医学院在二十世纪五十年代曾办过两届卫生检验专科班的经验外，缺乏可供借鉴参考的模板。卫生检测教研室制定的教学计划以化学分析相关课程为主，有关微生物及其检验内容较少。除了学校统一设置的政治、体育、英语等公共课程以外，基础课程有高等数学、医用物理、生物学、解剖生理学、寄生虫学、医学微生物、卫生学、内科学基础、卫生统计学，专业基础和专业课程有无机化学、有机化学、生物化学、分析化学、仪器分析、空气检验、食品检验、水质检验、生物材料检验、流行病学和临床检验等，在流行病学实验中设置了少量微生物检验相关内容，课程体系中不设置选修课。在本科学习最后一学期安排学生到卫生防疫站实习。1982 年，卫生检验专业改为五年制，教学计划进行了较大的调整，主要增加了病原生物学检验和免疫学检验等微生物检验相关专业基础和专业课程，还增加了电算语言。教学计划中增加了指定选修课，如医学史概论、医学文献检索、化学检验数据处理、流行病学原理和方法、痕量分析中的分离和富集等九门课程；还规定了任意选修课，如古典文学欣赏、医用数理统计、放射物理学、配位化合物化学、普通营养学等十三门课程。第九学期安排到卫生防疫站实习，最后一学期安排做毕业论文。五年制本科必修课总学时为 3227 学时，其中理论课时为 1558 学时，实验课时为 1669 学时。在办学过程中知识架构和课程门数不断完善和提高，如 1984 年增设了“卫生微生物”课，逐步形成了具有特色的卫生检验人才培养体系，形成了国内公认的卫生检验专业人才培养的“华西模式”。

（三）卫生检验专业创办初期的教材建设

卫生检验专业创办初期，为解决教学急需，最初几届卫生检验专业的“理化检验”内容融合在一门课中，采用自编的油印教材，内容涵盖劳动卫生、环境卫生、食品与营养等方面的理化检验内容。但该课程内容多，教学周期长，不利于教学，故从 1980 级开始分解成《食品卫生化学检验》《大气卫生化学检验》《水质卫生化学检验》和《生物材料卫生化学检验》四门课程，并扩充了相关内容，但仍然为油印教材。而《分析化学》和《仪器分析》等教材则采用工科院校正式教材。1987 年至 1990 年，在全国相关院校教师的共同参与下，由鲁长豪主编的《食品检验学》《生物材料检验》、张克荣主编的《水质检验》、杨正文主编的《空气检验》等一批专业教材由四川科学技术出版社正式出版，从此结束了使用油印教材的历史。1992 年，鲁长豪主编的《食品理化检验学》纳入卫生部规划教材，由人民卫生出版社出版。2000 年，由黎源倩和杨正文主编的《空气理化检验》由人民卫生出版社出版。《病原微生物检验》最初参考四川省卫生管理干部学院教材，直至 1990 年以后，医学检验教研室组织教师自编了《细菌学检验》《病毒学检验》《免疫学检验》等一系列内部教材，2003 年，余倩和许欣主编的《卫生微生物检验学（细菌学分册）》由四川科学技术出版社出版，成为正式出版的第一本卫生检验专业用的细菌学检验课程教材。《卫生微生物学》一直采用人民卫生出版社的规划教材。除教材外，卫生检测教研室和医学检验教研室教师还编写了教学参考书和专科教材，如鲁长豪主编的《卫生学与卫生检验技术》、杨正文主编的《劳动卫生检验技术》、张克荣和鲁长豪主编的《痕量分析在卫生检验中的应用》，分别由四川科学技术出版社和人民卫生出版社出版，使卫生检验专业摆脱了教材缺乏的困境，也为 2006 年卫生部教材办第一版卫生检验专业规划教材的编写提供了重要参考。

（四）卫生检验专业研究生教育的开端

卫生检验专业创办之初还不具备研究生招收条件，四川医学院从西南师范学院调来陈立经教授为研究生导师，并于 1982 年招收了我国卫生检验专业第一届硕士研究生两名，分别由鲁长豪和杨正文指导。1983 年底，经国务院学位委员会批准，四川医学院建立卫生检验专业“卫生化学”硕士学位授权点（授医学硕士学位）；同年，鲁长豪和杨正文晋升副教授和硕士研究生导师。1990 年，国务院学位委员会批准华西医科大学（现四川大学）“卫生检验学”博士学位授权点（授医学博士学位）；鲁长豪教授成为我国第一位卫生检验专业博士生导师，并于 1991 年招收博士生两名。自 1981 年国务院批准学位条例以来，除四川医学院外，中国预防医学科学院、北京医科大学、上海医科大学和哈尔滨医科大学先后获得卫生化学硕士学位授予权。从 1974 年到 1990 年，卫生检验学科经历了从无学位的专科教育到本科学士学位教育，再从硕士学位教育到博士学位教育的发展过程，使我国卫生检验人才培养体系逐步完善。因 1998 年教育部专业调整，撤销了卫生检验专业，使我国卫生检验学科的发展进入了低谷，直接导致我国多所招收卫生检验本科学生的院校停止招生。但华西医科大学卫生检验本科专业和研究生教育没有停止，本科继续以预防医学（卫生检验方向），研究生以“劳动卫生”和“营养与食品卫生”专业方向招生。截至 1998 年，华西医科大学共招收培养硕士研究生四十四人，博士研究生十人，为我国卫生检验人才培养做出了积极贡献。

（五）卫生检验专业创办初期的工作成就

自 1974 年卫生检验专业创建至 1998 年教育部撤销卫生检验本科专业的二十四年间，华西医科大学培养了卫生检验本专科毕业生近 1000 人，并且在师资培养和专业人才培训以及科学研究等工作中，也取得了令人瞩目的成绩。1974 年起，开始承办卫生检验专业师资培训班、全国和省市卫生检验人员进修班、委培班、专业证书班等二十余期，为我国高等医药院校、各级卫生防疫站、检验检疫机构和科研院所培养急需的师资、技术骨干和专业人才千余人。在科研方面，鲁长豪提出的《海产品中无机砷的萃取分离和分析法》于 1986 年被列为国家标准分析方法。1994 年，李崇福等研制的水源水中锑、铋、钛的检验方法纳入国家标准分析方法；1992 年，穆文萱等的《线性示波极谱分析在卫生检测中的应用》获得四川省科技进步奖二等奖；1993 年，鲁长豪等的“创建卫生检验专业的成功实践”获四川省优秀教学成果奖二等奖；1992 年至 1993 年，张朝武等研制的 WD 复合碘获全国、新加坡和大西南博览会金奖；1994 年，张朝武等的艾力克消毒液获美国匹兹堡第十届 INPEX 国家博览会金奖；叶梅君等的“超免疫法制备乙型肝炎免疫球蛋白的研制和临床应用”获四川省重大科技成果奖二等奖。

二、坚持期（1998—2004）

（一）卫生检验专业被取消

1997 年 4 月开始，国家教育委员会（现教育部）组织了对 1993 年颁布的《普通高等学校本科专业目录》的全面修订工作。这是改革开放以来开展的第三次大规模的学科专业目录调整，调整后的《普通高等学校本科专业目录》于 1998 年 7 月 6 日正式颁布（教高［1998］8 号），1999 年起执行。此次修订将专业种数由五百零四种调减到二百四十九种，取消了卫生检验专业（原专业代码：100203），在预防医学类（专业代码：1002）下仅有预防医学一个专业（专业代码：100201）。

在新目录尚未正式颁布前，1998 年 1 月下旬，时任华西医科大学教务处处长的马骁教授与卫生检测教研室主任黎源倩教授赴京向卫生部科教司和教育部高教司反映卫检专业不应取消。几经沟通，卫生部科教司和教育部高教司均接受了卫检专业不应取消的陈述，但取消决定已经无法更改。因此，时任教育部高教司副司长的林慧菁教授提出四点意见：①继续在“预防医学专业”下作为专业方向招生；②保持师资队伍；③坚持相关科研；④适当时机恢复。

1998 年 12 月，在专业修订颁布后的几个月，在华西医科大学公共卫生学院（现四川大学华西公共卫生学院）召开了卫检专业论证会。时任卫生部疾病控制司司长的戴志澄（卫检专业最早的创办人之一）、马骁教授、成都市卫生防疫站中心实验室前任主任陶锐、南充市卫生防疫站前任主任杨嘉格、黎源倩教授等参加了此次会议。会上，与会人员一致认同现阶段卫生检验学是不可替代和不可缺少的一门学科，取消卫检专业势必会阻碍学科的发展。结合林慧菁司长的四点意见和校领导层的支持，华西医科大学坚持卫检专业的本科教育，以预防医学（卫生检验）的形式继续招生，学制仍为五年，专业培养目标、培养计划、课程设置等仍然沿用原卫生检验专业的模式。

此次专业目录的修订对全国卫生检验的招生和学科发展造成了不小的冲击，部分原来开办了卫生检验本科专业的高校停止招生，停办了该专业，但仍有部分开办卫检专业较早的高校与华西医科大学一样坚持招生，如衡阳医学院（现南华大学）以卫生检验招生，山东医科大学（现山东大学）以预防医学（卫生检验方向）招生，广东药学院（现广东药科大学）以预防医学（卫生检验方向）招生等。

（二）坚持期卫检学科的发展

在教育部取消卫检专业的这几年，卫检学科仍然持续发展，期间出版了几部大型的卫生检验学著作。如《现代卫生检验》（张朝武，周宜开主编）于 2001 年筹划，2003 年开始编写，于 2005 年正式由人民卫生出版社出版；《现代卫生化学》（许春向主编）于 2000 年由人民卫生出版社出版，2009 年出版了第二版。此外，还计划第一套卫生检验专业全国规划教材。2001 年，张朝武教授等向卫生部教材办公室申请编写第一套全国统编的卫生检验规划教材；2002 年，规划教材筹备会在成都召开；2004 年，在人民卫生出版社的支持下，全国高等学校卫生检验专业规划教材编写委员会成立，张朝武教授任副主任委员，全面主持卫生检验专业教材的编写；2006 年，第一版全国卫生检验专业用十本教材出版。本科生培养规模稳定，每年全国约培养数百名本科生，研究生教育以营养与食品卫生、劳动卫生等方向继续培养，同时继续开展卫生检验职业培训、技术骨干培训和师资培养。

三、高速发展期

（一）学科恢复历史

1998 年，卫生检验专业被取消后，戴志澄、马骁、黎源倩、刘衡川及其他多所学校的校级领导、学科带头人、专业负责人等多次向卫生部、教育部申述反映，恢复专业的呼声逐渐得到了教育部高层人士的认同。

特别是 2003 年，非典疫情席卷中国，并迅速扩散到东南亚乃至全球，在此次疫情的暴发和最终被控制消灭的过程中，“实验室诊断”“病原检测技术”“传染源控制”“疫区隔离”“消毒处理”等一系列卫生检验学科范畴所包含的原理和技术凸显了关键的作用。非典事件的爆发再次促使了业界对卫生检验学科的高度重视，恢复卫生检验专业的呼声越来越高。2003 年，先后在成都和北京召开专业恢复论证会，成都会议在华西公共卫生学院培训中心进行，参会人员有戴志澄、马骁、许欣等领导、专家，通过讨论达成了共识；随后，马骁、许欣到北京，在北京友谊宾馆召集会议，参会人员除戴志澄外，还有卫生部和教育部的多位领导。会上，教育部领导同意了以原名“卫生检验”恢复本科招生，但以新专业申报，学制改为四年制，授予理学学士学位。因《普通高等学校本科专业目录》尚未到修订期，故暂且不修订专业目录。据此，四川大学从 2004 级开始恢复以“卫生检验”的名称招收四年制本科生，授予理学学位，减少了学分，在课程设置上缩减了部分医学课程，但仍然保留生产实习和毕业论文环节。2004 年，四川大学自主设置了“公共卫生检验学”硕士和博士招生点，结束了前几年将卫生检验专业硕博士生拆分为营养与食品卫生、劳动卫生的方向招生的局面。此后，卫生检验学科进入了高速发展时期。2012 年，教育部再次修订《普通高等学校本科专业目录》，将卫生检验更名为卫生检验与检疫（101007），划归医学技术类。

（二）高等院校卫生检验专业建设

2017 年 6 月，由四川大学华西公共卫生学院和中华预防医学会共同主办的卫生检验学学科历史与发展研讨会在华西公共卫生学院志德堂顺利召开。中国工程院院士陈君石、卫生检验创始人之一戴志澄、中华预防医学会副会长兼秘书长杨维中、中华预防医学会卫生检验专委会主任委员刘秀梅、国家食品安全风险评估中心首席科学家吴永宁、人民卫生出版社编辑常帆以及来自北京大学、中山大学、南京医科大学、重庆医科大学、吉林大学、河北大学、山东大学、广州药科大学、河北医科大学、南华大学、武汉科技大学、河北北方学院等全国二十个省、市、区的三十所高校共七十六名卫生检验领域的知名专家、学者参加了此次会议，交流各校卫生检验专业的办学特点、课程设置和办学经验，以历史和发展的眼光来展望卫检学科今后的发展方向（图 21–2）。

卫生检验学科历史与发展研讨会
四川成都 华西公卫 2017.6.11

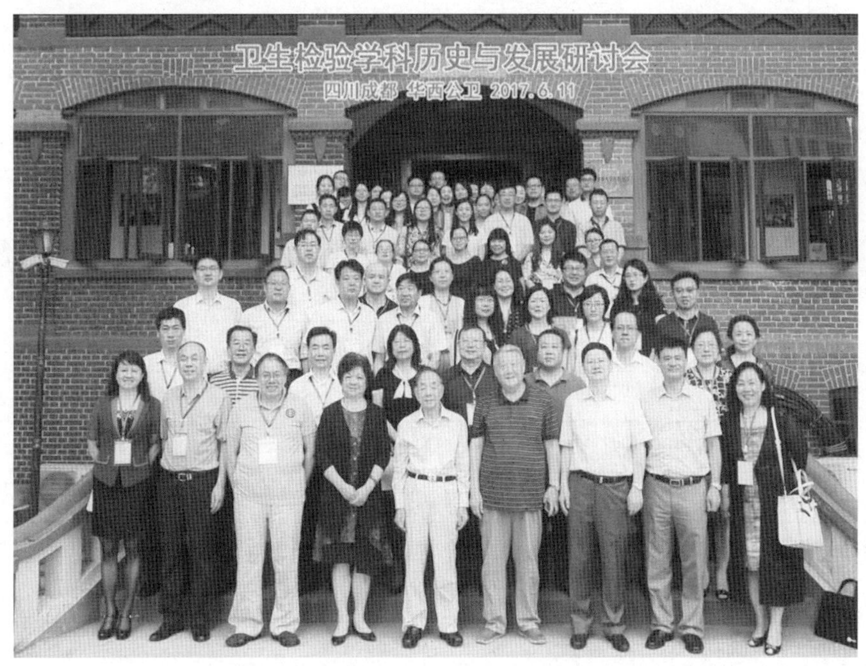

图 21–2　学科历史与发展研讨会合影

会议期间，四川大学华西公共卫生学院以问卷调查的形式对开办卫生检验与检疫专业的主要高校的办学基本情况、师资结构和专业课教学等内容进行了调查，二十九所兄弟院校在本文撰写前填写并反馈了问卷。

1. 卫生检验办学情况

二十九所院校卫生检验与检疫专业基本情况见表 21–1。调查结果发现，卫生检验与检疫系（教研室）主要隶属于公共卫生学院，部分高校根据自身具体条件和实际情况，将卫生检验与检验系（教研室）设置在医学检验学院、法医学与医学检验学院、医学技术学院、医学院及独立学院等其他相关学院。

被调查高校的卫生检验与检疫专业学制多为四年（93.1%），少数学制五年的均为预防医学卫生检验与检疫方向（6.9%）。2016 年，各校卫生检验与检疫专业的招生规模为 14 人至 115 人，全国总共招收人数超过一千六百人。

表 21–1　参与调查的高校卫生检验与检疫专业基本信息

编号	招生院校	隶属学院	开始招收本科时间	学制（年）	2016 招生人数	累计培养本科生人数
1	四川大学	公共卫生学院	1974	4	60	1897
2	吉林大学	公共卫生学院	1984	5	25	750
3	广东药科大学	公共卫生学院	1989	4	60	1700
4	南华大学	公共卫生学院	1993	4	61	1600
5	山东大学	公共卫生学院	1994	5	39	741
6	包头医学院	公共卫生学院	1997	4	80	429
7	南京医科大学	公共卫生学院	2001	4	35	363
8	重庆医科大学	公共卫生学院	2003	4	75	800
9	济宁医学院	法医学与医学检验学院	2003	4	47	752
10	河北医科大学	公共卫生学院	2005	4	30	130
11	武汉科技大学	公共卫生学院	2006	4	60	299
12	安徽医科大学	公共卫生学院	2007	4	30	210
13	南方医科大学	公共卫生学院	2008	4	40	281
14	成都中医药大学	医学技术学院	2009	4	115	714
15	昆明医科大学	公共卫生学院	2010	4	62	254
16	泰山医学院	公共卫生学院	2010	4	51	287
17	江苏大学	医学院	2011	4	80	320
18	贵州医科大学	公共卫生学院	2012	4	99	155
19	成都医学院	公共卫生学院	2012	4	57	103
20	福建医科大学	公共卫生学院	2013	4	30	30
21	大连医科大学	医学检验学院	2013	4	31	30

续表

编号	招生院校	隶属学院	开始招收本科时间	学制（年）	2016 招生人数	累计培养本科生人数
22	浙江中医药大学	医学技术学院	2013	4	30	22
23	长沙医学院	公共卫生学院	2013	4	99	41
24	右江民族医学院	医学检验学院	2013	4	53	44
25	河北大学	公共卫生学院	2014	4	115	0
26	牡丹江医学院	公共卫生学院	2014	4	26	89
27	河北北方学院	医学检验学院	2014	4	115	0
28	中山大学	公共卫生学院	2015	4	14	17
29	南通大学杏林学院	—	2015	4	36	0
总计	—	—	—	—	1655	12058

2. 卫生检验专业课程设置

被调查高校均已开设了六门理化主干课程，即《分析化学》《仪器分析》《空气理化检验》《水质理化检验》《食品理化检验》《生物材料检验》。微生物主干课程方面，除《病毒学检验》《分子生物学检验技术》部分院校未开设之外，均已开设《卫生微生物》《免疫学检验》《细菌学检验》《临床检验》。此外，各高校还根据自身实际情况，开办了诸如《卫生检验与检疫导论》《职业生涯规划》《毕业教育就业指导》《卫生检验综合》《化妆品检验》《职业卫生检验》《进出境动植物检疫》《动植物检验检疫》《国际旅行卫生》《国境卫生检疫法》《放射毒理学》《放射卫生学》《检验核医学》《放射监测技术》等课程。上述课程不仅丰富了学生的知识结构，还对拓宽毕业生的就业面起到了积极作用。目前仅有少数学校开设了《卫生检验检疫》《实验室管理》《生物信息学》等课程。随着检验检疫的深化，大数据、精准医疗的不断深入，与“生物信息学”“分子生物学检验技术”以及“检验检疫”相关课程也应受到重视。

实验课程方面，被调查高校普遍开设了《食品理化检验实验》《空气理化检验实验》《水质理化检验实验》《生物材料检验实验》《卫生微生物实验》《免疫学检验实验》《细菌学检验实验》《临床检验实验》等实验课。部分学校开设了《化妆品检验实验》《卫生检验综合》《实验室管理与生物安全实验》《综合素质强化训练》《血液学检验》等内容。

3. 卫生检验师资队伍

被调查高校中卫生检验与检疫专业的专职教师平均人数为十八人，兼职教师平均人数为一人，实验人员平均人数为五人。被调查高校中，师资队伍年龄结构：五十六岁以上的占9.4%，四十五岁至五十五岁的占25.1%，三十六岁至四十五岁的占40.0%，三十五岁以下的占25.5%；师资队伍中，正高职称占27.0%，副高职称占35.4%，讲师占32.8%，其他为4.8%；而师资队伍中，博士学位占57.5%，硕士学位占36.6%，其他占5.9%。

4. 卫生检验实习基地

实习基地呈现多元化发展趋势，以省、市、区、县级疾病预防控制中心为主，还包括检验检疫局、国际旅行卫生保健中心、医院检验科、质量技术监督局、食药监、机场、科学院分析测试中心、司法鉴定机构、应急办公室、省市职业病防治院等机构。实习时间通常在一学期内，另外，有部分不安排“毕业论文”的学校，实习时间为两个学期。

（三）卫生检验专业统编教材建设

卫生检验专业第一版全国统编教材的筹备始于2001年。2001年，张朝武教授等向卫生部教材办公室提出申请编写第一套全国统编卫生检验规划教材，并于2002年在成都召开了规划教材筹备会。2004年，《教育部关于公布2004年度经教育部备案或批准设置的高等学校本专科专业名单的通知》恢复了卫生检验专业（专业代码：100202S）。为适应卫生检验专业人才培养需求，卫生部教材办公室、人民卫生出版社和四川大学华西公共卫生学院共同举办了“全国高等学校卫生检验专业规划教材编写论证会”，并成立了“全国高等学校卫生检验专业规划教材编写委员会”，委员会成员来自全国十七所高等学校十九名专家组成，由华中科技大学陈学敏教授任主任委员，四川大学张朝武教授任副主任委员。这次会议确定了《食品理化检验》《生物材料检验》《免疫学检验》《分析化学》《病毒学检验》《细菌学检验》《水质理化检验》《空气理化检验》《临床与职业卫生检验》和《卫生检验检疫》十种卫生检验专业规划教材。该套教材于2006年6月全部出版。2007年，根据卫生检验专业特点，增列《实验室管理》为该专业规划教材，并于2008年出版。这套教材的建设，为卫生检验专业人才培养奠定了坚实的基础。

2012年9月，教育部颁布了《普通高等学校本科专业目录（2012年）》，由预防医学类（1002）卫生检验专业（100202S）更名为卫生检验与检疫专业（101007）归医学技术类（1010）。为适应新的本科专业培养目标要求，由全国高等医药教材建设研究会和人民卫生出版社组织来自全国二十一所院校和科研院所二十七位专家于2013年8月在成都成立了“第二届全国高等学校卫生检验与检疫专业规划教材评审委员会”，四川大学裴晓方教授任主任委员，包头医学院和彦苓教授、河北医科大学康维钧教授和南华大学吕昌银教授任副主任委员。评审委员会根据卫生检验与检疫专业（四年制，理学学位）的培养目标和需求，对专业课程设置进行了充分论证，确定了十八种规划教材，其中修订《分析化学》《分析化学实验》《食品理化检验》《水质理化检验》《空气理化检验》《生物材料检验》《病毒学检验》《细菌学检验》《免疫学检验》《临床检验基础》《实验室安全与管理》《卫生检疫学》共十二种（更名三种：《卫生检疫学》《临床检验学基础》《实验室安全与管理》），新增《仪器分析》《仪器分析实验》《卫生检验检疫实验教程》《卫生理化检验分册 / 卫生微生物检验分册》《化妆品检验与安全评价》和《分析化学学习指导与习题集》共六种。2013年12月，在广州召开了主编人会议，详细讨论了这套教材的编写目标，明确了教材修订的指导思想和编写原则。本套教材于2015年春季全部出版。此外，随着分子生物学检验技术在卫生检验与检疫领域的应用日趋广泛，于2016年由四川大学牵头，会同其他兄弟院校编写出版了《分子生物学检验技术》。

（四）卫生检验学学术共同体的建设与加强

四川医学院卫生系（现四川大学华西公共卫生学院）在中国率先创办“卫生检验专业”，最早可追溯到1958年，当时曾招收了一届从事卫生检验的专科学生，比如南充市卫生防疫站

（现南充市疾病预防控制中心）的杨嘉格就是该届的毕业生。由于种种原因，该专业停招了，直到 1974 年又重新招收工农兵大学生，是卫生检验专业本科教学的开端。1977 年，招收恢复高考后的第一届卫生检验本科学生（1978 年春季入学）。1985 年前后，经数年工作积累，时任卫生检测教研室主任的鲁长豪及有关教师萌发了创办卫生检验学会的想法，希望能为全国从事卫生检验工作的人员提供一个交流平台，这就是创办卫生检验学会的初衷。

当时中国的学会组织分一级学会和二级学会，二级学会以下只能设置学组。那时，全国的卫生学会是隶属于医学会的二级学会，卫生检验专业归属于卫生学，故拟成立的学会是一个三级学组。

按照有关规定，新成立学会需发起人向上级学会提交成立学会的报告，主要有会员数量（当时为医学会会员）、专业人员和行业情况、成立的目的和必要性，挂靠单位等。发起人至少为四名，应是本专业的翘楚，具有号召力和凝聚力。经大量调查和与有关人员商讨，最后确定学会的发起人为鲁长豪（华西医科大学）、陈昌杰（中国医学科学院环境卫生研究所）、郁庆福（上海医科大学）和张绍武（原在河南省卫生防疫站工作，当时在预防医学会）。

1986 年 8 月，在华西医科大学公共卫生学院（现四川大学华西公共卫生学院）召开了全国第一届卫生检验学术交流会（图 21–3），成立了卫生检验学组，鲁长豪任组长，副组长为郁庆福和陈昌杰。学组挂靠在华西医科大学公共卫生学院。

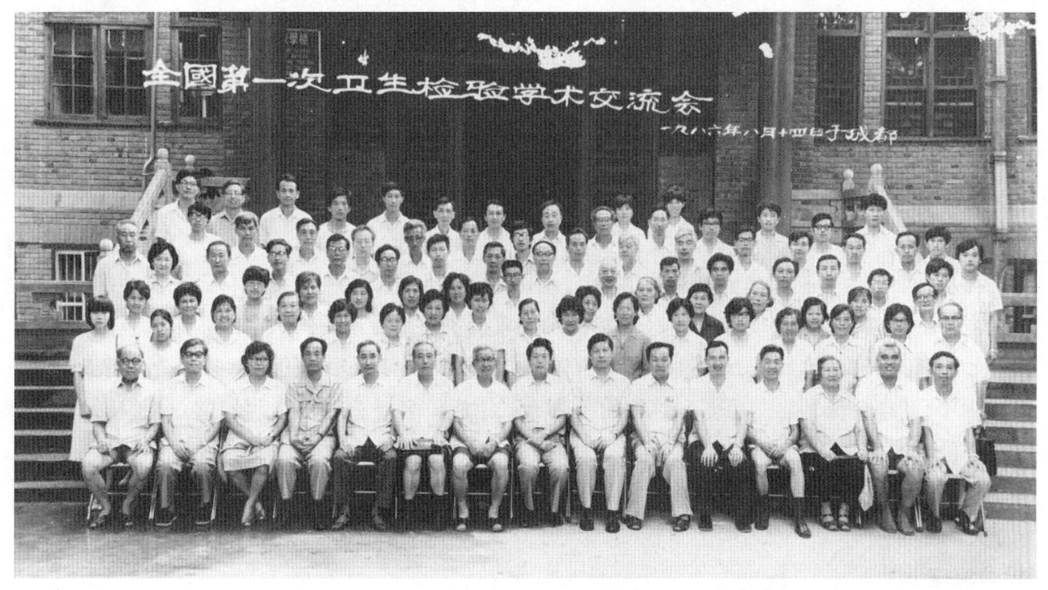

图 21–3　全国第一次卫生检验学术交流会合影

1988 年 9 月，在湖北武汉召开了全国第二届卫生检验学术交流会暨学会成立大会。在此期间，由于卫生学会从医学会独立出来成为一级学会，故原为三级学组的卫生检验学组就升级成二级学会，所以在武汉又举办了成立大会。在这次会议中，确定了本学会的名称为卫生检验专业委员会，设主任委员一人，副主任委员二人，常委七人，委员二十五人，原则上挂靠单位与主任委员在一起。每两年举行一次学术交流会。由于卫生检验专业的特殊性，学术交流会分成卫生理化检验和卫生微生物检验两部分，卫生理化检验主要由华西医科大学组织，双年开；卫生微生物检验主要由上海医科大学组织，单年举行；每四年合并举行。第一届的主任委员为鲁长豪，副主任委员为郁庆福和陈昌杰，常委有许春向（哈尔滨医科大学）、刘西洲（湖北省卫生防疫站）、陶锐（成都市卫生防疫站）、叶能权（广东省职业病防治院）、李明元（天津市卫生防疫站）等。委员二十五人，主要从全国高校、科研院所、卫生防疫站选拔，基本上一省一名，当时缺贵州、西藏、海南、青海和新疆。学会挂靠在华西医科大学公共卫生学院，由学会委员兼秘书张克荣承担日常工作。1992 年 10 月，在安徽歙县召开了全国第五次卫生检验学术交流会暨换届选举。第二届的主任委员为郁庆福，副主任委员为鲁长豪、陈昌杰、晁福寰（军事医学科学院天津四所）。挂靠单位为上海医科大学，仍由华西医科大学组织有关卫生理化检验的学术活动。

1996 年 9 月，在河南开封举办了全国第九届卫生检验学术交流会暨换届选举。第三届的主任委员为陈昌杰，副主任委员为郁庆福、晁福寰、张克荣［由于鲁长豪不幸去世，1995 年 9 月在辽宁兴城召开的全国第七次卫生检验（理化）学术交流会上增补张克荣为副主任委员］。挂靠单位为陈昌杰所在的预防医学科学院环境卫生研究所，仍由上海医科大学组织有关卫生微生物检验的学术活动。2005 年 10 月，在北京召开了全国卫生检验学术交流会及换届选举，第四届主任委员为刘秀梅（中国疾病预防控制中心），第五届主任委员刘秀梅连任，到 2017 年 12 月学会换届，第六届主任委员由四川大学华西公共卫生学院裴晓方担任。

自 1986 年卫生检验学组成立以来，基本上是两年召开一次学术交流会，1986 年在四川成都，1988 年在湖北武汉，1990 年在陕西西安，1992 年在安徽歙县，1995 年在辽宁兴城，1996 年在河南开封。由于学术活动开展得好，卫生检验学会于 1996 年被预防医学会评为先进学会。但自那以后，学会处于停滞期，十年基本上无活动，直到 2005 年换届，刘秀梅教授任卫生检验专业委员会的主任委员，学会的活动有了新的起色。

（五）卫生检验学术期刊的发展

创办一个卫生检验人自己的杂志，给广大卫生检验人员提供一个发表自己论文的平台，一直是学科发展初期的大事。在四川医学院鲁长豪教授主导下，预防医学会的张绍武也做了不少工作，申请刊号和争取经费，经过多方协商和努力，于 1991 年《中国卫生检验》杂志终于问世。

《中国卫生检验》杂志社创刊时期的社长为张绍武，名誉总编辑为蔡宏道，总编辑为鲁长豪，副总编辑为张绍武、郁庆福、陈昌杰。最初为季刊，后改为双月刊、月刊，目前为半月刊。该杂志为广大卫生检验人员提供了一个很好的科研交流和成果展示的平台。与卫生检验学相关的杂志还有《中国国境卫生检疫》杂志、《现代预防医学》《植物检疫》《中国动物检疫》《检验检疫学》等。

第三节　重要学科成就

连续二十年，国家自然科学基金在卫生检验检疫方向的立项项目数逐年递增，各种检验新方法、新技术研究成果层出不穷，推动了卫检学科快速发展。GB 5009、GB 5750、GB 8537、GB 4789、HJ、GBZ、WS 等标准系列方法的建立和更新处处有卫检人的身影，这些标准积极推动了食品、环境、卫生和生物材料等检测方法的发展。

一、卫生检验学理论研究成果

卫生检验与预防医学门类下的多个学科存在交叉，如食品卫生、职业卫生、环境卫生、卫生分析化学、传染病防治等，在国家自然科学基金的项目类别中尚未设立卫生检验检疫子目录，不过从如上交叉学科中可搜索到关于卫生检验检疫研究内容的部分项目。比如，“快速检测新技术研究”“传染病的预防控制和病原检测”“环境与职业污染物风险监测”“食品安全中食源性致病菌、农药和兽药残留”等项目。自1997年以来，国家自然科学基金在卫生检验检疫方向的立项项目数呈现逐年递增的态势，并且其中以食品卫生、卫生化学、环境卫生所占比重较多，尤其近些年来以食品、环境中的有毒有害物质的快速检测新技术方面的研究项目得到了较多资助。其中，获得资助单位以中国人民解放军军事医学科学院（检测技术发展项目）为最多，其次是中国疾控中心各部所与部分高校。

国家标准体系的建立是卫生检验学科的重要成果，也代表中国卫生检测领域的科技水平，在标准方法建立方面，在国家食品安全风险评估中心、各级疾控中心、质检食药检系统、高校及各级科研单位的协作之下GB 5009、GB 5750，GB 8537、GB 4789、HJ、GBZ、WS等标准系列方法的建立和更新，积极推动了食品、环境、卫生和生物材料等检测方法的发展。在测量溯源性的应用上，各级卫检技术机构积极开展国际和国内的量值溯源和比对活动，积极构建完善的量值溯源体系并推动检测和校准结果获得国际互认，为减少国际贸易壁垒，促进中国检测质量提升和经济贸易可持续发展做出了重要的贡献。

二、卫生检验学应用研究成果

卫生检验学应用研究成果很多，如1994年，张朝武等的艾力克消毒液获美国匹兹堡第十届INPEX国家博览会金奖；杨瑞馥研究员领导的团队，基于多学科交叉的产学研用模式，联合材料学、化学、光电子学、机械制造等技术和计算机软件技术、免疫学技术各相关领域的研究者，通过十四年的合作研究，利用一种由不同稀土元素组合、经1000℃以上高温烧制工艺制备的纳米颗粒，化学修饰后与免疫层析和生物传感技术结合，首次建立了兼顾便携、快速、多重、定量的基于稀土纳米上转发光技术的生物应急检测系统（UPT-POCT），以及国际上唯一的UPT-POCT产业化平台，该技术的成功研发使我国拥有了一个国际领先的快速免疫检测技术平台，构筑了国内外该技术相关的专利群，并于2013年实现了产业化，首先用于常见食源性致病微生物快速检测。高志贤研究员率先在国内将高通量芯片、微纳传感和生物信息学等新技术引入饮水和食品安全监控领域，形成了以分子印迹纳米聚合物、仿生光子晶体特异识别为基础、生物传感/生物芯片快速检测技术为特色，集高新技术研究、配套设备研制、饮水和食品安全标准制定及推广应用为一体的技术体系。包括：构建了大容量核糖体展示模拟抗体和天然抗体库，制备对硫磷、百草枯等二十种中高毒农药的特异抗体；采取生物信息学方法以及比较基因组学技术，对致病菌及非致病菌基因组进行分析，确定和得到所有重要致病菌的全部孤儿基因、致病菌特有基因，并确定全部可能的致病菌特有基因片段，在此基础上对这些片段进行保守性分析与聚类，确定可能致病菌特有功能基团，建立不同致病菌上的特征分布谱并建立相应数据库，建立基于生物信息学检测饮水和食品中致病菌的新技术；研制出可以检测小分子污染物和生物毒素的蛋白芯片，实现了对饮水和食品中黄曲霉毒素、对硫磷等十余种污染物的高通量检测；自主研发了覆盖化学毒物（毒鼠强、百草枯等）违禁添加物（三聚氰胺、苏丹红）、四种激素类物质（双酚 A、雌二醇）等试剂盒。在此基础上，研制出系列便携式数字化、模块化、标准化快速检测箱（获第八届国际发明展览会创新金奖），实现对五十种指标的现场快速检测等。另外，卫生检验微生物方面近年的成果和集成创新可集中体现在国家传染病监测技术平台和流感监测网络的建立完善以及对世界首例人感染新型 H7N9 禽流感病毒的发现与疫情的成功防控方面。

在卫生检验理化因素方面，主要以食品安全领域为例进行介绍。自“十一五”开始，国家对食品安全关键技术的研发投入巨幅增加，来自其他学科领域的优势团队与卫生检验和检疫科学团队资源组合、优势互补，取得了较为瞩目的成就和发展，一方面是大量先进检测仪器的使用和研发，另一方面是检测方法的配套支撑。检验方法的建立，是卫生检验成果的重要体现，如中国检科院首席科学家庞国芳院士所带领的团队在食品中农药残留和兽药残留的检测方法上取得了世界瞩目的成就；其次中国科研人员在食品污染物暴露评估技术研究、食品污染溯源技术研究、食物中毒因子解析技术研究、食品主要化学性有害物控制技术研究与开发、食品包装材料检测与安全性评价技术研究、持久性有毒污染物检测技术研究、食品新资源与功能食品的安全利用等研究方面，也取得了可喜的成果。

第四节　挑战与展望

伴随“健康中国”和“一带一路”倡议的实施，中国卫生检验学面临着严峻的挑战和巨大的机遇。

一、卫生检验学面临的挑战与机遇

随着经济发展和全球化进程，维护公众健康面临诸多问题，如食品安全、饮水安全、环境污染、职业危害、新发突发传染病时有发生和慢性病高发，对卫生检验工作提出了更高的要求和新的挑战。针对危害人类健康的持久性有机污染物、环境内分泌干扰物、食品中农药、兽药残留、食品中转基因成分、生物活性物质等，以及不断出现的新型化学和生物性污染源和污染物、食品中违法添加物、新的致病菌和微生物的监测，卫生检验学需要不断创新和发展，不断研究新技术和新方法。面对多种多样，基底复杂，待测物含量甚微的样品，研究痕量甚至超痕量污染物的检测方法；新颖的样品分离技术；分析仪器的自动化和智能化以及应用新的分子生物学技术在 DNA、分子、蛋白水平上检测多种致病菌，建立灵敏、快速、可靠、低成本的绿色检验方法势在必行。健康中国和“一带一路”发展策略，给卫生检验的发展带来更多机遇。

二、中国卫生检验学学科展望

（一）学科融合，技术创新

最初，卫生检验学的研究范畴比较局限于卫生检验新方法的建立和改进，为健康因子的检测提供可靠、科学的方法。经过四十多年的发展，卫生检验学提供的不再是单一片面的数据，而是一套完整的、综合的、立体的数据，更能够反映出真实的状态，更好地为疾病预防、口岸检疫、环境污染治理、健康相关因素监测等提供技术保障。

现代卫生检验学将更加注重学科融合产生新型检测技术，如PCR技术、基因芯片、脉冲场凝胶电泳、飞行时间质谱、生物传感器、激光共聚焦以及基于各种新型材料的前处理系统等。同时，积极寻求新的学科生长点，在大健康产业中找到一席之位。

（二）学科领域日益扩大

鲁长豪先生于1992年撰文谈到，卫生检验学通过日常的监测检验，以查明有害因素对人体的可能危害，为卫生防疫工作的正确决策提供准确可靠的数据。经过二十多年的发展，现代卫生检验学的应用领域已不仅仅局限于卫生防疫工作，在新发突发传染病防控、病原检测与溯源及突变预测、突发公共卫生事件处理、边境国境口岸检疫、环境有害因素监测、食品安全风险评估、健康相关产品毒理学和功能学评价、慢病防控等领域，卫生检验学都发挥了重要的技术支撑作用。在研究层次上深入到微观的基因、蛋白和分子水平，在宏观上又拓展到大人群、大队列、大数据分析。随着社会的发展，卫生检验学的研究对象、学科领域会日益扩大。

（三）网络化大数据分析系统将更加强大

现代数据分析越来越依赖计算机网络，全国化、全球化的数据共享分析网络逐渐建立和完善，为健康相关风险因素的预防、预测、预警提供了强大的数据分析功能。已建立的全国食品安全风险监测－化学污染物和有害因素监测网，覆盖了全国所有省、市、区，有些监测点延伸到了县级检测部门。1996年，美国CDC建立的Pulsenet监测网络现已覆盖了全球八十多个国家，参与网络的实验室上传数据并共享其他实验室的数据，形成了强大的数据系统。此外还有多个全球性的监测数据网络。随着《中华人民共和国传染病防治法》《传染病监测信息网络直报工作于技术指南》《传染病信息报告管理规范》《突发公共卫生事件与传染病疫情监测信息报告管理办法》等法律、法规、办法的相继颁布，我国传染病监测信息网络也逐渐健全，形成了医疗机构、疾病预防控制中心和卫生行政部门三位一体的模式。计算机网络云端储存的大型数据库的发展和完善，促进了卫生检验学科的发展。

（四）卫生检验专业人才队伍建设急需加强

现代卫生检验人才培养目标将不仅局限于能精通实验室技术工作，还要能从事现场工作和实验室管理工作，同时又具备一定的融合交叉吸纳各种先进技术的科研能力，在“互联网+”和大数据时代背景下，开放的学科思维、强大的获取信息的能力、计算机网络化管理水平、综合分析和应用各类大数据的能力同样不可或缺。由于卫生检验学科应用领域日益扩大，我国目前卫生检验人才需求缺口不断增大。虽然2013年以来一些高校开办了卫检专业，但高校卫生检验专业师资缺乏，有必要采取一些措施，大量培养卫检高级人才，加强师资队伍建设，提高卫生检验专业队伍的整体素质，满足我国疾病预防控制工作的需要。

致谢 感谢戴志澄、刘秀梅、叶梅君、张朝武、黎源倩、马骁等的指导。感谢戴兴碧、洪君蓉、李业鹏、余倩、刘衡川、许欣、王国庆等的协助。

撰稿人：裴晓方 吕昌银 左浩江 张克荣 康维均 李 磊 孙成均
陆家海 毋福海 邱景富 李 娟 汪 川 邹晓莉

参考文献

[1] 高天阳，连靠奇，张瑞，张瑛．我国卫生检验与检疫专业师资调查与建设策略［J］．中国卫生检验杂志，2015（16）：2825-2826.
[2] 戴志澄．创刊词［J］．中国卫生检验杂志，1991，1（1）：3.
[3] 鲁长豪．我国卫生检验事业的现状和进展［J］．中国公共卫生学报，1992，11(6)：321 -324.
[4] 杨嘉格，白体君，蒲登云，等．试论卫生检验工作在社会主义经济建设与国家卫生工作中的地位和作用——兼论加强卫生检验专业人才培养的必要性［J］．现代预防医学，2000，27（2）：229-233.
[5] 翟廷宝．卫生检验与评价机构现状、问题及对策研究［J］．中国公共卫生管理，2006，22（1）：10-13.
[6] 邹学贤．我国高等卫生检验教育的现状和发展［J］．昆明医学院学报，2007（3B）：126-1291.
[7] 孔维明．“一带一路”战略背景下教育面临的机遇和挑战——从医学教育角度谈起［J］．未来与发展，2017（3），101-106.
[8] 谭晓东，陈叙宇．“一带一路”的公共卫生挑战与准备［J］．公共卫生与预防医学，2017（4），1-5.

卫生检验学学科发展大事记

时间	事件
1958 年	四川医学院卫生学系（现四川大学华西公共卫生学院）开设卫生检验专业（专科），后停招。
1973 年	詹承烈在“全国卫生专业教育经验交流会议”上提出创办“卫生检验”专业的倡议，得到与会人员认同。
1974 年	四川医学院卫生系（现四川大学华西公共卫生学院）开设卫生检验专业，招收了第一届本科“卫生检验”学生（工农兵学员），标志我国卫检本科教育的开端。
1978 年	经四川省卫生厅批准，四川医学院在省内建立了卫生检验专业首批九个教学实习基地。
1981 年	卫生检验专业列入我国高等学校专业目录。
1982 年	卫生检验专业改为五年制，每年计划招收四十名学生。
1983 年	经国务院学位委员会批准，四川医学院建立卫生检验专业“卫生化学”硕士学位授权点（授医学硕士学位），鲁长豪和杨正文成为首批“卫生化学”硕士研究生导师。
1985 年	衡阳医学院、哈尔滨医科大学、广东医药学院、山东医科大学等相继开办卫生检验专业。
1986 年	全国第一届卫生检验学术交流会在华西医科大学公共卫生学院（现四川大学华西公共卫生学院）召开，卫生检验学组成立，鲁长豪任组长，学组挂靠在华西医科大学公共卫生学院。
1988 年	全国卫生检验学会成立，鲁长豪担任学会首届主任委员。
1990 年	国务院学位委员会批准华西医科大学“卫生检验学”博士学位授权点（授医学博士学位）。
1991 年	《中国卫生检验杂志》创办，鲁长豪任杂志总编辑。
1998 年	卫生检验专业被取消，在卫生部支持下，华西医科大学等部分高校仍坚持招生。
2003 年	非典疫情后，卫生检验专业恢复论证会先后在成都和北京召开。

续表

时间	事件
2004 年	四川大学设置“公共卫生检验学”硕士和博士招生点，卫生检验学科进入了高速发展时期。
2005 年	《现代卫生检验》（张朝武主编）正式由人民卫生出版社出版。
2006 年	第一版全国卫生检验专业用教材出版。
2012 年	教育部再次修订《普通高等学校本科专业目录》，将卫生检验更名为卫生检验与检疫（101007）。
2013 年	“第二届全国高等学校卫生检验与检疫专业规划教材评审委员会”成立，四川大学裴晓方教授任主任委员，确定十八种规划教材。

第二十二章　社会医学

现代医学发展的一个重要标志就是医学的社会化。当今时代，无论是医疗活动、保健服务，还是卫生决策都不能仅从生物医学的角度，而必须综合社会、心理、生物诸因素考虑问题。人们认识上的飞跃直接带来了医学模式转变的新趋势，带来了社会医学的兴起。

第一节　学科概述

社会医学有其古老的渊源，更是新兴的边缘学科，它是兼有自然科学（医学）和社会科学双重属性的交叉学科，是现代医学发展的一个重要方向。

一、社会医学的概念

社会医学是一门从社会的角度研究医学和健康问题的学科，主要研究社会因素和人群健康之间的相互作用及其规律、社会卫生状况及其变动规律、改善社会卫生状况的方法、提高人群健康水平的社会卫生对策及措施。

社会医学是医学与社会学之间交叉的产物，这是因为影响人类健康与疾病的因素多种多样而且又互相关联。例如人的某种疾病既可以在分子水平上找到结构缺陷，也可以在反映器官功能的生理、生化指标上发现异常，同时还可以追溯到患者的家庭、心理、人际关系和社会关系等方面出现的障碍。这些因素常常互为因果，密切相关，因此对患者不仅应从生物因素，还应从心理、社会因素方面提出综合对策。这在客观上就把医学与社会学、医学与心理学的理论和方法结合起来，从而产生了一门新的学科——社会医学。这体现了现代科学发展的整体化和综合化趋势。

二、社会医学的研究内容

（一）研究社会卫生状况，主要是人群健康状况

社会医学研究社会卫生状况是从研究社会经济状况、卫生服务状况和人群健康状况以及三者之间的相互关系着手，通过评价居民的生命质量、人口素质、健康状况以及存在的危险因素，找出主要的社会卫生问题，作出社会医学“诊断”，发现应重点防治的疾病、应重点保护的人群、应重点消除的危险因素等。

（二）影响人群健康的因素，特别是社会因素

社会医学运用社会学、卫生统计学、流行病学、管理学、心理学等相关学科的理论及研

究方法，分析、探讨各种因素，特别是社会因素，包括社会制度、经济状况、人口状况、文化因素、社会心理、行为与生活方式、卫生服务状况等对人群健康的影响，即对社会卫生问题进行社会病因分析，研究社会因素对人群健康的影响程度，为制订社会卫生措施提供科学依据。

（三）提出社会卫生策略与措施

社会医学要针对存在的社会卫生问题及其产生问题的原因，提出改善社会卫生状况，提高人群健康水平的策略与措施，即所谓的社会医学“处方”，如合理配置卫生资源、科学组织卫生服务、发展社区卫生服务和初级卫生保健等。同时，也要研究保护人群健康的政治、经济、法律、教育等方面的策略与措施。

三、社会医学的创立与发展

社会因素在人类疾病的发生、发展过程中的作用，在古代的经验医学时期，就已引起不少医学家的关注。我国古代医学家早就注意到了环境及精神因素和健康的关系。我国现存的最早医书《内经》（成书于战国时期）中，就有气候改变、饮食起居及精神因素等与疾病有关的论述，建立了“天人合一”的传统哲学观念。古希腊名医希波克拉底，就注意到人的生活环境与健康的关系。他在《论水、空气、地域》中指出医生要掌握城市的风向、阳光、水质和植物的生长状况，注意居民的生活方式。他认为“知道是什么样的人生病，比知道这个人患的是什么病更重要”“医师医治的不仅是病，更重要的是病人”。

然而，限于当时社会经济条件及医学科学技术水平的影响，古代医学家们对人类健康、疾病与社会因素的关系及医学与社会的关系还缺乏深刻认识，医学活动基本上是医生与病人之间的个人医疗行为。

十八世纪产业革命后，手工业生产方式逐步被大工业生产所替代，生产的社会化促进了医学的社会化进程。资本主义早期发展所带来的社会卫生状况的恶化，促进人们进一步注意到医学的社会性、人类健康及疾病流行与社会条件的密切联系。一些进步医学家们提出了社会及国家应对人民健康负责的观点。德国卫生学家约翰·彼得·弗兰克（Johann Peter Frank）于1790年在意大利讲学时指出，“居民悲惨的生活条件是产生疾病的温床”，他在《全国医学监督体制》一书中提出了用医学监督计划使政府采取措施来保护公众健康的主张。这种观点是认识到健康、疾病和社会因素有关的一个里程碑。

但社会医学一词及相关概念最早出现于十九世纪中叶。德国人罗舒（J. A. Rochoux）于1838年首先提出“社会卫生学”这个专用名词。他指出“人类是凭借社会才能生存的一种动物”，并将卫生分成个人卫生和公共（社会）卫生两大类。1848年3月，法国医师儒勒·盖林（Jules Guerin）首次提出了“社会医学”概念，提倡医学界要把分散和不协调的医学监督、公共卫生、法医学等构成一个整体的学科，统称为“社会医学”。他把社会医学分成四方面的内容：①社会生理学，研究某一人群的身体和精神状态及其与法律、社会制度、风俗习惯等的内在联系；②社会病理学，研究社会因素所致疾病的发生、发展、结局与转归；③社会卫生学，研究各种增进人群健康、预防疾病的措施；④社会治疗学，研究应对社会发生异常情况时的治疗措施及手段。

德国在19世纪末为社会医学发展的中心。德国社会医学的先驱是格罗蒂扬（A.

Grotjahn)，他根据社会科学的原理系统调查医学问题，提出了一整套社会卫生学的理论和概念，并在其权威著作《社会病理学》中提出了用社会观点研究人类疾病的几个原则：①疾病的社会意义取决于疾病发生的频率；②必须弄清特定疾病最常出现的“形式”；③社会状况与疾病的具体关系为：社会恶化产生有利于感染疾病的因素，直接引起疾病、影响病情，疾病又反过来影响社会状况，特别通过它的后果来影响；④医疗能否成功取决于社会；⑤用社会措施预防疾病或影响病程，要注意病人的社会环境和经济状况。他还强调社会卫生调查中要应用统计学、人口学、经济学和社会学方法，主张将社会医学列入医学课程。1920 年，格罗蒂扬成为柏林大学社会卫生学正式教授，并首次开设社会卫生学课程。

第二节　学科发展历程

“社会医学”一词在我国出现较晚，但我国对于社会与健康和疾病关系的认知古已有之，我国在疾病的社会防治方面早已有相关制度和记录。而二十世纪三十年代乡村卫生实验、五十年代反细菌战的胜利、历年所开展的群众性爱国卫生运动、战胜三大传染病和性病的实践，都是重大的社会医学实践。而我国社会医学的真正发展，是在党的十一届三中全会以后。随着医学科学与管理科学的发展，社会医学与卫生事业管理逐渐分化，形成了各自独立的学科体系。近年来，我国社会医学蓬勃发展，在学科发展、教材建设、人才培养等方面做了大量工作，取得了显著成果。

一、社会医学的思想及实践（1949 年之前）

社会因素对健康的影响、通过社会卫生措施解决健康问题等社会医学的思想早为我国古代医学家所具备，关于健康与社会环境的关系在我国古代许多中医书籍中就有论述。西周初期，我国就建立有社会医事组织，以医师为“众医之长，掌医之政令”，并制定医师考核制度，根据医术高低定其俸给，要求医师治病有记录，病人死亡要报告。汉朝初设立了为平民看病的机构。1910 年，东北鼠疫流行，伍连德医师在山海关设立检疫所实行卫生检疫，采取社会防控措施控制传染病流行。

具有代表性的社会医学实践首推二十世纪三十年代在河北定县、山东邹平县、南京晓庄乡、江苏江宁县等地建立的乡村卫生实验区。二十世纪三十年代，晏阳初在多年平民教育的实践中，总结出当时中国农村存在的四大病症：愚、贫、弱、私，并针对性地提出：以识字教育治愚，以生计教育治贫；以卫生教育治弱，以公民教育治私；采取家庭、夜校、社会三大教育方式，提高农民的知识、生产、健康和团结力的“四大水平”。“中国公共卫生之父”陈志潜在 1932 年接受晏阳初的邀请，到河北定县平民教育促进会农村建设实验区任卫生教育部主任，为摸清基本情况，首先做社会调查，了解当地社会卫生状况、人群健康状况，创造性构建了“农村三级医疗保健网”，为当时极端贫困的华北农村社区找到了一个现代医疗保健服务的可行模式，并利用该模式在实验区里开展医疗、防疫和卫生宣教，学校卫生、助产与妇婴卫生、劳动卫生、生命统计和卫生人员培训等。

二、社会医学建立及发展初期（1949—1978）

我国社会医学学科的建立最初可追溯到二十世纪五十年代的卫生行政及保健组织学。保健组织学导源于苏联的社会卫生学，其使命之一就是要不断地对我国人民卫生事业中的实践经验的总结整理，并上升为理论。1954 年起，一些医学院校先后举办了卫生行政进修班、保健组织专修班及工农干部卫生班，培训卫生管理干部。在此期间，许多医学院校成立保健组织教研组，开展教学研究工作。1956 年，卫生部成立中央卫生干部进修学院，负责培训省市卫生管理干部，并于 1957 年举办第一届全国保健组织高级师资班，编写了我国自己的《保健组织学》教材，该教材涵盖卫生统计学、卫生管理、社会医学等内容，该高级师资班培养了我国第一代保健组织师资，为社会医学、卫生统计学与卫生管理学的发展奠定了基础，对推动相关学科的发展起了重要作用。1964 年，在上海举行了全国保健组织学教学研究交流会，交流各地教学研究经验，提出了加强学科建设的建议。但由于当时历史条件的限制并未发挥作用，二十世纪六十年代中期保健组织学被停止教学，只保留了卫生统计学，一度顺利发展的保健组织学被迫中断。

三、社会医学学科发展期（1978 年至今）

（一）社会医学学科建设

十一届三中全会以后，我国社会经济发展进入一个新时期。教育科技事业发展迅速，随着对影响健康的社会因素的关注，社会医学学科得以恢复，并开始进入一个蓬勃发展的时期。

1978 年，卫生部决定在《中国医学百科全书》中列入保健组织学分卷，于 1979 年暂定学科名称为“社会医学与卫生事业管理学”。该名称比较适应医学发展的趋势和我国的国情。从我国实际出发，与卫生事业管理融为一体，培养卫生干部，扩大本学科研究领域及工作人员队伍。1980 年，卫生部专门发布了《加强社会医学与卫生事业管理学教学研究工作的通知》。各部属医学院校纷纷设立了社会医学教研室并陆续开设了社会医学课程。1981 年，武汉医学院编写了《社会医学概论》讲义，并开始讲授社会医学课程。1982 年，武汉医学院举办了第一届社会医学与卫生事业管理高级师资讲习会，由与会者拟定了本学科教学大纲及编写教材计划。根据讲习会建议，卫生部于 1984 年又委托武汉医学院举办为期三个月的社会医学高级师资班。此后，全国医学院校为预防医学、卫生管理、医疗和护理专业本科学生和硕士研究生陆续开设了社会医学课程，社会医学开始成为预防医学学科体系中的一门重要学科。

1985 年，华西医科大学、北京医科大学等获批社会医学与卫生事业管理学硕士点，开始招收社会医学硕士研究生。1994 年，全国第一个社会医学博士研究生培养点在上海医科大学成立，目前全国已有三十余所医学院校设立“社会医学与卫生事业管理”的硕士和博士生培养点。社会医学也已成为高等医药院校及中等卫生学校各专业各层次学生的必修课或选修课，有一大批专门从事社会医学的教学和研究工作的专业人员。甚至许多综合性大学也建立社会医学与卫生事业管理学学科，并开设相关课程。

1997 年，上海医科大学“社会医学与卫生事业管理学科”被列为上海市教委重点学科；2002 年，该学科点被教育部列为国家级重点学科。2000 年，山东医科大学“社会医学教研室”被卫生部授予“卫生部卫生经济与政策研究重点实验室”。2016 年，山东大学卫生管理与政策研究中心成功获批为“山东省重点新型智库建设试点单位”。哈尔滨医科大学社会医学教研室由于教学工作取得了突出成就，被黑龙江省教委评为预防医学精品课程第一名，所开设的《社会医学》课程获教育部精品课程。除此之外，华中科技大学同济医学院、杭州师范大学、昆明医学院、第二军医大学、四川大学华西公共卫生学院等院校的社会医学被各省教委（或总后卫生部）评为重点学科或精品课程。以上种种，显示了社会医学课程在预防医学教学中的重要地位和作用。

（二）教材建设

1984 年，卫生部部长钱信忠组织编写了第一部与社会医学有关的教材《社会医学与卫生管理学》；1988 年，梁浩材主编的《社会医学》由湖南科学技术出版社出版；1989 年，何廷尉、王均乐主编的《社会医学》由四川科学技术出版社出版；1990 年，顾杏元、龚幼龙主编的《社会医学》教材由上海医科大学出版社出版。以后各院校先后有多个版本的《社会医学》教材相继发行。2000 年，卫生部规划教材委员会审批同意由龚幼龙牵头组织教材编写小组，主编了我国第一部《社会医学》规划教材，获得教育部二级优秀教材奖和上海市优秀教材三等奖。以后，浙江大学李鲁承担了该教材的第二版、第三版、第四版和第五版的修订工作。2003 年，卢祖洵主编了教育部高等教育“十五”国家级规划教材，社会医学教材建设趋向成熟并进入规范化阶段。社会医学发展早期主要教材建设及规划教材情况见表 22–1。

表 22–1　社会医学代表性教材编写情况

主编	版次	专著名称 / 类型	字数（万）	出版社	出版时间
钱信忠，等	1	社会医学与卫生管理学	42	上海科学技术出版社	1984 年
梁浩材	1	社会医学	43.7	湖南科学技术出版社	1988 年 8 月
李恩昌，卢希谦，孙庆余	1	社会医学概论	27.0	陕西科学技术出版社	1988 年 8 月
何廷尉	1	社会医学	35.0	四川科学技术出版社	1989 年 8 月
顾杏元、龚幼龙	1	社会医学	24.3	上海医学院出版社	1990 年 9 月
杨建伯，董情	1	社会医学	48.2	人民卫生出版社	1990 年 3 月
顾杏元，梁浩材何廷尉	1	社会医学	25.3	天津科学技术出版社	1998 年 7 月
龚幼龙	1	社会医学（卫生部规划教材）	30.5	人民卫生出版社	2000 年 8 月
李鲁	2	社会医学（卫生部规划教材）	45.6	人民卫生出版社	2004 年 2 月
李鲁	3	社会医学（“十一五”国家级规划教材）	58.9	人民卫生出版社	2010 年 5 月
李鲁	4	社会医学（“十二五”国家级规划教材）	56.0	人民卫生出版社	2015 年 10 月
李鲁	5	社会医学（国家卫计委“十三五”规划教材）	54.1	人民卫生出版社	2017 年 8 月

（三）学会、学术期刊发展

1984 年，卫生部科教司在成都召开了“全国医学史、社会医学与卫生管理学术会议”，被视为第一次全国性的社会医学学术会议。

1987 年 10 月 15 日，上海医科大学顾杏元、同济医科大学梁浩材和西安医科大学龚惠馨联合向中华预防医学会提出了成立社会医学学会的申请。1988 年 1 月 8 日至 9 日，在南京召开社会医学会筹备会，参加者有陈育德（华北）、高良文（东北，代表董情）、顾杏元（华东）、戴汉腾（中南，代表梁浩材）、何廷尉（西南）、龚惠馨（西北）及龚幼龙（上海医大）、王均乐（山东医大）八人。1988 年 9 月 10 日，卫生部科教司陈海峰司长主持下，在西安医学院召开了中华预防医学会社会医学学会成立大会，选举产生了第一届委员会。从学会成立至 2016 年，已产生了六届全国社会医学委员会，连续召开了十三次全国性学术会议。一些省市也相继成立省级社会医学学会，陕西省社会医学学会于 1987 年成立，其后广东、深圳、上海、北京、云南、山东和四川等省、市也陆续成立了省、市级社会医学学会，开展相应的学术活动。社会医学学会通过国家和省、市两级成立学会组织，团结广大会员开展学术活动，扩大了社会医学学科的影响力。

中华预防医学会社会医学学会从成立之初确定每年召开一次全国性学术会议，为精简会议和提高学术会议质量，1997 年 11 月第三届学会委员会决定，以后每两年举行一次全国性学术会议，另一年组织省市地方性学术活动，或举行全国性的社会医学师资培训、区域性专题报告。学术会议围绕着国家卫生改革和发展的主题，如农村卫生、新型农村合作医疗、城市社区卫生服务以及医疗卫生体制改革等进行学术交流。近年来围绕着世界卫生组织创导的《健康社会决定因素》，在全国学术会议上展示并交流了各地对影响健康的诸多社会因素的研究成就和经验。第一至第六届中华预防医学会社会医学学会的主任委员分别为顾杏元（第一、第二届）、龚幼龙（第三、第四届）、李鲁（第五、第六届）。

学会创立之初，就确定出版社会医学的专门刊物，交流社会医学领域的学术成果。同济医科大学出版的《国外医学・社会医学分册》，从 1984 年创刊至今已有三十余年;《中国社会医学》（西安医科大学，1985—1996）及《医学与社会》（华中科技大学同济医学院，1988 年）先后创刊。2005 年，经国家新闻出版局批准,《国外医学・社会医学分册》改为国家级期刊，更名为《中国社会医学杂志》。相关学术期刊的建立，对于促进社会医学的发展提供了坚实的阵地。

第三节　现代中国社会医学重要学科成就

社会医学的基本任务可以概括为：通过社会卫生调查，掌握社会卫生状况，特别重视人群健康状况及其变动规律，发现主要社会卫生问题及其影响因素，提出改善社会卫生状况及保护人群健康状况的策略与措施，为有关部门特别是卫生管理及决策部门制订卫生工作方针政策、确定卫生工作重点、编制卫生事业发展规划、科学组织卫生服务、加强卫生工作的监督和评价及卫生事业决策提供科学依据。由此，在学术研究领域，社会医学工作者与卫生行政部门密切合作，联系社会发展焦点和卫生工作实际，应用社会医学的基本理论和方法，研究健康相关社会因素，探讨社会卫生策略，促进社会医学学科和医疗卫生事业的发展。

广大社会医学工作者们积极倡导健康理念，开展城乡卫生服务调查，探索人群健康状况评价方法，参与医疗保障制度设计、区域卫生规划及预防保健目标制订、社区卫生服务及初级卫生保健策略研究，参与重大疾病防治、社会健康促进、行为生活方式干预等工作，不仅在社会病、传染病、慢性病防治工作中发挥了重要作用，而且在国家医改方案和一些重大卫生决策中起到了咨询和参谋作用。在社会医学学科的发展历程中，逐步形成了一些本学科的特色理论和创新观点，主要包括：卫生事业与社会协调发展、健康与社会经济发展的双向作用、生理－心理－社会健康的观点、以高危险为导向制定卫生工作重点、疾病防治中社会因素的决定作用、卫生工作要求全社会参与等。这些特色理论和创新观点是社会医学基础研究与社会实践的科学总结，同时也借鉴了相关学科的成果经验，不仅对社会医学的发展起指导作用，而且在一定程度上推动着整个医学科学的发展。尤为值得一提的是，一些由社会医学学者率先从国际引入国内积极倡导的健康理念，如“医学模式转变”“生物—心理—社会医学模式”“积极健康观”“健康社会决定因素”等，已越来越多地被医药卫生界同行关注和承认，并对我国医疗卫生实践产生了重大的影响。

一、卫生服务研究

卫生服务是指从卫生服务供方、需方和第三方及其三方关系出发，探讨卫生系统为了一定目的合理利用卫生资源，向居民提供卫生服务的过程。我国开展较为系统的卫生服务研究起始于二十世纪八十年代。由龚幼龙教授从美国引进、介绍此方法，并于1981年中美合作第一次在当时的上海县进行了卫生服务描述性研究，系统考察了当地卫生服务，并与美国华盛顿县进行了比较分析。其后，我国长春市等十多个城市和农村开展了卫生服务的抽样调查。1986年，由卫生部医政司组织举行了全国农村卫生服务调查。1987年，由卫生部医政司、卫生部统计信息中心联合举办了城市医疗服务调查研究。进入二十世纪九十年代以来，我国的卫生服务研究发展较为迅速，自1993年开始原卫生统计信息中心每五年开展一次全国范围的卫生服务总调查，至2013年已经连续进行共五次全国性卫生服务总调查，成为我国卫生计生信息系统收集卫生服务资料的一项常规工作。这是我国社会医学领域最早，并有广大社会医学工作者参与的大规模的调查研究活动。

卫生服务研究的目的在于改善和提高管理水平，提高各项卫生服务的普及程度和群众接受的能力；改善和提高卫生管理水平，降低医疗保健服务成本，充分发挥现有卫生资源潜力，提高卫生资源的社会效益和经济效益；改善和提高工作质量，消灭或减少疾病，提高居民健康水平与生活质量。以卫生部卫生统计信息中心陈育德主任、饶克勤主任，上海医科大学（复旦大学）顾杏元教授、龚幼龙教授、冯学山教授，华西医科大学何廷尉教授为代表的社会医学学者们，在我国卫生服务研究领域做出了有益的贡献。目前，我国的卫生服务研究主要包括以下内括：①卫生系统的建设与发展。研括卫生服务系统的组织结构及功能卫生服务提供者所提供的服务特点与内容以及卫生服务系统的管理等。②评价人群的卫生服务需要。了解人群觉察到的和潜在的卫生服务需要量及其影响因素，研究人群卫生服务需要量不能满足的程度及其影响因素，为改善卫生服务指明方向和重点。③卫生资源配置研究内将卫生资源配置与效益评价相结合。如贫困地区筹资研究、贫困地区医疗保健制度研究、卫生资源总量控制和结构调整、社会保障体系研究以及卫生人力预测和规划研究内容。④卫生服务提供和利用现况分析。主要通过现有统计资料以及家庭健康问卷调查资料分析居民对卫生服务的接受情况、费用负担情况以及相关影响因素分析，以进一步调整和改善卫生系统的布作和规划。⑤卫生系统的经济分析。分析卫生系统的经济活动，包括对卫生系统内部和外部经费的定量研究，这是卫划规划制定者、决策者的重要参考信息。⑥卫生效果评价。人群健康状况是评价卫生服务效果的最终指标，相关的研究除了对卫生服务项目的评价以外，研究者们还开展了广泛的评价指标体的研究。

二、生命质量评价研究

世界卫生组织将生命质量定义为不同的文化和价值体系中的个体对与他们的生活目标、期望、标准，以及与所关心事情有关的生活状态的体验。这一概念包含了个体的生理健康、心理状态、独立能力、社会关系、个人信仰和与周围环境的关系。最初，生命质量多应用于社会学领域，主要用一些社会和环境的客观条件指标来评价。二十世纪七十年代末，医学领域广泛开展了生命质量的研究工作，探索疾病及其治疗对慢性病病人的影响，形成了健康及相关生命质量的范畴。健康生命质量评价的是“在病伤、医疗干预、老龄化和社会环境改变的影响下人们的健康状态，以及与被评价对象的经济、文化背景和价值取向相联系的主观体验”。如今，在许多国家，生命质量评价不仅用于指导和评价临床治疗，而且还广泛应用于卫生政策的制定、评价卫生政策和卫生措施实施的效果、评价卫生资源的效益、指导卫生投入的方向，影响着卫生资源配置与利用的决策、指导卫生工作的开展等。

在我国，涉足于社会医学领域的生命质量评价开始于二十世纪八十年代。最初，多以翻译和综述国外的有关文献及研究进展，二十世纪八十年代中期，何廷尉教授指导研究生在国内进行了生命质量评价的应用研究，并将此内容引入社会医学教材，促进了此方法在国内的研究及应用。目前，生命质量在我国已经广泛应用于社会医学的各个领域，如作为一般人群和特殊人群的健康状况评价标准、预防性干预及保健措施效果评价标准、资源配置与利用的决策标准等。

以浙江大学李鲁教授、王红妹教授，四川大学李宁秀教授、刘朝杰教授，中山大学方积乾教授及广东医学院万崇华教授为首的科研人员，在生命质量量表的制定、翻译、应用等方面做出了许多尝试，获得了宝贵的经验，获得多项国家自然科学基金及相关部委项目，主要内容包括。①通用型生命质量评价量表研究。包括国家自然科学基金课题“生命质量量化方法研究”；卫生部科研基金课题“生命质量评价量表 SF-36 中文版及其常模的制定和应用”、教育部博士点基金“国内常用通用型生命质量评价工具的比较研究”等。制定了中文版的 SF-36 量表、世界卫生组织生命质量量表（WHOQOL-100）等多个量表及中国人的常模。这些经翻译和文化调试的量表近年来广泛应用于对一般人群及特殊人群生命质量的评价。②特异型生命质量评价量表研究。包括国家自然科学基金课题“慢性乙肝患者健康相关生命质量量表的研制及测量性评价”“癌症患者生命质量测定量表体系的开发应用及其相关问题研究”；自助研究课题“中国 HIV 感染者生命质量量表开发及应用”等。这些课题研究不仅考虑了生命质量的测定强调被测定者的主观感受，而且关注了中西方不同文化背景下社会结构与价值观念不同，对生命质量评价的工具开发及应用进行了多方面的研究。无论是对生命质量评价量表的制订，还是对不同特征人群进行生命质量评价，以及对生命质量评价内涵及相关影响因素的探讨等都做了大量的工作，为生命质量评价方法在我国的应用奠定了基础。

三、健康公平研究

健康公平是指一个社会的所有成员均有机会获得尽可能高的健康水平，即不同收入、种族、年龄、性别的人群应当具有同样或类似的健康水平。世界卫生组织在“2000年人人享有卫生保健”的全球战略决策中提出，健康是人的基本权利，是现有其他一切权利的前提，其实质就是对健康公平的追求。长期以来，健康公平问题一直是卫生改革和发展关注的重点，并已成为国际卫生政策的主要方向。以北京大学郭岩教授，山东大学孟庆跃教授、王健教授等为首的社会医学学者们围绕健康公平的内涵、发展趋势以及健康不公平产生的根源、对策等方面进行了广泛而深入的探讨。

关于健康公平领域的研究主题包括：①健康公平概念研究。研究涉及在公平正义原则基础上提出的健康公平基本定义、指导测量的可操作定义等。代表性的论文包括“卫生保健与健康公平性研究进展”“健康不公平及其全球发展趋势”“健康公平—概念、影响因素”等。②健康公平影响因素及相关政策研究。包括不同社会经济地位人群，如城乡、区域、职业、受教育程度等对人群健康的影响及相应影响途径和机制列代表性论文和课题，如“我国城乡居民健康公平性研究”“不同社会经济地位老年人的健康公平研究”“社会资本与健康公平关系的实证研究”“中国卫生保健体制改革与健康公平”“儿童健康公平性的社会决定因素研究”“中国部分贫困地区农村儿童生长发育公平性研究”等；国家自然科学基金课题“中国西部地区城乡卫生一体化内涵及管理模式研究”“中国西部地区城市新移民健康公平的社会决定因素与管理模式研究”“我国西部地区农村居民健康公平及其影响因素分析”；国家社会科学基金重大项目“完善人口与计划生育利益导向政策体系研究 ”等。③卫生服务公平研究。包括卫生保健公平原则的争论以及卫生服务提供的水平公平、卫生筹资的垂直公平两个方面的研究。代表性的论文和课题包括“贫困农村卫生服务利用的公平性研究”“中国城市卫生服务公平与效率评价研究”“河南省农村地区卫生服务公平性研究”“中国越南农村合作医疗公平与可持续研究（欧盟）”等。④健康公平测量方法。涉及多种测量方法的比较以及研究时需要注意的问题，代表性论文包括“选用不同的健康指标对健康公平指数的影响”“差别指数用于居民健康公平性评价”等。

四、农村卫生工作（初级卫生保健）

初级卫生保健（primary health care，PHC），是实现“人人享有卫生保健”的战略目标的关键和基本途径。1978年，世界卫生组织和联合国儿童基金会在《阿拉木图宣言》中明确指出，初级卫生保健是一种最基本的卫生保健，它依靠切实可行、学术上可靠又为社会所接受的方式和技术，为社区的个人和家庭提供普遍能够享受、能够负担得起的保健服务。它既是个人、家庭、群众与国家卫生系统接触的第一环，还是卫生保健持续进程的起始阶段。各级政府及有关部门对初级卫生保健的发展具有不可推卸的责任。

我国政府高度重视农村卫生工作。1949年至二十世纪七十年代，从国情出发，创造性地建立了以县、乡、村三级医疗预防保健服务网络，农村卫生队伍和合作医疗制度为支柱的农村卫生服务体系，被誉为中国农村初级卫生保健的“三大支柱”。这种低成本、广覆盖、能充分体现出卫生服务公平性和可及性的独特模式，也为国际社会所公认。二十世纪七十年代中期，世界卫生组织高度评价我国的初级卫生保健，认为中国的初级卫生保健制度是世界上唯一的用低廉的费用解决了居民基本卫生服务问题，是发展中国家的典范。它不但对发展中国家有重大的作用，而且对发达国家也有借鉴意义。

二十世纪八十年代，我国政府明确表示了对世界卫生组织倡导的全球战略目标的承诺。1989 年，卫生部召开了第一次全国初级卫生保健试点工作会议，会议讨论了《初级卫生保健管理程序》和《初级卫生保健工作评价指标》。1990 年 3 月，国家多部委下发《关于我国农村实现“2000 年人人享有卫生保健”的规划目标》，指出：“我国农村实现人人享有卫生保健的基本途径和基本策略是在全体农村居民中实施初级卫生保健”“实施初级卫生保健是全社会的事业，是体现为人民服务宗旨的重要方面”。这标志着我国农村初级卫生保健的实施进入科学化目标管理阶段。

以北京大学陈育德教授、张拓红教授、郭岩教授，杭州师范大学郭清教授，中山大学陈少贤教授为代表的社会医学领域专家学者活跃在中国初级卫生保健的实践和探讨研究中，为促进我国的初级卫生保健发展做出了卓越的贡献，在国内外一些项目的资助下进行了系列的研究。如卫生部国外贷款办公室资助的“卫生八项目农村卫生政策应用研究”系列课题之一《中国农村初级卫生保健发展纲要（2001—2010）实施进度评估研究》及世界卫生组织、卫生部的“中国农村初级卫生保健现状与发展研究—乡村两级卫生机构组织管理与筹资模式研究”等，对中国农村初级卫生保健的发展进行了评估研究；在深入农村开展大量调研工作的基础上，发表了“初级卫生保健是构建和谐社会的卫生公平底线”“论初级卫生保健发展战略”“以农村卫生为重点提高全民族健康素质”等系列论文；有学者参与了卫生部“2011—2020 中国初级卫生保健规划目标”制定；有学者研究制定了当地健康村标准，对国家健康村镇的建设起到了重要的推动作用。

五、社区卫生服务

社区卫生服务是我国城市卫生工作的重要组成部分，是实现人人享有初级卫生保健目标的基础环节。大力发展社区卫生服务，构建以社区卫生服务为基础、社区卫生服务机构与医院和预防保健机构分工合理、协作密切的新型城市卫生服务体系，对于坚持预防为主、防治结合的方针，优化城市卫生服务结构，方便群众就医，减轻医疗费用负担，构建和谐社会具有重要意义。

在社区卫生服务的发展过程中，社会医学工作者们从理论到实践，从内涵探讨到决策制定都做出了卓越的贡献。突出的代表学者包括华中科技大学卢祖洵教授、杭州师范大学郭清教授等。他们不仅在学术领域开展了社区卫生服务相关的理论和实证研究，还作为国务院城市社区卫生工作领导小组成员或者相关的技术指导专家，为我国社区卫生服务的发展献言献策。

他们主持或参与的重大课题包括：国家自然科学基金课题“社区卫生服务绩效评价系统研究”“社区首诊研究”“社区卫生服务可持续发展相关政策研究”“基于电子健康档案（EHR）的社区健康管理 HOPE 模式的研究”；卫生部重大课题“社区卫生服务评价体系的理论方法与应用研究”；卫生部课题“全国社区卫生服务体系建设重点联系城市基线调查”。这些课题包括了理论研究、实证研究、方法学探讨、政策分析等，为规范社区卫生服务，促进社区卫生服务可持续发展提供了重要参考。一些社会医学学者也承担或参与了国内外资助项目研究，如：卫生部、英国 DFID 资助中英城市卫生与贫困医疗救助项目之一“成都、沈阳、银川和西宁四市社区卫生服务运行现状评价和成效评价”；卫生部国家卫生服务调查专项研究“城市社区卫生服务机构功能和卫生人力资源能力研究”；参与科技部支撑项目“应用于心理疾患防治的社区心理健康宣教干预示范”等。有许多社会医学学者对地方社区卫生服务的开展也做出了较大贡献，如：四川省科技项目“四川省社区卫生服务标准化建设评估指标”被省政府、卫生厅采纳，作为全省标准化机构建设、评估依据；深圳市科技计划项目（医疗卫生类重点科学研究课题），采用卫生经济学的方法对社区卫生服务成本进行了测算，为深圳市社区卫生服务的资金投入和资源配置提供了有力的参考依据；1997 年开始率先在上海社区卫生服务试点时期进行的“上海市城市社区卫生服务发展策略研究”，探索了社区卫生服务模式，对城市社区卫生服务推广积累了理论和实践经验，在 2008 年开展的社区卫生服务绩效评价，对社区卫生服务推广和深化具有重要作用。

六、人口与健康

人口与健康是社会医学的重要内容，从医学、社会的角度出发研究人口数量、分布、结构和质量的变化规律，以及对人口健康的影响，研究社会政策、生育制度模式与人口健康的关系。

上海医科大学社会医学教研室于二十世纪八十年代成立了医学人口研究室，进行人口与生育健康领域的研究，开展了多项的国内外课题，特别是在生殖与妇幼健康、老年人口健康方面进行了较深入的探讨，如龚幼龙教授于二十世纪八十年代主持的联合国儿童基金会的“妇幼卫生保健研究”与其他研究者分别承担了世界卫生组织、欧盟和芬兰科学研究院等资助的有关中国农村妇幼健康与保健、城市流动妇女生育保健的研究及开展的老年人口的健康活生命质量、临终经历等相关研究；吴擢春教授还参与了上海市政府的“气候变化与人口健康”研究等。在研究基础上，高尔升、吴擢春教授主编了《医学人口学》《人口与生殖健康教育》等教材和专著。

第四节　挑战与展望

在 2016 年底召开的全国卫生与健康大会上，习近平总书记明确强调：“没有全民健康，就没有全面小康。”而要实现全民健康，就必须“将健康融入所有政策”。并且指出，健康有着丰富的内涵，实现全方位、全周期维护和保障人民健康，需要树立大卫生、大健康观念，站在全局的、长远的、整体的角度审视我国卫生与健康事业，加快转变健康领域发展方式，实现健康与经济、社会良性协调发展。“将健康融入所有政策”的要求对于“健康中国”的建设具有重大意义，也为社会医学的研究开展及研究成果的推广应用提供了很好的机遇。当然，机遇与挑战并存，如何应用好这一机遇促进社会医学学科的发展是面临的主要挑战。

随着传染性疾病，尤其是疫苗可以预防的传染病逐渐得到控制，慢性非传染性疾病成为威胁人群健康的主要卫生问题。我国城市大约于二十世纪八十年代至九十年代初，农村在 2000 年前后疾病谱发生改变，即威胁人群健康的主要疾病从传染病变为慢性非传染性疾病。目前，慢性非传染性疾病导致的死亡占总死亡人数超过 80%。慢性非传染性疾病是多种致病因素长期综合作用的结果，主要因素为社会经济、生活条件、行为生活方式及环境中存在的多种危险因素，而且社会因素往往起着决定性作用。这种多因单果、单因多果、多因多果的疾病流行模式，使疾病的因果关系更加复杂。

人口老龄化是我国未来面临的另一挑战。老龄化指六十岁及以上人口数占到总人口数的10%，或六十五岁及以上的人口数占到总人口数的7%。如果以六十岁作为老年人的标准，我国于二十世纪九十年代中期就已经进入人口老龄化，以六十五岁作为老年人的标准，2000年人口普查就已经达到7%，2010达到8.87点。我国的人口基数大，因此老年人的绝对数庞大，随着期望寿命增加，高龄老人越来越多。而我国是在生产力尚不发达、公共资源积累不足的情况下，就迎来了人口老龄化。老年人的生理机能衰退，患病率高并且主要是慢性非传染性疾病，一旦患病经常多种疾病并存。因此老年人的增加，尤其是患病老年人的增加对社会资源，包括经济资源、卫生资源消耗增加，也增加社会照顾负担。

此外，随着网络化、信息化的发展及在社会各领域的应用，积累了大量与健康相关的数据，除了传染病、慢性非传染性疾病监测数据、患者诊疗数据，也包括社区人群的健康档案数据。影响健康的因素除个人危险因素资料，也包括各类社会经济因素，甚至自然环境因素监测资料。大数据时代的来临为社会医学研究数据的收集提供了便利，尤其是各种社会因素的收集，也为进行大样本研究，甚至追踪研究提供可能。但也对社会医学研究提出了挑战，例如：如何在海量的数据中找出关键数据，这需要处理及分析资料方法的更新；如何排除大量的混杂因素找出影响健康的关键因素，尤其是找出真正的因果关系。

随着社会的发展、交通的发达，世界的距离越来越小、边界越来越模糊，贸易、文化、旅游等的全球化使新发和重发的传染病、与有害产品消费和不良生活方式相关的疾病得以在全球扩散，环境污染、气候变化并不局限在一个国家，并且很多健康的社会决定因素也越来越全球化，因此全球卫生及其治理成为社会医学学科发展的又一重大方向。

社会医学的生理—心理—社会健康的观点、以高危险为导向制定卫生工作重点、疾病防治中社会因素的决定作用等基本理论一直指导社会医学开展慢性病及重点人群的研究，因此疾病谱改变及人口老龄化为社会医学研究提供了机遇，但如何更有效地降低慢性病的发生率、控制慢性病对人群的危害；如何在当前社会经济条件下，用有限的资源解决人口老龄化带来的人群健康问题及社会照顾负担，也是社会医学研究面临的挑战。

广大社会医学工作者长期以来积极倡导及推进生物—心理—社会医学模式和积极健康观，并在新的医学模式及健康观的指导下开展了大量的研究及实践工作，在国家及地方一些重大卫生决策中起到了咨询和参谋作用。但随着社会环境的改变、疾病谱改变及人口老龄化问题、大数据时代来临及卫生问题的全球化，社会医学面临着新挑战。如何顺应这些新趋势，社会医学工作者需要在未来的发展中与其他学科及新技术更加紧密地结合，借鉴信息技术、“互联网+”等多学科、新技术的新理论和新方法，发展新的、能更好地测量社会因素对于健康的影响及社会干预效果的评估技术，促进社会医学学科的发展与时俱进，为保障“健康中国”战略目标的顺利实施提供理论和实践依据。

致谢　感谢陈育德、戴志澄、龚幼龙、王均乐教授的指导。

撰稿人：李宁秀　卢祖洵　陈少贤　严　非　王　健　高　博

参考文献

[1] 梁浩材. 社会医学 [M]. 长沙：湖南科学技术出版社，1988.

[2] 李恩昌，卢希谦，孙庆余. 社会医学概论 [M]. 西安：陕西科学技术出版社，1988.

[3] 钱信忠. 中国医学百科全书 - 社会医学与卫生管理学. [M]. 上海：上海科学技术出版社，1984.

[4] 何廷尉，王均乐. 社会医学 [M]. 成都：四川科学技术出版社，1989.

[5] 杨建伯，董情. 社会医学 [M]. 北京：人民卫生出版社，1990.

[6] 龚幼龙. 社会医学 [M]. 北京：人民卫生出版社，2000.

[7] 李鲁. 社会医学 [M]. 4 版. 北京：人民卫生出版社，2015.

[8] 卢祖洵，姜润生. 社会医学 [M]. 北京：人民卫生出版社，2013.

[9] 李宁秀. 社会医学 [M]. 成都：四川大学出版社，2003.

[10] 张拓红，陈少贤. 社会医学 [M]. 北京：北京大学医学出版社，2006.

[11] 钱信忠. 中国医学百科全书：社会医学与卫生管理学 [M]. 上海：上海科学技术出版社，1984.

[12] 梁浩材. 社会医学 [M]. 长沙：湖南科学技术出版社，1988.

[13] 龚幼龙. 我国社会医学学科建设的成就和挑战 [J]. 中国卫生政策研究. 2010；3（3）：1-3

[14] 陈昭斌. 关注我国基层卫生——华西博士生团川南行 [M]. 成都：四川大学出版社，2003.

[15] 陈志潜. 中国农村的医学——我的回忆 [M]. 成都：四川人民出版社. 1998.

[16] 王永平，孟庆跃，王健，等. 人物述林：德高望重、造诣深厚，桃李满天下——记山东大学公共卫生学院王均乐教授 [J]. 中华预防医学杂志，2012，46（1）：6-8.

[17] 顾杏元，龚幼龙. 社会医学学会发展史简介 [J]. 中国社会医学杂志，2008，25（3）：129-131

[18] 龚幼龙. 卫生服务研究 [M]. 上海：复旦大学出版社，2002.

[19] 顾杏元. 卫生服务研究进展 [J]. 国外医学（社会医学分册），1984，46（1）：6-8.

[20] 陈育德，饶克勤. 国家卫生服务调查结果对卫生资源调整与合理配置的启示 [J]. 中国卫生事业管理，1999，9：465-466，498.

[21] 李宁秀，刘朝杰，李俊，等. 四川省城乡居民 SF - 36 评价参考值 [J]. 华西医大学报，2001，32（1）：43-47.

[22] 王红妹，李鲁. 初级卫生保健中慢性病对健康相关生命质量的影响 [J]. 中国全科医学，2004，7（19）：1439-1442.

[23] 星一，郭岩. 健康公平的研究进展 [J]. 国外医学（医院管理分册），1999，4：160-165.

[24] 孟庆跃. 中国卫生保健体制改革与健康公平 [J]. 中国卫生经济，2007，26（287）：9-14.

[25] 郭清. 论初级卫生保健发展战略 [J]. 中国农村卫生事业管理，2009，29（9）：649-651.

[26] 周海沙，郭岩. 我国初级卫生保健体系形成的历史和成功因素分析 [J]. 中国初级卫生保健，2009，23（1）：2-4.

[27] 张拓红，陈育德，郭岩，等. 中国农村卫生需要强调初级卫生保健理念 [J]. 中国农村卫生事业管理，2006，26（3）：8-10.

[28] 中共中央、国务院. “健康中国 2030”规划纲要 [A]. 2016-10-25.

社会医学学科发展大事记

时间	事件
1978 年	《中国医学百科全书》中列入“社会医学与卫生事业管理学”分册。
1980 年	卫生部专门发布了《加强社会医学与卫生事业管理学教学研究工作的通知》。各部属医学院校纷纷设立了社会医学教研室并陆续开设了社会医学课程。
1982 年	武汉医学院举办了第一届社会医学与卫生事业管理高级师资讲习会。
1984 年	上海第一医学院、四川医学院、武汉医学院等获批社会医学与卫生事业管理学硕士点，成为首批招收社会医学硕士研究生的学校。
1984 年	卫生部科教司在成都召开了“全国医学史、社会医学与卫生管理学术会议”，被视为第一次全国性的社会医学学术会议。
1984 年	同济医科大学创立《国外医学·社会医学分册》学术期刊。
1985 年	社会医学专业杂志《中国社会医学》在西安医科大学创刊（由于一些原因 1996 年停刊）。
1988 年	在西安医学院召开了中华预防医学会社会医学学会成立大会，选举产生了第一届委员会。
1993 年	全国第一个社会医学博士研究生培养点在上海医科大学成立。
2000 年	上海医科大学龚幼龙教授主编我国第一部《社会医学》卫生部规划教材，获得教育部二级优秀教材奖和上海市优秀教材奖三等奖。

第二十三章　卫生管理学

我国的卫生管理学科创建于中华人民共和国成立初期，复兴于改革开放时期，经过四十年的建设，现已成为一门对我国医药卫生事业发展和社会主义现代化建设产生重要影响的学科。研究卫生管理学科发展的历史，可以“以史为鉴”，更深刻地了解学科发展的现在，预见未来；通过评价特定历史时期卫生管理学科发展的线索，可以清楚地认识我国卫生管理学科发展的规律、性质、方针政策等的形成基础，为推动现代医药卫生事业健康发展提供依据。

第一节　学科概述

卫生管理学科是“二战”之后得到快速发展的交叉学科，随着世界经济发展、全球化进程的加快，正日益成为一门推动社会发展、保障国民健康的重要学科。

一、卫生管理学科概述

卫生管理学科是医学、社会科学与管理科学之间的一个交叉学科群，旨在运用管理科学的理论与方法，研究医药卫生事业发展的基本特点与规律，探索如何通过最佳服务把医药卫生的科学技术和卫生资源及时有效地提供给全体人民，最大限度地满足现代社会对卫生与健康服务的需要，有效地保障国民健康的一门科学。该学科涉及的专业领域包括卫生事业管理学、卫生政策学、卫生经济学、医院管理学、卫生领导科学、医疗保障学、卫生信息管理学、卫生法学、卫生监督学和健康管理等。研究内容主要涵盖卫生管理教育、卫生管理科研、卫生管理队伍、卫生管理学术和卫生管理服务等领域。就目前而言，卫生管理学科是一门隶属于公共管理的二级学科，主要指这个学科的知识体系或学术分类。卫生管理学是卫生管理学科的一门专业，主要是为社会培养卫生管理专门人才，满足社会专业化分工的需要。专业和学科密切相关，相辅相成，但不能替代。发展卫生管理学科的目的体现在能够对医药卫生资源的合理配置，对医药卫生事业发展起到引领、放大和可持续发展的作用。

卫生管理学科既是一门注重卫生管理实践的应用学科，也是一门新兴的交叉学科，隶属软科学范畴，交叉性、综合性和应用性是其主要特点，在合理配置和利用医疗卫生资源，提高卫生资源利用效率，满足社会医疗卫生服务需要，推动卫生事业健康发展，保障国民身心健康等方面正发挥着不可或缺的作用。

二、国际卫生管理学科的发展

国际上，卫生管理学科是随着西方公共卫生学与苏联保健组织学的发展演变而逐渐形成的。十九世纪中后期以来，由于工业化以及人口迁移加速，传染病与环境等问题对医学形成巨大挑战，催生出卫生管理学科的萌芽。二十世纪三十年代，美国芝加哥工商学院率先开设医院管理学课程，将管理学理论引入卫生保健管理领域。苏联于 1922 年在莫斯科大学医学院成立社会卫生学教研室，于 1941 年将社会卫生学教研室正式更名为保健组织学教研室，于 1946 年又成立了全苏保健组织学研究工作的指导中心——保健组织学研究所。“二战”后，人类疾病谱发生明显改变，慢性病逐渐增多，西方发达国家纷纷建立福利国家，卫生管理学科在美国得到迅速发展，美国西北大学、纽约大学、加利福尼亚大学、哈佛大学、约翰·霍普金斯大学都相继开设卫生管理专业；同时，卫生政策研究不断受到更多重视。1989 年，英国国家卫生服务管理委员会重组，国家卫生服务政策委员会从中独立出来，标志着以卫生政策研究为重点的卫生管理学科最终从社会医学中分化和独立出来。至此，卫生政策与管理学科被众多国际一流高校和研究机构所接受，成为一门独立的学科，不仅在许多高校公共卫生学院设立，也在公共管理（政策）学院、商学院、外交学院等学院逐渐建立，成为当今社会的一门重要学科。

第二节　学科发展历程

我国的卫生管理学是中华人民共和国成立之初，在吸收本国既有卫生管理经验，通过学习苏联保健组织学理论与卫生管理实践，结合中国国情而创建起来的。在七十多年的发展历程中，经历过初兴、停滞、恢复和发展等阶段，现正逐步走向成熟，在卫生管理专业人才培养、职业化卫生管理干部队伍建设等方面发挥着越来越重要的作用。

一、学科的沿革与发展

（一）学科初创与停滞（1949—1977）

中华人民共和国成立后，我国从苏联引进了保健组织学，为卫生管理学科的创建奠定了理论基础。

1. 卫生行政学课程设立与保健组织学引进

中华人民共和国成立初期，设在沈阳的中国医科大学建立了公共卫生学院，设有包括卫生统计和卫生宣传教育内容的卫生行政课程；上海第一医学院于 1952 年成立公共卫生学院时，就设有卫生行政学科，为全校学生主讲《卫生行政学》课程。这可视为我国卫生管理学科发展的萌芽期。

1951 年 8 月，钱信忠受派首批赴苏联研究生学习，先在莫斯科第一医学院学习外科，后由组织决定专攻保健组织学。留苏期间，他用俄文撰写了《中华人民共和国的保健事业》和《中华人民共和国的保健事业和医学》，并在苏联出版。1955 年，全国医学院校学习苏联医学教育体制，将“卫生行政学”改为“保健组织学”，并作为正式课程。1957 年至 1958 年间，人民卫生出版社陆续出版了苏联保健组织学教材与参考资料的译本。由此，我国卫生管理学科进入到创立阶段。

2. 机构设立与师资培养

1952 年初，上海医学院公共卫生学院成立国内第一个卫生行政学科，于 1953 年改组为上海第一医学院卫生系保健组织学教研组。1954 年，北京医学院公共卫生学系学习苏联莫斯科第一医学院的做法，更改了六个教研组的名称，其中就包含了保健组织学教研组。随着教育改革，国内各医学院校均设立了保健组织学教研室，或与卫生学、医学史成立教研组，大部分中等医药卫生学校也有专职或兼职的保健组织学老师或教学小组。

1956 年 4 月 2 日，卫生部决定成立干部进修学院，主要担负行政专署卫生科长以上领导干部进修任务。1957 年 1 月 14 日，卫生干部进修学院成立，以保健组织学为全院教学重点，最多授课达六百七十六小时。

1957 年 10 月至 1958 年 1 月，卫生部在卫生干部进修学院组织了“全国保健组织学师资讲习会”，来自高校的 54 名中青年教师参加学习（图 23-1）。学委会由钱信忠、陈海峰、李光荫、刘哲夫、蔡公祺、许世瑾、潘劲夫等专家教授组成，教员有李光荫、田风调、严玥、钱宇平、郭永明、施济珍、沈安、何艾田、李干之、高玉堂等。学习期间，学员们编写了《保健组织学》参考性讲义，成为国内医学院校编写《保健组织学》教材的蓝本，这批学员也成为国内保健组织学及后来的卫生管理学、社会医学、卫生统计学教学与研究的重要骨干力量。

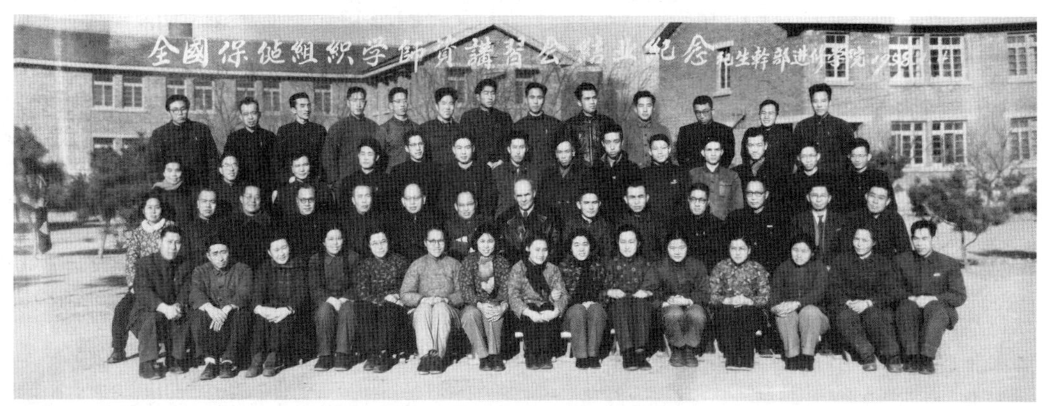

图 23-1 “全国保健组织学师资讲习会”结业合影（1958 年 1 月）

第一排：王均乐（左二）、龚惠馨（左六）、冯忠惠（左七）、黄小兰（左八）、凌瑞珠（左十）、杜养志（左十五）；

第二排：倪江林（左二）、李光荫（左三）、许世瑾（左四）、崔义田（左七，卫生部副部长）、比阔夫（左八，卫生部苏联专家）、陈海峰（左十）；

第三排：冯新贞（左一）、陶志（左三）、朱敖荣（左六）、高奎乃（左七）、郑戈（左八）、何大卫（左九）、戴志澄（左十）、梁浩材（左十一）、刘锡荣（左十二）；

第四排：金丕焕（左四）、江涵（左五）、顾杏元（左八）、杨建伯（左九）、丁道芳（左十一）、李天霖（左十二）、张照寰（左十三）

3. 卫生管理的教学与科研

二十世纪五十年代初期，哈尔滨医科大学、北京医学院、上海第一医学院、山西医学院、四川医学院等先后开办了三年制的保健组织专修班，培养卫生管理干部。1956 年，卫生部下达了关于培养老卫生干部七年（1956—1962）规划。1957年，卫生干部进修学院成立后，以保健组织学为业务主课，轮训各级卫生行政干部，到1960年6月，共开设41个班次，结业学员二千一百一十名。1958年，上海第一医学院开设了五年制工农卫生系，重点教授保健组织学。

在卫生部领导下，保健组织学专业人员和卫生行政部门相结合，选择若干基地展开调查研究，进行现场实验，结合防病治病，开展医、教、研活动，推动了我国卫生事业的发展。据不完全统计，1949年至1959年间，全国发表了二千八百余篇有关保健组织学方面的论文，内容涵盖保健理论、中医政策、统计理论、居民健康状况、医疗预防、卫生防疫、工业卫生、妇幼卫生等方面。1957年3月,《中华医史杂志》更名为《医学史与保健组织》，钱信忠任总编辑；1959年4月，该杂志与《中华医学杂志》《中华卫生杂志》合并更名为《人民保健》。1958年，卫生干部进修学院保健组织学教研室曾编印数期《保健组织学文献索引》，供全国高校教师参考。1962年9月，陈海峰受卫生部委任，主持制订了《1963—1972年保健组织学与医学史科学研究十年规划（草案）》。

4. 学科建设受扰与停滞

从二十世纪五十年代末开始，因受国内外政治因素影响，保健组织学科建设受到干扰。1961年8月，卫生部决定撤销卫生干部进修学院，二十名骨干并入中国医科大学（协和）成立进修部，陈海峰任主任。1963年后，全国范围内的教学与师资队伍受到越来越大的冲击。二十世纪六十年代中期，卫生部正式下文停止讲授保健组织学课程，只保留卫生统计学，教研室也随之改变名称。

1966年“文化大革命”发生后，全国性学术刊物被停办，医学院校停课，科研工作也都被迫中断。七十年代前期，一些院校虽开始招收三年制大学生，但在专业教学阶段只讲卫生统计学，卫生管理学科建设处于停滞状态。

（二）学科恢复与更名（1978—1983）

党的十一届三中全会后，随着我国社会主义建设战略重点的转移，卫生管理学科建设、卫生管理教育在全国范围内得到迅速恢复和发展。在时任卫生部部长钱信忠、医学科学技术局局长陈海峰、医学教育局局长朱潮等人的组织和推动下，卫生管理学科在较短时间内取得了快速发展。

1978年，国家要求国内有条件的医学院校恢复和重建保健组织学教研室。随着国外管理学、卫生经济学等学科的引进，特别是在世界卫生组织支持下多次举办的规划管理讲习班，对我国卫生管理学的发展推动很大。

1978年，卫生部决定在其组织编写的《中国医学百科全书》中列入《保健组织学》分卷。后鉴于现代医学的发展和我国国情，于1979年决定将分卷名称定为《社会医学与卫生管理学》，组织了原保健组织学教学、科研人员，卫生部和地方卫生管理干部进行编写，这标志着卫生管理学科在国内的复兴。

1980年，上述分卷编委会向卫生部领导提出《关于恢复和建立〈社会医学和卫生管理学〉课程、教学与科研组织的建议》，提请卫生部领导从速解决社会医学和卫生管理学的重建和发展问题。同年，卫生部下发《关于加强社会医学与卫生事业管理教学与研究工作的意见》，要求有条件的医学院校在原卫生统计学基础上恢复或新建社会医学和卫生事业管理教研室，逐步开设社会医学和卫生事业管理课程。

1979年，武汉医学院在卫生系卫生统计学教研室建立社会医学研究室，1981年至1982年，编写了《社会医学概论》讲义，开始讲授社会医学课程；1980年，安徽医学院在卫生系成立了农村卫生事业管理研究室，朱敖荣任负责人，于1981年又成立了社会医学与卫生事业管理研究室，并受卫生部医学科技局之托创办了《农村卫生事业管理研究》杂志；1981年，四川医学院成立社会医学与卫生事业管理学教研室，何廷尉任主任（1986年，卫生管理学、社会医学分别成立教研室）；1983年，北京医学院在卫生系成立社会医学与卫生事业管理教研室，由李天霖兼任主任；1983年，山东医学院成立社会医学与卫生事业管理教研室；在此期间，上海第一医学院、哈尔滨医科大学等也成立了社会医学与卫生事业管理教研室。

1983年3月，卫生部在武汉医学院举办了为期一个月的社会医学和卫生管理高级师资讲习会，进一步明确了社会医学与卫生管理学的学科性质、任务、教学目的、教学内容、研究方法及在高等医学院校讲授的必要性和重要性，制定了教学大纲和编写教材计划，筹备1984年成立本学科研究会、出版刊物，并建议卫生部把该课程列为全国医学院校医疗系和卫生系学生的必修课（后获得卫生部同意）。

（三）学科发展与定名（1984年以后）

1984年9月，卫生部科教司在成都召开全国社会医学与卫生事业管理和医学科技管理学术讨论会，与会者一致认为卫生管理学是以卫生工作的理论、方针、政策和计划目标与组织实施为研究对象，着重解决医学实践中出现的社会问题，以增进人民健康，发展我国社会主义卫生事业的一门学科，从而确立了卫生管理学和卫生管理专业教育的地位及作用。在此前后，国内一些高校开始招收卫生管理专业专科、本科学生。

随着学科的发展，社会医学和卫生管理学逐渐成为两门独立的课程。九十年代后期，教育部进行专业目录调整，将“社会医学与卫生事业管理”作为二级学科纳入公共管理类一级学科之下，目前已形成由大专、本科、硕士和博士四层次构成的完整的教育体系。

虽然按现行学科门类划分，卫生管理学科被归属于管理学门类的公共事业管理学科分支，但目前大多数的医学院校还是坚持将其归于预防医学内。

综上所述，我国的卫生管理学科是在政府卫生主管部门的领导、推动、支持与指导下逐步发展起来的，学科的创立和发展与我国社会、政治、经济的发展阶段密不可分，学科名称也几经演变，逐步成熟，最终定名为卫生管理学科。

二、卫生管理教育体系的形成与发展

（一）教育机构的设立与分布

1982年5月，卫生部决定按大区，在哈尔滨医科大学、北京医学院、北京中医学院、四川医学院、武汉医学院、西安医学院和上海第一医学院七校建立卫生管理干部培训中心。培训中心相当于系一级机构，并成立了相应的专业教研室，设有专人管理，从而在卫生管理专业教学科研机构与师资队伍建设、教材建设、学术研究、国际合作交流、卫生管理干部培训等方面起到了奠基作用，极大地推动了我国卫生管理学科的发展。

1982年9月，四川医学院卫生管理干部培训中心成立，建制归学院和卫生系双重管理，由学院院长曹泽毅兼任中心主任，卫生系副主任戴志澄兼任副主任，开展卫生管理专业教育。2000年，华西医科大学与四川大学合并后，在新的四川大学里仍然保留着卫生管理培训中心，为七大培训中心目前唯一保留者。

另外，卫生部于 1984 年在安徽医学院设立了全国农村卫生管理干部培训基地；支持建立了吉林、黑龙江、广西和四川四所卫生管理干部学院，在许多省份恢复或新建了卫生干部进修学院。

1983 年五六月间，卫生部在江苏邗江瓜洲镇召开《中国医学百科全书·社会医学与卫生管理学》分卷审定稿会议。期间，与会者一致认为卫生管理学科建设的当务之急是建立中国卫生管理学院，同时建议筹办中国卫生管理研究所和《中国卫生管理研究》杂志。到会的钱信忠（时已改任国家计划生育委员会主任）和卫生部相关司局领导对此表示支持。

在此前后，朱敖荣等在卫生部支持下，以安徽医学院社会医学与卫生事业管理研究室为基础筹建卫生管理系，并于 1984 年 12 月获批成立。之后，又于 1988 年 4 月 1 日成立了安徽医科大学卫生管理学院。学院隶属安徽医科大学，由卫生部与安徽省政府共同投资建设，是国内第一所在医科大学内设立的卫生管理学院，业务上接受卫生部领导，承担华东地区卫生管理干部培训任务，是培养卫生管理专门人才的专门机构（图 23-2）。

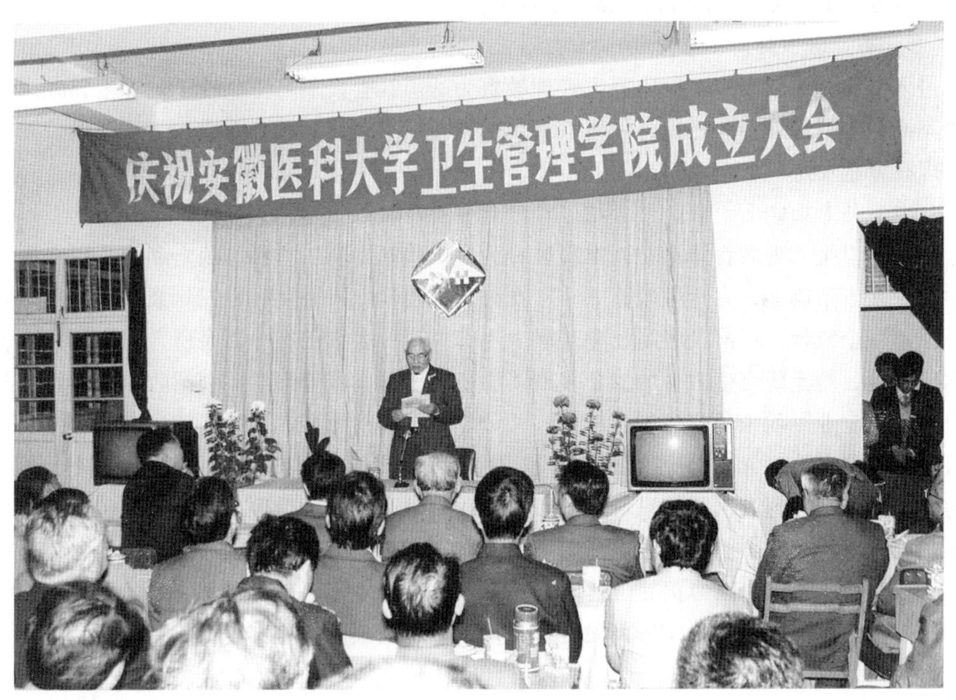

图 23-2　庆祝安徽医科大学卫生管理学院成立大会会场（1988 年 10 月）

在此期间，大连医科大学、潍坊医学院、遵义医学院、上海第二医科大学、第二军医大学等也相继建立了卫生管理系。

九十年代中期起，国内卫生管理教育机构数量呈现不断增加之势。目前，国内开展卫生管理学历教育的高校已超过百家，卫生管理专业教育进入一个新的发展阶段。

（二）教育层次的形成与完备

新时期我国的卫生管理教育是从成人教育开始的。经过十余年努力，建成了从大专到博士生培养的多层次教育体系，涵盖全日制教育、短期培训、函授、自学考试等多种教育形式。

1981 年，哈尔滨医科大学卫生干部培训中心受卫生部委托，在国内率先举办三年制成人专修科教育。七大卫生管理干部培训中心成立后，也都举办过三年制卫生管理干部专修科，安徽医学院等也招收过三年制卫生管理干部专修科。国内最早的普通专科教育于 1985 年在潍坊医学院和大连医学院举办。

1985 年，上海医科大学、安徽医学院率先在国内招收全日制卫生管理专业本科生；1985 年，北京医科大学和华西医科大学获得首批社会医学与卫生事业管理硕士学位授权点；1993 年，上海医科大学首获社会医学与卫生事业管理博士学位授权点。通过不同层次的专业教学实践，国内初步形成了一套适应我国培养高层次卫生管理人才的办学经验，标志着卫生管理教育体系的形成并日臻成熟。

1983 年至九十年代中叶，七个卫生管理干部培训中心、设在安徽医科大学内的全国农村卫生管理干部培训基地等，相继承担了卫生部及其他卫生主管部门组织的各级卫生管理干部培训任务；1985 年至 1992 年期间，受卫生部委托，安徽医科大学开设卫生管理函授教育，招收学员一万八千余人，有近万人获得结业证书。

（三）专业教育的改革与发展

进入二十一世纪以来，国内卫生管理教育为适应社会发展与卫生改革的需要，在求新求变中不断改革，加强专业建设，创新教育目标与教学模式，开展专业质量工程建设，使得卫生管理教育进入到一个新的发展阶段。

1. 学制与专业建设

目前，卫生管理教育体系是以本科教育为主，包括专科、本科、硕士和博士研究生等不同学历层次。学制上，有专科教育三年、本科教育四年、研究生教育三年或硕博连续教育五年。据不完全统计，目前我国高校中开展卫生管理本科教育的有一百余所，硕士研究生教育的六十多所，博士研究生教育的二十多所，学位授予医学或管理学。在招收“社会医学与卫生事业管理专业”硕士研究生的高校中，又分学术型和专业型，部分高校自行培养或联合培养公共管理硕士（MPA），卫生管理博士教育仅有学术型。在本科教育的专业设置上，核心专业包括卫生事业管理、医院管理、医药人力资源管理、健康管理等，相关专业包括卫生信息管理、医疗保险、药事管理、卫生监督、健康教育、药品监督与管理等，边缘专业包括医事法学、图书情报管理、医药贸易与管理、（医药）文化产业管理等。硕士和博士研究生的专业方向根据学科特点和各专业实际而设置。目前的教育规模大体是本科每年招生万余人，硕士招生千余人，博士招生百余人。

2. 教育目标与教学模式

2012 年 9 月，教育部印发了《普通高等学校本科专业目录（2012 年）》和《普通高等学校本科专业设置管理规定》（教高［2012］9 号）等文件，取消原有卫生事业管理专业二级学科，并入公共事业管理一级学科。学科名称的改变对卫生事业管理专业人才培养目标提出了新要求。我国现有大部分高校对卫生管理本科人才培养目标基本是一致的，即培养以适应社会主义现代化建设需要，具有扎实的医学基本理论和现代管理的基本技能，具有创新能力和实践工作能力，较强的沟通协作能力和发展潜力，能适应现代卫生事业职业化发展的卫生事业行政管理及其相关领域工作的应用复合型管理人才。而硕士和博士研究生的培养目标也大体相似，相较于本科教育而言，硕士和博士研究生的培养更注重其学术研究性。

教学模式上，由于本科专业教育属于医学教育范畴，长期形成的是“医学＋管理”的分段式教学模式，学生一般学习通识课程、医学和专业基础课程、专业课程三类课程。本科生的实践教学包括三个月的临床实习和半年的专业实习。卫生管理研究生教育的课程设置基本是按照公共必修课、专业必修课、选修课的模式进行安排。博士教育则更注重其创新能力的培养。

3. 专业质量工程建设

我国在本学科领域建有国家级重点学科一个（2002 年，复旦大学社会医学与卫生事业管理。注：非本科教学工程项目）、国家级教学团队两个（2010 年，社会医学课程，哈尔滨医科大学；医院管理学课程，第二军医大学）、国家级特色专业三个（2007 年，北京中医药大学；2008 年，潍坊医学院；2010 年，安徽医科大学）。2011 年 7 月 1 日，我国启动了“高等学校本科教学质量与教学改革工程”，这对卫生管理教育发展也产生了较大影响。2016 年，国家开始在高校实施一流大学、一流学科的双一流大学建设，必将继续对本学科发展起到推动作用。

（四）专业教材的编写与出版

八九十年代，国内从事卫生管理教育与研究的专业人员分别编写了专业教材供各高校教学使用，其中代表性的有：朱敖荣、戴志澄、毛磊主编的《卫生管理基础》（吉林科学技术出版社，1985），朱锡莹、杨文士主编的《管理学原理》（人民卫生出版社，1986），朱敖荣主编的《卫生管理学》（安徽科学技术出版社，1986），何廷尉、戴志澄、康庚主编的《卫生管理学》（四川科学技术出版社，1986），彭瑞骢、高良文主编的《中国卫生事业管理学》（吉林科学技术出版社，1988），朱敖荣、张觉民、毛磊主编的《中国卫生管理学》（修订版）（吉林科学技术出版社，1997），胡善联主编的《外国卫生事业管理》（上海科学技术出版社，1989），陈育德主编《卫生事业管理案例》（北京医科大学中国协和医科大学联合出版社，1991），等等。老一辈卫生管理学家们为卫生管理教育和学科发展做出了基础性和开创性工作。

进入新世纪后，以中青年专家学者为主体编写的一批专业教材陆续面世，满足了卫生管理专业教学需要，为形成有中国特色卫生管理学科体系打下了基础。

2001 年，安徽医科大学胡志联合多所高校组织编写了以专业教学为特色的卫生事业管理教程，由安徽科学技术出版社出版，包括《卫生管理学基础教程》《卫生管理学教程》《卫生经济学教程》《社会医学教程》《医院管理学教程》《管理心理学教程》《管理运筹学教程》《医院财务管理学教程》八本主干教材，被许多高校的卫生事业管理专业本科生教学选用。具有代表性的专业教材还有：郭清主编的《卫生管理学》（科学出版社，2005），郭岩、陈育德主编的《卫生事业管理》（北京大学医学出版社，2006），李鲁、郭岩主编的《卫生事业管理》（中国人民大学出版社，2006）等。

2002 年 11 月，全国高等医药教材建设研究会确定编写我国预防医学专业规划教材，供预防医学、卫生管理类专业使用。2012 年，全国高等学校卫生管理专业规划教材专家委员会成立，决定独立编写卫生管理专业规划教材，确定了三十一种教材的教材体系，其中管理基础课程教材七种、专业课程教材二十种、选择性课程教材四种，见表 23-1。

表 23-1 卫生事业管理专业规划教材

教材名称	主编
管理基础部分	
1. 管理学基础（第二版）	冯占春、吕军
2. 经济学原理（新编）	刘国恩、李玲
3. 组织行为学（第二版）	刘毅
4. 公共事业管理概论（新编）	殷俊
5. 公共关系学（新编）	王悦
6. 人际沟通及礼仪（新编）	隋树杰
7. 公文写作与处理（第二版）	邱心镜
专业课程部分	
8. 管理流行病学（新编）	毛宗福、姜潮
9. 卫生管理统计及软件应用（新编）	贺佳
10. 卫生管理运筹学（第二版）	秦侠
11. 卫生管理科研方法（第二版）（新编）	王健
12. 社会医学（新编）	卢祖洵、姜润生
13. 卫生事业管理学（新编）	张亮、胡志
14. 卫生服务营销管理（第二版）	梁万年
15. 卫生经济学（新编）	孟庆跃
16. 卫生法学（新编）	黎东生
17. 医疗保障学（第二版）	姚岚
18. 卫生政策学（第二版）	郝模
19. 药品管理学（新编）	张新平
20. 卫生监督学（第二版）	樊立华
21. 医院管理学（第二版）	张鹭鹭、王羽
22. 卫生保健伦理学（新编）	佟子林
23. 卫生财务管理（新编）	程薇
24. 卫生人力资源管理（新编）	毛静馥
25. 卫生信息管理学（第二版）	胡西厚

续表

教材名称	主编
26. 健康管理学	曾渝
27. 公共卫生管理概论	周立
选择性课程部分	
28. 卫生项目管理（新编）	王亚东
29. 卫生技术评估（新编）	陈洁
30. 卫生应急管理（新编）	吴群红、杨维中
31. 国际卫生保健（新编）	马进

三、卫生管理队伍的建设与发展

我国的卫生管理队伍由卫生管理专业工作者与卫生管理实际工作者组成，二者紧密结合，相辅相成，推动了我国卫生事业的发展。

（一）专业化卫生管理人才梯队的形成

经过七十余年来几代人的努力，我国卫生管理专业队伍已经形成了既了解国情，又有国际视野，有理论、懂管理的梯队。

第一代卫生管理学专家，由老一辈的公共卫生学专家和来自解放区的医务工作者、中华人民共和国成立初期赴苏联留学回国的卫生管理专家组成。他们根据由苏联引进的保健组织学理论，把我国卫生管理实践经验上升为理论，为我国卫生管理理论奠定了基础，代表人物是钱信忠、陈海峰、朱潮、李光萌、许世瑾等。八十年代初期，钱信忠、陈海峰等人又领导了卫生管理学科在国内恢复与发展工作。

第二代卫生管理学专家，由 1957 年“全国保健组织学师资讲习会”学员和八十年代前期开始从事卫生管理教学与研究的专家组成，是承上启下的一代。他们积极学习现代管理理论，结合中国实际，探索建立有中国特色的卫生管理理论体系，作为学科带头人，主持开展卫生管理科学研究工作，并通过培养中青年卫生管理学骨干，不断发展壮大专业队伍，使学科建设实现了可持续发展。主要代表人物有顾杏元、梁浩材、朱敖荣、何廷尉、杜乐勋、戴志澄、陈育德、毛磊、胡善联等。

八十年代初期，卫生部采取多种措施解决卫生管理学科师资力量不足问题。卫生部与世界卫生组织合作，于 1983 年在北京医学院举办“规划预算和卫生经济师资讲习班”，在黑龙江省举办“卫生服务研究讲习班”，于 1983 年至 1987 年间分别在武汉医学院、四川医学院、哈尔滨医科大学举办“国家卫生发展管理程序师资讲习班”；1984 年，卫生部又组织北京医学院、哈尔滨医科大学、武汉医学院和四川医学院等举办管理学基础、医院管理、卫生经济、社会医学与卫生事业管理和行为科学课题研修班，来自六个全国培训中心和当时有培训卫生管理干部任务单位的人员一百三十人参加学习；1985 年，卫生部决定在部分高校举办卫生管理专业高年师资研究班，其中在上海第一医学院开办“外国卫生事业管理班”，在北京医学院开办“中国卫生事业管理班”等，并在这两个班的基础上组织有关专业教师与卫生部门领导共同编写了卫生管理专业教材——《外国卫生事业管理》（胡善联主编）、《中国卫生事业管理学》（彭瑞骢、高良文主编）。

此外，北京医科大学卫生管理干部培训中心于 1985 年聘请外籍教师举办了全国卫生事业管理师资讲习班，上海医科大学卫生管理干部培训中心、华西医科大学卫生管理干部培训中心于 1986 年各举办了两年制卫生管理本科师资班，共招收学生六十三名。

通过以上措施，我国在较短时间内培养了一批从事卫生管理学科教学与研究的中坚力量，对促进学科发展起到了决定性作用。

第三代卫生管理学专家，由近三十多年来经国内外卫生管理专业培养出的中青年学者组成。他们知识面广，专业基础扎实，具有国际视野，已成为学科建设方面的主力军，并正在培养着新一代的卫生管理学专业工作者。

（二）职业化卫生管理干部队伍的培养

近三十多年来，我国一方面普及卫生管理岗位培训，通过各种形式的短期在职培训，培训了从厅局长到县级“六长”等各级各类卫生管理干部数百万人次，使其能胜任所从事的卫生管理工作，极大地推动了卫生管理科学化进程；另一方面大力发展卫生管理专业学历教育，建立了以研究生教育为龙头、本科教育为主体、成人教育为补充的学历教育体系，促进了卫生管理干部队伍职业化建设。

第三节　学科学术成果

卫生管理学是应用性较强的学科。多年来，本学科立足国内，组织国内外专业力量，积极开展卫生管理理论研究、卫生政策咨询，为国家的卫生改革献计献策，推动了我国卫生事业的发展。

一、卫生管理科学研究与奖励

（一）研究项目与成果应用

1. 项目来源与研究方向

我国卫生管理科研项目来源有国家“863”计划、科技部支撑计划、国家自然基金（重点项目、面上项目、青年基金项目）、国家社会科学基金、部委行业发展专项、专业学会和地方政府科技发展计划等，尤其在国家自然科学基金卫生政策与管理类科研立项数和经费持续增长（见图 23-3、图 23-4）。国际合作方面主要有世界卫生组织、世界银行、联合国儿童基金会、欧盟组织、美国国立卫生研究院、美国中华医学基金会、福特基金会、全球基金等给予的项目。

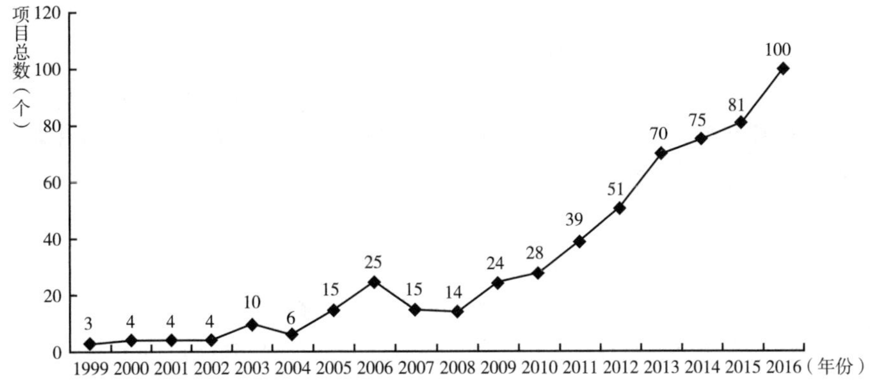

图 23-3　国家自然科学基金资助卫生管理与政策领域项目数量（1999—2016）

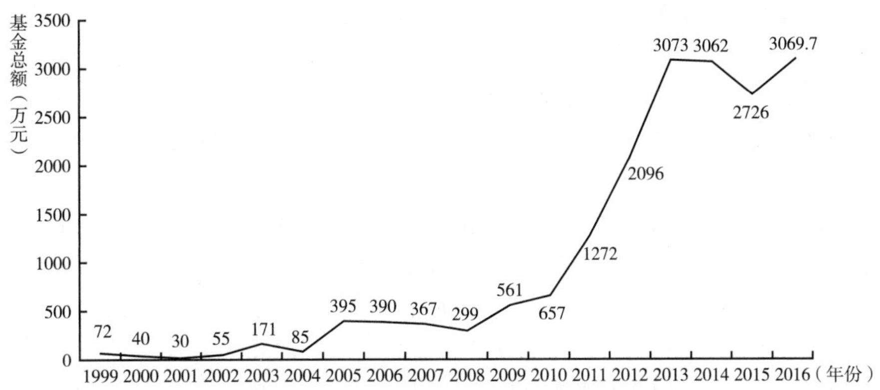

图 23-4　国家自然科学基金资助卫生管理与政策领域项目金额（1999—2016）

近年来，卫生管理学科研究方向主要聚焦以下六大领域：重大疾病——急性传染病、新发传染病、慢性病等引发的健康风险；环境与职业危害——侧重于我国经济生态环境中的高危害因素引发的健康风险；弱势人群健康——重点关注妇女儿童、老人、残疾人群的健康问题和潜在社会风险；医疗 - 医药 - 医保体系——重点对医疗、医药、医保三个子系统和总系统的功能定位、结构、运行机制等开展预警治理；公共卫生——聚焦公共卫生体系的结构性、系统性内生风险，开展预警治理；卫生管理理论与方法研究——主要突出技术创新。

2. 研究成果转化与应用

卫生工作方针政策研究：中华人民共和国成立初期，党和政府制定了“面向工农兵、预防为主、团结中西医、卫生工作与群众运动相结合”的卫生工作方针，坚持把卫生工作的重点放在农村。改革开放后，我国逐步建立社会主义市场经济体制，本学科对卫生工作的性质、地位、作用，卫生改革的导向、目标、道路等问题进行了探讨。1995 年，中华预防医学会卫生事业管理分会在北京医科大学召开二十一世纪中国卫生学术研讨会，钱信忠、陈海峰、朱潮、陈宪松、黄永昌、朱敖荣、戴志澄及国内一批著名专家学者参加会议，重点讨论了我国社会主义市场经济体制下卫生改革的方针政策和方向问题。时任国务委员彭珮云到会听取了专家的意见。会议成果为 1997 年颁布的《中共中央、国务院关于卫生改革与发展的决定》确定的新时期卫生工作方针“以农村为重点，预防为主，中西医并重，依靠科技与教育，动员全社会参与，为人民健康服务，为社会主义现代化建设服务”奠定了重要的学术基础。2000年，国办转发卫生部等八部门《关于城镇医药卫生体制改革的指导意见》提出改革的总体目标，是建立适应社会主义市场经济要求的城镇医药卫生体制，让群众享有价格合理、质量优良的医疗服务，提高人民的健康水平。随着2002年《中共中央、国务院关于进一步加强农村卫生工作的决定》颁布，我国卫生改革与发展进入到新的阶段。在此前后，随着卫生改革不断推进，研究者在政府与市场、公平与效率、卫生体制与机制改革等方面进行了研究。2009年，党中央、国务院启动了新一轮医改，颁布了《关于深化医药卫生体制改革的意见》，进一步明确了公共医疗卫生的公益性质，提出用四大体系、八项体制机制，加快我国基本医疗制度建设，推动卫生事业全面协调可持续发展。随着社会发展与医改深入，研究者又将目光投向健康与发展关系上，认为提高人民健康水平是经济社会发展的目标之一，没有健康就没有小康，而国民健康的改善可促进经济社会的可持续发展。2016年，党中央、国务院召开全国卫生与健康大会，提出了新形势下党的卫生与健康工作方针：以基层为重点，以改革创新为动力，预防为主，中西医并重，将健康融入所有政策，人民共建共享。

初级卫生保健研究：中华人民共和国成立后，我国政府重视农村卫生，建立了以县乡村三级医疗预防保健服务网络、农村卫生队伍和合作医疗制度为支柱的农村卫生服务体系，满足了农村居民基本卫生需求。这一模式被国际社会所认可，世卫组织称誉中国为初级卫生保健的故乡之一。七十年代末期，世界卫生组织正式提出“2000年人人享有卫生保健”的全球战备目标，并明确初级卫生保健是实现这一目标的基本途径和根本策略。八十年代初期开始，卫生部与世界卫生组织合作，开展了初级卫生保健工作示范县工作。同期，我国政府向世界卫生组织做出承诺，在我国全面实施初级卫生保健，实现“2000年人人享有卫生保健”的目标。为推进工作开展，卫生部于1986年11月，委托北京医科大学在北京召开了“实现人人享有卫生保健领导干部研讨会”，在开发领导、提高认识、转变观念等方面取得了共识。1987年至1988年，安徽医科大学卫生管理学院朱敖荣、吴雁鸣、胡志、江文承担了卫生部《中国农村人人享有卫生保健指标体系及不同经济地区指标值》的课题研究，提出了以县为单位中国农村不同经济地区初级卫生保健进展最低限标准，并被有关部门制定政策时所采纳。1990年3月，卫生部等五部委联合下发《关于我国农村实现“2000年人人享有卫生保健”的规划目标》，使得我国农村卫生事业发展走上了科学管理轨道。到20世纪末，以初级卫生保健为龙头的农村卫生事业取得显著成就，我国农村基本实现初级卫生保健第一个十年目标。之后，受原卫生部基层卫生与妇幼保健司委托，由安徽医科大学卫生管理学院胡志牵头，开展了“二十一世纪初期中国农村初级卫生保健发展策略研究”课题，为卫生部等七部委于2002年5月联合下发《2001—2010年中国农村初级卫生保健发展纲要》提供了重要的理论基础。

区域卫生规划与卫生服务体系研究：二十世纪八十年代中期，由世界卫生组织推荐，卫生部组织开展了概略规划研究，与世界银行合作的卫Ⅲ项目在宝鸡、九江、金华三市开展了区域卫生发展规划；九十年代，卫生部与国家计委、财政部推行区域卫生发展规划试点，至二十一世纪初期，全国各地开展了区域卫生规划制定与评价研究，《全国医疗卫生服务体系规划纲要（2015—2020年）》研究，各省、地市医疗卫生服务体系规划的研究，“十三五”卫生计生发展规划及评估研究等。这些研究推进了医疗卫生服务体系发展规模与层级、区域等体系的合理布局，使得广大城乡居民人人都能享受到便捷、优质的医疗卫生服务，促进了医疗卫生事业健康发展。

医疗卫生体制与机制改革研究：①公立医院管理体制改革。研究者提出通过制定相关政策对管办分离加以规制，避免改革停留在理论层面。对公立医院的治理，许多学者坚持通过变革治理结构来影响公立医院的行为，并在建立公立医院法人治理结构等方面进行尝试。有学者指出应从明确办医主体、合理划分所有权和经营权、建立有效的激励和约束机制，实现责权清晰、管理有力等方面进行改革。②公立医院补偿机制改革。目前，通过支付制度的变革平衡公立医院的收支，改变以往公立医院主导医疗费用的格局，重新构建政府对医院、医院对医生的补偿和激励与约束机制，从而改变公立医院的盈利模式，引导其合理诊疗，合理用药，实现公立医院的公益性和保持发展的可持续性，被认为是良性的公立医院补偿机制。研究者现在较为关注的是如何制定科学的补偿范围和方式，真正落实政府补偿政策，确保公立医院的公益性质。③建立公立医院竞争机制。坚持公立医院发展的公益性与合理引入市场机制问题已在学界逐渐达成共识。在推进私立医疗机构发展，建立公私医疗机构分工协作、有序竞争机制，增强医疗服务体系活力与效率，实现有效控费，满足群众医疗服务需求等问题，成为公立医院改革的重要内容和热点话题。④关于整合医疗。医疗体制的割裂和碎片化是医疗服务体系效率低下的重要原因。目前理论界和决策者已经认识到弥合系统裂痕，整合医疗服务体系的重要性。当前我国分级医疗制度下区域医疗联合体、县域医共体成为卫生改革高度关注的热点，即二、三级公立医院与城乡基层医疗卫生机构分工协作，实现“社区首诊、分级医疗、逐级转诊”的服务模式。

此外，本学科还开展了《中国2000年预防保健战略目标》《健康中国2020》《健康中国2030规划纲要》等研究。

（二）政策咨询组织与研究机构

多年以来，国内各方均很关注重大卫生政策与卫生管理问题的研究。国内建立了一批以“卫生发展研究”“卫生政策研究”为主的研究机构，在卫生管理科学研究、促进学科发展等方面起到了重要作用。

健康领域社会风险预测治理协同创新中心（2011协同创新中心）：2013年建立，由上海复旦大学牵头，清华大学等十所高校、二十余家科研机构和实践基地参加，负责人郝模。主要任务：依据风险识别技术，通过把握重要性、严重性与演变趋势，定期预测健康相关领域社会风险及其序位，明确国家亟须关注的领域及问题；依据治本策略研制技术，聚焦最具风险的问题，明确其根源、影响因素和形成机制，研制针对根源的治本策略与治理方案，论证可行性，推动试点示范；依据政策评估技术，开展风险评估、治理效果评价。

卫生部卫生技术评估重点实验室：1994年成立，挂靠复旦大学公共卫生学院，现负责人陈英耀，是我国最早成立的卫生技术评估机构，致力于开展卫生技术评估的科学研究、教育培训、技术服务和交流合作，为卫生、医疗保障等各级各类政府部门、医疗卫生机构及其他相关组织提供卫生技术评估证据，推动学科发展，促进政策转化。

健康江苏发展与建设研究院：2016年成立，负责人沈洪兵，围绕群众健康需求增长、工业化、城镇化、人口老龄化、疾病谱和生活方式变化等进行长期跟踪研究，是江苏省重点培育智库，是江苏省卫生与健康领域唯一的智库建设单位。

安徽省健康发展战略研究中心：2015 年成立，负责人胡志。它是安徽省高校智库建设项目，主要进行安徽省医药卫生改革政策风险与效果评估、安徽省重大疾病风险预警与治理、医药卫生服务规划与评价、健康老龄化社会应对与治理、基层公共卫生与健康促进、环境卫生与健康风险评估、医疗风险与医患关系治理、“互联网 +”与智慧医疗等方面的研究。

“健康山东”重大社会风险预测与治理协同创新中心：2013 年成立，潍坊医学院为牵头单位，现主要在医疗服务领域、传染病防控领域、老龄社会健康相关领域、食品安全领域、慢性病领域、环境卫生领域六大领域开展研究工作。

设于高校中的研究机构还有复旦大学药物经济学研究与评估中心（2002 年成立，负责人陈文）、复旦大学中国残疾问题研究中心（2015 年成立，负责人吕军）、南京医科大学卫生政策研究中心（2012 年成立，负责人陈家应）、广东省高校公共卫生政策研究与评估实验室（2015 年成立，设于南方医科大学，负责人王冬，广东省哲学社科重点实验室）、广州市公共卫生服务体系建设研究基地（2012 年成立，设于南方医科大学，负责人姜虹）、南方医科大学卫生政策与医院管理研究所（2008 年成立，负责人王冬）、重庆医科大学医学与社会发展研究中心（2002 年成立，负责人蒲川，为重庆市唯一的医学与社会发展研究机构）、新疆医科大学卫生事业发展改革研究所（2012 年成立，负责人刘涛）等。

（三）科研奖励

近年来，我国卫生管理科研成果获奖情况较为突出，不仅在国家层面上获得重大奖项，同时在省（市、自治区）科技进步奖、人文社会科学奖方面都有获奖，获奖领域较为广泛。

中华医学科技奖卫生管理奖自 2009 年设立以来，共有十八个项目获奖，涵盖医院管理、社区卫生服务、新型农村合作医疗、卫生应急、智能化诊疗等方面。2012 年，中华医学科技奖设立卫生政策奖，共有五人获得此奖项，分别是李剑阁（2012）、曾益新（2013）、郝模（2013）、胡善联（2014）、谢丽娟（2016）。

二、学会、杂志助力学科发展

（一）学会成立、换届与学术年会

1988 年，经卫生部批准，中华预防医学会卫生事业管理学会（现规范名称为“中华预防医学会卫生事业管理分会”）成立（图 23-5），推举钱信忠为名誉主任委员，选举时任卫生部副部长何界生为主任委员，挂靠于安徽医科大学卫生管理学院。之后，学会先后成立初级卫生保健、卫生管理教育、中青年卫生事业管理、城市卫生管理、少数民族地区卫生事业管理等学组。一些省份成立了卫生事业管理专业委员会、卫生经济专业委员会、医院信息管理专业委员会等。

1996 年，在初级卫生保健学组基础上成立中华预防医学会初级卫生保健学会（现规范名称为“中华预防医学会卫生保健分会”）。时任卫生部医政司副司长孙爱明任主任委员，挂靠安徽医科大学卫生管理学院。

2009 年 8 月，中华预防医学会卫生事业管理分会、中华预防医学会初级卫生保健分会在安徽省合肥市举行了换届暨学术研讨会，安徽医科大学副校长胡志当选为第二届卫生事业管理分会主任委员，浙江师范大学副校长郭清当选为初级卫生保健分会主任委员，两学会继续挂靠安徽医科大学卫生管理学院。2016 年 8 月，胡志连任第三届卫生事业管理分会主任委员。

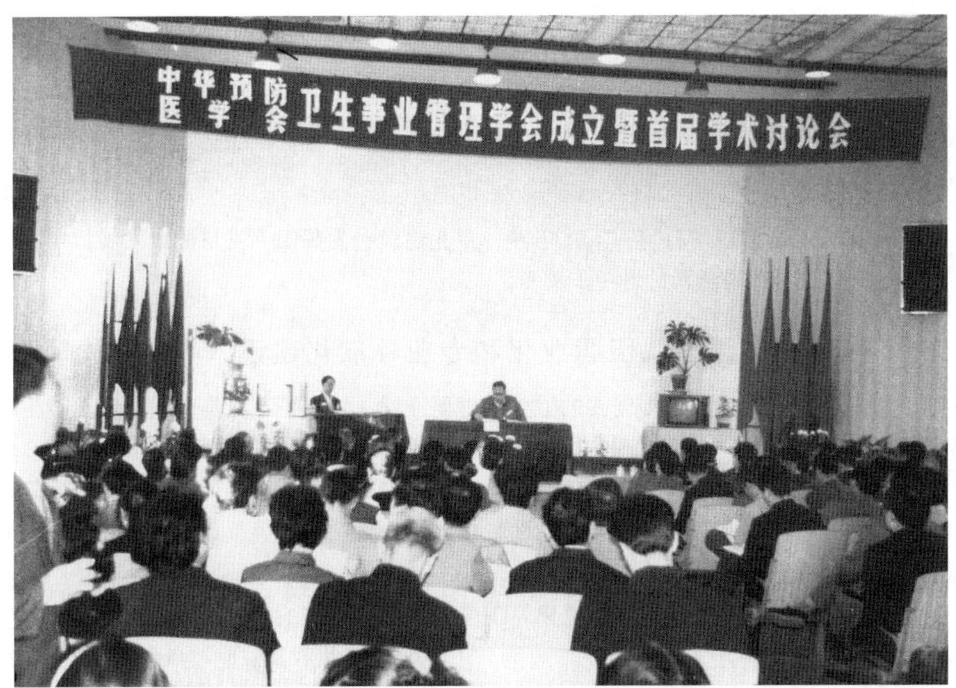

图 23-5　中华预防医学会卫生事业管理学会成立暨首届学术讨论会会场（1988 年 10 月）

2017 年 4 月，初级卫生保健分会更名为卫生保健分会，浙江中医药大学郭清当选第三届委员会主任委员，学会挂靠浙江中医药大学。

中华预防医学会卫生事业管理分会于 1988 年成立后，围绕国内卫生改革与发展需要，每年均组织全国性学术活动，其中比较重要的会议有：学会成立暨第一次学术会议（合肥，1988 年）、二十一世纪中国卫生学术研讨会（北京，1995，与中华预防医学会联合召开）、中华预防医学会初级卫生保健学会首届学术研讨会暨成立大会（江苏张家港，1996）、全国农村卫生改革和发展学术研讨会（安徽宣城，1997）、全国农村卫生改革学术研讨会（浙江金华，1999）、二十一世纪农村初级卫生保健与社区卫生服务研讨会（深圳，1999）、新世纪中国农村卫生改革与发展学术研讨会（山东泰安，2002）、全国农村社区卫生服务学术研讨会（浙江绍兴，2004）、中国特色农村卫生发展道路学术研讨会（江西婺源，2007）、创建中国特色社会主义卫生事业学术研讨会（合肥，2009）、全国基层医药卫生体制综合改革学术研讨会（合肥，2010）、中国卫生管理本科教育三十年学术研讨会（合肥，2014）、卫生管理学科建设与发展学术研讨会（哈尔滨，2016）、健康中国纵横谈学术研讨会（山东威海，2017）。

（二）专业杂志的创办与出版

1980 年代，卫生管理学科在我国恢复之时，就出现了一批专业杂志，其中创刊较早的有《中国农村卫生事业管理》（1981）、《中国医院管理》（1981）、《中国卫生经济》（1982）、《中国卫生事业管理》（1985）、《中华医院管理杂志》（1985）、《中国初级卫生保健》（1986）等。

截至 2016 年底，本学科有相关杂志二十七种，其中中文核心期刊八种（《中国卫生经济》《中国卫生事业管理》《中国医院管理》《中华医院管理杂志》《中国卫生政策研究》《中国卫生资源》《卫生经济研究》《中国健康教育》）、中国科技论文统计源期刊七种、普通期刊十二种。

第四节　学科发展趋势

面向未来，卫生管理学科将在人才培养、专业建设、为我国卫生与健康发展提供社会服务等方面加强工作，促进学科的进一步发展。

一、推进卫生管理队伍职业化和专业标准化建设

建立适应我国卫生事业发展需要的卫生管理职业化人才队伍，是推动我国医药卫生事业改革与发展的关键。我国卫生管理队伍的职业化建设路漫漫，制约了卫生事业的发展。今后一个时期的重点工作应是积极创造条件，建立卫生管理专业的职称系列，以适应卫生管理教育事业的发展，这是关系到卫生管理队伍的稳定，影响到医药卫生改革的进程与效果的瓶颈问题，必须引起高度重视。

社会发展对卫生管理人才的巨大需求是卫生管理教育发展的原动力。目前，我国卫生管理本科教育虽然有了一定规模，但尚不规范。一些学校条件不具备也在举办卫生管理教育，造成培养的学生质量满足不了社会需求。因此，尽快建立并推行卫生管理专业标准化建设和专业认证十分必要。中华预防医学会卫生事业管理分会和人文社会教学指导委员会今后要承担起这一重任，为发展具有我国特色的卫生管理教育事业做出贡献。

二、紧密结合我国卫生与健康发展实际开展学术研究

从联合国颁布的 2015 年后国际发展议程所提出的全球健康新目标以及我国政府提出的全面建成小康社会目标的现实情况可以预料，健康管理理论与健康整体性治理可以帮助卫生部门协调政府与市场、社会的关系，从而构建更为有效的健康治理结构，完善健康治理体系，提高健康治理能力，确保全球人口健康，它们将是未来卫生政策与管理研究领域的着力点。当前深入推进的医药卫生体制改革涉及许多利益格局的调整、资源的重新分配，以及质量评价等，因而有关卫生政策分析工具，如利益相关者分析、卫生技术评估以及卫生绩效评价等将是卫生政策与管理领域需要进一步研究的问题。

医疗卫生体制机制改革涉及环节多，利益格局复杂，面临诸多挑战。由于整合医疗的理论和方法研究还处于初步阶段，因此医疗联合体的发展还缺乏理论创新和方法创新。所以，在理论创新选择方面，今后的整合医疗研究可以引入质量链管理理论、产业集群理论、供应链管理理论和企业并购理论等。如何使目前高度分散的、管理体制差异较大的医疗机构间达到纵向整合？“系统”间的竞争机制如何有效达到目标？“系统”内部的同一层次机构之间是否应该存在竞争关系？这些都有待在今后的实践中进行研究。另外，整合医疗实证研究的证据积累还存在不足，测评和比较研究还需广泛开展。有些医疗卫生机构存在“整而不合”的现象，整合系统的复杂性、关系紧密度不足，不同专业技术人员和组织之间的协同性较弱，管理和监管方式存在缺陷、市场机制、治理机制和激励机制、整合规范和整合策略在组织层面上的研究还比较薄弱，将是未来研究的方向。特别是近年来分级诊疗和签约服务已经成为我

国医疗卫生服务的发展方向。我国在分级医疗一些重要问题上已经形成了较为一致的认识，但在运作机制、补偿机制及人事管理制度等方面需要深入研究。签约服务被认为是具有探索价值的管理模式，当前签约服务对医疗服务提供方式和管理模式的影响缺乏科学的定量依据，对健康的影响效果和对健康的独立影响作用缺少实证研究证据。可以预料，分级医疗和签约服务将是我国医改深度发展的重要抓手。

三、积极促进卫生与健康管理研究成果转化

卫生管理学科的一个重要作用在于为卫生政策的制定提供科学的循证依据。卫生管理的科学研究要瞄准当前医药卫生事业急需解决的问题，形成政－学－研－用一体化的研究模式，科研产出能够为政策制定者所利用。因此，我国应积极响应并建设提升高校创新能力和资政能力的健康智库建设，以建立国家层面的以重大卫生问题和国民健康问题为目标的卫生管理协同创新中心和智库，以人才、学科、科研力量为核心，促进资源共享，联合开展攻关，促进卫生管理学科抱团发展。通过搭建协同创新和智库平台，促进学科间的沟通交流，提升卫生管理学科解决重大卫生问题的能力和学科的影响力，提升卫生管理学科服务社会的价值，为科学推进我国医药卫生体制改革做出贡献。

致谢　感谢朱敖荣、戴志澄、陈育德教授的指导。

撰稿人：胡　志　汪时东　杨善发　马　颖　陈　任

参考文献

[1] 胡志. 卫生事业管理学教程［M］. 北京：人民卫生出版社，2013.
[2] 张亮，胡志. 卫生事业管理学［M］. 北京：人民卫生出版社，2013.
[3] 王明旭. 卫生管理学［M］// 中国医学通史：现代卷. 北京：人民卫生出版社，1999.
[4] 汪时东. 社会医学与卫生事业管理学学科发展史［M］// 安徽医科大学学科发展史（第一辑）. 合肥：安徽医科大学，2016.
[5] 当代中国卫生事业大事记（1949 年—1990 年）［M］. 北京：人民卫生出版社，1993.
[6] 陈海峰. 中国卫生保健史［M］. 上海：上海科学技术出版社，1993.
[7] 朱潮，张慰丰. 新中国医学教育史［M］. 北京：北京医科大学中国协和医科大学联合出版社，1990.
[8] 钱信忠. 钱信忠文集［M］. 北京：人民卫生出版社，2004.
[9] 陈海峰. 陈海峰影文集［M］. 石家庄：中国医学理论与实践编辑部，2002.
[10] 中国卫生年鉴［M］. 北京：人民卫生出版社，1984—2004.
[11] 中国卫生改革开放 30 年［M］. 北京：人民卫生出版社，2008.
[12] 国家卫生和计划生育委员会. 开创卫生计生事业科学发展新局面——“面对面大讲堂”专题报告集（2013）［G］. 北京：人民卫生出版社，2014.
[13] 胡志. 发展卫生管理教育　加强职业化卫生管理队伍建设［J］. 中国农村卫生事业管理，1997，17（10）：8-9.
[14] 李鲁，梁万年，杨敬，等. 卫生管理干部职业化培养途径的对策建议［J］. 中华医院管理杂志，2004，20（9）：529-231.
[15] 朱敖荣，吴雁鸣，胡志. 我国现阶段卫生工作方针和政策的研究［J］. 中国农村卫生事业管理，1989（3）：

13–17.
[16] 吴雁鸣，朱敖荣，胡志，等.《我国农村实现“HFA/2000”的规划目标》产生背景及研究制订过程 [J]. 中国农村卫生事业管理，1991（6）：10–15.
[17] 胡志，秦侠，杨善发，等. 卫生事业管理学发展研究 [M]// 2014—2015 公共卫生与预防医学学科发展报告. 北京：中国科学技术出版社，2016.

卫生管理学学科发展大事记

时间	事件
1955 年	全国医学院校将“卫生行政学”改为“保健组织学”，并作为正式课程。
1957 年	1 月，卫生部在北京成立卫生干部进修学院，保健组织学为全院教学重点，10 月，卫生部组织的“全国保健组织学师资讲习会”在卫生干部进修学院开办。
1964 年	卫生部正式下文停止讲授保健组织学课程，只保留卫生统计学，教研室也随之改变名称。
1978 年	国家要求国内有条件的医学院校恢复和重建保健组织学教研室。
1981 年	哈尔滨医科大学首办三年制成人专修科教育。
1985 年	上海医科大学、安徽医学院首招全日制卫生管理专业本科生。
1986 年	北京医科大学、哈尔滨医科大学、第二军医大学和华西医科大学获得首批社会医学与卫生事业管理硕士学位授权点。
1988 年 4 月	安徽医科大学卫生管理学院成立，为国内第一所在医科大学内设立的卫生管理学院。
1988 年	中华预防医学会卫生事业管理分会成立。
1993 年	上海医科大学首获社会医学与卫生事业管理博士学位授权点。

第二十四章　卫生监督学

随着国家卫生法制建设的不断加强和完善，卫生监督工作有了迅速的发展，为社会的稳定与和谐发展保驾护航。卫生监督学是适应卫生法制建设与卫生监督工作的需要，由实践上升为理论的综合性应用学科。目前还处于初创阶段，理论体系还不够完善，尚有大量工作有待研究。

第一节　学科概述

卫生监督学作为自然科学和社会科学相互作用、相互渗透的产物，正是选择了医疗卫生领域的各种制度、工作实践及其运行规律等特有的矛盾运动作为自己的研究对象。本节主要从概念、内容、方法、与邻近学科的关系几个方面介绍。

一、卫生监督与卫生监督学概念

（一）卫生监督

1. 概念

卫生监督（health supervision）是指法律授权的政府相关部门依据卫生法律、法规的授权，对公民、法人和其他组织贯彻执行卫生法律、法规的情况进行督促检查，对违反卫生法律、法规，危害人体健康的行为追究法律责任的一种卫生行政执法活动。卫生监督属于政府行政职能，是监督体系的一部分，也是国家卫生行政管理的重要环节。

2. 作用

保护公众健康。卫生监督是使卫生法律、法规的立法目标得以实现的基本保证，在公众的居住、旅行、工作、学习、劳动、生活、娱乐及饮食、医疗等各方面发挥保护者的作用。只有卫生监督工作与其他卫生工作相结合，与国家其他行政管理工作相结合，使公众生活在安全和卫生的社会环境中，才能使人们健康水平得以提高，实现卫生立法意图。

维护劳动者健康权益。随着经济建设的飞速发展，职业卫生问题已日益突出，直接威胁着从业人员的身体健康。通过卫生监督，督促用人单位控制和改善生产环境的卫生状况，防止各种有害因素对从业人员的危害，从而达到保护劳动者健康，维护合法权益。

打击违法活动。随着中国特色社会主义法治国家建设进程的加快、社会主义市场经济体制逐步完善，我国政府职能已经转变，以往那种单纯依靠行政手段进行管理的方式，已过渡到以法律、行政和经济手段并存的管理方式。卫生监督作为行政手段之一，已成为政府法治工作中不可缺少的组成部分。特别是对于打击违反卫生法律、法规活动，制止危害人民健康行为的发生有着不可估量的作用。

建立良好卫生秩序。卫生监督活动的开展，提高依法办事的自觉性，促进公民更好地知法、守法，认真地履行卫生法律、法规所规定的义务。特别是通过卫生监督，可以使公民直观地懂得卫生法律、法规提倡什么，禁止什么，鼓励什么，反对什么，从卫生法律规范中明确判断是非的标准，以指导自己的行为。

（二）卫生监督学概念

卫生监督学（science of health supervision）是研究卫生监督制度和卫生监督实践，揭示卫生监督工作的一般规律的综合性应用学科。其理论基础是行政学、预防医学、卫生法学、社会学等。

二、卫生监督学研究内容

卫生监督制度和卫生监督实践内容纷繁复杂，几乎涉及医疗卫生和社会生活的各个方面，因而卫生监督学科的研究范围和领域也就相当广泛，随之衍生出传染病监督、公共卫生监督、健康相关产品监督和医疗监督等众多领域。

（一）基本理论

基本理论是卫生监督学的理论基础。主要阐述卫生监督的概念、性质、功能、作用，卫生监督行为的种类、行为的效力，卫生监督的原则；中国卫生监督的历史沿革，港、澳、台卫生监督简介，国外卫生监督简介；卫生监督法律关系及构成要素，卫生监督法律关系的产生、变更和消灭；卫生监督主体及法律地位，卫生监督主体组成与职责，卫生监督机构与人员，卫生监督体系；卫生监督的法律依据，技术依据，政策依据，卫生监督依据在卫生监督和卫生行政诉讼中的作用；卫生监督手段及程序的分类，卫生法制宣传教育行为，卫生行政许可行为及程序，卫生监督检查行为及程序，卫生行政处罚行为及程序，卫生行政强制行为及程序；卫生监督责任及构成要件，卫生监督责任的承担方式，追究卫生监督责任的原则，卫生行政执法责任制，卫生监督稽查；卫生行政执法文书概念及特征，卫生行政执法文书制作的原则及基本要求，卫生行政执法文书规范，常用的卫生行政执法文书格式与制作方法。

（二）对象和范围

按照我国卫生法律、法规的调整范围和卫生监督实践分为如下几方面：

1. 以场所为对象的卫生监督

对各类公共场所、学校、工厂企业、国境口岸、卫生设施、传染病预防、劳动过程中健康防护、卫生管理等进行预防性和经常性卫生监督，并对违反相关卫生法律、法规的行为进行行政处理。

2. 以行为为对象的卫生监督

如对医疗机构设置与执业，专项诊疗技术，放射诊疗，传染病报告，消毒，医疗废物管理，医疗文书，医疗广告审查，母婴保健技术服务机构与人员资质、母婴保健技术服务项目、设备与设施、出具的医学文书、规定的统计资料上报，临床用血等，进行监督检查。对违法、违规行为进行行政处理，打击非法行医。

3. 以人群为对象的卫生监督

对卫生技术人员从业资格、从业范围、诊疗行为，对传染病病人和疑似传染病病人的控制，对职业人群的健康监护、职业病诊断与职业病病人保障进行监督检查，入境、出境的人员检疫等。对违法、违规行为进行行政处理。

4. 以物品为对象的卫生监督

对食品生产和加工、食品流通、餐饮服务，药品的研发、生产、经营，药品进出口、价格、广告，医疗机构毒、麻、精神药品和抗生素使用、药品管理及药物不良反应等，化妆品生产企业和经营单位，放射性同位素和射线装置生产、运输、储存、使用，血液及血液制品的采集、保存，集中式供水、二次供水单位和涉及饮用水卫生安全的产品，进行监督检查。出入境的交通工具，出入境行李、货物、邮包等进行检疫。对违法、违规行为进行行政处理。

三、卫生监督学与邻近学科的关系

卫生监督学是一门容量很大，且理论性和实践性极强的综合性应用学科，与其他相关学科存在着大量的交叉融合关系，构成了一门新兴的边缘学科体系。

（一）卫生监督学与监督学关系

监督学的研究对象是整个社会运行过程，是研究对社会运行过程和运行机制，进行总体监督和具体制衡。卫生监督学则是监督学体系中的一个分支，但由于卫生监督学研究的内容具有极强的专门性、专业性的特点，又使卫生监督学拥有自身的规律和特点，而不能被监督学所代替，使其从监督学中独立出来。

（二）卫生监督学与预防医学的关系

预防医学是一门综合性科学，它以人群为主要研究对象，用预防为主的思想，针对人群中疾病的消长规律，采用基础医学、临床医学、环境卫生科学和社会医学等理论和方法来探索自然和社会环境因素对人群健康和疾病作用的规律；提出改善不良的环境因素的卫生要求和保健措施，以达到预防控制疾病、增进健康。而卫生监督学则是研究如何运用法律手段使卫生要求和卫生措施得以实现，达到保护人群健康的目。但是，两者在手段、方法上有所不同。卫生监督学运用的是法律手段和行政手段，而预防医学采用的是技术方法和管理手段。卫生监督是以预防医学为基点，并且在卫生监督实践上依赖于运用预防医学的科学技术来达到监督目的。

（三）卫生监督学与卫生法学的关系

卫生监督学研究的范围包括了卫生法，而卫生法又是卫生监督学研究的核心内容，所以二者是相互渗透交叉、紧密联系的。所不同的是，卫生监督学研究的范围不仅限于卫生法，还包括卫生监督主体、手段、程序、责任等内容，而卫生法学则从卫生法的概念、渊源、法律关系、调整对象、法律制度等方面来研究卫生法律问题。

（四）卫生监督学与社会学的关系

社会学是一门研究社会行为、社会关系、社会结构、社会组织和社会生活方式及其发展规律的一门学科。在特定的社会结构、社会关系和社会生活方式下，各种卫生违法活动的存在，是有着社会基础和条件的。因此，在研究卫生违法行为时，需要借助于社会学知识来分析各种卫生违法行为的社会成因及其社会规律。

第二节　学科发展历程

我国卫生监督经历了多个历史发展阶段，从无到有、从有到全、从弱小到壮大，逐步向着具有中国特色的卫生监督体系过渡。卫生监督学科是随着卫生监督工作而产生和发展的。

一、卫生监督的发展历程

（一）初创阶段

1949 年中华人民共和国成立，同年 11 月成立中央人民政府卫生部，颁布了《中央人民政府卫生部工作方针与任务草案》，把防治各种传染病流行，杜绝地方病、社会病、职业病的蔓延作为当前首要任务。1953 年，学习苏联经验，政务院第一百六十七次政务会议决定在全国成立各级卫生防疫站，把卫生监督作为任务之一。1954 年 8 月，政务院批准了《第一届全国工业卫生会议决议》对加强工业卫生逐步开展卫生监督提出了具体要求。第三届全国卫生行政会议明确提出“应逐步建立国家卫生监督制度”，把卫生监督从部门监督提到国家监督的高度。1957 年 12 月，第一届全国人大常委会第八十八次会议通过，国家主席令公布《中华人民共和国国境卫生检疫条例》，是中华人民共和国历史上正式通过立法机关制定和认可的第一部卫生法规，也是以立法形式对中国卫生监督制度予以确认，进一步明确了国家卫生监督制度。

（二）发展阶段

1978 年党的十一届三中全会以后，社会主义民主与法制建设得以恢复和加强，卫生立法和监督工作适应国家改革开放的需要有了突破性进展。先后颁布了《中华人民共和国食品卫生法（试行）》《中华人民共和国国境卫生检疫法》《公共场所卫生管理条例》《尘肺病防治条例》《中华人民共和国传染病防治法》《中华人民共和国食品卫生法》《中华人民共和国职业病防治法》。特别是 1982 年由刘志诚牵头起草的《中华人民共和国食品卫生法（试行）》颁布，开创了中国卫生监督的新纪元。随着国家卫生法律制度的不断完善，中国建立起一支专职的卫生监督队伍，基本形成了劳动卫生、食品卫生、环境卫生、学校卫生、放射卫生、药品及传染病的监督监测网络。1989 年，卫生部设立了卫生监督司，2002 年，成立卫生部卫生监督中心，进一步规范了卫生监督行为、卫生监督术语和卫生监督标志，也促进了卫生监督学科发展。

（三）卫生监督体制改革

1996 年，卫生部下发《关于进一步完善公共卫生监督执法体制的通知》（卫办发［1996］6 号文件），全面部署了卫生监督体制改革工作。1997 年，中共中央、国务院发布《关于卫生改革与发展的决定》（中发［1997］3 号文件），提出了建立适应社会主义市场经济体制和法制建设要求的卫生监督体制，由此卫生监督体制改革提上了日程。2000 年，经国务院同意，卫生部主持起草并协商中编办、财政部、国务院法制办同意，发布了［2000］卫办发第十六号《关于卫生监督体制改革的意见》，强调“按照依法行政、政事分开和综合管理的原则，调整卫生资源配置，理顺和完善现行卫生监督体制，建立结构合理、运转协调、行为规范、程序明晰、执法有力、办事高效的卫生监督新体制”。伴随着国家依法治国方略的确立和中国特色社会主义市场经济发展需要，政府卫生监督执法范围不断扩展，监管任务不断加重，更多的政府部门参与到卫生监督执法工作中来。原来主要由各级卫生部门承担的卫生监督职能，随着卫生法律法规的修订和一轮又一轮机构调整，逐步转移或部分转移给了其他政府部门。1998年，卫生检疫总局从卫生部划出，几经改革后卫生部门承担的国境口岸传染病检疫、疾病监测和卫生处理等卫生监督职责已交由国家质量监督检验检疫总局负责。2003年3月10日，国家食品药品监督管理局成立，2013年，进一步组建国家食品药品监督管理总局（CFDA），是国务院综合监督食品、保健品、化妆品安全管理和主管药品监管的直属机构。根据新修订的《食品安全法》规定，卫生部门主要承担食品安全标准制定、风险监测与评估以及食源性疾病的管理等职能。2011年12月31日，第十一届全国人民代表大会常务委员会第二十四次会议通过了《职业病防治法》修正案，将卫生行政部门对企业监督的主要职权转移给了安全生产监督管理部门。职业卫生监督管理分工由安监、卫生和劳动三个行政机关按照各自的职责范围行使。卫生行政部门的主要职责是组织制定职业病的分类目录、职业卫生及职业病诊断标准，开展重点职业病检测专项调查和健康风险评估，职业健康检查机构及职业病诊断机构的认定，职业病危害事故的医疗救治和职业病诊断鉴定，对医疗机构放射性职业病危害控制进行监督管理等。2013年3月，国务院进行了机构改革，将卫生部与计划生育委员会合并组建了国家卫生和计划生育委员会，下设国家卫生和计划生育综合监督局，承担公共卫生、医疗卫生、计划生育综合监督，按照职责分工承担职业卫生、放射卫生、食品卫生的监督管理。2018年，国务院新一轮机构改革，撤销国家安全生产监督管理总局、国家质量监督检验检疫总局、国家食品药品监督管理总局。将国家卫生和计划生育委员会、国务院深化医疗卫生体制改革领导小组办公室、全国老龄工作委员会办公室的职责、工业和信息化部的牵头《烟草控制框架公约》履约工作职责、国家安全生产监督管理总局的职业安全健康监督管理职责等进行了整合，组建国家卫生健康委员会。

二、卫生监督学的形成

1949年后，加强了卫生防疫工作，借鉴苏联经验，在全国六个大区的医学院校中建立卫生专业，所开设的环境卫生学、劳动卫生学、食品卫生学、学校卫生学等课程中都有预防性卫生监督和经常性卫生监督的内容。将卫生监督作为一个学科来研究始于二十世纪九十年代，由于卫生监督工作的大力开展，需要大量培养卫生监督专业人才。许多医学院校在预防医学专业、卫生管理专业设置卫生监督课程，因此，急需一部专门的教材阐述卫生监督的基本理论、基本知识和基本技能。1995年，樊立华、王维国编著了《卫生监督学概论》，是卫生监督学的雏形；1997年，朱宝铎、李天琨主编了《卫生监督学》；1998年，樊立华、郭红卫、姚耿东主编了高等医学院校协编教材《公共卫生监督学》；1999年，卫生部组织编写了《卫生监督培训系列教材》，阚学贵任主编；2003年，由达庆东、戴金增主编了《卫生监督》；2003年，由樊立华主编的《卫生法规与监督学》纳入卫生部“十五”规划教材，供预防医学专业使用；2005年，由樊立华主编的《卫生监督学》供卫生管理专业使用，成为全国高等医学院校统编的教科书。由于卫生监督相关教材的出版进而使卫生监督学的内容逐渐丰富，初步形成了卫生监督学的理论体系。

第三节　学科重要成就

随着我国法制建设的不断加强以及社会经济的不断发展，卫生监督作为一种行政执法行为业已成为一种制度，也是政府的一项重要行政职能。卫生监督学科伴随着卫生监督工作有了长足的发展，在人才培养、学术交流、指导实践等方面发挥了重要作用。

一、卫生监督人才培养及专业建设

（一）卫生监督人员在岗培训

自 1982 年颁布《中华人民共和国食品卫生法（试行）》，1986 年颁布《中华人民共和国国境卫生检疫法》，1987 年国务院颁发《公共场所卫生管理条例》《尘肺病防治条例》，1989 年颁发《中华人民共和国传染病防治法》，2001 年颁发《中华人民共和国职业病防治法》，标志着中国公共卫生管理从传统的卫生行政管理转向法制管理。随着国家卫生法律制度的不断完善，中国建立起一支专职的卫生监督队伍。由于卫生监督工作的大力开展专业化的人才培养被提到日程。1994，经黑龙江省教育委员会批准，哈尔滨医科大学举办国家文凭考试卫生监督与监测大专班，面向全国国境卫生检疫系统和卫生防疫站招生，颁发高等教育自学考试毕业证书，国家承认大专学历。

（二）开办卫生监督专业

我国专科层次卫生监督专业在 2004 年正式纳入教育部高职高专教育指导性专业目录（代码 630501），属于医药卫生大类。拟招生该专业的备案学校有九所，2014 年减少为六所。公开信息显示，只有浙江医学高等专科学校和辽源职业技术学院两所学校在 2012 年至 2014 年连续三年招生（浙江医专在 2012 年和 2014 年还实行省外招生）。其他情况见表 24–1。

表 24–1　专科层次卫生监督专业设置备案院校及招生数量情况

院校	省区	2013 年计划招生数	2014 年计划招生数
浙江医学高等专科学校	浙江	30	54
辽源职业技术学院	吉林	25	30
黄山职业技术学院	安徽	b	b
承德护理职业学院	河北	c	b
成都中医药大学	四川	c	b
长春医学高等专科学校	吉林	c	c
沧州医学高等专科学校	河北	a	c
柳州医学高等专科学校	广西	a	d
南方医科大学	广东	a	0

注：a 表示非备案学校；b 表示该年招生计划中无该专业招生；c 表示未见该年招生计划；d 表示未获取信息。

随着保护公众健康和维护社会公共卫生秩序的需要，急需培养专业化的卫生监督人才，卫生监督专业本科在2012年才作为特设专业和国家控制布点专业（代码100404TK）纳入教育部《普通高等教育本科专业目录（2012年）》，属于预防医学学科门类。2012年3月教育部批准哈尔滨医科大学试办卫生监督本科专业，2012年正式招生，计划每年在全国各地招生五十名。南方医科大学、郑州大学在本科设有卫生监督专业方向。山东大学、吉林大学、广东医学院和南方医科大学设卫生检验与检疫、国境卫生检疫方向。

（三）研究生教育

在具有公共卫生硕士专业学位（MPH）招生资格的四十二所院校中，其中有十五所明确设有卫生监督研究方向；有二十所院校招收卫生监督或卫生法学方向的科学学位硕士研究生。长学制教育在北京大学、西安交通大学等高校也进行了尝试。

二、教材建设

卫生监督相关教材建设有了快速的发展，由于卫生监督专业的开办，分科更加细化的供卫生监督专业用教材也陆续出版，以普通教育国家级规划教材，卫生部（国家卫生和计划生育委员会）等规划教材为例进行介绍，具体见表24–2。

表24–2　卫生监督相关教材

时间（年）	主编	教材名称	使用对象	出版社
2003	樊立华	《卫生法规与监督学》	预防医学类专业	人民卫生出版社
2005	樊立华	《卫生监督学》	卫生管理及相关专业	人民卫生出版社
2007	樊立华	《公共卫生法律法规与监督学》（第2版）	预防医学类专业	人民卫生出版社
2012	樊立华	《卫生法律制度与监督学》（第3版）	预防医学类专业	人民卫生出版社
2013	樊立华	《卫生监督学》（第2版）	卫生管理及相关专业	人民卫生出版社
2015	孙长颢 王德才	《卫生监督学实习指导》	卫生监督专业	人民卫生出版社
2016	周令 娄峰阁	《卫生法律制度与监督学》（案例版）	预防医学、卫生管理类专业	科学出版社
2017	樊立华	《卫生法律制度与监督学》（第4版）	预防医学类专业	人民卫生出版社
2017	武丽杰 马军	《学校卫生监督》	卫生监督、预防医学专业	人民卫生出版社

三、卫生监督学术共同体

（一）卫生监督杂志

《中国卫生监督杂志》是我国卫生监督系统唯一的国家级学术期刊（双月刊）。创刊于

1994年，由国家科学技术委员会及国家新闻出版总署批准，卫生部主管，卫生监督中心主办。

1. 办刊宗旨

贯彻预防为主，坚持理论与实践相结合，交流卫生监督工作经验，宣传我国卫生监督方针、政策，分析卫生监督执法案例，介绍国内外卫生监督工作动态，为广大卫生监督人员在工作中起到参考和指导作用，从而进一步提高卫生监督工作的质量和卫生监督人员的业务水平，促进卫生监督工作的开展。

2. 主要内容

公共场所卫生、饮用水卫生、学校卫生、医疗卫生、职业卫生、放射卫生、传染病防治、计划生育、中医服务以及食品安全综合监督等专业领域的理论探讨、案例分析、经验交流，监督检测的技术研究，法规标准的研究制定，体系建设的问题讨论等。

3. 主要栏目

专稿、专访、应用管理、理论研究、调查报告、他山之石、综述、监督监测、案例分析、问题讨论、经验交流、简讯等。

栏目设置贴近卫生监督一线，宣传报道卫生监督机构典型，研究卫生监督机构最新调查数据，交流卫生监督工作经验，分析卫生监督执法案例，介绍国内外卫生监督工作动态，为广大卫生监督人员提供工作指导和技术服务的沟通平台。

4. 服务对象

各级卫生行政部门、卫生执法监督机构、疾病预防控制机构、医疗服务机构、医学院校、科研单位及相关企业等。

5. 发行范围

在全国范围内发行。以邮局征订为主，每期订数在三千册以上；部分由杂志社面对全国各级监督机构自办发行。目前每期的发行量在五千册以上，年发行量在三万册以上，且呈现逐年上升趋势。

除了《中国卫生监督杂志》外,《中国公共卫生》《中国公共卫生管理》《中国食品卫生杂志》等，也是广大卫生监督人员和卫生监督机构学术交流的平台。

（二）卫生监督协会

1. 协会基本情况

2009年8月21日，中国卫生监督协会在北京成立，是由卫生监督管理工作者和卫生监督、疾病预防控制、医疗、技术服务机构、科研院校以及有关企事业单位（以下简称会员）自愿组成并依法登记的全国性、行业性、非营利性的社团法人。协会依法接受业务主管单位中华人民共和国卫生部和社团登记管理机关中华人民共和国民政部的业务指导和监督管理。协会宗旨是团结和组织会员遵守国家宪法、法律、法规，执行国家卫生工作方针政策，遵守社会道德风尚，发挥行业指导、服务、自律、协调和监督作用，履行服务政府、服务社会、服务行业和服务会员的职能，促进卫生事业改革与发展，完善卫生监督体制，提高卫生监督工作能力和水平，维护会员的合法权益，为保护公众健康、促进经济发展和构建和谐社会服务。

2. 协会业务范围

协会开展的业务有：①开展国家有关卫生法律、法规、政策、标准的宣传，普及卫生法律法规与标准相关知识，提高卫生监督工作者和公众的卫生法制意识。②依据业务主管单位卫生监督的职责分工，组织开展卫生监督与公共卫生服务的行业自律活动，探索卫生监督自律的新模式、新方法，促进卫生监督队伍自身建设与管理。③开展卫生监督与公共卫生服务相关领域继续教育和人员培训，提高相关人员的专业技术水平和综合素质。④接受委托，开展卫生监督相关的技术论证、技术评估、技术咨询、技术研发、卫生学评价、标准规范等技术服务工作，推广卫生监督与公共卫生服务相关先进技术。⑤受政府有关部门委托，拟定或修订卫生监督方面的法规、标准、规范以及制定行业发展建设规划。⑥经政府有关部门同意，开展卫生监督与公共卫生服务相关技术评审工作；表彰先进的单位会员、个人会员和优秀的协会工作者，总结推广有益经验。⑦开展卫生监督与公共卫生服务相关的调查研究、理论研究、学术活动，开展与国内外有关学术团体、社团、国际组织和港澳台地区的合作与交流。⑧依照有关规定编辑出版卫生监督有关的信息资料、期刊、书籍。⑨促进政府与管理相对人之间的沟通联系，反映其合理诉求；积极为会员服务，反映会员的意见、建议和愿望，维护会员的合法权益。⑩承担政府有关部门委托的其他工作，开展与本会宗旨有关的其他活动。

3. 内设机构

根据《中国卫生监督协会章程》规定的业务范围，内设办公室、学术与培训部、会员与法律事务部和联络部四个机构，建立了各部分的岗位职责，并依据各自职责，分工协作，逐步完成了办公条件建设，建立和完善了会议制度、财务管理制度、分支机构管理办法等规章制度，为协会各项工作的顺利开展提供了条件和制度保障。

4. 分支机构

第一届理事会期间，先后成立了放射卫生、职业卫生、环境卫生与健康、卫生产品安全、食品安全监测评估与标准技术、消毒与感染控制、学校卫生和放射防护器材和防护工程专业委员会七个专业委员会，并主办了《中国卫生法制》杂志。目前，化妆品科学技术专业委员会、饮水安全与健康专业委员会，医疗监督专业委员会等分支机构正在筹建中。

5. 专家咨询委员会

根据协会章程和第一届理事会第一次会长会议精神，于2011年12月成立了中国卫生监督协会专家咨询委员会，中国工程院陈君石院士出任主任委员。专家咨询委员会由多学科、并在本专业领域具有较高学术水平和丰富经验的七十六名专家组成。

第四节　挑战与展望

卫生监督学科还是一个年轻的学科，面临着许多挑战和问题，学科理论体系还需要不断完善，人才队伍建设需要加强，卫生监督理论与实践研究还十分薄弱，如何适应卫生监督工作的需要和社会发展任重而道远。

一、挑战与问题

1. 我国卫生监督工作面临的主要挑战

中国食品等健康相关产品进口贸易将更加活跃、更加自由，发生境外食品污染流入我国的可能性也随之增加。食品的微生物、化学和放射性污染问题，则可能在全球范围内长距离、大面积地由一个国家或一个地区波及蔓延。

已控制的传染病死灰复燃，新的传染病不断出现等。特别是中国加入世贸组织后，跨国贸易、投资和人员流动的规模更加庞大，国际交往更加频繁，有地区局限性的未知病毒、细菌或其他有害生物可能迅速传播。

国际产业结构调整可能促使污染密集型产业向发展中国家转移，若忽视对职工的劳动安全、职业卫生预防，就可能导致环境污染转移、职业危害转移，给职业卫生监督管理带来繁重的任务。

医疗监督任务繁重，随着新一轮医改和医学科学的发展，多种举办形式的医疗机构大量涌现。在发展过程中新的医疗技术不断出现，违规合作、超范围诊疗、未经准入行医、医托诈骗、虚假宣传等乱象不断出现，给医疗卫生监督带来一定的挑战。目前的卫生监督机构从技术手段、人员知识结构、人员数量上都远远满足不了医疗监督执法任务的需要。

2. 卫生监督学理论体系不完善

由于卫生监督学还是一门较新的学科，目前除了进行卫生监督学教材编写外，对于监督的理论研究还很少，国家卫生计生委综合监督局曾经进行过卫生监督人员素质要素、卫生监督效能、卫生监督体系建设、卫生监督执法程序等研究。对于在理论上进行卫生监督学科体系的研究还处于起步阶段，尚有大量的工作要做。

3. 卫生监督专业教育不能满足社会对卫生监督专业人才的需求

我国狭义的卫生监督专业设置时间极短，至今不过几年，且招生院校和招生规模十分有限。但仅从我国对卫生监督专业人才的需求数量来看，培养规模是远远不够的。根据 2013 年我国卫生监督行业现状与调查得到的数据，经推算平均每十万常住人口仅有四五名卫生监督员，与关于卫生监督体制改革与建设的相关文件要求辖区每十万名常住人口配备十至十五名卫生监督人员的规定配置数差距较大。

二、展望与优先领域

1. 卫生监督学科发展要适应卫生监督工作的需要

卫生监督学科内容要不断更新，紧跟中国卫生改革、卫生立法动态和世界卫生行政执法发展动态。既要强调法学的研究方法还要体现专业技术性，特别是卫生监督学的内容除了基本理论、基本知识、基本技能的阐述外，还要适应中国改革开放要求和国际承诺，既要符合世贸组织规则，又要具备保护中国人民健康利益的功效。

2. 加强卫生监督理论与实践研究

为增强我国在国际市场的竞争力，保护人民健康，促进我国的对外开放和现代化建设做出卫生监督应有的贡献。因此，要加强卫生监督的理论和实践研究，要认真研究我们面临新的机遇和挑战，不断研究新情况，解决新问题，形成完整的学科理论体系。

3. 进一步完善人才培养模式及课程体系

卫生监督作为一项卫生行政执法活动，其根本属性是行政性。其显著特点是涉及的领域广，专业技术性强。因此，要积极探讨和优化卫生监督专业人才培养模式及课程体系，以卫生监督岗位胜任力为导向，培养和造就一批以真正的多学科知识交集融汇，熟悉卫生法律、法规，掌握相关卫生知识，熟练掌握监督技能，具备卫生监督职业素养的专门人才。

4. 加强卫生监督专业建设拓宽人才培养途径

在开展本科教育的同时还要拓宽思路，尝试多种人才培养途径。如在本科阶段实行双学位培养方式，或者在预防医学专业实行长学制培养，更要把卫生监督专业人才的培养实现从院校教育到毕业后教育、继续教育的有机衔接，鼓励卫生监督机构现职人员跨专业攻读在职专业学位的研究生。通过多种途径增加人才培养数量与质量，来满足卫生监督工作的需要。

致谢　感谢苏志教授的指导。

撰稿人：樊立华　娄峰阁　任　凡　崔　新　霍重阳

参考文献

[1] 樊立华，刘金宝，张红梅，等. 卫生法律制度与监督学 [M]. 4 版. 北京：人民卫生出版社，2017.

[2] 李立明，姜庆五，等. 中国公共卫生理论与实践 [M]. 北京：人民卫生出版社，2015.

[3] 孙国华，朱景文. 法理学 [M]. 4 版. 北京：中国人民大学出版社，2015.

[4] 樊立华，陈刚，娄峰阁，等. 卫生监督学 [M]. 2 版. 北京：人民卫生出版社，2012.

[5] 赵同刚. 卫生法 [M]. 2 版. 北京：人民卫生出版社，2013.

[6] 达庆东，戴金增. 卫生监督 [M]. 2 版. 上海：复旦大学出版社，2007.

[7] 袁惠章，等. 卫生监督体系研究 [M]. 上海：上海医科大学出版社，1991.

[8] 朱宝铎，李天坤. 卫生监督学 [M]. 北京：人民卫生出版社，1997.

[9] 中华人民共和国卫生部令第 39 号：关于卫生监督体系建设的若干规定 [A].

[10] 张海霞，张玉萍. 加入 WTO 后卫生监督工作面临的挑战与对策 [J]. 吉林预防医学，2003（6）.

[11] 樊立华，张亚超，靖雪研，等. 普通教育本科卫生监督专业人才培养模式研究 [J]. 中华医学教育探索，2014（13）.

[12] 曹文姝，张帆，张蓓蕾，等. 我国高校卫生监督及相关设置情况分析 [J]. 中华医学教育探索，2014（13）.

[13] 顾士圻，陶跃华，李炜，等. 在改革进程中不断完善卫生监督体制 [J]. 医学动物防制，2015，3（1）.

卫生监督学学科发展大事记

时间	事件
1994 年	《中国卫生监督杂志》创刊，由国家科学技术委员会及国家新闻出版总署批准，卫生部主管，国家卫生监督中心主办。刊号：ISSN 1007-6131，CN 11-3803/R。
2000 年	卫办发第十六号《关于卫生监督体制改革的意见》，强调“按照依法行政、政事分开和综合管理的原则，调整卫生资源配置，理顺和完善现行卫生监督体制”。
2003 年	《卫生法规与监督学》列入卫生部“十五”规划教材，12 月人民卫生出版社正式出版，供预防医学类专业用。
2004 年	为了进一步加强对全国卫生监督工作的管理，卫生部成立了卫生监督执法局，专门负责公共卫生和医疗服务监督工作。

续表

时间	事件
2005 年	《卫生监督学》列入卫生部规划教材，2 月人民卫生出版社正式出版，供卫生管理类专业用。
2009 年	8 月 21 日中国卫生监督协会在北京成立，中纪委驻卫生部纪检组原组长张凤楼当选会长，卫生部监督局局长赵同刚当选副会长兼秘书长，主管部门卫生部，接受社团登记管理机关国家民政部的业务指导和监督管理。
2009 年	国家启动《中华医学百科全书》编纂工程，卫生监督学首次作为一个独立学科被列入中华医学百科全书，与卫生法组成了《中华医学百科全书卫生法与卫生监督学分册》。
2012 年	卫生监督专业（代码 100404TK），作为特设专业和国家控制布点专业纳入教育部《普通高等教育本科专业目录（2012 年）》，属于预防医学学科门类。

第二十五章　卫生法学

卫生法学是在二十世纪八十年代中期作为一个专门学科得以确立的，是伴随着我国医药卫生事业的迅猛发展而逐渐建立起来的一门新兴学科。法学是传统的社会科学，近年来随着社会分工的逐步细化，学科细分也成为发展趋势，卫生法学是在这种大背景下逐步确立起来的研究医药卫生领域法律现象和规律的将社会科学与自然科学有机融合的一门法学分支学科。随着我国医药卫生改革实践的不断深入，卫生法学学科在基本理论、核心原则、研究方法等方面不断得到丰富和发展，在学科人才队伍培养、课程体系设置、学术团体创建等方面近年来也取得了较大进展，卫生法学学术成果更是日渐丰硕，在推动我国医药卫生领域法制建设上发挥了重要作用。

第一节　学科概述

一、卫生法学的基本概念

卫生法学是自然科学和社会科学相互渗透和交融，并随着生物—心理—社会医学模式的产生而于近年来逐渐发展起来的一门新兴的边缘交叉学科。卫生法学围绕着医药卫生领域法律问题展开研究，在传统法学理论和原则的基础上，逐步创立卫生法学的专门理论和规律，对卫生法律的发展规律进行深入分析与探究，以学术研究为基础推动我国医药卫生领域法制建设的不断发展。追溯卫生法学作为一个学科确立并得到发展的历史，不过短短几十年，但这几十年间正是我国改革开放以来卫生法制建设大步前进的阶段，卫生法学为卫生立法提供基础的理论研究，是卫生立法的强有力支撑，推动着我国卫生法治环境的形成、不断发展和完善。

卫生法学具有时代性、社会性、技术性、综合性、实践性等特点。

第一，卫生法学具有时代性。卫生法学的发展是伴随着医疗卫生事业的发展进行的，我国的社会经济发展和医疗卫生技术水平发展都对卫生法学的发展起到促进和推动作用。社会发展使如何公平有效分配卫生资源、保障国民健康成为核心问题，医疗技术不断进步的同时也对法律提出了更多的挑战，这些都需要我们运用专业理论思维去进行深入研究，推动卫生立法的创制和更新，从而作为解决相关问题的重要工具。

第二，卫生法学具有社会性。生命健康权是公民的基本权利，保障国民健康状况和开展健康促进是国家和政府的核心义务，卫生法学的研究对象是卫生法律规范，而后者是有力推动国家和政府履行相关义务，保障国民基本健康权利的利器。

第三，卫生法学具有技术性。卫生法律规范中有相当一部分内容是涉及卫生技术规范和卫生标准的，卫生法律规范的更新也是随着医疗卫生技术的改进而发生的，因此卫生法学研究的很多问题是有关具体专业技术标准方面的。

第四，卫生法学具有综合性。卫生法学是运用法律思维解决医药卫生领域的问题，因此注定它是将生物、医疗、药学、公共卫生等诸多自然学科与法学这个传统社会学科联系融合在一起的综合性交叉学科。

第五，卫生法学具有实践性。法律是一门实践性的科学，作为规制社会中相关主体权利义务关系的一种社会规范，法律应发挥其工具作用。卫生法学即是对医药卫生领域法律问题进行分析和探讨，以期完善医药卫生领域法律工具的一门科学，因此卫生法学必须紧贴现实生活，对医疗卫生实践中凸显的法律问题进行及时的梳理和分析，解决现实需要的同时也使学科本身得到丰富和发展。

二、卫生法学的研究内容

卫生法学以卫生法律规范的产生、发展、变化及其规律，以及卫生法的形式内容与实质为研究对象。而卫生法律规范，则是指国家制定或认可并以国家强制力保证实施，旨在保障人体健康的社会规范的总和，此类社会规范所调整的是人们在生产生活中有关卫生与健康的一系列权利义务关系。

第一，卫生法学研究卫生法的产生、发展、变化及其规律。不同时期的卫生法会有不同的特征，对这些特征加以总结和研究，从而梳理和归纳出卫生法的一般规律，在掌握规律的基础上制定符合当前社会发展阶段需要的法律规范，对权利义务关系进行有效的法律规制，并对今后发展趋势做出预测和判断。

第二，卫生法学研究卫生法的形式、内容与实质。卫生法律规范涵盖医疗、公共卫生、健康相关产品等非常宽泛的领域，内容十分丰富。从形式上来说，又由于卫生法的渊源十分广泛，所以其涵盖了法律、行政法规、规章、规范性文件等不同层级不同形式的法律规范，对卫生法形式和内容的深入研究，目的是探寻其实质，从而以卫生法学核心价值和基本原则作为卫生法制建设的根本内涵，实现对国民生命健康的充分保障。

三、卫生法学的研究方法

随着卫生法学研究的不断深入，本学科的研究方法可以总结为历史考察法、对比分析法、理论联系实际法和实证研究法等。

第一，历史考察法。法律是国家政治的上层建筑，它是由经济基础所决定的，因此研究法律，不能仅仅研究其本身，更要研究其所属的时代和所属社会的发展状况，将其放置于其所在的历史环境中进行分析，才能发现和掌握其规律。因此，卫生法学的研究方法中首先需要的是历史考察法，要运用历史眼光去考察和剖析卫生法律产生、发展和演变的过程，总结卫生法发展的规律。

第二，比较分析法。法的发展有两大途径，继承和移植。在本国本民族范围内，法律制度发展和延续依靠的是对历朝历代法律制度去粗取精的沉淀与筛选，此谓“继承”。除此之外，法律制度的不断完善还要依赖于对域外对别国法律的借鉴与吸收，此谓“移植”。因此，卫生法学的研究方法中，对内进行历史法律制度与当代法律制度的比较研究，以及对外进行别国法律制度与本国法律制度的比较研究，都是不可或缺的，有了内外比较和借鉴法律制度建设水平才能得到不断发展和提高。

第三，理论联系实际法。卫生法学是一门应用理论学科，其以理论为基础，以应用为导向。研究卫生法学问题，必须以我国经济发展阶段和医药卫生体制改革作为大背景，高度关注实践中不断凸显出来的卫生法学问题，深入开展理论分析与探讨，总结出解决问题的方法与手段，再应用于实践当中，解决具体的法律问题，并接受实践的检验与挑战。

第四，实证研究法。近几年来越来越多的卫生法学研究开始吸收和借鉴自然科学循证研究的思维模式，尝试用客观证据比如数据作为依据来说明问题，因此一大批卫生法学实证研究涌现出来。这其中既包括以具体案例为主要分析基础和观点支持依据的传统型社会科学实证研究，也包括一些建立在当前“大数据”背景下的以数据为支撑的新型社会科学实证研究。结合了循证思想的卫生法学研究，将传统社会科学研究方法与自然科学研究方法方面的进展有机地结合在一起，通过吸收自然科学以数据为依据的说理模式，弥补社会科学缺乏客观可见标准主观性过强的不足。

第二节　学科发展历程

卫生法学是以卫生法律规范的产生、发展、变化及其规律，以及卫生法的形式内容与实质为研究对象的，自新中国成立以来，我国卫生法制工作不断稳步发展。卫生法律体系从无到有，从初具雏形到逐渐丰满完善；卫生法学学科的发展，学科理论的逐渐丰富以及研究方法的与时俱进也是与我国卫生法制建设历程紧密相连的。

一、学科建立前期的卫生法制建设

新中国成立之后，我国卫生立法工作进入了一个全新时期。1949 年 9 月，中国人民政治协商会议通过的《共同纲领》规定：提倡国民体育，推广卫生医药事业，并保护母亲、婴儿和儿童的健康。1954 年，我国第一部社会主义宪法规定：国家举办社会保险、社会救济和群众卫生事业，并逐步扩大这些设施，以保证劳动者享有这些权利。这一阶段由中央人民政府政务院（后称“国务院”）制定发布或批准发布的卫生法规有四十六件，这些卫生法规的特点是涉及范围广、规定的内容具体，主要包括卫生检疫、职业病防治、医院管理、初级卫生保健、药品管理和食品卫生等内容。1956 年，党的八大提出了扩大社会主义民主和健全社会主义法制的任务。这个时期的卫生立法代表了我国步入了社会主义法制建设轨道，各项医疗卫生工作逐步有了相应法律规范的约束和保障，对医治战争创伤、恢复生产、预防和治疗传染病、解决农村缺医少药、促进中西医发展和保护人民生命健康起到了极其重要的作用，也为此后卫生法律体系的日益成熟和完善打下了良好的基础。

随着国民经济建设和社会主义卫生事业的发展，卫生立法工作得到了进一步加强。1957 年 12 月，第一届全国人大常委会第 88 次会议通过并由国家主席令公布了《中华人民共和国国境卫生检疫条例》，这是中华人民共和国第一部卫生法律，在我国卫生法制史上具有标志性意义。这一阶段，国务院发布或批准发布了三十一件卫生法规，卫生部制定发布了五百多件规章和规范性文件，标志着我国的医药卫生事业逐步从行政管理、技术管理步入了法制化管理轨道，开始了我国卫生法律体系建设的初期阶段，这些法律规范成为卫生法律体系的基础，为卫生法律体系的发展搭建了雏形。

“文化大革命”的十年间，社会主义法制遭到了严重的破坏，我国卫生法律制度建设基本处于停滞状态，十年间未进行系统卫生立法活动，已有卫生法律规范也多未能得到有效执行，卫生法制化进程中断。

二、卫生立法推进卫生法学学科建立

十一届三中全会做出了改革开放的重大决策。卫生法制建设工作因此也进入了重新启动阶段，确立了建设社会主义民主与法制国家的基本原则，以提高人民健康水平为目的，围绕卫生事业发展的总目标，开展了一系列立法活动。特别是1982年修改后的宪法规定，国家发展医疗卫生事业，发展现代医药和传统医药，推行计划生育，保护生态环境，防止污染，鼓励举办各种医疗卫生设施，开展群众性卫生活动，保护人民健康。这充分体现了党和国家对人民卫生事业的关怀，为新时期卫生立法的发展指明了方向，有关国家发展医疗卫生事业，保障人民身体健康的规定为新时期卫生立法提供了核心依据，使得卫生法制建设得到了迅速发展。随着改革开放、国民经济和社会的发展，特别是随着社会主义市场经济体制的逐步形成与完善，以及卫生改革的不断深化，卫生法制建设的重要性和迫切性越来越明显，同时也为卫生立法工作创造了良好的环境，卫生立法取得了突破性的进展，进入了一个迅速繁荣和发展的阶段。二十世纪七十年代末期，我国制定了《药政管理条例》《急性传染病管理条例》《食品卫生管理条例》等卫生法律规范。八十年代，又先后出台了《食品卫生法（试行）》《药品管理法》《国境卫生检疫法》《传染病防治法》等法律，以及《公共场所卫生管理条例》《化妆品卫生监督条例》等行政法规。

卫生立法任务的加剧，卫生立法数量的骤增，对卫生法律基本理论、立法技术和立法质量提出了更高的要求，需要有专业人员对卫生法律进行深入分析与研究，为各项卫生立法工作提供理论与技术支持。在此背景之下，一些高等院校相继开设课程、建立专业、编写书籍，使得卫生法学作为一个学科初步建立起来。二十世纪八十年代中期，上海医科大学、同济医科大学、浙江医科大学等医学院校相继开设了卫生法学课程，作为医学生的必修课和选修课，教学时长为十八学时或三十六学时。此后，医学院校相继开设了卫生法学课程，有些院校还设立了卫生法学专业；卫生法律法规被列入国家执业医师考试科目；编写出版了一批卫生法学教材和专著；一些高等院校成立了卫生法研究中心。为更好地开展卫生法学师资培训和教材编审以及教学经验交流等工作，中华医学会医学教育分会于1989年5月成立了医学法学专业学组。上述卫生法的理论研究与实践，标志着卫生法学这门学科在我国初步建立。

三、新时期卫生法制建设促进卫生法学学科发展

卫生法学学科建立后，对卫生法的研究逐步深入，卫生法学理论逐步丰富，对法制建设实践的推动作用也日益显著。二十世纪九十年代是卫生立法最为活跃的时期，卫生立法的重点从公共卫生向医疗领域过渡，相继制定颁布了《红十字会法》《母婴保健法》《献血法》《执

业医师法》《食品卫生法》等法律以及《医疗机构管理条例》等行政法规。

2000 年进入新的世纪之后，卫生法律体系得到了进一步的加强和完善，立法侧重点不再局限于公共卫生或者医疗等某个领域，而是从完善卫生法律体系的整体结构上，不断进步。2003 年非典来袭，对我国公共卫生体系提出巨大的考验和挑战，非典期间及之后，在总结应对经验的基础上，先后出台了《突发公共卫生事件应急条例》《病原微生物实验室生物安全管理条例》，以及修订了《传染病防治法》。此外，还相继颁布了《职业病防治法》《人口与计划生育法》《食品安全法》《精神卫生法》《艾滋病防治条例》《血吸虫病防治条例》《疫苗流通与预防接种管理条例》《医疗器械监督管理条例》《医疗事故处理条例》《医疗废物管理条例》《人体器官移植条例》《护士条例》等一系列法律法规，有些法律法规已经完成了更新和修订。2017 年 7 月 1 日,《中华人民共和国中医药法》正式实施，这部弘扬传统文化，旨在促进中医药在保护公民生命健康医疗卫生事业中重要作用的法律，是中医药立法方面的重大进展和成就。

二十世纪九十年代以来，由于卫生法制建设实践步伐的加快，卫生法学学科也进入了快速发展期。一批高等院校、研究院所相继成立了卫生法学研究中心，越来越多的高水平专业研究人员投入到对卫生法学问题的研究中来；卫生法学专业建设持续开展，培养的大量专门人才进入到卫生立法、卫生执法和涉及卫生法律运用的众多类型的工作岗位上；卫生法学重要刊物《中国卫生法制》创刊发行；中国卫生法学会也在九十年代初期正式成立。此时期，卫生法学学科建设得到了迅速发展，同时也极大地推动了我国卫生法制建设水平的提升。

可以说，我国卫生法学学科的建立和发展，即是伴随着我国卫生法制建设进程而进行的。医药卫生领域实践中对法律制度的需求促进了以对卫生法的发生发展规律为研究对象的卫生法学学科的创建，卫生法制发展进程中对法律制度不断完善的需要，也使得卫生法学研究始终紧密围绕实践工作展开，理论不断丰富并形成体系，研究方法通过吸收借鉴得到更新，卫生法学学科从无至有、从弱渐强。

第三节　学科重要成就

一、人才梯队的形成

卫生法学作为一个学科，于二十世纪八十年代开始在我国建立，发展成熟于九十年代后期以及 2000 年以后的阶段。最早从事卫生法学研究和相关工作的人员，大多是由具有医疗、法律、卫生管理等相关背景的专业人员转行而来，他们往往只熟悉医学或只熟悉法律，因此在医学或法律知识上存在先天不足，一直以来缺乏医学与法学双重背景的复合型人才是卫生法学师资匮乏的核心问题。近年来，为培养专业的卫生法学人才，一些普通高等医学院校、高等医学专科学校等先后在专科、本科以及研究生等培养阶段中开设了卫生法学专业，培养了一大批具有一定医学和法学知识的本专科人才和卫生法学专门方向的硕士和博士毕业生。

研究团队方面，近几年一些医学院校公共卫生学院、医学人文学院以及普通综合院校的法学院和其他相关机构中，相继成立了卫生法学研究中心、医事法学研究中心等学术机构，凝聚了一批卫生法学学者、研究人员，对卫生法学相关课题进行深入分析与研究。例如，北京大学医学部人文研究院设立的医学伦理与法律研究中心、南方医科大学设立的卫生法学国际研究院、中国政法大学设立的卫生法学研究中心等。卫生法学专业研究力量不断壮大，科研课题数量也大幅上升。在一些国家和省部级的科研课题申请系统中，已经开始专门设立“卫生法学”这个门类（此前没有，只能笼统算作“交叉学科”或下挂于“预防医学”或“法学”类目之下），卫生法学研究的深度和广度也不断拓展。

二、教材建设

自卫生法学作为一个学科确立以来，全国多家高等医学院校开设了卫生法学课程，甚至专门设置了卫生法学本科专业或研究生专业方向，因此，对专业教材的需求日益强烈。到目前为止，各类以“卫生法学”为名称的教材多达二三十种，其中若干本教材已经历经两至三次修订。此外以“医事法”“卫生法律与卫生监督”“药事法”等卫生法学某一具体领域内容为题名的教材也有十几种之多。2001 年 9 月，由汪建荣主编、联合全国十多所高校卫生法学专家参与撰写的《卫生法》由人民卫生出版社出版，该书作为全国高等学校五年制本科临床医学专业卫生部规划教材，目前已于 2013 年 3 月修订至第四版。该书被列入“十二五”普通高等教育本科国家级规划教材、卫生部“十二五”规划教材、全国高等医药教材建设研究会“十二五”规划教材等序列。2013 年，由黎东生主编、由人民卫生出版社出版的《卫生法学》出版，该书被列为国家卫生和计划生育委员会“十二五”规划教材以及全国高等医药教材建设研究会“十二五”规划教材。由宋文质主编、北京大学医学出版社于 2005 年出版第一版的《卫生法学》，是专门针对长学制本科生开发的卫生法学教材，适用于本科生及研究生阶段卫生法学课程的学习，还特别针对预防医学专业学生加重了公共卫生法律方面的内容。由吴崇其主编、中国协和医科大学出版社出版的《中国卫生法学》（第三版），于 2011 年 9 月出版，该书是该出版社“卫生法学系列丛书”中的重要一部。由达庆东、田侃作为主编，组织七所高等院校卫生法学教学和研究人员共同编写的《卫生法学纲要》，由复旦大学出版社于 2014 年 10 月出版了第五版，该书作为卫生事业管理系列丛书之一，供卫生管理方向学生及从事卫生管理工作人员学习参考。

三、学术共同体的建设与加强

中国卫生法学会筹建于 1988 年下半年，于 1989 年 8 月在沈阳中国医科大学召开的首届全国卫生法学理论研讨会，通过决定成立中国卫生法学会。筹备工作得到了卫生部、国家计生委、国家中医药管理局、解放军总后勤部卫生部的支持。1992 年 9 月 25 日，司法部批复同意成立中国卫生法学会。1993 年 3 月 5 日，中国第一个专业卫生法学社团中国卫生法学会经国家民政部注册登记批准成立。同年 9 月 4 日，在人民大会堂召开了成立大会，标志着卫生法学专门学科在中国的正式建立。中国卫生法学会的上级主管单位是司法部，成员主要是由卫生部、国家计划生育委员会、解放军总后勤部卫生部、国家食品药品监督管理局、国家中医药管理局系统以及大专院校、医疗机构、律师事务所、医药企业等单位从事卫生行政管理、法律工作、教学、研究的专家、教授、学者、律师和相关人员等组成，目前会员已遍布到全国二十九个省、自治区、直辖市。国家层级的卫生法学会成立后，北京、广西、江苏、辽宁、山东、安徽、吉林、广东等省份相继成立了省级卫生法学专业团体，徐州、乌鲁木齐等市成立了市级卫生法学专业团体。

在 2006 年中国卫生法学会第三次会员代表大会上，通过了《中国卫生法学会章程》。《中国卫生法学会章程》对学会性质、宗旨、业务范围、业务机构和负责人、资产管理等方面做出了规定。依据该《章程》，中国卫生法学会是中华人民共和国境内一切有志于卫生法学理论研究，从事卫生法教学和卫生法实际工作者以及法律工作者自愿参加的非营利的群众性的社会团体组织。学会的业务范围包括：开展卫生法学理论探索与实际相结合的工作研究；宣传普及卫生法律知识、协调卫生法学教学学科建设、组织法律培训；开展国内外学术交流与合作，加强卫生法国际民间友好往来；开展法律咨询，提供法律服务；加强组织建设，发展壮大学会队伍等。

1998 年，中国卫生法学会首次派员参加了在匈牙利召开的第十二届世界医学法学大会，并成为世界医学法学协会成员。2000 年 8 月、2002 年 8 月和 2004 年 8 月，我国有多名专家参加了分别在芬兰、荷兰和澳大利亚召开的第十三、十四、十五届世界医学法学大会。在第十五届大会上，中国卫生法学会以超过美国三票的绝对优势，获得了 2008 年第十七届世界医学法学大会的申办权，该届大会在中国首都北京召开。

1989 年，中华医学会医学教育学会医学法学专业学组建立。2009 年 8 月，中国卫生监督协会在北京成立；开展国际学术交流，借鉴国外卫生立法的经验，促进我国卫生立法的发展。

四、学术期刊的发展

1992 年 11 月，卫生部政策法规司主办的《中国卫生法制》杂志创刊发行。《中国卫生法制》是国内唯一的关于卫生法制建设的综合性刊物。由卫生部主管，经国家新闻出版署批准，向国内外公开发行。时任卫生部部长陈敏章为创刊号题写了“为改革开放创造良好的卫生法制环境”的代发刊词，指出卫生部门应把卫生法制工作置于改革开放的全局之中，加强卫生法制建设的目的是为改革开放创造良好的社会环境，为深化改革、扩大开放服务，为发展卫生事业、增进人民健康服务，也是当前卫生法制工作的根本出发点。《中国卫生法制》杂志集学术性与实用性为一体，研究卫生法和卫生法学理论，探讨卫生法制工作的规律和发展方向，介绍国内外卫生法制建设动态和卫生法学研究成果，交流地方卫生法和执法经验，普及卫生法律知识等。《中国卫生法制》杂志主要以从事卫生立法、执法、教学、理论研究的单位和个人，以及从事卫生事业管理（医政、药政、爱国卫生、纪检、监察、保卫等）的单位和个人为其服务对象。

杂志创刊二十五年以来，稳步发展积极探索，在推动我国卫生法制建设方面发挥了积极作用。目前该刊在卫生法学学者、卫生法制管理工作人员、卫生法律实务工作者以及卫生法学专业研究生等专业人员中享有良好声誉，每期都能收到来自全国各地各行各业卫生法学研究者和实践从业人员的大量稿件，这些稿件从理论研究、执法与监督、医事法律、医疗纠纷、卫生法学教育等方面对相关问题进行深入探讨，刊物为广大卫生法学从业人员创造了一个博采众长、深入交流的平台。

第四节　挑战与展望

我国卫生法学自学科建立以来，在研究方法探索、专业设置、教材开发、人才建设等方面都取得了显著的进展。特别是进入二十一世纪以来，卫生法学学科的发展速度明显提升，无论是在研究方法层面与相关学科的融合借鉴，还是国际范围内卫生法学研究思想和成果的交流，都在以前所未有的规模和深度在进展。可以预言，未来一段时期将是卫生法学学科的快速发展期，学科建设本身的理论发展、专业设置、教学革新、师资建设等方面将有更快的步伐和更大的动作。

未来一段时间，我国医药卫生领域法制建设进程将给卫生法学提出更多任务与挑战。我国的卫生法律体系自二十世纪八十年代开始全面建设以来，至今已经有三十多年的时间来了，卫生法律制度经历了从无到有、从有到丰的过程，至今卫生法律体系已经初具规模，形成了上自宪法、法律、行政法规，下至规章及规范性文件等的层级分明的卫生法律体系。然而，过去这三十年正是我国从开始改革开放到进入经济快速发展的时期，因此目前卫生法律制度建设，一方面面临有些领域依然无法可依的法律空白问题，另一方面也遇到已有法律制度不能适应快速发展的社会需要亟待更新的问题。目前，我国正在加紧制定《基本医疗卫生法》，这部法律被称作卫生法律制度中的“母法”，是一切卫生法律制度的总纲，它充分体现对公民健康权利的维护 ，对国家政府医疗卫生保障投入和具体措施提出相关要求，对公民各项健康权利的实现提供现实可能路径。卫生法学科对于《基本医疗卫生法》《公共场所控制吸烟条例》《医疗纠纷预防与处理条例》等法律法规的立法宗旨、基本原则、具体法律制度措施的讨论近年来始终在热烈地进行，而且随着《基本医疗卫生法》立法准备工作的层层深入，会有更多的卫生法学学者和研究项目围绕其展开，为推动该法的早日出台奠定基础。

在卫生法律制度更新方面，卫生法学研究近年来也提出了很多具有建设性的意见和建议，推动了卫生法律制度的更新与完善。《药品管理法》于 2013 年和 2015 年两次修订，修订后的《食品安全法》于 2015 年 4 月发布。国务院发文对规章及规范性文件的清理工作提出明确的要求，2016 年，国家卫生计生委对卫生计生规章以及规范性文件进行了系统清理，明确了现行有效规章和规范性文件，对已经废止和超过时效的规范进行了清理。为卫生法制建设实践工作提供依据，开展相关基础研究工作是卫生法学学科的主要任务之一，在今后的几年中，随着卫生法律制度立改废工作的制度化、规范化地开展，卫生法学将有一批成果是围绕此类工作展开的，通过深入系统的研究工作为法制建设出谋划策。

今后一段时期的发展中，卫生法学学科应当有四个方向的重点工作需要进行：一是在理论层面，继续夯实卫生法学学科的基础，在基本理论、基本概念、基本方法方面进一步深入研究，注重借鉴相关学科经验与突出特色相结合；二是在实践应用方面，紧密结合我国卫生法制建设步伐，为完善卫生法律体系提供科学决策建议；三是在前沿热点方面，关注并及时开展对卫生法学新问题的分析与研究，使卫生法学研究更好地服务于医疗卫生事业发展。四是在全球化的大背景下，全球卫生法将成为卫生法学关注的一个研究领域，探索卫生法在全球卫生安全治理中的重要作用。

撰稿人：王　岳　杨　健

参考文献

[1] 达庆东，田侃. 卫生法学纲要［M］. 上海：复旦大学出版社，2014.

[2] 宋文质. 卫生法学［M］. 北京：北京大学医学出版社，2005.

[3] 吴崇其. 中国卫生法学［M］. 北京：中国协和医科大学出版社，2011.

[4] 汪建荣. 卫生法［M］. 北京：人民卫生出版社，2001.

[5] 宋文质. 卫生法学［M］. 北京：北京大学医学出版社，2002.

[6] 石俊华. 卫生法学概论［M］. 杭州：浙江工商大学出版社，2012.

[7] 蔡景峰，李庆华，张冰浣. 中国医学通史：现代卷［M］. 北京：人民卫生出版社，1999.

[8] 严桂平，胡祥福，徐继红. 卫生法学理论体系研究［J］. 医学与法学，2012，4（1）：14-17.

[9] 吴崇其. 法、卫生法、卫生法学. 医学与法学，2012，4（6）：1-5.

[10] 邓瑾. 医学院校卫生法学教育状况的调查分析与思考［J］. 法制与社会，2013，10（中）：226-227.

[11] 刘兰秋，王晓燕. 我国本科教育中的卫生法学人才培养的若干问题研究［J］. 中国医学伦理学，2013，26（1）：112-114.

[12] 汪丽青. 医学院校《卫生法学》课程教学改革的思考——以医学专业认证为背景［J］. 医学与法学，2014，6（5）：24-27.

卫生法学学科发展大事记

时间	事件
1957 年 12 月	新中国历史上第一部卫生法律《中华人民共和国国境卫生检疫条例》获得通过。
八十年代中期	建立卫生法学学科，开设卫生法学课程。
1989 年 5 月	中华医学会医学教育分会成立了医学法学专业学组。
1989 年 8 月	首届全国卫生法学理论研讨会在沈阳中国医科大学召开。
1992 年 11 月	《中国卫生法制》杂志创刊发行。
1993 年 3 月	中国卫生法学会经国家民政部注册登记批准成立。

第二十六章　卫生经济学

我国卫生经济学学科发展始自二十世纪八十年代初期，与经济改革开放同步。在近半个世纪发展历程中，在国家、国际组织和院校研究机构的支持下，经过众多学者们的努力，卫生经济学在队伍建设、学术研究、人才培养和社会服务等方面取得了巨大进展，并将发挥越来越重要的作用。

第一节　学科发展概述

本节主要介绍卫生经济学起源、中国卫生经济学发展的基本背景，以及卫生经济学基本理论和方法。

一、基本概念和起源

卫生经济学（health economics）作为经济学的分支学科，是利用经济学的理论和方法，研究卫生领域经济现象和规律的一门学科。卫生经济学分析卫生服务供求关系和行为，揭示卫生服务的经济运行规律，评价卫生政策和干预，研究资源配置方式等。卫生经济学主要包括两个部分的内容，即健康经济学（economics of health）和卫生服务经济学（economics of health care）。健康经济学以健康需求为出发点，研究个体在资源配置中的行为，包括卫生服务购买和时间分配等。卫生服务经济学主要研究卫生服务需求和供给、卫生要素市场、医生行为、政府干预等内容。

一般认为，卫生经济学作为一个学科归功于美国诺贝尔经济学奖获得者阿罗（Kenneth Arrow）。阿罗于1963年发表的"不确定性和医疗服务福利经济学"（Uncertainty and the Welfare Economics of Medical Care），被认为是卫生经济学奠基性论著。在论著中，阿罗论述了健康与其他发展目标之间的差异，分析了卫生保健服务市场的特殊性，阐述了不确定性、信息不对称和外部性等条件下卫生服务市场干预的必要性。1972年，经济学家格罗斯曼（Michael Grossman）发表"健康需求：理论和实证研究"（The Demand for Health：A Theoretical and Empirical Investigation），提出了健康需求理论，成为卫生经济学理论发展的又一个重要进展。

1968年，世界卫生组织在莫斯科召开了第一次世界范围内的卫生经济研讨会，推进卫生经济学学科发展和应用。1996年，国际卫生经济学会（International Health Economics Association，IHEA）在加拿大温哥华成立，并举行了学会第一届大会，成为卫生经济学发展新的里程碑。每两年一届的国际卫生经济学大会，对卫生经济学学科发展产生了重要影响。

随着卫生经济学学科的发展，从事卫生经济学研究、教学和政策咨询的人员日益增多。世界上许多大学的公共卫生学院、医学院、管理学院、经济学院，设置卫生经济学专业，开设卫生经济学课程，培养卫生经济学人才。

卫生经济学在中国作为一门学科得以发展，始于二十世纪八十年代初，以1982年成立中国卫生经济研究会（后改名为中国卫生经济学会）为标志。在此之前，部分高校研究人员、医院和卫生行政管理人员开始关注卫生领域经济问题，并根据当时改革开放的宏观背景，针对卫生发展的政策问题，如医院成本核算和医疗服务价格等，进行研究和讨论。此后，部分医学院校成立了卫生经济学教研室或者教研组，成为与社会医学和卫生管理学等新兴学科同步发展的学科。1991年，由中国卫生部和世界银行学院共同成立的“中国卫生经济培训与研究网络”，将中国卫生经济学发展推向了一个新的阶段。2009年，第七届国际卫生经济学会大会在中国举办，表明中国卫生经济学科发展已经达到新的水平。

二、中国卫生经济学发展背景

像许多新兴学科引进和发展一样，二十世纪七十年代末开始的改革与开放，是卫生经济学发展最大的推动力。建立和完善社会主义市场经济制度，对所有领域包括卫生领域的改革和发展提出了新的要求，为学科建设提供了政治经济基础。对外开放拓宽了学科发展的渠道，为吸收和借鉴国际上学科发展成果提供了条件，为包括卫生经济学在内的新学科的引进创造了条件。

二十世纪八十年代，中国卫生领域的改革为卫生经济学学科发展和建设提供了动力。为了满足卫生经济政策和实践需求，院校等单位开始关注卫生经济学学科设置、课程建设和人才培养，一批具有卫生经济和相关学科基础的学者参与到卫生经济改革的讨论和政策咨询中，领导创建卫生经济教学研究组织（教研室），成为中国卫生经济学的奠基者。

国际交流和支持为中国卫生经济学学科发展创造了条件。中国卫生经济学发展起点较高，主要得益于较早的融入国际卫生经济学术界、较大程度的得到国际支持。中国政府在世界银行支持下所建立的卫生经济网络，是中国卫生经济学学科发展初期集中利用国际技术支持最重要的平台。中国卫生经济学初创时期主要人才成长和培养，也离不开国际的支持。

高校卫生管理专业的发展推动了卫生经济学学科发展。二十世纪八十年代初，在国家支持下和部分著名学者推动下，部分医科大学率先发展社会医学、卫生管理学等学科。这些学科的产生和发展，为卫生经济学在中国的兴起和发展，起到了重要的推动作用。

三、基本理论和方法

正如对卫生经济学的定义，其基本理论和方法主要基于经济学，其需要回答在资源稀缺的前提下，生产什么、如何生产和为谁生产等基本问题。卫生经济学基本理论和方法包括以下几个方面。

1. 微观经济学理论和方法

许多卫生经济学分析工具是基于微观经济学。资源稀缺性与生产可能性边界的概念和分析思路，是分析卫生资源如何分配和生产的重要出发点。需求和供给分析理论，阐明了需求和供给的主要影响因素特别是价格因素，为分析卫生服务需求供给奠定了基础。消费者行为理论，让我们可以揭示人们为什么投资于健康、为什么在医疗保险体制下出现道德损害和逆向选择。厂商理论，让我们可以理解医疗服务提供者如何提高产出效率、为什么会出现诱导需求。而垄断市场等市场结构分析，奠定了卫生服务市场特殊性分析，以及为什么和如何对市场失灵进行干预。但是，由于医疗卫生服务市场的特殊性，在以微观经济学理论和方法作为基础时，卫生经济学有其自身的特征。

2. 卫生经济评价方法

卫生经济评价是利用经济分析工具对卫生项目、卫生技术、卫生活动的投入产出进行评价，阐明资源配置的经济特性。主要的分析工具包括成本—效果分析、成本—效益分析和成本—效用分析。卫生技术评估（health technology assessment，HTA）作为目前国际通用的政策分析工具，其中利用卫生经济分析工具评价投入产出是重要的评估维度之一。许多国家在决定卫生新技术包括新药品的投入和使用时，都需要卫生经济评价信息，以保证资源配置的经济合理性和有效性。

3. 卫生筹资分析理论和方法

卫生筹资分析以实现卫生筹资体系的公平和效率为目标，从资金筹集、资金管理和资金配置等三个维度进行研究和分析。资金筹集分析不同筹资来源的影响，探讨减少个人直接付费和提高筹资公平的策略和路径，分析扩大卫生筹资渠道的政策选择。资金管理从管理层次和机制等维度，分析资金管理对卫生体系效率和公平的影响。资金分配以如何通过支付制度等，实现战略购买（strategic purchasing），提高卫生基金使用的效率和公平。

4. 效果评价理论和方法

任何公共干预活动或者项目都是为了达到一定的目标。干预或者项目实现目标的程度可以用效果评价来测量。效果是指干预或者项目实施带来的结果，而效果评价是一个分析过程，是把结果不同归因于干预或者项目的作用。在现实社会中，有很多公共干预项目，包括卫生经济干预项目，比如对医院改变支付方式、对低收入人群进行医疗救助、扩大医疗保险参保人群等，都需要效果评价，以明确这些改革或者政策干预对结果（控费、提高低收入人群卫生服务利用等）的效果。效果评价方法需要严格的研究设计，以消除混杂因素对干预作用的影响。干预－对照实验方法是常用的方法，包括随机对照实验方法、配比方法、倍差法等。中国卫生改革有许多卫生经济干预活动，哪些活动有效、哪些活动无效或者效果低于预期，需要效果评价，而评价信息可以帮助完善卫生改革工作。

5. 计量经济学理论与分析

计量经济学是以数理经济学和数理统计学为方法论基础，对经济问题进行实证研究的经济学分支。计量经济学开始主要用于微观经济分析，宏观经济理论出现后，在宏观经济方面的应用发展很快。计算机技术的发展，促进了计量经济学的发展。计量经济学利用横截面数据、时间序列数据和面板数据，归纳和分析研究对象的经济行为。计量经济学在卫生领域得到了越来越多的应用。比如医疗服务需求行为分析、家庭卫生支出影响因素分析、卫生福利分布的公平性分析等，都经常采用计量经济学分析的方法。

第二节　学科建设发展历程

学科队伍、学科组织、科学研究和教育教学是学科发展的重要内容。本节从以上几个方面，对卫生经济学学科建设发展历程进行了回顾和总结，对中国卫生经济网络在其中的作用和贡献进行了介绍。此外，还从学会和学术组织、教材建设和政策咨询等方面，介绍了中国卫生经济学科建设历程。

一、学科队伍建设

1. 建立卫生经济学教研室

1983 年，哈尔滨医科大学组建了中国第一个卫生经济学教研室。之后，上海医科大学、北京医科大学、上海第二医学院、湖北医学院、中山医学院等，也建立了卫生经济学教研室（组），开设卫生经济学选修课和必修课，卫生经济学课程成为卫生管理专业、预防医学专业等本科、研究生的必修课。许多医学院校也对医学等相关专业开设了卫生经济学选修课，使医学生能了解经济学的基本知识及其在卫生领域中的作用，以及必要的卫生与经济发展的关系、医疗卫生中的经济问题分析、卫生资源的开发利用、卫生费用与效益研究等基本知识。杜乐勋、李永康、蔡仁华、王保真、叶煜荣、孙光德、周采铭、王薛正等政治经济学老师，成为卫生经济学第一批师资力量。

2000 年 3 月，国家卫生部在山东大学建立了卫生部卫生经济与政策研究重点实验室（现为国家卫生计生委卫生经济与政策研究重点实验室）。

2. 师资培训班

卫生经济学作为一门新兴学科，在中国越来越被人们所认识，特别为卫生部门所重视，医学院校和卫生主管部门也意识到培养卫生经济学专门人才的紧迫性和重要性，组织和开展了各种类型的卫生经济学师资培训班。1981 年 10 月 19 日至 29 日，在上海医学院举办了“卫生经济学”学习班，学员来自北京、武汉、黑龙江、江苏、上海等地从事卫生经济学与卫生统计学教学研究工作的教师和有实际工作经验者共四十余人，由哈佛大学经济学副教授肖庆伦讲授，对于中国发展卫生经济学师资队伍有很大帮助。卫生部计财司和中国卫生经济研究会于 1983 年 8 月 1 日至 14 日在北京中医学院举办卫生经济学第一期教师讲习班。参加讲习班的有来自全国二十三个省、市、区的三十六所高等医学院校、卫生干部学院及《卫生经济》杂志社的四十一位教师和编辑；1984 年，受卫生部科教司委托，哈尔滨医科大学举办了《卫生经济学师资班》；中国政府和世界卫生组织在北京举行《规划预算与卫生经济师资班》。1985 年 5 月，卫生经济学教学研究协作组在泰安市召开会议，哈尔滨医科大学、安徽医学院、四川医学院、武汉医学院、上海第一医学院、北京中医学院、上海卫生职工医学院、武汉职工医学院、泰山医学院、南京铁道医学院、安徽省卫生厅等单位从事卫生经济学教学和研究工作的同志参加了会议。

3. 卫生经济学培训与研究网络师资培训班

1991 年 6 月，中国卫生经济培训与研究网络（以下简称网络）建立后，组织开展了一系列卫生经济学师资培训（training of trainer，TOT）。1992 年 5 月 4 日至 29 日，网络第一期师资培训班在西安医科大学举办，培训内容涉及宏观经济学、微观经济学、财政学以及卫生经济学的基本概念和理论。培训班邀请了国内外经济学和卫生经济学专家授课，包括美国哈佛大学教授肖庆伦博士、加州大学伯克利分校教授胡德伟博士，参加该期培训班的学员主要来自网络的六个培训中心和中国卫生经济研究所以及部分网络外单位的卫生经济学教师，共计三十二名。卫生经济师资培训是对网络单位所有师资进行培训、组织考察、安排进修等（具体见网络 TOT）。授课师资为国内外经济学家和卫生管理实际工作者。通过 TOT 的培训，为中国培养了一大批卫生经济学中青年师资力量。

这些师资在国内各高等医药院校开展卫生经济学课程的教学，据统计，在有预防医学专业的院校中，90% 开设了卫生经济学课程。

二、学科组织与中国卫生经济网络

二十世纪九十年代初正是中国宏观经济体制改革的关键时期，经历了十多年的改革探索，中国正在逐步建立社会主义市场经济，国家经济体制开始转轨，对卫生系统发展产生了深刻的影响。原有计划经济体制下形成的卫生管理体制、财政补偿政策等亟待调整，卫生改革与发展亟须理论指导，需要引进新观念、新思想来正确评价卫生发展现状，需要在实践基础上检验理论并指导实践。卫生管理干部需要新的管理思想和管理方法，进行理念和知识更新、职能转变以及技能改善。在这一背景下，卫生部于 1991 年正式成立了卫生部卫生经济研究所（2014 年更名为国家卫生计生委卫生发展研究中心），成为从事卫生经济研究的第一个国家级专业研究机构。同期开始筹建中国卫生经济培训与研究网络（图 26-1），其目的是：为适应当时形势需要，提高卫生行政管理人员执行政策和管理方面的技能；向政府提供决策信息及制订卫生政策的建议；培养中国卫生经济学方面的师资力量，提高教员的教学和研究能力；加强卫生经济政策研究，为政府决策提供信息、参考，推动政府决策的科学化。

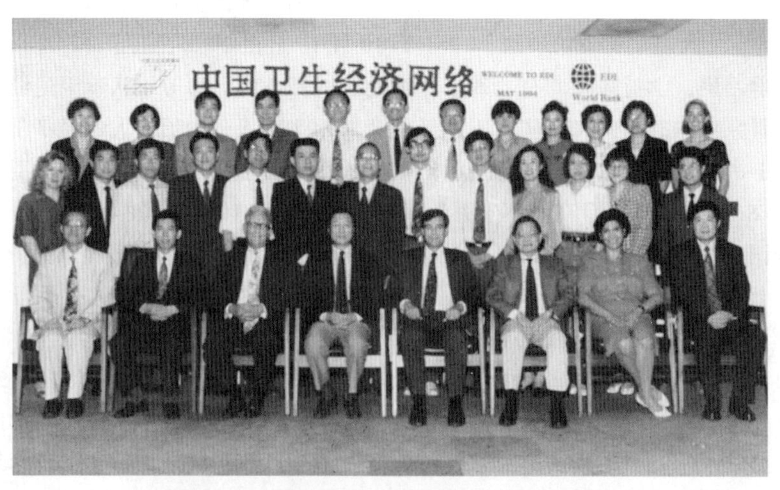

图 26-1　中国卫生经济培训与研究网络

中国卫生经济培训与研究网络是由卫生部与世界银行学院合作建立的政府网络，于 1991

年6月8日建立。卫生部牵头成立网络领导小组，主管副部长任组长；卫生部财务司和卫生部卫生经济研究所牵头成立网络执委会；网络协调机构设在卫生部卫生经济研究所。网络初创成员包括北京医科大学（现北京大学医学部）卫生管理干部培训中心、上海医科大学（现复旦大学上海医学院）卫生管理干部培训中心、同济医科大学（现华中科技大学同济医学院）卫生管理干部培训中心、西安医科大学（现西安交通大学医学部）卫生管理干部培训中心、哈尔滨医科大学卫生管理干部培训中心和华西医科大学（现四川大学华西医学院）卫生管理干部培训中心，而后不断拓展为十个成员单位。1993年，湘雅医科大学、大连医科大学、山东医科大学加入网络。最终正式成员包括国内知名医学院卫生管理系（院）、研究机构和杂志社在内的二十三家单位，五家观察员单位，另外吸收少量有一定成就的卫生经济方面的专家学者作为个人成员。网络还聘请国内外知名学者作为技术顾问参与并指导网络活动。随着网络在国内外影响的扩大，网络逐步与世界银行、世界卫生组织、联合国儿童基金会、国际卫生政策规划组织等国际组织建立了稳定的合作关系。

网络作为政府卫生决策的智囊组织之一，其宗旨是为政府服务，总目标是向政府提供决策信息，并帮助中国政府制订卫生改革与发展的政策，以及帮助政府培养和建立一支高素质的卫生领导者与管理者队伍，最大限度地促进卫生改革政策的落实与实施。为实现总体目标，网络围绕卫生管理干部培训、学科人才培养、卫生政策研究和政策咨询四大核心功能开展系列活动。包括卫生经济学理论知识的引进，组织国外知名教授、学者对国内卫生经济学师资进行形式多样的系统培训，逐步建立起学科队伍，再从这支学科队伍中选出优秀学员作为师资加以特别训练，由其对全国卫生管理干部进行卫生经济学知识培训，网络通过多年精心组织与实践，在国内成功建立起卫生经济学学科，培养起中国卫生经济学方面的师资力量，对各级政府卫生行政管理者的系统培训，促进其理念和工作职能的转变，提高了他们政策执行和管理方面的能力。

三、科学研究与中国卫生经济网络

结合不同时期国家卫生改革和发展的需要，网络组织成员单位协作开展了系列的卫生政策研究工作，并利用网络优势与地方卫生部门密切配合，从理论中来到实践中去，有力促进了用理论指导实践，在实践中提高并完善理论。

网络开展的研究主要涉及中国卫生总费用研究、职工医疗保险制度改革与完善研究、中国农村贫困地区卫生筹资与组织研究（后期改为农村贫困地区合作医疗试点工作）、区域卫生规划与设置研究、卫生事业费结构性调整可行性研究、医疗成本测算研究、惠民济困医院调查研究、政府在实施基本卫生保健制度中的作用研究、中国“医疗市场化”程度的分析研究、政治因素对卫生决策和卫生政策实施的影响研究、公立医院公益性及其相关研究、民办非营利医院评价研究等卫生相关的各个方面，总计百余项研究。其中有些研究成果获得了国家卫生计生委和其他相关部委的奖项，有些受到了政府部门及国际组织的高度重视，有些研究具有前瞻性和创造性，成为政策制定的重要依据和参考。网络通过举办各种形式的研讨会、专家咨询及宣传媒介等活动与途径，促进研究成果及时向卫生政策的转化，在政府卫生政策决策过程中发挥了越来越重要的作用。

在1997年《中共中央、国务院关于卫生改革与发展的决定》中，在关于卫生事业性质及发展的基本方针、卫生工作基本原则、卫生改革的目的、内容及要求、卫生改革与方针的政策措施（包括经济政策）等诸多方面都采纳了或参考了网络研究的成果和提出的建议。

2006 年，网络政策研究委员会的专家们开展了“中国卫生改革与发展蓝图”（2006—2020 年）研究工作，首次提出“普及基本卫生服务”的理念。

2008 年，在网络支持下成立的中国卫生总费用课题研究协作组，在全国有条件的部分地区启动地区级卫生费用核算和研究工作，该项工作研究至今已经覆盖全国所有省、市、区，在此研究基础上建立的政府卫生投入监测系统与中国卫生总费用核算网络在当前医改中正发挥着越来越重要的作用。

网络各单位目前承担了大量政策研究工作，如各时期的国家卫生中长期卫生发展战略规划研究、健康中国 2030 研究、健康服务业研究、财税体制改革与卫生转移支付制度研究、医疗服务价格与支付制度研究、医疗保障相关研究、公立医院改革相关研究、卫生技术评估研究、药品政策研究、医务人员薪酬制度研究等，为国家卫生决策提供支持。

四、教学

卫生经济学最初的授课对象是卫生管理干部专修科学员，哈尔滨医科大学杜乐勋老师自编讲义，给学员主要讲授四个方面的内容：基本经济理论、技术经济方法、宏观计划财务管理和微观医院经济管理。在此基础上，他受卫生部委托，在哈尔滨医科大学举办了《卫生经济学培训班》。1984 年 8 月，为了适应卫生事业管理专业卫生经济学课程的教学需要，受卫生部科学教育司委托，哈尔滨医科大学卫生管理干部培训中心举办了《高等医学院校卫生经济学师资研修班》，编写了卫生管理专业的《卫生经济学教学大纲》。

1985 年，安徽医科大学在国内第一个创办了卫生管理专业本科教育，于 1988 年 10 月成立国内第一家卫生管理学院。1987 年，哈尔滨医科大学招收了第一期卫生事业管理本科学生，开始了针对本科学生的卫生经济学教学。

二十世纪八十年代，上海医科大学、北京医科大学、哈尔滨医科大学等多所院校设立国内第一批学科硕士点；二十世纪九十年代，山东医科大学、同济医科大学、大连医科大学等诸多医学院校设立“社会医学与卫生事业管理学”硕士点。复旦大学于 1993 年获得中国第一个“社会医学与卫生事业管理学”博士学位授予权；1998 年，哈尔滨医科大学获得博士学位授予权；2002 年，山东大学和华中科技大学获得博士学位授权点。各医学院校社会医学与卫生事业管理专业的硕士、博士均开设了适应其教学层次的卫生经济学及其外延课程，主要讲授卫生经济学研究的热点问题和前沿问题。

截至 2016 年底，全国已有近百所医学院校的管理学院、公共卫生学院、经济学院、医学院系等开设卫生经济学课程，卫生经济学已成为社会医学与卫生事业管理学科的专业课程，公共事业管理（卫生管理）专业本科学生的核心课程，也是医疗保险学、预防医学、临床医学、影像、护理、劳动与社会保障、健康服务与管理专业、健康管理、医院管理、信息管理与信息系统、经济学等本科专业的必修课程或者选修课程。

五、学会和学术组织

中国卫生经济学会（简称“学会”）经民政部和国家卫生计生委批准成立于 1982 年（图

26–2），是由从事卫生经济管理研究、宣传和培训的企事业单位、社会团体和个人自愿组成的全国性非营利性学术团体，并接受国家卫生计生委和民政部的业务指导和监督管理。学会历任会长主要由国家卫生计生委的部级或司局级领导担任。

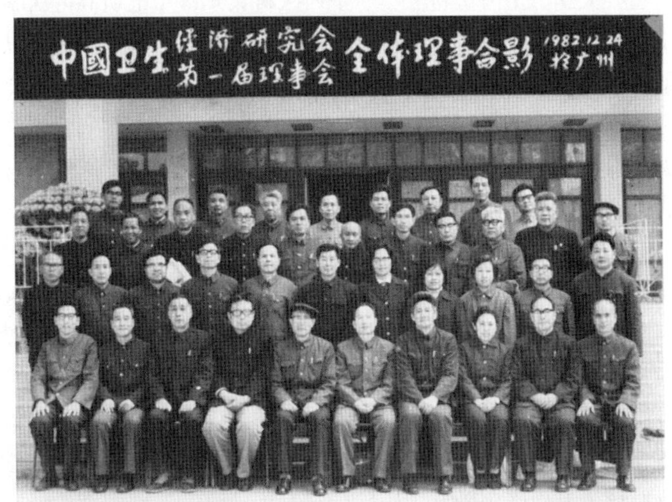

图 26–2　中国卫生经济研究会第一届理事会全体理事

经过不断的发展，学会在全国现有团体会员三十一个（省、市、区卫生经济学会），分支机构十二个，分别为：卫生财会分会、卫生经济理论与政策专业委员会、卫生服务成本与价格专业委员会、医疗保险专业委员会、医院经济专业委员会、卫生政策与技术经济评价专业委员会、公共卫生经济专业委员会、基层卫生经济专业委员会、健康产业分会、卫生费用与政策专业委员会、药物政策专业委员会、老年健康专业委员会。学会主办刊物有《中国卫生经济》《中国卫生资源》《卫生软科学》。

自成立以来，在国家卫生计生委、民政部的领导下，学会组织和带领广大会员，在开展卫生经济理论与实践研究、国内外学术交流、国际合作、专业培训以及自身建设等方面做了大量工作，取得了较为显著的成效。受国家卫生计生委财务司委托，学会面向全国连续举办了十八期的重点课题招标活动，围绕卫生经济政策和卫生事业改革发展的核心及热点问题，就卫生投入与补偿、医疗服务价格与管理、财务管理、绩效评价、公立医院改革、医疗保障制度建设、医疗服务定价机制、分级诊疗、内部审计等上百个题目开展了应用性政策研究。同时，每年多次组织医改调研及重点课题研究工作，有些较有价值的研究报告和成果为改革决策提供了重要的参考依据。

六、教材建设和学术期刊

1. 教材建设

中国卫生经济学教材目前的发行版本三十余种。1983 年，为了给哈尔滨医科大学卫生管理干部专修科学员讲授卫生经济学课程，杜乐勋编写了中国第一部卫生经济学教材，即《卫生经济学讲义》（该讲义约四十万字）；1984 年 8 月，受卫生部科学教育司委托，哈尔滨医科大学卫生管理干部培训中心举办了《高等医学院校卫生经济学教师研修班》，杜乐勋组织该研修班学员以《卫生经济学讲义》为基础，编写了一份《卫生经济学教学大纲》；1985 年 9 月，由哈尔滨医科大学杜乐勋负责的教材《卫生经济学原理与方法》在相关学校内部发行（参加本书编写的有哈尔滨医科大学、上海医科大学、华西医科大学等十七所高等医学院校的二十六名教师）；1988 年 6 月，卫生部计划财务司司长何鸿明和哈尔滨医科大学杜乐勋主编的《卫生经济学原理与方法》由黑龙江教育出版社出版（1990 年 4 月修订再版）；1990 年，杜乐勋、张爽主编的《卫生经济学基本原理》由中国经济出版社出版；1991 年，肖体平、郑宗秀主编了《卫生经济学》；1998 年，费朝晖等翻译的《卫生保健经济学》由经济科学出版社出版；1999 年 12 月，魏颖和杜乐勋主编、多家单位参编的《卫生经济学与卫生经济管理》由人民卫生出版社出版。

2002 年，北京大学医学出版社出版了由吴明主编的《卫生经济学》；2003 年，复旦大学出版社出版了由胡善联主编的《卫生经济学》，人民卫生出版社针对预防医学专业出版了由程晓明主编的规划教材《卫生经济学》（该教材相继于 2007 年和 2012 年进行了修订再版，该教材目前已进入第四版编写，由陈文担任主编）；2008 年，科学出版社出版了由高丽敏、刘国祥主编的《卫生经济学（案例版）》；2013 年，人民卫生出版社出版了由孟庆跃主编的全国高等学校卫生管理专业教材《卫生经济学》。

2. 学术期刊

在中国的卫生经济学学科建设和发展进程中，相关学术期刊对卫生经济学学科发展起到了促进作用，而该领域的重点学术期刊《中国卫生经济》《卫生经济研究》《中国卫生资源》和《中国卫生政策研究》等影响力的提升，更离不开中国卫生经济学学科建设和卫生改革的带动。

二十世纪八九十年代创刊的《中国卫生经济》（1982 年创刊）《国外医学·卫生经济分册》（1984 年创刊）、《卫生经济研究》（1984 年创刊）和《中国卫生资源》（1998 年创刊）等期刊，共同见证了中国卫生经济学学科的创建和发展历程。其中，以“理论与实践相结合、普及与提高相结合”为期刊学科定位的《中国卫生经济》，既是中国开展卫生经济学研究与应用的产物，也为中国的卫生经济学学科建设与发展做出了应有的贡献；而以“报道国外卫生经济学术研究和实践探索的最新进展”为期刊定位的《国外医学·卫生经济分册》，在引入国外卫生经济学理论与方法创建中国卫生经济学学科时期作用非凡；随着中国医药卫生体制改革进程的不断加快，2008 年又有《中国卫生政策研究》和《中国医疗保险》两本学术期刊诞生。

七、政策咨询

网络在开展培训与政策研究实践工作中培养出大量专家学者，参与到各级各类的专家委员会或者其他学术机构，为国家卫生相关政策制定和地方改革实践发挥了重要的参谋作用。如卫生领域市场与政府的作用相关研究；卫生资源配置、利用现状分析及政策建议；区域卫生规划研究；卫生体制现状分析及政策建议；服务需求分析及政策建议；卫生经济政策现状分析及政策建议；中国农村卫生筹资问题的对策措施；国际卫生发展管理经验、教训的分析评估等工作都体现出政策咨询的作用。

特别是在 1997 年《中共中央国务院关于卫生改革与发展的决定》中，采纳了很多网络提出的观点，在关于卫生事业性质及发展的基本方针、卫生工作基本原则、卫生改革的目的、内容及要求、卫生改革与方针的政策措施（包括经济政策）等诸多方面都有突出体现。同样，2009 年《中共中央国务院关于深化医药卫生体制改革的意见》、2016 年《"健康中国 2030"规划纲要》的研究制定，有许多卫生经济学研究人员参与其中，提供技术支持工作。

另外，网络还积极扩大卫生政策研究信息和成果的传播，通过研讨会、培训案例教学、现场试点、国内外考察交流等多种形式转化、传播，为各级政府提供政策咨询服务，指导改革实践工作。例如为了配合卫生改革发展形势，网络举办了多次针对卫生改革热点问题的高层次研讨会，为各部门高层次官员、各方面专家学者搭建各抒己见、交流观点、相互启发的论坛，有力地促进了各级政府部门和有关部委之间在许多重大问题上取得共识；还举办其他形式多样的国内和国际研讨会、考察交流和论坛，通过政府高级官员和国内外知名专家学者的对话和交流，开阔了卫生改革的思路，有力推动了国家卫生改革的进程。

第三节　学科发展主要成就

中国卫生经济学学科建设取得了很大成就，本节从教学和研究、人才培养、促进政策决策、国际影响等方面，概略介绍了卫生经济学学科发展成果。

一、中国特色的卫生经济学教学和研究

卫生经济学属于经济学的一个分支，是经济学理论在卫生领域的运用。中国特色的社会主义市场经济特征决定了中国的卫生经济学不能盲目地照抄照搬发达国家的卫生经济学，之所以如此，是因为国外的卫生经济学是在其政治经济体系中应用西方经济学理论来解决其卫生领域的问题，而西方经济学理论是在特定背景下发展起来的，有些并不完全适用或有些根本就不适用于中国的基本国情。

由于卫生经济学理论性较强且涉及面较广，各个理论背后都有着深刻的社会现实需求，因此，无论其教学还是科学研究都与中国社会的现实问题和卫生改革的具体问题息息相关。为此，中国的卫生经济学教学与科学研究始终遵循理论与实践相结合的原则，将丰富的卫生经济学理论运用到中国社会的改革实践中，形成独具特色的中国卫生经济学教学与科学研究。

二、人才培养和提升经济管理水平

卫生经济学作为一门新兴的应用学科，在人才培养方面始终秉承"人才是社会发展的宝贵资源，是国家发展的核心竞争力"的理念，充分发挥卫生经济学在经济与管理科学方面的优势，切实注重人才培养，自学科创建以来，培养出一批又一批具有创新精神和创新能力的卫生经济学人才。

1. 卫生管理干部专修科教育

卫生经济学属于卫生事业管理专业开设的核心课程，中国的卫生管理教育初期（二十世纪八十年代）是以专修科为基点而发展起来的，这种教育形式符合中国当时的国情。它具有创办难度小、周期短、爆发力强、客观需要量大的特点，因而在短期内得到了迅速发展，收到了显著效果。

二十世纪八十年代，哈尔滨医科大学、上海医科大学、同济医科大学、北京医科大学、华西医科大学和西安医科大学等相继成立了卫生管理干部培训中心，并招收三年制卫生管理干部专修科学员（成人教育），培养对象是在职卫生管理干部，卫生经济学是其主要课程。在十年中，累计招收卫生管理干部专修科学员三千余人。这些毕业生返回单位后，大部分被安排在相关工作岗位上，对推动中国卫生管理科学化发挥了重要作用。

2. 卫生事业管理本科教育

1985 年，安徽医科大学首开先河，开办了卫生事业管理本科教育，随后全国各地医学院校也相继设立了卫生管理专业［公共事业管理（卫生管理）专业］，开始招本科学生，学制四年（或五年）。卫生事业管理专业主要培养掌握医学基本知识、科学管理知识和管理技能的高级卫生管理专门人才。卫生经济学是其必修的专业课程。学生通过学习和训练，成为既了解医学又懂管理的专门人才。毕业后主要进入医学院、卫生行政部门及医疗等机构，从事教学与管理等工作。

3. 研究生教育

研究生教育是一种高层次教育，培养适应中国社会、经济发展和国家卫生改革与发展要求，专业基础宽厚，知识结构合理，既能从事卫生管理教学，又能从事科学研究，既能从事卫生机构的经营或管理工作，又能从事卫生行政管理工作的复合型专门人才。具有系统扎实的公共管理和经济科学基础知识，熟练掌握卫生事业管理理论、卫生经济学理论、医院经营与管理等理论技术与方法，具备较为开阔的社会科学和管理科学学术视野，掌握现代信息管理技术手段，具有一定的创新精神和分析问题、解决问题的能力。卫生经济学已经成为社会医学与卫生事业管理学科重要的教育内容，也作为独立方向招收培养硕士和博士研究生。

4. 网络培训

中国卫生经济网络坚持为各级卫生经济管理干部以及卫生经济师资和研究人员提供连续的、系统的培训，有效提高了卫生管理干部的理论水平、政策理解能力和操作技能，促进了其工作职能的转变；培养和造就了一支卫生经济学教学和研究队伍，成长起一批既有比较扎实的理论基础，又有一定参与卫生改革的实践经验的卫生经济人才。网络开展的培训活动主要形式如下。

（1）高层次研讨会

为探讨卫生政策改革的重大问题，在高层领导间达成共识，开阔改革思路。网络针对改革热点，举办了多场高层次研讨会。其中，较为典型的有 1991 年上海研讨会、1993 年北京香山研讨会、1999 年广州研讨会、2000 年和 2004 年北京研讨会、2005 年“十一五”期间中国卫生改革与发展研讨会、2006 年网络成立十五周年暨卫生改革与发展蓝图高层次研讨会等。高层次研讨会内容涉及卫生资源的筹集和利用、卫生经济理论与政策、农村卫生政策等。这些研讨会不乏思想冲击和观点碰撞，对于影响开发高层领导、促进各部委间沟通交流、强化卫生经济领域的干部和研究人员们在卫生改革与发展研究中的理论夯实、认识提高、观念转变、思路启发等方面产生了积极的作用。

（2）卫生管理干部培训

卫生管理干部培训即政府卫生管理干部培训。由网络师资授课，国外专家与网络师资合作，完成课程准备和培训。培训对象包括各级卫生厅局长、各级卫生经济管理干部、医院管理人员及其他相关部门的各级、各类管理者。网络自 1993 年起，已对千余人次开展了 39 期的卫生管理干部培训班，并协助财政部、中医局、地方卫生厅局开展相关培训，扩大培训人次逾千人，内容涉及市场经济和卫生经济基本理论、卫生计划、财务管理、农村卫生筹资、医院经营行为、卫生资源配置等改革过程中亟须的理论方法，还有国际卫生改革经验等前沿理论，提高了卫生管理干部的知识技能并促进其工作职能的转变。

（3）师资培训

卫生经济师资培训是对网络单位所有师资进行培训、组织考察、安排进修等。授课师资为国内外经济学家和卫生管理实际工作者。截至目前，网络共举办了四十期左右的师资培训班，内容包括宏观及微观经济学、计量经济学基本理论和方法、卫生经济学研究方法、卫生政策分析、卫生经济评价、中国卫生改革案例以及国外卫生改革的理论与实践等，培养和造就了一支中国卫生经济学师资队伍。

此外，网络还多次组织师资和管理干部进行国内外交流学习，加强理论与实际的结合，提高培训和研究的针对性。先后共组织管理干部和师资参加国外培训十五期、国外考察七期。

1998 年，网络被选定为世界银行旗舰培训课程在中国的合作机构，开展了一系列培训工作。该活动是世界银行学院为推动发展中国家卫生改革与发展而设计的卫生改革与可持续性筹资方面的培训。网络与世界银行学院密切合作，在国内开展了卫生改革与可持续性筹资的系列旗舰培训活动，并在卫生管理干部培训（EXT）和卫生经济师资培训（TOT）中进行了传播推广。

另外，网络还组织参加由世界银行推出的互联网教育项目远程培训教学活动。定期组织学员参加互联网培训课程，通过远程教学，加强师资、研究人员、管理干部等对卫生经济学、卫生管理学基础知识的学习，增进交流，提高相关人员的理论水平。

三、研究成果服务于国家卫生改革与发展

一直以来，中国的卫生经济研究都围绕着中国医药卫生体制改革与发展的进程，紧扣卫生管理实际工作的需要而开展，其研究成果进一步促进了国家卫生改革与发展。

1. 相关中国卫生经济理论的研究

卫生经济理论研究的逐步深化推动了中国社会主义卫生事业的发展和卫生改革的深入展开。如：①对卫生事业性质的讨论，破除了长期统治卫生部门的那种认为卫生部门是消费性的、单纯福利事业的观念，确立了卫生服务是生产劳动，卫生部门是生产卫生服务产品的重要部门的新观念。这个观念的确立，大大加深了人们对卫生事业基本属性的科学认识，还有助于人们把卫生劳务的生产与医疗保健福利的分配进行必要的区分，从而有利于生产卫生劳动产品的卫生机构正常发展。②依据卫生劳务产品进入以货币为媒介的交换的实际，确认了卫生劳动产品的商品性和医疗卫生服务市场的客观存在，确立了卫生劳务的生产和再生产必须自觉按照商品经济规律进行经营管理的新观念。卫生劳务的生产性与商品性不仅为中国社会主义卫生经济学奠定了理论基石，而且在实践中为建立与社会主义有计划商品经济相适应的卫生经济新体制提供了基本的指导思想。③破除了在中国社会主义初级阶段卫生经济结构在所有制方面单一、求纯的旧观念，确立了以社会主义公有制为主体、多种所有制结构并存的新观念，出现了多种形式办医的新格局。④破除了卫生部门不按经济规律进行经济管理，

不搞经济核算，不计成本，不讲经济效益和收益盈亏的旧观念，确立了卫生部门在保证不断提高卫生社会效益的前提下，强化经济管理、努力提高单位经济效益的新观念。⑤破除了卫生机构条块分割、各自进行封闭式经营的狭隘观念，确立发展社会主义卫生协作，建立医疗联合体，实行行业管理等卫生服务生产社会化的新观念等。

这些理论的探讨和新观念的确立，对中国卫生事业的发展和改革的深化起到理论指导的作用。

2. 中国卫生总费用研究

卫生总费用研究始于二十世纪九十年代初期。在世界银行和中国政府有关部委的支持与指导下，中国卫生总费用课题组于 1992 年成立，杜乐勋、赵郁馨、魏颖等中国学者官员作为研究主体，与国际卫生费用核算体系接轨逐步建立了适合中国国情的来源法、机构法卫生费用核算体系。2009 年，卫生部卫生经济研究所研究人员参与制定新的国际卫生费用核算体系并率先应用，建立了国际领先的中国功能法卫生费用核算体系。中国卫生总费用测算和分析结果，对政府卫生经济政策的制定与评价发挥了重要作用。卫生总费用指标已经正式纳入国家统计局法定报告系统，并作为卫生事业重要指标多次写入卫生发展规划和重大政策文件，如中共中央、国务院关于“卫生改革与发展”的决定、《“健康中国 2030”规划纲要》等。目前卫生总费用的研究快速推进，不仅开展全国卫生总费用测算和分析，而且开展了省级卫生总费用研究。2013 年全国所有省份开展了来源法、机构法卫生总费用核算分析工作，对当地卫生政策制定提供了重要参考依据。从 2017 年开始，全国三十一个省、区、市全部推开功能法卫生费用核算研究，中国成为全球第一个在地区级层面全面应用新核算体系的国家。

3. 中国农村基本医疗保障制度研究

中国农村基本医疗保障制度的研究是卫生经济学研究的重要内容之一。在中国医疗保险推行的过程中，卫生经济学家的经验研究也发挥了很大作用。二十世纪八十年代，中国政府和世界银行合作，委托美国兰德公司设计和组织进行了四川眉山简阳农村医疗保险现场试验性研究。该项目首席顾问为世界著名经济学家、哈佛大学教授纽豪斯（Newhouse）。其研究结论是：医疗健康保险不是为非风险医疗服务提供福利，而是为疾病风险提供保障。因此，在支付制度上要采取个人起付，保险和使用者共付最后实行金额封顶的支付策略。通过现场试验，可以采用医疗消费的需求弹性分析为上述支付策略提供技术支持，为保险精算提供了难能可贵的依据。纽豪斯在美国开展的健康保险现场试验和在中国开展的现场医疗保险现场试验为现代医疗保险的支付方式研究方法奠定了科学基础。

1992 年，在联合国儿童基金会（UNICEF）、国际卫生政策规划组织（IHPP）和卫生部的资助下，中国卫生经济培训与研究网络和美国哈佛大学联合开展中国农村贫困地区卫生筹资与组织研究。胡善联、杜乐勋、罗五金牵头，网络各成员单位的卫生经济学教师和研究人员对全国一百一十四个贫困县进行基础调查，又对其中三十个县、一百八十个乡、五百三十四个村、五万多农村居民进行现场调查，形成六个政策分析报告，对农村贫困地区合作医疗的改革方向和策略提出政策和操作方法的建议。项目顾问为卫生经济研究所魏颖教授和哈佛大学萧庆伦教授。课题组提出的主要建议包括：①继承农村居民合作互助的历史传统；②吸收医疗保险的基本思路，对大病提供风险保障；③增加政府投入提高统筹规模；④合作医疗和政府医疗救助相结合。上述研究成果应用于全国卫生工作会议，并为后来政府的新农合政策提供科学依据。

新型农村合作医疗制度是中国农村地区的一项基本医疗保险制度，从 2003 年开始试点，到 2008 年实现了制度全覆盖，成为世界上覆盖人口最多的基本医疗保障制度，对保障农村居民卫生服务的可及性、减轻疾病经济负担发挥了十分重要的作用。卫生经济学专家从探索完善财政补偿政策到门诊统筹；从新农合重大疾病医疗保障试点到提高重大疾病住院补偿水平，从新农合供方支付方式改革探索到商业保险机构参与新农合经办服务等方面开展了大量研究。这些研究成果对新农合制度的试点、推进和巩固、提高、完善都起到了非常重要的作用。

4. 区域卫生规划研究

1985 年，卫生部利用世界银行贷款在浙江金华、江西九江、陕西宝鸡等三个地级市进行“综合性区域卫生发展项目”试点，从此开始了中国的区域卫生规划研究和推进工作。中国卫生经济网络研究人员和专家，在区域卫生规划工作中发挥了重要的技术推动和项目组织作用，并此后一直是中国区域卫生规划技术和政策咨询的核心力量。1997 年颁发的《中共中央、国务院关于卫生改革与发展的决定》首次正式提出区域卫生规划工作，1999 年印发的《关于开展区域卫生规划的指导意见》明确了具体的政策与要求，2009 年《中共中央、国务院关于深化医药卫生体制改革的意见》又一次提出了强化区域卫生规划的重要性，进一步丰富了区域卫生规划的内容和含义，2010 年《公立医院改革试点的指导意见》将强化区域卫生规划作为 6 项主要任务之首。卫生经济学研究人员在上述政策制定过程中，提供了重要的技术支撑。

四、国际影响

中国卫生经济学界在国际组织和海外卫生经济学术界的帮助下，在理论方法上、在卫生政策和管理研究的实际运用上对卫生发展与改革作出了重大贡献，国际间的交流也非常频繁，在国际上有着一定的影响力。2005 年 7 月，中国卫生经济学会组织代表团参加在西班牙巴塞罗那举办的第五届国际卫生经济学会全球大会（IHEA），这次大会安排了由中国卫生经济学会组织的“中国城镇和农村卫生筹资”和由美国斯坦福大学组织的中国“老年卫生保健筹资”两个专场，五位中国学者在会上介绍了中国城镇医改、新型农村合作医疗试点和北京、上海老年保健和贫困医疗救助的政策和经验。此外，还有由世界银行专家 Adam Wagstaff 主持的“中国的健康保险、健康及卫生保健”专题 、哈佛大学萧庆伦教授组织的“社区筹资的创新社会试验”专题等，充分反映了国际社会对有十三亿人口的中国卫生事业改革的关注。

2009 年 7 月，由国际卫生经济学会主办、中国卫生经济学会承办的“第七届世界卫生经济大会”在中国北京召开。这是国际卫生经济学会第一次在亚洲以及发展中国家举行的年会，也是历届会议中参会人数最多的一次。此次大会不仅促进了中国与世界在卫生经济领域的交流，同时，也进一步促进世界各国卫生经济学研究和卫生事业的改革和发展，也显示了世界卫生经济学界对中国卫生经济学研究及卫生事业改革与发展的关注与期望。2012 年 10 月，由世界卫生组织主办、北京大学医学部和国家卫生部承办的“第二届全球卫生体系研究”大会在北京举办。来自一百多个国家一千八百名参会代表围绕全民健康覆盖主题，进行讨论和经验分享。

第四节　学科发展趋势

卫生经济学是一门仍然快速发展中的学科，本节总结了卫生经济学学科发展趋势，并提出了卫生经济学研究方面的需求。

一、学科发展趋势

卫生经济学学科发展在发达国家和发展中国家之间存在很大差异。发展中国家在卫生经济学研究能力、研究资源、人才培养、政策服务等方面远远落后于发达国家，也有着很大的发展空间。虽然发达国家卫生经济学研究成果可以为世界分享，但是各国在经济社会发展等方面的差异，包括经济结构、卫生体系、管理能力和健康问题等方面的差异，在发达国家产生的卫生经济学理论和政策建议，往往很难在发展中国家得到直接的借鉴与应用，有些甚至根本就不适用。所以，从总的发展趋势看，中国的卫生经济学学科应当结合中国国情不断发展。

中国卫生经济学学科建设是在向发达国家学习过程中进行的，包括基本理论体系、教材建设、师资培养和国际交流等，主要是向欧美国家借鉴和取经。中国卫生经济学主流教材的结构和内容主要来源于美国卫生经济学教材。这种学习和借鉴，让中国卫生经济学学科发展缩短了与发达国家的距离，并促进中国在短时间内形成了基本的卫生经济学教学和研究体系。在未来发展中，如何发展中国特色的卫生经济学理论，如何将卫生经济学更好的服务中国政策实践，是学科发展中需要解决的问题，也是学科建设的重要领域。中国卫生经济学学科未来发展中，应注意四个方面的原则：吸收借鉴国际先进成果，自觉突出中国特色，坚持学术独立和科学，积极服务政策决策。

卫生经济学在综合性大学的财经类学院以及财经类大学将继续得到关注和发展，这将非常有助于提升中国卫生经济学学科发展水平。中国卫生经济学发端和成长于医学院校，已经形成了中国卫生经济学教学和研究的主要力量。由于卫生经济学的学科性质，许多大学的经济学院、经管学院、金融学院，以及财经类大学，已经组成了卫生经济学教学研究组织，开展了卫生经济学教学、研究和人才培养，成为越来越重要的卫生经济学学科发展力量。这些机构中的卫生经济学学科，依托深厚的经济学基础，面向非医学学生，具有更加广泛的交叉性。随着医疗卫生和健康事业的发展，特别是卫生总费用占国内生产总值比例的提高，非医学院校发展卫生经济学的动力会越来越大，医学和非医学院校两支卫生经济学力量也会越来越融合。

中国卫生经济学的师资能力将进一步加强，人才培养的数量和质量将进一步提高。一是随着留学归国人员的增加，留学和工作在海外的卫生经济学专业人员回国数量将增加；二是随着国内卫生经济学培养能力的提高，为学科队伍规模提升和结构调整奠定了基础；三是对卫生经济学人才需求增加，将提高卫生经济学专业对学生的吸引力，人才培养无论数量还是质量都会得到提高。从社会需求来看，中国卫生经济学培养的人才还远远满足不了要求，供需缺口很大，需要通过卫生经济学学科发展得以改善。

随着健康中国建设和医疗卫生改革的深入，中国的卫生经济学研究将呈现主题和内容的多元化，在继续加强政策应用研究的同时，开始比较多地关注卫生经济学基本规律和基础理论研究。卫生经济学研究的主题和内容将包括经济发展与健康、全民健康覆盖、卫生筹资、医疗保险、卫生体系评价、投入产出、健康和卫生服务需求行为、医生行为等。中国特色的卫生经济学理论、中国卫生投入与产出的规律分析等，也是卫生经济学研究应当得到关注的内容。

卫生经济学作为应用学科，在政策制定中一直发挥着重要的支持作用。在未来卫生和健康事业发展中，卫生经济学研究人员有着更多更大发挥智力支撑作用的机会，需要加强研究成果转化的意识，提高转化的能力，扩大转化的效果，通过知识创新和转化，服务卫生经济政策的决策、实践和评价。

二、研究需求

从全球角度，实现联合国2030发展议程（SDG2030）所设定的与健康相关的目标，包括实现全民健康覆盖（universal health coverage）的目标，解决全球特别是中低收入国家卫生资源短缺问题，提高卫生体系应对健康问题的能力，提高卫生筹资体系的公平性和效率，对卫生经济学有巨大需求。在中国，健康中国建设和医疗卫生改革，以及不断变化的医疗卫生服务供需状况，对卫生经济学研究提出了很多需要研究的课题，也为卫生经济学学科发展创造了许多机遇。卫生经济学研究的重点主要包括以下几个方面。

1. 卫生筹资研究

卫生资金是实施全球和国家健康战略的基本条件。在宏观层面需要研究的基本问题是，在一定的经济社会发展水平下，如何满足基本医疗卫生服务需求，实现SDG2030以及各国制定的健康发展目标，形成适宜的卫生筹资水平以及筹集方式。在世界上目前税收、社会医疗保险、社区医疗保险和直接付费等几种筹资方式中，为了促进公平和提高效率，为了实现全民健康覆盖目标，发展中国家如何扩展税收和社会医疗保险筹资覆盖范围，是未来需要重点研究的问题。

2. 健康决定因素和需求行为研究

随着经济社会结构变化、人口老龄化、疾病流行模式转变，卫生经济学需要加强从经济的角度，分析健康决定因素。健康决定因素分析是提出健康促进政策的基础。从微观的角度，健康生产理论以健康需求和人力资本之间的关系为重点进行析研究，提出了健康是人力资本的重要组成部分，对健康的投资是对人力资本的投资，这奠定了健康需求的基本理论。随着全面健康覆盖程度的提高，需要更多的了解健康需求行为的变化，研究制定相应的政策，满足多元化的健康需求，健康需求行为研究无论从学术上还是政策实践上，其意义将越来越重要。

3. 卫生技术经济学评估

卫生资源难以满足日益增长的健康和医疗服务需求，这将是长期存在的问题。利用成本效益分析、成本效果分析和成本效用分析等卫生经济学评价方法，利用有限的卫生资源，尽量满足健康和卫生需求，也是一项长期需要。卫生经济评价技术在大多数发展中国家包括中国，还没有得到有效的利用。建立和完善卫生技术评价组织和体系，提高卫生技术评价能力，加强卫生技术评价应用的刚性要求，以及改善卫生技术评价的理论和方法，是未来发展的重点。

4. 卫生总费用研究

卫生总费用研究既是卫生经济学研究的重要内容，也为其他卫生经济学问题的研究提供了基础信息。开展卫生总费用分析，可以用来评价卫生筹资的公平性以及政府在卫生发展中所承担的经济责任，监测政府是否履行了卫生发展中的经济责任，分析影响政府投入的主要因素。卫生总费用来源、分配流向及其功能研究，可以从宏观层面评估卫生资源配置的效率和公平性，为改善卫生资源配置提供依据。

5. 医疗卫生改革经济学研究

世界各国包括中国，都在进行医疗卫生改革。医疗卫生改革是一项长期的任务，是实现全球和国家健康战略的重要推动力量。医疗卫生改革中，有许多卫生经济学需要研究的问题。比如，改革的成本研究，如何公平有效分配和使用公共资源，筹资制度选择和发展路径，如何选择支付制度等。又比如，居民医疗卫生服务可及性和疾病经济负担研究，改革对健康的影响评价研究等。

6. 医疗卫生服务提供者行为研究

医疗卫生服务提供者行为决定医疗卫生服务以及卫生体系的绩效。卫生经济政策在很大程度上是影响医疗卫生服务提供者的行为。随着医学和信息技术的发展，医疗卫生服务提供者的组织形式和服务模式将发生很大变化，对其行为与环境因素关系的研究，以及行为与医疗服务供给和健康关系的研究，将是学术上需要回答的问题，也是政策实践需要了解的信息。

7. 其他需要研究的问题

卫生经济学研究需求还将包括其他一些内容，比如药物经济学研究，从药品定价、研发与创新、费用控制等方面，分析药品生产和使用的经济现象和规律；比如规制研究，研究政府对医疗卫生服务市场进行干预的条件、方式、影响和产出等；比如健康影响评价研究，对健康战略实施中的健康影响评价问题，健康战略实施对健康的影响进行评价，以及进行相关方法学方面的研究等。

致谢 感谢杜乐勋、胡善联教授的指导。

撰稿人：孟庆跃 傅 卫 刘国祥 叶 露

参考文献

[1] Mills A. Reflections on the development of health economics in low- and middle-income countries [J]. Proc R Soc, 2014, 8281: 20140451.

[2] Kenneth Arrow. Uncertainty and the Welfare Economics of Medical Care [J]. American Economic Review. 1963, 53 (5): 941-973.

[3] 舍曼·富兰德，艾伦·古德曼，迈伦·斯坦诺. 卫生经济学 [M]. 6版. 北京：中国人民大学出版社，2011.

[4] World Health Organization. Health Systems Financing: the Path to Universal Coverage: The World Health Report 2010 [R]. Geneva, 2010.

[5] 魏颖，杜乐勋. 卫生经济学与卫生经济管理 [M]. 北京：人民卫生出版社出版，1999.

[6] 郭继贤. 我国卫生管理专修科教育述评 [J]. 中国卫生经济，1987 (12).

[7] 三年制卫生管理干部专修科办学模式的探讨 [J]. 中国卫生事业管理，1989 (3).

[8] 李永康. 卫生经济理论研究的回顾与思考 [J]. 中国卫生经济，1989 (12): 5-8.

[9] 卫生经济学原理师资培训班纪要 [J]. 中国卫生经济，1992 (7): 63.

[10] 中国卫生经济学会. 繁荣卫生经济研究，服务卫生改革与发展 [J]. 卫生经济研究，2003 (11): 3-14.

卫生经济学学科发展大事记

时间	事件
1982 年	中国卫生经济研究会成立。
1983 年	哈尔滨医科大学建立中国第一个卫生经济学教研室。
1991 年	卫生部卫生经济研究所（现国家卫生计生委卫生发展研究中心）成立。
1991 年 6 月	由中国政府和世界银行共同支持的中国卫生经济培训与研究网络成立，卫生部财务司（原卫生部规划财务司）和卫生部卫生经济研究所牵头成立网络执委会，国内十数所大学成为网络主要成员单位。
1993 年	中国卫生经济网络在香山举办“中国卫生改革与发展”高层次研讨会。
1996 年	中国卫生经济网络部分专家组织准备了党中央、国务院召开的第一次全国卫生工作会议的部分会议资料，部分内容写进《中共中央、国务院关于卫生改革与发展的决定》。
2009 年 7 月	中国卫生经济学会承办“第七届世界卫生经济大会”。

第二十七章　军事预防医学

第一节　学科概述

军事预防医学（military preventive medicine）是军事医学的组成部分，是预防医学的重要领域，是军事医学与预防医学相结合的学科群，主要由军队卫生学（军事劳动卫生学、军队环境卫生学、军队营养与食品卫生学）、军队流行病学与“三防医学”（防原医学、防化医学、防生物危害医学）以及有关高技术武器伤害医学防护等多个学科和领域的内容有机组合而成。

一、军事预防医学基本概念

军事预防医学的学科定义：研究军队平战时影响健康的因素和军事活动条件下疾病与损伤的发生发展规律，实施医学防护、卫生保障和卫生评价，以增强军队人员身心健康，维护与提高部队战斗力和作业能力的科学。

军事预防医学概念表述中几个问题的进一步阐述如下。

（1）平战时　对军队来讲，“平时”是基础，“战时”是关键，平时是为了战时；战时是相对少发和短暂的，“平时”是经常的、长期的；做好长时期的“平时”，才能见效于短时期的战时。平时长时间的训练、养成和提高，才能为战时的“谋打赢”“打胜仗”打好坚实的基础。所以应同时研究军队平时和战时的问题，并把平时与战时密切结合起来。

（2）影响健康的因素　在平时和战时，实际存在着对健康有利和不利的影响因素，研究其规律，促进或增强有利因素，减少或消除不利因素，化不利为有利，就可有力地增强军队成员的身心健康。

（3）军事活动条件下　在非军事活动条件下，军队成员发生的损伤、疾病与人民群众并无明显差异，而在军事活动条件下发生的损伤与疾病却具有“军事”的性质和意义，具有军事医学和军事预防医学的内涵和特色。尚需指出，军事预防医学首先要应对现代战争，特别是信息化高技术战争所发生的伤害。二十世纪末以来的恐怖主义活动，成为国际一大公害，使用爆炸乃至核化生手段等进行恐怖袭击，常导致类似战争的后果，发生类似战伤的伤害；由多种原因造成的突发公共卫生事件，常需用特殊策略和措施加以处置。军队作为重要力量进行反恐和应对突发事件，也属于“军事活动”，也即“非战争军事行动”。因此，对这些方面的问题，也必须予以研究解决。

（4）疾病与损伤　在战争中的战伤（war wound）与疾病（sickness，illness）、伤员（wounded personnel，wounded）与病员（sick personnel，patient）是有区别的。对伤员（战斗

与非战斗外伤），更多属战伤外科学（野战外科学）的问题；对病员，则更多属军事内科学（野战内科学）的问题。有些情况下发生的危害既称伤，又称病，如核武器、化学武器和生物武器造成的一些损伤或疾病，还有伤中有病，病中有伤或既伤又病。为与卫生勤务学等相衔接，在军事预防医学的学科概念中，把损伤（包括战时的战伤、非战斗外伤与平时创伤）与疾病分开并列提出。

（5）医学防护、卫生保障和卫生评价　这是军事预防医学学科任务和实际工作的几个主要方面。①医学防护，通常是指对核、化、生武器的医学防护，过去曾将防原、防化、防生简称为“三防医学”。也可延伸到对高技术常规武器、新概念武器的医学防护，简称为“医学防护学”。②卫生保障，这里是指卫生学意义上的保障，不是所有的医学保障或卫勤保障，主要指从军队环境卫生、军事劳动卫生和军队营养与食品卫生等方面保障军队成员的身心健康，预防伤病的发生。③卫生评价，指用卫生学的方法，根据有关法规和标准，对致病、致伤因素的危害程度，卫生措施的实效程度，药物、装备、技术、方法和措施等的有效程度，伤病及其后遗症（如伤残）对健康的影响和对劳动能力、作用能力、生活能力等的影响程度，从医学卫生学的角度，作出客观的科学评价，为制定政策、法规和标准，为采取相应的处置和改进措施，提供依据或参考。

（6）增强身心健康　旧的健康观认为“无病就是健康”。世界卫生组织关于健康的概念是“健康是身体上、精神上和社会适应上的完好状态，而不仅仅是没有疾病和虚弱”。因此，军事预防医学就是为了实现军队成员“身”和“心”的健康。

（7）维护和提高部队战斗力和作业能力　军队的一切工作都要坚持“战斗力”标准，这是军队工作的出发点和归宿点。增强身心健康，维护和提高部队战斗力和作业能力就成为军事预防医学的唯一目的和目标。战斗力是由人和物的多方面因素相互作用所决定的，而身心健康的人具有更重要的意义。现代战争中“军事作业能力”问题日益受到重视，是战斗力的重要组成部分。现代战争，特别是信息化战争，是参战人员体能、智能、技能、人－机结合效能等的综合较量。在特殊自然环境、人工环境、信息环境和心理环境中，如何维护提高军人生存能力、作业能力，成为十分突出的问题，因此在学科概念中将作业能力与战斗力一并提出，予以强调。

二、军事预防医学的学科任务

以我军军事战略方针为目标导向，积极应对新军事变革的态势，以部队群体为主要研究和服务对象，以宏观与微观相结合的方法，研究现代武器装备、军事环境、军事作业和其他有关因素（生活方式、卫生服务、生物遗传等）对军队人员健康影响和所致伤害及其防护，预防与控制伤病的发生与流行，增进身心健康，维护和提高战斗力、生存适应能力、军事作业能力，为加强国防现代化建设，保障军事任务的完成而做出应有的贡献。

第二节　学科发展历程

在我国、我军医学发展的历史长河中，预防医学与军事医学源远流长，军事医学与预防医学相结合的实际工作历史悠长，并逐渐形成和发展了相关的学科和学科体系，如军队卫生学、军队流行病学、防原医学、防化医学、防生物危害医学、军事卫生勤务学，等等。这些学科各有其发展历史和实践历程，对保障部队官兵健康发挥着重要的作用。但随着现代科学技术的发展，要求原有学科既有分化，更有综合，并组合形成新的学科。因此，军事预防医学实际上是以我军各个时期的战略目标和任务使命为牵引，又紧紧跟进当今军事医学和科学技术的发展步伐，逐步综合、涵盖和联系了军事医学和预防医学原来大多数学科的主要内容，而逐步发展和完善起来。

一、萌芽与发展

自人类社会形成国家，产生了军队，就开始有了军队疾病，开始有了“疫病”的预防工作。在我国奴隶制时代，就有了军队卫生防疫和救护伤员的组织。军医组织及其所从事的军事医学工作，对决定战争的胜负起着重要的作用。正如战国著名军事家孙膑在《行军篇》所说：“军无百疾，是谓必胜”。秦汉时代战事频繁，军事医学也有所发展，如建立了军队患病名册、负伤记录（折伤簿）。162 年，东汉军中发生流行病，皇甫规将传染病患者与健康士卒隔离，给以医药，是军中设立隔离病院的开始。隋唐时代军医组织更为严密，自中央到府州县，设功曹主管；军队“隔山取水”，成为军医史的一大成就；还建立了病弱士兵和伤亡士兵的抚恤制度。936 年（后唐）关于医术的记载，首先出现“军医”之名（“敕所奏医博士诸道合有军医……”）。宋、金、元战争中，火药和火炮开始用于战争，大大提高了杀伤力，另一方面也推动了对战伤的救治与防护，也即促进了军医工作的开展。宋代翰林医官掌管医药和治疗。1109 年，将医学分为大方脉 、小方脉、产科、眼科、针灸、疮肿、口齿和金镞八科，并十分重视士兵的素质要求和选择标准。元代因骑兵坠马而发生骨伤增多，特别注意了骨科和外科。十三世纪中叶，蒙古侵占回教国，阿拉伯的正骨术传到中国，使正骨科成为独立的学科。各地对元朝进献珍贵药物，使药物本草交流得到空前发展。明代随着强大的军事组织和火器的改进，军医工作迅速发展，在中央和地方都设有正式的军医编制。后期随着海上交通和船运的发展，海军军医也开始设立。清代十分重视军队卫生，认为“国势之盛衰系于卫生”。对平时卫生、行军卫生和战地卫生都有明确的要求和规定，如称“军人奔走，致病之故多由靴伤、鞍伤、冻伤、暍伤，应留心防此四弊”。而清代后期，民不聊生，“大江南岸各军疾疫盛行，……死亡相继”，清廷毫无办法，发出“疾病流行，将士摧折，此乃无可如何之事”。太平天国在军队中有严密的军医组织，军队卫生搞得较好，规定“凡营盘之内，俱要乾（干）净打扫，不得任意运化作践，有污马路，以及在无羞耻处润泉（大小便）”。辛亥革命后，孙中山主持的临时中央政府在内政部下设卫生司。国民政府奠都南京后，于 1928 年将卫生司改为卫生部，后来的军政部下设军医署。抗战胜利后改为国防部联勤总部军医署，海、陆军司令部下设军医（卫生）处。联勤军医署曾提出五项基本任务：一是确定军人的体格标准以适应军事训练与作战；二是采取适当的防疫、保健、治疗、复健的措施，以保持军队安全与作战能力；三是组织各种卫生单位训练，以供勤务及作战部队的需要；四是供应军医业务所需的标准材料和装备，以期保证国防策略所需的全盘军事供应；五是按健康观点，规定军人口粮的适当标准。国民政府军医署做了一定的工作，但由于当时政府发动内战和政治腐败，军事医学在 1949 年以前的中华民国时期，总体上没有得到很好的发展。

二、红色革命政权时期（1927—1949）

我军的军事预防医学有着光荣的历史和优良的传统，在我军发展的不同历史时期，为保障部队建设和战争胜利，发挥了重要的作用。

1. 土地革命战争时期（1927—1937）

生活艰苦，疾病频发，对红军威胁最大的主要疾病是疟疾、痢疾、下腿溃烂和疥疮四种病。中央苏区即提倡“预防为主”，开始制定一些基本卫生制度。1932 年 1 月 13 日，中央苏区《红色中华》报发表“大家起来做防疫的卫生运动”的文章；内务部颁布《苏维埃区域暂行防疫条例》；1933 年 3 月颁发《卫生运动纲要》；中央军委于 1933 年 10 月 10 日训令“广泛开展卫生运动”，10 月 27 日颁布《暂行传染病预防条例》。成立了第一个防病组织，即中央防疫委员会。在实践中逐步形成预防为主的卫生工作原则，为以后的疾病预防工作奠定了基础。

2. 抗日战争时期（1937—1945）

八路军注重卫生教育和卫生监督，坚持“积极预防”的指导思想，先后制定了《暂行卫生法规》和《保健条例》，成立了保健委员会，部队行动时先期进行驻地疾病调查，有效地预防了当时威胁部队健康最严重的疟疾、痢疾、疥疮、回归热和斑疹伤寒等疫病的流行。1938 年，晋察冀军区第一次卫生扩大会议决议规定：“新战士入伍应由医生实行入伍体格检查”，这是我军首次提出新兵入伍体检。开始有了战伤和疾病的统计资料，据一二零师 83269 名病员分类统计，传染病占 19.5%，病死率 4.7%，曾发生疟疾和黑热病等流行，部分部队开始接种疫苗。

3. 解放战争时期（1945—1949）

为适应我军大部队大范围作战，卫生防疫体系和制度逐步建立和健全。防疫处、专业防疫队或防治队等防疫保健组织陆续成立，逐步制定了卫生防疫侦察、传染病隔离、行军卫生、阵地卫生、饮食卫生等制度，开始生产一些简单的生物制品和预防药物，部分部队开始实行免疫接种。主要预防的传染病有鼠疫、黑热病、回归热、斑疹伤寒、霍乱、痢疾、疟疾和血吸虫病等。在战争实践中，疾病预防的组织、制度和技术有了新的发展。如赴东北地区作战的部队曾发生大量冻伤，有的部队发生率达 10%，经积极防治有所改观；东北几乎每年都有鼠疫发生，部队乃抓紧生产鼠疫疫苗，军民同时开展灭鼠运动，使部队免受感染，地方上也防止了大的流行；1947 年，从港口传入了霍乱，部队及时采取措施，防止了流行。渡江战役后，由于事前未做自然疫源性疾病与卫生流行病学调查，相当数量的指战员感染了血吸虫病，随后大规模地开展了消灭钉螺和血吸虫病防治运动，使大批患者得以基本治愈，保证了部队的战斗力。

三、中华人民共和国成立后主要时期（1950—2003）

（一）军事预防医学有关机构和学科体系的建立和发展

1. 管理机构

1950 年，军委卫生部防疫保健处成立，编有三十人，以后名称和编制屡次变动，1978 年，在总后勤部卫生部下正式定名为卫生防疫局。各军区军种和国防科委后勤部卫生部编有卫生防疫处（科），各省军区、陆军、海军舰队和基地、军区空军的后勤部卫生部（处）及集团军后勤部卫生处编有防疫科（股）或设专职卫生防疫人员，团设防疫军医，在基层，卫生防疫工作列为营军医和连卫生员重要本职工作之一。

2. 专业机构

1951 年，在上海成立的军事医学科学院是军队军事医学的高级研究机构（原称解放军医学科学院，1957 年改现名，1958 年迁京）。1957 年，按研究任务不同，将研究系改建为七个研究所（放射医学、军事劳动生理、营养与军队卫生、微生物与流行病、毒理药理、卫生勤务、卫生装备研究所）。1978 年，调整为医学情报、放射医学、基础医学、卫生和环境医学、毒物药物、微生物流行病学、生物工程、卫生装备八个研究所，军事医学科学院的军队卫生研究所和流行病学研究所是军队最高层次的卫生防疫研究机构。同时，放射医学、毒理药理等研究所也从事部分与卫生防疫和军事预防医学相关的研究工作。海军和空军的军事医学研究所也各设类似的研究室。1953 年，各军区以卫生防疫队为基础建立卫生防疫检验所，更于 1960 年与军区兽医防治检验所合并组建军事医学研究所，是各军区和各战区方向卫生防疫工作的专业指导机构和科研机构。

1978 年后，各军区、各军兵种各成立一个卫生防疫队，卫生防疫队设军队卫生、三防医学、卫生检验、健康教育四个科，作为平战时部队卫生防疫工作和宣传教育的骨干力量。各步兵师医院设防疫所。1981 年，三〇二医院防疫队改为总后勤部卫生部防疫队，作为总部直接掌握的卫生防疫机动力量。2003 年，中央军委决定，总后卫生防疫队、总后卫生部卫勤研究室、解放军医学图书馆等单位转隶军事医学科学院，并依托该院组建解放军疾病预防控制中心，负责业务上指导全军卫生防疫及疾病预防控制工作。

3. 教育训练机构

1949 年后，我军先后将大军区（野战军）所自建的医科学校与当时由军队接管的民国时期建立的中正医学院、中央大学医学院等合并，整编成七所军医大学。1954 年，为集中师资加强教学力量，将七所军医大学进而合编为四所军医大学，统归总后勤部建制。第一军医大学，在长春（1958 年，移交地方改称吉林医科大学；1962 年，军队另建军医学院；1970 年，迁至广州；1975 年，正式命名“第一军医大学”）；第二军医大学在上海；第四军医大学在西安；第七军医大学在重庆（1975 年改称“第三军医大学”）。至此，军队医学高等教育基地实现了中华人民共和国成立后稳定的全局性部署。

四所军医大学教育训练方面，除在军医专业教学中加强军队卫生学、军队流行病学和三防医学等教学外，并专门建有预防医学系（院）、培训军事预防医学专业人才。第三军医大学于 1978 年设立了全军第一个卫生防疫系，于 1984 年首先为全军招收培养预防医学专业本科生；1999 年，第四军医大学也开始招收培养预防医学专业本科生。在此前后四所军医大学军队卫生学、流行病学、防原医学、防化医学等学科相继成为全军硕士点和博士点并开始招生。九十年代末，四所军医大学又先后建成博士后流动站。1995 年 3 月和 1998 年 4 月，总后勤部在第三军医大学先后设立全军军事预防医学训练基地和全军健康教育中心，每年按短训班形式对全军师以上卫生防疫军医进行轮训。至此，全军形成了培养大专、本科、硕士、博士、博士后和客座研究等不同层次，学历教育、任职教育、继续教育、岗位培训和函授教育等不同途径完整的军事预防医学专业人才教育培训体系。

4. 专业学科体系

我军军事预防医学专业学科体系的建设和发展，是随着国内外公共卫生与预防医学大的学科方向的发展，以及我军军事斗争的需求和国防战备的需要而调整、建设和发展的。几十年来，逐渐形成系列的专业学科和学科体系，又随着学科的综合和分化，学科体系又在动态地变化和调整中。学科体系中主要包括军队卫生学（后又分化为军队劳动卫生学、军队环境卫生学、军队营养与食品卫生学）、军队流行病学，军队卫生统计学。医学防护学（又分化为防原医学、防化医学、防生物危害医学，简称“三防医学”）、卫生毒理学、卫生勤务学、健康教育学、社会医学与卫生事业管理学等。这些学科专业与全国统一的专科目录中的三级学科基本一致，与地方高等学校中的公共卫生与预防医学学科体系相衔接，并积极参与到全国乃至国际相关专业学会的学术交流中，以此推动了相关学科发展和实际工作的开展。

（二）军事预防医学领域取得的主要成就

中国人民解放军遵循国家卫生工作方针，结合部队实际，于1959年提出的军队卫生工作方针是“预防为主，防治结合，全心全意为伤病员服务，为现代化革命化军队的建设服务”。1996年，总后勤部根据新的历史要求和国防现代化的需要，重新颁布军队卫生工作方针为：“面向部队，预防为主，中西医结合，依靠科技进步，动员全军参与，为巩固和提高战斗力服务”。军队卫生工作方针使军事预防医学有了更明确的方向、任务和目标，不断取得新的成就，进而推动了军事预防医学学科发展。军事预防医学在我军现代化建设中所取得的重大成就，可概括为以下几个主要方面。

1. 完成军队平战时卫勤保障任务

中华人民共和国成立后，我军在抗美援朝、进军西藏、解放沿海岛屿作战、边境勘界警卫、西藏平叛、中印边界自卫反击作战、中越边界自卫反击作战和多次大规模军事演习中，完成了极其繁重的卫生防疫、卫生保障任务，并积累了丰富的实践经验。

加强了特殊环境、特殊作业条件下的卫生保障，主要包括冷（寒区）、热（热区、亚热带）、高（高原）、海（海域）、疫（自然疫源地）和漠（荒漠）等特殊环境及军事航海、军事航空、电磁场和核辐射等条件下特殊作业的卫生保障。还包括特殊武器装备的研制、运输、使用、发射、试验、储存等过程中的自我卫生保护以及特殊空间（如舰艇、舱室、坦克、发射井等）的卫生学保障。

2. 完成疾病预防、监控和卫生防疫工作

先后多次进行了大规模、综合性的军事医学地理学调查，较好地掌握了部队驻地，特别是战略要地的环境生态、自然疫源性疾病、媒介生物和水源水质等状况；加强了卫生监测和疾病预防监控，基本掌握了部队常见传染病和其他重要疾病的流行分布规律；进行了有效的疾病预防与监控，遏制了传染病的暴发流行；进行了大量的不同地理气候条件（高原、寒区、热带丛林、戈壁沙漠等）的卫生防病工作，保障了训练、执勤等任务的完成；加强了营养卫生、坑道施工和进驻的卫生保障、营区卫生管理；大力开展爱国卫生运动，重点进行饮水、粪便的管理和厨房、水源、厕所、畜圈、环境卫生的改善（简称“两管五改”），改进了部队卫生状况，提高了官兵健康水平。

3. 科学研究重大进展

军队预防医学的科学研究主要在以下几方面取得重大进展：高技术武器（核生化特种武器、新概念武器和高技术常规武器）的伤害机制与医学防护；军事战略要地及重要现场和重要疾病的调查研究；平战时军用系列卫生标准的制订；平战时部队侦、检、消、防、诊、救、治的药物制剂、疫苗、装备、方案、措施的研究；提高部队生存能力、适应能力、劳动耐力和认知能力、维护和提高战斗力和军事作业能力的研究；围绕特殊伤害的发病机制，特殊环境和作业的危害机制，重要、常见伤病和新出现伤病的发病机制与防治等方面的应用基础研究。在研究中充分运用现代技术，特别是生物技术的理论与手段，取得有理论深度的学术成果和有应用价值的技术、实物成果。通过这些研究，显著地提高了我军的军事预防医学学术技术水平、卫勤保障和卫生防疫能力。

4. 支援地方的卫生防病、卫生保障和应对突发公共卫生事件的工作

我国社会主义建设进入加速发展时期，军队作为一支生力军，投入很大的力量参加国家经济建设活动以及各种自然灾害、重大社会事件等救援活动中。在此过程中，我军预防医学卫生防疫战线也出色地完成各方面卫勤保障任务。如积极协助地方扑灭疫情、直接参与抢险救灾，如 1976 年唐山大地震救灾、1998 年长江抗洪救灾和 2003 年抗击非典。以上案例是军队卫生防疫力量参与抢险救灾的最突出的例子。军队预防医学卫生防疫队伍成为国家应急防疫方面的突击骨干力量。

5. 专业出版物

我军非常重视军事预防医学领域相关学术刊物的出版，以便为军内外军事预防医学领域专业工作者提供学术交流的平台。军事医学科学院于 1983 年创刊的《军队卫生杂志》，于 1988 更名为《解放军预防医学杂志》，并由时任国防部长张爱萍题写刊名，成为军事预防医学的专业杂志。各军区卫生部分别办有与军事预防医学有关的《西南国防医药》（1986）、《东南国防医药》（1986）、《华北国防医药》《东南国防医药》（1986）、《西北国防医药杂志》（1979）、《华南国防医药杂志》（1986）、《西域卫生》（1982）、《解放军健康》（1987）、《中华卫生杀虫药械》（1992）、《中国消毒学杂志》（1984）等。

（三）新的军事预防医学学科体系的提出及快速发展（1996—2003）

1949 年后，在几十年的长期实践中，我军预防医学和军事医学已逐步形成了军队环境卫生学、军事劳动卫生学、军队营养与食品卫生学、军队流行病学、防原医学、防化医学和防生物危害医学等学科，绝大部分都对应于地方公共卫生与预防医学相应的三级学科。这些学科较好的结合部队的实际问题，发挥各自的特色和优势，为我军的卫生事业和国防现代化做出了重要贡献。

但是，随着军队现代化的推进和科学技术的进步，这些学科设置也逐步暴露出军事医学与预防医学结合尚不够紧密、学科分科过细、学科面偏窄、人才知识面不够宽、综合处置问题能力不够强等问题，学科人才培养体系与改革强军的目标任务的矛盾比较突出。因此，必须调整学科专业和课程体系，以较宽口径培养研究生。1996 年，国务院学位委员会召开第六次学科评议组会议，作为公共卫生与预防医学学科评议组召集人之一的第三军医大学原校长程天民教授，在另一召集人詹承烈教授的支持下，倡议将原来“三防医学”（防原医学、防化医学、防生物危害医学）和军队卫生学（军队环境卫生学、军队劳动卫生学、军队营养与食品卫生学）、军队流行病学等学科的相关内容进行组合，设立“军事预防医学”新的二级学科。国务院学位委员会公共卫生与预防医学学科评议组于 1996 年审议同意了这一建议；国务院学位委员会和国家教委于 1997 年正式批准，确立并颁布了这一新的学科。从此，在中华人

民共和国《授予博士、硕士学位和培养研究生的学科、专业目录》中，在医学门类、“公共卫生与预防医学”一级学科（学科号 1004）中，就有了新的“军事预防医学”二级学科（学科号 100406）。

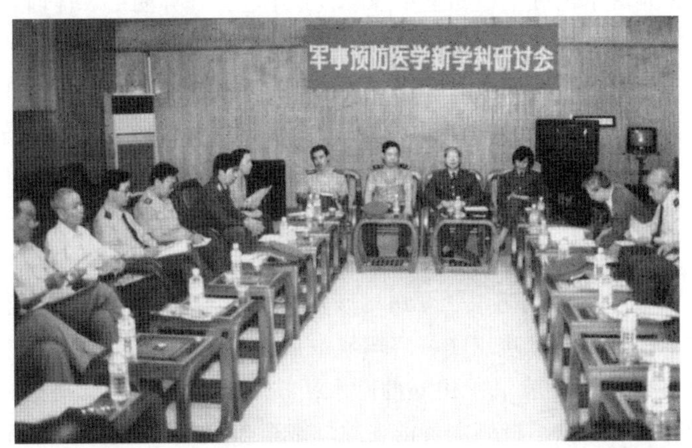

图 27-1　1997 年 9 月，“军事预防医学新学科成立研讨会”在第三军医大学举行

军事预防医学与原来多个专业学科之间是相辅相成、共同发展的关系，军事预防医学由原多个专科的内容有机组合而成，源自专科而高于专科，但并不取代或取消原有专科。军事预防医学一方面依托原专科的发展而发展，另一方面在体现更大需求的全局层面、更宽口径培养人才的层面和强化各专科之间联系的层面，推动和指导各专科的发展。

军事预防医学新学科的建立，符合科学发展的客观规律和现代科技教育思想，适应了社会、军队、国家对学科的客观需要，又应对了专业人员特别是培养研究生等高级专门人才亟须拓宽知识面、扩大适应性的客观要求。军事预防医学新的学科体系自 1997 年建立后，全军卫生防疫和预防医学领域的教学和科研人员随即投入到创建新学科、编写新教材和培养新人才的活动中。从应用情况和实践效果来看，我军军事预防医学进入到一个迅猛发展的时期。主要成就表现在：

（1）明显扩大了招生培养研究生的学科专业覆盖面：设立了涵盖多个学科的军事预防医学新二级学科后，截至 2004 年的统计，四所军医大学和军事医学科学院博士研究生招收培养的学科专业覆盖面（按原学科专业计）由原来的九个学科增至二十四个学科，增幅达 167%。相应地使博士生导师由 1997 年的十八名增至 2004 年的二十九名，增幅达 61%，从而为全军培养高级专业人才和发展预防医学卫生防疫事业，提供了极为有利的必要条件。

（2）显著增加了研究生招生数量，提高了研究生的培养质量：设立新学科后的 1998 年至 2004 年七年间，四校一院共招收培养军事预防医学专业硕士生二百三十一名、博士生一百二十九名、博士后二十五名，分别比设立新学科以前的七年（1991 年至 1997 年）增加 103%、148% 和 730%。这些为改善我军军事预防医学师资科研队伍的学历知识结构，组建军队各级高水平的“疾病预防控制中心”（CDC）等方面，提供了重要的高级专业人才资源。研究生按军事预防医学宽口径培养后，拓宽了知识面，扩大了适应性，提高了培养质量。毕业从业的研究生也受到各大军区、军兵种等用人单位的普遍欢迎。

（3）编著了新学科“军事预防医学”系列专著教材，并得到广泛应用：首部由程天民院士任主编的《军事预防医学概论》，于1999年由人民军医出版社出版，成为全军使用的研究生必修教材和在职干部学习的必读专著，并被评为“全国研究生推荐用书”；设于第三军医大学的全军军事预防医学训练基地和全军健康教育中心，开办的全军性训练班，以及各大军区、军兵种开办的训练班，均以此作为卫生防疫继续教育的基本教材。体现军事预防医学大学科要求的《全军卫生防疫所长培训班教材》，也于2003年出版。经过七年的学科建设与实践后，2006年，由程天民院士继续任主编，共二百四十六万字的《军事预防医学》专著正式出版，本专著对军事预防医学学科内容体系做了大幅度的拓展和深化，使内容体系更趋完善，标志着军事预防医学学科正式走向成熟。2007年，该书获解放军图书奖和全国优秀出版物图书奖。

（4）显著地促进了军事预防医学学科的发展，推动了教学与科研的相互促进：经学科建设与教学实践，促进了国家重点学科、国家重点实验室和军队“2110工程”建设学科的获得与建设。这些学科、实验室所建立的高水平技术平台，又为发展提高教学科研水平，为培养高素质研究生，提供了极其宝贵的支撑。截至2004年的统计，四所军医大学和军事医学科学院均有了军事预防医学博士授权学科；二、三、四军医大学和军事医学科学院均被批准为军事预防医学博士后流动站。2007年，第三军医大学军事预防医学评为国家重点学科、军队“2110工程”重点建设学科和优秀人才科研工作站；所属复合伤研究所成为创伤与复合伤国家重点实验室；学科中师资科技队伍的学历知识结构得到明显改善，军事预防医学学科主系列中博士、硕士的比例由1997年的35.2%增至88.4%。这些学科建设、人才培养和教学科研成绩，使得教学与科研、学科建设与人才培养步入了相互促进的良性循环。

总之，军事预防医学新的学科体系建立后，大大促进了学科发展和人才队伍建设，对提高我国、我军军事医学和预防医学的学术技术水平，推进我军预防医学卫生防疫事业和增强新军事变革中的卫勤保障能力，均产生了重要和深远的影响。

四、非典后学科体系的重构和走向成熟（2003—2015）

（一）非典成为我军军事预防医学学科体系重构的催生剂

2003年，一场突发未明原因的呼吸道传染病（传染性非典型肺炎，简称非典），在全国二十多个省市传播开来，抗击非典成为当时全国上下一场没有硝烟的战争。军队各级卫生防疫力量作为主力军和生力军，全力以赴地投入到抗击非典的战斗中。军队各级卫生防疫部门紧急行动起来，制定了各种卫生防疫预案，军队各级医疗和卫生防疫人员在抗击非典的斗争中经受了严峻的考验，保证了我军作战部队、院校和重点保健对象自始至终没有发生爆发流行，取得重大胜利。尤其是从全军抽调一千二百名医护人员组建小汤山非典专科医院，圆满完成历史使命，创造了奇迹般的成绩，为取得全国性的抗击非典胜利做出了决定性的贡献。

但是，非典的流行也暴露出我军卫生防疫应急体系的许多问题。

（1）军队卫生防疫应急反应体系不够健全。部队现有的三级卫生防疫机构，隶属于不同部门，缺少协同训练，必须从体制和机制上重构军队突发公共卫生事件的应急反应体系。

（2）卫生防疫应急物质储备不够规范化和制度化。整个国家和军队对可能发生大规模传染病的警惕性不足。相关卫生防疫部门、医疗部门对必需的药品、疫苗、解毒剂、检测仪器、个人防护器材储备不足，创新性科研成果不够。

（3）卫生防疫专业人员培训不够系统化和专业化。由于重治轻防，卫生防疫工作在很多医疗单位处于可有可无的地位。必须大力加强卫生防疫专业人员的学历教育，建立合理有效的军队三级卫生防疫人才继续教育培训基地，并进行必要的应急训练，这样才能应付随时可能发生的危机。

（4）军队防核、化、生危机应对体系不够完整。以非典危机为教训，军队还必须从反生物恐怖、防核、化、生袭击的高度来认识军队卫生防疫体系的特殊使命。争取建立军队公共卫生乃至整个防核、化、生危机的应对体系。

（二）我军军事预防医学学科体系的重构和取得的新成就

1. 军事预防医学学科体系的重构

非典危机给中国公共卫生上了生动的一课，危机大大提高了从中央到地方和军队各级领导对公共卫生与预防医学重要性的认识，鉴于军队卫生防疫应急力量在抗击非典危机中的突出表现，国家迅速将军队卫生防疫应急力量建设纳入到全国卫生防疫体系建设中，在人、财、物上给予了很大的投入，极大地推动了我国和我军卫生防疫应急体系的建立。经军队反复论证，2003 年后全新的军队三级卫生防疫体系开始运行。

一级防疫机构：中国人民解放军疾病预防控制中心（与军事医学科学院并立）。下设十一个研究所和一个附属医院、七个保障单位。

二级防疫机构：包括各大军区、军兵种以及新疆军区和西藏军区疾病预防控制中心。

三级防疫机构：包括总装备部及军兵种的基地、军区集团军、空军和海军、省军区的各级卫生防疫队。

全军疾控体制编制调整后，各级军队疾病预防控制机构在人员编制、经费保障和硬件设备上均有了很大的提高，在军队各级卫生行政部门的具体指导下，加大了岗位练兵和业务培训，应对战争和非战争军事行动的卫勤保障和应对突发公共卫生事件的能力有了显著提高。这为这一阶段各级军队疾病预防控制机构参与众多的卫勤保障和应对突发公共卫生事件打下了良好的基础。

2. 军事预防医学取得的新成就

（1）处理重大突发公共卫生事件的能力显著增强。2008 年 5 月 12 日，“汶川大地震”猝然来袭，全军几乎所有卫生防疫机构都派出了二至三批次的卫生防疫队，紧急赶赴灾区参加抗震救灾，并在卫生防疫工作中发挥着主力军的作用。汶川大地震是对我军非典后军事预防医学学科体系的体系重构的一次检验，进一步提升和锻炼了军队卫生防疫应急反应体系，极大地丰富了我军卫生防疫应急的能力、知识和体系建设。经过这一阶段的锤炼，后期我军常态化参与了 2010 年 4 月玉树地震、2013 年 4 月芦山地震、2014 年 8 月鲁甸地震、2008 年和 2013 年巴基斯坦地震、2015 年 4 月尼泊尔地震的卫生防疫工作。均取得很大的成绩，为保证灾区大战之后无大疫做出了杰出贡献。

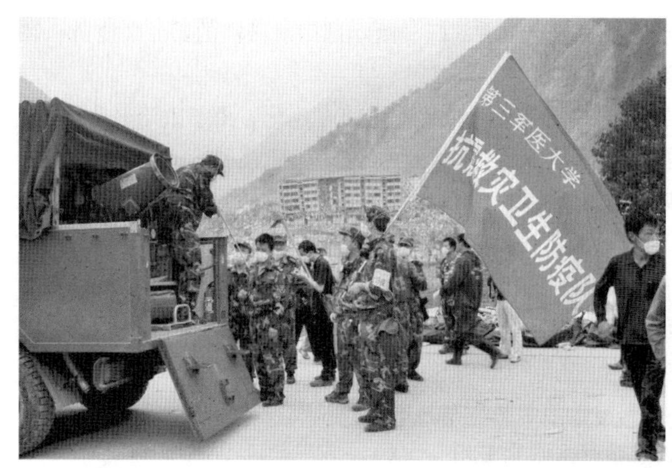

图 27-2 汶川大地震后，我军卫生防疫队对北川县城进行防疫消毒工作

（2）执行非战争军事行动卫生防疫的保障能力显著提升。2008 年 12 月开始至今的亚丁湾护航、联合国常态化维和、海军“和平方舟”友好出访各国等非战争军事行动，我军各级卫生防疫机构都派出防疫军医随行执行保障任务，均取得了辉煌的成绩，军队的卫勤保障能力得到显著提升。尤其值得一提的是抗击埃博拉疫情的胜利。2014 年 2 月，西非暴发了大规模埃博拉病毒疫情。疫情发生后，我国除动用地方卫生应急力量外，还于 2015 年 10 月动用以第三军医大学为主体的军队医疗防疫应急力量前往利比里亚。为当地新建了一所一百张床位的埃博拉出血热诊疗中心，帮助防控埃博拉出血热疫情。这是我国和我军首次派出成建制医疗队，在境外建设传染病诊疗中心，在参与收治大量病人的同时，实现了医疗队的零感染，取得了抗击埃博拉疫情的重大胜利。

总之，军队卫生防疫应急力量经过非典后军事预防医学学科体系的重构，在国家和地方政府的高度重视和大力支援下，通过参与处理重大突发公共卫生事件和大量非战争军事行动的实践和锤炼，军队疾病预防控制工作取得了辉煌成绩，军事预防医学水平和卫生应急反应能力水平得到了很大的提升，标志着我军军事预防医学学科和卫生防疫应急力量建设已全面走向成熟。

（3）军事预防医学的研究氛围和学术水平达到新的高度。抗击非典后，为了进一步提高军队卫生防疫的学术研究水平，于 2006 年经第八届全军医学科学技术委员会批准，成立了军队防疫防护管理专业委员会。总后勤部卫生防疫局李春明局长任第一届主任委员（后由主皓局长接任）。2011 年，更名为军队卫生防疫防护学专业委员会，第三军医大学军事预防医学系主任曹佳教授任第二届主任委员；2015 年，全军疾病预防控制中心副主任王延军研究员任第三届主任委员。专业委员会每年召开一次全军卫生防疫学术会议（2011 年济南；2012 年哈尔滨；2013 年重庆；2014 年九江；2015 年和 2016 年北京），围绕军队的军事预防医学和卫生防疫工作的任务使命、人才培养、应急工作规范、科学研究等开展了大量的学术交流活动，进一步活跃了全军的军事预防医学和卫生防疫学术氛围，培养了人才，提升了学术水平。

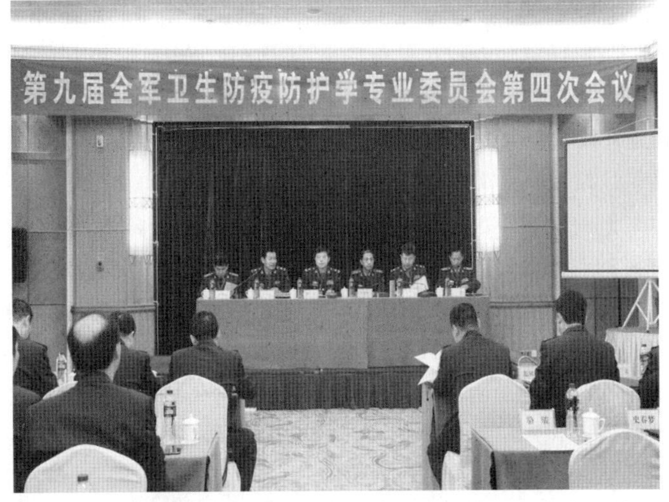

图 27-3　2014 年 10 月，全军卫生防疫防护学专业委员会第四次会议在江西省九江市举行

为更好履行新时期新任务和新使命，总部在全军布置了一批与疾病预防控制、军事作业医学、三防医学等重大专项和重点项目，军事医学科学院、军医大学和各军区疾病预防控制中心均投入很大力量参与研究，形成了一批重要的学术成果，如现代军人健康标准、高原部队供氧标准、征兵心理测评标准等，有力地提升和保障了我军遂行多样化军事行动的能力。

为进一步总结这一阶段我军在军事预防医学创新发展中取得的丰硕理论成果、技术成果和实践成果，也为了褒奖程天民院士在创建军事预防医学学科中的重要贡献，经总后卫生部批准，由曹佳、曹务春、粟永萍三位教授主编，全军近百位专家参与，编写出版了《程天民军事预防医学》专著，成为我军军事预防医学创新发展史上的又一部理论力著。这一阶段，全军主编的重要的军事预防医学专著还有张雁灵主编的《非战争军事行动卫生勤务学》（2009），主皓主编的《非战争军事行动卫生防疫》（2011），黄留玉、藤光生主编的《军队疾病预防控制》（2013）等。

五、建设新型军队军事预防医学学科体系的结构和体系重塑（2015年至今）

习主席担任军委主席以来，深刻分析了我国的国家安全形势和国际力量的对比变化，提出了建设世界一流军队的强军目标和“能打仗、打胜仗”的明确指示要求。为适应我军新形势新任务新要求，塑造一支更加现代化的军队，2015 年 9 月 3 日，习主席在纪念中国人民抗日战争暨世界反法西斯战争胜利七十周年阅兵仪式上宣布裁军三十万。从宣布至今，全军开始了我军历史上最大的军改。这是我军军事力量整体性革命性的重塑重构，力度之大、范围之广、影响之深前所未有。习主席指出：军改要着眼于贯彻新形势下政治建军的要求，推进领导掌握部队和高效指挥部队有机统一，形成军委管总、战区主战、军种主建的格局。着力构建军委——战区——部队的作战指挥体系和军委——军种——部队的领导管理体系。

习主席提出的强军思想，既是对全军将士和军队各项工作的总要求，同时也为军队疾病预防控制机构建设指明了方向。进入新世纪新阶段后，国家地缘政治、领土争端带来的不安全、不稳定因素显著增多，自然灾害、恐怖活动、疫病流行等非传统安全威胁日益加深。新的形势下，部队防疫防病任务随着我军任务使命的拓展更加艰巨而繁重，军队的建设与发展，给疾病控制带来了新的要求、挑战和考验。为此，在军委的主持下，我军的军事预防医学和疾病预防控制机构正在发生重大的重塑和重构。

1. 各军区疾病预防控制中心改建为战区疾病预防控制中心

2016 年 9 月 13 日，中央军委联勤保障部队成立。中央军委联勤保障部队是实施联勤保障和战略战役支援保障的主体力量，是中国特色现代军事力量体系的重要组成部分。组建中央军委联勤保障部队，标志着具有中国人民解放军特色的现代联勤保障体制的正式建立。

根据新的调整，各军区疾病预防控制中心改建为战区疾病预防控制中心，划归新成立的军委联勤保障部队，战区疾病预防控制中心作为联勤保障部队的重要组成部分，今后既要承担体系部队内的疾病服务保障，还要承担所在战区内其他军兵种的应急疾控指导任务。这将有利于突破军兵种和地域的限制，对战区内任何军兵种部队发生的重大疫情和健康问题作出现场应急保障。

2. 三所军医大学分别划归海军、陆军、空军

2017 年 6 月 29 日，国防部正式公布了军队院校调整改革结果。此次改革对院校结构布局进行了重大调整，基本形成以联合作战院校为核心、以兵种专业院校为基础、以军民融合培养为补充的院校布局。全军院校新编制中第二、三、四军医大学分别划归海军、陆军、空军管理，更名为中国人民解放军海军军医大学、陆军军医大学和空军军医大学，对外仍可称第二、三、四军医大学。新的军种主建的格局，使军事医学人才培养更有针对性，但具体的专业设置，尤其是军事预防医学人才培养方案，正在根据我军的实际情况制定中。

第三节 学科重要成就

一、三防医学及高新武器所致的伤害及其防护

1. 防原医学

我国的核试验动物效应医学研究，使防原医学发展产生了质的飞跃，现场研究与实验室研究相结合，阐明了核武器的杀伤作用与防护原则，对各类核武器损伤，研究提出了先进的创新理论和有效的防治措施，放射损伤和放射复合伤的研究达到了国际先进水平，将现代科技用于侦、检、消、防、诊、治，均取得了可喜成绩。研究成果也可用于核事故和恐怖伤害，为铸造“医学核盾”做出了贡献。

2. 防化医学

我军具有较好的军事毒理学研究基础，研究并提出了常用的六类十四种化学战剂的作用机制、诊断方法和治疗原则，研制并已装备了部分预防和急救药物。对单兵防护器材的研究也取得较好的成绩。

3. 防生医学

围绕重要生物战剂的侦、检、消、防、诊、治等生物医学防护环节取得了一批重要成果。一些重要疫苗研究也取得了明显进展；生物战剂被动免疫制剂、人源化抗体等预防救治药物

也取得了明显成绩；建立了一批生物战剂快速筛查、检测、鉴定、溯源等技术平台，研制了固定式生物战剂报警装置、生物侦察车、检验车。

4. 高新技术武器和新概念武器医学防护

高新技术武器具有高速投射物、众多投射物、多种杀伤因素和高强度杀伤力等特点，新概念武器包括定向能武器、动能武器、非致命性武器等。这些给全军医务工作者提出了更高更严的要求，我军积极追踪国际先进军事技术，建立相关的实验技术平台，研究其致伤特点、危险因素，提出医学防护及救治措施，也取得了许多的成绩和进展。

二、军事环境的卫生学保障

开展了部队在特殊环境下的损伤与防护的研究。研究了冻伤（冷）、中暑（热）和高原病（高）的发生机制、适应性锻炼方案和医学防治措施，进行了特殊环境（寒冷、高原、热区）卫勤保障辅助决策系统的研究。制订了大部队进驻寒区保障预案和高原战时卫勤保障预案，开展了大部队进驻高原综合卫勤保障措施的研究，制订了高原部队用氧标准，研制了高原单兵供氧装置，对高原营养和抗高原病特需药物筛选进行了研究。出台了部队急性高原病防治工作规定、编制了高原卫勤手册。

进行了重要战略地区水源卫生调查及保障措施的研究，制订了军队战时饮用水卫生标准，研制了系列饮用水快速检验、检毒方法与装备以及野战净水方法、装备、药品和器材，并部分配备部队。

三、军事作业的卫生学保障

制订了军事体力劳动强度分级，单兵负荷量和士兵体能评价等系列标准，提出了增强体质、延缓疲劳的综合措施、噪声防护装备和高压氧防治声损伤的方案，初步认识了军事应激损伤的基本规律，探讨了应激强度评价指标体系，并在应激损伤防护药物和营养制剂研究中取得了进展。

大力开展了我军官兵在日益信息化的密闭舱室作战环境、数字化的作战模式、高技术化的武器系统中的军事作业能力提高与保障研究，研究了舰船、坦克等军用密闭舱室作业环境有害理化与环境因素对军人作业能力与健康的影响规律，探讨了军人作业环境中有害因素的监测和控制、人—机—环系统效率的发挥、对极端环境因素的适应、连续高强度作战体能的保障，从密闭舱室危害监测、危害评估、危害治理及医学防护等不同角度提出了综合防治方案。

四、部队平战时重要疾病与损伤的预防

1. 疾病监测体系

经过几十年建设和发展，我军建立了全军疾病网络监测体系，将遥感监测技术应用于军队流行病学侦察，研制推广了一些防疫、医疗、基层卫生管理等卫生业务管理软件。

2. 传染病防治

高度重视严重威胁部队官兵健康的人感染高致病性禽流感、痢疾等急性传染病和结核、艾滋病、病毒性肝炎等慢性传染病，流行病学侦察、疾病监测、病原体检测诊断技术、药物治疗、疫苗接种，虫媒控制、传染源隔离、污染体的消毒净化等针对控制传染病发生和流行的研究成绩显著，一批军用疫苗取得重大突破，利用医学地理学技术分析和预警禽流感等成

果居国际先进水平，对肾综合征出血热、莱姆病、病毒性肝炎、感染性腹泻与立克次体病的研究取得许多成绩。

3. 非传染性疾病防治

高度重视现代生活方式所产生的非传染性疾病和慢性病对部队官兵健康及战斗力的影响，进行了大规模流行病学调查，结合军人体能标准贯彻和健康教育及健康促进，提出并采取了有针对性的干预措施，效果明显。

4. 自然疫源地调查

多次对全国重要战略地区自然疫源地进行了调查，基本查清了这些地区存在的自然疫源性疾病及其媒介、宿主动物的种类与分布，编制了全国各战区重要疫源地、传染病及卫生力量地图，掌握了对这些疾病的防控救治技术。

五、军事营养与食品卫生学保障

开展了现代军人健康标准的研究，新的现代军人健康标准（军标）即将颁布。开展了大规模的军人营养调查，制订了我军营养素供给量标准及食物定量标准，研究了食品快速检毒检验方法与装备并配备部队，研制出用于战创伤病人治疗的营养制剂。加强了生物高技术在基础和临床营养研究上的应用。注重军人在特殊环境下的营养需求以及提高军人军事作业效率的营养措施研究。

六、非战争军事行动和全球健康中的综合卫生学保障

近年来，我军参与联合国维和、人道主义救援、国内维稳、亚丁湾护航等大型非战争军事行动显著增多，针对上述活动任务重、时间急、距离远、保障难等许多新的卫生学保障特点，我军积极探索卫生学保障新模式，尤其是走出国门，参与联合国维和、人道主义救援中的卫生学保障新模式，在上述活动中均做出了突出的贡献。

七、突发公共卫生事件的综合卫生学保障

近年来，非典、禽流感、人甲型流感、汶川大地震、埃博拉等一系列突发公共卫生事件和自然灾害不断发生，军队不仅要做好自身应对这些事件的卫生学保障，拿出应对策略。同时，还要在第一时间利用军队的技术力量优势，作为主力军和生力军投入到国家和地方需要的地方和领域。在这些方面，我军不断强化和完善公共卫生应急反应机制，加强应急装备和队伍的建设，近年来卫生应急反应能力明显增强，成绩令人瞩目。

八、军人心理健康与心理干预问题

我军高度重视军人心理健康与心理问题，研究制订了有关规章制度和心理干预预案，在编制内系统建立了部队心理卫生咨询站（室），开展了大规模部队人群的心理健康调查及心理干预活动；新兵入伍的心理筛检工作已在全军正式开展。

九、部队卫生法规与卫生监督

我军高度重视部队卫生法规建设，建立健全了比较完善的军队卫生法规，加强了平时营

区与训练场所的卫生监督与执法，尤其是食品卫生与安全的监督与执法，部队卫生防疫与防病工作更加规范、科学、合理，有力地保证了部队战斗力的提升。

第四节　学科发展方向

一、军事斗争和国防建设的需求作用更加突出

进入新时期以来，我国的周边安全形势空前尖锐，我国和平崛起面临的压力空前巨大。习主席反复强调军队能打仗、打胜仗的问题，就是对军队提出的最高要求。军队根本职能是打仗，军队必须为国家抢抓战略机遇创造一个和平安定的环境，为国家全面建成小康社会提供强有力的安全保障。军事预防医学和全军卫生应急机构和力量建设，也必须进一步围绕增强保证打赢现代化战争的能力来展开，一切按照能打仗、打胜仗的目标要求，思考、筹划和推进后勤建设和改革。目前我军在这方面与现代战争的要求还有很大的差距，必须加快新理论、新技术和新方法的研究，尽快实现转化，尽快服务于部队，尽快缩短我军与美俄军队的差距，甚至超越。确保如期形成现代化的卫勤保障能力，真正使军事斗争卫勤保障与战场贴得更近，更能适应打赢信息化战争的要求。

二、高新及高技术武器伤害及其医学防护更加重视

随着科学技术的高速发展，现代战争中，常规武器的高技术化和新概念武器（武器毁伤原理和效应完全不同于传统武器的新型武器）不断更新，层出不穷。军事预防医学需研究这些武器装备的伤害及其医学防护，包括所致伤害的发病规律及机制与防护救治原则及措施。另外，特种作战、无人机作战、电子战、网络战等新的战法层出不穷，这些新的战法会产生怎样的身体－心理－行为等健康问题？其卫勤保障的要求是什么？都是崭新的课题，值得军事预防医学工作者深入研究。

三、特殊和极端军事环境的卫生学保障更加凸显

现代战争中，军队往往要在高原（高）、寒区（寒）、热区（热）、海域（海）、荒漠（漠）、自然疫源地（疫）以及电磁（电）和太空（天）等特殊和极端军事环境中进行。战争可以破坏这些自然环境，亦可直接利用和制造自然极端环境进行环境战和气象战。另外，现代化战争往往要利用地下工事、坦克和装甲等军用密闭舱室等人工环境，这些环境常有多种健康危害因素，如振动、噪声、有毒有害气体、复杂电磁环境等的复合作用影响健康。这些都需要军事预防医学工作者深入研究，以保障作战人员健康。

四、军事作业医学和能力医学更加强调

军事作业医学研究范围非常广泛。美军的军事作业医学领域和中国军队卫生学领域相比还要宽泛。美军军事作业医学将海空军所特有的医学问题、战争精神病学、军事环境毒理学也包括在内。除了研究常规的环境卫生学、营养与食品卫生学、劳动生理学，还突出研究军事医学心理学、睡眠剥夺与节律、军事训练卫生等项目，在陆军医学总体规划中还有关于认

知、行为与神经生理学的专门研究规划。美军在加强劳动生理学研究的同时，注意提高战士的军事作业效能，从各个方面实现军人的全面健康和良好的准备状态。军事作业医学注重军人在各种环境下作业能力的提高，只有切实做好军事作业医学各项研究，从生理心理上做好预先的准备防护，才能从各个方面实现武装人员战斗力的全面提升。

五、全维健康和全球健康更加注重

军事预防医学的另一趋势是从以现役军人为主要研究对象，正在向征兵前兵源健康和军人退役后医疗保障两个方向延伸。军事预防医学不仅关心士兵的生理健康，而且关注由于军事作业和军事行动等带来的各种精神和心理问题，把军人当作整体来进行研究。目前，军事医学给士兵所提供的健康准备已经超出传统意义上的健康内涵，转而以士兵单兵作战系统效能的提高为其奋斗目标。俄罗斯强调军事预防医学给部队成员提供保健的功能，保健的范围远远超出救治伤病的范畴。军事预防医学不仅要为军队提供平战时的医疗服务，更要为部队保健做出贡献；军事预防医学不仅要超越伤病治疗的狭小范畴，更要成为提升部队全面健康，推进人类健康事业发展的先遣力量。目前，随着对国家安全，重大国家利益及国际稳定的威胁正变得愈加复杂和难以预测，各国与不同组织的联合、结盟行动不断增多，军事力量全球投放和全球介入给卫勤保障带来了新的挑战，由此带来的军事医学领域的全球健康（Global Health）问题日益受到重视。以远程医疗为代表的军事医学技术的发展，在这个过程中不断地获得新的活力。

六、生命科学和高新技术的结合更加紧密

近年来，高新技术的迅猛发展也带来各种高新技术卫生装备器材的陆续问世，如生物芯片、痕量毒剂检测仪、气溶胶检测仪等。仪器装备只有通过与人的有机结合，才会发挥巨大的效力。目前的士兵已经不再像以前那样作为单个力量而存在，其所达到的效果已经远超出个人的能力极限，个人能力通过高精尖复杂技术的逐级放大，可以产生出巨大的军事效能。军事预防医学要把军人当作武器系统的一个部分和延伸来进行考虑，更加强化与生命科学和高新技术的结合。

致谢 感谢程天民院士、罗成基教授的指导。感谢黄琳萍、孙磊、赵增炜、谭露的协助。

撰稿人：曹 佳 陈景元 刘 柳 周来新 李 颖 蔡建民 黄留玉 邹 飞

参考文献

[1] 程天民. 军事预防医学概论［M］. 北京：人民军医出版社，1999.
[2] 程天民. 军事预防医学［M］. 北京：人民军医出版社，2006.
[3] 曹佳，曹务春，粟永萍. 程天民军事预防医学［M］. 北京：人民军医出版社，2014.
[4] 主皓. 非战争军事行动卫生防疫［M］. 北京：解放军出版社，2011.
[5] 黄留玉，藤光生. 军队疾病预防控制［M］. 北京：人民军医出版社，2013.
[6] 张雁灵. 非战争军事行动卫生勤务学［M］. 北京：人民军医出版社，2009.

[7] 蔡景峰，李庆华，张冰浣. 中国医学通史：现代卷［M］. 北京：人民卫生出版社，1999.

[8] 涂通今. 中国医学百科全书：军事医学［M］. 上海：上海科学技术出版社，1995.

[9] 陆增祺. 军事医学辞典［M］. 上海：上海辞书出版社，1997.

[10] 侯悦. 军队卫生学［M］. 北京：人民军医出版社，1998.

[11] 吴乐山，孙建中. 现代军事医学战略研究［M］. 北京：军事医学科学出版社，2004.

[12] 中国科学技术协会. 2007—2008 公共卫生与预防医学学科发展报告［M］. 北京：中国科学技术出版社，2008.

[13] 丁振华，王省良，周美娟. 现代高新技术武器及其防护［M］. 西安：陕西科学技术出版社，2004.

[14] 糜漫天，蔡东联. 军事营养学［M］. 北京：人民军医出版社，2015.

[15] 张鹭鹭. 军队卫生发展现况与趋势［M］. 北京：人民军医出版社，2011.

[16] 陈峰、张忠义. 舰艇军医训练手册［M］. 北京：人民军医出版社，2005.

[17] 中国人民解放军总后勤部卫生部. 联合国维和行动医疗分队技术手册［M］. 北京：人民军医出版社，2003.

[18] 吴兴裕，常耀明. 航空卫生学［M］. 西安：第四军医大学出版社，2003.

[19] 岳茂兴，邹德威. 航天员医疗保障及救护［M］. 北京：国防工业出版社，2005.

[20] 郭继卫. 制生权：军事变革未来的制高点［M］. 北京：解放军出版社，2006.

[21] 程天民. 军事预防医学新学科的设立与实践［J］. 解放军预防医学杂志，2001，19（4）：310.

[22] 程天民，粟永萍，胡友梅，等. 严重自然灾害医学救援工程管理探讨［J］. 中国工程科学，2009，11（6）：63-67.

[23] 李颖，周来新，汤胜蓝，等. 全球健康视野下维和部队健康维护［J］. 中华预防医学杂志，2015，3：202-205.

[24] 曹佳. 汶川、唐山大地震卫生防疫工作特点及今后的改进措施［J］. 第三军医大学学报，2009，31（1）：28-30.

[25] 王磊. 美军关注生物科技发展对军事的影响［J］. 军事医学动态，2012，23（2）：1-4.

[26] Ciesla JJ，Tannen KJ，Debboun M. Military preventive medicine support：the Balkan experience［J］. Military Medicine，1999，164（12）：848-56.

[27] Brundage JF. Military preventive medicine and surveillance in the post-cold area［J］. Military Medicine，1998，163（5）：272-7.

[28] 国防部：中央军委联勤保障部队成立大会在京举行［N］.［2016-09-13］. http：//www.mod.gov.cn/shouye/2016-09/13/content_4730211.htm.

[29] 国防部：国防部公布调整改革后军队院校名称［N］.［2017-06-29］. http：//www.mod.gov.cn/shouye/2017-06/29/content_4783975.htm.

第二十八章　全球卫生

“全球卫生”是一门新兴学科，其研究内容包括具有全球意义的健康问题、健康决定因素以及应对这些健康问题和决定因素的全球卫生治理和全球卫生外交，最终实现全球健康公平。随着中国对全球卫生参与深度和广度的不断加大以及在全球卫生治理中角色的变化，中国全球卫生学科从上世纪的萌芽阶段迈进到本世纪的形成阶段，在学科建设的各方面均取得了长足进展，但在具有广阔发展前景的同时也面临诸多挑战。本章在概述全球卫生学科的基础上，回顾中国全球卫生学科发展的历程和成就，分析学科面临的挑战，展望学科未来发展的重点和方向。

第一节　学科概述

一、全球卫生基本概念

随着全球化的推进，全球卫生的实践与理论蓬勃发展，但尚未形成统一的定义。其中，较具代表性的定义包括：①瑞士日内瓦高等研究院伊洛娜·柯克布什（Ilona Kickbush）教授把全球卫生定义为“那些跨越国家边界和超越政府的健康问题。对这些问题，需要采取行动来动员决定人群健康的全球力量予以解决。这需要在国家和国际层面力求包容广泛行为体的新型治理方式”，其目标是“通过加强全球卫生安全、促进全球健康公平、增强有利于全球卫生的良好治理，以确保国内和国外的健康”。②美国 Emory 大学杰弗里·柯普兰（Jeffrey P. Koplan）教授及其同仁们则认为：“全球卫生是把增进健康、实现全世界人人公平享有健康置于首位的学习、研究和实践的领域。全球卫生强调跨国卫生问题、强调决定因素和解决方案；涉及许多健康和健康之外的学科，并促进跨学科的协作；是人群预防和个人临床护理的综合”。两者的相同点在于，都把实现全球健康公平作为全球卫生的目标，都强调全球卫生涉及跨越国界的健康问题、健康决定因素的相关问题及其解决途径。但是，柯克布什更关注“广泛的行为体”和他们在“新型治理”中的作用，这成为她倡导全球卫生外交，特别是“多元化卫生外交”的理论和实践的基础；而柯普兰则更加强调全球卫生的“跨学科”特性，更加提倡运用“跨学科”“多部门”的理论和实践推进全球卫生。

由任明辉、汤胜蓝和刘远立等主编的中国第一部全球卫生教材《全球健康概论》中将全球卫生定义为“致力于改善全人类的健康水平，实现全球人人公平享有健康的一个兼具研究和实践的新兴交叉领域。其关注的是具有全球意义的健康问题及其决定因素，以及解决方案和全球治理，需要在国家、地区和全球层面超越国界和政府，动员并协调各方力量采取有效行动予以应对。其特点是融合人群为基础的预防医学和个体水平为对象的临床医学，运用卫生领域各学科的理论与方法，以及卫生领域学科之外的政治、外交、社会、经济等多学科的研究方法与实践经验，倡导跨学科参与和合作”。这个定义更具综合性，既重申了上述定义的共同点，也包容了两者在“多学科”和“各方力量”的不同侧重。此定义用“全球意义”一词取代了“跨越国界”的表述，以更好地体现全球卫生问题不仅仅限于具体的地理位置，而且指问题影响的范围。

二、全球卫生学科的研究内容和方法

（一）全球卫生学科的研究内容

综合现有定义，全球卫生研究的内容包括三大方面：具有全球意义的健康问题、具有全球意义的健康决定因素以及解决这些健康问题和决定因素相关问题的全球卫生治理和全球卫生外交，最终实现全球健康公平。

世界卫生组织将疾病分为三个大类：传染性疾病和妇幼卫生问题、慢性非传染性疾病（包括精神卫生问题）和意外伤害。全球传染性疾病虽然总体上呈下降趋势，妇幼健康也显著改善，但在全球不少地区，特别是撒哈拉以南非洲和南亚地区，它们仍然是人口健康的重要威胁；慢性非传染性疾病已经成为全球疾病负担的最主要组成部分，造成80%的死亡，而且是过早的可避免的死亡，全球人口老龄化趋势进一步加剧了慢性非传染性疾病的负担；意外伤害，特别是道路交通伤害也是一个重要的公共卫生问题，在低收入和中等收入国家日趋严重。研究上述主要全球健康问题，有助于制定最有效的应对策略，以减少疾病或危险因素的影响。

全球卫生学科还要研究健康决定因素，特别是健康的社会决定因素，即“人们出生、生长、生活、工作和老龄化的环境。这些环境受到全球、国家和地方各级金钱、权力和资源分配的影响。健康问题社会决定因素是造成健康不公平的主要原因”。处理这些决定因素，需要采取跨部门、多层次且相互关联的行动，在卫生和非卫生领域的各有关方面更好的卫生治理。2010年，世界卫生组织发表《阿德莱德声明》，要求从全球、地区和国家层面均做出高度承诺，采取“将健康融入各项公共政策”的策略，建立跨部门的合作机制，动员社会组织和居民广泛参与，改善人们的日常生活环境；从法律、政策和规划等各个方面采取联合行动，用一代人的时间弥合健康差距。

对包容广泛行为体的新型全球卫生治理和全球卫生外交的研究，贯穿跨国健康问题以及健康决定因素这两大研究领域。全球卫生治理是指“为了通过跨境集体行动有效应对卫生挑战，国家、政府组织和非国家行为体所采用的正式、非正式的制度、规则、程序”。全球卫生治理的研究涉及五个方面：治理的价值、规制、主体、对象以及结果。全球卫生外交要研究如何通过在卫生和非卫生场合开展的多层次、多行为体的谈判，使外交政策更好地服务于健康，以及使卫生更好地服务于外交政策。

（二）全球卫生学的研究方法

多学科的研究与实践是全球卫生的核心特征，与全球卫生有交叉的学科所应用的方法几乎都可以应用到全球卫生研究中。比如，流行病学方法可应用到疾病负担、影响因素与分布的研究；经济学评价可分析干预措施的成本效益；政策学中利益相关者和政策分析法常被用于分析和制定全球卫生的相关政策；人类学参与观察的研究方法则是了解人的行为与文化对人群健康影响的重要方法。

在诸多学科中，全球卫生与公共卫生学、全球学、政治学、外交学、国际贸易学、人类学、社会学的关系更为紧密。全球卫生需要政治学和国际政治学的指引和支持，以全球的视野和框架审视、分析全球化与全球问题所造成的人类社会生活现实。伴随全球化进程，各国在各领域相互依存，唯有积极开展卫生外交，才能实现维护人类健康。全球卫生运用了人类学研究的理论与方法，关注不同国家、不同地区、不同种族、不同社会文化特征群体的健康差异性。全球卫生需要依托社会学的理论框架和研究方法，研究全球性健康决定因素及其影响。各个学科的方法极大地扩展了全球卫生的研究和实践。

三、全球卫生学的在国际上的兴起和发展

（一）全球卫生概念兴起的国际背景

全球卫生由国际卫生（international health）衍生而出，而国际卫生最早是从热带医学（tropical medicine）演变而来。十八九世纪，欧洲殖民国家大举进入非洲、南美洲、亚洲等热带地区，热带医学应运而生，它是人们最早关注自己国家之外的健康问题的学科。随着各国交往的增加和热带病传播到其他地区风险的扩大，热带医学不再仅仅局限于热带，而是扩展到对区域乃至全球范围疾病防治的研究。

尽管十九世纪中叶之前，欧洲国家围绕实施停船检疫开展了一些卫生合作，但国际卫生体系制度化的进程始于 1851 年在巴黎召开的第一届国际卫生大会。这是历史上第一次多国公共卫生管理者和研究者聚集一起，讨论协调和规范跨国卫生问题的控制。“二战”之后，1948 年世界卫生组织成立，标志着国际卫生体系正式形成。相比热带医学，国际卫生强调在更广泛的卫生及政策系统内对人群实施卫生干预，通过大规模的国际合作以提高发展中国家健康水平和防止传染性疾病的跨国传播。国际卫生体系通常以国境为界处理卫生问题；主要依赖卫生部门的行动，非卫生部门参与较少；同时以国家为主体，非国家行为体的作用有限；世界卫生组织是国际卫生工作无可争议的领导与协调者。

二十世纪九十年代，全球化迅猛发展，全球公共卫生问题不断凸显。新发和再发传染病接连爆发，慢性非传染性疾病全球蔓延，一些非生物医学因素，如迅速便捷的交通运输、自由化的国际贸易、不断革新的信息技术、日趋恶化的生态环境等，对人类健康产生了重大影响。全球化削弱了一国独自治理这些问题的能力，原来以主权国家为中心的国际卫生体系已难以应对全球化挑战，全球卫生的概念便悄然兴起，并很快在国际公共卫生领域占据主导地位。相对国际卫生，全球卫生淡化主权国家的传统权力边界，强调管理互相依存；倡导处理健康决定因素，发挥非卫生部门作用；重视非国家行为体的涌现，包容他们的积极参与。世界卫生组织要继续发挥指导和协调作用，必须做出重要改革。

（二）全球卫生学科的国外进展

目前为止，已有一百多家北美大学开设全球卫生课程或建立全球卫生研究机构。1999 年，美国加州大学旧金山分校设立了第一所以“全球卫生”命名的教学科研机构全球卫生研究所（Institute for Global Health），并于 2008 年率先创建了全球卫生硕士专业。美国哈佛大学、杜克大学、乔治城大学、亚利桑那州立大学、南加州大学、华盛顿大学等名校相继设立全球卫

生教学科研机构，不仅为本科生提供全球卫生主修、辅修学位或课程证书，而且培养了大量全球卫生专业硕士、博士等高级专业人才。在过去一个多世纪，英国伦敦卫生和热带医学院和利物浦热带医学院一直从事针对发展中国家疾病控制的教育培训和研究。瑞典、荷兰、德国和比利时等欧洲国家主要大学，对发展中国家尤其是非洲国家的健康研究同样做出了应有贡献。

2003 年，席卷全球的非典以及诸多西方国家及政府的“减少贫困”运动对全球健康发展也起到了重要推动作用。例如，英国政府以 2005 年主办八国集团首脑峰会为契机，大举推广“让贫困成为历史”的口号，官方发展援助（ODA）基金也在二十一世纪的首个十年里显著增加。其中，健康领域的官方发展援助极大地获益于西方国家双边、多边以及基金会等国际援助的大量增长。比尔与梅琳达·盖茨基金会自成立以来，已在一百多个国家的卫生领域投入了一百三十亿美元。

第二节　发展历程和成就

一、萌芽时期的中国全球卫生学科（1949—2000）

中国全球卫生学科的出现既有如第一节所述的国际背景，也与中国自身参与的全球卫生实践密不可分。

中华人民共和国成立以来，全球卫生的实践就双边而言主要是对外提供卫生援助。早在二十世纪五六十年代，中国就开始通过对外卫生援助支持民族解放运动。1963 年，中国政府应邀向阿尔及利亚派遣了第一支援外医疗队，开创了有组织、大规模、持续开展官方对外卫生援助的历史。七十年代初，中国恢复了在联合国及其系统下的其他国际组织的合法席位，登上了多边国际舞台，开始在世界卫生组织的平台上发声。1978 年，中国实行改革开放，积极争取国际卫生援助、加快医药卫生现代化，同时继续提供卫生发展援助；在多边舞台，从宣传自己、了解世界和学习国际规则开始，逐步加大对全球卫生治理的参与。中华人民共和国在成立后的半个世纪中，在建设卫生体系、增进人民健康方面所创造的理念、知识和经验对全球卫生做出了重大贡献，如中国的农村三级医疗卫生保健网、合作医疗和赤脚医生，以及中国发明的治疗疟疾的青蒿素等。

中国的全球卫生作为一个学科，其最早的萌芽可以追溯到二十世纪七十年代初对非洲疾病的研究。在中国卫生援非的背景下，1970 年，上海市派遣由张立法等组成的专家小组前往非洲开展血吸虫病防控研究。专家小组通过现场调查掌握了当地感染者的病症、埃及血吸虫的生活史和中间宿主，开展了消灭小泡螺、治疗血尿症、开展卫生宣传等工作，并提出了全面防控措施，发表了学术论文。1978 年，中国第一所热带病科研机构——北京热带医学研究所成立，钟惠澜教授任所长，与一百五十余人携手发表了一百八十多万字的《热带医学》。1980 年，该所成为中国首批世界卫生组织合作中心之一。

随着改革开放的推进，一批中国学者走出国门，学习全球卫生，并与国外学者合作开展有关其他国家卫生问题的研究，还在国际期刊发表论文。在教育培训领域，中国为发展中国家举办了各种形式的政府官员卫生研修班、医学学历学位教育、专业技术培训以及其他形式的人员交流项目。1978 年，中国确定了有资格接收享受中国政府奖学金来华留学生的八所医学院校。

纵观二十世纪中华人民共和国成立后的五十年，中国学术界从七十年代对热带病的研究开始，涉足全球卫生。改革开放后，对其他全球卫生问题也开展了一些研究、学习和培训。但总体上，这些活动是个别的、散在的，并未形成体系。这个阶段可以被视为中国全球卫生学科的萌芽期。

二、全球卫生学科在中国的形成（2000 年至今）

跨入二十一世纪，随着经济持续增长和国家综合实力增强，中国跨入构建具有中国特色的大国外交新时期。中国的全球卫生实践发生了明显变化。

中国的对外卫生援助进入了拓展创新和全面发展的新阶段。在领域上从临床医疗扩展到疾病监测和防控、公共卫生机构建设、妇幼健康工程和药品本地化生产等；援助形式从派遣医疗队、援建医院、提供医药和设备扩展到支持发展中国家人力资源发展、开展人群干预和提供政策建议，并开始探索三方合作。中国以更积极主动的姿态参与全球重大卫生政策问题的讨论和规则制定，成为全球卫生治理的积极成员，努力贡献中国智慧和中国方案。例如，与国际社会共同应对禽流感和新型甲流感、西非埃博拉疫情等全球公共卫生突发事件，积极响应世界卫生组织的号召向全球应急基金捐款，并组建国际应急医疗队。中国正在逐步从国际卫生发展援助的“受援者”向援助的贡献者转变，从全球卫生治理体系的被动应对者向治理体系的积极参与者、建设者和塑造者转型。

中国日趋深入和扩展的全球卫生实践以及角色的变化，亟须一支全球卫生治理人才队伍，为我国参与全球卫生治理提供有力支撑，包括在相关国际标准、规范、指南等方面开展研究与谈判。中国学术界对这种需求做出了积极、全面和迅速的反应。全球卫生作为一个学科开始在中国形成。

（一）设立全球卫生教学科研机构

进入新世纪，一批从事全球卫生研究、教学和实践的协调和实体机构在中国纷纷成立，其中，高校成为主力军。2007 年，北京大学成立的全球卫生研究中心是中国在这个领域最早的研究机构。其他大学，如复旦大学、武汉大学、昆山杜克大学、浙江大学、中南大学、大连医科大学、中山大学、西安交通大学等高校相继设立全球卫生中心或研究院所。2012 年，北京大学公共卫生学院建立了中国第一个全球卫生学系。除了高校，国家政策研究和公共卫生机构，如国家卫生部卫生发展政策研究中心、中国疾病预防和控制中心也成立了专门从事全球卫生研究或实践的机构。此外，还有公私合作成立的独立运营、非营利性质的全球公共卫生与药物创新机构。到目前为止，有据可查的全球卫生相关机构情况详见表 28-1。

这些机构的设立，为中国全球卫生学科建设集聚了人才，为开展稳定、长期、系统性的全球卫生研究、教学和实践提供了初步的组织和人力保障。

表 28-1　全球卫生科研 / 教学机构

年份	单位名称	全球卫生机构名称	首届负责人
大学			
2007	北京大学	全球卫生研究中心	韩启德、鲁新
2010	复旦大学	全球卫生研究与培训中心	姜庆五
2011	武汉大学	全球健康研究中心	毛宗福
2012	北京大学	全球卫生学系	刘培龙
2012	复旦大学	全球健康研究所	钱序
2013	昆山杜克大学	全球健康研究中心	汤胜蓝
2013	浙江大学	全球卫生研究中心	李鲁
2014	中南大学	中南大学全球卫生研究中心	肖水源
2015	大连医科大学	全球健康研究中心	闻德亮
2015	中山大学	全球卫生研究中心	郝元涛
2016	西安交通大学	全球健康研究院	王友发
2016	清华大学	全球健康与传染病研究中心	张林琦
2017	武汉大学	全球健康系	向浩
国家政策研究和公共卫生机构			
2010	国家卫生部卫生发展研究中心	全球卫生研究室	赵宏雯
2015	中国疾病预防和控制中心寄生虫病预防控制所	全球卫生中心	周晓农
2016	中国疾病预防和控制中心	全球公共卫生中心	王晓春
公私合作的独立的非营利机构			
2017	清华大学、比尔及梅琳达·盖茨基金会和北京市人民政府	全球健康药物研发中心	丁胜

（二）开展教学与培训

1. 短期培训班

中国全球卫生领域的教学活动从短期培训班起步。2005 年，复旦大学在美国国立卫生研究院（National Institutes of Health，NIH）支持下，启动了生殖健康多学科合作教学试点。自 2010 年，在 NIH 和中华医学基金会（Chinese Medical Board，CMB）的支持下，复旦大学连续五年开展了以“实现全球健康千年发展目标”（Achieving MDGs for Global Health）为主题的暑期学校，学员来自印度、越南、老挝、澳大利亚、美国等十余个国家以及中国国内各高校。2009 年至 2016 年，北京大学医学部在国家自然科学基金委、英国国际发展部（Department for International Development，DFID）支持下与美国杜克大学合作举办了北京大学 – 杜克大学全球卫生证书班（PKU-DUKE Global Health Certificate Programme）；在国家卫生部/国家卫生计生委国际合作司、瑞士政府、DFID 和世界卫生组织支持支持下，与日内瓦高等研究院联合举办了全球卫生外交高级培训班；从 2011 年开始，北京大学医学部在 CMB 支持下，以日内瓦世界卫生大会现场为课堂，举办了名为“直通日内瓦”的全球卫生外交实践班。2012 年，中英两国政府签署、2014 年开始实施的“中英全球卫生支持项目”（Global Health Support Programm，GHSP）[①]，以较大的力度支持中国全球卫生能力建设，使得中国在全球卫生领域的培训工作向前迈进了一大步，不仅使已有的培训活动得到持续和加强，而且很快扩展到其他机构，培训对象也延伸到亚非国家和金砖国家的卫生官员。GHSP 项目资助的全球卫生培训班详见表 28-2。

表 28-2 “中英全球卫生支持项目”资助的全球卫生培训班

年份	单位名称	培训班名称
2014—2016	复旦大学	全球卫生实践培训班
2014—2016	中国疾控中心寄生虫病预防控制所	全球卫生热带病援外储备人员培训班
2014—2016	北京大学	全球卫生外交高级培训班
2015	北京大学	复杂卫生体系干预评价方法培训班、中国卫生系统建设经验介绍的研讨会/培训班（坦桑尼亚）
2015—2016	国家卫计委卫生发展研究中心	卫生发展援助管理人员培训班
2016	国家卫计委卫生发展研究中心	卫生发展援助咨询专家培训班
2016	中国疾控中心寄生虫病预防控制所	全球卫生外援工作高级研修班、媒传热带病管理人员全球卫生培训班
2016	中国全球健康大学联盟主办，武汉大学承办	国际卫生发展援助培训班、全球卫生领域国际咨询服务能力培训班

资料来源：“中英全球卫生支持项目”的项目完工报告。

2. 开设高校课程和学位教育

一些机构开设了全球卫生课程。复旦大学于 2009 年开设面向专业学生的“全球卫生导论”，于 2012 年开设面向全校学生的“多学科视角的全球卫生”通识课程，于 2016 年在慕课平台“coursera”和“中国大学慕课”均开设了“全球卫生导论”课程。北京大学医学部于 2014 年开设了“全球卫生概述”、2016 年开设了“全球卫生治理”等研究生课程。

---

① “中英全球卫生支持项目”（GHSP）是中英两国政府共同开展的一个新型卫生发展合作项目，旨在建立中英卫生新型合作伙伴关系，加强双方在全球卫生领域的合作，提升中国参与全球卫生发展的能力，共同促进全球卫生状况改善。该项目于 2012 年至 2017 年实施，总金额为一千二百万英镑。项目通过开展一系列活动，实现四个产出：①提升中国提炼、推广本国在改善健康状况、改进卫生体系等领域经验的能力；②增进中国政府和学术界对全球卫生发展合作（包括多边和双边）实践的理解；③提高中国政府和学术界能力，为全球卫生政策的制定和治理做出贡献；④通过在发展中国家开展试点，推广中国的卫生经验以及在发展合作方面的最佳实践。详情请见中英全球卫生支持项目网站 http：//cps.moh.gov.cn/ghsp/c/view?id=2。

少数院校开始设立全球卫生本科和研究生学位教育。2012 年，武汉大学公共卫生学院获准在国内首次开办“全球健康学”本科专业（专业代码：100405TK）。学制四年，毕业生被授予理学学士学位。2014 年，武汉大学开始全球健康硕士研究生教育（专业代码：1004Z1），学制三年，毕业生授予科学硕士学位。同年，昆山杜克大学开设全球健康理学硕士教育，采用英语授课，学制二年，毕业生获美国杜克大学授予的理学硕士学位。2014 年，清华大学经国务院学位办批准建立了中国首个国际公共卫生硕士（IMPH）项目，学制一年，以发展中国家的卫生官员、专业和管理人员为对象，实施英文授课。2016 年，北京大学全球卫生专业获批北京大学二级学科博士、硕士学位授权。有的大学（如复旦、北大）开始安排学生赴海外和国际组织实习，昆山杜克大学把向全球健康理学硕士研究生提供至少十周的全球实地考察活动和科研学习作为一种制度，至今为止，已在全球二十多个国家完成了创新的实地研究。全球卫生本科专业和硕士、博士研究生专业的建立，意味着我国全球卫生教育体系框架的初步构成，学科内容日臻完善。

中国高校招收医学留学生，为世界培养医学人才。据统计，在 2000 年至 2013 年间，来华医学留学生的数量从 2000 年的 5099 人迅速增长至 2013 年的 48703 人，十四年间累计总数达 32.7 万人。其中，中医 11.6 万（36%）、西医 21.1 万（64%）。这种增长趋势部分与政府在卫生领域向全球，尤其是中低收入国家提供奖学金相关。

3. 编写教材

2013 年，为了满足全球卫生人才培养需要，在国家卫生计生委支持下，全国高等医药教材建设研究会、人民卫生出版社组织全球卫生专业第一轮教材编写工作。同年 10 月，成立了“第一届全国高等院校全球健康学专业教材评审委员会”。2014 年 4 月，“全国高等学校全球健康学专业规划教材主编人会议”在武汉大学召开，来自国家卫生计生委、中国疾病预防控制中心、人民卫生出版社和北京大学、清华大学、复旦大学、武汉大学等二十二所高校和科研院所的四十余名专家教授出席了会议。经过会上及会后的调研和反复论证，确定第一轮编写《全球健康概论》《全球健康治理》《全球健康研究方法》《全球精神健康》《环境与全球健康》《老龄化与全球健康》《医学人类学》以及《国际卫生项目管理》等教材，这轮教材是国家卫生计生委“十三五”规划教材，也是中国首批系统化的全球卫生专业教材。目前，该系列所有教材均已经出版，弥补了国内全球卫生教材的空白。

除此之外，还出版了一些国际教材的译著。例如，在“中英全球卫生支持项目”资助下，北京大学组织翻译出版了《创新卫生伙伴关系》《全球卫生谈判与导航》以及《21 世纪全球卫生外交》等三本全球卫生外交教材，成为全球卫生治理和外交教学的重要参考材料。

（三）开展学术研究

二十一世纪以来，中国学者对全球卫生的研究不断增加。通过中英文期刊网搜索可以发现，整体上，无论中文还是英文，研究文章的发表数量呈明显增长趋势（图 28-1）。在研究领域上，有关传染病、慢性病等问题是研究的主要内容。卫生外交、世界卫生组织改革等全球卫生治理问题以及对中国参与全球卫生和全球卫生教育教学探索也是学者们的关注。有关系统厘清中国在全球卫生中扮演的角色，定位中国参与全球卫生的方式的文章还刊登在国际顶级期刊《柳叶刀》（*The Lancet*）上。为培养具有“全球卫生视野”的新型人才，武汉大学编著出版了《基于全球健康视野的本科教育改革与创新——以武汉大学健康学院为例》专著。

中国学者还在国外开展了全球卫生领域的干预研究项目。例如，自 2007 年，广州中医药大学快速控制疟疾团队与科摩罗卫生总局合作，在该国开展全民服药、人群干预新策略的试点研究，短期内获得显著的抗疟效果。

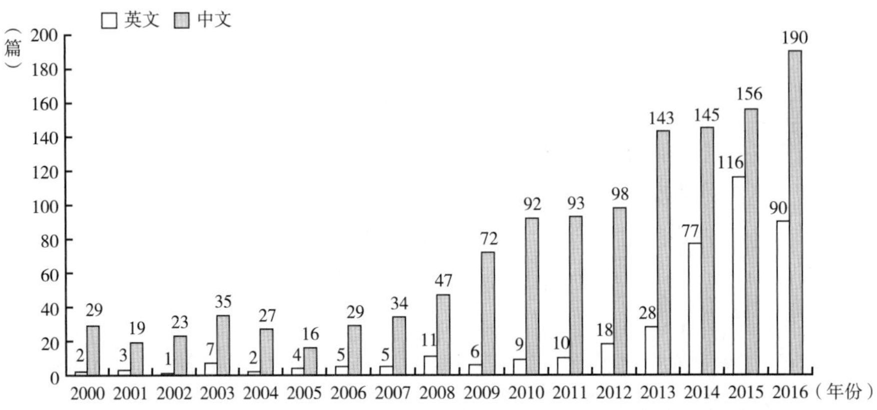

图 28-1　2000—2016 年以全球卫生 / 健康为主题的中英文论文数量

以提升中国参与全球卫生能力为核心的 GHSP 项目较为集中地支持了中国参与国际卫生发展援助和全球治理的相关研究，并取得不少成果。中国疾病预防控制中心寄生虫病预防控制所、复旦大学全球健康研究所、北京大学公共卫生学院、复旦大学公共卫生学院、国家卫生计生委卫生发展研究中心等机构作为核心实施单位，带动一批合作机构在该项目资助下，开展了四大方面的研究：①适宜于其他中等收入和低收入国家的中国卫生发展经验的研究；②国际卫生发展合作和中国对外卫生援助的研究；③有关全球卫生政策、中国全球卫生战略的研究；④在非洲和亚洲开展重点公共卫生人群干预试验或可行性研究。

此外，国家自然科学基金、国家社会科学基金、CMB 等组织也支持了一些热带病防治与国际合作、2030 可持续发展与全球卫生治理、药品研发等方面的全球卫生研究。

（四）创办专业刊物

随着中国全球卫生领域实践、研究和教学的发展，专业性杂志开始出现。2012 年，中国疾病预防控制中心寄生虫病预防控制所创办了英文期刊 *Infectious Disease of Poverty*，主编为周晓农研究员。这是一个通过 Biomed Central 出版的开放期刊，致力于出版有关贫困所致传染病的高质量、多学科综合性研究成果，目前已经被收录在 SCI 在内的多个期刊评价体系中。2014 年 4 月，由武汉大学全球健康研究中心主办的《全球健康学杂志》创刊号正式印刷出版，主编为冯友梅教授，是我国第一本专门致力于全球卫生学研究的学术期刊。2015 年，该机构又推出冯友梅教授主编的英文期刊 *Global Health Research and Policy*。这是一份开放存取、多学科交叉、国际同行匿名评审的全球健康类专业期刊。这些专业刊物的创立顺应了中国全球健康学科发展的需要，也为推动全球健康领域的学术繁荣添砖加瓦，增加动力，填补了我国在这一领域专业学术期刊上的空白。

（五）成立学术共同体和开展学术活动

2013 年，为了提升中国高校在全球卫生领域的整体水平，由北京大学、北京协和医学院、复旦大学、昆明医科大学、昆山杜克大学、武汉大学、香港中文大学、浙江大学、中南大学、中山大学（按中文拼音排序）等十所大学发起成立了中国全球健康大学联盟（Chinese Consortium of Universities for Global Health，CCUGH）（见图 28–2）。北京大学公共卫生学院和杜克昆山大学相继担任第一届和第二届理事会主席和秘书长单位（见表 28–3）。

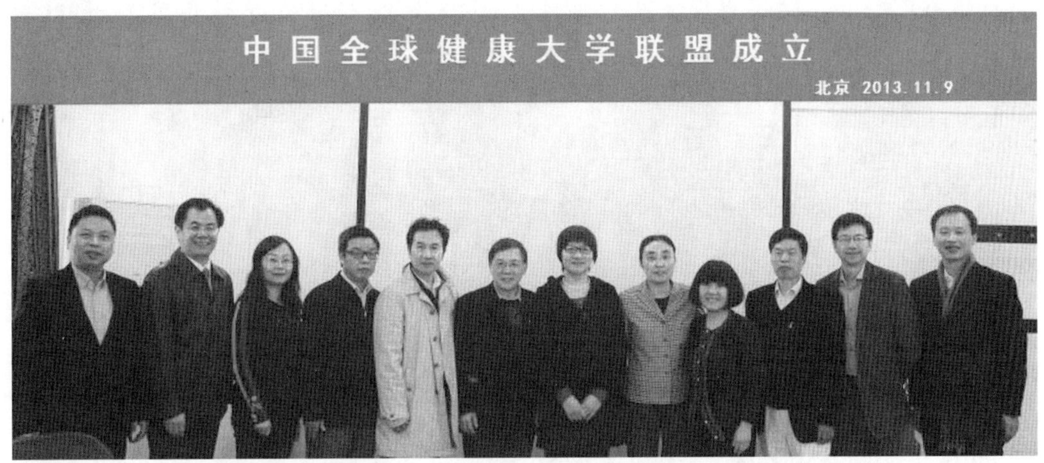

图 28–2　中国全球健康大学联盟成立（2013 年 11 月）

鉴于全球卫生学科的多部门、多行为体的特性，为了给从事和参与全球卫生的各类机构提供一个更广泛的科学研究、能力建设、咨询服务、产品开发、生产贸易以及境内外交流合作的开放式的平台，2015 年，在 GHSP 项目的资助下，由北京大学公共卫生学院、国家卫生计生委卫生发展研究中心、复旦大学公共卫生学院和中国疾病预防控制中心寄生虫并预防控制所发起，成立了包容各类机构的中国全球卫生网络（China Global Health Network，CGHN）（见图 28–3）。目前已有六十个机构成为网络成员。北京大学公共卫生学院为第一届理事长和秘书长单位（见表 28–3）。

表 28–3　中国全球卫生学术共同体

年份	学术共同体名称	负责人
2013	中国全球健康大学联盟	第一届理事会主席刘培龙，副主席钱序、汤胜蓝，秘书长郭岩；第二届理事会主席汤胜蓝，副主席钱序、郝元涛、向浩，秘书长阎丽静
2015	中国全球卫生网络	理事长刘培龙，副理事长杨洪伟、周晓农、陈文，秘书长郭岩
2016	中华预防医学会全球卫生分会	主任委员韩铁如，副主任委员周晓农、郭岩、钱序、王友发

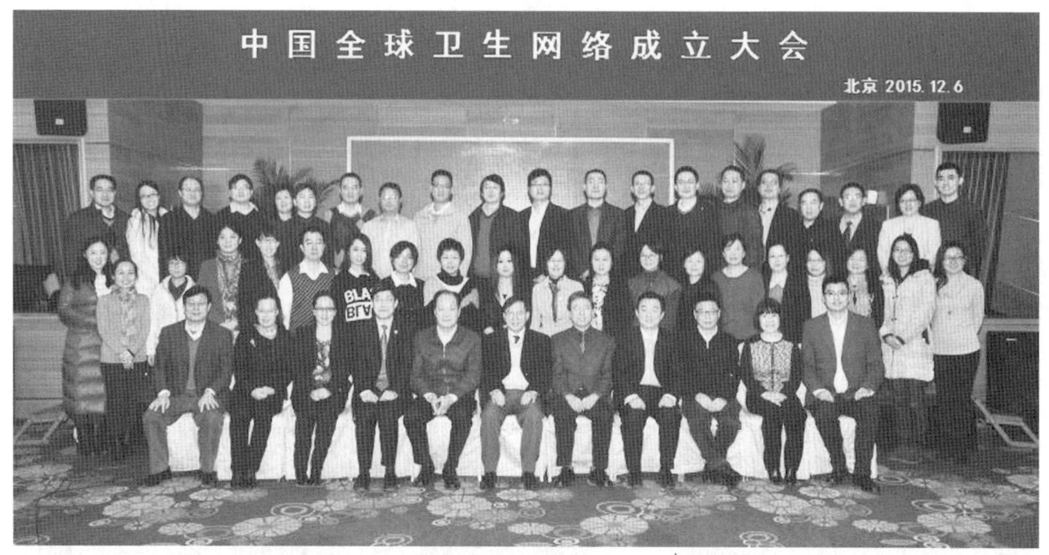

图 28-3　中国全球卫生网络成立（2015 年 12 月）

2016 年，中华预防医学会全球卫生分会在北京正式成立（见图 28-4）。该分会是我国首个全球卫生领域的专业学会，主要职责为凝聚我国广大全球卫生工作者，贯彻执行国家有关外事工作规定和全球治理方针，发展扩大与国际全球卫生机构的交往与合作，推动全球卫生领域的科学研究和应用实践，促进全球卫生学科的发展。第一届委员会由六十九名来自卫生、外交、国际关系等领域的大学、研究机构、相关企业以及非政府组织的专家学者组成。分会挂靠单位及秘书处设在中国疾病预防控制中心寄生虫病预防控制所（见表 29-3）。

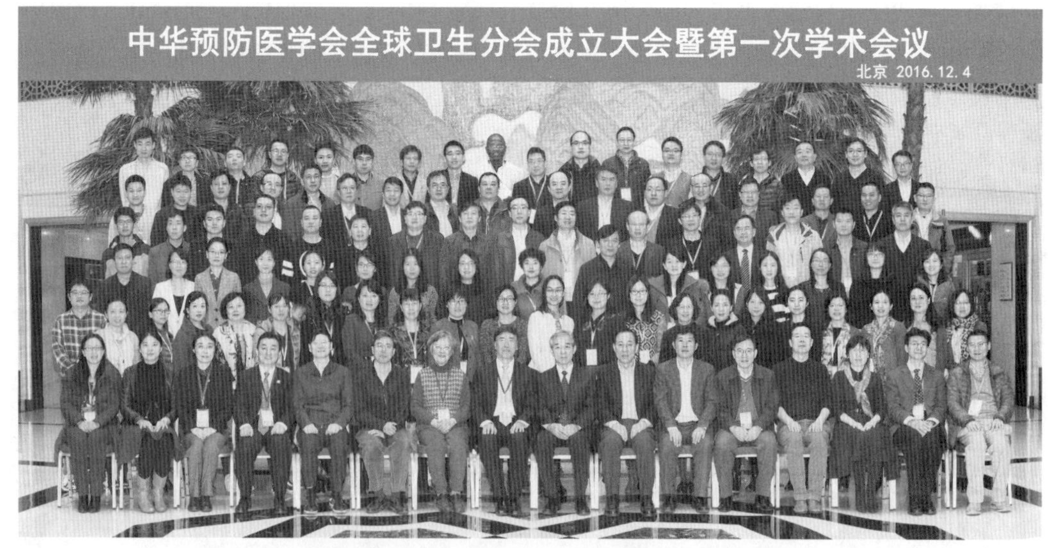

图 28-4　中华预防医学会全球卫生分会成立（2016 年 12 月）

上述联盟、网络和学会的成立，使得一批国际关系、法律、经济、公共卫生、临床医学、基础医学、药学、统计学、工程等与全球卫生相关学科的专业力量得以在全球卫生的旗下汇聚，成为中国全球卫生学科队伍的雏形。

这些学术共同体以不同的方式开展了学术活动。中国全球健康大学联盟于2015年召开了首届联盟年会，并于2016年召开了以“携手并进，应对挑战：推动健康相关可持续发展目标在中国和全球的实现”为主题的第二届年会。中国全球卫生网络于2016年召开了以“从加强能力建设到行动：中国和世界，共同实现卫生和卫生相关的可持续发展目标”为主题的年会。中国预防医学会全球卫生分会于2017年6月利用召开常委会深入探讨“一带一路”与中国卫生发展战略的关系。这些活动，均特邀国际专家参加，通过研讨交流，普及全球卫生的理念，跟踪全球学术界的最新进展，交流中外全球卫生学科的成果。

一些中国机构，在区域性全球卫生学科的网络中也十分活跃，有的还担任了重要职位，发挥了引领作用。1998年，亚洲血吸虫病与人畜共患蠕虫病网络（the Regional Network on Asian Schistosomiasis and Other Helminth Zoonosis，RNAS+）成立，覆盖中国、柬埔寨、印度尼西亚、老挝、菲律宾、泰国、韩国、日本、越南等国。中国疾控中心寄生虫病预防控制所是该网络两个发起机构之一，所长周晓农曾担任两届主席，目前作为常任理事成员发挥引领作用。2014年，世界卫生组织亚太卫生政策和体系观察所（APO）指定昆山杜克大学为卫生政策和体系研究基地，主要关注亚太国家卫生系统发展的对比研究。目前昆山杜克大学已经启动了在印度、越南、老挝、孟加拉国、柬埔寨、尼泊尔和中国等国的跨国研究。2017年，受到中国热带病药物与诊断创新网络的启发，亚太地区热带病药物与诊断创新联盟（Asia-Pacific Network on Drug and Diagnostics Innovation，AP-NDI）成立，由来自十四个国家的科学家们共同签署，由复旦大学、中国科学院上海药物研究所、中国疾病预防控制中心寄生虫病预防控制所共同承担日常秘书工作。

第三节　挑战与展望

一、全球卫生学科发展的机遇和挑战

中国正在积极推进外交理论和实践创新，完善和深化全方位外交布局，倡导和推进“一带一路”建设，深入参与全球治理体系改革和建设。为此需要一大批熟悉党和国家方针政策、了解我国国情、具有全球视野、熟练运用外语、并通晓国际规则、精通国际谈判的专业人才。加强包括卫生领域在内的全球治理人才队伍建设，积极研究和谈判国际规则，已经提上党和国家的重要议程。全球卫生学科的发展成为更为紧迫的任务。

当前，中国全球卫生学科的进一步发展具有非常有利的条件。在国际上，不论是全球层面还是区域层面，中国跨领域、多层次的卫生合作框架已经形成；在国内，组建了国家发展合作署，发展政策越来越多地把健康问题的解决与积极参与全球卫生治理紧密相连，把全球卫生纳入大国外交议程。中国的全球卫生学科迎来了不可错失的发展机遇。

然而，中国的全球卫生学科发展也面临外部的不利因素和学科自身能力不足方面的挑战。外部因素包括世界范围内的“逆全球化”倾向及“单边主义”抬头；最大的自身不足是学科领军人物的缺乏、学科队伍规模的偏小、学科队伍结构的不齐全，以及高素质师资队伍的短缺。

二、全球卫生学科展望

全球卫生学科建设与发展，必须坚持以问题、需求、目标为导向，在借鉴国际和相关学科经验的基础上，厘清全球卫生学科内在规律，发展具有中国特色的全球卫生理论与实践体系，以服务于“健康中国”“一带一路”建设为重点，以支持全球、区域、国家层面实现联合国2030年可持续发展议程为主线，以改善人类健康公平可及性、提升人类健康福祉为学科目标，从学科基础研究与应用研究两个维度，选择优先发展领域、重点突破关键问题，使中国全球卫生学科步入快速发展轨道，早日迈进学科成熟阶段。

（一）加强全球卫生学科专业队伍建设

建设具有一定数量、结构合理的专业人才队伍，是发展中国全球卫生学科的第一要务。首先，利用国家和地方高端人才引进计划。从海内外引进一批全球卫生学科的领军人才，充实我国主要全球卫生专业机构队伍。其次，选拔具有潜质的青年骨干，进入国家驻外机构或鼓励竞聘国际组织职位，增加实践历练经历。最后，完善我国专业人才培养与培训体系，依托高水平综合性大学优势，从海内外招收培养一批了解中国、理解中国全球卫生战略，具备跨学科知识能力的全球卫生创新人才。全球卫生作为一门应用性很强的战略学科，更需要一批具备资政建言、引导社会舆论及开发宏观政策的战略型专家团队。

（二）凝练全球卫生学科研究的重点和方向

我国全球卫生学科的研究，必须立足中国、放眼全球，应急与谋远结合、应用与基础并重，凝练重点特色，形成共识，注重研究结果的同时，更要通过研究加强研究能力和研究团队建设。在应用研究方面，瞄准中国参与全球卫生治理实践中，最紧迫的问题开展政策研究，包括落实国家近期一系列关于提供国际卫生发展援助承诺的研究，实施中国与“一带一路”沿线国家卫生合作的研究等；针对全球性热点问题开展研究，包括推进全球2030可持续发展议程与卫生相关课题的研究、世界卫生大会平台上正在谈判的全球卫生发展和安全重大政策问题的研究等。在基础研究方面，开展全球卫生学科的基础理论和体系研究。基础理论研究包括学科的内涵和外延、学科方法等；体系研究包括学科知识体系、理论体系、人才培育体系、服务模式体系等。开展跨学科、跨部门合作，基于互联网大数据的全球卫生问题、方法研究，可以快速提升中国全球卫生学术界的国际影响力。针对中国全球卫生研究的传统国际项目，会保持平稳，以中国政府需求为导向的国家基金会逐步扩展。

（三）提高全球卫生人才培养的能力

首先，整合国内、国际教育教学资源，强化跨学科、跨部门国际化的师资队伍，鼓励有条件的机构开设全球卫生本科、硕士和博士专业学历学位教育，以及针对性在职人员培训教育。其次，完善全球卫生人才教育教学模式，培养学生全球视野，加深对全球卫生的理解，提高跨文化沟通的能力、增强全球责任感。最后，建立完善各类各层次专业人才课程体系，丰富我国全球卫生教育与培训教材数量种类，积极开发“国际公共卫生发展合作”培训系列教材、编译出版“全球健康教程译丛”等。

（四）依托学术平台繁荣学术交流

首先，已经初步形成的中国全球健康大学联盟、中国全球卫生网络和中华预防医学会全球卫生分会等全球卫生学术共同体需要进一步发挥作用，加强与全球卫生治理各行为体间的联系，"同频共振"，培育学术交流品牌，打造高端智库。其次，我国已有多个全球卫生领域的英文专业期刊，有的已经进入 SCI 或 SSCI 收录期刊目录。还需要继续扩大国际影响力、传播中国全球卫生学术成果，同时，还应承担学科普及义务，提高社会知名度。

加强全球治理、推动全球治理体系变革是大势所趋。作为新兴国家和发展中国家的代表，中国已经成为全球卫生领域的重要行为体，在中国积极深入参与全球卫生治理的背景下，建设具有国际水平的中国全球卫生学科，机遇胜于挑战。

致谢　感谢陈英耀教授、杨洪伟研究员、孟庆跃教授的指导。

撰稿人：刘培龙　毛宗福　周晓农　汤胜蓝　郭　岩
钱　序　向　浩　官亚宜　陈　鹤

参考文献

[1] Kickbusch I，Lister G．European Perspective on Global Health [R]．Brussels：European Foundation Centre，2006.

[2] Koplan J，et al．Towards a common definition of global health [J]．Lancet，2009，373 (9679)：1993-1995.

[3] 任明辉，汤胜蓝，刘远立．全球健康概论 [M]．北京：人民卫生出版社，2016.

[4] 世界卫生组织．世界卫生组织观察站数据 [EB/OL]．(2017-7-15)．http：//www.who.int/gho/mortality_burden_disease/causes_death/top_10/en/.

[5] World Health Organization．Social determinants of health [EB/OL]．(2017-7-15)．http：//www.who.int/social_determinants/sdh_definition/en/.

[6] Fidler DP．The Challenges of Global Health Governance [R]．New York：Council on Foreign Relations，2010.

[7] Dodgson R，Lee K，Drager N．Global Health Governance：A Conceptual Review [R]．London School of Hygiene & Tropical Medicine; World Health Organization，2002.

[8] 王云屏，等．中国卫生发展援助的理念与实践 [J]．中国卫生政策研究，2015，8 (5)：37-43.

[9] Cui W．China's village doctors take great strides [J]．Bulletin of the World Health Organization，2008，86 (12)：914-5.

[10] Yu S，Hua H．Schistosomiasis investigation in Somalia [J]．Chinese Medical Journal，1980，93 (9)：637-46.

[11] 首都医科大学附属北京友谊医院．北京热带病研究所 [EB/OL]．(2017-9-6)．http：//www.bfh.com.cn/Departments/Main/Index?siteId=671.

[12] 中国商务部新闻办公室．商务部签署中国政府向联合国世界卫生组织应急基金捐款 200 万美元的协议 [EB/OL]．(2017-07-06)．http：//www.mofcom.gov.cn/article/ae/ai/201510/20151001133146.shtml.

[13] 国家卫生计生委网站．中国国际应急医疗队（上海）成为首批通过世界卫生组织认证评估的国际应急医疗队 [EB/OL]．(2017-7-14)．http：//www.nhfpc.gov.cn/gjhzs/s3578/201605/50017448cd5d4e228eb13f036c1c6ea7.shtml.

[14] 孙国根．复旦大学全球健康研究所在枫林校区挂牌 [EB/OL]．(2017-5-10)．http：//news.fudan.edu.cn/2012/1227/32496.html.

[15] 蒋泓．2014 年复旦大学全球卫生暑期学校圆满落幕 [EB/OL]．(2017-7-10)．http：//sph.fudan.edu.cn/a/401.

[16] 北京大学公共卫生学院．北京大学－美国杜克大学 Global Health Certificate 培训项目 2016 招生简章 [EB/OL]．(2017-7-30)．http：//sph.pku.edu.cn/content/?1797.html.

[17] 北京大学公共卫生学院. 第八届全球卫生外交高级培训班在江苏无锡举办[EB/OL].(2017-7-10). http://sph.pku.edu.cn/content/?1939.html.

[18] 北京大学公共卫生学院. 北京大学公共卫生学院全球卫生学系 2015 年“直通日内瓦(The Way to Geneva)”项目精英遴选通知[EB/OL].(2017-7-10). http://sph.pku.edu.cn/content/?1522.html.

[19] 中英支持项目. 中英全球卫生支持项目简介. 载于中英全球卫生支持项目[EB/OL].(2017-5-12). http://cps.moh.gov.cn/ghsp/c/view?id=176.

[20] 昆山杜克大学. 全球健康管理硕士教育[EB/OL].(2017-5-6). https://dukekunshan.edu.cn/zh/education-future-now/master-science-global-health.

[21] 清华大学公共健康研究中心. 清华大学公共卫生硕士招生简章[EB/OL].(2017-7-6). http://www.phrc.tsinghua.edu.cn/f/view-ab4932c0906c4a79b04e0578b20fe733-fa308f2f85a147edb5406efa908b30a5.html.

[22] 北京大学研究生院. 北京大学2017年关于对申请启动招生的二级学科和专业学位进行授权审核的通知[EB/OL].(2017-7-6). http://grs.pku.edu.cn/xwyxk/xkjs/zyszhxkdgl/153875.htm.

[23] 昆山杜克大学. 全球健康理学硕士项目概览[EB/OL].(2017-7-11). https://dukekunshan.edu.cn/sites/default/files/u587/Brochure%20inserts_GH_Chinese.pdf.

[24] 方宝, 武毅英. 高等教育来华留学生的变化趋势研究——基于近十五年统计数据的分析[J]. 高等教育研究, 2016. 39(2): 19-30.

[25] Liu P, et al. China's distinctive engagement in global health[J]. Lancet, 2014. 384(9945): 793-804.

[26] 国家卫生计生委国际合作司. 中非部长级卫生合作发展会议北京宣言[EB/OL].(2017-7-11). http://www.moh.gov.cn/gjhzs/s3590/201308/da8ad62e487a481f987e631e1318c6fc.shtml.

[27] 陈懿林, 毛宗福, 黎浩. 全球健康研究方法课程与教学探析——基于武汉大学与昆山杜克大学之比较[J]. 高教学刊, 2015(19): 11-13.

[28] 向浩等. 我国全球健康专业人才培养初探[J]. 现代预防医学, 2015(02): 382-384.

[29] 毛宗福, 刘萍, 向浩. 基于全球健康视野的本科教育改革与创新—以武汉大学健康学院为例[M]. 武汉: 武汉大学出版社, 2017.

[30] 姚嘉文, 周晓农. 全球卫生治理视角下被忽视的热带病防治与国际合作[J]. 中国血吸虫病防治杂志, 2013(02): 190-193.

[31] 汤伟. 2030年可持续发展议程与全球卫生治理的转型[J]. 国际展望, 2016(2): 94-112, 155-156.

[32] 中华预防医学会. 中华预防医学会全球卫生分会成立大会暨第一次学术会议在北京召开[EB/OL].(2017-07-09). http://www.cpma.org.cn/zhyfyxh/xhdt/201612/04737d688212421e94b22f3a670ce39d.shtml.

[33] RNAS+. Introduction[EB/OL].(2017-7-12). http://www.rnas.org.cn/index.php.

[34] 昆山杜克大学. 全球健康研究中心 2016 年度报告[R]. 2016.

[35] Chinese Center for Disease Control and Prevention. Asia-Pacific Network on Drug and Diagnostics Innovation (AP-NDI) was launched in Shanghai[EB/OL].(2017-7-14). http://en.ipd.org.cn/articletype/detail.php?id=84&bigs=1&smalls=10.

[36] 中华人民共和国中央人民政府. 国务院关于印发“十三五”卫生与健康规划的通知(国发〔2016〕77 号)[A].

[37] 秦欢等. 中国全球健康学专业人才培养方案探讨[J]. 中国社会医学杂志, 2014, 31(6): 395-397.

[38] Battat R, et al. Global health competencies and approaches in medical education: a literature review[J]. BMC Medical Education, 2010, 10(1): 1-7.

全球卫生学科发展大事记

时间	事件
2005 年	复旦大学启动全球卫生视角下的生殖健康多学科合作教学试点。
2007 年	北京大学全球卫生研究中心成立，主任韩启德、执行主任鲁新。
2012 年	武汉大学公共卫生学院开设“全球健康学”本科专业。两年后，开设“全球健康学”硕士研究生教育，学制三年。
2012 年	中国疾病预防控制中心寄生虫病所创办英文期刊 *Infectious Disease of Poverty*，主编周晓农。
2012 年	北京大学公共卫生学院全球卫生学系成立，主任刘培龙。
2013 年	中国全球健康大学联盟（CCUGH）成立。第一届主席刘培龙，第二届主席汤胜蓝。
2014 年	“中英全球卫生支持项目（GHSP）”正式启动实施。
2014 年	全国高等学校全球健康学专业规划教材主编人会议在武汉大学召开。
2015 年	中国全球卫生网络成立，理事长刘培龙，副理事长杨洪伟、周晓农、陈文，秘书长郭岩。
2016 年	中华预防医学会全球卫生分会成立，主任委员韩铁如，副主任委员周晓农、郭岩、钱序、王友发。

附录　近代各国公共卫生与预防医学的发展

一、欧洲

（一）开端——1848 年《公共卫生法案》

从十八世纪后半叶开始，工业革命所带来的城市化使得英国的公共卫生状况空前恶化。十九世纪三四十年代，英国已经完成工业革命。快速的工业化和城市化正改变着这个国家的人口结构和人口的地理分布，并随之产生了大量的社会问题，尤其是公共卫生状况已经恶化到令人无法忽视的地步。

十九世纪上半叶，就有人提出社会控制传染病的设想。1831 年至 1832 年霍乱的大流行使得公共卫生问题引起英国社会的广泛关注，并由此引发英国社会一场声势浩大的公共卫生改革运动。以查德威克领导的公共卫生改革运动通过卫生调查向公众揭露了英国社会恶劣的公共卫生状况及其与疾病的关系，建立一批要求进行公共卫生改革的组织机构，扩大运动的影响，得到公众的广泛支持。此时，有关公共卫生的议案不断提交议会，议会经过激烈辩论，最终于 1848 年 8 月 31 日通过英国历史上第一部综合性的公共卫生法案。

1848 年英国《公共卫生法案》是英国公共卫生史上第一部系统、全面的公共卫生法案，被视为近代公共卫生历史的开端。该部法律的最大意义在于使清扫街道、修建下水道等公共卫生事务常态化、法律化。在中央设立卫生总署，在地方成立地方理事会管理地方卫生事务。

法案在一定程度上改善了这一时期的公共卫生状况，确立了在早期公共卫生运动中具有优势地位的公共卫生理念，初步构建英国公共卫生体系，开创国家干预公共卫生事业的模式，为许多国家效仿。总体来看，1848 年《公共卫生法案》仍有不成熟之处，如立法内容多为指导性规定，相关部门没有强制执行的权力。但这部法案毕竟代表着国家迈出了对公共卫生进行干预的第一步。它的产生拉开了后续公共卫生改革的序幕。

（二）成长——1851 年至 1871 年

1851 年，巴黎召开了第一次世界卫生大会，有十二国出席，但由于当时技术代表的冗长讨论，所得结果极不圆满。

1855 年至 1858 年，在强烈的反中央主义和反卫生改革者的包围下，作为英国中央层面卫生行政最高机构，卫生总署在议会内外受到了强烈攻击。

到十九世纪中叶，英国制定了一部防疫法《1853 年防疫法》。新防疫法规定所有在 1853 年 8 月后出生的婴儿必须在出生三个月内接种牛痘，否则父母要被处罚。这标志着英国有了一部强制性的防疫法案来“给予强制性的权力开展防疫工作”。

1857 年，约翰·西蒙以向卫生署主席提交报告的形式，印发了《防疫和防疫史的报告》，该报告是英国防疫史上划时代的著作，书中详细论述了天花的历史和疾病原理，并且追述了人类与天花作斗争的历史，继而分析了接种对天花防治的意义，最后详细记叙了英国在十九世纪四五十年代的防疫情况。此书的发表，代表着医学界和政府在制定一项社会政策上开始相互合作。

1858 年至 1871 年，英国实行全国卫生状态年度报告报送，其中包括霍乱、痢疾、结核、职业性肺疾患的发病状况，居民的饮食、住房及医院卫生状况。英国的公共卫生理论和实践影响了整个欧洲和美国，并推动了欧美地区预防医学的发展。

（三）发展——19 世纪末到 20 世纪初

十九世纪后半叶，霍乱、结核菌等传染病病原体陆续被发现，细菌学和免疫学成为卫生学的一个分支，进而使寄生虫学和寄生虫病学从卫生学中分化出来；环境卫生学、营养与食品卫生学及学校卫生学逐渐形成和发展，成为独立的学科；十九世纪末到二十世纪初，认识到必须对整体进行预防，才能取得显著效益，并且认识到在改善环境和劳动条件的同时，还要注意保护宿主，控制病因。而在实践中，人类已经积累了免疫接种、隔离检疫、消杀病媒动物、处理垃圾粪便、重视食品和饮用水的经验，并认识到国家在城市规划中应首先考虑上下水道和居民、工厂的卫生设施。预防医学形成了较完善的体系，特别为当时降低严重威胁人类的各种传染病和寄生虫病的发病率、死亡率做出了重大贡献。

1874 年的维也纳卫生会议具有特别意义，因德国的代表佩滕科费尔和赫希二人是当时最伟大的流行病学家，此次会议引入了对流行病传播的新控制制度。

1884 年，科赫发现霍乱弧菌，并与霍乱展开了斗争，这标志着人类控制传染病方面的进步。1892 年，在威尼斯举行的国际会议为《防治霍乱国际公约》订出防疫规章，其所订标准后来由巴黎《防治鼠疫公约》加以补充（1903 年及 1926 年）。预防地方性传染病的运动产生极大效果，它使欧洲在第一次世界大战前的二十年间死亡率几乎降低了一半。这时流行病比较轻，范围也较小，并经常在早期被发现，得以控制在原发地点，而大战期间不正常情况所引起的流感等流行病则属例外。

在英国，公共卫生的重点已从十八世纪的革新转变到对疾病的一般预防（个人和社会），改善环境卫生并使人民获得对公共卫生正确的认识，颁布房屋和城市计划条例，以及制订工业管理的较好法律，消灭陋巷和过于拥挤的居住区，改良通风设备并减少厂房中的危害等。

在意大利，防疟的斗争极其成功。在拉韦兰、罗斯和格拉西发现疟疾病因后不久，抗疟运动在切利的努力下开始。国家订立了抗疟法令，奎宁由政府管理（加兰达在 1895 年提出），由基层行政机构免费发给患者，并划出疟疾区。

这段时期欧洲成立了许多公共卫生学院及研究所。这时最大的卫生研究机构是科赫于 1885 年在柏林设立的，同年克鲁代利在罗马创立了意大利第一个实验卫生研究所。在巴黎，专为研究细菌学设立了巴斯德研究院，它对公共卫生实践也有很大影响。克利斯皮在罗马开办的公共卫生进修学校拥有一批卓越的教师和学者，科赫将该校誉为同类学校的模范。在意大利，各大学的卫生研究所是卫生研究的中心。这些卫生研究机构的建立极大促进了公共卫生与预防医学的发展。

为向卫生官员提供卫生管理训练，德国于 1882 年在慕尼黑创建世界上第一所公共卫生学院——巴伐利亚卫生部公共卫生学院，它是一所既不隶属于大学，也无专职教学人员的培训机构。1908 年，比利时的列日大学医学院建立社会医学和卫生研究所（后改为列日大学卫生学系），开始向医科毕业生提供毕业后公共卫生教育。此后，各国相继建立了公共卫生学院，主要有伦敦大学公共卫生和热带医学学院、法国国立公共卫生学院等。各大公共卫生学院对其本国和国际公共卫生领域实践、科学研究、培养人才等方面都具有重要意义。

英国伦敦大学卫生与热带病学院是一个世界领先的全球卫生公共研究和研究生教育中心，1899年，由帕特里克·曼森爵士在伦敦的皇家阿尔伯特码头建立。1924年，学院作为伦敦大学的一部分获得了皇家宪章。1929年和2010年，分别在吉宝街大厦和塔维斯托克广场得到扩建。学校的员工、学生和校友在一百五十多个国家的政府、学术界、国际机构和卫生服务部门工作。学校有包括临床医学、流行病学、统计学、社会科学、分子生物学和免疫学在内的多个学科。该校包括流行病和人口健康、传染病和热带病、公共卫生和政策三个学院。学院的主任皮特·皮奥教授是埃博拉病毒的共同发现者，是联合国艾滋病规划署的创始人和副秘书长，发表五百多篇论文，出版了多部书籍。学校目前有一千多名研究生及三千多名远程学习的学生，学院的员工、学生和校友在全球180个国家工作。学校有许多世界领先的研究中心，专攻各种领域如疟疾、结核、全球心理健康、数学建模、公共卫生干预措施、青少年和儿童健康等。2015，该校在欧洲研究影响排名中位列第一，且社会科学和公共健康在美国新闻全球最佳大学排名中位列第三。

二、美国

（一）萌芽期——1800年至1870年

在十九世纪初，美国就有了公共卫生活动。和欧洲一样，它首先在大城市出现，因为大城市人口集中，传染病容易扩散。当时，人们已经意识到肮脏的环境和污染的水源是造成瘟疫的重要原因。纽约市1798年发生黄热病大流行，为对付瘟疫，市政府首次设立卫生委员会，并在1804年任命第一位专职的卫生检察官，由警察局领导，在1838年划归卫生局领导。波士顿、费城等一些大城市也相继设立各自的卫生委员会和卫生检察官。

当时的公共卫生机构重点是开展环境卫生工作，同时也负责检疫和隔离传染病患者。南北战争后，一些州和地方也开始设立自己的公共卫生机构。例如，1849年，马萨诸塞州设立了一个特别卫生委员会，负责全州的卫生问题。该委员会于1850年提出的报告中建议设立固定的州和地方卫生委员会，开展生命统计（包括建立传染病登记报告制度）、天花接种、环境卫生、卫生宣传等项工作。1869年，马萨诸塞州成立全国第一个州卫生委员会。

1881年，在华盛顿举行第五届国际卫生会议，美国首次参加。这一次会议主要是讨论有关黄热病的问题。古巴代表芬利博士在会议上首次公开了他的最重要的科学发现，并对黄热病的来源和传播方式发表了个人的意见。

（二）成熟时期——1871年至1910年

南北战争后，美国逐渐安定下来，政府机构也趋于成型。随着工业的迅猛发展和欧洲移民的大量涌入，城市规模和人口剧增，环境卫生问题日益严重，传染病很猖獗。1878年，议会通过了国家检疫法，以防止传染病入境。海军陆战队医院服务局负责全国主要港口的检疫工作。次年，国家卫生委员会成立，负责国际和国内各州间的检疫工作。到十九世纪末，几乎所有的州和大城市和部分小城镇都设立了自己的卫生委员会。

截至1900年，各级卫生委员会及所属机构的主要功能仍限于加强卫生法规和控制传染病的流行。此时，人们已经知道传染病的病原体是细菌，免疫接种的原理也已形成。因此，公共卫生机构对付传染病的能力有了极大提升。

公共卫生的范围在十九世纪末和二十世纪初得到了扩展，民间团体也参与了公共卫生活动。1893 年，私人慈善组织在纽约设立了奶站，帮助无力哺育幼儿的穷人母亲。奶站除提供免费或廉价的牛奶外，还提供婴儿护理咨询服务。1908 年，成立了纽约儿童卫生局，拥有固定的工作人员，负责家庭访视，管理助产士，开展学校儿童卫生检查、成立儿童卫生诊所等工作。为促进全国保护儿童健康计划顺利开展，于 1908 年成立了全国婴儿死亡研究和预防会。同期，全国各地还相继成立了许多结核病、性病等的研究和预防学会。

截至 1910 年，全国各地成立了许多公共卫生机构，在社区的影响进一步扩大，工作范围也超出了环境卫生，但仍限于预防，未敢涉足私人医生的垄断领域——医疗服务。

现代公共卫生的最大成就之一是征服了黄热病，这是由美国陆军黄热病研究处完成的（1900 年），其成员有雷德、卡罗利、拉齐尔和阿格拉蒙特。

（三）加强预防时期——1910 年至 1934 年

公共卫生工作的中心是预防。但也基于此，许多本应由公共卫生机构承担的工作却被分配给了其他部门。例如劳动卫生和职业安全保护工作和工伤事故赔偿法的实施（其中有医疗保健方面的条款）均由劳工部门负责，对穷人的医疗服务也是由地方政府的救济福利部门负责，卫生部门都无权参与这些工作的管理。

1910 年后，医生、医院和病床的供应量都迅速增加。多数医院是私人开办的。私人医生害怕公立机构与其竞争，反对政府以任何形式干预它们的垄断领域。而且，多数地方卫生官员是兼职医生，站在私人医生一方。政府的公共卫生机构都竭力避免与私人医生发生冲突，把工作重点放在预防上。

尽管在地方一级，公共卫生机构内的保守势力较大，但在州一级，公共卫生部门的雇员多是专职的公共卫生人员。因此，他们更趋向于扩大公共卫生的工作范围。例如，在 1911 年英国实行全面健康保险后不久，美国就有公共卫生官员提出在美国制定社会保障法必须包括工人医疗保健项目和全面的国家健康保险计划等提案和提议。但由于私人医生势力强大，他们通过自己的组织如美国医学会（AMA）对政府在医学方面的提案发挥重大影响。上述法案及许多扩大公共卫生工作范围，建立卫生中心网为穷人提供全面预防和门诊治疗服务的提案，甚至如 1921 年通过的确立联邦政府拨款资助地方儿童卫生诊所的 Sheppard-Towner 法案，都因 AMA 和非官方的地方医学会的反对而不能通过或通过了不能很好地实施，或实施了不久即被终止。

美国的公共卫生活动在二十世纪的第二个十年中已有良好的发展。如达布林所说，随着对近代卫生科学的理解不断加深，人们对卫生生活的需求不断增加。由于有关此问题的科学知识日益增加，宣传教育赋予群众广博的知识，再加上明智的卫生条例，美国在这方面的进展很大，其显著成就在传染病控制方面。由于对牛奶的消毒，消灭了牛型结核病。广泛供应牛痘苗和白喉抗毒素以及其他类似的措施，对预防传染病也起到重要作用。人们的生活标准在逐步提高（如缩短工时、较好地利用业余时间、更富于营养和较平衡的膳食），据达布林研究，靠工资谋生者 1935 年的生活水平相当于 1911 年富有者的生活水平。由于工业卫生措施的推行，大大降低了职业病和意外灾害的发生，但汽车造成的意外伤害在美国仍然是主要死亡原因之一。同时，非正常死亡仍占死亡总数的8%~10%。

抗痨法规的制定以及与痨病传播作斗争的运动已有广泛的发展，特别是在美国。应感谢那些捐资的个人以及政府和全国防痨协会及分会的有力领导。群众认识到此病的可治性以及早期诊断和治疗的重要性，因此对于此病的合理化治疗有了更好的了解。关于控制此病的有效措施也有发展，如设立了研究院、预防门诊和医院以及治疗此病的疗养院。在两次世界大战中由于经济困难和局势纷乱，痨病在欧洲曾有暂时性的增加，但在第一次世界大战后明显降低。

1928年，在美国共有一千零六十个永久性、两千五百五十五个临时性的痨病诊所。1940年，有六百个以上疗养院，病床总数约一万张。考虑到痨病的发病频率，更重要的是注意到战事的影响，所有入伍军人均需经胸部X线检查。因此，数以百万计的男子和许多妇女接受了检查，许多早期无症状的病例得以检出。根据对检查的数十万人的统计，有活动性肺结核者，据夏皮罗统计为0.87%，据埃利希和爱德华兹统计则为0.38%。战前痨病的死亡率美国远少于欧洲各国（1941年为0.44%）。意大利约有门诊四百家，医院病房中病床已由1925年的一万四千张增加到1932年的三万五千张。特别值得一提的是罗马的一个新疗养院，它以著名人工气胸倡导者福拉尼尼之名作为院名，该院有病床一千三百张，并有庞大的预算供研究和训练毕业医师之用。在婴儿和在校儿童的防痨运动中建立了许多露天学校和夏令营。这些措施现已被所有先进国家所采纳。

1932年，美国经济进入大萧条阶段。私人医生收入下降，穷人就医必须靠政府救济，公共卫生工作也因经费不足开展得很少。公共卫生机构多数位于破旧不堪的建筑内。卫生官员许多是私人医生退休后担任的，他们不愿意公共卫生超出传统的预防。这一切使得卫生部门在社会上的地位不高，在政府部门中也最薄弱，并形成恶性循环。

美国最早的公共卫生学院始建于1912年，是由商人塞缪尔·泽穆雷捐资建立的图兰大学（Tulane University）公共卫生学院，当时称为热带医学与卫生学院（School of Tropical Medicine and Hygiene），它也是美国唯一的热带病学院。图兰大学热带病和卫生学院第一任院长为克赖顿·韦尔曼博士，他于1912年3月撰写了“The New Orleans School of Tropical Medicine and Hygiene”一文，清晰地描述了未来公共卫生学院的框架，为后来美国公共卫生学院的发展奠定了良好基础。

1915年，耶鲁大学医学院建立了流行病学与公共卫生学系；1916年，约翰·霍普金斯大学在洛氏基金会资助下成立了“卫生与公共卫生学院”（School of Hygiene and Public Health）。

（四）壮大和发展时期——1935年至1959年

由于经济危机的暴发，罗斯福总统实施新政。其中之一就是于1935年实施的社会保障法（SSA）。该法案的第五款涉及妇幼保健（MCH），此款是老Sheppard-Towner法案的翻版和扩展。该款规定联邦拨款资助MCH和残疾儿童的诊断与治疗，这显然超出了预防。第六款涉及一般公共卫生项目。以上条款的实施工作是由美国公共卫生服务局（USPHS）负责（该局前身是MHS）。联邦政府的这些拨款极大地加强了公共卫生机构。各州公共卫生部门也都因此而积极地培训公共卫生人员，充实地方公共卫生机构。公共卫生学院也得以加强并增加了数所。全国新设立了数百所性病诊所，由于控制性病离不开积极治疗病人，因此这些诊所还提供医疗服务，这意味着公共卫生工作开始进入私人垄断的医疗服务领域。

随着公共卫生部门的强大，它们的作用发生了改变。州级公共卫生机构研究工业中的危害因素，以预防职业病。地方公共卫生部门与教育部门共同负责学校儿童的体检。卫生宣传渐受重视。一些为妇幼提供预防服务的牙科诊所相继成立。第二次世界大战爆发后，政府对军事基地周围的公共卫生机构非常重视，拨出专款予以加强。

1943 年，有人在提交议会讨论的有关建立国家健康保险（NHI）的提案中建议由 USPHS 管理 NHI。1944 年，美国公共卫生协会（APHA）发表了一份全国卫生计划中有关医疗保健的现行政策的报告。报告提出“公共卫生机构应该关心卫生服务的各个方面，包括卫生服务的实施”这个观点被普遍接受，标志看美国公共卫生发展的一个转折点。从此各州公共卫生部门开始承担新的历史使命。例如 1943 年全国妇幼保健急救计划（EMIC）实施，公共卫生部门负责组织安排有关的医疗保健服务和制订一些医疗和医院服务的最低标准、价格等，这样公共卫生部门的作用迅速地被扩大。

战后，尽管 NHI 法案未被通过，但它的许多部分得以通过。例如，1946 年通过的国家医院调查和建设法（Hill-Burton）就是其中一部分。该法案规定联邦在病床缺乏地区建立医院时应给予补助。州公共卫生部门负责调查本州的病床供应情况和制订新医院建设的总体规划，并开展对医院的监督和颁发执照等项工作（非官方的医院信任联合委员会 JCAH 是 1952 年才成立的）。

公共卫生机构的工作范围在其他方面也得到扩大。1946 年，全国精神卫生法（NMHA）颁布，联邦拨款给各州，资助有关精神病的预防、诊断和治疗以及研究工作，而这些工作是由 USPHS 新设的一个分支机构负责开展的。多数州卫生局还负责制订州卫生计划。由于死因顺位的变化，心血管病、癌症等慢性疾病对人类的威胁越来越大，人民强烈要求采取公共卫生措施来应付这些威胁。公共卫生机构调整目标，加强对慢性病的控制和研究，开展健康普查，采用多项筛选技术，早期诊断和发现病例。康复服务、健康生活方式的卫生宣传等都成了公共卫生工作的内容。

二十世纪五十年代，联邦公共卫生机构也有了进一步扩大。如国立卫生研究院被大大地加强和扩大。对印第安人的卫生服务管理权也由内务部转交 USPHS。USPHS 还被授权开展持续的全国卫生情况调查。因此在五十年代末，联邦、州和地方公共卫生机构的权力和地位与 1935 年相比都显著提高了，公共卫生部门承担了更广泛的职责。尽管如此，许多有革新精神的公共卫生领导仍在不懈地努力进一步扩大卫生工作的社会职能。

至 1938 年，已有十所大学成立了公共卫生学院，有十四所医学院开设了公共卫生课程。

1946 年 7 月 1 日，在美国佐治亚州亚特兰大临近艾莫利大学的一块土地上正式成立了美国传染病中心（Communicable Disease Center）。创办人约瑟夫·孟汀是一位很有远见的公共卫生领导者。当时中心只有四百名员工，多数为工程师和昆虫学家。传染病中心的前身就是战区疟疾控制（Malaria Control in War Area）办公室。中心的主要任务是与各州和地方的卫生官员合作控制疟疾、斑疹伤寒及其他传染性疾病。1949 年，著名的传染病流行病学家亚历山大·朗缪尔在 CDC 创建了流行病学部。不久就启动第一个疾病监测项目，随后，疾病监测成为 CDC 开展各项工作的基础。1950 年朝鲜战争爆发，推动了 CDC 疫情服务处（Epidemiological Intelligence Service，EIS）的建立。1955 年，CDC 成立了脊髓灰质炎监测部门。十年后，接管厂公共卫生服务部控制脊髓灰质炎的职责。1957 年，成立流感监测部门。1957 年和 1960 年，性病与结核控制项目相继归入1961年CDC接管免疫项目和《患病率和死亡率周报》(*Morbidity and Mortality Weekly Report*，*MMWR*)。*MMWR*每周报道来自各州的重要死亡和疾病最新情况等数据。外国人检疫服务部（Foreign Quarantine Service）则是公共卫生服务部中最古老的、最有声望的部门之一，1967年也并入CDC。CDC的工作内容不断拓展。例如，1983年成立暴力流行病学部门，应用公共卫生预防策略来解决虐待儿童、杀人和自杀问题。1986年，并入吸烟与健康办公室。1987年，国家卫生统计中心并入。1988年，成立慢性病预防与健康促进中心。1989年与世卫组织合作建立灾难应急准备协作中心。CDC在全球消灭天花的活动中发挥了关键作用；在本土追踪新发和神秘疾病暴发等方面也获得显著成功。今天，越来越多的国家已经或者正在仿效美国CDC组建自己的相应机构，借以应对公共卫生领域越来越严峻的挑战。

（五）全面发展时期——1960年至1980年

在二十世纪六十年代，政府在卫生事业各个方面的作用和影响越来越大。1963年，卫生职业教育援助计划实施，USPHS负责将资金分配给各有关学院，由后者具体实施这项计划。1964年，约翰逊总统号召向贫困开战。同年，联邦经济机会法（EOA）通过，由新成立的美国经济机会办公室（OEO）负责开展这项计划，并直接向总统汇报进展情况。1965年，OEO开展一项运动：在贫困地区设立街道健康中心，向穷人提供包括治疗和预防在内的全面门诊服务。1973年，尼克松执政，又陆续设立了许多其他类型的社区健康中心。到1979年，全国约有1000个类似的健康中心。这些健康中心由联邦政府资助，归入特设的地方非政府社区团体管理，USPHS只负责监督工作。

这些健康中心迅速发展和它们提供的全面服务又颇受欢迎，无疑增强了公共卫生部门扩大其传统诊所工作范围的信心，即不但提供预防性的MCH和开展控制性病工作，而且还提供全面的初级保健服务。

1965年通过的社会保障法（SSA）修正案中有两项卫生方面的计划——老人医疗救助（medicare）和穷人医疗救助（medicaid）计划（以下简称“两个救助”），对整个美国卫生事业的发展有巨大影响。这两项计划都是政府资助的，老人医疗救助计划是针对六十五岁及以上老人的，穷人医疗救助计划是针对穷人的。符合这两项计划要求的人，在接受医疗服务时只需负担很少一部分费用，其余部分由政府支付。过去这些人由于年老或贫穷，是高危人群，容易患病。而且由于退休后多失去健康保险，或贫穷付不起保险金，得不到健康保险的保护。因此，生病对他们是一个沉重的负担。政府的这两项计划从根本上解决了他们的就医困难，以至于后来有许多人要求政府将这种经济援助扩大到整个人群。

“两个救助”实施后，很快成为联邦的最大卫生项目。它们的费用直线上升，不久就远远超过政府其他卫生计划费用的总和。联邦政府在这两项计划的管理上并不直接参与，而是将资金提供给财政中间人，由后者管理。例如，老人医疗救助是由从蓝十字（Blue Cross）和蓝盾（Blue shield）公司及商业保险公司中抽出的人组成的财政中间人负责管理的，而穷人医疗救助是由州福利部门或州政府特设的专门机构负责管理。地方卫生部门则不参与这些计划的管理。1975年，DHEW设立卫生服务财政管理署（HCFA）单独管理“两个救助”计划。

六十年代后期和七十年代，政府还制订了许多其他卫生计划和法规。例如，1965年针对心脏病、癌症和脑卒中制订的地区化医疗计划（RMP），1966年通过的全面卫生计划法

（CHP），1974 年颁布的国家卫生计划和资源发展法（NHPRDA）等。这些计划和法规使得政府在组织卫生资源、安排卫生人力、调整医疗卫生机构布局等方面的作用和影响不断增大。

六十年代和七十年代，其他类型的卫生组织也有了较大的发展。如健康维持组织（HMO）开创了按经济原则组织卫生服务的新途径；职业标准审查组织（PSRO）在全国形成网状组织，负责“两个救助”计划中提供的卫生服务的质量监督。卫生宣传在这一时期有了较大发展，它对培养人们的健康生活方式有不可低估的作用。公共卫生部门在 70 年代后期工作的重点是预防和促进健康。

因此在 1960 年至 1980 年这一时期，有组织地提供卫生服务是卫生服务的发展趋势。政府是靠经济手段间接地对卫生服务发展的方向、提供形式和内容等产生影响，而不是直接参与卫生服务的管理和实施。

在美国公共卫生教育史上占有重要地位的第三个报告就是 1976 年发表的 Milbank 报告。报告明确定义了公共卫生的基础课程，并建议公共卫生教育计划应用到三个方面，即流行病和生命统计为主的测量与分析性科学，与公共卫生有关的社会、政策、历史及哲学，以及公共卫生的组织和管理科学。报告明确了公共卫生教育应培养未来的卫生政策的决策者、专家、研究人员和教育工作者。同时，对生源也有了较明确的规范，可以包括：①在卫生领域工作的医学毕业生；②在与公共卫生相关领域工作的非医学毕业生；③有多年公共卫生实践的本科毕业生。

三、日本

（一）萌芽期——始于明治维新

人们的生活伴随着疾病，预防疾病的措施及学科也在不断发展，日本也不例外。根据《日本书纪》，日本最早对于瘟疫的记载是在崇神天皇五年；“国内多瘟疫，民众死亡达半数以上”。1858 年，日本发生霍乱大流行，其后的 1862 年夏天霍乱再次袭来。在霍乱的阴影下，日本迎来了明治维新。

明治维新是日本近代化的开端，一系列近代化改革加速了贫民阶层的出现，也使得城市人口过于集中，而环境卫生却没有同步改善。工业化带来的环境污染与贫困现象直接导致明治时期各种疾病的滋生和蔓延。从 1877 到 1895 年，被称作“贫民病”的霍乱先后 8 次大规模流行。除此之外，痢疾、伤寒、天花等急性传染病及麻风、结核等慢性传染病也多次暴发。

日本的近代化是全面向西方学习的过程，在这个过程中日本医学认可并吸收了西方医学，得到了极大发展。1868 年（明治一年），明治新政府开始推行“灭汉兴洋”的医学制度，在横滨设立临时军事医院，聘请英国人韦利斯（1837—1894）担任指导，后迁至东京，改为东京府大医院。次年，新政府将幕府的医学所和东京府大医院合并，改为医学校兼医院，成为新政府的第一所医学教育机构。当时政府从德国聘请外科医生缪勒（1824—1883）和内科医生霍夫曼（1864—1937）担任医学教师，主持医学校的教学和临床工作。1877 年（明治十年），医学校改为东京大学医学院。随着日本中央医学教育的确立，地方也纷纷建立医学校，培养新时期的医学人才。

随着日本医学领域的发展，卫生行政体系开始得以建立及健全。日本卫生行政制度始于 1872 年（明治五年），以在文部省内设置医务课为标志。翌年，医务课升格为医务局，掌管医疗卫生事业。1874 年，颁布卫生行政组织、医疗管理、药品管理、公共卫生以及医学教育等归于综合法典的医学管理制度。1875 年，医务局从教育部转到内政部“内务省”，改称为“卫生局”（即今日的“厚生省”）。此时卫生行政管理将传染病的防治作为主要任务，为便于进行传染病防控，并认识到西方中央集权的医疗制度，将国民个体的身体作为政府进行管理和改善的对象。地方卫生行政在 1893 年由警察行政接管，借助警察的力量，卫生局开始颁布一系列法律，并通过饮水管制、清扫厕所等政策来改善环境卫生。1897 年，日本制定了《传染病预防法》，并在其后四十年间在防治急性传染病取得明显成效后，对结核、性病等慢性传染病以及精神障碍等疾患的防治和管理也建立和制订了各种法规，陆续制订了《下水道法》《污物扫除法》《海港检疫法》《麻风预防法》《结核预防法》《性病预防法》《精神病院法》《寄生虫病预防法》等卫生法规，也制订了《工厂法》《健康保险法》等社会政策立法。在日本公共卫生与预防医学的发展萌芽期，基层预防保健由警察负责，以传染病防治为主要目标，同时开展了改善环境卫生、加强劳动保护和区域性卫生保健指导的实施。在健民健兵的指导方针下，日本于 1937 年制定了保健所法，在全国各地设置了四十九个保健所。次年成立了厚生省，将卫生行政从内务省分出来，主管全国的卫生保健福利事宜，卫生行政组织的体制得以强化。

结核曾是日本病患的第一位死因，胃肠炎也具有很高的死亡率。这些感染性疾病死亡率的降低是日本人寿命延长的重要原因。而在控制各种疾病的工作中，公共卫生及预防活动起到了很大的作用。在日本政府眼中，疾病早已不是个人的事情。为达到“消除一切疾病，建设健全社会”的目的，政府通过舆论宣传、武力强制等手段对人们的身体加以管理和改造，塑造出拥有卫生观念、习惯于近代文明生活的国民。日语里对疾病的预防活动称为“健康管理”。实质包括疾病的预防、发现和健康检查。基于近代化发展时期严峻的流行病社会负担，流行病学研究成为公共卫生与预防医学学科发展的早期关键内容。最早的流行病学研究可以追溯到十九世纪八十年代，研究者金宏高木在 1885 年应用流行病学的研究方法确定了“脚气病”的病因，并成功进行防治。1889 年，森太郎森将流行病学一词由德语引入并译成日文。在 20 世纪 40 年代以前，公共卫生与预防医学的流行病学研究主要集中在传染病如结核等，其主要借助动物（老鼠等）进行试验流行病学研究，以阐明其传播机理。随着结核病死亡率的大大降低，预防活动与研究工作的“靶疾病”范围也随之扩大。

1938 年，日本创立了国立公共卫生学院，是日本厚生省的直属机构，负有教学和科研两大职能。其教学任务主要是为国家、地方和私立机构培训公共卫生技术人员和管理人员，受训者是正在从事公共卫生工作的技术人员或管理人员。科研任务有来自国家及学习和个人自选的项目，也有世卫组织指定课题和国际协作课题，该院是日本专门培养在职公共卫生技术人员和管理干部的唯一高等学校。同年，东京大学公共卫生学院成立了流行病学教研室，是日本第一个从事流行病学工作的专门机构。

（二）成长期——1945 年至 1964 年

第二次世界大战时期，日本军国主义的战争狂热和非理性的扩张侵略严重破坏和阻滞了本国的公共卫生发展。1945 年日本无条件投降后，医药缺乏，粮食困难，人民的健康水平十分低下。1946 年，日本制定了新宪法，实施了卫生行政改革，国民的生存权也在日本宪法中得到确认，同时伴随着经济发展、生活水平的提高和国家职责义务的加强，公共卫生事业也有了长足发展。1947 年，厚生省制定了《食品卫生法》《劳动基本法》《儿童福利法》，于 9 月在《保健所法》的基础上，进一步全面修改并颁布了《新保健所法》。《新保健所法》的颁布，使日本公共卫生事业第一线的机构得到很大的扩充和加强。它规定保健所除健康咨询和保健指导外，还具有医疗、药物、食品卫生和环境卫生等行政管理职能，形成了全国预防保健网络。1960 年，日本根据国内社会和经济形势的变化，对保健所的类型予以重新划分。同时期，厚生省还相继制订了《预防接种法》《优生保护法》《新性病预防法》《精神卫生法》《检疫法》《营养改善法》《母子保健法》等一系列法规。在《新国民健康保险法》的要求下，日本于 1961 年开始实行健康保险制度。在这个制度下，几乎人人都参加了社会医疗保险，在日本几乎已经没有因经济原因看不起病或住不起院的情况。

日本的职业安全和卫生立法最早是从 1916 年颁布的“工厂法”开始的，但其在战后时期才得到了较大发展。第二次世界大战以后，建立了以“劳动标准法”为中心的立法制度。日本工业卫生的一个重要特点是工业保健医生。立法规定，凡是雇员五十人以上的公司必须有一个兼职保健医生。若雇员超过一千人或公司里超过五十人从事有危险的作业，必须雇有至少一个全日制的工业保健医生。全日制保健医生容易发现工人的健康问题。另外，工厂通过控制环境、控制劳动条件和定期的健康检查来加强职业安全，减少事故和职业病的发生，维护劳动者的健康。

战后二十年间，日本公共卫生随着经济的飞速发展也取得了很大的进展，而公共卫生事业的发展和医疗供给体制的完善也使得国民健康水平有显著改善和提高。卫生行政通过改革已经走上正轨并逐渐成熟，其主要战略目标仍是传染病防治和环境卫生改善。该时期制定了预防接种法，进行了大规模的结核、痢疾的调查，少数公共卫生与预防医学学科的流行病研究涉及乳腺癌、胃癌和白塞病等非传染性疾病。1947 年，日本成立美国原子弹受害者委员会，开始对原子弹劫后幸存者的研究，创立了前瞻性队列研究。1955 年至 1964 年，日本已有效控制了急性传染病，传染病死亡率和婴儿死亡率大幅度下降，国民健康水平有了长足提高。由于人口构成、疾病谱和死亡谱急速变化，中老年疾病（如恶性肿瘤、心脑血管疾病等）成为主要死因，各类非传染病的防治逐渐提到议事议程。

（三）发展期——1965 年开始

1965 年，以东京奥运会（1964 年）为标志的日本经济腾飞，也把日本公共卫生与预防医学推向一个新阶段，学科研究被广泛应用于疾病监测和控制系统。日本公共卫生科研的发展、卫生医疗政策的建立伴随着战后经济增长和社会成熟化同步进行，作为卫生医疗政策的直接运营者，厚生省和卫生医疗机构承担着重要职能。

在公共卫生科研方面，随着技术革命的到来和医学尤其是公共卫生学的进步，卫生行政的各方面亦有了很大改观。作为从事科研活动的公共卫生行政基层机构，卫生研究所是地方卫生行政技术的中坚机构。1976 年，厚生省发出《强化地方卫生研究所的通知》，修改了地方卫生研究所的设置纲要，进一步明确了其中心工作，即调查研究、考试和检查、研修指导、公众卫生情报的分析和提供。各院校也广泛建立公共卫生与预防医学教学科研机构，其中以流行病学为首要发展方向，于 1991 年 1 月成立了日本流行病学协会，会员专业涉及流行病学、公共卫生、临床医学、信息学、传染病学、工业卫生、环境卫生和其他学科，并出版了日本公共卫生领域的第一份英文杂志《流行病学杂志》。

随着医疗技术和生活水准的提高，传染病得到控制，人口的高龄化比率日增，恶性肿瘤、心脏病、脑血管病等成为日本公共卫生和疾病预防控制工作面对的主要挑战。日本预防保健的重点已从传染病转移到非传染病及各类危险因素。二十世纪五六十年代“二战”结束后的日本推行经济增长为先导的政策，经济的高速增长带来了环境的急剧恶化，环境恶化对人民健康的影响也逐渐显现，随之产生了许多因环境受到污染而影响居民健康的事件。其中最为突出的是五十年代和六十年代发生的水俣病和痛痛病。水俣病是由于有机汞引起的 Hunter-Russel 综合征，痛痛病则是由于慢性镉中毒而引起的表现为骨折、神经痛和骨痛的疾病。这两种疾病由于工业引起的环境污染而在日本暴发流行，使许多日本人的健康受到伤害而广为人知。公害问题成为六七十年代日本日益尖锐的社会和政治问题，民众高涨的反公害运动推动了政府进行公害控制立法的步伐。二十世纪七十年代，全球范围开始了所谓的“环境时代”。日本也掀起了环境立法的高潮，在 1967 年通过《公害对策基本法》。1970 年底召开的第六十四届临时国会，一次就通过了新制订和修改的十四部环境法律。日本现行的环境卫生相关法律法规多形成于这个时期。进入九十年代后，日本在维持经济发展的同时，国内环境卫生质量也有了明显改善。这时主要表现为城市生活型环境污染问题，主要是汽车尾气污染、生活污染、城市固体废弃物处置等。在可持续发展的理念影响下，出于对公共环境卫生的考虑，日本于 1993 年制订了新的环境综合性法律《环境基本法》。

为推进老年人卫生保健事业，于 1975 年实施了老人医疗免费政策（老人医疗费支付制度），规定高龄人口的医疗原则上是免费的。经过激烈的社会争论和政府努力改革，于 1978 年以市町村为主体推出了老人保健制度。提出高龄人口的医疗费随年龄的变化而调整，其资金来源于各自独立设置的保险制度和公共财政。1982 年，日本制订颁布了《老人保健法》，并在厚生省公众卫生局内设置老人保险部。1984 年，厚生省的原卫生三局：医务局、公众卫生局和环境卫生局改组为健康政策局、保健医疗局和生活卫生局。1992 年，设置老人保健福利局。1993 年，基于日本国内老龄人口急剧上升而出生率较前明显降低、疾病谱转变及社区居民的卫生保健需求多样化等情况，修改了《保健所法》，提交国会立案，并于次年 6 月通过《地域保健法》(或称《社区保健法》)。此法内容对于建立新的社区保健体系进行了规范，建立了都、道、府、县以及市町村级各负其责的地域保健体系，有利于满足国民的卫生保健需求。在公共卫生执业人员的管理方面，从 1990 年起，日本生行政采取了医学生在保健所学习、以确保普及事业医师的专门对策，并根据地区特性进行了全国范围内的保健所医师调研等工作。

在经济转轨和社会转型的变革时期，公共卫生事件频发，日本公共卫生事件的应对能力应运发展。1993 年，日本政府因隐瞒血液制品感染艾滋病病毒的事件，被媒体曝光后引起轩然大波。1999 年，政府颁布“情报公开法”，潜力信息发布和情报公开制度，要求发生大规模传染病时，政府必须通过包括行政命令在内的一切手段向国民公布，说明情况。1997 年，日本发生了四万二千人患肺结核，死亡约二千七百人的战后最大传染病事件。为此，1998 年前后，日本政府对传染病相关法律法规进行大规模的修订完善，以健全政府事件管理和指挥体系。主要包括《传染病预防与传染病患者的医疗法》《检疫法》《艾滋病预防法》《关于后天性免疫不全性传染病的预防指针》等法律，以及厚生劳动省《结核病紧急状态宣言》《关于传染病的健康事件实施要领》等条例。针对当时大规模发生结核病的突发事件，地方政府也相应制订了应对管理措施，对因药品、食物中毒、传染病、饮用水污染及其他原因造成危害国民生命或健康安全的事件，提出建立包括国家和地方政府在内的相关组织机构、应对体制及相关对策措施。20 世纪 90 年代来，日本政府加强了应对公共灾害事件的管理，建立起一套从中央到地方的事件管理体系并不断完善。而各都道府县的地方保健所和市町村的保健中心则在公共卫生事件的预防工作中起了主导作用，基本建立了包括预防突发事件的发生，健康事件发生时的人、财、物准备与落实组织体制，应对事件的各种防疫保健服务与信息收集管理，突发事件后的生活恢复等。

随着日本现代化的发展及国民健康素养的提升，公共卫生医师的作用受到了重视，公共卫生与预防医学学科教育及学院的设置得到迅速发展。1965 年后，部分日本大学的医学院设置了卫生保健系，学制为四年，前两年为普通教育课程，后两年为卫生保健课程。1978 年建立的职业和环境卫生大学，学制为六年，其目标则是培养职业卫生和环境卫生人员。随着大卫生观念的形成和发展，要求人们对健康要有整体观，需要从生物、心理、社会，以及个人、家庭和社区维度去理解与疾病的关系。为同这一趋势相适应，公共卫生教育的形式和内容也不断革新，公共卫生学院除开设各种传统课程外，也逐渐出现了大量跨学科、范围广泛的社会医学课程。在二十世纪六十年代，世卫组织公共卫生学专家委员会就建议，公共卫生学院除开设共同的传统必修课程以外，还应开设各种选修课。日本政府结合当代主要的社会卫生问题，组织了卫生管理人员、流行病学及人口学家、社会工作者、经济学家和计算机专家共同开发跨学科的课程，对课程结构作了必要的改变。以日本国立公共卫生学院为例，该院下设十六个系、五十五个教研室和二十四个研究室。各系共同的必修课是公共卫生现代史、卫生行政学、流行病学、卫生统计学和环境卫生学。另外，还设选修课五十七门，特别课程二十三门。主要选修课有卫生政策、卫生经济、卫生社会学、国际卫生、社会保障和社会福利制度、社会调查、卫生计划、健康教育、人口学、成人保健、食品卫生、劳动卫生、放射卫生等。特别课程如生物统计学、大气环境卫生化学等。

目前日本有七十九所医学院，其中四十二所国立、八所地方性、二十九所私立。所有学校均由文教体育科技部（MEXT）管辖。大部分医学院下设公共卫生与预防医学相关专业。而有两所私立学校则负有公共卫生领域的特殊使命：自治医学院负责培养社区保健医生，职业环境卫生大学培养工业领域的职业医生与环境卫生方面的研究人员。日本国立公共卫生学院、东京公共卫生学院、京都大学公共卫生学院及九州大学公共卫生学院等都开设了公共卫生毕业后教育。学院自行管理，隶属卫生福利部，其资金由政府提供。学科设置包括普通公共卫生学科、护理学科、环境卫生学科、卫生教育学科、营养学科和环境科学学科等。公共卫生学院提供继续教育的目的是训练公共卫生人员，并进行公共卫生方面的研究。为此正在不断地改善机构，使之适应变革的需要。

四、苏联

（一）初步发展时期——苏维埃政权的最初年代

罗曼诺夫王朝后期（一般界定为第一次世界大战前后到 1917 年之前），俄国国内卫生环境恶劣，诸如天花、霍乱、伤寒、痢疾、梅毒、结核等急烈性传染病肆虐，死亡率高，婴儿生存率低，国内民众平均寿命低，医疗、卫生健康状况严峻。据不完全估计，罗曼诺夫王朝后期俄国的天花发病例数每年平均约为二十万人，其中约四万人死于天花；死亡率约为二十九人每千人；平均寿命仅约为四十岁；全国三分之一儿童在满周岁前都会感染某种传染病，而全国新生儿中仅有三分之一能存活，即使生育率高（平均一个女性生育六至十个小孩），但较差的卫生水平对母儿的存活都带来巨大的挑战。另外，由于非洁净、未消毒的乳制品的供应，母体疾病得不到治疗，婴幼儿结核病病死率也高居不下，在1918年之前，病死率均位于20人/万人的高位；由于洁净饮水设备的缺失、恶劣供水环境的存在、河流污染严重，在莫斯科、圣彼得堡等大城市，痢疾、伤寒等疾病也屡见不鲜；由于极为原始生活方式的保留、低劣的卫生习惯盛行，通过非性传播的梅毒发病率居高不下，尤其在一些边远农村或原始地区，比如巴什基尔、鞑靼等地区，全家感染梅毒的情况普遍。另一方面，医疗配备情况也不容乐观，全国平均每八千人口只配有一名医生，而约八成医生工作在大城市以及私人诊所，所以在东北偏远地区实际医疗配备情况更为严峻，一般认为每两万人才配有一名医生。

针对国内严峻的卫生问题以及恶化的民众健康水平，为迅速改善国民健康，提高社会劳动力的生产价值，苏维埃俄国在建国初期［1917年11月7日“十月革命”后，到1922年12月30日苏维埃社会主义共和国联盟（下称“苏联共和国”）成立前］，把“提高人口卫生健康水平”列入苏维埃政府重点发展目标之一，并明确规定医疗卫生是经济、文化、工业等各部门应共同承担的职责。在建国初期，数件标志性事件的发生定下了苏维埃俄国乃至日后成立的苏联共和国公共卫生事业发展的基调。1918年6月，在苏维埃俄国第一届全国卫生会议上，莫斯科市议会卫生部部长尼古拉·亚历克桑德罗维奇·谢马什科（N. A. Semashko）宣布“国家保证对所有居民提供免费、普及化、高质量的医疗卫生保健服务”，该宣言在后来也写进了苏维埃俄国新宪法第四十二条和苏联共和国卫生基本法第四条。该会议的成功举办也标志着苏维埃政权下第一阶段卫生革命的开始，在此阶段，苏维埃俄国明确以对抗急烈性传染病为卫生工作的首要目标。尼古拉随后也成为苏联共和国第一任公共卫生委员长，并担任该职务直到1930年。1918年7月，苏维埃俄国公共卫生人民委员会成立，该委员会成立的初衷在于在全国范围内集权管理、整合、分配卫生保健服务的供给，该委员会的成立标志着苏维埃俄国的公共卫生服务的机构化、有形化，以及公共卫生改革第一步工作的完成。公共卫生改革的第一阶段里，“免费享有”“均等普及”“高质量医疗服务”“防疫结合”“疾病产生的社会因素”等关键词成为主流，这些词语反映了苏维埃俄国公共卫生事业最核心的内容。苏维埃公共卫生人民委员会也是一个高度集权化的机构，在当时历史环境下，有助于统领全国医疗事务，并为富有苏维埃俄国特色的卫生保健道路指引方向。

在大力改善城乡环境的努力下，苏维埃俄国国内卫生状况、个人医护保健水平有所改善，比如婴儿死亡率相较沙皇时期有显著下降，从1913年的275人每千名新生儿下降到1927年的一百八十六人每千名新生儿。从公共卫生角度，为降低婴儿死亡率，结合当时急性传染病肆虐的国情，苏维埃俄国采取一系列措施降低围产期发病率以及新生儿感染率，这些措施主要包括：①强调胎儿呵护、母体锻炼的产前健保服务；②严格医院接生制度，杜绝院外接生；③孕产妇接生隔离制度；④新生儿疫苗接种制度。另外，苏维埃俄国在推进公共卫生改革的工作中，还建立起了一套较为完整的妇幼保健体制。在该体制下，政府强调通过孕妇或乳母带薪休假、禁止非法堕胎等综合措施，提高妇女怀孕的积极性；通过婴儿母乳喂养、幼儿辅食统一管理分发等综合措施，切实提高婴儿的健康水平；通过健康休养所的建立以及对患病儿童或患病成人的隔离、观察、治疗，最终实现提高国民健康素质的目标。其次，苏维埃俄国还积极制定改善卫生、传染病防疫的具体政策和干预措施，并以消灭天花、霍乱等急烈性传染病为卫生改革的目标之一。最后，苏维埃俄国还积极治理性传播疾病，并把性传播疾病归类为社会卫生问题，从社会治理的角度出发，针对卖淫嫖娼者进行集中教育、劳改等，有效切断性传播疾病的传播途径。

（二）奠定基础的时期——工业化时期

在工业化发展初期（一般界定为1930年到1949年），虽然经历了第二次世界大战的灾难，苏联共和国的公共卫生事业发展也没有停滞，尤其在战后，国民健康水平得以迅速改善。一方面，苏联共和国建立了由国家水平到地方城市水平的公共卫生防疫站点和卫生研究网点；另一方面，苏联共和国也丰富了公共卫生学科建设。

关于卫生防疫站和卫生研究网点的发展规划，尼古拉早在1924年已经提出。卫生防疫站的建设初衷在于健康防护，重点在于通过大规模疫苗接种、疟疾监测、供水卫生保障、合理卫生废物弃置、污水系统建设、牛奶灭菌等方法控制乃至消灭急烈性传染病。卫生防疫站的建设成果显赫，通过在全国各地卫生防疫站开展计划免疫工作，到1934年底，苏联共和国宣布消灭了天花。除天花疫苗之外，苏联共和国也持续推进其他疫苗的计划免疫工作，据估计，全国每年约有一千万人接受各类疫苗的接种。在大规模的计划免疫工作下，瘟疫、霍乱两大急性传染病也宣告被基本消灭。卫生防疫站的发展也是势头迅猛，截至1941年底，全国已建立一千七百六十个卫生防疫站。卫生防疫站的建设和发展，更离不开公共卫生改革的制度化。在行政制度上，国家卫生流行病防疫所主要负责督查、指导工作方向；在地区、城市由各级下属部门，负责具体的疾病监测、传染病控制、饮食饮水卫生保障、卫生规范督查等工作；同时，各级卫生防疫站所，均有其研究机构以及实验室，承担诸如疾病监测、样本采集检验等公共卫生领域的具体职能。据不完全估计，卫生防疫站和卫生研究网点比例达到0.73，即对应一千七百六十个卫生防疫站点，大约附属有两千四百零九个各类实验室、科学研究所、医学院校卫生科研基地，可见苏联共和国国内公共卫生制度化、网络化的工作也是成果丰硕。而防疫站点的机构化、网络化，还有助于公共卫生学科实践经验的总结，利于公共卫生事业的发展以及公共卫生学科的建设。在防疫站点的快速建设、网络化之下，苏联共和国国内的急烈性传染病得到了控制，疫情蔓延得以遏制，公共卫生预防医学的“预防为主”理念得到实践，“预防为主”的相关成果也进一步被世界所公认。总体来说，公共卫生发展的显赫成果，主要体现在国民健康水平在短短的十年间有了飞跃的提升，而且在传染病疫情得到有效控制的同时，出生期望寿命逐年增加。

除上述机构保障、制度保障外，苏联共和国公共卫生事业的发展，还有赖于公共卫生学科的建设以及发展。为保障劳动人民的健康，在工业化发展初期，苏联共和国丰富了公共卫生学科的建设，且在该学科发展成果的支撑下，在全国范围内推行若干成效显著的公共卫生干预措施。比如，通过制定城市职能分区的卫生原则，确定工业区与居住区之间的卫生防护距离，切实保障居民生活环境的卫生安全；又比如，通过积极寻找洁净水源，解决了顿巴斯、乌拉尔和乌克兰地区大工业中心的供水问题。在科学探索上，研究了水体自净过程，为饮用水源卫生防护和制定水源卫生法规做准备。在第二次世界大战后，尤其是在苏维埃俄国卫国战争后（1945年前后），为了适应工农业生产的发展和城市居民人口的增长，建立了卫生学科分支——环境卫生、劳动卫生和营养卫生，并相应建立专业性卫生研究所和教研组，为以后解决卫生科学的复杂问题奠定了组织基础。卫生科学的进一步完善，也推进了预防医学的壮大与发展。苏联共和国的卫生学科设置模式，也成了新中国日后卫生领域学科建设的参考。

（三）发展的新阶段——二十世纪五十年代至六十年代

在二十世纪五十年代到六十年代期间，即使重工业化、军事化成为国家发展重心，苏联共和国的公共卫生事业还是蓬勃发展，并且公共卫生科学与预防医学也进入新的学科发展阶段。在国内，苏联共和国也开创了新的实验研究方法。

一方面，苏联共和国开展了环卫研究，扩大了卫生防疫站的职能范围，使其工作职能范围不仅仅限于传染病的防疫，还包含职业卫生和环境卫生保障两方面内容。卫生防疫站附属的研究所，根据新生的两大卫生学科，研究范围主要包括两大方面：①职业卫生相关的研究，主要包括：研究生产环境不良因素的远期影响，并特别关注生产环境理化因素协同、综合和联合作用的特性，为制定车间空气毒物最高浓度、生产环境微小气候、噪声和震动容许水平等标准提供依据；研究电离辐射、电磁波、超声等生产相关物理因素的影响，对新技术装备的设计提出卫生要求，减少其不利影响因素；研究降低职业病发病率的预防性干预措施；研究妇女劳动保护措施及其效果，在考虑妇女机体解剖生理的特性和母体机能的情况下，切实改善妇女劳动条件，并从临床和卫生方面综合研究劳动条件对妇女健康状况和发病率的影响，研究改善措施的卫生效果；研究在生产场所消除工伤、职业病等相关有害因素的措施并评价其效果。②环境卫生保障相关的研究，主要包括：研究居民区和住宅区的卫生规划，土壤、水体、大气的卫生防护；研究迁居边远地区开拓者的生理特征，并采取促进移民对新地区的适应和保持健康的措施；研究大气污染对居民健康和生活条件的影响。

另一方面，苏联共和国把实际的预防医学学科成果转化为具体的法律法规，比如通过实验方法，对外环境化学污染暴露下机体的生理变化进行研究，确定无害剂量和按最敏感指标的无害浓度，奠定卫生标准的科学概念，并首先建立化学、物理和生物性有害因素卫生容许浓度标准的科学概念。这些科学概念的提出，既为世界公共卫生发展做出了贡献，尤其是卫生容许浓度标准这个科学概念，在全世界被广泛用于制定容许水平的准则，又为统一评价卫生状况和改善效果提供了科学、客观的依据。苏联共和国当时的一批卫生学者的科研成果，直接为制定国家卫生法规提供依据。除致力于制定完善的卫生标准，帮助国家颁布完整的卫生法规，当时的卫生学者还从卫生角度提出新的产业分类和卫生防护带的设立原则。总之，在实验研究的推动下，国民健康素质有所提升，死亡率有所下降。

实验研究的发展，直接推动了病毒研究所数量的增加。病毒研究所大范围的建立，给人群疾病防控提供了诊断条件，直接有利于苏联共和国各地区流感防控中心对人群病毒学资料进行数据预测。基于实验研究发展的技术手段，苏联共和国的疾病防控中心在二十世纪六十年代准确预测了国内三次流感大暴发（暴发时间分别在 1962 年、1965 年和 1967 年），并指导有关部门进行了有效的提前干预、防控，有效控制了疫情蔓延。

然而值得关注的是，从五十年代开始，随着急烈性传染病得以有效控制、国民期望寿命增加、人口结构老龄化，苏联共和国国内疾病谱逐步发生了改变，就如当时西欧发达国家一样，慢性非传染性疾病在居民发病率和死亡率结构中逐步占据主要地位。具体来说，血液循环系统疾病、恶性肿瘤、意外事故、酒精中毒、外伤等引起的死亡率约占总死亡率 80%。而在慢性非传染性疾病中，占首位的是心血管疾病。在应对慢性非传染性疾病方面，从卫生科学的角度出发，苏联共和国还不够重视，仍然没有从政府层面进行慢性非传染性疾病相关的研究、推广相关的干预措施。

（四）各学科综合发展——二十世纪六十年代末至七十年代初

科学技术的突飞猛进，出现了大量的化学、物理和生物性污染（比如咸海荒漠化、塞米巴拉丁斯克核粉尘污染等），而为应对这些复杂的污染物，为阐明这类污染物对居民健康产生的作用、作用方式、程度等问题，苏联共和国国内形成了卫生科学的新的分支——外环境卫生学。

外环境卫生学，建立初衷是为了阐明外环境因素对机体各水平（分子到群体）的生物学作用的一般规律，任务自然就是研究各种各样人工、自然的外环境因素对人体的作用，并且从保护和增强人体健康出发，为采取改善环境的措施提出科学依据。

从公共卫生与预防医学角度来看，外环境卫生学的建立，完成了一系列有关医学－生物学综合性问题的研究，为制定、完善卫生标准提供了可靠的科学基准。比如，在优先发展基础研究的学科发展规划下，根据浓度－时间剂量关系（也即环境污染水平与居民健康状况之间的数量关系），建立了大气污染毒物测定参数的新系统，并按照毒物的刺激作用和吸收作用，进行了毒性和危险性程度分类；论证建立按时间区分的最高容许浓度的方法，以及协同、综合和间歇作用数量评价的方法；研究制定外环境化学物质卫生标准的快速方法；研究确定大多数化合物生物学作用的一般规律，其中包括离体组织和亚细胞器膜系统产生的一系列生化指标，以及在外环境因素作用下机体神经生理和行为反应的研究；研究外环境化学因素远期效应，其中包括致突变性和胚胎毒性等。

在外环境卫生学的问题上，苏联共和国还在国际上与数个国家、国际组织开展了多水平的合作。一是在经互会成员国三十个卫生研究所范围内进行合作，通过研究所间签订合同并在合同范围内采用共同研究、交换科学情报、联合出版资料、青年学者培训、专家科学研讨会等形式，统一了一百多种测定方法，共同论证各种标准的科学依据，规定了居民区大气质量控制的原则，拟定外环境农药残留量的电子计算机监督系统，统一各种化合物卫生评价方法，出版成员国专家拟定和协调的卫生标准和方法学材料等。二是在世界卫生组织、联合国环境规划署范围内进行合作，通过资金援助、技术援助、培训援助等形式在发展中国家洁净供水系统建设、清除生活废弃物、专业人员培训等方面起到积极的作用。另外，通过国际间交流，苏联共和国在外环境卫生学方面的研究成果，还为世界范围内的外环境质量标准做出了贡献。

在突飞猛进的卫生科学和预防医学技术的影响下，苏联国民期望寿命得以保持在较高年龄。尤其是女性期望寿命，在六七十年代一直维持在七十五岁左右，明显高于本国三十年代至五十年代的期望寿命。卫生科学的发展成果，还得以进一步得到法律保障，如 1977 年通过了新宪法，它较全面地反映了苏联人民在巩固和发展卫生保健制度，保护人民健康方面所取得的胜利。

总的来说，在苏联共和国发展的头五个十年里，国家政府对居民的健康保护是多方面的，而从公共卫生与预防医学的角度出发，具体可以归纳为以下七大方面：①广泛采取增强健康的干预手段和预防措施，特别注重青少年的健康保护，大力落实“防治结合，以预防为主”的医疗卫生工作方针；②在生产和生活场所提供必要的卫生条件，消除工伤、职业病等有害健康的因素，把职业卫生科学的研究成果转化为惠及人民群众的政策措施；③有计划地建立和发展卫生机构和工矿企业医疗网，设立工矿企业内部的助理医生卫生所，开展单位内部疾病预防、卫生监督、职工劳动条件调查等工作，解决有医疗需求患者的相关问题，及时处理作业中发生的急性病人和工伤人员，切实落实中央及地方政府卫生行政部门对“卫生监督、疾病预防、健康促进”的工作要求；④保证水源、土壤和空气的清洁，使外环境有益于人体健康，把外环境卫生学的相关研究成果转化为切实有益于人民健康的具体政策措施；⑤免费满足居民的一切医疗服务需求，提高医疗质量，不断发挥公共卫生防疫站所的监督作用，依靠专家发展、提高医疗服务水平，体现社会主义制度的优越性；⑥对居民进行体育和卫生教育，开展团体体育活动，发动社会团体和劳动群众广泛地参加全民健康保护活动，切实提高国民健康素质；⑦有计划地进行科学研究，培养卫生领域的科技骨干和专家，继续发展公共卫生领域的相关学科。

结　语

近代公共卫生事业的发展经历了从不成熟到成熟，从不完善到完善的发展阶段。由欧美、日本以及苏联的公共卫生发展史可以看到，这些国家近代公共卫生发展的过程是有共同点的，都与政策、法律的建立息息相关，尤其是美国的发展史，实质上是一部公共卫生立法史。任何一项重大公共卫生计划或项目都需经过多次讨论、修正，最后以法律形式颁布，从而确保该计划或项目能比较顺利地开展和实施。这些国家近代公共卫生都将重点放在传染病的防治上，主要为疾病的预防。而不同国家因政治、经济、文化以及政策目标的差异，其公共卫生与预防医学的发展也有所不同。其中，日本因“二战”后环境的恶化，环境卫生的发展达到高潮，而苏联则对急烈性传染病的控制乃至消灭更为关注。

近代对于中国的公共卫生建设来说，也是一个重要的时期。在这个时期，中国引进了西方先进的公共卫生理论和制度，建立了公共卫生机构，颁布了相关的卫生法规，开展了一系列的防疫工作，实现了从疾病个体治疗到公共卫生和防疫体系建设的转变。

致谢　感谢王辛未、黄云、廖羽、田晓璐、徐国鹏等的协助。

撰稿人：郝元涛

参考文献

[1] George Rosen. A History of Public Health [M]. Baltimore: Johns Hopkins University Press, 1993.

[2] Wellman C. The New Orleans School of Tropical Medicine and Hygiene, 1912 [J]. Am J Epidemiol, 2012, 176 (Suppl 7): S4–S26.

[3] Buekens P. Tulane University School of Public Health and Tropical Medicine 100th anniversary: Introduction, from hygiene and tropical medicine to global health [J]. Am J Epidemiol, 2012, 176 (Suppl7): S1–S3.

[4] 张丽丽. 19世纪英国公共卫生立法研究 [D]. 河南大学, 2009.

[5] 倪念念. 论英国1848年《公共卫生法案》[D]. 南京大学, 2012.

[6] 张晶晶. 十九世纪三四十年代英国公共卫生运动中的医学争论研究 [D]. 复旦大学, 2014.

[7] 柳润涛. 约翰·西蒙与十九世纪中后期的英国公共卫生改革 [D]. 南京大学, 2013.

[8] 冯娅. 论查德威克的公共卫生改革思想 [D]. 南京大学，2013.
[9] 陈日华. 19 世纪英国城镇卫生改革 [J]. 史学理论研究，2009 (4)：94–100.
[10] 牛胜利. 美国公共卫生发展的历史回顾 (1800—1980 年) [J]. 中国社会医学杂志，1987 (2).
[11] 李立明，李晓晖. 美国公共卫生教育的历史、现状及展望 [J]. 中国高等医学教育，1995 (4)：43–45.
[12] 梅人朗. 世界公共卫生教育的历史、现状和改革趋势 [J]. 复旦教育论坛，1997 (2)：1–7.
[13] 马司宇，张哲，陶婧婧，等. 美国公共卫生教育的启示 [J]. 上海交通大学学报医学版，2013，33 (2)：240–244.
[14] 酒井シヅ. 病が語る日本史 [M]. 講談社，2009，32.
[15] 王梅. 论近代日本构建清洁文明国家的策略 [J]. 日语学习与研究，2011，6：120–125.
[16] 栗田元次. 解说日本文化史 [M]. 明治图书株式会社，1930.
[17] 吴廷璆. 日本全史 [M]. 南开大学出版社，1994.
[18] 立川昭二. 明治医事往来 [M]. 新潮社，1986.
[19] 冀平光. 日本卫生行政管理概况 [J]. 中国卫生事业管理，1998，10：553–555.
[20] 姜宝法，宋艳艳. 日本的流行病学发展简史及研究现状 [J]. 预防医学文献信息，1997，3 (4)：303–304
[21] 矢野荣二，王晓蓉. 日本公共卫生的发展与存在的问题 [J]. 中国公共卫生，1996，12 (9)：427–428.
[22] 储振华. 日本国立公共卫生学院的课程设置 [J]. 复旦教育论坛，1989 (1)：7–9.
[23] 于琳. 日本环境基本法的发展历程 [J]. 法治与社会，2009，12：342–343.
[24] 姚跟，甘彦欢，胡锟略. 日本公共卫生事件管理对我国的启示 [J]. 中国国境卫生检疫杂志，2013，36 (4)：284–287.
[25] 郭立. 日本公共卫生毕业后教育 [J]. 医学教育，1984 (6).
[26] 施忠道. 苏联卫生保健事业概况 [J]. 国外医学 (社会医学分册)，1987 (01)：23–28.
[27] SMORODINTZEV A. Russian public health and Soviet medicine. [J]. The Journal of pediatrics，1946，29：410–413.
[28] 储振华. 苏联的医疗制度简介 [J]. 中国卫生经济，1986 (05)：62–63.